KB137589

Foot and Ankle

족부 족관절학 2판

이우천 지음

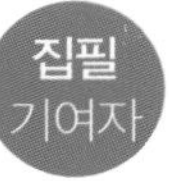

김성윤 포항 선린 병원
(제9장 편평족, 제14장 관절경)

김유미 원광의대 산본 병원
(제3장 보존적 치료, 제20장 족부 절단)

문정석 예손 병원
(제4장 무지 질환)

Foot and Ankle

족부 족관절학 2판

머 리 말

〈족부족관절학〉을 발간하고 벌써 8년이 경과하여 이번에 〈족부족관절학 2판〉을 발행하게 되었습니다.

이 책을 쓸 수 있었던 바탕을 이룬 것은 저를 찾아와 치료받으신 환자분들입니다. 저는 그분들을 통해 익히게 된 여러 가지 지식과 수술 술기를 여러 의사들에게 전달하는 것으로 환자분들에게 감사하는 마음을 대신하고자 합니다.

한 사람의 전문의로서 경험과 지식을 쌓고 원숙한 전문가가 되어 가는 길목에서, 선배 의사들과 함께 했던 경험과 지식을 후배 의사들에게 전달하는 일은 매우 중요하다고 생각합니다. 그렇게 함으로써 후배 의사들이 좀 더 쉽게 원숙한 전문인이 되고, 더 나아가 새롭고 개선된 치료 방법을 개발해 가는데 하나의 디딤돌이 되었으면 하는 것이 이 책을 저술한 저의 바람입니다

저는 이 책에서 가능한 한 제가 알고 있는 모든 지식과 경험, 그리고 제가 어떤 판단을 하게 된 사고의 과정을 모두 정리하려고 하였습니다. 제가 경험했던 것과 생각, 알고 있는 것을 다 보여 주고 나면 나에게는 무엇이 남을까를 생각하여 보면 한편 허전하기도 하고, 또 한편으로는 사고의 전개 과정에 너무 부족한 점이 많다는 것을 여러 독자들에게 들키지나 않을까 하는 두려움이 들기도 했습니다. 하지만 제가 경험했던 혹은 추구했던 저의 논리와 치료와 수술 방법들이 다른 의사들이 어떤 질환에 접근해 갈 때 사고의 단초로 작용할 수 있을 것이고, 또한 새로운 수술 방법을 개발하는 기초 자료가 될 수 있다면 그것으로 제가 이 책을 쓴 큰 보람으로 삼을 생각입니다.

초판을 발간하고 나서 당뇨발과 급성 외상을 제외하고 약 5,000 예의 족부 족관절 수술을 하여, 초판 발간 때보다 훨씬 다양한 증례 자료들을 모을 수 있었으며, 특히 무지 외반증에 대한 이중 절골술, 무지 강직증에 대한 개재 관절 성형술, 편평족과 요족에 대한 다양한 수술 방법, 피로 골절의 내고정술, 족관절 퇴행성 관절염

에 대한 절골술 등 기존의 책에서 찾아보기 어려운 새롭고 독창적인 다양한 수술 방법들을 자세한 사진 설명과 함께 보여 드리려고 하였습니다. 얼핏 보기에는 그림이 초판과 같은 것들이 있어 내용도 같다고 생각할 수도 있으나, 한줄 한줄 읽어 보면 내용이 상당히 다르다는 것을 느낄 수 있을 것입니다. 수술 예 중 일부의 수술 동영상 자료를 이 책에 CD로 첨부하였습니다. 첨부한 수술 동영상 중 일부가 다소 선명하지 못한 점에 대하여 양해를 구하며 책의 내용과 삽입된 사진들을 참고해 주시길 바랍니다.

앞으로 이 책을 보면서 여러 독자들께서 아낌없이 상이한 의견들을 제시해 주시고 비판을 해 주시기를 기대하며, 그런 과정을 거쳐서 다음에 더 나은 책을 쓸 수 있으리라 믿어 봅니다. 이 책에서 저자의 독단적인 주장이나 견해는 현재까지의 수술 경험을 바탕으로 한 것이므로 절대적이라고 할 수 없다는 점을 참작하여 책을 읽어 주시기 바랍니다.

〈족부족관절학 2판〉은 제자 3명의 도움을 받았습니다. 그러나 전체적으로 저의 증례와 구상으로 책을 썼기 때문에 표지에 저의 이름만 지은이로 하였고, 속표지 뒤에 도와주신 분들을 집필 기여자로 기입하였습니다. 향후에 더 많은 기여를 해 주시고 제가 기력이 떨어졌을 때 뒤를 이어가면서 책을 쓰시는 분에게 겉표지의 이름을 양보할 생각입니다.

〈족부족관절학〉에 보내 주신 독자 여러분의 성원에 감사드리며 〈족부족관절학 2판〉을 발간하는데 큰 도움을 주신 여러분, 특히 교학사에 감사드립니다.

2012년 2월

이우천

차 례 CONTENTS

차 례 CONTENTS

차 례 CONTENTS

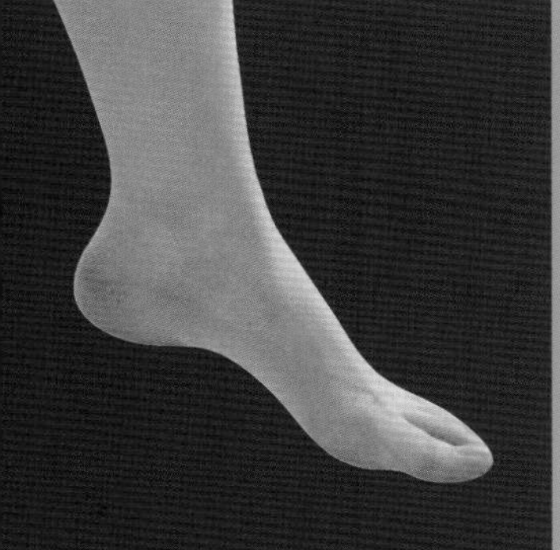

1. 해부학 및 생역학
Anatomy and Biomechanics

가. 족부 및 족관절의 운동 및 변형에 관한 용어

나. 해부학

다. 족관절의 운동 및 생역학

라. 거골하 관절의 운동 및 생역학

가. 족부 및 족관절의 운동 및 변형에 관한 용어

족부의 운동 및 변형을 기술하는 용어는 저자마다 다소 차이가 있다. 아래에는 미국 족관절 및 족부 정형외과 임시 위원회에서 소아 정형외과 학회와 협조하여 제안한 내용을 기술하였다.[18] 각 부분의 운동과 변형에 따라서 다르게 칭하는 것으로 되어 있으나 전족부와 중족부, 후족부의 변형이 서로 섞여 있을 때는 어느 정도의 혼란은 불가피하다. 또한 관용적으로 질병을 기술할 때 사용해 오던 병명과 실제 운동 방향이 다른 경우들이 있으므로 질병에 따라서 적절한 운동 및 변형을 기술하는 용어를 알고 있어야 한다. 수평면상에서 족지의 운동은 제2 족지를 기준으로 제2 족지 방향으로 움직이는 것을 내전, 멀어지는 방향을 외전이라고 하고, 변형은 제2 족지 방향으로 내전된 변형을 외반이라 한다. 중족골은 중족골두가 내측으로 전위된 변형을 내전이라고 한다.

일반적으로 관절의 운동은 시상면의 운동, 관상면의 운동 및 회전으로 구분하는데, 회전 변형은 별로 중요하지 않으므로 두 평면에서의 모양을 기술하는 것만으로 쉽게 운동 방향을 이해할 수 있다. 그러나 발과 발목의 운동은 시상면과 관상면에서의 운동뿐만 아니라 회전을 기술하여야 변형을 표현할 수 있는 경우가 많다. 또한 발에는 여러 관절이 있는데 각 관절의 운동을 별도로 기술하지 않고 외관상의 모양에 따라서 큰 변화만을 기술하는 것이므로 세세하고 다양한 입체적 변형을 기술하기도 어렵다. 스포츠와 관련된 문헌에서는 하퇴부의 축에 대하여 뒤꿈치의 축이 어느 방향으로 움직이는가에 따라서 뒤꿈치가 내측으로 움직이는 운동을 회외, 뒤꿈치가 외측으로 움직이는 운동을 회내라는 용어로 사용하는 경우가 많다. 그러나 정형외과 문헌에서는 회외라는 용어를 아래에 기술한 바와 같이 3면 운동을 기술하는 용어로 사용하고, 단지 하퇴부의 축에 대한 뒤꿈치 축의 운동 방향을 기술할 때는 내번, 외번이라 하고 뒤꿈치 변형을 기술할 때는 내반, 외반이라고 하는 경우가 많다. 그러나 실제로는 이런 용어들이 명확히 구분되어 사용되지 않는 경우도 많다.

(1) 위치를 기술하는 용어

전족부 : 족근 중족 관절(tarsometatarsal joint)의 원위부, 족지와 중족골을 포함한다.

중족부 : 횡형 족근 관절(transverse tarsal joint)과 족근 중족 관절 사이 부분, 설상골(cuneiform), 입방골(cuboid), 주상골(navicular)로 구성된다.

후족부 : 횡형 족근 관절의 근위부, 거골과 종골로 구성된다.

종족(calcaneus) : 발의 일부분이 근위부에 대하여 배굴되어 있는 상태

첨족(equinus) : 발의 일부분이 근위부에 대하여 족저 굴곡되어 있는 상태

후족부 내반(hindfoot varus) : 후방에서 볼 때 뒤축의 중앙선이 관상면에서 하퇴부의 중앙선에 대하여 내측으로 각형성된 상태

후족부 외반(hindfoot valgus) : 후방에서 볼 때 뒤축의 중앙선이 관상면에서 하퇴부의 중앙선에 대하여 외측으로 각형성된 상태

중족부 내전(midfoot adductus) : 수평면에서 중족부가 후족부에 대하여 내측으로(몸의 중앙선 쪽으로) 변위(deviation)된 상태

중족부 외전(midfoot abductus) : 수평면에서 중족부가 후족부에 대하여 외측으로 변위(deviation)된 상태

전족부 내전 및 전족부 외전 : 중족부 내전 및 외전과 같은 방향으로 변위된 상태

전족부 내반(forefoot varus) : 수평면에서 전족부의 내측이 외측에 비하여 발등 쪽으로 들린 상태

전족부 외반(forefoot valgus) : 수평면에서 전족부의 외측이 내측에 비하여 발등 쪽으로 들린 상태

(2) 운동을 기술하는 용어

가) 시상면의 운동(Sagittal Plane)

족배 굴곡(dorsiflexion) : 시상면에서 원위부가 근위부에 대하여 상방으로 향하는 운동

족저 굴곡(plantarflexion) : 시상면에서 원위부가 근위부에 대하여 하방으로 향하는 운동

나) 관상면의 운동(Frontal, Coronal Plane)

내번(inversion) : 어떤 부분의 족저면이 중앙선을 향하여 내측으로 경사지는 것(tilting)

외번(eversion) : 어떤 부분의 족저면이 중앙선으로부터 외측으로 경사지는 것(tilting)

다) 수평면의 운동(Transverse Plane)

① 전족부/중족부

내전(adduction) : 전족부/중족부가 중앙선을 향하여 내측으로 변위됨

외전(abduction) : 전족부/중족부가 중앙선으로부터 외측으로 변위됨

② 족관절/후족부

내회전 : 거골이나 종골이 수평면에서 근위부에 대하여 내측으로 회전하는 운동

외회전 : 거골이나 종골이 수평면에서 근위부에 대하여 외측으로 회전하는 운동

라) 삼면 운동(Triplane Motion)

회외(supination) : 내전, 내번, 족저 굴곡의 복합 운동

회내(pronation) : 외전, 외번, 족배 굴곡의 복합 운동

나. 해부학

발과 발목의 질환을 진단하고 치료하는 데 가장 중요한 것이 국소 부위의 해부학과 횡단면 해부학(cross sectional anatomy)이다. 진단에는 국소 해부학이 중요하며 수술시에는 횡단면 해부학이 중요하다.

(1) 횡단면 해부학

하퇴부에는 전방 구획, 측방 구획, 천부 후방 구획(superficial posterior compartment), 심부 후방 구획 등 4구획이 있다. 경골과 비골 사이의 골간막에 의하여 전방 구획과 후방 구획이 구분된다. 전방 구획에는 장족지 신전근, 장무지 신전근, 전방 경골근이 있다. 심부 비골 신경과 전경골 동맥은 장무지 신전근과 전방 경골근 사이로 주행한다. 측방 구획에는 장, 단비골근과 천부 비골 신경이 있다. 천부 후방 구획에는 비복근(gastrocnemius muscle)과 가자미근(soleus muscle)이 있다. 심부 후방 구획에는 장무지 굴곡근, 후방 경골근, 장족지 굴곡근이 있고 경골 신경과 후경골 동맥이 있다.

발목 부위에서 5개의 내측 터널이 있다. 가장 전방에서부터 후방 경골근건, 장족지 굴곡근건, 혈관(후방 경골 동맥 및 정맥), 경골 신경, 장무지 굴곡근건이 차례대로 통과하고 있다. 재

그림 1-1 부골들

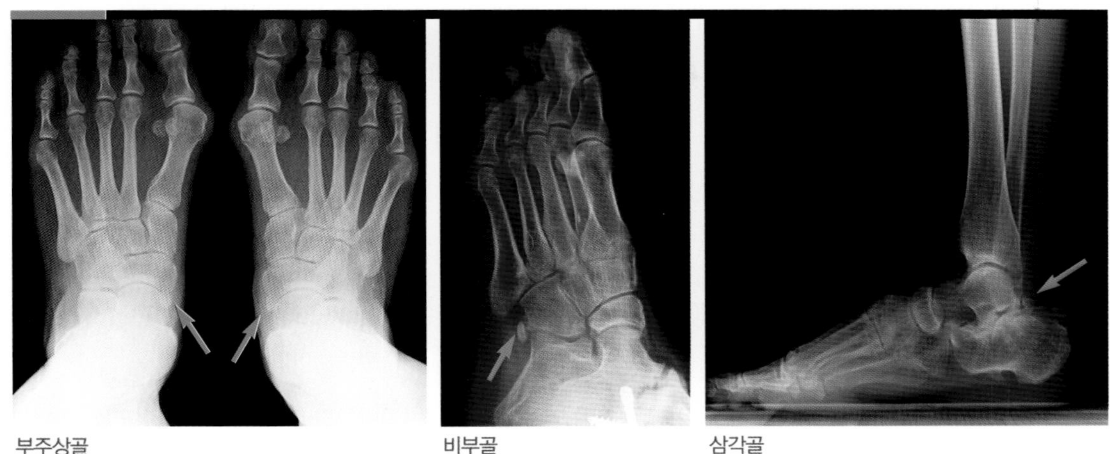

부주상골　비부골　삼각골

거 돌기(sustentaculum tali)의 상방으로 장족지 굴곡근건이 지나가고, 바로 하방으로 장무지 굴곡근건이 지나간다.

(2) 뼈 및 아치

족부에는 14개의 족지골, 5개의 중족골, 3개의 설상골, 주상골, 입방골, 거골 및 종골 등 모두 26개의 뼈가 있다. 이외에 2개의 종자골이 제1 중족골두 아래에 있으며, 여러 가지의 부골(accessory bone)이 있다. 청소년기에는 여러 곳에 부골화 중심(accessory ossification center)이 나타나서 골절과 감별을 요하는 경우가 많다. 부골 중 가장 흔한 것은 거골 후방의 삼각골(os trigonum), 부주상골(accessory navicular, os tibiale externum), 입방골의 하방에 장비골근건 내에 있는 비부골(os peroneum), 베자리우스 부골(os vesalianum) 등이다 그림 1-1 . 이러한 부골들은 항상 양측 족부에 대칭적으로 나타나지는 않으므로 손상받지 않은 정상측 발에 있는가 없는가, 또는 있더라도 모양이 같은가 하는 것이 골절을 감별하는 데 큰 도움이 되지는 않는다.

발에는 2개의 종아치(longitudinal arch)와 2개의 횡아치(transverse arch)가 있다. 종골, 거골, 주상골, 설상골 및 3개의 내측 중족골들이 내측 종아치를 형성하며, 종골, 입방골 및 2개의 외측 중족골들이 외측 종아치를 형성한다. 2개의 횡아치(transverse arch)는 중족골두 부분과 중족부에 있다. 체중 부하시에 중족골두의 횡아치는 없어지므로 중족골두 부분의 횡아치는 의미가 없다. 내측 종아치는 발의 구조와 역학에 중요한 역할을 하여 종아치의 모양이 정상에서 크게 변형된 경우에는 여러 가지 기능상의 문제와 질환을 유발한다. 종아치의 높이가 낮은 것을 편평족이라 하고, 높은 것을 요족이라고 한다. 서 있는 상태에서는 근육이 작용하지 않고 뼈와 인대에 의하여 종아치가 유지되지만, 보행시에는 발에 있는 여러 가지의 내재근과 외재근들이 중요한 역할을 하고 이와 같은 근육 기능에 이상이 발생하면 아치의 변형이 발생한다.

서 있는 상태에서의 족저부 체중 부하는 족지부 3.6%, 족지를 제외한 전족부 28.1%, 중족부 7.8%, 후족부에 60.5%이다.[3)]

(3) 근육

족부에 기시부와 부착부가 있는 근육을 내재근(intrinsic muscle), 족부의 근위부에서 시작하여 족부에 부착하는 근육을 외재근(extrinsic muscle)이라고 한다. 내재근에는 단무지 굴곡근, 단무지 신전근, 단족지 굴곡근, 단족지 신전근, 족저 방형근(quadratus plantae), 무지 내전근, 무지 외전근, 소족지 외전근, 소족지 굴곡근, 척측 및 배측 골간근과 충양근(lumbrical muscle) 등이 있고, 외재근에는 장무지 굴곡근, 장무지 신전근, 장족지 굴곡근, 장족지 신전근, 후방 경골근, 전방 경골근, 장비골근, 단비골근, 비복근(gastrocnemius), 가자미근(soleus), 족저근(plantaris) 등이 있다.

족관절 및 거골하 관절을 움직이는 근육은 시상면(sagittal plane)에서는 족배 굴곡근과 족저 굴곡근으로 구분하고, 거골하 관절의 운동 축의 내측에 위치할 경우에는 내번근(invertor), 외측에 위치할 경우에는 외번근(evertor)으로 분류한다. 예를 들어 전방 경골근은 족관절의 족배 굴곡근이며, 거골하 관절의 내번근이다.

내재근은 중족 족지 관절 및 근위지절의 움직임을 조절하고 보행시 입각기 후반에 발이 안정적으로 유지되도록 한다. 발가락의 운동은 손가락의 운동에 비하여 덜 중요하지만 구획 증후군을 비롯한 여러 가지 원인으로 내재근이 구축되면 족지 변형에 의한 증세를 유발한다. 또한 제1 중족 족지 관절의 절제 관절 성형술을 할 때 근위지골의 기저부를 많이 절제하면 cock-up 변형이 발생하며, 작은 중족 족지 관절에서 Weil 절골술을 할 때 많이 전위시키면 내재근건이 중족 족지 관절의 중앙축보다 배부로 전위되어 작은 족지들이 발등 쪽으로 들리는 변형을 유발한다. 걷거나 달릴 때 내재근의 활동을 외재근처럼 뚜렷하게 알 수는 없으나, 편평족 등에서는 내재근이 스트레칭되어 쉽게 피로한 느낌과 발바닥 통증을 일으킨다.

족관절 굴곡근 및 족지 굴곡근은 입각기(stance phase)에 주로 작용하여 체중 부하 및 추진(push-off) 기능을 한다. 전방 경골근, 장족지 및 장무지 신전근 등의 족관절 신전근은, 유각기(swing phase)에 발을 족배 굴곡하여 지면에 걸리지 않게 한다. 특히 전방 경골근은 입각기의 초기에도 작용하여 뒤꿈치 닿음(heel strike) 이후에 발이 천천히 부드럽게 바닥에 닿을 수 있게 한다.

이와 같이 발의 근육은 보행 주기 중 특정한 시기에 작용하는 경우가 많은데, 이러한 위상 활동성(phasic activity)은 건이전술 후에도 변하지 않으려는 특성이 있다. 근육 불균형을 교정하기 위해 건 이전술을 할 때, 결손된 근육과 보행 주기 중 같은 시기에 작용하는 근육을 이전하면 이전건이 쉽게 작용할 수 있으나 전방 경골근의 마비시에, 후방 경골근건을 발등 쪽으로 이전하는 것과 같이 서로 위상 활동성이 다른 근육을 이전하면 위상 전환(phasic conversion)이 일어나야 하므로 환자를 훈련시키는 과정이 필요하며, 훈련을 하더라도 잘 작용하지 않을 가능성이 있다.

근육의 힘을 단면적에 비례한다고 보면 하퇴 삼두근을 1이라고 할 때, 후방 경골근은 0.13, 장무지 굴곡근은 0.073, 장족지 굴곡근은 0.037, 장비골근은 0.112, 단비골근은 0.053, 전경골근은 0.114, 장무지 신전근은 0.024, 장족지 신전근은 0.034의 근력이다. 이와 같은 상대적 근력은 건이전술시에 중요한 고려 사항이다.

예를 들어서 후방 경골근 부전에서 후방 경골근을 대치하기 위하여 장족지 굴곡근건 이전술을 하는데, 근력의 차이가 크므로 이전건이 후방 경골근의 기능 부전을 완전히 교정하지 못하며, 종골 절골술 등이 필요하다.

(4) 국소 해부학(Topographical Anatomy)

발에서는 특정한 부분의 해부학적인 구조를 아는 것이 질병을 진단하고 수술적으로 원하는 부위에 도달하는 데 아주 중요하다. 발에는 뼈와 피부 사이의 연부 조직이 적으므로 여러 구조물이 쉽게 만져지고, 피부 아래에 보이는 구조물도 많다. 즉 위치만 알아도 진단이 가능한 경우가 많다. 피부의 cleavage line 또는 tension line은 Langer line이라고 하는데 이 선을 따라서 절개하면 잘 치유된다. Langer line은 몸의 종축과 평행하다. 족저부에서는 종축 방향이고 외측으로 약간 굽어져 있다. 발등 쪽에서는 내측 근위부에서 외측 원위부로 발의 종축과 45° 방향으로 향한다.

(5) 족관절의 전방 및 족배부

우선 내과 및 외과를 관찰할 수 있는데, 외과가 내과보다 후방에, 1cm 정도 하방에 위치한다. 제1~2 발가락 사이의 물갈퀴(web)에서 족관절의 중앙을 향하는 가상선에 족배 동맥(dorsalis pedis artery)이 있다. 족관절 신전시에 내측부터 전방 경골근건, 장무지 신전근건, 장족지 신전근건, 제3 비골근건 등을 촉지할 수 있는데, 특히 전방 경골근건의 건초염이나 파열을 진단하고, 장무지 신전근건과 전방 경골근건 사이로 지나가는 족배 동맥과 심비골 신경(deep peroneal nerve)의 위치를 짐작하는 데 중요하다. 심비골 신경은 족관절의 1.3cm 근위부에서 내측과 외측 분지로 갈라지며 외측 분지는 족배 동맥의 바로 외측에 위치하고 단족지 신전근을 지배한다. 내측 분지는 족배 동맥의 내측으로 주행하고 제1~2 족지 사이로 향한다. 천비골 신경은 외과 원위단의 6~10cm 근위부에서 근막을 뚫고 피하로 나와서 족관절 전외측으로 지나간다. 비골 원위부에 도달할 때 피하 조직을 주의하여 벌리지 않으면 천비골 신경을 절단하기 쉽다. 특히 골절 수술시에 삽입한 금속판 제거술을 하는 경우 반흔 속에 천비골 신경이 있을 수 있으므로 주의하여야 한다. 비골단의 6cm 근위부에서 내측 배부 피부 분지(medial dorsal cutaneous branch)와 중간 배부 피부 분지(intermediate dorsal cutaneous branch)로 갈라진다.

내측 배부 피부 분지는 제1 중족 설상 관절 부분에서 장무지 신전근건을 건너서 내측으로 간다. 중간 배부 피부 분지는 장족지 신전근건의 바로 외측으로 주행하며, 제4 족지와 평행한 선을 따라 원위부로 주행한다. 발목을 내번하면 중간 배부 피부 분지를 관찰할 수 있으며, 관절경의 외측 삽입구 근처를 지나가므로 특히 중요하다.

제1 중족골을 움직여 보면 제1 중족 설상 관절의 위치를 알 수 있으며, 그 내측으로 전방 경골근건이 부착되므로 전방 경골근건 이전술시에 중요한 지표가 된다. 제1 중족 설상 관절보다 약간 근위부에 제2 중족 설상 관절이 있다. 외측 설상골은 건이전술시에 건의 부착부로 이용할 수 있는데, 제3 중족골을 근위부로 만져가면서 위치를 알 수도 있으나 발의 내측과 외측의 중앙에 있다는 것도 참고 사항이다. 제5 중족골 기저부에 경상 돌기(styloid process)가 만져지며 이곳에 단비골근건이 부착한다.

(6) 족관절 및 족부 외측

족관절 외과와 아킬레스건이 쉽게 만져지고, 아킬레스건의 부착부에서 시작하여 종골의 전체적인 윤곽을 촉지할 수 있다. 종골의 하연(inferior border)은 발바닥 면과 평행하지 않고 발등 쪽으로 경사져 있으므로 종골에 도달할 때 발바닥 면과 평행하게 박리하면 제5 족지 외전근 속으로 파고들어가고 뼈보다 바닥 쪽으로 들어가므로 주의해야 한다.

외과의 원위단에서 약 1~2cm 전방에 움푹 들어간 부분이 족근동이다. 거골의 외측 돌기 골절 수술시 도달, 거골하 관절경의 삽입구, 거골하 관절 내 시험적 마취 약제 주사 등 다양한 경우에 족근동의 정확한 위치를 아는 것이 중요하다. 종골의 전방에 입방골이 있는데, 제5 중족골 기저부의 경상 돌기보다 상당히 발등 쪽에 위치하여 있다.

비복 신경(sural nerve)은 아킬레스건의 외측연을 따라 내려오다가 발바닥에서 약 10~12cm 상방에서 아킬레스건으로부터 멀어지면서 전하방으로 주행한다. 외과의 1.5cm 하방을 지나서 종입방 관절 부분에서 장비골건과 교차한다. 제5 중족골 기저부를 향하여 주행하며 제5 중족골 기저부의 경상 돌기 부분에서 2개의 최종 분지로 갈라진다. 이 부분에서 제5 중족골에 나사못을 삽입할 때 주의하지 않으면 비복 신경이 손상되어 심한 증세를 호소한다.

외과의 원위단과 제5 중족골 경상 돌기를 그은 선상에 단비골건이 있는데 능동적으로 발을 외번하면 잘 만져진다. 외과 원위단의 바로 앞에서 종비 인대가 기시하여 후하방으로 가서 종골에 부착한다. 전방 거비 인대는 외과의 원위단의 전방에서 전하방으로 향하고 있다.

(7) 족관절 및 족부 내측

내과의 후방에서 후방 경골 동맥의 맥박이 만져진다. 내과의 2.5cm 하방에서 재거 돌기(sustentaculum tali)가 만져진다. 거종 결합(talocalcaneal coalition)이 있는 경우에는 재거 돌기가 정상보다 후방까지 훨씬 크게 돌출되어 있는 경우가 흔하다. 재거 돌기의 전방에 주상골의 내측 결절(medial tubercle)이 있는데 부주상골(accessory navicular)이 있는 경우 특히 크게 돌출되어 있다.

주상골 내측 결절과 내과 사이의 오목한 부분이 거골 경부인데, 발을 내번 또는 외번시켜 보면 어디가 거주상 관절인지 알 수 있다. 후방 경골근건이 내과의 후방에서 내과에 접촉하면서 전방으로 주행하여 주상골 결절에 부착한다. 재거 돌기의 하방에 장무지 굴곡근건이 주행한다.

경골 신경은 후방 경골 동맥의 바로 후방을 지나가는데 내과와 뒤꿈치를 잇는 선의 중앙에 위치하고, 대개 그 부위에서 내측 족저 신경, 외측 족저 신경, 소지 외전근 지배 신경(nerve to abductor digiti minimi) 등으로 갈라진다. 내과의 바로 앞에 복재 신경(saphenous nerve)이 지나간다.

(8) 족저부

발뒤꿈치, 중족부 외측, 전족부 바닥의 피부는 두껍고, 유동성이 적으며 피하 조직이 벌집 모양의 특수 구조로 되어 있고, 수직 방향 섬유의 격벽(septum)이 있으며, 그 사이는 지방으로 채워져 있다. 이러한 구조는 체중 부하시에 쿠션 역할을 한다. 정상에서는 종골의 바닥이나 중족골두 등이 잘 만져지지 않는데, 이 뼈들이 쉽게 만져지면 그 부위의 지방 조직이 변성되고 위축되었다는 것을 알 수 있다. 뒤꿈치 통증 증후군의 중요한 원인인 족저 근막염에서 족저 근막의 기시부인 종골의 내측 결절에 국소 압통이 있는데, 뒤꿈치 바닥의 두꺼운 피부와 내측 종아치의 부드러운 피부가 만나는 경계선에서 1cm 정도 후방에 있다. 족저 근막은 원위부에서 5개로 나뉘어 발가락 기저부의 피부와 족지 굴근의 건막에 부착한다. 발가락을 배굴하면 족저 근막이 잘 만져지는데 족저 섬유종(plantar fibroma)이 있는 경우에는 족저 근막 중 발바닥의 중앙 부분에서 종괴가 만져지고 압통이 있다.

다. 족관절의 운동 및 생역학

(1) 족관절의 운동

족관절의 운동은 여러 방향으로 조금씩은 가능하므로 단순한 경첩 관절(hinge joint)이라고 할 수는 없지만 주된 운동은 족배 굴곡(dorsiflexion)과 족저 굴곡(plantarflexion)이다. 족배 굴곡이 제한되어 있는 경우에는 보행 주기 중 조기에 뒤꿈치 들림(heel-off)이 일어나며, 심한 경우에는 파행이 발생한다. 또한 중족골두에 가해지는 스트레스가 증가하여 중족골 통증이나 중족골의 피로 골절의 원인이 되기도 한다.

족관절의 운동 범위는 족배 굴곡 20°, 족저 굴곡 50° 정도이다.[2] 정상적인 평지 보행시에는 족배 굴곡이 약 6~10°, 족저 굴곡이 약 14~30° 일어난다고 하며[10,16,24] 계단을 오르내리거나 스포츠 활동을 할 때는 더 많은 운동이 일어난다.[9] 족저 굴곡이 제한되어 임상적으로 문제가 되는 경우보다는 족배 굴곡이 제한되어 문제가 발생하는 예가 많은데 그 이유는 경골과 거골 사이에서 족저 굴곡이 제한되더라도 거골하 관절을 포함한 족부에서 약 20°의 족저 굴곡이 가능하기 때문이다.

족관절의 운동을 측정할 때는 족부와 하퇴부의 각도를 측정하는데, 실제 경골-거골 간 관절의 운동 범위와는 다르다. 족관절 운동의 측정 방법으로는 족부가 외반이나 내반되지 않은 중립 상태에서 측정한다. 그러나 병적인 상태, 즉 편평 외반족(planovalgus)에서와 같이 후족부에 대하여 전족부가 회외된 변형이 있는 경우에는 발바닥 면이 하퇴부와 수직인 상태는, 후족부가 외반된 상태이며 이 상태에서 족관절의 배굴을 측정하는 것은 부정확하다. 그러므로 발을 내번하여 후족부가 중립이 되도록 한 상태에서 측정하여야 한다.[22] Lindsjö 등은 체중부하를 한 상태에서 측정하는 것이 오차가 작은 방법이라고 하였다.[9]

슬관절을 굴곡한 상태와 신전한 상태에서의 비교는 아킬레스건의 경직도를 알아보는 데 중요하다. McPoil은 슬관절을 신전한 상태에서는 배굴이 10° 이하이고, 슬관절을 90° 굴곡한 상태에서 배굴이 증가하면 비복근이 짧아져 있다고 하며, 슬관절의 위치에 관계없이 배굴이 제한되어 있으면 비복근뿐만 아니라 가자미근도 짧아져 있거나 관절 내에 운동을 방해하는 골극이나 유리체가 있는 것이라고 하였다.[14]

(2) 족관절의 생역학

가) 족관절의 운동학적 분석[21]

발끝으로 설 때 발목에 체중의 2.1배가 가해진다.[4] 뒤꿈치 닿음(heel strike)에서 중간 입각기(mid-stance)의 편평족(foot flat) 위치에 이르는 사이에 체중의 3배의 압박력이 가해진다는 연구도 있다. 또한 뒤꿈치 들림(heel off) 이후에 아킬레스건이 강하게 수축될 때 체중의 4.5~5.5배에 이르는 압박력이 가해진다고 한다.[20] 이러한 연구들이 관절면에 가해지는 압력을 실제로 측정한 것은 아니지만, 족관절의 관절면에 상당히 큰 압력이 가해진다는 것을 알 수 있다.

나) 비골의 체중 부하

비골은 인대 부착부와 족관절의 격자를 형성하며, 체중 부하를 담당하고 있다. Lambert는[8] 16%의 하중이 비골을 통하여 전달된다고 하였고, Takebe 등은[23] 6.4%의 하중이 전달된다고 하였다.

다) 인대의 역학적 기능

① 외측 인대

종비 인대(calcaneofibular ligament)는 회전축이 서로 다른 족관절과 거골하 관절을 연결하고 있으면서도 정상적인 운동을 제한하지 않는 매우 특이한 구조물이다. 근위 부착부는 족관절의 회전축 근처인 외과의 말단부이며 후하방으로 가서 종골의 외측에 부착한다. 시상면에서는 거골하 관절의 회전축과 평행한 방향이지만, 수평면이나 관상면에서는 거골하 관절축과 벌어지는 방향으로 부착되어 있다. 즉 종비 인대는 거골하 관절의 회전축을 중심으로 하는 가상적인 원추 위에 놓여 있으므로, 이 인대에 의하여 거골하 관절의 운동이 제한되지는 않는다. 종비 인대와 전방 거비 인대(anterior talofibular ligament) 사이의 각도는 약 90°(범위, 70~140°)이며, 종비 인대는 족관절이 배굴된 상태에서 거골의 내반을 방지하는 역할을 하고, 족저 굴곡된 상태에서는 전방 거비 인대가 거골의 내반을 방지하는 역할을 한다. 그러므로 이 두 가지 인대는 서로 상호 보완적으로 작용하여, 한 인대가 유연한 상태이면 다른 인대가 팽팽해져서 족관절의 운동을 제한한다 그림 1-2.

② 삼각 인대

Pankovich는[15] 삼각 인대를 경종골 부분(tibiocalcaneal ligament), 전경거 부분(anterior tibiotalar), 중간 경거 부분, 후방 경거 부분 등 4부분으로 구분하였는데, 이 중 경종골 부분은 천층(superficial layer)이고, 중간 경거 부분은 경종 부분의 심부에 위치하고 가장 강력하며 길이가 아주 짧다.

라. 거골하 관절의 운동 및 생역학

(1) 거골하 관절의 운동

Inman은 거골과 종골 사이의 운동에 대한 이해와 운동의 명칭에 대하여 혼란이 있다고 하였는데, 다음과 같은 것들이 그 이유라고 하였다.

1) 우리가 보통 운동을 표현하는 시상면이나 관상면과 다른 경사진 평면에서 운동이 일어

그림 1-2 전방 거비 인대와 종비 인대

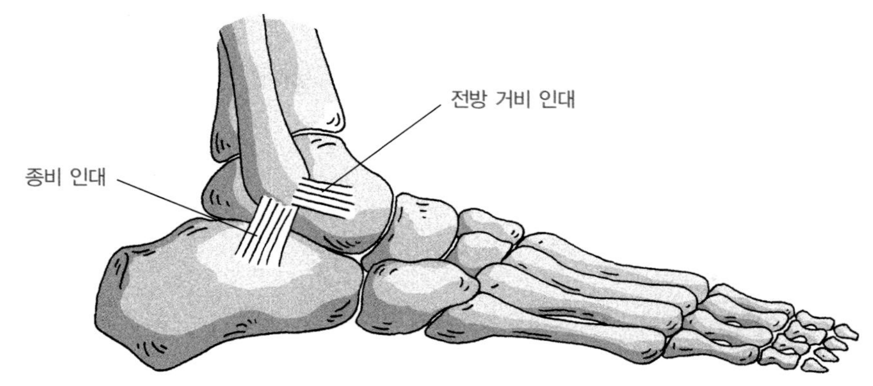

전방 거비 인대와 종비 인대는 각각 다른 위치에서 팽팽해져서 족관절의 안정성을 부여한다.

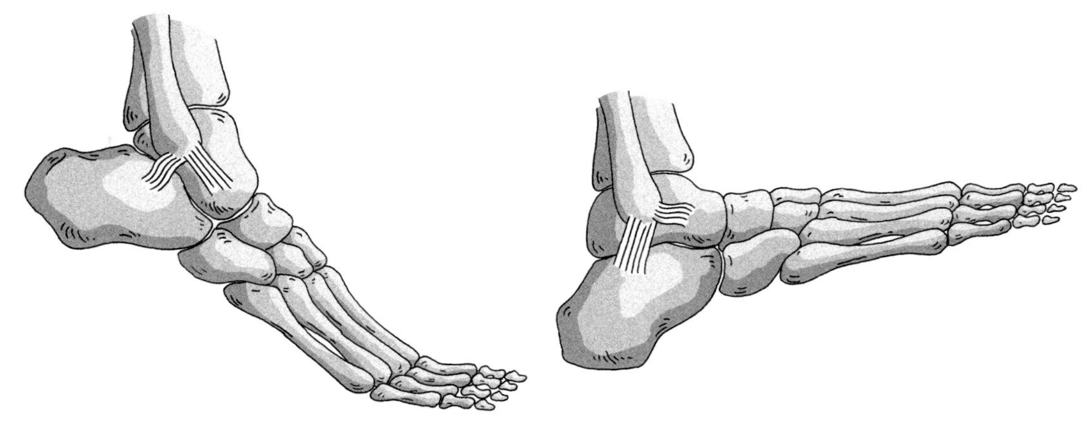

족저 굴곡하면 전방 거비 인대가 긴장되고, 배굴하면 종비 인대가 긴장된다.

난다.

2) 거골하 관절의 운동을 기술하는 용어가 명확하지 않다.

3) 거골과 종골 사이의 운동에 대하여 실제로 이해되지 않은 부분이 많다.

거골하 관절에서 일어나는 운동을 회내와 회외라고 하는데, 회내란 외번, 족배 굴곡, 외전이 동반되는 운동이고, 회외란 내번과 족저 굴곡, 내전이 동반되는 운동을 말한다. 이러한 운동은 내측으로 약 23°, 수평면에서 원위, 상방으로 약 42° 경사진 축을 중심으로 하는 회전 운

그림 1-3

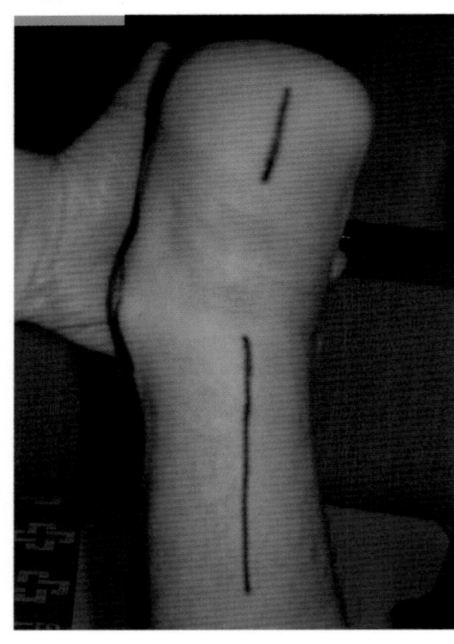

족관절을 중립위로 고정한 상태에서 거골하 관절 운동을 측정하는 방법.

동이며 개인마다 차이가 크다. 거골하 관절에서는 나사와 같은 운동이 일어난다는 주장에 대하여 논란이 있는데, 이러한 주장은 거골이 종골에 대하여 회전하면서, 동시에 전,후방으로의 전위가 일어난다는 것이다. Manter에 의하면 회내시에 거골하 관절에서 10° 회전함에 따라서 거골이 1.5mm 전방으로 이동한다고 하였다. 그러나 이와 같은 일정한 나사 운동이 일어나는 것은 아니라는 연구들이 많다.

하퇴부와 발 사이의 운동은 족관절, 거골하 관절 및 중족근 관절(midtarsal joint)에서의 운동이 모두 더해진 결과이므로 거골하 관절만의 운동을 분리하여 측정할 수 없다. Inman은 1) 거골하 관절축 및 해부학의 다양성, 2) 족관절 운동과의 상관성, 3) 중립 위치의 정의 등의 문제점이 있으므로 거골하 관절 운동의 측정이 어렵다고 하였다. 또한 사체에서 측정한 결과 평균 24±11°(범위, 10~59°)의 운동이 일어난다고 하였고 생체에서는 이보다 더 큰 운동이 일어난다고 하였다.

거골하 관절의 운동 범위 측정 방법 중 미국 정형외과 학회의 방법으로 측정한 결과는 평균 약 5°의 내번과 5°의 외번이 정상인 것으로 되어 있는데, 측정시의 족관절 위치는 특정하게 명시되어 있지 않다.[13] Hoppenfeld의 방법은 족관절이 중립위에서 족저 굴곡이나 족배 굴곡되지 않도록 잡고 내번 및 외번시켜 그 정도를 측정하며, 역시 내번 5°, 외번 5°의 정상치를 제시하고 있다 그림 1-3 .[6,22]

그림 1-4

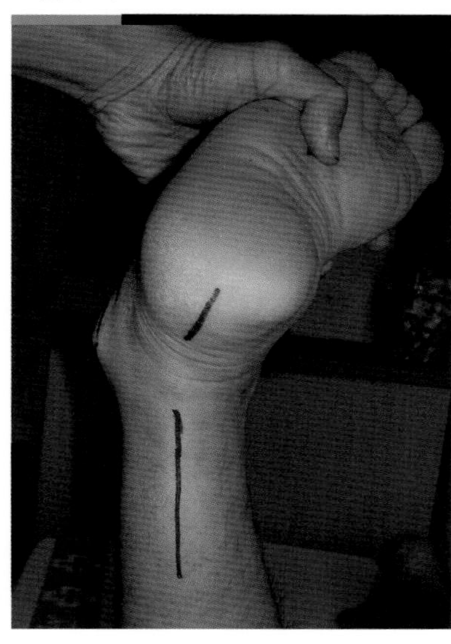

족관절이 자유롭게 움직이도록 하고 거골하 관절 운동을 측정하는 방법. 내번각(뒤꿈치 축과 하퇴부 중앙축이 이루는 각)이 족관절을 중립위로 고정한 상태에서 측정하는 방법에 비하여 크다.

이외에도 Mann은 뒤꿈치의 발바닥 평면을 기준선으로 하고 하퇴부는 고정하지 않고 뒤꿈치와 전족부를 잡고 측정하는 방법으로 내번이 외번의 약 두 배인 점이 중요하다고 하였다.[11] 미국 의사 협회에서는 각도기를 사용하지 않고 목측으로 측정한다고 하며 검사 대상자가 족관절이 중립인 상태에서 능동적으로 족부를 내번 및 외번시켜 발바닥 면의 회전 정도를 측정하여 내번 30°, 외번 20°를 정상이라고 하였다.[1] McBride는 내번을 족부가 내측 아래쪽으로 회전하여 하퇴부 종축과 발이 이루는 각도를 측정하고 외번은 그 반대로 하여 내번 35°, 외번 25°가 정상이라고 하였다.[12] McMaster는 족관절이 중립인 상태에서 뒤꿈치 바닥 면에 특별히 제작된 지침대(pointer)를 부착한 후 측정하여 내번 25°, 외번 5°라고 하였다.[13] McPoil 등과[14] Magee[10]는 족관절의 운동이 자유롭게 일어날 수 있게 한 상태에서 측정하여 능동적 회외전 45~60°, 회내전 15~30°라고 하였다. 이와 같이 다양한 방법으로 측정하고 그 결과도 상이하므로 어떤 저자들은 간편하게 능동적인 발의 내번, 외번을 보아 큰 이상이 있는지를 우선 판단하기도 한다.[21] 거골하 관절은 우리가 흔히 생각할 수 있는 어떤 한 축을 중심으로 운동이 일어나는 것이 아니고 세 평면 모두에서 경사져 있는 축을 중심으로 운동이 일어나므로 세 평면의 운동이 모두 가능하도록 한 상태에서 측정하는 것이 옳다 그림 1-4. 또한 실제로 내번, 외번의 정상치가 각각 5°라고 한다면, 측정시 오차의 가능성을[4,17] 생각해 볼 때 정상과 비정상을 판단하는 것이 거의 불가능하다.

(2) 거골하 관절의 생역학

발은 지지하는 역할과 추진하는 역할의 두 가지 기능을 한다. 평평하지 않은 바닥에 안정적으로 서 있기 위해서는 유연하여야 하며, 추진시에는 경직된 구조물이어야 한다. 이와 같이 뒤꿈치 닿음(heel strike) 이후에 유연한 구조물이 되었다가 추진시에는 경직된 구조물로 변환되는 과정에 가장 중요한 역할을 하는 것이 거골하 관절이다. 거골과 종골 사이에는 근육이 연결되어 있지 않으므로, 후족부의 운동은 후족부를 지나가는 근육들에 의하여 일어난다. 직선 보행을 할 때는 거골하 관절에서 적은 운동만 일어나는데 Wright와 Desai는 6° 정도의 운동이 일어난다고 하였다. 거골하 관절은 평지보다는 경사지고 울퉁불퉁한 바닥이나 회전시에 보다 중요한 역할을 한다.[24)]

보행시에 발이 앞으로 나가면서 골반의 회전이 일어나고, 체중은 한쪽 하지에서 다른 쪽 하지로 번갈아 가면서 이전된다. 한쪽 발이 지면에 닿아 있는 상태에서, 반대쪽 하지와 몸통이 지면에 닿아 있는 발을 지나서 앞으로 나가며 회전도 일어난다. 몸이 앞으로 넘어가는 것은 주로 족관절에서 일어나지만, 족관절에서는 회전이 거의 일어나지 않으므로, 무언가 중간에 회전력을 다른 방향의 운동으로 전환시켜 주는 매개물이 없다면, 발은 계속 지면과 닿아 있을 수가 없어서, 입각기 동안에 발의 회전이 일어나야 할 것이다. 이때 중요한 역할을 하는 것이 거골하 관절이며, 이러한 회전력이 거골하 관절의 회내와 회외 운동으로 전달되는 것이다. 또한 거골하 관절은 근위부의 내반 또는 외반 각형성을 상쇄하고 보상하는 기능을 한다. 왜냐하면 족관절에서는 정상적으로 내반이나 외반이 불가능하기 때문이다.

거골하 관절의 접촉면은 하중이 증가할수록 넓어진다. 어떤 일정한 하중에 대하여 족부가 내반 상태에 있을 때가 중립이나 외반되어 있는 때에 비하여 접촉면이 좁고 압력이 크다. 그러므로 후족부가 내반된 경우에 조기에 퇴행성 관절염이 발생할 가능성이 있다.

(3) 거골하 관절의 배열과 중족근 관절의 유연성

발의 기능을 이해하는 데 또 한 가지 중요한 것은 거골하 관절의 배열과 중족근 관절(midtarsal joint)의 유연성과의 관계이다. 중족근 관절이란 거주상 관절(talonavicular joint)과 종입방 관절(calcaneocuboid joint)을 포함하는 용어인데, 이 관절에서는 정상적으로 시상면과 전두면에서 약간의 운동이 가능하며, 거골하 관절의 배열에 따라 이 관절의 운동 범위에 변화가 있다. 종골이 외번된 상태에서는 거주상 관절과 종입방 관절의 축이 평행하게 되어,

그림 1-5

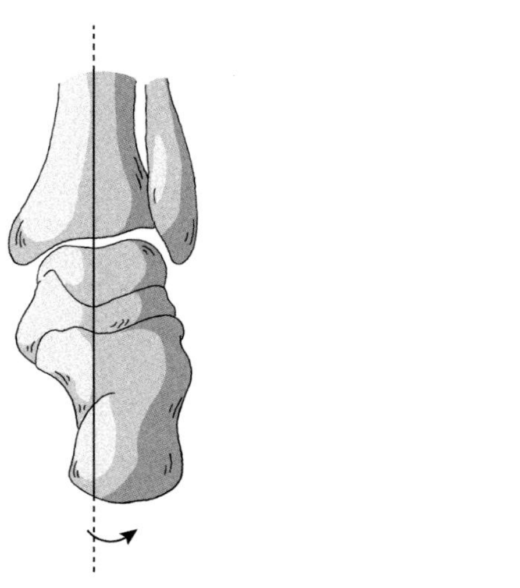

종골이 바닥에 닿는 부위가 족관절의 중심축보다 외측에 위치하여 수동적 회내가 일어난다.

중족근 관절에서 운동이 가능하지만, 거골하 관절이 내번된 상태에서는 두 관절의 축이 평행하지 않으므로 중족근 관절의 운동이 제한되며 이러한 사실은 보행시 발의 기능과 밀접한 관계가 있다. 뒤꿈치 닿음 이후에 뒤꿈치가 외번되면서 중족근 관절이 유연하게 되어서, 발이 유연하게 바닥과 닿을 수 있게 되며, 추진기에는 후족부가 내번되면서 중족근 관절이 경직되어 발이 견고한 지렛대로 작용하게 되어 진출하기에 좋게 된다.

(4) 보행시 족관절 및 거골하 관절의 운동

보행시에는 입각기(stance phase)와 유각기(swing phase)가 번갈아 나타나는데 입각기는 두 발이 바닥과 닿아 있는 양지 지지기(보행 주기의 10~12%), 한 발이 닿아 있는 단지 지지기(12~0%), 그리고 또 양지 지지기(50~65%)의 순서로 진행한다. 처음의 양지 지지기는 뒤꿈치 닿음으로부터 시작하여 족관절에서 급속한 족저 굴곡이 나타난다. 체중 부하가 되면서 회내가 일어나는데 이것은 종골이 바닥에 닿는 부위가 족관절의 중심축보다 외측에 위치하여 있으므로 발생하는 수동적인 회내이다 그림 1-5.

발이 회내되면 하퇴부가 내회전되게 된다. 입각기 초기의 근전도 검사 결과는 전경골근만 활동을 한다. 입각기의 두 번째 시기인 단지 지지기에는 체중 부하의 중심이 체중 부하를 하고 있는 다리 위를 지나가는데, 이때 족관절의 배굴이 일어나며 발은 바닥과 평평하게 닿아

그림 1-6 지면 반응력

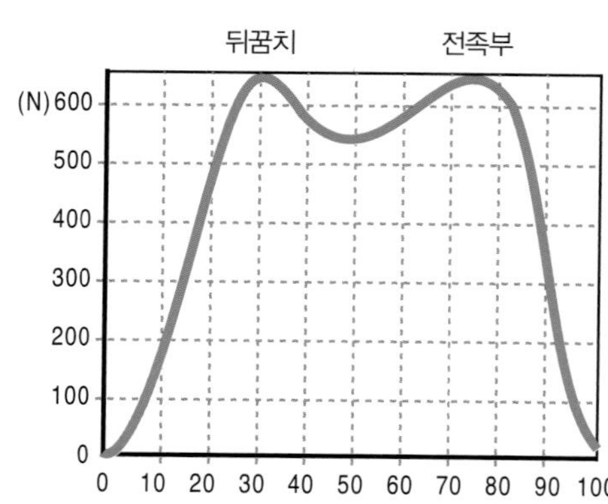

입각기를 백분율로 표시.

있게 된다.

세 번째 시기에는 족관절이 급속히 족저 굴곡되면서 족부가 회외되고, 하퇴부가 외회전된다. 발의 내재근 및 후방 경골근이 수축하면서 발이 경직된 지렛대의 역할을 하게 된다. 족지가 신전되면서 감아 올림 기전에 의하여 아치가 안정된다. 유각기에는 족관절이 배굴되고, 거골하 관절은 중립위에 있으며, 전방 경골근이 수축하고 있다.

지면 반응력(ground reaction force)은 수직 지면 반응력과 전단력으로 구분할 수 있는데, 수직 지면 반응력은 처음 뒤꿈치 닿음 시기에 초기 정점치(initial peak value)를 나타내고, 점차 감소하다가 추진(push-off)시에 다시 두 번째의 정점치를 나타낸다 그림 1-6. 그리고는 유각기가 시작하면서 급속히 감소한다. 전단력은 내외측 방향의 전단력과 전후 방향의 전단력이 있다.

(5) 감아올림 기전(Windlass Mechanism)

중간 입각기(mid-stance)에서 추진기(push-off) 사이에 종아치(longitudinal arch)가 높아진다.

이러한 종아치가 높아지는 현상은 후방 경골근 및 내재근의 작용과 중족 족지 관절의 배굴에 의하여 족저 근막이 당겨져서 일어나는데, 이것을 감아올림 기전이라고 한다 그림 1-7. 이렇게 종아치가 높아지면 중족근 관절(midtarsal joint)이 경직되어 발을 견고한 지렛대로 변환시키는 역할을 한다.

그림 1-7 감아올림 기전

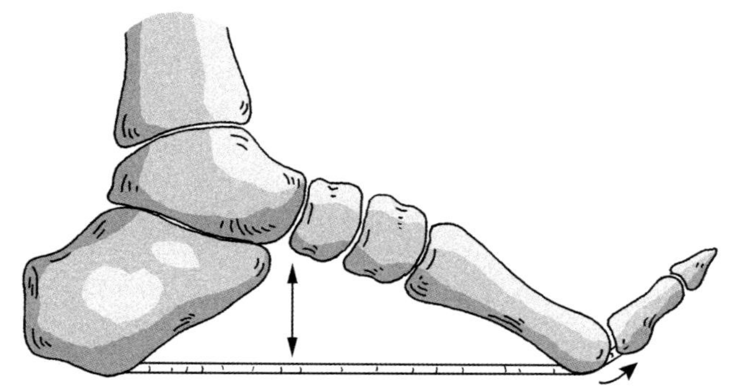

족지가 배굴되면 족저 근막이 당겨져서 종아치가 높아진다.

그림 1-8 EMED검사상 족저부 압력과 진행 방향

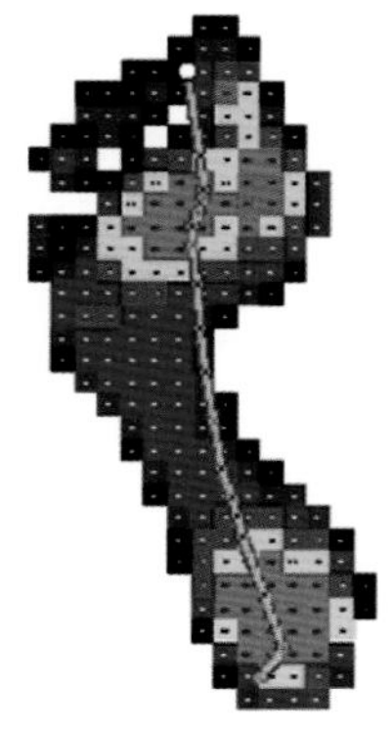

뒤꿈치 외측에서 시작하여 중족골두 부분에 오래 머물고 제1 족지를 지나간다.

(6) 족저부 압력

정상적인 보행시에 발에 가해지는 수직력은 체중과 비슷하다. 그러나 달릴 때는 훨씬 큰 수직 부하가 가해지며 상당한 내외측 및 전후방 전단력이 가해진다. 입각기 동안에 발바닥에 가해지는 힘의 중심은 뒤꿈치의 중앙보다 약간 외측에서 시작하여 중족부의 외측을 지나서 제1, 제2 중족골두 사이를 지나서 제1 족지를 지나가며, 입각기의 약 60% 동안 중족골두 부위에 중심이 머물게 된다 그림 1-8.[17)]

체중 부하를 하지 않은 상태에서는 중족골두 부분의 횡아치(transverse arch)가 있으나, 체중 부하를 하면 모든 중족골두가 바닥에 닿게 되므로 사실상 횡아치는 없어지며, 제2, 제3 중족골두 부위에 가장 많은 힘이 가해진다.[3,5]

(7) 족지의 역할[7]

서 있는 상태에서는 족지의 역할이 그리 중요하지 않으나 보행시에는 중요한 역할을 한다. 보행 주기 중 약 3/4 동안 바닥과 닿아 있으며, 중족골두 부위에 가해지는 것만큼의 큰 힘이 가해진다.

REFERENCES

1. **American Medical Association** | Guides to the evaluation of permanent impairment. 2nd ed. AMA : 34-37, 1984.
2. **Boone DC and Azen SP** | Normal range of motion of joints in male subjects. J Bone Joint Surg, 61-A:756-759, 1979.
3. **Cavanagh PR, Rodgers MM and Liboshi A** | Pressure distribution under symptom-free feet during barefoot standing. Foot Ankle, 7:262-276, 1987.
4. **Frankel V, Nordin M** | Basic biomechanics of the skeletal system. Philadelphia, Lea & Febiger 1980.
5. **Hayda R, Tremaine MD, Tremaine K, et al.** | Effect of metatarsal pads and their positioning : A quantitative assessment. Foot Ankle Int, 15: 561-566, 1994.
6. **Hoppenfeld S** | Physical examination of the spine and extremities. Prentice-Hall International Editions, 1976.
7. **Hughes J, Clark P, Klenerman L** | The importance of the toes in walking. J Bone Joint Surg, 72-B:245-251, 1990.
8. **Lambert K** | The Weight-bearing function of the fibula. J Bone Joint Surg, 53-A:507-513, 1971.
9. **Lindsjo U, Danckwardt-Lilliestrom GD and Sahlstedt B** | Measurement of the motion range in the loaded ankle. Clin Orthop, 199:68-79, 1985.
10. **Magee DJ** | Orthopedic Physical Assessment. 3rd ed. WB Saunders : 599-672, 1997.
11. **Mann RA** | Surgery of the foot and ankle. 6th ed. Mosby-Year Book Inc : 45-60, 1993.
12. **McBride ED** | Disability evaluation. 6th ed. JB Lippincott Co : 223-233, 1963.
13. **McMaster M** | Disability of the hindfoot after fracture of the tibial shaft. J Bone Joint Surg, 58-B:90-93, 1976.
14. **McPoil TG and Brocato RS** | The foot and ankle: biomechanical evaluation and treatment. 313-341, 1985.
15. **Pankovich AM, Shivaram MS** | Anatomical basis of variability in injuries of the medial malleolus and the deltoid ligament. I. Anatomical studies. Acta Orthop Scand, 50: 220, 1979.
16. **Perry J** | Gait analysis, SLACK, 1992.
17. **Rose NE, Feiwell LA, Cracchiolo A** | A method for measuring foot pressures using a high resolution, computerized insole sensor: The effect of heel wedges on plantar pressure distribution and center of force. Foot Ankle Int, 13:263-270, 1992.
18. **Saltzman C, Alexander I, Kitaoka H, Trevino S** | Orthopaedic Foot and Ankle Society Ad Hoc Committee Report. Foot Ankle Int, 18: 310-311, 1997.
19. **Sangeorzan BJ** | Subtalar Joint: Morphology and functional anatomy. Inman's Joints of the Ankle. 2nd ed. Stiehl JB ed. Williams & Wilkins Baltimore 31-38, 1991.
20. **Stauffer R, Chao E, Brewster R** | Force and motion analysis of the normal, diseased, and prosthetic ankle joint. Clin Orthop, 127:189-196, 1977.
21. **Stiehl JB** | Biomechanics of the Ankle Joint. Inman's Joints of the Ankle. 2nd ed. Stiehl JB ed. Williams & Wilkins Baltimore 39-63, 1991.
22. **Tachdjian MO** | The child's foot. Philadelphia, WB Saunders company, 1985.

23. **Takebe K, Nakagawa A, Minami H, Kanazawa H, Hirohata K** | Role of the fibula in weight-bearing. Clin Orthop, 184:289-292, 1984.
24. **Wright DG, Desai SM, and Henderson WH** | Action of the subtalar and ankle joint-complex during the stance phase of walking. J Bone Joint Surg, 46-A:361-382, 1964.

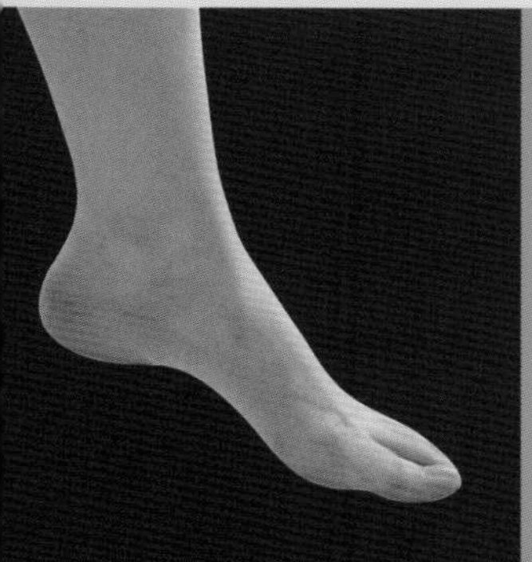

2. 족부 외과의 기본 기법

Basic Surgical Techniques

가. 수술 전 준비

나. 족관절 차단 마취

다. 지혈대

가. 수술 전 준비

발가락과 발가락 사이는 항상 습하고 균이 많으므로 수술 전에 소독을 잘 하는 것이 중요하다. 특히 발가락 사이를 잘 소독하여야 한다. 발톱 주변을 완전히 멸균하는 것은 어려우며, 수술 전에 소독을 하더라도 배양 검사에서 균이 검출되는 경우가 흔하다. 저자는 족지부 이외의 수술에서는 수술시에 전족부에 surgidrape나 고무장갑을 씌워서 감염의 가능성을 줄이려하고 있다. 그러나 발가락에 고무장갑을 씌우는 것이 효과가 없다는 보고도 있다.[1)]

나. 족관절 차단 마취(Ankle Block Anesthesia)

족관절 차단이란 족관절 부위에서 족부로 주행하는 신경을 국소 마취제로 마취하는 것이다. 모든 신경을 마취하기도 하지만 발의 내측이나 외측에 국한된 수술을 하는 경우에는, 그 부위만 마취하기도 한다 그림 2-1.

경골 신경(tibial nerve)이 발바닥의 대부분과 발의 심부 감각을 지배하기 때문에 족관절 차단 마취에서는 경골 신경의 마취가 가장 중요하다. 전신 마취나 척추 마취하에 수술을 한 후, 수술이 끝날 때쯤 경골 신경을 차단하면 수술 후 약 10시간의 진통 효과가 있어서 수술 후 환자의 고통을 경감시킬 목적으로 사용하기도 한다.

족관절 차단 마취는 전신 상태가 좋지 않아서 전신 마취나 척추 마취가 불가능한 경우라든지, 검사 소견이 다 갖추어지지 않거나 금식이 되어 있지 않은 상황에서도 할 수 있으며, 마취 후에 별도의 회복 시간이 필요 없으므로 통원 수술 등에 사용하기 좋다.

마취 약제는 1% 리도카인(lidocaine hydrochloride)이나 0.5% 부피바카인(bupivacaine hydrochloride, Marcaine)을 사용한다. 정맥 주사 후에 리도카인의 반감기는 1.5시간이고, 부피바카인의 반감기는 2.7시간으로 부피바카인의 마취 지속 시간이 훨씬 길다.[2)] 그러므로 부피바카인으로 마취하면 수술이 끝난 후에도 진통 효과가 있다. 그러나 마취 유도 시간이 길기 때문에 수술 시작 1시간 전에는 마취를 하여야 하며, 빨리 수술을 시작하려고 하면 리도카인과 1:1로 혼합한 용액으로 마취한다.

마취가 불충분하거나 수술 시간이 길어서 중간에 다시 마취할 때는 부피바카인의 경우에

그림 2-1 족배부의 신경 세포

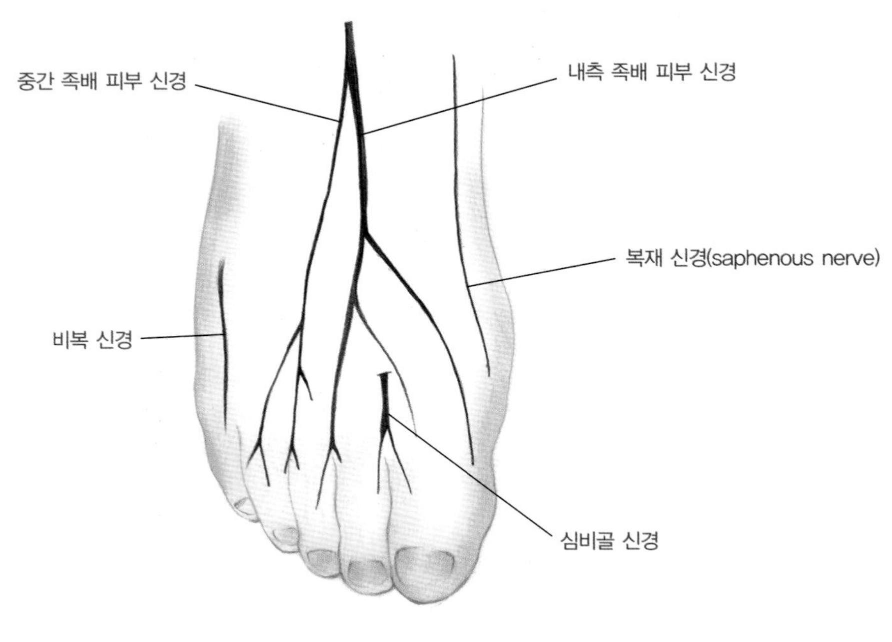

3시간마다 재주사할 수 있다.

마취 약제의 안전 용량은 리도카인의 경우 3.0~4.5mg/kg이고, 체중이 70kg인 성인의 경우 1% 리도카인 약 30cc에 해당한다. 부피바카인의 안전 용량은 2.5mg/kg이며 체중이 70kg인 성인의 경우 0.5% 부피바카인 35cc에 해당한다.[1,2] 두 가지 마취 약제를 혼합하여 사용할 경우에는 각각의 최대 용량의 1/2 이내에서 사용하도록 하여야 한다. 대부분 족관절 차단 마취에서는 1% 리도카인과 0.5% 부피바카인을 10cc씩 혼합하여, 총 20cc 용액을 만들어 사용하면 되는데, 필요에 따라서 최대 안전 용량 이내에서 추가로 주사할 수 있다.

국소 마취 약제의 부작용은 안전 용량보다 더 많은 용량을 사용하였거나, 정맥 내 주사를 한 경우에 나타난다.

중추 신경계 자극 증상으로는 불안정감, 어지러움, 경련 등이 있을 수 있으며, 거꾸로 중추 신경계 억제 증세로서 무의식, 호흡 곤란 등의 증세가 있을 수 있다. 심혈관계 부작용으로는 주로 억제 효과가 나타나서 서맥, 저혈압, 심실 세동 등이 나타날 수 있다.[3]

족관절 차단 마취의 가장 큰 문제점은 수술에 대한 불안감 및 수술장이라는 낯선 환경에 대한 불안감인데, 수술장 안에서 몹시 불안해하는 환자에게는 midazolam이나 valium 등의 안정제를 투여하기도 한다. 마취 과정과 수술 및 수술장 환경에 대하여 수술장에 가기 전에 충분히 설명하는 것이 좋다. 마취 약제를 투여한 뒤 약 30분 이상 경과하여 수술 부위의 감각이 완전히 사라진 뒤에 수술을 시작한다. 환자에게 마취가 완전히 되지 않으면 전신 마취를 하거나 다음날 다시 수술할 수도 있다고 수술 전에 설명하는 것이 좋다. 만약 국소 마취에 실패하여 전신 마취를 하려고 한다면 미리 모든 검사 소견을 준비하고, 금식도 하여야 할 것이다.

환자에 따라서 마취 약제가 확산되어 신경이 차단될 때까지 시간이 좀 더 걸리는 경우도 있지만 마취가 되지 않아서 수술을 연기하거나 전신 마취로 바꾸어야 할 가능성은 매우 낮다. 그러나 오래 기다려야 하므로 여러 건의 수술을 해야 하고, 수술을 하는 도중에 다른 곳에서 다른 의사가 신경 차단을 해줄 수 없는 상황에서는, 족관절 차단 마취가 불편하다. 또한 발 이외의 다른 부분은 감각이 정상이므로 수술 시간이 1시간에서 1시간 30분 이상인 경우에는 움직이지 않고 누워 있는 것이 몹시 불편할 수 있다. 조수가 반대편 다리를 누르면 불편해하므로, 때로는 적당한 위치에서 도와주기 어려운 경우도 있다. 그러나 거의 대부분 환자는 거골과 종골보다 원위부의 수술을 별 문제없이 할 수 있다.

슬와부에서 신경 차단(popliteal block)을 하면 족관절 수술까지 할 수 있는데 슬와부에서는 신경 자극기를 이용하여 신경을 찾고 그 주변에 국소 마취제를 주입한다. 족관절 차단 마취보다 기술적으로 좀 더 어렵고, 기구가 있어야 한다.

(1) 마취 기법

가) 경골 신경(Tibial Nerve)

경골 신경을 차단하는 방법은 두 가지가 있다. 1) 족관절 내과의 원위단으로부터 약 두 손가락 두께 만큼 근위부에서 후방 경골 동맥의 맥박을 만진 후, 그 동맥의 바로 뒷부분을 향하여 시상면에서 약 45°로 후내측에서 전외측을 향하는 방향으로 경골에 닿을 때까지 삽입한 후, 2mm 정도 뒤로 뺀 후 주사기를 역류시켜 보아 주사침이 혈관 내에 있지 않은 것을 확인한 후 마취 약제를 주입하는 방법이고, 2) Saraffian의[5] 방법으로서 아킬레스건의 내측연(medial border)을 따라 관상면(coronal plane)에 대하여 수직으로 삽입하여 마취하는 방법이다 그림 2-2.

1) 방법은 후방 경골 동맥을 기준으로 한다. 내과(medial malleolus) 부위에서는 이 맥박

그림 2-2 경골 신경의 마취

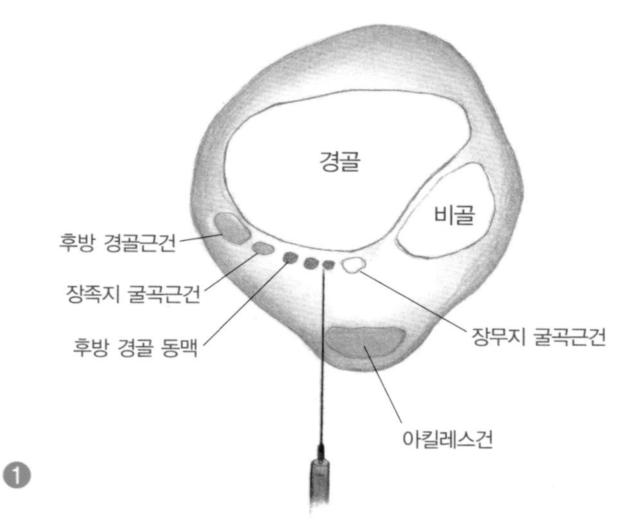

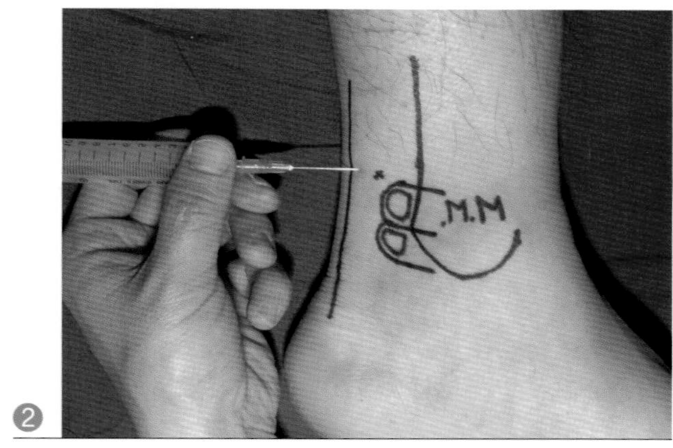

①은 족관절 상방 2cm 부위의 절단면이다. ②는 족관절 내과(M.M. medial malleolus)의 원위단으로부터 두 손가락 상방에서 아킬레스건의 내측연을 따라 주사침을 삽입하는 모양.

이 잘 만져지지만 내과보다 근위부에서는 잘 만져지지 않는 경우가 많은데 이러한 경우에는 경골의 후내측연과 아킬레스건의 내측연의 중간 정도에서 주사침을 삽입한다. 이때 바늘 끝이 아킬레스건의 내측연보다 외측으로 들어가지 않도록 주의하여야 한다.

2) 방법은 후방 경골 동맥의 맥박과 관계없이 아킬레스건을 기준으로 하며, 지면과 발의 시상면을 평행하게 위치시키면 거의 확실하게 마취가 가능하다. 환자의 다리가 충분히 외회전되도록 하여야 정확한 방향을 잡기 좋으므로 조수가 발목을 중립 위치로 하고 다리를 충분히 외회전하여 잡아주면 좋다.

그림 2-3 심비골 신경의 마취

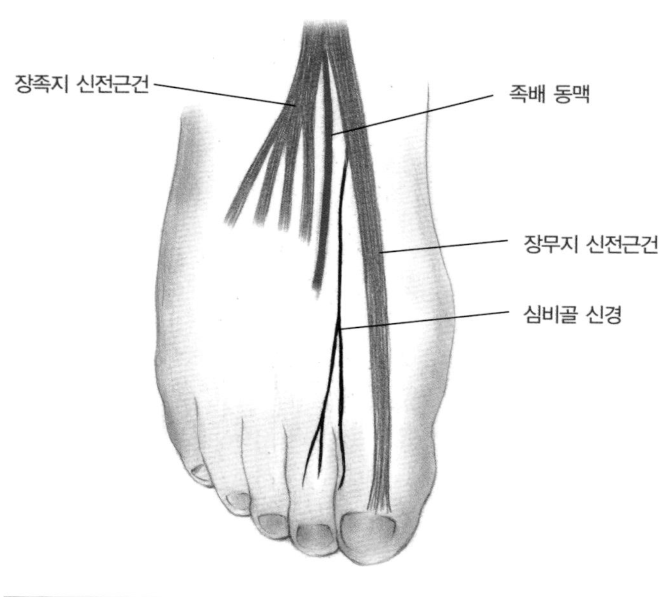

경골 신경을 마취할 때 내과의 끝에서 약 두 손가락 두께 정도 근위부에서 주사하는 것에 대한 특별한 이유가 언급된 곳은 없으나, 해부학적으로 그 이하 부위에서는 장무지 굴곡근(flexor hallucis longus)이 아킬레스건의 내측연보다 내측에 위치하게 되어 주사침이 장무지 굴근건의 건초 내로 들어갈 가능성이 높아지며, 또한 경골 신경이 3개의 분지로 갈라지기 때문일 것이다.

또한 너무 근위부에서 마취를 하면 후방 경골근과 장무지 굴곡근의 근육 부분이 넓으므로 근육에 마취 약제가 주입될 가능성이 높다. 약 7~8cc의 마취 약제를 주사한다. 주사침이 건초 내에 들어가면 마취가 되지 않으므로 뼈에 닿은 후 골막 두께 만큼만 빼낸다고 생각하고 거의 골막에 닿은 채로 주사하는 것이 좋다.

나) 심비골 신경(Deep Peroneal Nerve)

족관절의 약 1~2cm 원위부에서 장무지 신전근건(extensor hallucis longus)을 촉지한 후 바로 그 외측으로 장무지 신전근건과 장족지 신전근건 사이에서 족배 동맥(dorsalis pedis artery)의 바로 내측에 주사침을 뼈에 닿을 때까지 삽입한 후, 1mm 정도 빼낸 후에 3~5cc의 마취 약제를 주입한다 그림 2-3. 지름 1mm 정도의 얇은 신경이지만 제1, 제2 족지간에 분포하므로 마취하지 않으면 무지 외반증 등을 수술하기 어렵다. 잘 되지 않으면 국소 부위에 마취하고 수술할 수도 있으나 수술 부위에 국소 마취 약제를 주입하면 수술시 마취 약제가 흘러나와 시야가 깨끗하지 않고 약간의 부종이 생기므로 불편하다.

다) 천비골 신경(Superficial Peroneal Nerve)

천비골 신경은 대개 족관절의 8~10cm 이상의 근위부에서 심부 건막을 뚫고 나와서 피하조직 내에 위치하며, 발등에서 중간 족배 피부 신경(intermediate dorsal cutaneous branch)과 내측 족배 피부 신경(medial dorsal cutaneous branch)이 된다. 족부의 근위부를 수술할 경우에는 족관절보다 근위부에서 차단하며, 원위부의 수술을 할 경우에는 중족부의 배부를 가로질러 피하 주사로 5~7cc의 마취 약제를 사용하여 마취시킨다.

라) 비복 신경(Sural Nerve)

비복 신경은 아킬레스건의 외측연을 따라 내려오다가 발바닥에서 약 10cm 근위부에서 아킬레스건으로부터 멀어져 전하방으로 주행하므로, 족관절 외과와 아킬레스건 사이에 2~3cc의 마취 약제를 피하 주사하여 마취한다.

경골 신경은 항상 마취하여야 하지만 족부의 감각을 지배하는 신경들을 모두 마취할 필요는 없으며, 나머지 신경들 중에서 수술 부위와 관계가 있는 신경들만을 선택적으로 마취한다. 안전하게 사용할 수 있는 마취 약제의 용량 중 일부를 남겨 놓았다가 마취하려고 하는 신경이 마취되지 않았거나, 마취 후 30분 이내에 수술을 시작할 경우 표피 마취를 하는 데 사용하기도 한다. 흔히 심부 마취는 되었으나 피부의 감각이 일부 남아 있는 경우가 있는데, 이때는 26G 주사침을 이용하여 1% 리도카인을 피부에 주입한 후 절개한다.

다. 지혈대

지혈대를 하면 출혈이 없어 깨끗한 시야에서 수술을 할 수 있으므로 신경, 혈관 등의 손상을 방지할 수 있다. 그러나 족부에 허혈(ischemia)이 심한 경우에는 지혈대를 사용하지 않는다. 지혈대는 수축기 혈압보다 100~125mmHg 높은 압력이 가해지도록 하며 다리를 2분간

그림 2-4 Esmarch bandage를 이용한 족관절 부위 지혈대

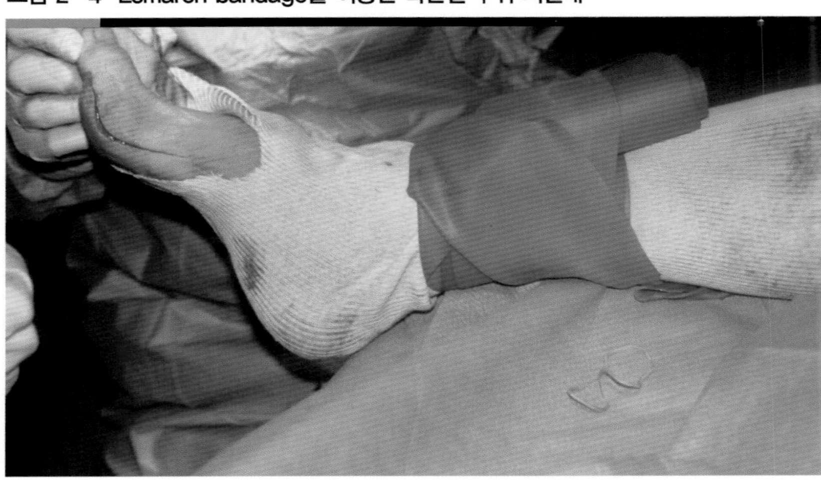

들고 있다가 압력을 올리거나, 탄력 붕대로 감아서 짜낸 후에 하기도 한다.

지혈대를 90분 이상 하지 않는 것이 좋다. 만약 60~75분 이상 지혈대를 할 것으로 예상되면 압력을 풀고 10~15분 기다린 후에 다시 지혈대를 하며, 두 번째 할 때는 30분 이상 하지 않는 것이 이상적이다.[3)]

발만을 수술할 때는 Esmarch bandage를 이용하여 지혈대로 사용할 수 있다. 이것은 발목에 감아서 사용하는데 다른 부위와는 달리 안전하다 그림 2-4.

대퇴부에 지혈대를 하고 국소 마취하에 발 수술을 하면 15분 전후가 되면 환자가 통증을 호소하여 지혈대를 제거하여야 하지만, 발목 부위에 지혈대를 하면 한 시간 정도는 누구나 참을 수 있다.

Esmarch 붕대를 발끝에서부터 근위부로 감아 올라가며, 발목의 바로 근위부까지 감아 올라간 후 그곳을 약 3~4회 감아서 지혈대의 역할을 하도록 하고 원위부는 풀어버린다. 원위부는 발에 고여 있는 피를 짜는 역할을 하고 지혈대는 발목보다 약간 근위부에서 작용하게 하는 것이다. 하퇴부의 원위 1/3보다 근위부로 올라가면 근육이 많은 부위이며 지혈대에 의한 통증이 심하다.

발목의 바로 근위부에는 근육이 거의 없으므로 그 부위에 마취를 하지 않더라도 오래 견딜 수 있다. 이와 같이 발목 바로 위에 지혈대를 하면 발의 힘줄들이 잘 움직여지지 않는다. 예를 들어서 무지 외반증을 수술할 경우 제1 중족골의 절골술을 원하는 위치로 고정한 후에

중족 족지 관절의 운동 정도를 알기 위하여 무지를 움직여 보면 힘줄이 발목에서 움직여지지 않기 때문에 정확한 판단이 어려운 경우가 있다. 가능하면 발목 지혈대를 발목이 중립위인 상태에서 하는 것이 좋고, 그래도 판단이 의심스러운 경우에는 지혈대를 풀고, 운동 범위나 모양을 판단한 후에 필요하면 다시 지혈대를 하는 것이 좋다.

REFERENCES

1. **Goucher NR, Coughlin MJ** | Covering of the toes during hindfoot and ankle surgery. Foot Ankle Int, 28(4):413–415, 2007.
2. **Lichtenfeld NS, Lee TH** | Ankle block anesthesia and ankle tourniquets for foot and ankle surgery. Operative Techniques in Orthopaedics, 4:184–189, 1994.
3. **Myerson MS, Ruland CM, Allon SM** | Regional anesthesia for foot and ankle surgery. Foot Ankle, 13:282–288, 1992.
4. **Richardson EG** | In Canaly ST(ed) : Campbell's Operative Orthopaedics, ed 10. St. Louis, Mosby, 1998.
5. **Sarrafian SK, Ibrahim IN, Breihan JH** | Ankle–foot peripheral nerve block for mid and forefoot surgery, Foot Ankle, 4:86–90, 1983.

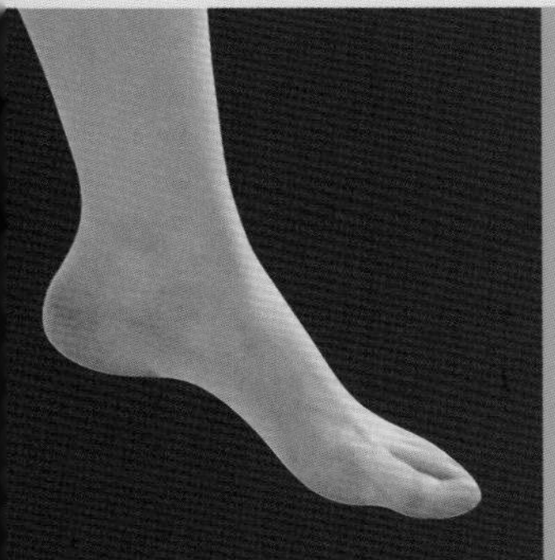

3. 신발 변형 및 보조기
Shoe Modification and Orthosis

가. 총론

발은 지면과 직접 닿는 부위이므로 발바닥에 과다한 힘이 가해지는 부위에는 압력이 덜 가해지도록 하고, 변형이 너무 많이 되는 발에는 안정성을 주는 치료가 매우 중요한 역할을 한다.

보조기는 약화된 부위를 지지하여 부적절한 운동을 제한하거나 기능을 향상시키고 통증을 완화시키기 위한 목적으로 사용한다.

그러나 체중 부하의 선열(alignment)이 심하게 어긋나서 체중 부하에 의하여 변형을 일으키는 힘이 지속적으로 작용하고 있을 때, 또는 고정된 변형이 있을 때 보조기만으로 교정하려고 하는 것은 좋지 않다.

충분히 교정되지 않을 뿐만 아니라 피부 손상을 일으키고, 특히 감각이 저하된 경우나 혈액 순환이 나쁜 경우에는 궤양을 일으킬 위험성이 높다.

나. 용어[2)]

보조기학(orthotics)은 보조 기구와 보조 기구의 사용에 대한 학문을 의미하는 용어이며, 보조 기구를 orthosis라고 한다. 그러나 orthotic이라는 형용사가 관용적으로 보조 기구를 뜻하는 명사로 사용되기도 한다.

일반적으로 보조기라고 하면 관절 운동을 제한하는 큰 기구를 말하지만 발 질환에서는 신발 안에 삽입하는 작은 용구들도 같은 용어를 사용한다. 이 책에서는 이와 같은 일반적인 보조기들과 구분하기 위하여 신발 안에 삽입하는 맞춤 안창(insole)을 포함하는 보조 용구들을 삽입 보조 용구라고 하였다.

영어로는 orthosis라는 용어 이외에도 insole, total contact insert, insert 등의 용어가 신발 안에 삽입하는 보조 용구를 지칭하는 용어로 혼용되고 있다.

발바닥의 특정 부분을 높이기 위하여 신발 바닥이나 맞춤 안창의 바닥에 부착하는 것을 쐐기(wedge)라고 하는데, 받침(posting)이라는 용어가 같은 의미로 사용되고 있다 그림 3-1.

그림 3-1

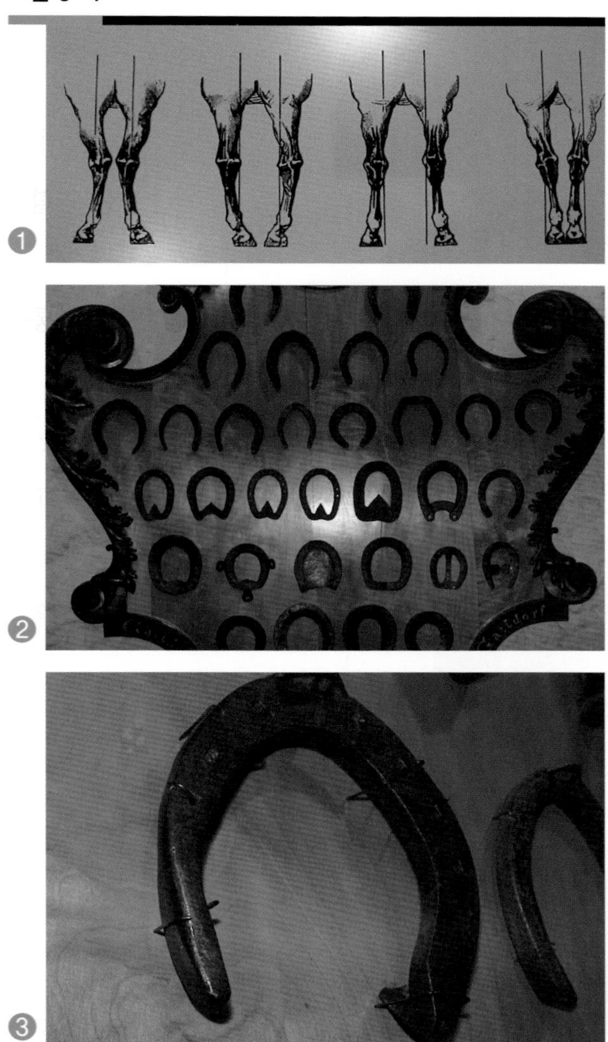

말의 다리 모양에 따라서(①) 다양한 모양의 말발굽이 사용되었는데(②), 자세히 보면 높이와 넓이가 다르다(③). 신발의 보조 용구는 이와 같은 원리에서 발전하였다.

다. 신발의 구조[1,11,13]

신발은 기본적으로 신발창(sole)과 신발창 이외의 부분인 갑피(upper)로 나누어지며 갑피는 족지 상자(toe box), 등가죽(vamp), 뒷가죽(quarter), 뒤축 월형(counter)으로 구성된다. 신발 바닥은 발바닥과 닿는 부분을 안창(insole)이라 하고 바닥과 닿는 부분을 바닥창(outsole)이라고 하는데, 이 둘 사이에 충격 흡수 재질 등을 필요에 따라서 삽입하는 경우에 중창(midsole)이라고 한다. 신발의 중간 부분을 신발 허리(shank)라 하고, 전족부의 폭이 넓

그림 3-2 신발의 구조

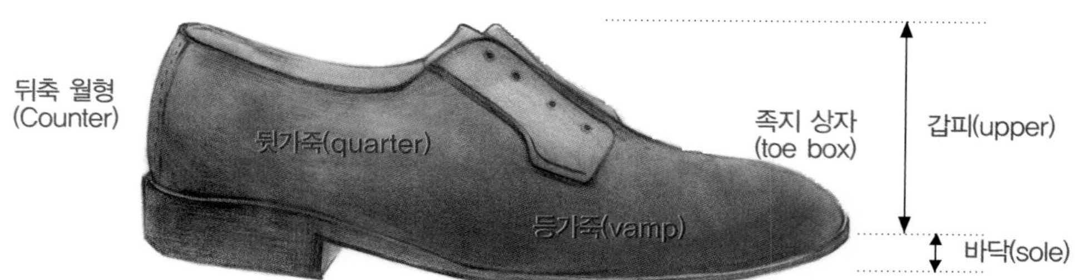

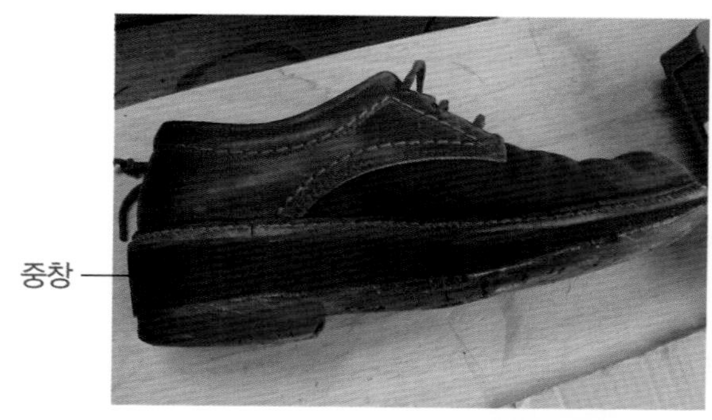

중창이 뚜렷이 잘 보이는 신발. 뒷부분에 두꺼운 중창을 넣었다.

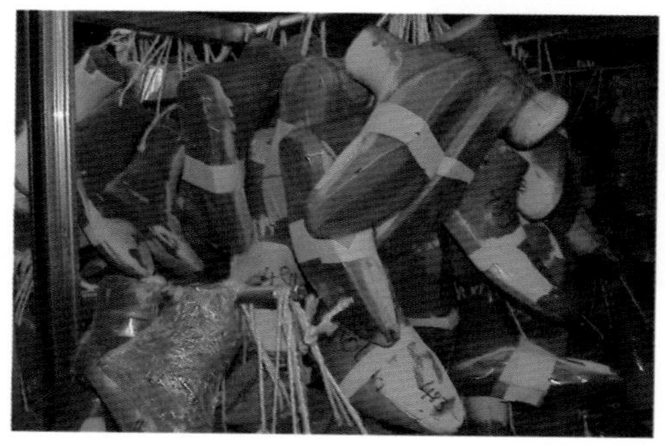

맞춤 신발 제작을 위해 본을 떠서 제작한 다양한 화형들.

은 부분을 볼(ball)이라고 한다 그림 3-2.

신발의 모양을 만드는 본을 화형(last)이라고 하며, 화형에 따라서 표준 화형, 복합 화형, 심층화 화형으로 구분한다.

화형 이외에도 족지 상자(toe box) 부분의 모양에 따라서 족지 상자가 좁은 신발과 보통의 옥스포드 신발, 그리고 사선형 족지 상자 신발(oblique toe shoe or bunion last shoe) 등으로 구분할 수도 있다. 사선형 족지 상자 신발은 대개 심층화 화형을 이용하여 만들어서 족

그림 3-3

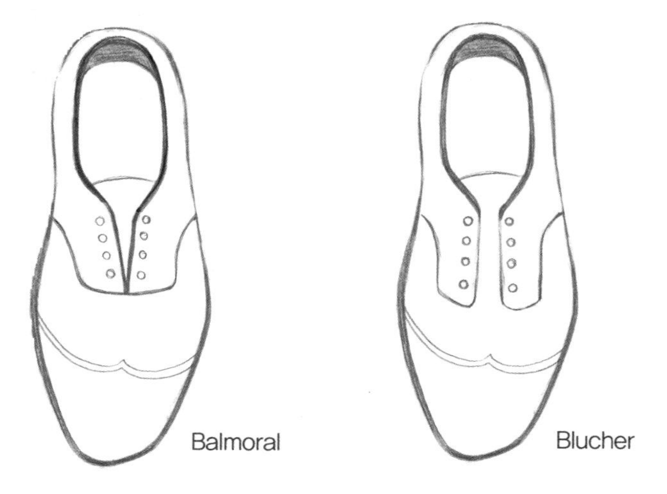

끈을 매는 부분의 형태에 따라서 Balmoral형과 Blucher형으로 구분한다.

지 부분의 변형이 있는 경우에 사용한다. 또한 신발 전체의 외관에 따라서 여러 가지의 명칭을 사용한다.

끈을 매는 부분의 형태에 따라서 Blucher형과 Balmoral형으로 구분하는데, Blucher형은 신발을 신고 벗기가 쉽고, 부종이 발생하여 발이 좀 커지더라도 신발 끈을 느슨하게 묶어 신을 수 있다 그림 3-3 .

(1) 표준 화형(Standard Last)

대부분의 대량 생산 기성화는 몇 개의 표준 화형을 이용하여 만든다. 국내에서는 같은 형의 신발에서는 한 가지의 발 길이에 대하여 한 가지의 폭(width)으로만 제조하는 경우가 많아 발에 잘 맞는 신발을 고르기 어려운 경우가 많다.

(2) 복합 화형(Combination Last)

표준 화형은 뒤꿈치 크기에 따라서 전족부의 크기가 일정하게 제조되므로 전족부가 넓은 사람이 표준 화형으로 제조된 신발을 신으면 여러 가지 질환에 걸리기 쉽다. 이러한 경우에는 표준 화형보다 전족부가 넓은 맞춤 신발이 필요하다. 즉 전족부가 들어갈 수 있는 충분

그림 3-4

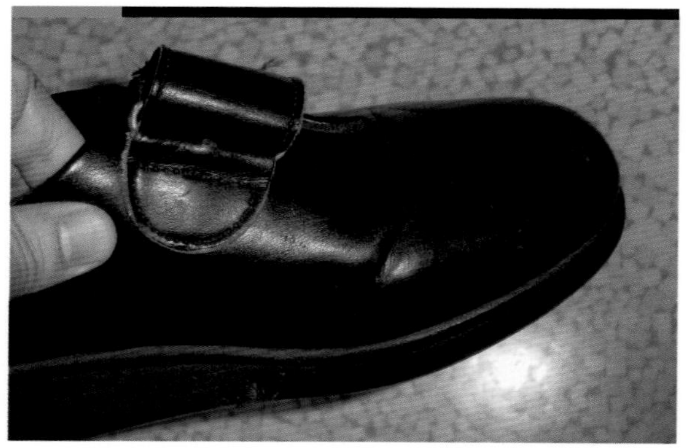

갑피의 재질이 딱딱하면 중족 족지 관절 부분에서 깊은 홈이 생겨서 궤양을 유발한다.

한 공간을 확보하고, 뒤꿈치도 벗겨지지 않도록 하는 것이다. 이와 같은 경우에 사용하는 본을 복합 화형이라고 한다.

(3) 심층화 화형(In-Depth Shoe Last)

표준 화형 또는 복합 화형이라고 하는 것은 주로 신발 폭의 관점에서 구분한 것인데, 이러한 신발 폭뿐만 아니라 전체적으로 발이 들어갈 공간이 넓은 신발을 만드는 본을 말한다. 신발 안에 삽입 보조 용구를 넣을 공간이 충분한 신발을 만드는 데 사용한다.

라. 재질

(1) 갑피(Upper)

소가죽이 튼튼하여 오래가므로 흔히 사용된다 그림 3-4. 같은 소가죽이더라도 부위와 소의 연령에 따라서 유연성이 다르다. 사슴 가죽은 부드러우므로 변형이 있는 발이나 당뇨발에 사용하기 좋다. 그러나 오래가지 못하고 쉽게 흠집이 생긴다. 변형에 좀 더 잘 순응하기 위하여 가죽의 안쪽에 열에 의한 변형이 가능한 내피(lining)를 덧붙여 만들기도 한다. 합성 피혁이나 피혁이 아닌 탄력성이 좋은 합성 물질을 이용하기도 한다.

운동화는 고어텍스나 쿨맥스 등과 같은 여러 가지의 기능성 합성 물질들을 이용하여 습기를 외부로 배출하고 내부 공기 순환이 가능하게 제작하고 있다.

(2) 바닥(Sole)

무게, 충격 흡수 능력, 유연성, 내구성 등에 따라 재질을 구분한다. 가죽은 내구성이 좋고 유연성이 좀 있지만 무겁고 충격 흡수 능력이 적으며, 물기가 있으면 매우 미끄럽다.

달리기용 신발은 특히 중창(midsole)에 충격 흡수력이 좋은 EVA(ethylene vinyl acetate) 또는 합성 고무인 폴리우레탄(polyurethane)을 비롯한 다양한 재질을 사용하며, 부분적으로 더욱 탄력이 좋은 재질을 사용한다. 나이키 사의 공기 주머니(air cell)나 아식스 사의 gel 등과 같이 여러 회사에서 자체적으로 특성 있는 재질들을 개발하여 사용하고 있다.

바닥창은 지면과 직접 닿는 곳이므로 잘 닳지 않고, 미끄러지지 않도록 마찰력이 좋으며, 충격 흡수력이 있는 재질이 좋다. 어떤 재질이든 사용할수록 충격 흡수력은 점차 감소한다.

운동화는 바닥이 닳아서 구멍이 생기거나 한쪽만 닳아서 기울어질 정도가 아니더라도 약 800km를 달린 후에는 30% 정도의 충격 흡수 능력이 감소하여 증세의 원인이 될 수 있다.

마. 신발 선택[5,11]

(1) 신발의 편함

신발이 편하다고 하는 것은 주관적인 느낌이므로 어떤 신발이 어떤 사람에게 편한지는 알기 어렵다.

신발을 제작하는 사람이나 신발을 판매하는 사람이 신발이 편하다는 것을 어떻게 미리 알고 대처할지에 대하여 연구를 하여 왔으나 객관적인 지표로 편안함을 평가하기는 어렵다. 발 크기에 잘 맞는 신발이나 발에 맞춘 신발이 반드시 편한 것은 아니다. 신발이 편하다는 것은 기본적으로 신발 크기가 발에 잘 맞는다는 것이지만, 이 외에도 편한 신발에 관련되는 요소에는 다음과 같은 것들이 있다.

가) Fit(발과 잘맞음)

신발이 발에 잘 맞아야 하는 것은 발을 편하게 하기 위한 기본 조건이다.

발에 잘 맞는 신발이 반드시 편한 것은 아니다. 그렇지만 기본적으로 신발이 발에 잘 맞지 않으면 발이 편하지 않으므로 발에 잘 맞는 신발을 신는 것이 중요하다. 즉 신발의 길이, 볼의 폭, 뒤꿈치에서 볼까지의 거리, 뒤꿈치, topline, throat, 신발 내부 공간 등이 모두 발과 잘 맞는 것이 중요하다.

나) 형태

발의 형태와 신발의 형태가 잘 맞는 것이 중요하다. 발과 신발의 형태가 맞지 않으면 아무리 길이와 폭이 맞더라도 발이 편하지 않다. 예를 들어서 발의 길이나 폭이 같은 사람이라도 발이 평발인 사람도 있고 요족인 사람도 있으며 발이 바른 사람도 있고 휜 사람도 있다. 그래서 화형이 중요하다. 어떤 특정한 디자인의 신발이 일반적인 디자인의 신발에 비하여 편하게 느껴지는 경우들이 많다.

다) 무게

무거운 신발은 가벼운 신발에 비하여 불편하다고 느끼는 경우가 많다. 그러나 등산화의 경우에 아주 가벼운 것보다는 바닥이 두껍고 어느 정도 무게가 있는 것이 편하게 느껴질 수도 있으므로 일률적으로 가벼운 것이 좋다고 할 수는 없다.

라) 재질

편한 신발의 경우 신발 갑피의 재질이 중요하다. 갑피 재질의 성질은 발의 형태에 잘 맞는 성형성(conformibility), 호흡성(breathability), 무게, 부드러움 등으로 구분할 수 있다.

마) 신발 내부의 환경

신발 내부의 온도, 습도, 통기성, 단열성 등이 신발을 신었을 때의 편안한 느낌에 영향을 미친다.

바) 트레드

신발이 지면과 닿는 부분의 위치, 지면과 닿는 부분의 넓이 등이 편함과 관계가 있는데 트레드는 라스트, 바닥창, 안창, 뒷굽 높이 등에 따라서 달라진다.

그림 3-5

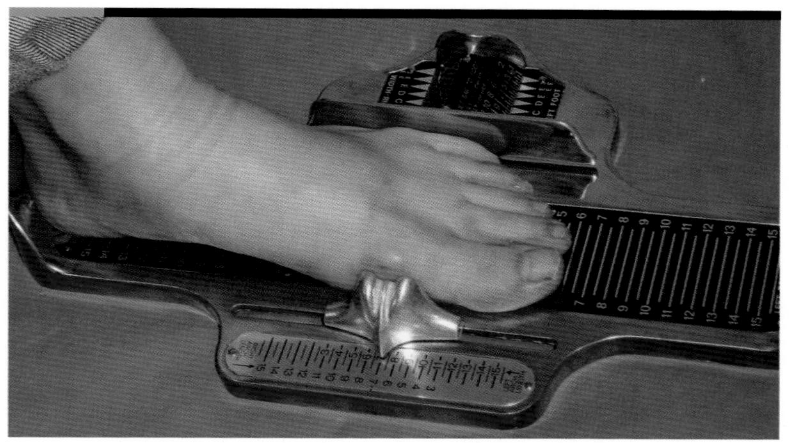

신발 맞출 때 사용하는 측정 도구로써 쉽게 발의 폭과 길이 등을 측정한다.

(2) 남자 신발과 여자 신발의 차이

남자 신발은 발의 외곽선과 큰 차이가 없으나 여자 신발은 특히 앞부분이 좁아서 발을 조이게 된다. 또한 뒷굽이 높은 신발을 신으면 전족부의 좁은 부분에 높은 압력이 가해지며, 중족 족지 관절이 배굴된 상태가 되므로 여러 가지 전족부 질환의 원인이 될 수 있다.

(3) 적절한 크기의 신발

가) 체중 부하를 하고 선 상태에서 발의 폭을 측정한다. 체중 부하를 하면 앉은 상태에서 체중 부하를 하지 않고 측정한 때보다 발의 폭이 넓어진다 그림 3-5.

나) 운동화(sports shoe)는 발의 폭보다 좁은 것을 신지 않도록 하며, 외출화(dress shoe)는 발의 폭에 비하여 1.3cm 이상 좁은 신발은 신지 않도록 한다. 특히 당뇨병성 신경병증과 같이 감각 저하를 유발하는 질환이 있는 경우에는 발의 폭보다 좁은 신발을 신으면 안 된다.

다) 나이가 들면서 전족부는 넓어지지만, 뒤꿈치는 넓어지지 않기 때문에 환자가 발의 가장 넓은 부분, 즉 볼(ball) 부분에 맞추어서 신발을 골라 신으면 뒤꿈치가 헐거워서 벗겨진다. 그런데 신발 제조업체에서는 같은 발 길이에 대하여는 일정한 폭으로 신발을 만들기 때문에 뒤꿈치에 비하여 전족부만 넓은 신발은 찾기가 어렵다.

이러한 경우에는 신발을 맞추어 신거나, 발등에 laces, straps, buckles 등으로 조일 수 있는 신발을 신는 방법, 또는 뒤꿈치에 스펀지 등을 덧대어 헐겁지 않도록 하는 방법을 고려해 보아야 한다.

(4) 적합한 신발을 고르기 위해 미국 정형외과 족부 족관절 학회에서 제안한 10가지 사항

가) 제조 회사에 따라서 신발 크기의 표시가 다를 수 있으므로 표시되어 있는 치수만 보고 신발을 선택하지 말고, 발에 맞는 것을 골라야 한다.

나) 나이가 들면서 발의 폭이 변하므로 정기적으로 발 크기를 측정한다.

다) 발의 전족부와 외곽선이 잘 맞는 신발을 고른다.

라) 양발의 크기가 다를 수도 있으므로 양발을 측정하여 큰 발에 맞는 신발을 고른다.

마) 발이 가장 커지는 저녁 때에 신발을 고르는 것이 좋다.

바) 선 채로 발을 맞추어 본다. 서면 발이 약간 길어지고 폭도 약간 넓어진다. 가장 긴 발가락보다 1.3cm 정도 더 긴 신발을 고른다.(가장 긴 발가락과 신발 끝 사이에 엄지 손톱 길이 만큼 공간이 있어야 한다.)

사) 볼(ball) 부분은 딱 맞는 것이 좋으나 너무 조이는 것은 좋지 않다.

아) 발에 잘 맞지 않으면 사지 말아야 한다. 신다 보면 늘어나겠지 하고 생각하면 안 된다.

자) 전족부는 잘 맞지만 뒤꿈치가 너무 헐렁하지 않은지도 확인해야 한다.

차) 상점 안에 있는 동안 걸어 보고 신발이 잘 맞는지를 결정해야 한다.

(5) 어린이 신발을 살 때 고려할 점들[11)]

어린이 발의 특성은 계속 자란다는 것인데 만 3세까지와 만 4세 이후의 두 그룹으로 분리하여 생각하는 것이 좋다.

만 3세까지는 일생 중에서 발 크기의 변화가 가장 큰 시기이고 발 뼈의 대부분이 아직 연골 상태이기 때문에 신발에 따라서 발 형태의 변화가 일어날 가능성이 아주 높다. 따라서 신발을 자주 바꾸어 주어야 한다.

여자는 7~8세경에 남자는 9세경에 성인 발 크기의 75%가 된다. 그리고 여자는 11~12세경에 남자는 14세경에 성인 발 크기의 90%가 된다.

미국에서 어린이 신발을 파는 상점들을 대상으로 조사를 하였는데 새 신발을 사려고 온 어린이가 신고 있던 신발을 조사한 결과 어린이 신발의 75%가 발보다 작았다고 한다. 그래서 어린이 신발이 작아지기 전에 잘 맞는 신발로 바꾸어 주는 것이 무엇보다도 중요하다.

부모들은 경제적인 이유로 발 크기보다 상당히 큰 신발을 사서, 발보다 작아질 때까지 오래 신발을 신게 하는 경향이 있다. 얼마 닳지도 않은 신발을 버리고 새 신발을 사려면 아까운 생각이 들겠지만, 어린이의 경우는 신발이 닳아서 못 신게 되어서 신발을 바꾸어 주는 것이 아니라 신발이 발에 비하여 작아지면 바꾸어 주어야 한다. 그래서 신발과 가장 긴발가락의 사이가 6mm 정도의 공간 밖에 없을 때 새 신발로 바꾸어 주는 것이 좋다.

특히 유아는 발이 아주 빨리 자라기 때문에 돌 전후에 걷기 시작해서 만 3세가 될 때까지 두 달마다 발 크기를 측정하고 약 3~6개월마다 새 신발로 갈아 신겨야 한다. 이 시기에는 신발이 거의 닳거나 변형되지 않은 상태에서 신발을 바꾸게 되므로, 크기만 맞다면 다른 유아가 신던 신발을 신게 해도 괜찮다. 그러나 활동이 아주 많은 4세 이후에는 신발에 변형이 생기므로 다른 어린이가 신던 신발을 신어서는 안 된다.

바. 신발의 변형[7,8]

신발의 변형은 항상 변형한 신발만 신어야 하기 때문에 점차 덜 사용하는 경향이고, 삽입 보조 용구가 널리 사용되고 있다. 그러나 치료 목적이 아닌 일반 신발이나 특히 운동화에서 다음과 같은 각종 신발 변형이 응용되어 제작되고 있다.

(1) 둥근 바닥(Rocker Soles)

통증, 변형, 강직 등으로 인해 족부 및 족관절의 운동 범위가 감소된 상태에서 뒤꿈치 닿음(heel strike) 및 입각기의 후반 동안에 걸음걸이가 자연스럽게 되도록 도와주므로, 거의 모든 치료 및 재활용 신발에 적용된다.

둥근 바닥의 효과는 흔들의자를 생각해 보면 알 수 있다. 발에 통증이나 강직이 있는 환자에게 바닥을 높고 둥글게 할수록 보행은 쉽지만, 바닥과의 접촉면이 너무 좁아서 불안정한 단점이 있다.

그림 3-6 둥근 바닥

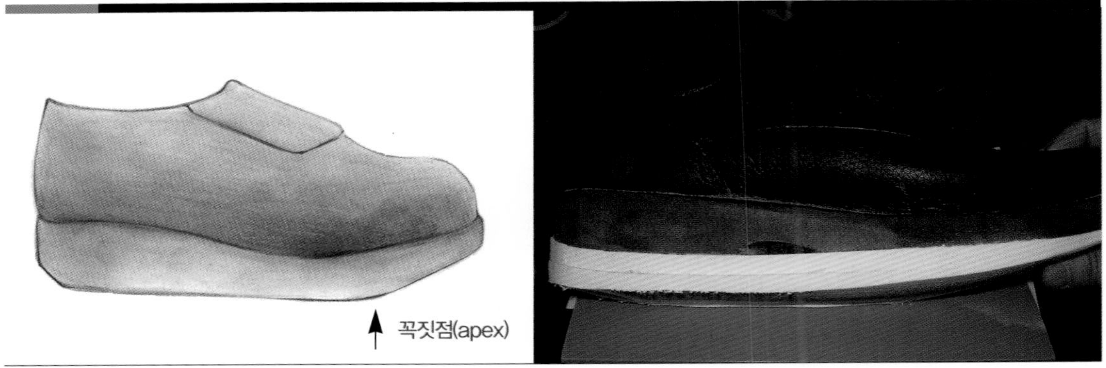

발바닥 특정 부위의 압력을 감소시키기 위해서도 사용하는데, 꼭짓점의 위치에 따라, 굽의 높이와 바닥의 경사 각도에 따라서 압력이 감소하는 부위가 달라진다. 특히 전족부의 내측과 중앙 부위 및 발가락의 압력이 감소되며 뒤꿈치, 중족부 및 전족부의 외측에서는 오히려 압력이 증가하는 경향이 있는데,[12] 둥근 바닥의 꼭짓점(apex)이 압력을 완화시키려는 부위보다 근위부에 위치하도록 하여야 한다 그림 3-6.

그러나 꼭짓점의 위치보다는 신발 바닥이 높기 때문에 입각기의 끝 부분에서 정상적인 추진을 하지 못하고, 발걸음 사이의 거리(step length)가 짧아지는 것이 전족부 압력이 낮아지는 원인일 가능성이 있다.

(2) 내측 및 외측 연장 뒤축(Extended Medial-Lateral Counter)

뒤축이란 신발의 가장 후방에 가죽이나 딱딱한 재질을 덧대어서 신발의 모양을 유지하고 후족부의 안정성을 주는 부분인데, 펴놓으면 반달 모양이므로 월형이라고도 한다. 후족부의 선열(alignment)을 교정하기 위해 필요에 따라서 뒤축을 좀 더 길게 내측이나 외측으로 연장하는 것을 말하는데, 내측으로 연장하면 후족부의 외전을 방지하는 효과가 있다. 고정된 변형을 교정할 목적으로 사용해서는 안 되며, 특히 말초 신경증이나 말초 혈관 질환이 있는 경우에는 피부 손상의 가능성이 있으므로 주의해야 한다.[8]

(3) Flare 또는 Widened Heel

뒤꿈치나 바닥 전체의 내측 또는 외측을 필요에 따라 넓게 하는 것으로서 외반 변형이

그림 3-7 Flare

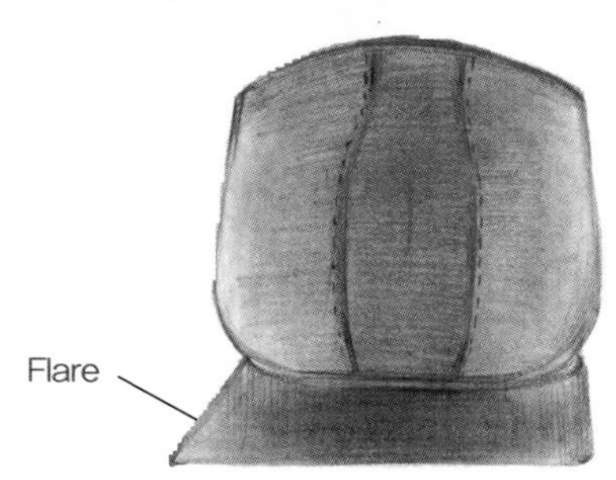

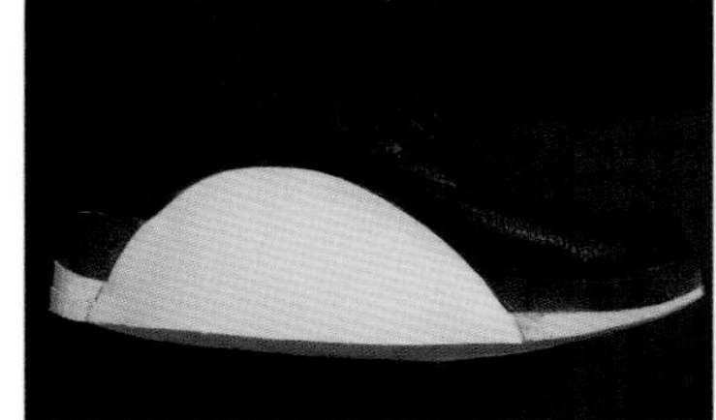
내측 Flare

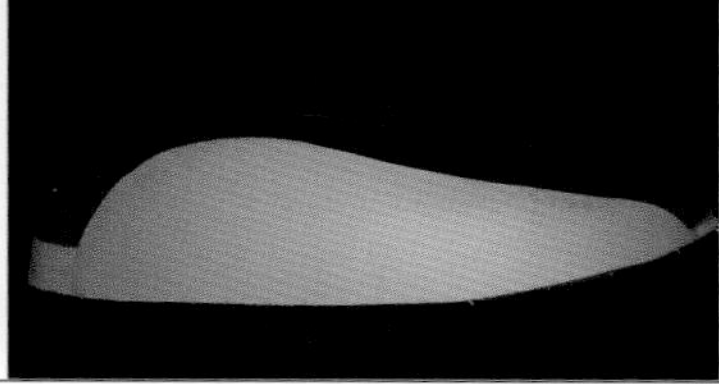
외측 Flare

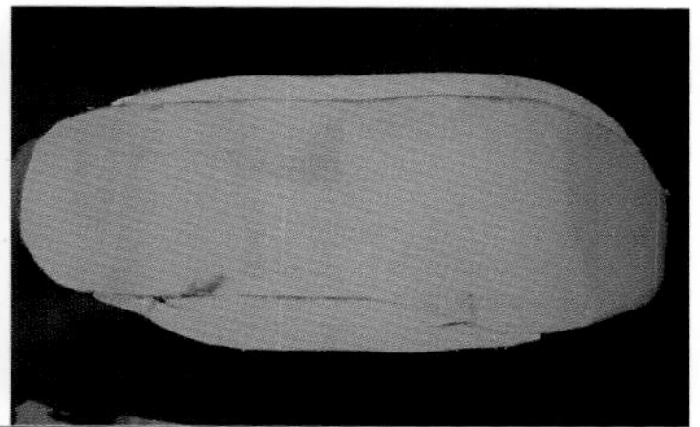
내측과 외측에 Flare를 한 신발의 바닥 모양

있을 때는 내측에 flare를 한다. 내측 flare는 내측에 쐐기를 한 것과 같은 효과가 있는데, 쐐기와 다른 점은 flare는 바닥과 접촉하는 부위가 넓으므로 발의 안정성을 유지하면서 쐐기와 마찬가지로 특정 방향으로의 운동을 제한할 수 있다는 것이다 그림 3-7.

시판 중인 운동화들 중 상당수가 뒤에서 보면 바닥이 약간 넓은 모양을 하고 있는데, 이는 운동시 후족부의 안정성을 주기 위한 것이며, 특히 뒤꿈치의 외반(스포츠 문헌에서는 회내라고 함)이 많은 경우에는 내측 바닥이 넓은 것이 효과적이고, 뒤꿈치가 내반되어 있는 경우에는 외측 바닥에 flare를 하는 것이 좋다.

(4) 연장 허리쇠(Extended Steel Shank)

신발창 사이에 삽입하는 긴 띠 모양의 철판을 말한다. 현재는 철제 대신에 탄소 섬유와 같이 가벼우면서도 굽혀지지 않는 소재를 사용한다. 신발 중간 부분의 안정성을 위한 것으로 이를 족지 부위까지 연장하면 신발이 접혀지지 않으므로 족지 및 중족부의 운동을 방지할 목적으로 사용한다.

그러나 연장 허리쇠 때문에 중족 족지 관절이 배굴되지 않아서 보행이 불편하므로 연장

그림 3-8 탄소 섬유로 가볍게 만든 연장 허리쇠(Extended Steel Shank)

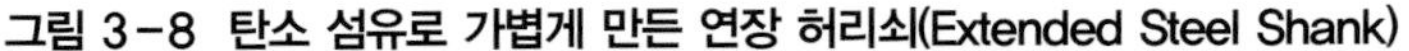
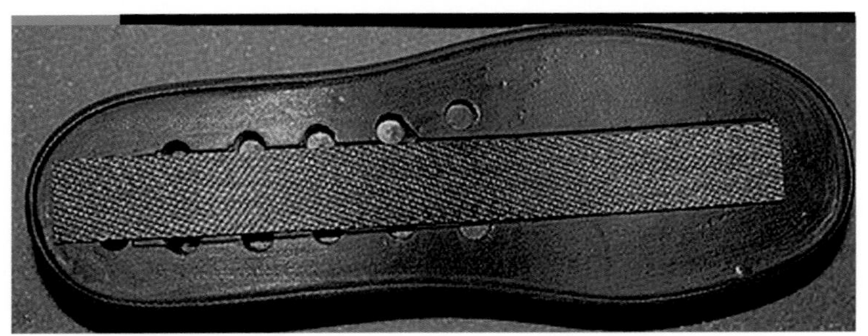

허리쇠를 할 경우에는 신발 바닥을 둥근 바닥으로 만들어서 보행이 자연스럽게 되도록 한다그림 3-8.

(5) 뒤꿈치 쿠션(Cushion Heel, Solid Ankle Cushion Heel)

고정된 후족부 변형, 후족부나 족관절의 유합술 후, 뒤꿈치 통증, 의족의 신발 굽 등으로 적당하다.

(6) 높임(Elevation, Extension)

뒤꿈치만을 높이는 경우는 아킬레스건 주위의 염증성 병변이나 아킬레스건 질환시에 사용하며, 바닥 전체를 높이는 것은 하지 길이에 차이가 있을 경우에 사용하는데, 바닥이 두꺼워지면 신발이 잘 접혀지지 않아 보행이 자연스럽지 못하므로 둥근 바닥(rocker sole) 모양을 하여야 한다. 다리 길이가 1cm 정도 차이가 있을 때는 높임을 하지 않는다.

(7) 토마스 굽(Thomas Heel)

보통 굽보다 내측을 1.3cm 정도 더 길게 만든 굽인데, 편평족 등에서 재거 돌기(sustentaculum tali)와 아치 아래 부분을 받쳐 주기 위해 사용하였으나 지금은 거의 사용하지 않는다. 그러나 토마스 굽과 비슷한 원리로 중창(midsole)의 내측에 경도가 높은 물질로 받침(post)을 삽입하기도 한다. 내측 받침은 반복적으로 일어나는 회내를 감소시키는 기능을 하는데, 치료 목적이 아니라 부상 방지를 위하여 달리기용 신발에 뒤꿈치에서부터 제1 중족골두까지 중창의 내측에 삽입한다.

그림 3-9 중족골 지지대

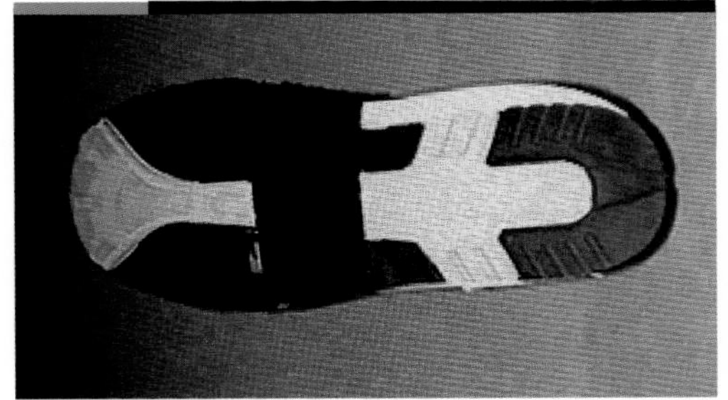

그림 3-10 전 접촉 삽입 보조 용구

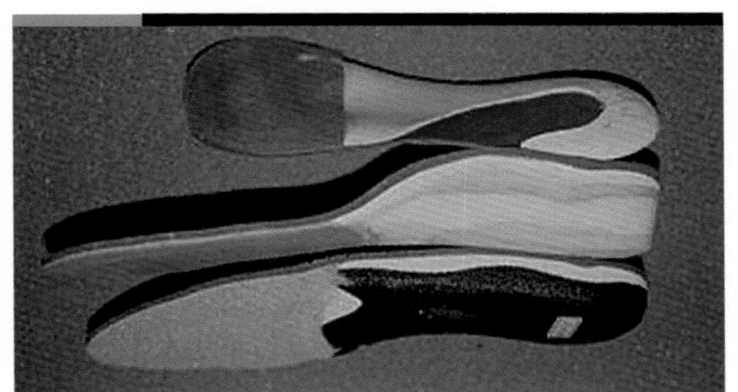

(8) 쐐기(Wedge)

뒤꿈치의 위치를 교정하기 위해 사용한다. 외측 쐐기는 후족부 내반이 있거나 외측 불안정성이 있는 경우에 사용한다. 내측 쐐기는 후족부 외전을 방지하기 위하여 사용하는데 만약 발 전체가 외반되어 있다면 굽 부분뿐만 아니라 바닥 전체에 쐐기를 삽입한다. 쐐기는 3~9mm 정도 두께로 만든다. 두꺼울수록 교정 효과는 커질 수 있으나 불안정하다. 신발 창에 쐐기를 이용하기보다는 신발 안에 삽입 보조 용구를 사용하고 그곳에 받침(posting)을 하여 조절하는 경향이다.

(9) 중족골 지지대(Metatarsal Bar) 그림 3-9

여러 가지 형태가 있으며, 바닥에 가해지는 압력을 완화시킬 목적으로 사용하며 압력을 완화시키려는 부위보다 근위부에 부착시킨다. 신발 바닥에 부착하므로 신발을 바꾸어 신을 수가 없고 집 안에서는 신을 수 없으므로, 이러한 중족골 지지대보다는 신발 안에 중족골 패드 등을 사용하는 방법이 더 널리 사용되는 경향이다.

사. 신발 내부의 전 접촉 삽입 보조 용구(Total Contact Insert) 그림 3-10

전 접촉 삽입 보조 용구는 발바닥과 닿는 부분인 shell과 shell과 신발창 사이를 메워 주는 받침(posting)으로 구분할 수 있다. 고정된 변형이 있는 경우에 발의 모양대로 본을 떠서

그림 3-11 받침(Posting)의 원리

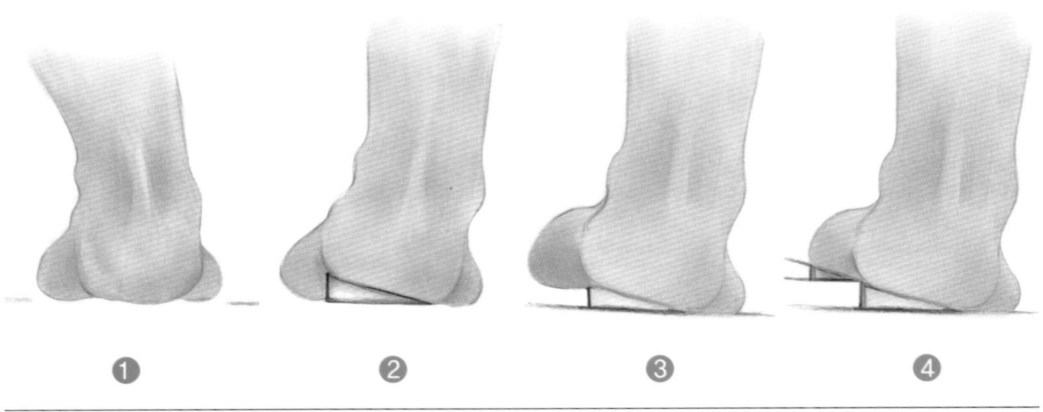

❶ 후족부와 전족부가 내반된 발.

❷ 전족부 변형이 유연성인 경우에는 후족부 내측에 받침을 하면 전족부가 바닥에 평평하게 닿는다.

❸ 전족부에 고정된 변형이 있는 경우에는 후족부 내측에 받침을 하여도 전족부의 내측이 바닥에 닿지 않는다.

❹ ③과 같은 변형에서는 후족부에만 받침을 하면 안 되고 전족부에도 받침을 해야 한다.

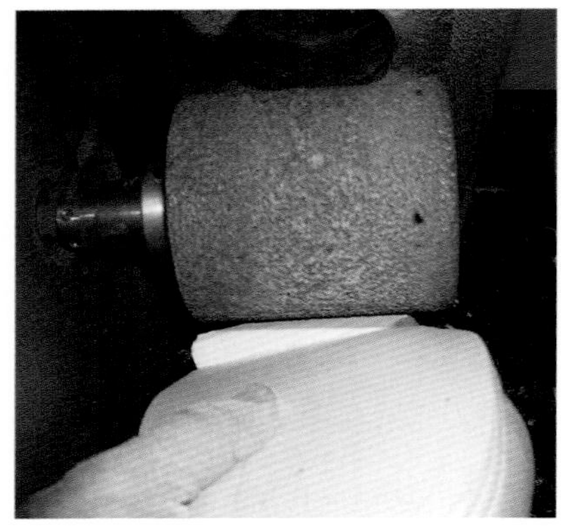

뒤꿈치 바닥에 두꺼운 굽을 붙인 후 그라인더로 한 쪽을 갈아 내어 쐐기를 만드는 모양.

shell을 만들면 shell과 신발 사이에 틈이 생기므로 그곳을 메우기 위해 받침을 사용한다 그림 3-11 .[7,12] 그러나 실제 용어 사용상 쐐기와 받침은 혼용되고 있는데, 전 접촉 삽입 보조 용구에서는 받침이라는 용어를 점차 널리 사용하고 있다.

신발을 변형하면 외관상 보기 싫고, 신발 변형을 적당한 값에 전문적인 의사의 지시하에 할 수 있는 곳이 없기 때문에 신발 안에 삽입하는 보조 용구들을 선호한다. 신발에 삽입하는 보조 용구는 특정 부분의 압력을 감소시키기 위하여 발바닥의 일부를 받쳐주는 보조 용구와 발바닥 전체에 맞추어서 제작하는 전 접촉 보조 용구가 있다.

그림 3-12

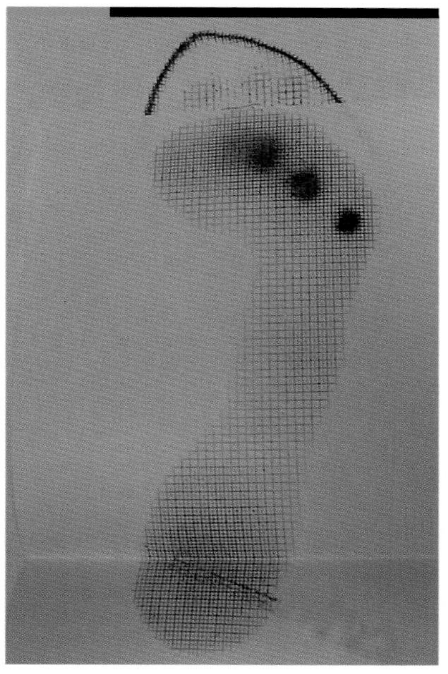

Harris mat로 발바닥을 찍은 모양. 중족골두에 진한 청색으로 보이는 부분이 압력이 높다는 것을 알 수 있다.

발바닥의 일부를 받쳐주는 보조 용구는 여러 회사에서 다양한 모양으로 제작된 기성품을 사용하는 것이 경제적이고 필요에 따라서 위치를 변경할 수 있다. 그러나 착용감이 좋지 않은 경우가 있고, 정확한 부착 위치를 알기 어렵다는 단점이 있다.

전 접촉 보조 용구를 흔히 안창(insole)이라고 하는데 안창이라고 하면 신발 안에 삽입하는 모든 안창을 의미하므로 교정 안창이라고 하였다. 교정 안창은 환자의 발에 맞추어 제작하므로 압력을 감소시키려는 부위와 그 주변을 정확하게 변형하여 정확한 교정 효과를 얻을 수 있으며 연성이나 반경성 재질로 제작하면 대개 착용감이 좋다. 경성 재질로 만든 경우에는 착용 후 적응 기간이 길다.

교정 안창을 제작하기 위해서는 일단 발의 본을 뜨며, 압력 분포를 검사하기도 한다. 압력을 측정하는 방법은 Harris 매트, 압력 감지기(pressure sensor)가 있는 매트(EMED 또는 F-scan) 등이 있다.

Harris 매트는 전체적으로 아직 가장 널리 이용되는 방법이다 그림 3-12. 오돌토돌하게 높이가 다른 격자로 이루어진 매트 위에 잉크를 바르고 종이를 놓은 후 그 위를 걸어 지나가게 하면 압력이 높은 부분은 진하게 표시되고 압력이 낮은 부분은 연하게 표시된다. 가장 경제적이고 간단한 장비로 쉽게 본을 뜰 수 있다.

압력치를 정량화하기 어렵고 좁은 매트 위를 지나가기 때문에 정상적인 걸음걸이 상태와 다르게 걷게 되어서 높은 압력이 가해지는 부위가 실제와 다르게 나타날 수도 있고, 접촉하는 부분이 다 찍혀 나오지 않을 가능성도 있다는 점 등이 좀 더 정확한 압력 측정 장치와 대비되는 단점이다.

압력 감지기를 삽입한 매트는 압력치를 정량적으로 나타내며, 이 자료를 근거로 컴퓨터 지원 설계(CAD, Computer aided design)를 할 수 있다.

데이터를 전송할 수 있으므로 특별한 교정이 필요한 예들을 제외하고 대부분의 환자에게 이와 같은 방법으로 멀리 떨어진 곳에서 교정 안창을 제작하여 배달할 수 있으며, 이 데이터에 의하여 디자인된 자료로 기계가 자동적으로 안창을 제작하므로 대량 제작할 경우 제작 단가를 낮출 수 있다.

(1) 효과

① 발바닥 전체에 압력을 골고루 분산시켜 압력이 높아서 문제가 되는 특정 부위의 압력을 감소시키는 효과가 있다.

② 충격을 흡수할 수 있는 재질을 사용하면 충격을 감소시킨다.

③ 수평면의 운동을 감소시키므로 전단력(shear force)도 감소한다.

④ 견고한 재질의 받침을 사용하면 발을 일정한 위치에서 유지하고, 발의 각 관절의 운동을 제한하므로 통증을 완화시키는 효과가 있다.

(2) 분류

가) 목적에 따른 분류

① 순응적(accomodative) 목적

고정된 변형이 있는 경우에 사용한다. 고정된 변형은 삽입 보조 용구에 의하여 교정되지 않으며, 삽입 보조 용구로 고정된 변형을 교정하려고 하면 변형된 특정 부위가 삽입 보조 용구와 마주쳐서 통증 및 궤양을 유발할 수 있다.

이러한 경우에는 변형을 교정하지 않고 변형된 상태에 맞추어 삽입 보조 용구를 만들어 사용하는데, 부드럽고 발의 모양에 따라서 변형 가능한 재질을 사용한다.

② 기능적(functional) 목적

고정된 변형이 없고 유연한 발에 적용된다. 환자의 보행 및 운동 기능에 도움을 주며, 안정성을 주고 변형이 고정되지 않도록 예방하는 목적으로 사용한다. 변형 교정 및 예방을 목적으로 하므로 딱딱한 재질을 사용한다.

나) 재질에 따른 분류

① 연성(Soft)

plastazote(cross-linked polyethylene foam의 한 종류)가 대표적인 재질이며 가장 널리 사용되고 있다. 120~150℃에서 변형이 가능한데, 상온에서도 압력에 의해 변형된다. 순응적인 삽입 보조 용구의 역할을 하여 발의 형태에 따라서 변형 가능하다. 본을 떠서 만든 삽입 보조 용구도 실제 발과 정확하게 맞지 않을 수가 있는데, 보행을 하면서 plastazote가 약간씩 변형되어 정확하게 맞추어질 수 있다. 단점은 두께가 급속히 얇아진다는 것인데, 이것을 'bottoming out'이라고 한다.

② 반경성(Semirigid)

가죽과 코르크가 이에 해당한다. 코르크와 합성수지를 혼합하여 열을 가하여 변형시킬 수 있는 재질들을 개발하여 사용하고 있다. 연성 재질에 비하여 'bottoming out'이 늦게 일어나며 기능적인 효과를 얻을 수 있다. 즉 아주 딱딱하지 않으므로 쿠션 역할과 변형 방지 효과를 동시에 얻기 위하여 사용한다.

③ 경성(Rigid)

아크릴 합성수지와 열성형 중합체(thermoplastic polymers) 등의 재질이며 고온에서는 원하는 모양을 만들 수 있으나 보통의 기온이나 압력에서는 변형되지 않는다. 경도가 높아서 딱딱하므로 처음에 적응하는데 시간이 많이 걸린다. 얇게 만들 수 있으므로 반경성 재질에 비하여 신발에 집어넣기가 쉽고, 신발 선택의 폭이 넓다.

④ 여러 층으로 만드는 이유

삽입 보조 용구는 여러 가지의 다른 재질을 사용하여 여러 층으로 제작된 것을 보게 된다. 각각의 재질은 장점과 단점이 있으므로 각 재질의 장점을 이용하기 위하여 목적에 따라 두세 가지의 물질로 삽입 보조 용구를 제작한다. 순응적인 목적으로 사용하기 위하여 연성 재질만으로 삽입 보조 용구를 제작하면 너무 쉽게 얇아지고 변형이 많이 일어날 수 있으므로 경성 재질을 덧붙여 만드는 것이 그 예가 될 것이다.

(3) 발의 본을 뜨는 방법(negative impression of the foot)

가) 총론

교정 안창의 기능, 효과, 제작 방법 등 교정 안창과 관련된 모든 사항은 경험에 의한 것이 대부분이며, 과학적 근거가 미약한 부분이 많다. 그러나 매일 환자를 대하고 교정 안창을 처방해야 하는 의사가 교정 안창이 실제로 어떻게 제작되는지를 아는 것이 교정 안창을 이해하는데 도움이 될 것이라고 생각하여 이 부분에 대하여 자세히 기술하였다.

맞춤 교정 안창을 제작하기 위해서는 발의 본을 떠야 하는데, 같은 사람의 발이라도 어떤 상태에서 본을 뜨는지에 따라서 전혀 다른 교정 안창이 된다.

디디고 선 상태와 앉아서 전혀 체중 부하를 하지 않은 상태를 비교하면 바닥을 디디고 선 상태에서 발의 폭과 길이가 길어지고, 발의 종아치 높이가 낮아진다. 그런데 발의 폭과 길이는 교정 안창을 다 만들고 신발에 맞게 재단하는 과정에서 조절이 가능하므로 가장 문제가 되는 것이 종아치의 높이이다.

교정 안창을 신발 안에 장치하고 신발을 신을 때 편안하게 느끼는지 불편하게 느끼는지를 결정하는 첫 번째 요소는 종아치의 높이이다. 그러므로 체중 부하를 한 상태에서 발의 종아치가 아주 낮아진 상태에서 본을 뜨는 것이 좋은지, 체중 부하를 하지 않고 종아치가 가장 높은 상태에서 본을 뜨는 것이 좋은지를 결정해야 한다.

교정 안창의 종아치 부분이 너무 높으면 그 부분에 통증이 생기므로 교정 안창을 착용하자마자 당장 불편하게 느끼며, 종아치 부분이 덜 눌리도록 하기 위하여 자기도 모르게 발을 내번하여 걷는 경향이 있다. 그래서 발목의 바깥쪽 부분, 하퇴부, 무릎 등에 통증이 생기는 경우도 많다. 종아치 부분이 너무 낮으면 교정 안창의 종아치 부분에 거의 체중 부하가 일어나지 않으며 발의 회내를 방지할 수가 없어서 교정 안창으로 발의 형태를 교정하는 효과가 적다.

실제로 교정 안창 제작을 위하여 발의 본을 뜨는 방법은 크게 세 가지로 구분할 수 있는

데 체중 부하를 하지 않는 방법, 부분 체중 부하를 하는 방법, 완전히 체중 부하를 하는 방법이 있다.

체중 부하를 하지 않은 상태와 완전히 체중 부하를 한 상태는 이해가 쉽지만, 부분 체중 부하의 경우 체중 부하를 어느 정도 할 것인지를 결정하는 것은 쉽지 않다. 체중 부하의 정도에 따라서 본을 뜨는 방법이 다르므로, 환자가 어떤 목적을 가지고 또 어떤 방법으로 교정 안창을 만들려고 하는지에 따라 어떤 방법으로 본을 뜰 것인지가 결정된다.

본을 뜨는 방법에는 석고, 왁스, 왁스와 모래, 폼(foam) 등의 재료를 이용하는 방법들이 있으나 실제로 많이 제작되는 것은 석고를 이용하는 방법과 폼을 이용하는 방법이며 최근에는 CAD(computer aided design)/CAM(computer aided manufacturing)도 많이 사용하고 있다.

이 밖에도 직접 성형 방법(direct molding technique)이 있는데 이 방법은 재질을 가열하여 성형 가능한 상태가 되면 그 재질 위에 환자가 올라서서 발 모양대로 성형하는 방법인데 변형이 별로 없는 경우에 기술이 별로 필요하지 않고 누구나 쉽게 할 수 있다는 장점이 있어서 여러 회사에서 다양한 교정 안창을 이런 방법으로 만들고 있다. 기성품을 사서 집에서 오븐에 넣었다가 물렁하게 성형 가능한 상태가 되면 그 기성품 인솔에 환자가 발을 대서 맞출 수 있는 제품도 많은데 경험이 없는 사람도 할 수 있다고는 하지만 발을 어떤 위치에서 얼마나 힘을 주고 디딘 상태에서 할지 모르는 일반인이 직접 하기에는 무리가 있다.

CAD/CAM 기술을 이용하는 방법은 발을 3차원 스캔하거나 2차원적인 압력 데이터를 이용하여 컴퓨터 화면상에서 교정 안창을 발에 맞도록 성형하는 방법이다. 이런 방법으로 신발 제작도 가능하여 발을 스캔하거나 압력을 측정하는 장치만 있으면 그 장치로 스캔한 내용을 멀리 떨어진 곳에 전송하여 교정 안창을 제작하고 이것을 다시 환자에게 배달하는 체제를 구축할 수 있는 장점이 있다. 그러나 실제의 발을 스캔하더라도 스캔할 때의 체중 부하 정도, 발의 위치에 따라서 스캔한 데이터가 다르며, 발의 변형을 보지 않고 스캔 결과만으로 알 수 없는 부분이 많기 때문에 현재의 기술력으로는 특별한 변형이 없는 발에만 적용 가능한 상태이다.

석고로 본을 뜨는 방법은 체중 부하를 하지 않은 상태에서 거골하 중립 위치에서 발의 본을 떠서 그 위치에서 교정 안창을 만들어 보행시에도 발이 가능한 한 그 위치에서 유지되도록 하려는 목적으로 제작한다. 석고본을 뜨는 방법은 다른 방법에 비하여 본뜨는 사람의 경험이 필요한 작업이다. 이와 같은 방법으로 본을 떠서 그대로 교정 안창을 만들면 종아치가 너무 높아서 상당히 불편하게 느끼는 경우가 많다. 실제로는 석고로 본을 떠서 그대로 교정 안창을 만드는 경우는 드물고 석고로 본을 뜨더라도 종아치 부분이 약간 낮아지도록 석고본을 약간 변형시켜서 교정 안창을 만드는 것이 일반적이다.

① foam impression 방법으로 본뜨기

이 방법은 석고로 본을 뜨는 방법에 비하여 본뜨는 기술이 쉽고, 짧은 시간에 본을 뜰 수 있기 때문에 아주 널리 사용하는 방법인데 이 방법의 장점은 멀리 떨어진 곳에 쉽게 보낼 수 있다는 것이다. 석고본에 비하여 거골하 관절 중립위로 정확한 위치로 본을 뜨기 어렵고 부분 체중 부하 방법인 경우에는 본을 뜨는 사람이 힘을 주는 정도와 힘을 주는 방향에 따라서 조금씩 다른 본이 떠질 가능성이 있다.

석고로 본을 떠서 교정 안창을 만들 때 석고로 본을 뜬 종아치를 어느 정도 낮게 하여 실제의 교정 안창을 만들지를 결정하는 방법은 다음과 같다.

먼저 주상골 결절 부위에 펜으로 표시를 한다. 체중 부하를 하지 않은 상태에서 거골하 중립 위치로 발을 놓고서 바닥과 주상골 결절의 높이를 측정한다. 다음에는 환자가 의자에서 일어나서 서 있는 상태에서 먼저 표시해 놓은 주상골 결절 부위와 바닥 면과의 높이를 측정한다. 체중 부하를 하지 않은 상태와 체중 부하를 한 상태에서 두 가지 높이의 차이가 10~12mm 이상이면 과도하게 아치가 낮아지는 것이며 편평족일 가능성이 높다. 체중 부하를 하지 않은 상태로 석고본을 떠서 만든 보조기를 신고 서면 아치 부분이 많이 눌릴 가능성이 높다. 그래서 교정 목적이 크다면 체중 부하를 하지 않은 상태 그대로 하지만, 일반적으로 체중 부하를 한 상태에서의 높이와 체중 부하를 하지 않은 상태에서의 높이의 중간 높이로 아치를 만들어 주어도 상당히 높으므로 변형 교정을 목적으로 교정 안창을 만들 경우에도 그 정도 높이로 아치를 만들어 주는 것이 좋다.

② 부분 체중 부하 방법으로 본 뜨기

환자가 높이 60~80cm 정도의 의자에 앉은 상태를 옆에서 보았을 때 고관절, 슬관절, 발목이 모두 90°가 되도록 한다. 환자를 정면으로 볼 때 바른 자세로 앉도록 하고, 발을 약간 벌려서 어깨의 견봉(acromion)과 무릎 앞쪽에 있는 슬개골의 중앙점과 발목의 중앙점,

발의 제2 족지가 대충 일직선이 되도록 한다. 환자의 발이 편안하게 놓이는 자연스러운 상태, 즉 환자가 앉기 전에 미리 환자를 제자리걸음을 해 보게 하여서 자연스럽게 걸을 때의 각도로 발이 바깥 쪽을 향하게 하는 것이 좋은 위치이다.

환자가 편안히 힘을 빼고 앉아 있는 상태에서 검사자가 환자의 발을 폼 위에 올려놓는다. 발이 정확한 위치에 있는지를 확인하고 한 손으로는 거골두 부분을 잡고서 발의 위치를 유지한 채로 다른 손은 무릎 위에 놓고서 무릎 위에 놓은 손으로 아래로 누른다. 이때 거골두 부위에 있는 손은 발이 내번이나 외번되지 않도록 위치를 잘 유지하도록 한다. 이때 절대로 중족골을 누르면 안 된다. 중족골 부분을 누르면 전족부가 내전 또는 외전되어서 발을 변형시키게 된다. 다음에 발가락을 하나씩 눌러서 바닥으로 들어가게 한다. 각각의 발가락의 근위지절 부위를 바닥쪽으로 누른다. 다음에 엄지손가락을 이용하여서 발의 외측을 살짝 눌러 준다.

이와 같이 외측을 눌러 주는 것은 외측 고랑(lateral trough)을 만들어 주려는 것인데, 외측 고랑이란 발의 음성 본(negative impression)에서 발의 외측에 해당하는 부분에 있는 고랑을 말하는데 이 부분이 없으면 발이 보조기에서 미끄러져 나오려는 경향이 있다. 그래서 외측 고랑을 잘 만들어야지 이 부분을 그냥 평평하게 만들면 발이 보조기에서 미끄러진다.

다음에 발목 윗부분을 두 손으로 감싸쥐고 바닥쪽으로 약간 눌러 준다. 원하는 위치로 발을 눌러서 본을 뜬 후에 발을 폼에서 들어낸다.

나) 폼 박스로 발 전체 길이 교정 안창 만들기 그림 3-13

① 폼박스의 음성 본 성형(modification of negative impression)

교정 안창의 길이가 발 길이보다 조금 길어야 하기 때문에 폼에 찍힌 발자국의 발가락 부분을 원위부로 조금 넓힌다. 교정 안창에서 발가락이 놓이는 부분은 발가락의 모양대로 만드는 것이 아니라 평평하게 만들기 때문에 발가락 부분의 바닥 형태를 무시하고, 발가락이 찍힌 부분을 나무로 된 봉 같은 것으로 문지르면서 부드럽게 다듬는다. 나무로 된 봉이 없으면 둘째와 셋째 손가락을 이용해서 앞부분을 살살 문지르는데, 문지르다 보면 폼이 압박되면서, 일부는 떨어지기도 하면서 발의 앞부분으로 확장된다. 발의 아치와 뒤꿈치는 환자 발의 원형을 그대로 유지해야 하므로 아치와 뒤꿈치 부분은 절대로 건드리지 않는다.

그림 3-13

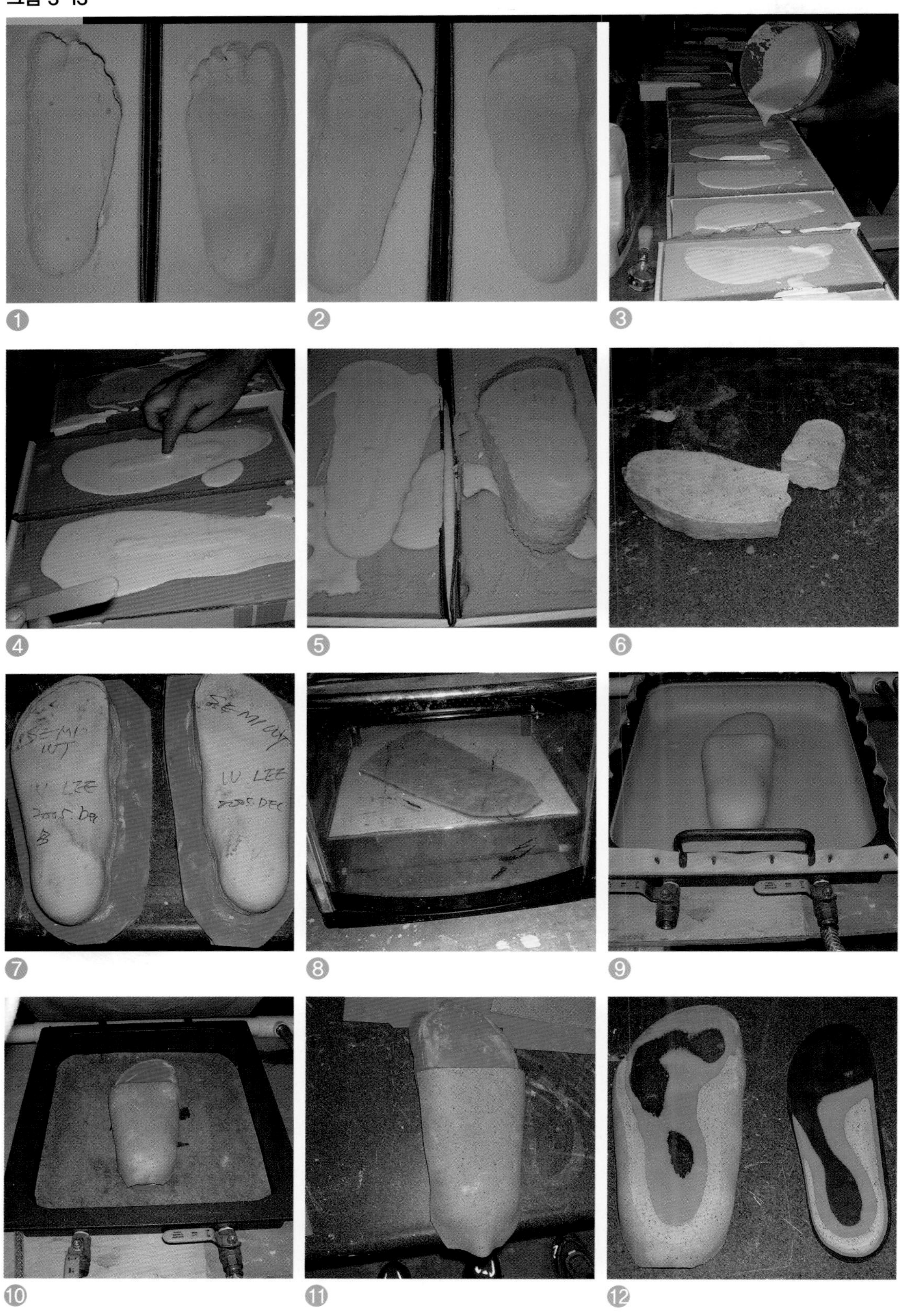

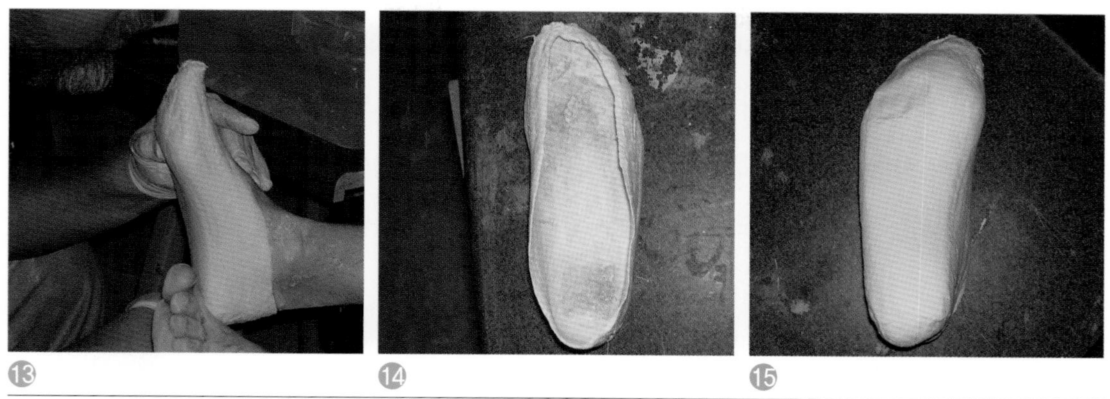

⑬ ⑭ ⑮

①~⑥ 폼박스에 본을 떠서 석고로 발의 모형을 만든다. ④ 강도를 높이기 위하여 석고에 설압자를 넣어서 굳힌다. ⑥ 너무 얕게 본을 뜨면 파손될 염려가 있다. ⑦~⑫ 그 모형 위에 가열하여 부드러워진 교정 안창 재질을 놓고 진공 흡입 장치로 흡입하여 교정 안창을 만든다. ⑬~⑮ 비체중 부하 상태에서 석고로 본을 뜨는 방법을 보여 준다.

② 양성 석고본 제작

석고를 물에 타서 붓는다. 이때 석고에 염색제를 섞기도 하는데 염색제를 섞으면 나중에 석고로 된 본을 수정하고 보완할 때 보완한 부분과 원래 본뜬 부분을 구분하기 편리하다. 폼박스를 평평한 곳에 놓고, 석고를 부어 넣는다.

석고로 만든 양성 발본으로 교정 안창을 만드는데 양성 발본이 부러질 염려가 있기 때문에 석고를 부은 후에 석고 안에 설압자를 넣어서 석고가 중간에서 부러지지 않도록 한다.

석고본의 중간 부분이 발의 아치가 있어서 가장 약한 부분이기 때문에 그곳에 설압자를 놓고 두 손가락으로 살짝 누르는데 살살 흔들면서 석고에 8~10mm 정도 잠기게 한다.

석고본이 다 굳을 때까지 기다렸다가 석고본을 폼 박스에서 떼어 낸다. 붙어 있는 폼을 부드러운 솔을 이용하여 털어 낸다.

③ 양성 석고본의 성형

양성 본의 발바닥 부분을 조정한다. 폼에 음성 본을 뜨고 그 모양대로 양성 본을 만들어서 그대로 교정 안창을 만드는 것이 아니라 원하는 부분이 덜 닿도록 하거나 아치 높이를 조절하기 위하여 본을 성형한다.

④ 양성 석고본에 재질 진공 흡착

교정 안창을 만들려고 하는 재질을 석고본에 대고서 교정 안창을 만드는 과정이다.

서로 다른 경도의 재질을 미리 붙여서 여러 층으로 만든 재질을 사용하기도 한다.

그림 3-13의 사진 ⑦은 다른 경도의 세 가지 EVA를 3층으로 붙여 놓은 기성품인데 석고본을 놓고서 약간씩 크게 재단하였다. 이 재질은 두께가 3/8인치(9mm)이고 3층 중에서 가운데 검은 부분이 좀 더 경도가 높은 것이고(70shore) 양측에 푸른색 부분은 경도가 낮은 것으로(35shore) 되어 있었다.

재질을 자를 때 손톱 넓이 만큼 여유가 있도록 자른다. 그런데 교정 안창의 뒤꿈치 부분을 바닥보다 높게 만들어 뒤꿈치 컵 모양이 되도록 성형을 해야 하는데 이 부분에서 재질이 석고본에 비하여 너무 넓게 재단하면 재질을 석고본에 진공 흡착할 때 석고본과 재질 사이가 잘 밀착되지 않아서 뒤꿈치 컵 부분이 잘 만들어지지 않는다. 그래서 석고본보다 손톱 정도(약 2cm) 더 넓게 재질을 재단한다. 그러나 앞부분은 결국은 접히는 부분에서 자를 것이기 때문에 상관이 없다.

오븐은 섭씨 190°로 가열한다. 오븐 바닥에 태플론 재질의 얇은 판을 넣어 놓았는데 테플론은 재질들과 붙지 않고 오븐 내의 온도만큼 가열되기 때문에 테플론 재질의 판을 놓아두면 재질이 위아래로 골고루 가열된다.

오븐에 넣고서 약 2~3분 경과한 후에, 오븐 안의 재질이 약간 굽혀지기 시작하면 오븐을 열고 재질이 쉽게 굽혀질 정도로 부드러워졌는지를 확인한 후에 꺼내서 진공 흡입 장치에 석고본을 놓고 그 위에 가열된 재질을 올려 놓고 진공 흡입한다.

같은 재질이라도 두께가 두꺼우면 오븐 안에서 충분히 부드러워질 때까지 시간이 더 오래 걸리며, 딱딱한 재질일수록 오래 걸린다.

그러므로 일정한 시간보다는 실제로 재질을 만져봐서 충분히 부드러워졌는가를 확인한 후에 교정 안창을 만든다.

진공 흡착기의 덮개 위로 석고본을 만져 보면 처음에는 오븐에서 가열한 상태이기 때문에 아주 뜨거운데 시간이 경과하면서 온도가 점점 내려간다. 손으로 진공 흡착기의 덮개 부분을 만져서 온도가 낮아져 미지근한 정도가 되면 진공 흡입을 중단하고 만들어진 교정 안창을 꺼낸다.

그림 3-13의 사진 ⑩, ⑪은 3층으로 된 재질을 보강하기 위하여 후방 3/4 부분에 코르크로 보강하였다. 이 사진에 보이는 코르크는 두께가 6mm이므로 전체 두께가 15mm이니 아주 두꺼운 교정 안창이 된다. 그래서 점차적으로 갈아 내면서 신발 안에 넣을 수 있는 교

정 안창을 만들어 간다.

⑤ 진공 흡착한 교정 안창을 완성하기

교정 안창에 대한 만족도에는 제품의 색상이나 끝마무리도 중요하다. 아무리 본을 잘 떠서 발에 잘 맞고 기능적으로 좋더라도 신는 사람이 색상이나 끝마무리가 마음에 들지 않으면 교정 안창 자체에 대한 만족도가 떨어져 잘 신지 않을 수도 있고 신더라도 별로 편안하다는 느낌이 들지 않을 수도 있다.

이와 같이 외형상의 만족도를 좋게 하려는 것도 서로 다른 색깔로 만든 여러 가지 재질을 사용하는 한 가지 이유이다.

아. 기타 삽입 보조 용구

중족골 패드, 뒤꿈치 컵, UCBL 보조기, 뷰딘 보조기 등 여러 가지가 있다.

(1) 중족골 패드

삽입 보조 용구에 부착하여 중족골두 부분의 압력을 감소시키기 위한 목적으로 사용하며, 부착 위치에 따라 그 효과의 차이가 많다.[6)]

(2) 뒤꿈치 컵(Heel Cup) 그림 3-14 14)

뒤꿈치 지방 패드를 감싸서 체중 부하시에 패드가 얇아지지 않도록 하는 효과와 자체의 쿠션 효과를 목적으로 한다.

고무나 실라스틱과 같은 탄력성 재질로 만든 것과 플라스틱과 같은 경성 재질로 만든 것이 있는데, 탄력성 재질로 만든 것은 자체의 충격 흡수 효과가 있으나 지방 패드를 감싸는 효과는 적은 편이고, 플라스틱 재질은 뒤꿈치 지방 패드를 감싸서 얇아지지 않도록 하는 효과가 있다.

외국에는 회사마다 다양한 크기의 컵을 제작하여 판매하므로 환자에게 맞는 것을 구하기 쉽지만 국내에서는 맞는 제품을 찾기 어렵다. 어느 것이 더 좋은가에 대한 과학적 연구가

그림 3-14 뒤꿈치 컵의 작용 기전

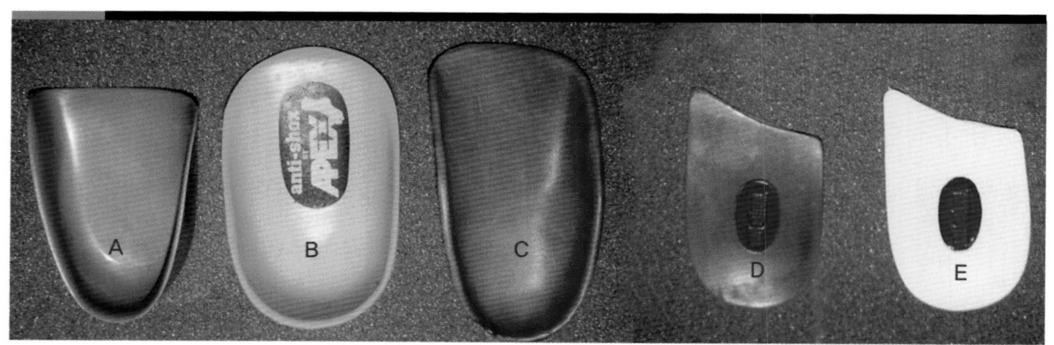

❶ 뒤꿈치 컵(A, B), UCBL 보조기(C), 뒤꿈치 패드(D, E)

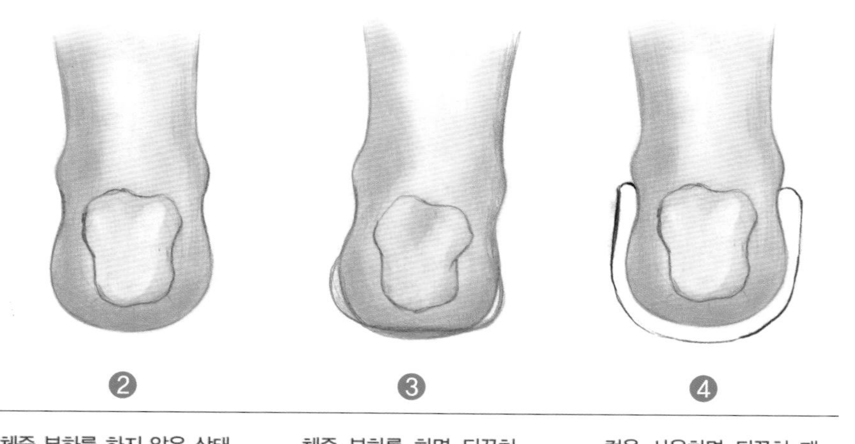

체중 부하를 하지 않은 상태 | 체중 부하를 하면 뒤꿈치 패드가 얇아진다. | 컵을 사용하면 뒤꿈치 패드의 두께가 유지된다.

되어 있지는 않으며, 탄력성 재질로 만든 제품을 사용하여 효과가 없는 경우에는 경성 재질로 만든 제품을 사용하도록 하고 있다.

(3) UCBL 보조기(University of California Biomechanics Laboratory Orthosis)[3)]

뒤꿈치 통증(heel pain)을 치료하기 위하여 고안되었으나, 현재는 뒤꿈치 통증의 치료보다는 주로 후족부의 외번을 방지하기 위한 목적으로 사용되며, 그 예로는 편평족의 비수술적 치료에 사용하는 것이다. 이 보조기에 내측 또는 외측 받침대를 하여 후족부의 내반 또는 외반 변형을 교정하기도 한다.

자. 치료용 신발

(1) 수술 후 신발(Postoperative Shoe) 그림 3-15

갑피의 족지를 싸는 부분이 없고, 갑피는 캔버스 천이나 나일론으로 만들며 부종이 있거나 드레싱을 하여 커진 상태에서도 신을 수 있도록 만들어졌다.

대개 바닥은 딱딱한 크레이프나 경량의 목재를 이용하여 만들어서 가벼우며, 족부의 운동이 제한되도록 한다. 수술 후 뿐만 아니라 족지 골절이나 중족골의 골절, 봉와직염 등 부종이 있고 운동 제한이 필요한 여러 질환들에서도 사용하면 좋다.[8]

무지 외반증 수술 후에도 흔히 사용하는데, 수술 후 신발을 신더라도 제1 중족골 밑의 압력을 감소시키는 효과가 있는지는 의심스러우므로 수술 후 신발을 신었다고 하여 체중 부하를 마음대로 허용하면 안 된다.[4]

(2) 심층화(In-depth Shoe or Extra-depth Shoe)

신발의 안쪽 공간을 전체적으로 6~9mm 넓게 하여 삽입 보조 용구를 넣을 여분의 공간이 있는 것이다.

또한 족지 공간이 넓으므로 망치 족지, 무지 외반증 등의 변형이 있는 경우에도 사용할 수 있으며, 발에 피하 지방이 많아서 두꺼운 사람에서도 사용할 수 있다.[8]

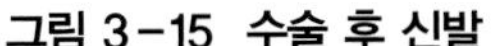
그림 3-15 수술 후 신발

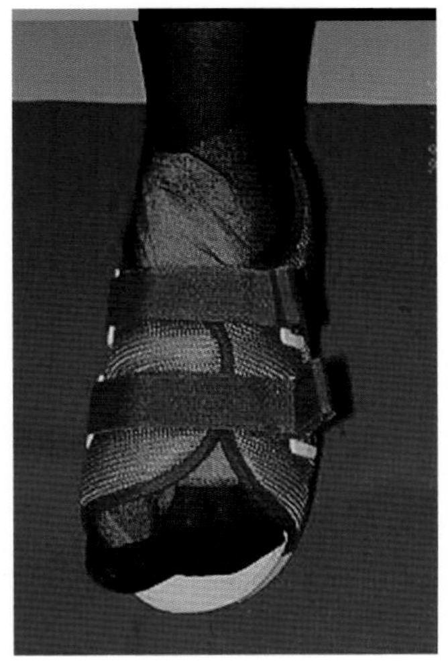

그림 3-16

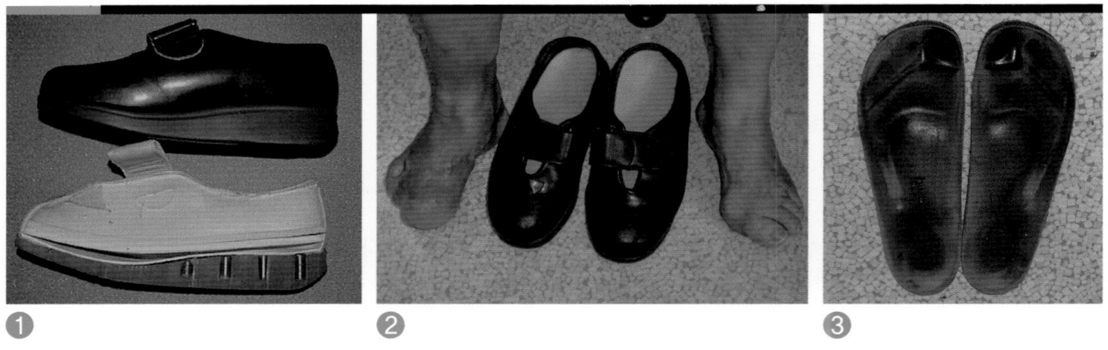

변형 가능한 신발의 대표적인 것이 당뇨화인데 갑피는 부드러운 가죽을 사용하고 내부의 공간이 여유가 있어서 교정 안창을 삽입할 수 있다(①). 그러나 발의 모양에 전혀 맞지 않는 신발을 신고 있는 환자도 있고(②), 발바닥 모양과 전혀 맞지 않으며 변형이 되지 않는 재질로 안창을 만들기도 하는 등 제작자가 원칙에 맞지 않는 신발을 제작하는 경우가 많다.

(3) 변형 가능 신발(Moldable Shoe, Thermal Moldable Extra-depth Shoe)

심층화의 갑피의 내측에 열에 변형 가능한 재질을 부착하여 신발을 신고 다니면서 발의 모양에 맞도록 계속하여 변형이 되도록 한 것이다. 대개 바깥쪽은 얇고 부드러운 사슴 가죽으로 하고 그 내측에 plastazote를 붙인 것이다. 변형이 심하거나 당뇨병, 말초 혈관 질환, 류머티스성 관절염 등과 같이 피부 손상이 발생하기 쉬운 경우에 사용하면 좋다 그림 3-16.

(4) Lace-to-Toe Shoes

신발 끈 매는 구멍이 발가락 부분까지 만들어져 있는 신발이며, 발이 뻣뻣하거나 운동 기능이 마비되어 신발 신기가 어려운 환자에게 특히 유용하다.

차. 족관절 족부 보조기(AFO, ankle foot orthosis)

양쪽에 강철로 된 지지대(bar)와 신발이 결합되어 있는 단하지 보조기와 플라스틱 재질로 발에 맞추어 제작하여 신발 안에 사용할 수 있는 것으로 구분할 수 있다.

전자는 항상 그 신발을 신어야 하며 보조기가 무겁고 외관상 보기가 좋지 않으며 양쪽의 강철 지지대와 구두의 연결 부위가 헐거워질 경우 고정력을 상실할 수 있다. 후자는

polypropylene 재질로 제작하여 족관절이나 거골하 관절의 안정을 얻을 목적으로 처방한다. 신발 안에 착용할 수 있다는 것이 종래의 양쪽에 강철로 된 지지대를 사용한 단하지 보조기와의 큰 차이점이다.

족관절 부분의 측면과 앞쪽을 많이 쌀수록 운동 제한이 심하며, 앞과 옆을 많이 파낼수록 운동 제한이 덜하고 약간의 운동이 가능하게 된다. 즉 하퇴부와 발 부분을 연결하는 부위를 좁게 할수록 안정성은 떨어진다. 이러한 보조기는 족관절의 운동이 제한되므로 부드러운 보행을 하기 위해서는 신발 바닥에 SACH heel이나 둥근 바닥을 부착하여 사용한다.

REFERENCES

1. **김진호, 오경환, 정진우** | 보조기학과 의지학. 1판, 서울, 대학서림: 56–79, 1987.
2. **Bunch WH** | Introduction to orthotics. In : American Academy of Orthopedic Surgeons. Atlas of orthotics. 2nd ed. St. Louis, C.V.Mosby Co.:3–5, 1985.
3. **Chao W, Wapner KL, Lee TH, et al.** | Nonoperative management of posterior tibial tendon dysfunction. Foot Ankle Int, 17:736–741, 1996.
4. **Corbett ML, Abramowitz AJ, Fowble CD, Rask B, Whitelaw GP** | In-shoe plantar pressure measurement of the first metatarsophalangeal joint in asymptomatic patients. Foot Ankle Int, 14:520–524, 1993.
5. **Coughlin MJ and Thompson FM** | The high price of high-fashion footwear. AAOS Instr Course Lect, 44:371–377, 1995.
6. **Hayda R, Tremaine MD, Tremaine K, et al.** | Effect of metatarsal pads and their positioning : A quantitative assessment. Foot Ankle Int, 15: 561–566, 1994.
7. **Janisse DJ** | Pedorthics in the rehabilitation of the foot and ankle. In : Sammarco CJ ed. Rehabilitation of the foot and ankle. 1st ed. Mosby-Year Book Inc:351–364, 1995.
8. **Johnson JE** | Prescription footwear. In : Sammarco CJ ed. Foot and ankle manual. 1st ed. Philadelphia, Lea & Febiger : 359–373, 1991.
9. **Mann RA** | Conservative treatment of the foot. In : Mann RA and Coughlin MJ eds. Surgery of the foot and ankle. 6th ed. St. Louis, Mosby-Year Book Inc:141–149, 1993.
10. **Mohr RN** | Achilles tendonitis. rationale for use and application of orthotics. Foot Ankle Clinics, 2:439–456, 1997.
11. **Pedorthic Footwear Association** | Professional Shoe Fitting, 1984.
12. **Schaff and Cavanagh** | Shoes for the insensitive foot: the effect of a rocker bottom shoe modification on plantar pressure distribution. Foot Ankle, 11:129–140,1990.
13. **Seale KS** | Women and their shoes: unrealistic expectations. AAOS Instr Course Lect, 44:379–384, 1995.
14. **Snook GA and Chrisman OD** | The management of subcalcaneal pain. Clin Orthop, 82:163–168, 1972.

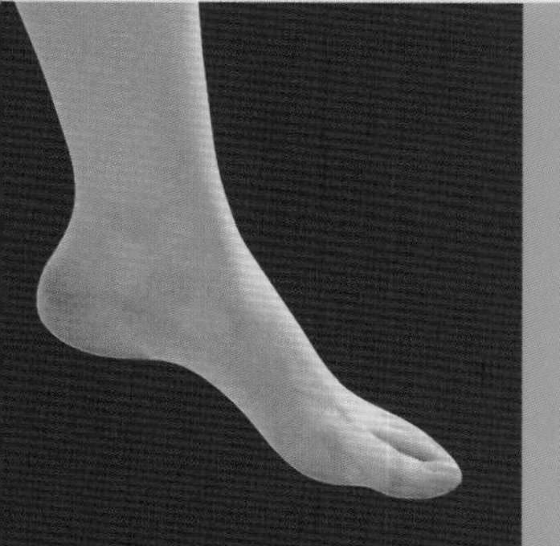

4. 무지 질환
Disorders of Hallux

가. 무지 외반증

나. 무지 강직증

다. 종자골의 질환

가. 무지 외반증(Hallux Valgus)

서양식의 굽이 있고 뾰족한 신발을 신으면서 점차 무지 외반증의 발생 빈도가 증가하고 있다. 정상인은 중족골 간 각이 8~9° 이하이고, 무지 외반각이 15~20° 이하이다.

무지 외반각(hallux valgus angle)이 아주 커도 별다른 증세가 없는 경우도 있고, 무지 외반각이 크지 않아도 증세가 심한 경우도 있으므로, 각도만을 기준으로 질병이라고 판단하기는 어렵다. 그러나 변형도 크고 통증도 심한 경우에는 기능 장애가 크므로 치료 대상이 되는 질병이라고 볼 수 있을 것이다.[1)]

미국에서만 매년 약 20만 건의 무지 외반증 수술이 시행되어서 동양보다 훨씬 빈도가 높은데, 이와 같은 빈도의 차이는 인종적, 문화적인 차이뿐만 아니라, 경제적인 차이에도 그 원인이 있을 것이다.

최근에 우리나라도 경제력이 높아짐에 따라서 무지 외반증의 수술이 급증하고 있다.

대부분은 수술을 하지 않더라도 당장 큰 위험성이 없으므로, 환자의 기대치를 알고 수술 전에 충분히 대화를 하는 것이 중요하다. 치료의 가장 큰 목적은 통증을 소멸시키고 기능을 향상시키는 것이지만, 특히 여자 환자는 예쁜 신발을 신는 것을 치료의 중요한 목적으로 생각하는데, Mann은 수술 후에 59% 정도만 원하는 신발을 마음대로 신을 수 있다고 하였다.[45)]

외관상의 이유만으로 수술을 받으려는 경우도 많은데, 외관상의 이유로 수술을 받으려는 환자는 모양만 좋아지면 수술 후 다소 불편하더라도 불평을 하지 않기도 하지만, 발 폭이 좁아지고 별다른 문제점이 없어도 외관상으로 발가락이 똑바르지 않으면 불평을 하는 경우도 있으므로, 수술 방법이나 교정 정도를 선택할 때에 이런 사항을 충분히 고려하여야 한다.

(1) 해부학

족지의 운동은 제2 족지를 기준으로 하여 제2 족지와 가까워지는 방향의 운동을 내전(adduction), 멀어지는 방향의 운동을 외전(abduction)이라고 한다. 그래서 엄지발가락의 내측에 부착되어 있는 근육을 무지 외전근(abductor hallucis)이라 하고, 엄지발가락의 외측에 부착되어 있는 근육을 무지 내전근(adductor hallucis)이라고 한다.

발의 종축에 대하여 외측으로 변형된 것을 외반(valgus), 내측으로 변형된 것을 내반(varus)이라고 하는데 무지 외전근이 무지를 내반시키고, 무지 내전근이 무지를 외반시키므로

그림 4-1

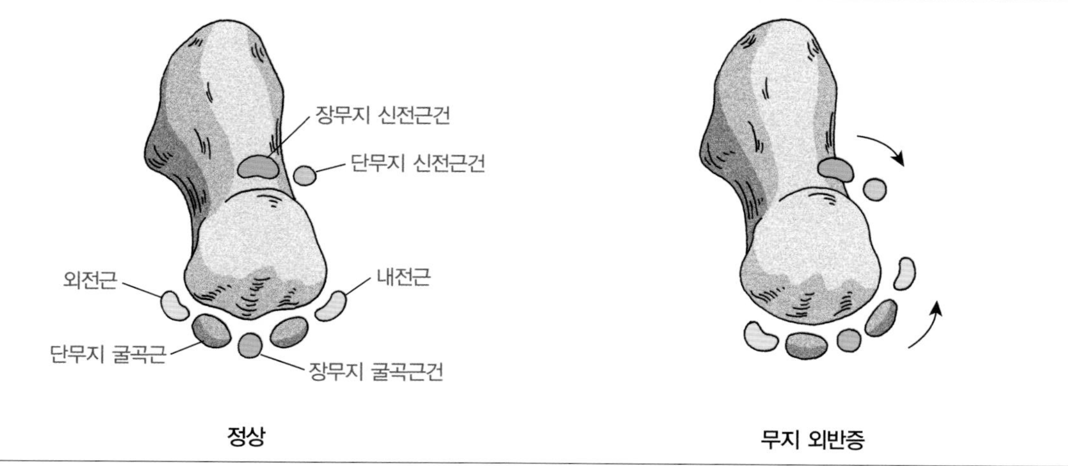

제1 중족골두 부위의 정상적인 배열과 무지 외반증에서의 건 배열

이해하기 어려운 용어일 수도 있다.

중족골두에는 건(tendon)이 전혀 부착되어 있지 않으며, 근위지골의 기저부에 부착하는 건 및 관절낭이 균형을 이루어 중족 족지 관절이 정상적인 위치를 유지하고 있다 그림 4-1.

어떤 원인에 의하여 건들이 정상적인 배열에서 이탈되거나 관절낭이 늘어나면, 중족 족지 관절의 변형이 발생한다. 배부의 중앙에는 장무지 신전근건(extensor hallucis longus)과 단무지 신전근건이 있으며, 각각 원위지골과 근위지골에 부착한다. 족저부에는 중앙에 장무지 굴곡근건(flexor hallucis longus)이 위치하며, 단무지 굴곡근은 내외측 종자골에 부착한다. 종자골은 족장판(plantar plate)에 의하여 근위지골의 기저부에 부착한다. 무지 외전근 및 무지 내전근은 각각 중족 족지 관절의 내측 족저부와 외측 족저부에 있으며, 각각 외측 및 내측의 종자골 및 근위지골의 기저부에 부착한다.

이와 같이 중족 족지 관절의 족저부 관절낭은 내전근건 및 외전근건에 의하여 보강되어 있으나, 배부에는 신전건의 내외측에 아무런 구조물이 없어서 족저부의 관절낭에 비하여 배부의 관절낭이 비교적 얇다. 정상에서는 무지 외전근(abductor hallucis)이 무지 외반을 방지하지만, 무지 외반각이 30~35° 이상이면 제1 족지가 회내되어 외전근이 족저부로 전위되므로 내측에서 외반 변형에 저항하는 구조물이 없어진다. 내전근은 중족 족지 관절을 아탈구시키며 근위지골을 회내시키는 변형력으로 작용한다. 변형이 증가하면 족저부의 모든 내재근 및 종자골이 외측으로 회전하고, 내측에는 얇은 관절낭밖에 없으므로 변형이 점차 악화된다. 이때 종

그림 4-2

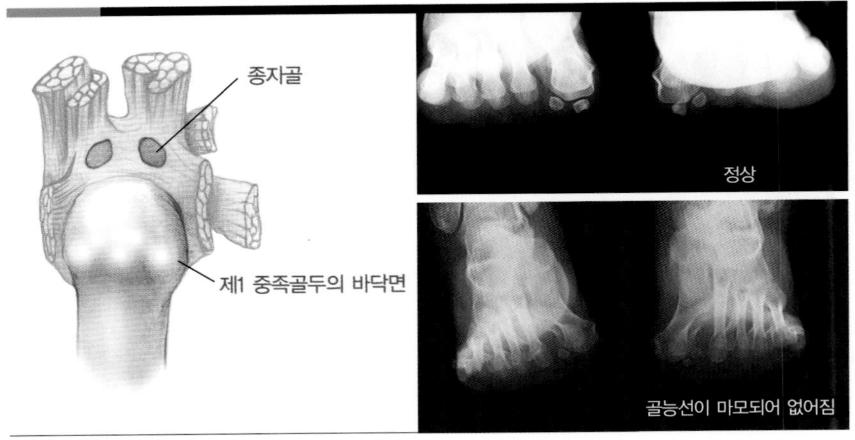

내측 및 외측 종자골 사이에 골능선이 있으나 무지 외반증에서는 골능선이 마모되어 낮아진다.

자골이 중족골두 아래의 정상적인 위치에서 아탈구된다고 표현을 하지만, 사실은 종자골은 거의 원래 위치에 있고 중족골이 내전되면서 종자골로부터 아탈구되는 것이다. 또한 장무지 신근건도 중족 족지 관절의 중앙에서 외측으로 전위되어 족지를 내전하여 외반 변형 시키는 힘으로 작용한다.

정상적인 중족 족지 관절에서는 장무지 신전근건이나 장무지 굴곡근건이 시상면에서의 굴곡 신전 운동에만 관여하지만, 일단 변형이 발생하면 수평면에 대한 변형력으로 작용한다. 변형이 심하고 오래된 경우에는 절골술을 하여 변형을 교정하더라도 장무지 신전근건이나 장무지 굴곡근건이 단축되어 있으므로 중족 족지 관절의 운동 범위가 심하게 제한되며, 지속적인 변형력으로 작용하여 변형을 재발시키는 중요한 원인이 된다.

제1~2 중족 족지 관절의 족장판(plantar plate) 사이에는 심부 횡형 중족골 간 인대(deep transverse intermetatarsal ligament)가 있다. 제1 중족골두의 족저부에는 종자골 사이에 골능선(ridge)이 있는데 종자골이 전위되면서 이 능선이 침식되어 점차 낮아지며, 종자골의 전위를 방지하는 기능을 상실한다 그림 4-2.

종자골의 아탈구 정도가 수술 방법을 결정하는 데에 중요한 역할을 하며, 중족골두와 종자골의 관계가 정상적으로 회복되지 않으면 무지 외반 변형이 재발할 가능성이 있다.[50]

중족골두 외측의 혈액 순환이 중요하므로 이 부위를 수술할 경우 항상 주의를 기울여야 한다.[33,47] 동시에 중족골 원위부 절골술과 외측 연부 조직 유리술을 하면 수술 후에 골두 부분의

그림 4-3

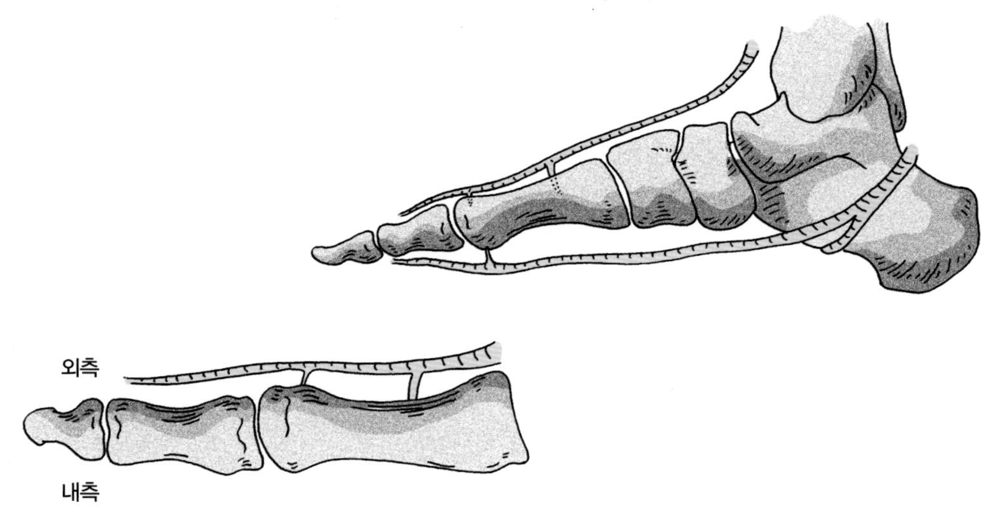

제1 중족골의 혈액 순환을 단순히 도식화한 그림이다. 특히 원위 갈매기형 절골술에서 외측 연부 조직 유리술을 할 경우 원위 골편에 혈액 순환이 차단될 가능성이 높다.

혈액 순환 장애로 인한 무혈성 괴사가 발생할 가능성이 있기 때문이다 그림 4-3.

무지 외반이란 발의 수평면에서의 변형을 의미하는 용어이지만, 이외에도 중족 설상 관절에서 배부 전위, 회내, 그리고 족지의 회내가 동반되는 3차원적 변형이다. 중족 설상 관절의 운동은 내측 배부에서 외측 족저부로 향하는 축을 따라 일어나므로 중족골의 내전은 중족골간 각의 증가뿐만 아니라 중족골두의 발등 방향으로의 전위를 포함하며, 이와 동시에 회전 운동에 의하여 회내된다.

(2) 원인 및 병태 생리

무지 외반은 중족골에 대하여 근위지골이 외반되거나, 중족골이 내전되는 것인데 어느 것이 선행 원인인지에 대한 논란이 있다. 대부분의 경우 외반각의 증가가 중족골 간 각의 증가보다 선행한다고 하는데, 이것은 중족 족지 관절의 외반이 제1 중족골의 내전보다 선행한다는 의미이다.[28,52,61] 이와 반대로 제1 중족골의 내전이 선행 원인이고 중족 족지 관절의 외반은 2차적으로 발생한다는 설이 있다.[37]

무지 외반각이 증가하는 것이 원인이라면 무지 외반각을 감소시키는 수술(원위 연부 조직 유리술)을 하거나 수술을 하지 않고 제1, 제2 족지 사이를 벌리는 보조기를 해도 변형이 호전

그림 4-4 중족 족지 관절의 상태에 대한 Piggot의 분류

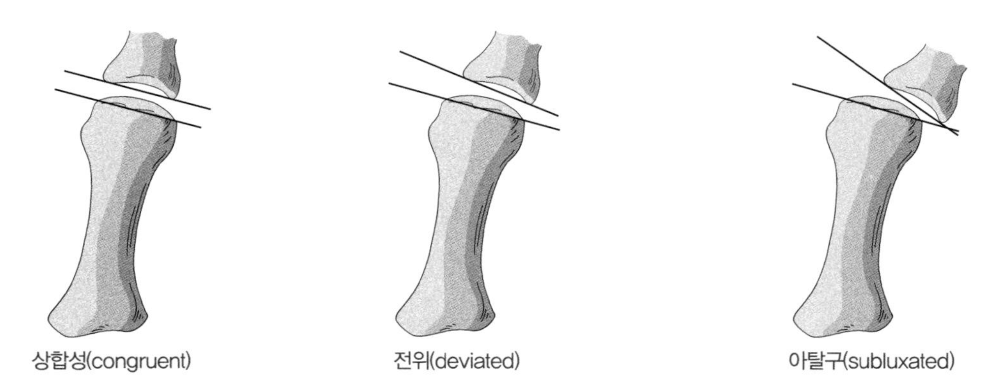

일단 아탈구되면 변형이 증가할 가능성이 높다.

될 가능성이 있을 것이고, 중족골 간 각이 넓어지는 것이 원인이라면 중족골 간 각을 감소시키는 수술을 하지 않으면 변형이 감소하지 않을 것이다. 그러나 무지 외반각이 먼저 증가하고 그에 따라서 2차적으로 중족골 간 각이 증가한다고 하더라도 일단 중족골 간 각도가 증가하면 그에 따르는 연부 조직의 변화가 발생하며, 중족 설상 관절의 과운동성이 한 예이다.(그러나 중족 설상 관절의 과운동성이 모두 무지 외반증에 의하여 발생하는 것은 아니다.) 이런 경우에 중족 족지 관절의 연부 조직 유리술을 해서 중족 족지 관절을 바르게 하더라도 중족골 간 각이 크기 때문에 무지 외반증이 재발한다. 그러므로 어느 곳에서 먼저 시작한 것인가에 관계없이 중족골 간 각을 감소시키기 위하여 제1 중족골의 절골술을 한다.

무지 외반증이 진행성 질환인가에 대한 논란이 있는데, 무지 외반 변형이 증가될 것인가를 예측하는 방법으로 Piggot의 연구가 잘 알려져 있다.[52] Piggot는 중족 족지 관절을 상합성(congruent), 전위(deviated), 아탈구(subluxated)의 세 가지 형태로 구분하였다 그림 4-4.

전위는 애매한 개념으로 완전히 상합적인 것도 아탈구된 것도 아닌 상태이다. 상합성인 경우는 변형이 발생하지도 진행하지도 않는다. 전위 또는 아탈구된 경우에 변형이 증가하며, 특히 아탈구된 경우에는 뚜렷하게 증가한다고 하였다.

무지 외반의 원인은 유전에 의한 내재적 원인과 신발 등으로 인한 외재적 원인으로 나눌 수 있다.

가) 내재적인 원인(Intrinsic Causes)

그림 4-5 지절간 무지 외반증

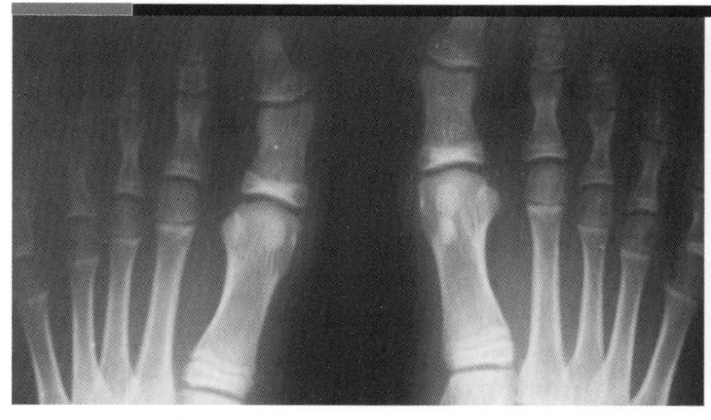
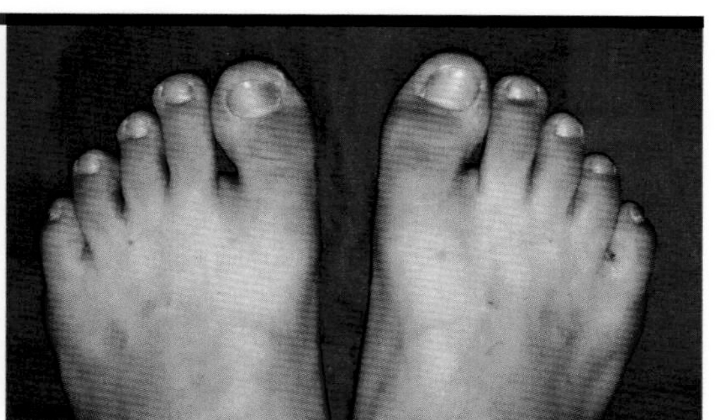

중족 족지 관절은 정상이나 근위지골의 관절면이 경사져서 지절에서 외반 변형이 발생한다.

Hardy와 Clapham에 의하면[28] 무지 외반증이 있는 환자의 63%는 부모 중 한 명이 무지 외반증이었고, 무지 외반증이 있는 성인의 약 50%는 청소년기부터 변형이 시작되었다고 하였다. Coughlin은[16] 무지 외반증이 있는 청소년 환자의 40%는 10세 이전에 변형이 시작되었다고 한다. 이러한 사실들은 유전에 의한 내재적인 요인이 무지 외반증의 발생에 중요한 역할을 한다는 간접적인 증거이다. 이와 같은 내재적 요인들은 1) 원위 중족 관절면 각(distal metatarsal articular angle, DMAA)이 큰 경우, 2) 제1 중족골 내반(metatarsus primus varus), 3) 제1 족지 근위지골의 근위 관절면 각이 큰 경우, 즉 지절간 무지 외반증(hallux valgus interphalangeus) 그림 4-5, 4) 벌어진 발(splay foot) 등이 있다. 이외에 편평족이 원인이라고도 하지만 확실한 근거가 없어서 논란의 대상이 되고 있다. 또한 아킬레스건의 단축, 전신적인 관절의 유연성, 제1 중족 설상 관절의 과운동성도 원인이다.

나) 외재적 요인

족지 상자(toe box)가 좁은 신발이 무지 외반증을 유발할 수 있으며, 외상성으로 발생할 수도 있다 그림 4-6. 이러한 사실은 서양에서 이 질환의 빈도가 높고, 동양에서는 서양 신발을 신게 되면서 그 빈도가 늘어나고 있으며,[34,64] 여자에게서 주로 발생한다는 것 등에 의하여 간접적으로 증명되었다.

(3) 증세 및 진찰 소견

무지 외반증의 주요 증세는 내측 돌출 부위가 신발에 부딪쳐서 발생하는 통증인데, 제1 중

그림 4-6 성장판 손상에 의한 무지 외반증

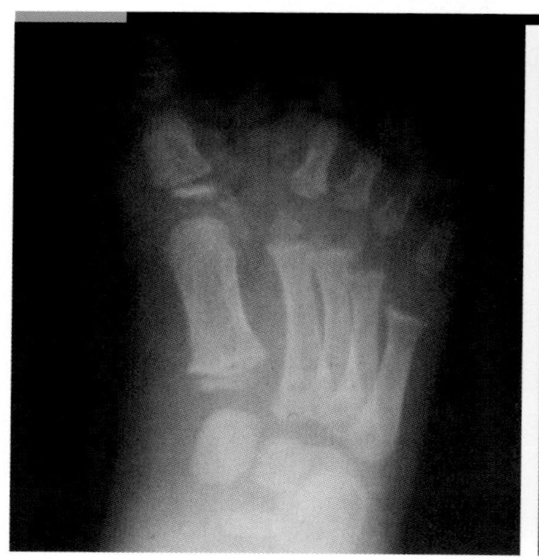
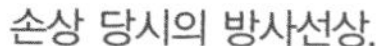

손상 당시의 방사선상.

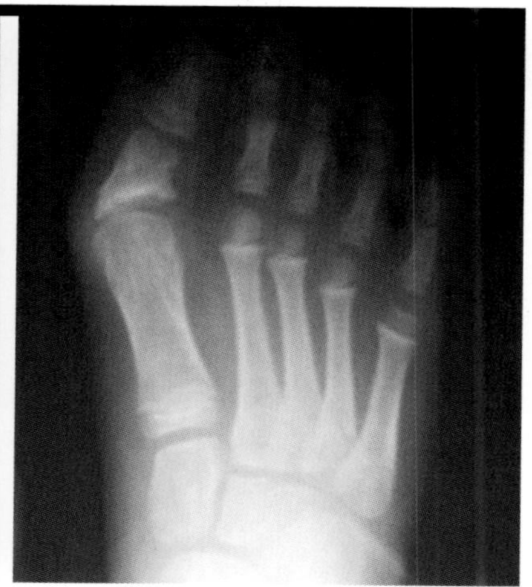

근위지골의 성장판 손상으로 발생한 무지 외반증.

그림 4-7 중족골두 내측 점액낭염과 피부 괴사

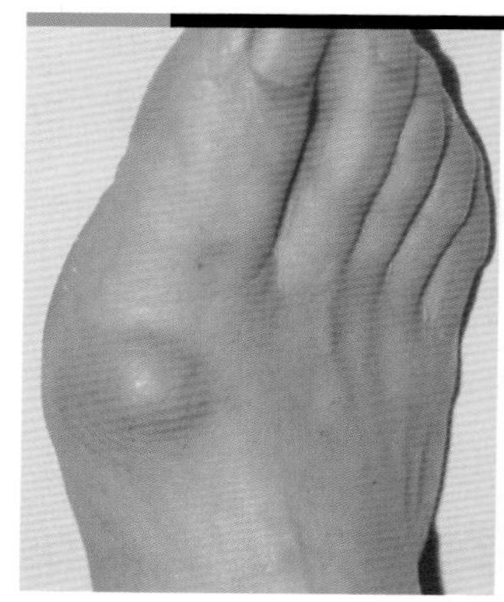
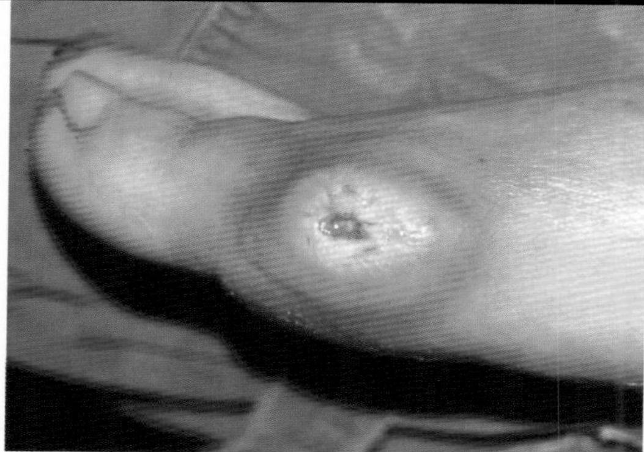

족골두 내측의 점액낭이 염증을 일으키며, 피부가 괴사되기도 한다 그림 4-7.

내측 돌출부 통증 다음으로 흔한 증세는 제2, 제3 중족골두 아래의 굳은살 및 통증이다 그림 4-8. 제2, 제3 중족골두 아래에 중족골 통증이 발생하면 보행시 피로감과 통증 때문에 기능상의 장애가 심한 경우가 많다. 제1 중족 족지 관절의 운동 범위를 측정하고 관절 운동시의 통증, 회내의 정도, 편평족의 유무, 아킬레스건의 단축 유무 등을 검사한다 그림 4-9. 체중 부하를 하면 변형이 더 심해지는 경우가 많다. 수동적 및 능동적인 운동 범위를 측정하는데, 제1 중족 족지 관절을 움직일 때 통증이나 염발음(crepitus)이 있으면 퇴행성 변화의 가능성이 있으며, 수술 방법을 결정하는 데 참고하여야 한다.

그림 4-8 제2 중족골두 아래의 굳은살

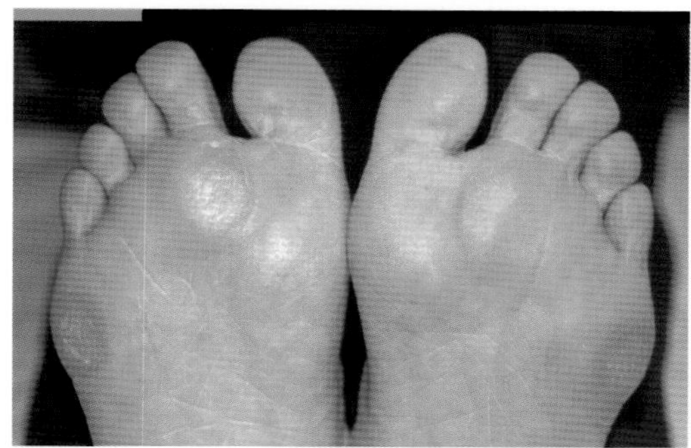

그림 4-9 편평족이 동반된 무지 외반증

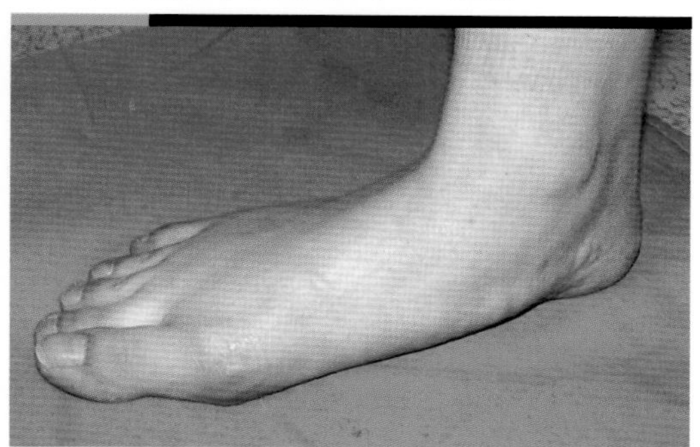

그림 4-10

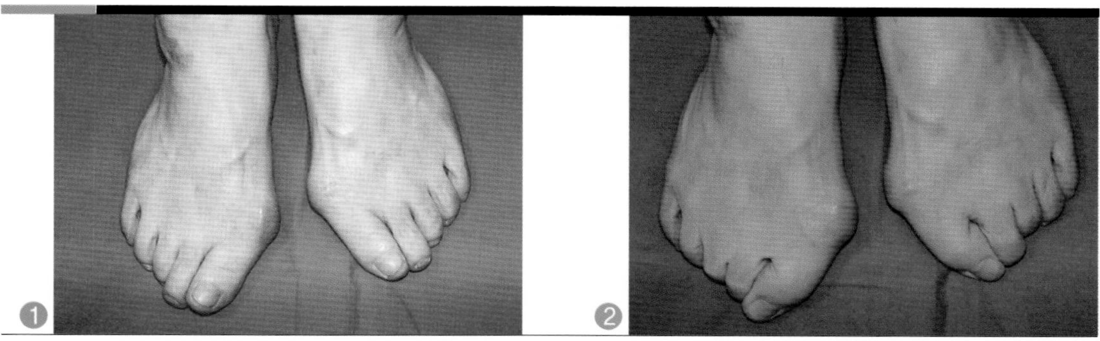

가만히 서 있는 상태(①)보다 제1 족지로 바닥을 향하여 힘을 주면(②) 변형이 증가된다.

중족 설상 관절의 운동성(mobility) 검사는 제1 중족골을 잡고 외측 족저부에서 내측 족배부로 움직여 보면서 과운동성(hypermobility)의 정도를 검사하며, 특히 제1 중족골의 내반이 심할 경우에 제1 중족 설상 관절의 유합술을 해야 할지를 판단하는 데 도움이 된다.

무지 외반각이 약 25° 이상이면 추진기(push-off)에 장무지 굴곡근건이 제1 족지를 굴곡시키는 힘은 감소하고, 제1 중족골두를 내측으로 미는 힘으로 작용하여 변형을 더욱 증가시킨다. 환자가 바닥에 발을 대고 있는 상태에서 검사자가 한두 개의 손가락을 엄지발가락 아래에 놓는다. 환자가 엄지발가락을 강한 힘으로 굴곡하게 하면서 검사자도 그 힘에 저항하여 엄지발가락의 바닥에 힘을 가한다. 정상인의 경우에는 검사자가 장무지 굴곡근건의 힘을 이기기 어렵다. 그러나 무지 외반증 환자는 검사자의 손가락 힘을 이기지 못하고 제1 족지가 회내, 외반된다. 바닥에 서서 엄지발가락을 바닥 쪽으로 힘껏 굽히도록 하여도 같은 결과를 얻는다 그림 4-10 . 이와 같이 능동적으로 검사자의 힘에 저항하여, 엄지발가락을 굴곡하여 변형이

그림 4-11

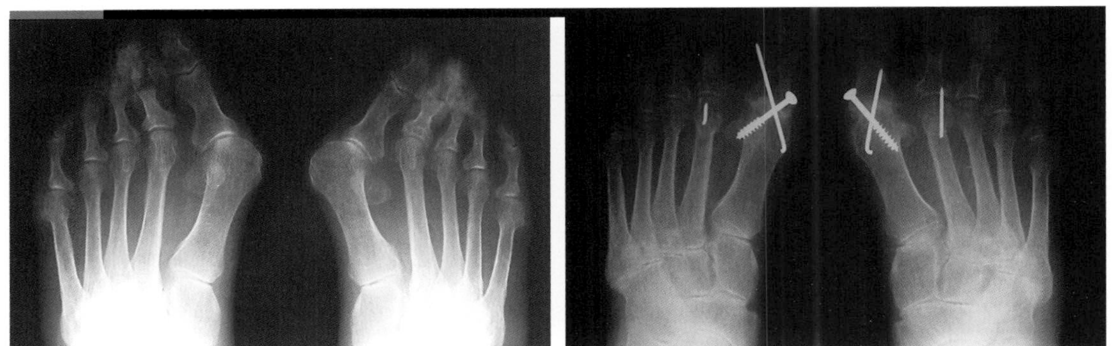

제1 중족 족지 관절 유합술 후 무지 외반각뿐만 아니라 제1, 제2 중족골 간 각이 교정된 방사선상.

증가하거나 회내되면 향후에 변형이 증가할 가능성이 높고, 제1열의 기능 상실에 따른 중족골 통증이나 족부 피로감 등의 원인이 될 수 있다. 무지 외반증의 치료 방법 중 중족 족지 관절을 유합하면, 장무지 굴곡근건이 족지와 중족골을 포함하는 제1열을 제2열 쪽으로 외전시키므로 중족골 간 각을 감소시키기 위한 절골술 등을 시행하지 않더라도 수술 후 저절로 중족골 간 각이 감소한다 그림 4-11.

이러한 사실들에서 장무지 굴곡근건이 무지 외반증의 악화에 중요한 역할을 하는 것을 알 수 있다. 또한 무지 외반증을 교정하면 장무지 굴곡근건이 본래의 기능을 회복하여 추진기(push-off)에 강한 힘으로 지면을 차고 나갈 수 있을 것이라고 생각할 수 있다. 그러나 족저 압력 분포나 힘판(force plate)을 이용한 연구에서는 무지 외반증 교정 전과 비교하여 별다른 차이점이 없다는 보고가 있는데, 그 이유는 단순히 2차원적인 평면에서 무지 외반 변형이 교정되더라도 제1 중족골두의 시상면에서의 배부 전위와 회내 등을 포함하는 3차원적인 교정이 어렵고, 수술 후에 발생하는 불편함이나 통증 때문에 정상적인 보행을 할 수 없기 때문인 것으로 판단한다.

발의 감각 및 혈액 순환 상태를 검사한다. 특히 혈액 순환이 나쁜 경우에는 수술 후 창상 치유가 되지 않고 심지어 족지가 괴사되는 경우도 있을 수 있다. 제1 족지 이외의 다른 족지나 족저부에 동반된 변형을 검사하고 증세를 물어본다. 망치 족지(hammer toe), 피부못(corn), 굳은살(callosity), 몰톤 신경종 등이 흔히 동반된다.

제1 중족 족지 관절이 쉽게 정복이 되는지를 검사하여 연부 조직의 구축(contracture) 정도를 판단할 수 있다. 정복의 정도를 방사선상으로 알기 위해서는, 중족골 부위에 탄력 붕대를

그림 4-12

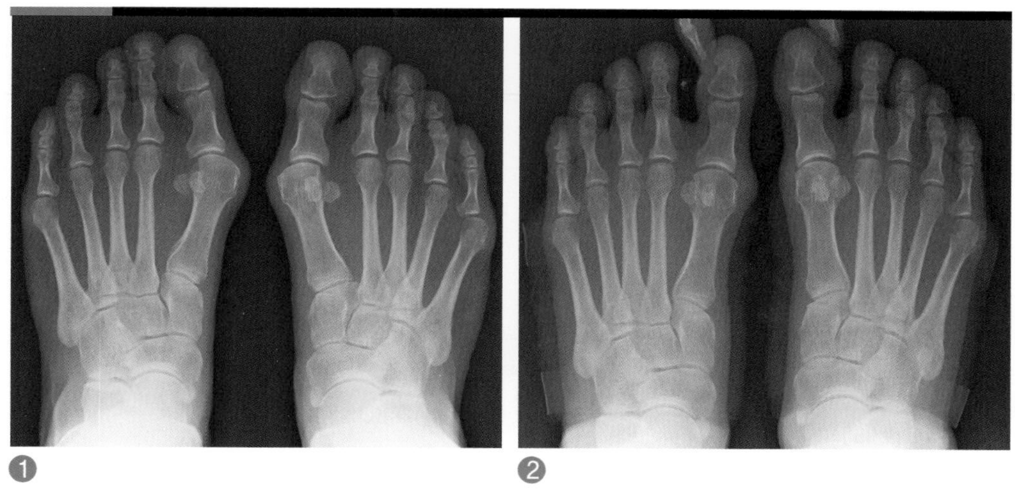

중족골 부위에 탄력 붕대를 감아서 압박한 후, 검사자의 손가락으로 제1 족지를 정복한 방사선상(②). 정복 전의 방사선상(①) 중 특히 우측에서 제1 중족골의 기저부와 제2 중족골의 기저부 사이가 벌어져 있는 것을 볼 수 있다. 무지 외반의 정도가 심하지만 정복이 잘 되는 것을 알 수 있다(②).

감아서 제1 중족골이 외전되도록 하고, 검사자의 손으로 엄지발가락을 최대한 외전하여 방사선 촬영을 하여 정복 정도를 미리 예측해볼 수도 있다 그림 4-12 . 그러나 경험이 증가하면서 진찰 소견만으로도 어느 정도 정복이 가능할지를 예측 가능한 경우가 많다. 의사가 제1, 제2 중족골두 사이를 엄지와 검지 손가락으로 누르면서 벌릴 때 중족골두 사이가 벌어지는 정도에 의하여 관절의 유연성을 판단할 수가 있고, 엄지발가락을 정복하여 보면서 유연성을 판단할 수도 있다.[36] 그러나 연부 조직이 유연하더라도 제1 중족골두 내측의 뼈 돌출부가 커서, 근위지골 기저부가 중족골두 내측의 돌출부에 충돌하여 완전히 정복되지 않는 경우가 많으므로 진찰 소견만으로 연부 조직 유리술의 필요성을 예측하기는 어려운 경우가 많은데, 중등도 이상의 변형에 대하여는 대부분 연부 조직 유리술을 하지만 전신적인 유연성이 심하면 연부 조직 유리술이 필요없는 경우도 있다.

(4) 방사선 소견

체중 부하를 하지 않은 상태와 체중 부하를 한 상태를 비교하면 체중 부하를 하는 것이 환자의 실제 변형을 좀 더 잘 알 수 있다. 그러나 제1열에 힘을 별로 가하지 않고 주로 외측으로 체중을 실은 채로 서 있을 수도 있으며, 가만히 서 있는 상태에서 걸어갈 때의 변형 정도를 알기는 어렵다. 그렇지만 체중 부하를 하고 촬영한 사진이 좀 더 실제적인 상황과 가깝고, 여러

그림 4-13 방사선 촬영 방법을 도식화한 그림

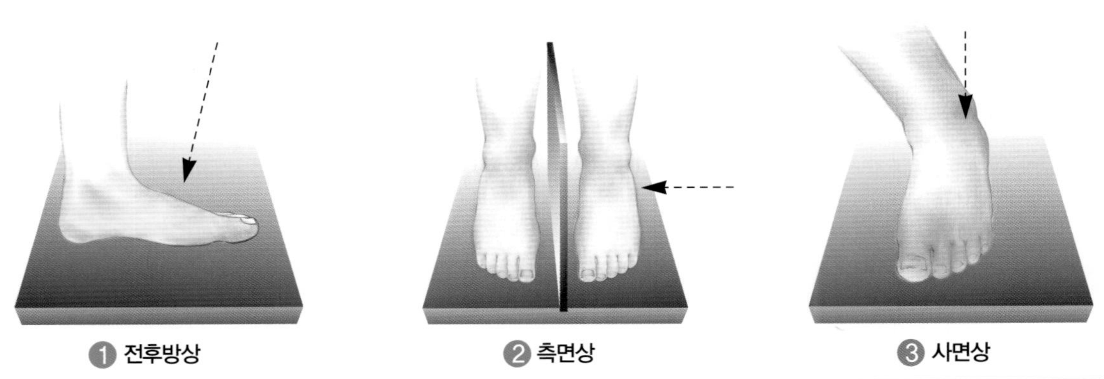

전후방상(①)은 1m 거리에서 근위부로 15° 정도 기울여 중족부에 초점을 맞추고 촬영한다. 사면상(③)은 중족 족지 관절의 퇴행성 관절염 정도를 판단하기 위해 촬영한다.

표 4-1 무지 외반의 중증도 분류[17]

경도 변형	중등도 변형	중증 변형
무지 외반각 20° 이하	무지 외반각 20~40°	무지 외반각 41° 이상
중족골 간 각 11° 이하	중족골 간 각 15° 이하	중족골 간 각 16° 이상
외측 종자골 경도 아탈구	외측 종자골의 중등도 아탈구	종자골의 중증 아탈구

사람을 촬영하여 비교할 때 촬영 방법을 쉽게 표준화할 수 있는 방법이므로, 체중 부하를 하여 촬영하는 것이 중요하다 그림 4-13.

체중 부하를 하지 않고 촬영한 사진과 체중 부하를 하고 촬영한 사진 사이에 일정한 관계가 있는 것은 아니라는 보고가 있는 반면에,[62] 정상인은 체중 부하를 하면 중족골 간 각이 감소하지만, 무지 외반증 환자는 중족골 간 각이 증가한다는 보고도[67] 있다. 무지 외반각, 제1~2 중족골 간 각, 종자골의 위치, 원위 중족 관절면 각 등이 가장 기본적인 관찰 사항이다. 이외에 퇴행성 관절염의 정도, 중족골의 상대적 길이, 제1 중족 설상 관절의 관절면 경사도 등도 관찰한다.

위에 기술한 무지 외반각, 중족골 간 각, 그리고 종자골의 위치 등으로 무지 외반의 정도를 구분하여 수술 방법을 선택하는 데 참고한다 표 4-1. 그러나 저자에 따라 중등도 변형의 정의가 다르며 각도에 의한 분류만으로 수술 방법을 결정하는 것은 아니며 각도 측정상의 오차

그림 4-14 무지 외반각 측정 방법

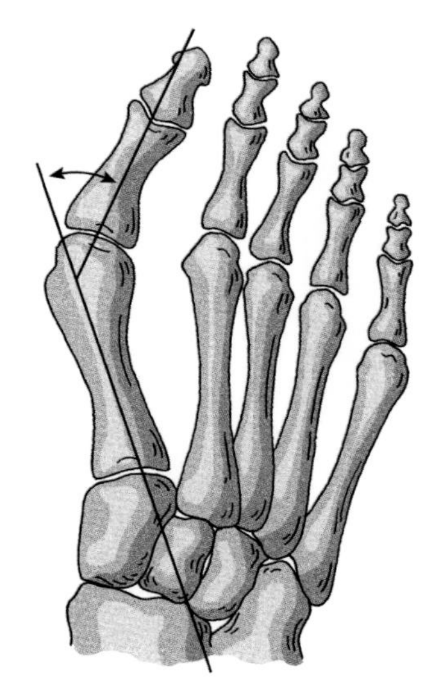

도 있으므로 참고적인 수치로 생각해야 한다.

무지 외반각은 1) 중족 족지 관절의 아탈구, 2) 중족골 원위 관절면의 외측 경사, 3) 근위지골의 근위 관절면의 외측 경사 등에 의하여 각도가 생기는 것이며, 이 중의 어느 한 가지가 주된 원인이거나 또는 여러 가지 복합적인 원인이 있을 수도 있다. 각각의 측정 방법은 다음과 같다.

가) 무지 외반각(Hallux Valgus Angle) 그림 4-14

무지 외반각은 근위지골의 종축과 제1 중족골의 종축이 이루는 각도인데, 15° 이하를 정상으로 간주하지만, 무지 외반각이 15° 이상이면서 증세가 전혀 없는 경우도 많다. 무지 외반각이 25° 이상인 경우에는 무지 외반각과 제1~2 중족골 간 각도 사이의 상관 관계가 뚜렷하다.

무지 외반각이 같아도 수동적으로 교정해 보면 교정이 잘 되는 경우와 잘 되지 않는 경우가 있다. 즉 내전근을 포함하는 외측 연부 조직이 단축되어 있는 경우와 정상적인 경우가 있으며 이는 수술 방법을 결정할 때 중요한 요소이다. 무지 외반각이 큰 환자에서는 무지 외반각을 교정한 후에 장무지 굴곡근과 장무지 신전근이 상대적으로 짧아지므로 뼈를 짧게 해야

그림 4-15

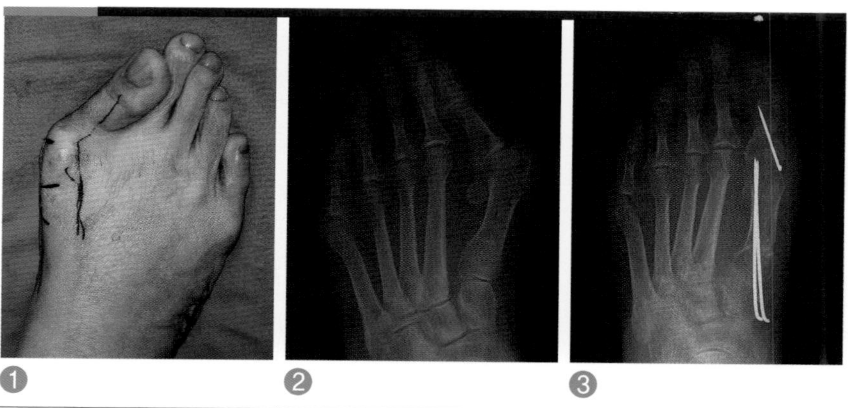

무지 외반각이 큰 환자에서 무지 외반을 교정하면 그동안 짧아져 있던 장무지 굴곡근건과 장무지 신전건이 팽팽해지므로 제1 중족 족지 관절의 운동이 제한된다. 중족골의 근위 절골술 후에 근위지골에서 약 5mm를 단축하였다. ① 수술 전 사진. ② 수술 전 방사선상. ③ 수술 후 방사선상.

그림 4-16 중족골 간 측정 방법

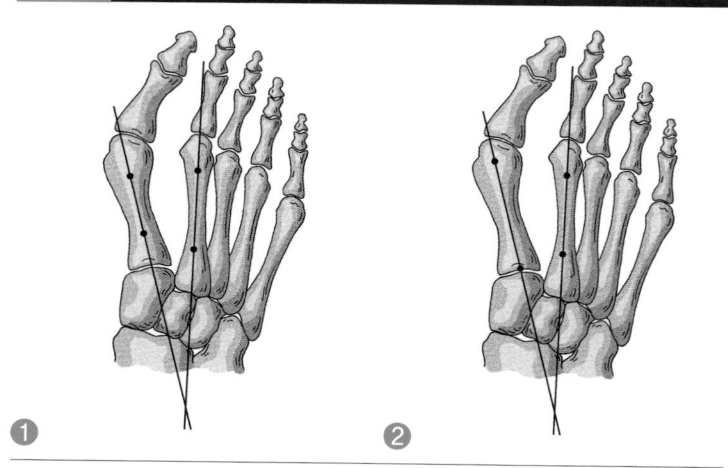

① 제1 중족골의 축을 중족골 경부와 근위골간부의 중앙점을 잇는 선으로 한다. ② 제1 중족골의 축을 중족골두의 중앙과 근위관절면의 중앙점을 잇는 선으로 한다.

할 경우가 있다 그림 4-15.

나) 제1~2 중족골 간 각(First-Second Intermetatarsal Angle) 그림 4-16

제1~2 중족골의 종축이 이루는 각이며 정상은 9° 이하이다. 중족골의 종축을 정하는 방법은 1) 근위 및 원위 골간단부의 중앙에 점을 찍고 이를 연결한 선으로 하는 방법과 2) 중족골두

그림 4-17 종자골 위치를 표시하는 방법

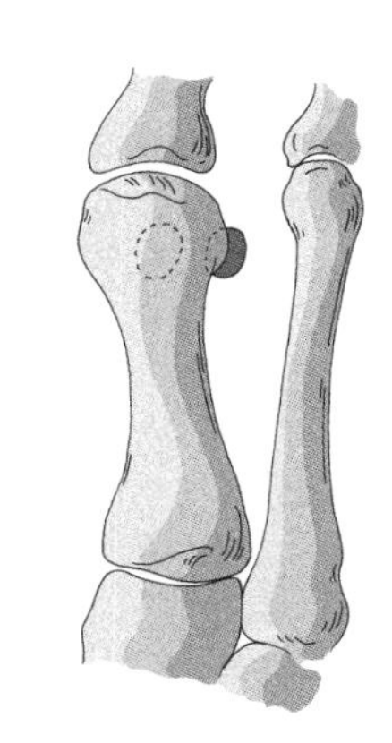

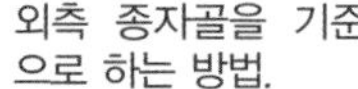

외측 종자골을 기준으로 하는 방법.

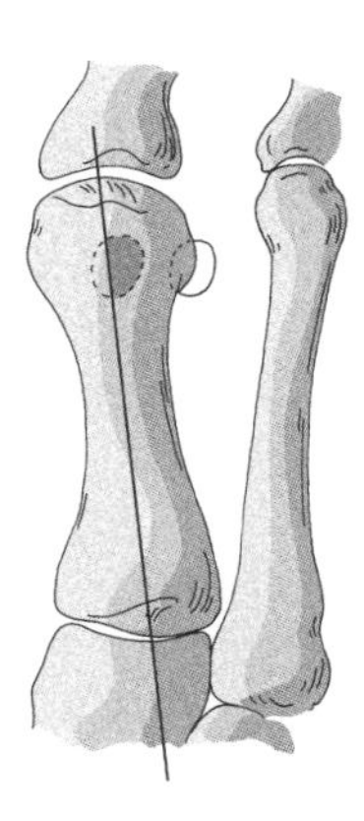

내측 종자골을 기준으로 하는 방법.

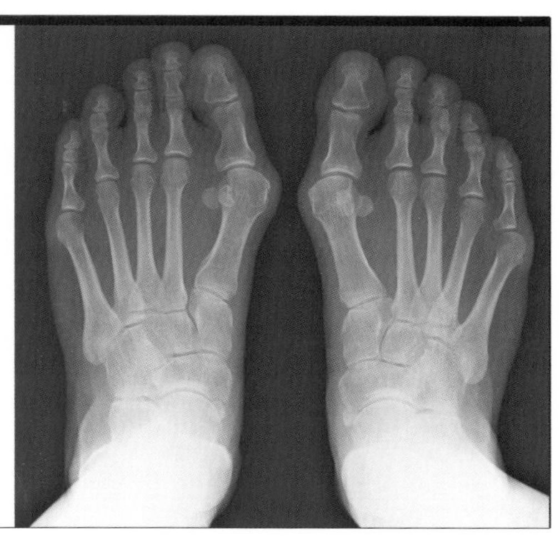

방사선상에서 외측 종자골이 중증 아탈구되어 있고, 내측 종자골은 3단계로 전위되어 있다. Hardy와 Clapham의 7단계 분류법에 따르면 내측 종자골 전위가 7등급이다.

의 중앙점과 근위 관절면의 중앙에 점을 찍어 이를 연결한 선을 중족골의 축으로 정하는 방법이 있으며[63] 그 외에도 여러 가지 방법이 있다. 이와 같은 두 가지 방법이 있는 이유는 원위 절골술 후에 절골 원위부를 외측으로 전위시킨 후에는 실제 관절면은 외측으로 이동하였으나 골간단부의 중앙점은 변하지 않으므로, 1) 방법으로는 교정의 정도를 판단하기 어려운 경우가 있기 때문이다.

다) 종자골의 위치를 표시하는 방법

1) 외측 종자골의 위치를 기준으로 하는 방법과 2) 내측 종자골의 위치를 기준으로 하는 방법이[45] 있다 그림 4-17. 외측 종자골을 이용하는 방법은 외측 종자골의 50% 이하가 아탈구된 경우를 경도, 50~75% 아탈구된 경우를 중등도, 75% 이상 아탈구된 경우를 중증으로 구분한다. 내측 종자골을 이용하는 방법은 정상적인 위치를 0단계, 내측 종자골의 75% 이상이 중족골두의 중앙선보다 내측에 있을 때를 1단계, 내측 종자골이 중앙선에 위치할 때를 2단계, 내측 종자골의 75% 이상이 중앙선보다 외측으로 전위된 경우를 3단계라고 한다. 내측 종자골의 전위를 좀 더 상세히 7단계로 구분하기도 한다.[28]

라) 중족골의 상대적 길이

그림 4-18 중족골의 길이를 측정하는 방법들

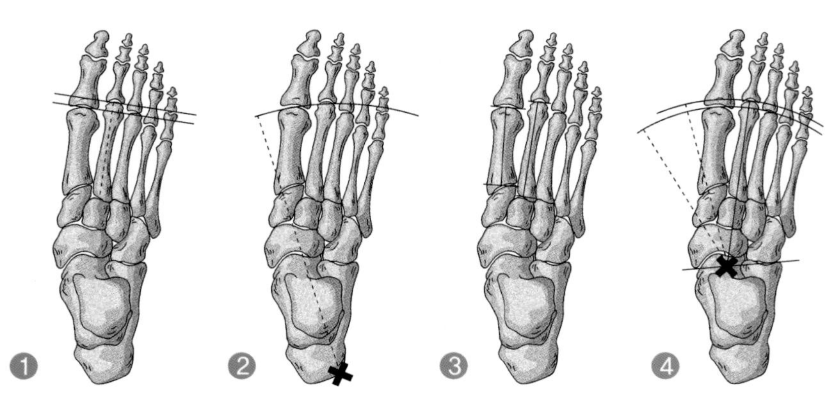

①은 Morton 방법으로 제2 중족골의 종축에 대하여 관절면을 지나는 수직선을 그어서 제1, 제2 중족골 중 어느 것이 긴가를 측정한다. 전족부가 내전 또는 외전되면 길이가 변한다. ②는 Harris와 Beath의 방법으로 방사선상에서 후족부가 보이지 않으므로 측정할 수 없다. ③은 Stokes의 방법으로 절대적인 길이를 측정한다. ④는 가장 보편적으로 사용되고 있는 Hardy와 Clapham 측정 방법이다.

중족골의 길이를 비교하는 방법이 필요한 이유는 절골술 후에는 중족골이 단축되는 경우가 많기 때문이다. 수술 전에 제1 중족골이 제2 중족골보다 짧은 경우에는 수술 방법 중 특히 수술 후 많이 단축되는 Mitchell 수술법과 같은 방법은[21] 사용하지 않도록 주의해야 한다. 또한 수술 후 통증이 중족골의 단축에 의한 것인가를 판단하기 위해서도 중족골의 상대적인 길이 판정이 필요하다. 무지 외반증 수술 후에 제1 중족골의 길이 변화를 측정하기 위하여 가장 널리 이용하는 방법이 Hardy와 Clapham의 방법인데 이 방법도 중족골 내전의 정도에 따라서 상대적인 길이가 변화할 수 있고, 측정 방법이 복잡하다.

제1 중족골의 종축과 제2 중족골의 종축이 서로 만나는 점에서 원호를 그어서 두 중족골의 길이 차이를 측정하는 방법인데, 실제는 두 축이 만나는 점이 발의 뒤쪽에 위치하게 되어서 사용하기 어려운 경우가 많아 다음과 같은 편법을 사용한다. 거주상 관절의 가장 내측에 점을 찍고, 종입방 관절의 가장 외측에 점을 찍은 후에 두 점을 연결한다. 제2 중족골의 종축이 이 선과 교차하는 점에서 각각 제1 중족골 두의 관절면의 가장 원위부와 제2 중족골두의 관절면의 가장 원위부를 지나는 원호를 그려서 두 원호 사이의 거리를 측정하여 어느 중족골이 더 긴가를 검사한다 그림 4-18 . 두 원호 사이의 거리가 1mm 이내인 경우에는 두 중족골의 길이가 같은 것으로 판정한다. 이와 같은 편법을 사용하면 실제 길이와 차이가 발생하며, 발의 진행 방향과는 관계없이 단순 길이 측정을 하기 때문에 기능적 의미가 낮다.

이 방법 외에도 중족골 길이를 측정하는 다양한 방법들이 있는데 그 중에서도 Morton의 기능적 방법이 있다. 제2 중족골의 종축에 대하여 제1 중족골두의 가장 원위부를 지나는 수직선을 긋고 그 선과 제2 중족골두와의 거리를 측정한다. 실제 길이는 제1, 제2 중족골이 비슷하더라도 무지 외반증에서 제1~2 중족골 간 각도가 커지면 제1 중족골두가 제2 중족골 축에 수직으로 그은 선에서 멀어지므로 제2 중족골에 비하여 제1 중족골의 기능적 길이가 짧아지며, 제2 중족골두 아래에 압력이 증가하는 것을 설명할 수 있는 방법이다. 제4 중족골을 기준으로 제1, 제2 중족골의 길이를 판단하는 방법도 있는데 제3보다 제4 중족골이 방사선상 길이 측정이 쉽기 때문에 제4 중족골을 이용한다. 실제 임상적으로 중요한 의미는 없으나 연구 목적으로 길이 측정을 할 때 이용하는 방법이다. 제1, 제2 중족골의 절대적인 길이를 측정하여 이들 간의 비율을 계산하여 방사선상의 오차를 배제하고 두 중족골 간의 상대적인 길이를 판단하는 지표로 사용하기도 한다.

마) 관절의 상합성(Congruity)

상합성이란 중족골두의 관절면과 근위지골의 관절면이 정상적인 관계에 있다는 의미인데, 이러한 상합성이 상실되는 것이 아탈구이며, 아탈구가 있다는 것은 다음 두 가지의 의미가 있다.

1) 치료하지 않을 경우 변형이 진행할 가능성이 높으며, 2) 수술시에 관절 내 교정(intraarticular correction)이 필요하므로 연부 조직 유리술이 필요하다는 것이다. 그러나 아탈구되었더라도 연부 조직이 유연한 경우에는 연부 조직 유리술을 하지 않더라도 정상적인 관절을 회복할 수도 있다.

바) 원위 중족 관절면 각(Distal Metatarsal Articular Angle) 그림 4-19

원위 중족 관절면 각은 평균 7°~8°이며,[54] 10°까지는 정상으로 간주한다. 원위 중족 관절면 각도만큼 무지 외반이 되어 있는 상태가 관절이 상합적으로 유지되어 있는 정상적인 상태이므로 대부분의 사람은 엄지발가락이 약간 외반되어 있다.

원위 중족 관절면 각도가 큰 것이 선천적인 무지 외반증의 주된 원인이며 연소기 무지 외반증에서 상당히 빈도가 높다.[16] 방사선상에서 측정한 원위 중족 관절면 각과 실제 원위 중족 관절면 각이 큰 차이가 없다는 보고가 있으나[54] 정확성이 의심스러운 경우도 많다.[11,20] 특히

그림 4-19

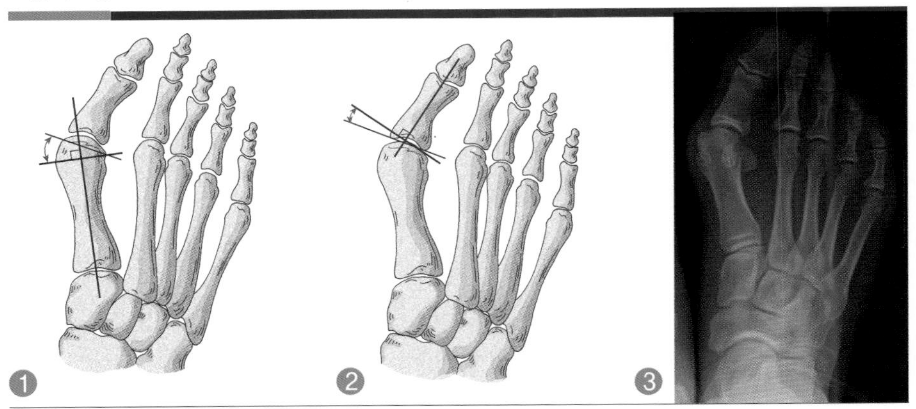

① 원위 중족 관절면 각을 측정하는 법. ② 근위지골 관절면 각을 측정하는 법. ③ 원위 중족 관절면 각이 큰 환자의 방사선상. 무지 외반 각도가 33°이고 원위 중족 관절면 각이 19°이다.

그림 4-20 원위 중족골 간 각도가 큰 경우에 근위 절골술 후 무지 외반증이 재발한 예

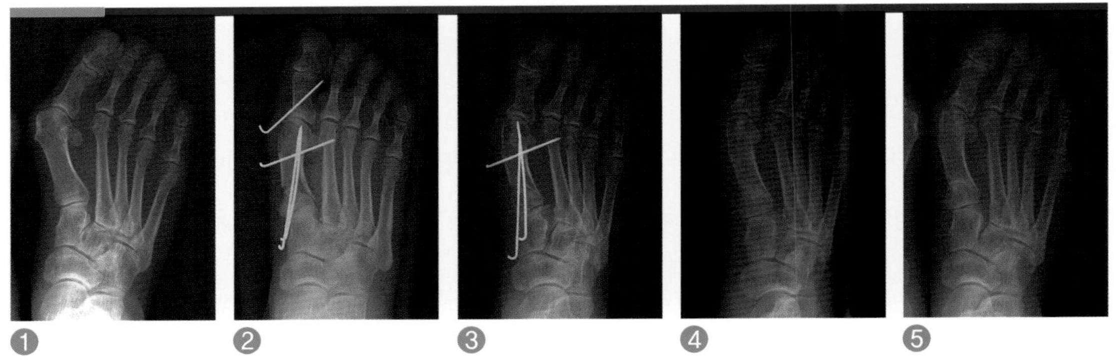

① 수술 전 방사선상. 중족골 내전이 있다. ② 수술 후 제1 중족골을 최대한 외전시킨 후 제2 중족골과 부딪혀서 다시 벌어지려는 경향이 있을 것을 우려하여 제2 중족골에 횡고정을 추가했다. ③ 수술 후 3주 방사선상에서 원위 중족 관절면각이 뚜렷하게 크다는 것을 알 수 있다. ④ 수술 후 6개월 방사선상. 중족골 간 각도는 괜찮지만 무지 외반이 재발했다. ⑤ 수술 후 1년의 방사선상으로서 종자골이 수술 전과 같은 위치로 돌아가고, 제1 중족골과 제2 중족골의 기저부 사이가 벌어지면서 무지 외반 각도 증가했다.

제1 중족골두의 관절면이 둥글고 무지 외반증이 있는 경우에는 어디에서부터 어디까지 관절면인지 알기 어렵다. 그러나 수술시에 중족골두의 내측 돌출부를 절제하고 중족골을 절골한 후에 방사선상을 촬영하면 중족골두의 관절면 각도가 정확히 보인다. 실제로 중족골두의 모양이 정상과 크게 다른 것이 아니고, 중족골이 회내되어 원위 중족 관절면 각도가 큰 것처럼 보일 가능성도 있다. 원위 중족 관절면 각이 상당히 큰 경우에는 이중 절골술을 해야 할 가능성이 있다. 중족골 간 각을 작게 하려고 각형성을 하면 할수록 중족골두의 관절면이 더욱더 외측을 향하게 되므로 그림 4-20 각형성보다는 외측 전위를 이용하거나 이중 절골술을 하여서

그림 4-21 제1 중족 설상 관절의 경사도

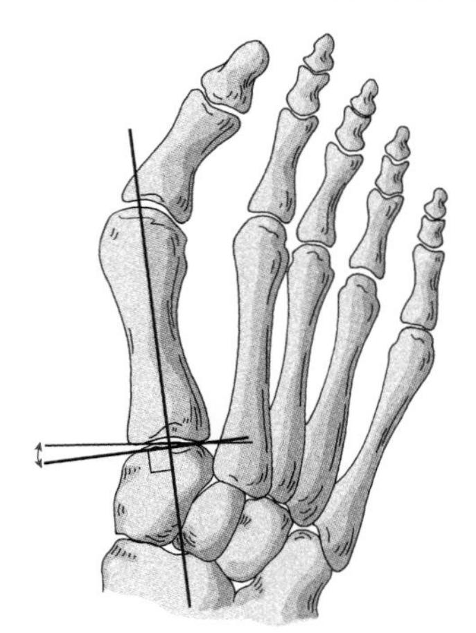

교정하는 방법으로 치료하는 것이 좋다(수술 방법 결정 참고).

사) 근위지골 관절면 각(Proximal Phalangeal Articular Angle)

근위지골의 근위 관절면이 근위지골의 종축과 이루는 각도이며 정상에서는 7~10° 이내이다. 근위지골은 원통형이 아니고 길이도 짧고, 회전된 정도에 따라서 골간단 및 관절면의 모양이 변하므로 골간단 근위부와 원위부, 또는 관절면의 중앙점을 찍어서 연결하여 종축을 그린다. 직관적으로 축이라고 생각되는 선을 그어서 종축으로 사용하기도 한다.

아) 중족골두의 모양

중족골 원위 관절면의 모양이 둥근형은 아탈구되기 쉽고, 점차 변형이 증가할 가능성도 높다. 관절면이 평평하거나 갈매기(chevron) 모양이면 안정적이고 아탈구가 일어나기 어렵다. 그러나 실제로 중족골두의 모양이 다른 것이 아니고 무지 외반증에 의하여 중족골두가 점차 회내되면서 둥그렇게 보일 가능성도 있다.

자) 제1 중족 설상 관절의 경사도 그림 4-21

제1 중족 설상 관절의 과운동성을 판단하는 간접적인 근거로 사용되지만 방사선 촬영시 빔의 방향과 발의 위치가 조금만 변하더라도 경사도가 상당한 차이를 보이므로 경사도만으로 과운동성을 판단하기는 어렵다.[9]

그림 4-22 중족골 내전각의 측정 방법

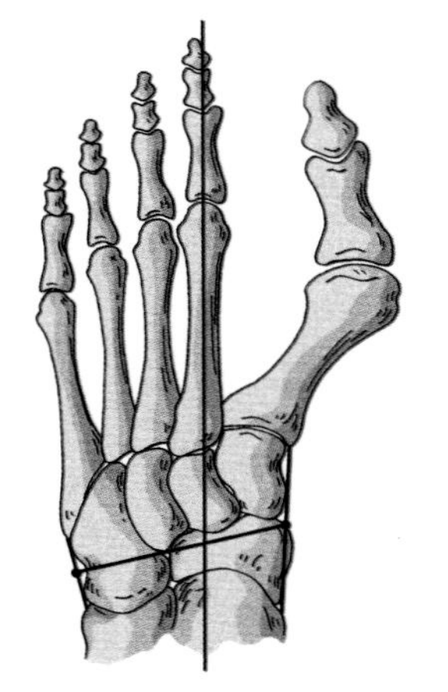

그림 4-23

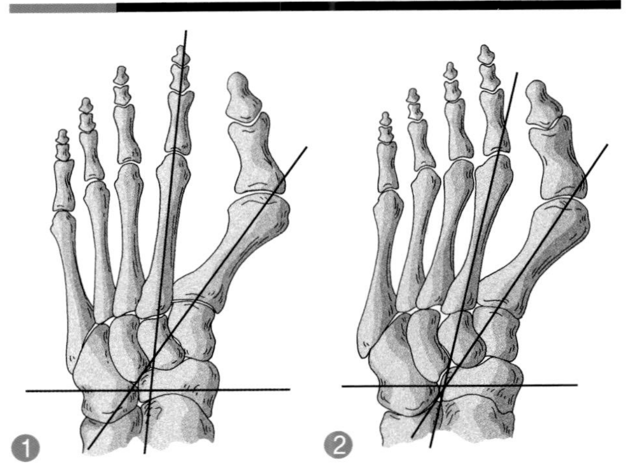

중족골 내전각이 큰 경우에는 무지 외반증이 심하더라도 제1~2 중족골 간 각도가 크지 않으며 교정이 어렵다. 즉 ②와 같은 경우에 ①보다 교정이 어렵다.

차) 중족골 내전각(Metatarsus Adductus Angle)[16)]

발의 진행축을 방사선상으로 알 수가 없으므로 일정하게 그릴 수 있는 가상선을 이용하여 중족골 내전의 정도를 표시하는데, 가장 널리 사용하는 방법이 제1 중족 설상 관절과 거주상 관절의 중간점, 그리고 제5 중족골과 입방골 사이의 관절과 종입방 관절의 중간점을 잇는 선의 중간에 수직선을 긋고 이 선과 제2 중족골의 축이 이루는 각을 측정하는 방법이다 그림 4-22. 정상은 0~15° 이며, 경도는 16~19°, 중등도는 20~25°, 중증은 25° 이상이다.

연소기 무지 외반증에서 중족골 내전각이 큰 경우가 많다. 중족골 내전각이 큰 경우에는 중족골 간 각이 작더라도 무지 외반각이 클 수가 있는데, 이 경우에는 중족골을 절골한 후에 원위부를 외측으로 전위시킬 공간이 좁아서 교정각이 작으므로 무지 외반을 교정하기 어렵다 그림 4-23.

이와 같은 경우에 모든 중족골을 절골하여 전족부를 외전시키는 수술 방법을 이용할 수도 있으나, 수술이 크고 중족골들 간의 길이와 시상면에서의 높낮이의 변화까지 고려하여 정확하게 절골 및 전위를 시키기 어려운 것이 문제점이다.

중족골 내전이 심한 경우에 제1 중족골이 외측으로 전위될 공간을 마련하기 위한 방편으로 작은 중족골의 경부에서 외측 전위 절골술을 하는 방법 그림 4-24, 작은 중족골의 기저부에서 외측으로 전위하는 방법 그림 4-25, 작은 중족골들은 그대로 두고, 제1~2 중족골 간 각도가

그림 4-24

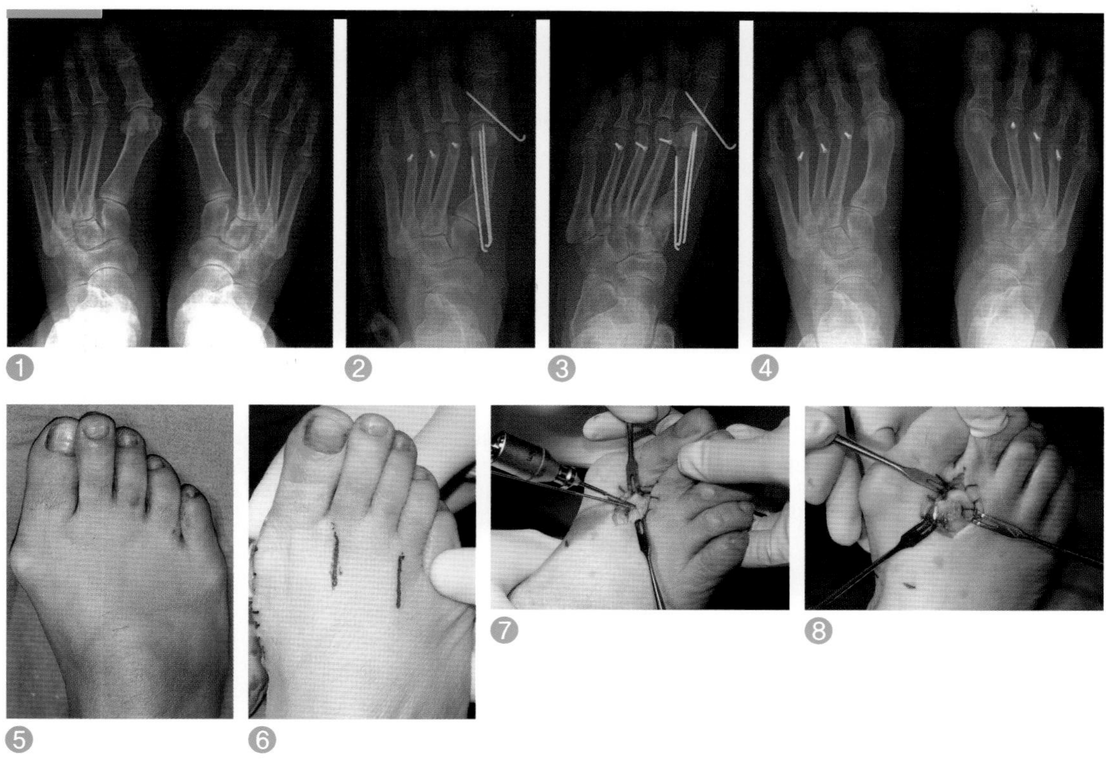

제2, 제3, 제4 중족골 경부에서 절골하여 외측 전위, 외측 각형성한 사진들. 제1~2 중족골두 사이의 간격을 넓혀서 제1 중족골 근위 절골술에 의하여 교정을 하려고 하였다. 작은 중족골들의 경부에서 외측 전위를 하여도 전위의 정도가 적으며, 근위 절골술 후에 제1 중족골의 원위 중족 관절면 각도가 커지면서 무지 외반증이 재발한 예. ① 수술 전 방사선상. 중족골들이 내전되어 있다. ②, ③ 제2, 제3, 제4 중족골의 경부에서 Weil 절골하여 외측 전위, 외측 각형성하였다. ④ 수술 후 1년의 전후면 방사선상. 무지 외반 각도가 상당히 크다. ⑤ 수술 전 발 모양. ⑥ 제1 중족 족지 관절의 내측과 제1~2 중족골 사이, 제3~4 중족골 사이에 절개하였다. ⑦ 제2 중족골 경부를 절골한 후에 골두를 외측으로 전위하고 나사 삽입 중이다. ⑧ 나사 고정 후의 사진. 제2 골두가 외측으로 전위된 것이 보인다.

그림 4-25

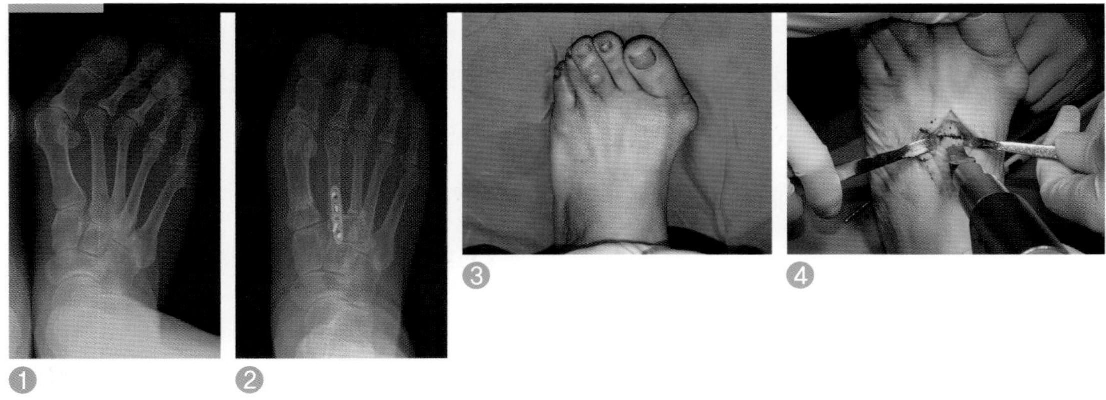

중족골 내전과 동반된 무지 외반증에 대하여 제2, 제3 중족골 경부가 아니라 제2, 제3 중족골 기저부에서 단축 및 외전 절골술을 하여 제1~2 중족골 사이의 공간을 넓힌 후 제1 중족골의 근위 절골술을 한 예. 원위 중족 관절면 각만큼 무지 외반이 남았다. ① 수술 전 방사선상. 무지 외반 각도는 크지만 제1~2 중족골 간 각도가 작다. ② 수술 후 방사선상. 제2, 제3 중족골을 단축하고 외측 각형성하였다. ③ 수술 전 발 모양. ④ 제2 중족골 절골 부위에서 단축하고 원위 골편을 외측으로 전위하는 수술장 사진.

그림 4-26

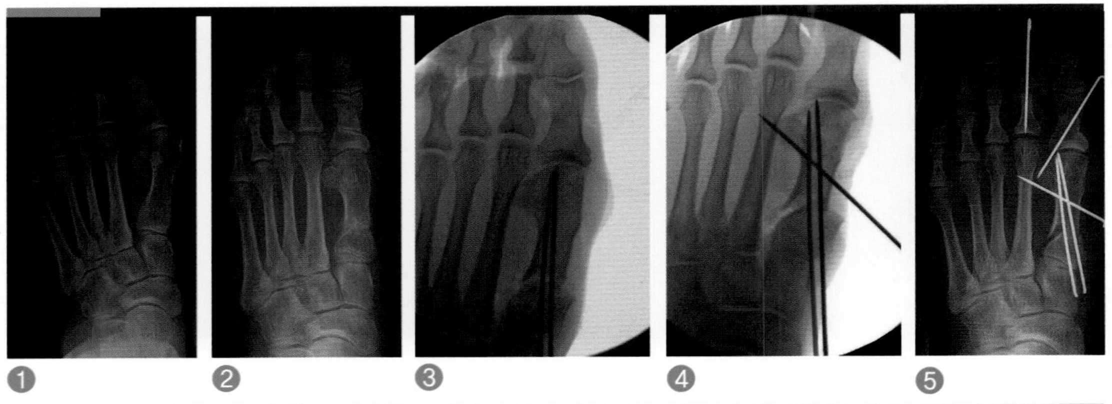

수술 전 방사선상 원위 중족 관절면 각도를 알기 어려우며 수술 후에야 원위 중족 관절면 각도가 크다는 것을 알게 된 예. ① 수술 전 방사선상인데 원위 중족 관절면 각도를 알기 어렵다. ② 수술 후 방사선상에 원위 중족 관절면이 외측을 향하고 있다. ③ 수술장 방사선상에서 근위 절골술 후에 원위 중족 관절면 각이 커서 외측을 향하고 있음을 알 수 있다. ④ 중족골두에 내측 폐쇄성 쐐기 절골술 후에 중족골의 관절면이 정상화된 것을 알 수 있다. ⑤ 수술 후 방사선상.

음각이 될 정도로 제1 중족골을 각형성하는 방법들이 있다 그림 4-26.

카) 퇴행성 관절염

관절 간격이 좁아지고 골극 등의 퇴행성 관절염 소견이 보이면 관절 유합술이나 절제 관절 성형술 등의 구제술(salvage operation)을 고려해야 한다. 골극이 심하지 않은 경우에는 골극 절제와 중족골 절골술을 동시에 할 수도 있는데 이때는 각도가 작더라도 근위 절골술을 한다.

(5) 연소기 무지 외반증(Juvenile Hallux Valgus)

청소년기 무지 외반증(adolescent hallux valgus)이라고도 하였으나 청소년기 이전에 발병하는 예가 많아서 연소기라는 용어를 사용하는 편이다. 성인에서 발생하는 경우보다 가족력의 빈도가 높고, 중족골 내전 및 큰 원위 중족 관절면 각과 연관되어 있는 경우가 많으며 수술 후에 재발할 가능성이 높다는 보고들이[16,38,51] 있으므로 성인의 무지 외반증과는 별도로 기술하고 있다.

그러나 실제로 재발률이 높은지, 높다면 그 이유는 무엇인지에 대하여는 여러 저자들의 견해가 엇갈려 있다. 언제 외반증이 시작되는지에 대하여는 여러 저자들의 연구에서 차이가 있으나 상당수의 외반증이 10세 이전의 아주 어린 연령에서부터 시작되는 것 같다.[16,52] 연소

표 4-2 연소기 무지 외반증의 특징

1	중족골 내전 및 큰 원위 중족 관절면 각과 연관되어 있는 경우가 많고 수술 후에 재발의 가능성이 높다.
2	상당수에서 주소(chief complaint)가 통증이 아니라 외관상의 문제인 경우가 많다.
3	유연성 편평족과 동반되는 경우가 많은데, 편평족이 있는 경우 재발하기 쉽다.
4	지절간 외반증이 동반되는 경우가 많다.
5	가족력의 빈도가 높다.
6	연부 조직의 수술만으로는 지속적인 교정을 얻을 수 없다.

기 무지 외반증은 이외에도 다음과 같은 특징이 있다표 4-2.

(6) 치료

가) 보존적인 치료

보존적인 치료는 족지 상자(toe box)가 넓고 굽이 낮은 신발을 신는 것이다. 보조구의 사용에 대하여는 과학적인 연구가 별로 되어 있지 않다.[28,49] 현재 사용되고 있는 대부분의 보조구는 신발 속에 착용하기가 불편하여 실용성이 없으며, 신발을 신고 보행을 함으로써 발생하고 악화되는 변형을 야간에만 착용하여 교정할 수는 없을 것이다. 그러나 경도 및 중등도의 외반 변형에 대하여 환자에 맞게 제작된 교정 안창(insole)을 착용하여 상당히 효과를 볼 수 있다는 보고들이 있다.[69] Groiso는[27] 보조구와 운동 요법으로 50% 정도 효과가 있다고 보고하였다. 일반적으로 보조구는 교정을 할 수 없으며, 증상을 완화시킬 목적으로 사용한다. 연소기 외반증에서 수술 시기를 늦추려고 할 때 악화를 방지할 목적으로 사용되기도 한다.[73] 발가락을 벌리는 운동을 하여서 무지 외전근을 강화하는 것도 악화를 방지하는 한 가지 방법일 것이다.

나) 수술적 치료

수술 방법이 100가지 이상이라고 하지만, 대부분 원리가 비슷하고 수술 방법을 조금씩 변형시킨 것으로써 현재 널리 사용되고 있는 것은 몇 가지로 요약할 수 있다. 무지 외반증의 정도는 체중 부하 방사선상에서 무지 외반각과 제1~2 중족골 간 각도를 측정하여 수술시 교정해야 할 각도를 예측하지만표 4-3 실제 보행시에는 체중 부하 방사선상의 변형보다도 무지 외반의 정도가 상당히 증가한다. 가령 체중 부하 전후면 방사선상에서 제1~2 중족골 간 각도가

표 4-3 무지 외반증의 치료(무지 외반 각도에 따른 치료 방법의 구분)[55]

무지 외반각이 25° 미만	
상합성 관절	원위 갈매기 절골술
	미첼 절골술
비상합성 관절(아탈구)	원위 연부 조직 재건술
	원위 갈매기 절골술
	미첼 절골술
무지 외반각이 25°~40°	
상합성 관절	원위 갈매기 절골술 + 근위지골 절골술
	미첼 절골술
비상합성 관절	원위 연부 조직 재건술 + 근위 절골술
	미첼 절골술
중증 무지 외반증, 무지 외반각이 40° 이상	
상합성 관절	이중 절골술
	원위 갈매기 절골술 + 근위지골 절골술
	근위 절골술 + 근위지골 절골술
	제1 설상골 개방성 쐐기 절골술 + 근위지골 절골술
비상합성 관절	원위 연부 조직 재건술 + 근위 절골술
	초승달형 절골술
	제1 설상골 개방성 쐐기 절골술
	제1 중족 설상 관절의 과운동성 : 원위 연부 조직 재건술 + 제1 중족 설상 관절 유합술

15°일 때 근위부 절골술을 하고 절골 부위에서 15° 외전시키면 제1~2 중족골 간 각도가 0°가 되어야 하지만 실제로는 그보다 훨씬 더 많이 교정하여야 하는 경우가 많다 그림 4-27.

실제 수술시에는 수술 전 각도와 관계없이 근위 골편이 최대한 내측으로 전위된 상태에서 원위 골절편을 외측으로 각형성(angulation)시켜서 제1~2 중족골이 평행한 상태로 만드는 것을 목표로 한다. 즉 가만히 서 있는 상태보다는 추진기(push-off)에 제1 중족골이 더 심하게 내전되므로 최대한 제1 중족골이 내전된 상태에서 교정해야 한다. 다시 말하면 제1~2 중족골 간 각도가 15°이더라도 실제로는 30° 정도를 교정해야 할 경우도 있다는 뜻이다. 각형성을 많이 하면 원위 관절면이 외측을 향하게 되어(원위 관절면 각이 상당히 커지는 것을 뜻함) 무지 외반이 완전히 교정되지 않는 경우를 예상할 수 있다. 원위 관절면이 외측을 향하면 수술 후 당분간은 교정된 것처럼 보이지만 1년 내에 무지 외반이 재발하는 경우가 많다. 근위지골

그림 4-27

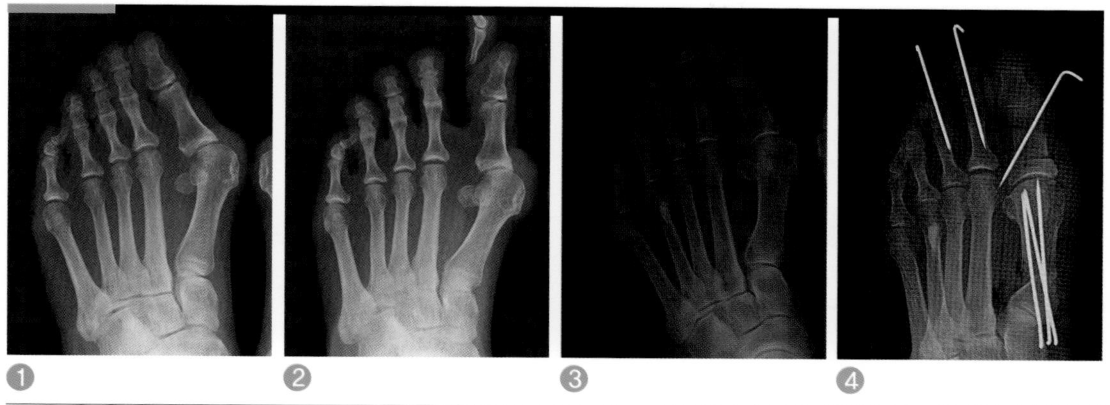

①은 체중 부하 방사선상이고 ②는 제1 족지를 벌려서 중족골 간 각을 더 크게 한 상태인데, 단순한 체중 부하 상태보다도 제1~2 중족골 간 각도가 커지는 것을 알 수 있다. 즉 체중 부하 방사선상의 제1~2 중족골 간 각만큼만 교정하면 과소 교정될 가능성이 있다. ③, ④ 수술 전 중족골 간 각도가 16° 인데 수술 후 40° 정도 각형성한 후에 제1~2 중족골이 평행하게 되었다.

그림 4-28

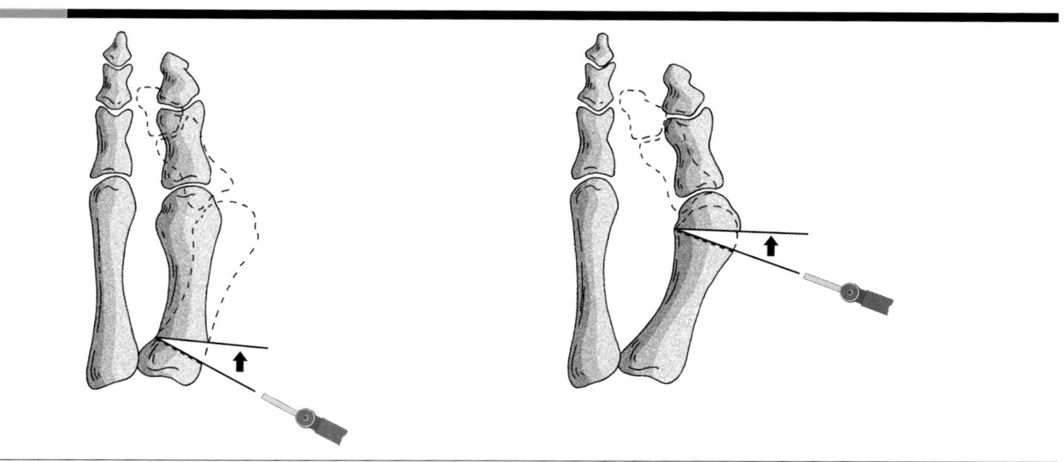

근위부 절골술에서 교정각이 크다.

의 내측 폐쇄성 쐐기 절골술(medial closing wedge osteotomy)을 하면서 중족 족지 관절의 내측 연부 조직을 짧게 봉합하여 외견상 똑바로 보이도록 할 수도 있지만, 내측의 연부 조직을 단축하여 교정하면 관절이 비상합성으로 되므로 가능하면 내측의 연부 조직은 관절의 상합성을 유지한 상태에서 짧게 하여야 한다.[17,18]

연부 조직 재건술만으로는 중족골 간 각의 교정 및 유지가 어려우므로 중족골 절골술이 필요한데 원위 절골술보다는 근위 절골술에 의하여 중족골의 내전을 더 많이 교정할 수 있다 그림 4-28.

그림 4-29

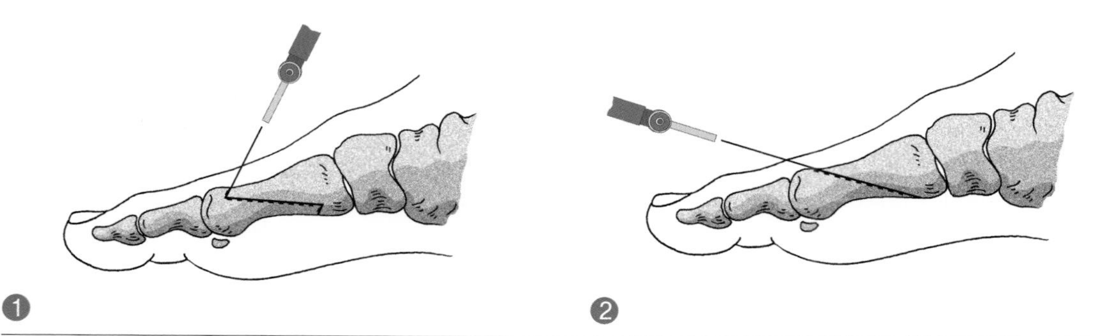

①은 Scarf 절골술이고 ②는 Mau 절골술인데 중족골두 바닥에 힘이 가해지면 절골면을 압박하게 되므로 이런 모양의 절골술이 안정성이 크다.

그림 4-30

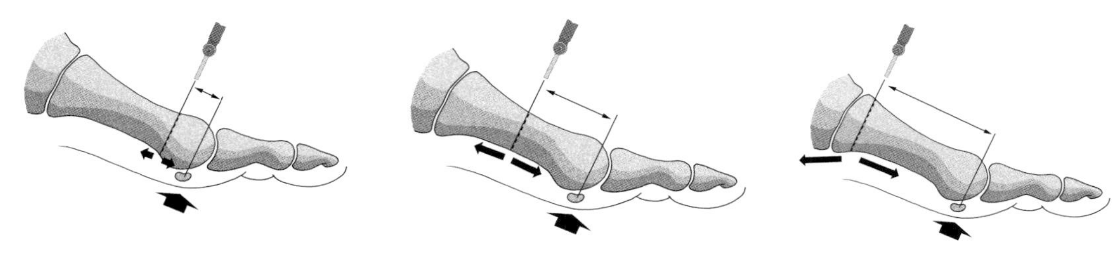

절골 부위가 근위부로 갈수록 lever arm이 길어져서 배굴 모멘트가 커진다. 즉 화살표 방향으로 절골면을 벌리려는 힘이 점점 커진다.

각 부위에 여러 가지의 절골술이 있는 이유는 절골 후의 안정성 그림 4-29, 교정 능력, 합병증 등에 따라 각각 장단점이 있기 때문이다. 제1 중족골의 내전은 제1 중족 설상 관절에서 발생하므로 변형이 발생한 제1 중족 설상 관절이나 그 근처에서 교정을 시도하는 것이 합리적이며, 원위 절골술보다는 근위 절골술이 이론적으로 더 합리적인 방법이고, 또한 더 큰 교정각을 얻을 수 있다. 그러나 근위 절골술은 원위 절골술보다 절개도 길고, 절골 원위부의 레버 암(lever arm)이 길다 그림 4-30. 즉 절골 부위에 더 큰 변형력이 작용하므로 부정 유합의 가능성이 높다.[45,75] 또한 원위 절골술에 비하여 수술 후 정상적인 활동을 하기까지의 회복 기간이 길다.

원위 절골술은 갈매기형 절골술과[4] Mitchell 절골술이[10] 흔히 언급되나 그 중에서도 현재

그림 4-31 Mitchell 절골술

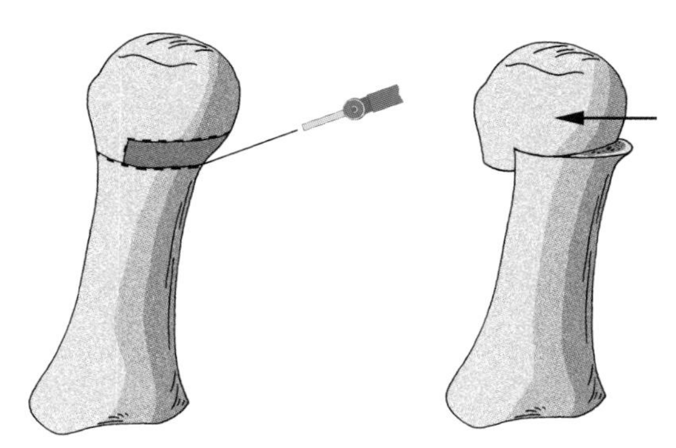

중족골의 단축이 크다.

는 갈매기형 절골술이 가장 널리 사용되고 있다 그림 4-31. 갈매기형 절골술의 장점은 수술이 간편하고 절골술 자체의 안정성이 크다는 것이다. Mitchell 절골술이 갈매기형 절골술에 비하여 좀 더 큰 교정각을 얻을 수 있으나 기술적으로 좀 더 복잡하고, 갈매기형 절골술에 비하여 절골 부위의 고정이 불안정하며 중족골의 단축의 정도가 큰 점 등이 문제점이다.[10] 경피적으로 원위 절골술을 하는 방법도 보고되어 있으나 수술 후 다양한 합병증이 발생할 가능성이 높다.[30]

갈매기형 절골술은 교정 정도가 작으므로, 큰 교정각을 얻기 위하여 갈매기형 절골술과 동시에 연부 조직 재건술을 시행하기도 하는데, 이 경우에는 중족골두의 혈액 순환이 차단되어 무혈성 괴사를 일으킬 가능성이 있다. 무혈성 괴사의 위험성을 무릅쓰고 갈매기형 절골술을 하기보다는 근위 절골술을 해야 한다고 하는 저자도 있고, 무혈성 괴사가 발생하는 빈도가 적고, 발생하더라도 임상적으로 문제가 되지 않는다고 하는 저자들도 있다.

연부 조직 재건술을 하면 무혈성 괴사 외에도 연부 조직 구축(contracture)에 의한 중족족지 관절 운동 제한과 족지 신경 손상을 일으킬 수 있다. 근위 절골술 중에는 초승달형 절골술(crescentic osteotomy)과 갈매기형 절골술이 널리 사용되고 있으며, 부정 유합을 감소시키고 조기에 체중 부하가 가능하도록 하기 위한 간부 절골술(diaphyseal osteotomy)도 사용되고 있다.

이와 같이 부위에 따라 절골술을 구분할 수도 있으나, 절골 후 전위 방법에 따라 수술 방법들을 외측 전위를 시키는 방법과 회전 또는 각형성을 시키는 방법으로 구분할 수 있

표 4-5 제1 중족골 절골술의 종류

부위에 따른 분류
근위 절골술(proximal osteotomy) | chevron, crescentic, open or closing wedge osteotomy
원위 절골술(distal osteotomy) | chevron, Mitchell, Wilson
간부 절골술 | Scarf, Ludloff
근위지골 절골술 | Akin
교정 방법에 따른 분류
외측 전위(lateral displacement) | distal chevron, Mitchell, Wilson, Scarf
회전 또는 각형성(rotaion or angulation) | crescentic, wedge, Ludlofff
외측 전위 + 각형성 | proximal chevron

그림 4-32

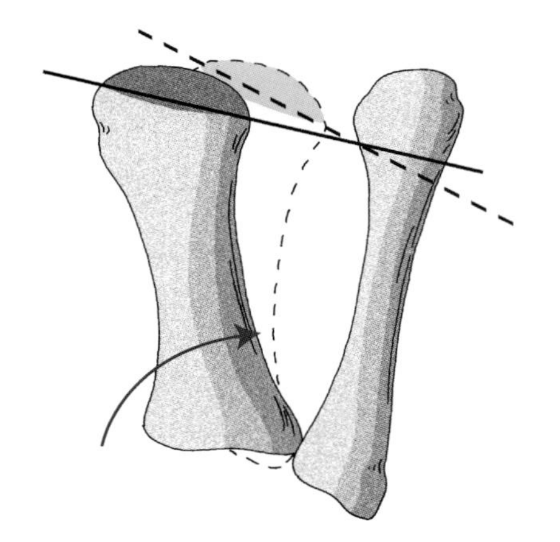

각형성을 하면 원위 중족 관절면 각이 커진다. 회전한 만큼 중족골두의 관절면이 외측을 향하게 된다.

다 표 4-5. 외측 전위를 시키면 원위 중족 관절면 각이 변화하지 않는 장점이 있으나 교정 정도의 한계가 있다.

성인의 제1 중족골의 평균 길이는 약 60mm, 폭은 골두과 경부의 경계부에서 약 15mm인데, 폭의 1/2을 전위시키더라도 7~8mm이고 그 이상 전위시키면 절골 부위가 불안정해진다. 또한 이것은 서양인의 측정치이므로 실제 우리나라 사람의 뼈에서는 7~8mm 이상 전위시키기 어렵다. 각형성을 하면 교정각을 원하는 만큼 크게 할 수 있으나 원위 중족 관절면 각이 커지는 문제가 있다 그림 4-32.

또한 각형성의 정도에 따라서 제1 중족골이 단축되는데, 폐쇄성 쐐기 절골술을 하면 단축의 정도가 더 크다. 더 단축될수록 제1 중족골의 체중 부하가 감소하고 전이 중족골 통증(transfer metatarsalgia)이 발생할 가능성은 있으나, 무지 외반증 교정 후에 제1열의 체중 부하 기능이 회복되므로 과도한 단축 또는 배굴 변형과 단축이 동반된 경우가 아니라면 각형성에 의한 단축은 임상적으로 문제되지 않는 것 같다.[41)]

근위지골 절골술은 중족골의 내전을 전혀 교정하지 못한다. 즉 중족골 간 각을 감소시키지 못하며 외관상으로만 외반각을 감소시키는 효과가 있으므로, 이 술식만으로는 큰 교정을 얻을 수도 없고 교정각이 유지되지도 않는다. 그러나 근위 중족 절골술에 의하여 제1~2 중족골 간 각을 정상화시키면서 근위지골 절골술을 하여 무지 외반각을 감소시키면 무지 외반각이 유지된다. 원위 중족 관절면 각도가 큰 경우에는 제1 중족골 절골술 후에 제1, 제2 중족골이 평행하게 되더라도 무지 외반각이 커서 외형상으로 만족스럽지 못하다. 이 경우에 외형상의 교정을 목적으로 근위지골 절골술을 하면 수술장에서는 만족스럽게 보이지만 무지 외반증이 재발한다. 그러므로 경미한 경우라면 근위지골 절골술을 하지만 뚜렷하게 중족 관절면 각도가 커서 제1 중족골의 관절면이 외측을 향하고 있다면 중족골 원위절골을 추가하여야 한다. 근위지골 절골술의 절대적 적응증은 근위지골 자체의 변형에 의한 지절 간 무지 외반증(hallux valgus interphalangeus)이다. 또한 다른 수술 방법과 병행하여 보조적인 교정 효과를 얻기 위한 목적으로도 사용되고 있다.

원위 중족 관절면 각이 정상보다 큰 경우에는 관절이 아탈구되어 있지 않지만, 무지 외반증이 될 수 있으며, 이 경우에는 관절이 상합적이므로 원위 연부 조직 재건술에 의한 관절 내 교정을 하면 안 되고, 절골술을 하여 교정한다. 제1 중족골 근위부에서 다른 무지 외반증과 마찬가지로 절골술을 하며, 제1 중족골의 원위부에서 원위 중족 관절면 각을 감소시키기 위한 내측 폐쇄성 쐐기 절골술을 한다.[16,57)]

제1 중족 설상 관절의 유합술은 중족골 내전이 일어나는 중족 설상 관절 부위에서 교정하는 것인데, 다른 절골술에 비하여 수술이 크고, 수술 후 회복 기간이 길며 합병증이 많다. 관절의 과운동성(hypermobility)이 뚜렷하고, 제2 중족골두의 바닥 부분에 굳은살이 심한 경우, 수술 후 재발한 무지 외반증과 같은 특별한 경우에 선별적으로 사용한다.

중족 족지 관절의 퇴행성 변화가 심한 경우에는 중족 족지 관절을 보존하지 않는 구제술(salvage operation)을 시행하는데, 이에는 개재 관절 성형술(interposition arthroplasty),

절제 관절 성형술(resection arthroplasty)과 관절 유합술이 있다.

절제 관절 성형술에는 중족골두를 절제하는 방법과 근위지골의 기저부를 절제하는 방법이 있는데, 요즈음은 중족골두를 절제하는 방법은 사용하지 않으며, 근위지골의 기저부를 절제하는 Keller 수술이 드물게 사용되고 있다. 절제 관절 성형술은 수술이 간편하고 조기 체중부하를 할 수 있어서 널리 사용되다가 합병증이 많이 발생하여 유합술을 더 선호하게 되었다. 그러나 유합술 후에도 환자가 다양한 증상을 호소하여 저자는 개재 관절 성형술을 선호한다.

① 무지 외반증 수술 후의 결과

대부분의 수술에서 중족 족지 관절의 운동 범위가 약간 감소할 수 있지만 기능상 문제가 될 정도로 운동 범위가 감소하는 경우는 드물다. 수술 후 조기에 능동적 및 수동적 관절 운동을 하는 것이 좋다. 부분 강직이 있을 때 근위 절골술 후에 삽입한 강선을 수술 후 8~9주에 제거하면서 중족 족지 관절을 마취하여 강하게 배굴시키면 운동 범위가 증가하는 경우들도 있다.

환자의 주된 관심 중의 하나가 수술 후에는 아무 신발이나 신을 수 있게 되는가 하는 것이다. Mann 등은 수술 전에 신을 수 있는 신발에 제한이 있던 경우 중 55% 정도는 수술 후에도 신발 선택에 제한이 있었다고 하며, 특히 굽이 높은 신발을 신는 데 제한이 있다고 하였다.[45)]

변형의 재발은 대개 과소 교정이나 수술 방법을 잘못 선택하였을 때 발생하므로, 수술 방법을 잘 선택한다면 대부분 재발하지 않는다고 환자에게 설명하는 것이 좋다. 자세한 사항은 뒤에 재발편에서 기술하였다.

② 중족골 절골술의 고정 술기 및 안정성

절골술의 안정성은 절골 방법과 고정에 사용하는 기구 그림 4-33, 수술 후 체중 부하 허용 시기, 뼈의 강도(골다공증의 정도), 교정의 정도(교정각이 큰 경우에는 접촉면이 좁아지고 안정성이 낮아질 가능성), 제1 중족 족지 관절이나 중족 설상 관절의 유연성(주변 관절이 경직된 경우에는 절골 부위에 스트레스가 많이 가해져서 고정이 불안정하다.) 그림 4-34 등 여러 가지 요소에 의하여 결정된다 표 4-5.

절골술의 방법에 따라서 내재적인 안정성이 있는 절골술과 불안정 절골술로 구분할 수 있는데 표 4-6 체중 부하할 때 원위 골편과 근위 골편이 압박되는 방향으로 힘이 전달될 수 있는 것이 안정성 절골술이며, 이의 예로는 원위 갈매기형 절골술, Scarf 절골술[3)], Mau 절골

그림 4-33

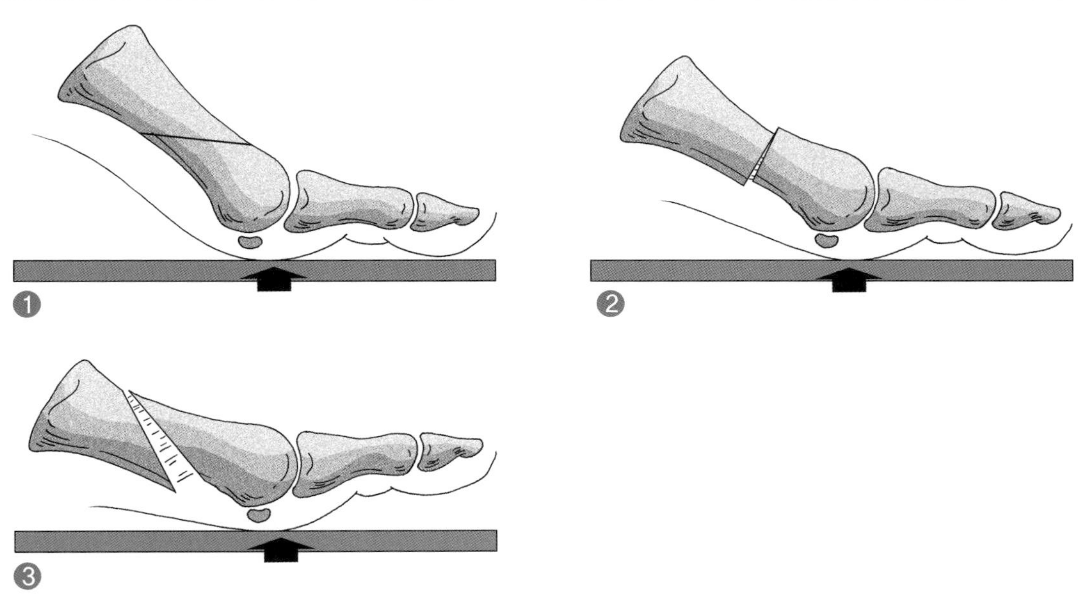

절골면의 방향에 따라서 절골 안정성이 다르며 그림의 ①에서 ③으로 갈수록 불안정한 절골 방향이다. 그러므로 Scarf나 Mau 절골술의 절골 방향이 안정적이고 Ludloff 절골술은 불안정한 방향의 절골술이다.

그림 4-34

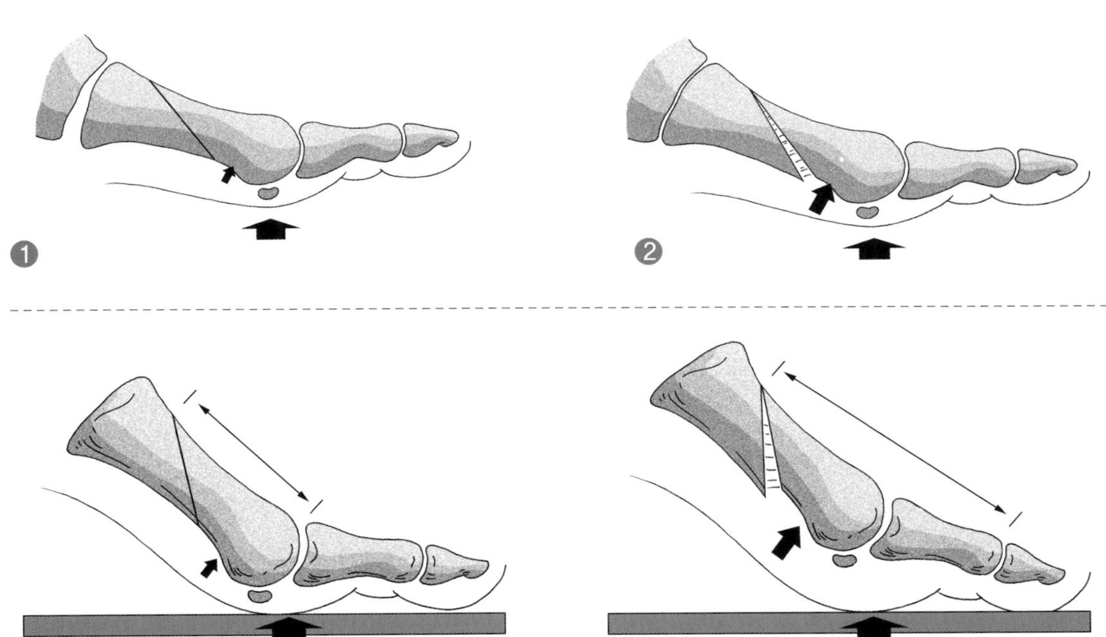

중족 설상 관절이 유연한 경우(①)에는 경직된 경우(②)에 비하여 중족 설상 관절에서 절골면에 가해지는 힘을 일부 흡수하므로 절골면이 안정적이다. 중족 족지 관절의 유연성도 절골면에 같은 영향을 끼친다.

표 4-5 절골술의 안정성에 관여하는 인자

1	절골 방법
2	고정에 사용하는 기구
3	뼈의 강도(골다공증의 정도)
4	교정의 정도
5	주변 관절(제1 중족 족지 관절, 중족 설상 관절)의 유연성

표 4-6 안정 절골술과 불안정 절골술

1	안정 절골술 : 원위 갈매기 절골술, 스카프 절골술, 마우(Mau) 절골술
2	불안정 절골술 : 초승달형 절골술, 루드로프 절골술, 윌슨 절골술, 근위 갈매기 절골술

술 그림 4-29 등이 있다. 그러나 근위 갈매기형 절골술은 개방성 쐐기 절골술의 개념을 동반하므로 갈매기형의 모양에 의한 안정성이 적다. 불안정 절골술은 체중 부하할 때 원위 골편과 근위 골편이 서로 벌어지는 방향으로 힘이 전달되는 것이며, 초승달형 절골술, Ludloff 절골술, Wilson 절골술 등이 있다.

고정 기구는 대개 K-강선이나 2.7mm 나사못을 사용한다. 이외에 흡수성 강선이나 금속판을 사용하기도 한다. 또한 절골면이 유합된 후에 고정 기구를 제거해야 하는가 하는 것도 절골 방법과 기구 사용시 고려해야 할 점이다.

강선은 삽입과 제거가 간단하다는 장점이 있으나 강선의 축 방향의 힘에 대하여 고정력이 약하다. 그러나 수술할 때 교정한 상태를 그대로 유지한 채로 교정하기에 가장 좋은 방법이다. 강선이 뼈의 종축과 이루는 각이 작으면 작을수록 피질골과 접촉하는 면이 넓으므로 고정력이 강하다. 한 개의 핀으로 고정하면 회전력에 대하여 매우 약하며 핀의 굵기도 고정력과 관계 있다.

금속판을 사용하면 고정이 견고하고, 제거하지 않아도 되는 장점이 있으나[66] 고정 과정에서 교정의 정도와 방향 등이 변하여 교정이 소실되고, 장기간 경과하면서 금속판 또는 나사못의 머리 부분이 통증의 원인이 되어서 제거해야 할 경우도 많아서 저자는 금속판을 사용하지 않는다.

나사못으로 고정하는 것이 강선을 이용하는 것보다 고정력이 강하지만 나사못과 뼈의 경계 부위에 스트레스가 집중되어 골절이 발생할 수 있으며, 나사못이 큰 경우 나사못과 절골면 사이의 뼈다리(bone bridge)의 골절이 발생할 가능성이 있으므로 주의해야 한다. 절골면에 대하여 수직으로 나사못을 삽입하여 압박하면 좋으나 절골면에 수직이 아닌 경우에 나사를 조이면서 압박하면 절골면의 위치가 변하므로 주의한다. 즉 나사로 압박하는 과정에서 교정각이 감소하거나 배굴 변형이 발생할 수 있으므로 최대한 압박할 수 없는 경우도 있다. 원위 갈매기 절골술, Scarf 절골술, 또는 Ludloff 절골술 등에서 나사머리가 없는 나사못을 이용하여 고정하는 것도 좋은 방법이다.

(7) 수술 방법들

가) 내측 돌출부 절제술(Medial Eminence Resection)

내측 돌출부 절제술은 수술이 간단하고 회복이 빠르지만, 무지 외반각은 교정되지 않는다. 환자가 고령이고 내측 돌출부가 신발과 맞닿아 통증이 있는 경우에 적용한다. 특히 동맥경화로 인해 혈류는 좋지 않고, 돌출부 위의 피부가 궤양을 일으킬 정도로 눌릴 경우에, 더 큰 수술을 하면 오히려 피부 괴사가 발생하는 등 치유에 문제가 있을 수 있으므로 내측 돌출부 절제술만을 할 수 있다.

나) 돌출부 절제 및 원위 연부 조직 재건술(Distal Soft Tissue Reconstruction)

연부 조직 재건술은 외측의 연부 조직을 유리하고, 내측의 연부 조직을 짧게 하여, 제1 족지의 외반을 교정하는 수술이다. 그러나 고정된 변형을 연부 조직 재건만으로 교정하기는 어려우며, 특히 체중 부하를 하는 하지에서 연부 조직 재건에 의해 교정 상태가 지속적으로 유지되기를 기대하기는 어렵다. 이 방법은 다른 절골술과 병행하여 보조적인 방법으로 사용되는 경우가 많으며, 이 방법만을 시행하는 경우는 드물다.[23] 비상합성 관절(incongruous joint)인 경우에 시행하며, 아탈구가 없는 상합성 관절에서는 연부 조직 재건을 통해 외반을 교정하면 정상 관절을 아탈구시키는 것이므로 연부 조직 재건술을 하면 안 된다 그림 4-35.

McBride 술식은 연부 조직을 수술하여 외반증을 치료하는 대표적인 방법인데, 연부 조직 수술과 동시에 외측 종자골을 절제한다. 외측 종자골에는 단무지 굴곡근의 외측두와 무지 내전근이 부착하므로 외측 종자골 절제 후에 제1 족지가 중족 족지 관절에서 신전되고, 내반되는 무지 내반증(hallux varus)이 발생하는 경우가 흔하다. 이러한 문제점을 보완하기 위하여 연부 조직 재건술을 할 때 외측 종자골을 절제하지 않는 변형 방법[33]을 사용하기도 한다. 연

그림 4-35

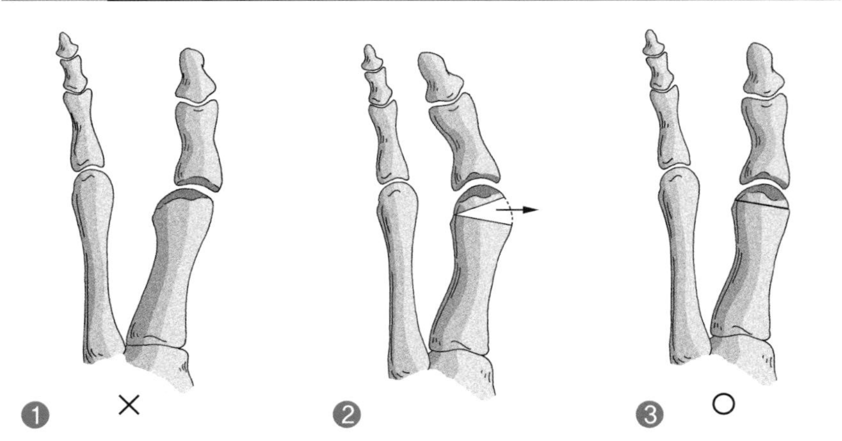

관절의 상합성이 있는 경우에 연부 조직 재건술을 하여 무지 외반각을 감소시키면 관절이 아탈구된다(①). 이 경우에는 관절의 외부에서 절골을 하여 중족골 간 각을 감소시켜야 한다(②, ③).

그림 4-36 외측 연부 조직 재건술

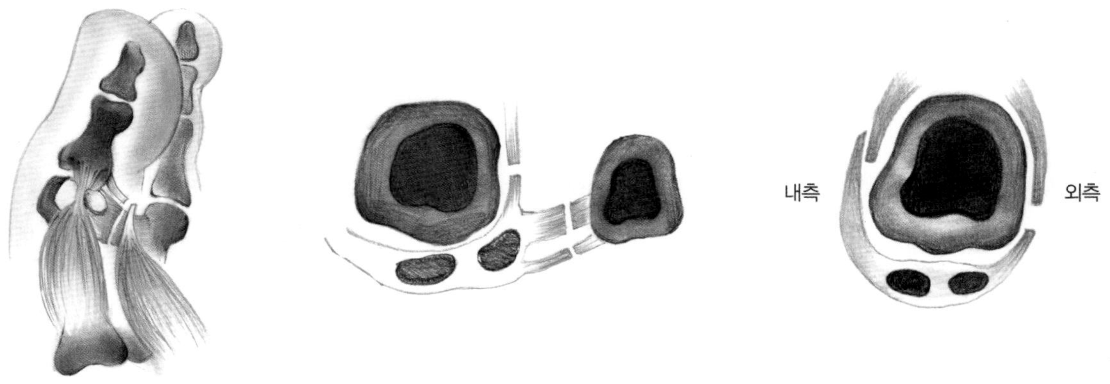

외측은 늘리고 내측은 단축하여 종자골이 중족골두 아래의 정상적인 위치에 있도록 한다.

부 조직 재건술을 할 때, 특히 단무지 굴근이 부착 부위에서 절단되지 않도록 주의해야 한다.

① 수술 기법

㉠ 외측 연부 조직 재건술 그림 4-36

외측은 늘리고 내측은 단축하여 종자골이 중족골두 아래의 정상적인 위치에 놓이도록 한다.

외측 연부 조직을 과다하게 절단하면 무지 내반이 발생할 염려가 있으므로 주의하여야 한다. 외측 종자골이 정상적인 위치에서 아탈구되어 외측 및 배부로 전위되어 있으므로 단무지 굴곡근의 외측두도 바닥 쪽이 아니라 외측에 위치하여 마치 내전근처럼 보일 수 있다. 내전근이 외측 종자골에 부착하는 부위에서는 내전근과 단무지 굴곡근의 외측두가 구분되지 않으므로 과도하게 절단하여 단무지 굴곡근까지 절단하지 않도록 주의하여야 한다.

1. 제1, 제2 중족골두 사이에 종절개를 한 후 제1, 제2 중족골두 사이를 벌린다. 피부를 절개한 후에는 모기 지혈 겸자(mosquito hemostat)를 이용하여 피하 조직을 벌리는데, 이곳에 심부 비골 신경(deep peroneal nerve)의 마지막 분지가 있으므로 절단하지 않도록 주의한다. 이 신경이 심하게 당겨져서 수술 후 이 신경의 지배 부위인 엄지발가락의 배외측에 약간의 감각 이상이 발생하는 경우가 있으나 큰 문제가 되는 경우는 드물다. 그러나 가능한 한 손상을 방지하기 위하여 주의하여 견인한다. 육안으로 잘 보이므로 확인은 쉽지만 중족골 사이를 벌리다 보면 절단하지는 않더라도 견인에 의하거나 수술 기구에 눌려서 신경 증상이 발생하기 쉽다. 피하 조직을 박리한 후에는 근막이 나타나는데, 근막을 절개하면 근육층이 나타난다. 제2 중족골 내측에 있는 골간 근육과 제1 중족골 사이를 벌리면 제1, 제2 중족골 사이의 구조물들이 잘 노출된다.

2. 내전근이 외측 종자골에 부착하는 부위에서 내전근을 절단한다. 이때 내전근과 단무지 굴곡근의 외측두가 구분되지 않고 합쳐져서 부착하므로 육안으로 보이는 건을 모두 절단하면 단무지 굴곡근 외측두도 절단되어서 외측 종자골을 절제한 것과 마찬가지로 외측 연부 조직이 지나치게 약해져서 무지 내반증을 일으킬 수 있다. 해부학적으로는 단무지 굴곡근이 중족골두의 바닥에 위치하지만, 무지 외반증에서는 외측 종자골이 아탈구되어서 중족골두의 외측으로 전위되므로 단무지 굴곡근도 중족골 사이에 위치하게 되어서 무지 내전근과 구분되지 않는다. 무지 내전근은 사선 방향과 횡 방향의 건으로 이루어져 있는데, 사선 방향의 건과 횡 방향의 건은 절단하지만 더 깊은 곳의 직선 방향의 건은 단무지 굴곡근건이므로 모두 절단하지 않고 일부를 남겨야 단무지 굴곡근 외측두가 손상되지 않는다.

3. 외측 종자골 배부의 관절낭에 종절개를 한다.

4. 내전근의 바로 아래에는 횡형 중족골 간 인대(transverse intermetatarsal ligament)가 있다. 이 인대를 반드시 절단하지 않아도 되는 경우들이 있으나, 절단해도 별다른 문제점이 없고 이 인대가 짧아져서 종자골이 정복되지 않을 가능성이 있으므로 절단한다. 이 인대의

그림 4-37

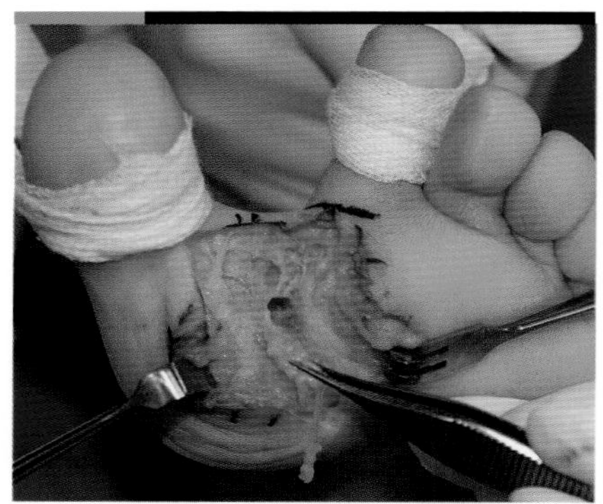

외측 연부 조직 유리술을 하면서 족지 신경이 손상되어 발생한 신경종. 신경종을 절제하기 위하여 족저부를 절개하고 도달하였다.

그림 4-38

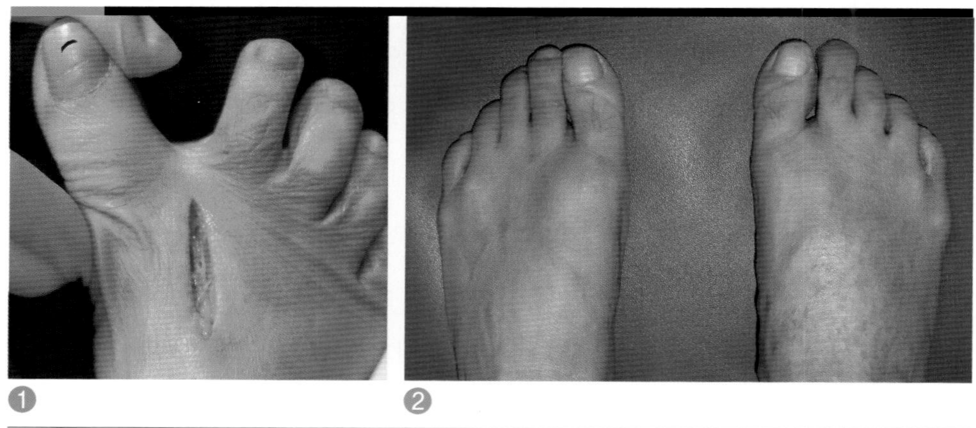

① 적당한 정도의 외측 연부 조직 이완술이 중요하다. 과도한 이완술을 하면 무지 내반증이 발생할 위험이 있다. ② 발등에 흉터가 남지 않는다.(저자의 방법)

족저부에는 족지 신경 및 혈관이 주행하고 있으므로, 이 인대의 아래에 모기 지혈 겸자를 집어 넣어서 신경 및 혈관을 보호한 상태에서 절단한다. 이 부분에서 족지 신경이 손상되어서 신경종이 발생하면 제1, 제2 족지의 감각 소실뿐만 아니라 보행시에 그 부분을 바닥에 댈 수가 없을 정도의 심한 통증이 발생하므로 중대한 장애가 발생한다 그림 4-37.

5. 외측의 관절낭을 관절면에 평행하게 횡 방향으로, 11번 수술칼로 여러 번 찌른 후에 족지를 내반시켜서 외측 관절낭을 늘린다. 큰 힘을 가하지 않고도 쉽게 중립위보다 30° 정도 내반될 수 있도록 관절낭을 늘린다 그림 4-38. 관절낭을 절개하지 않고 수술칼로 찌르는 이유는

그림 4-39

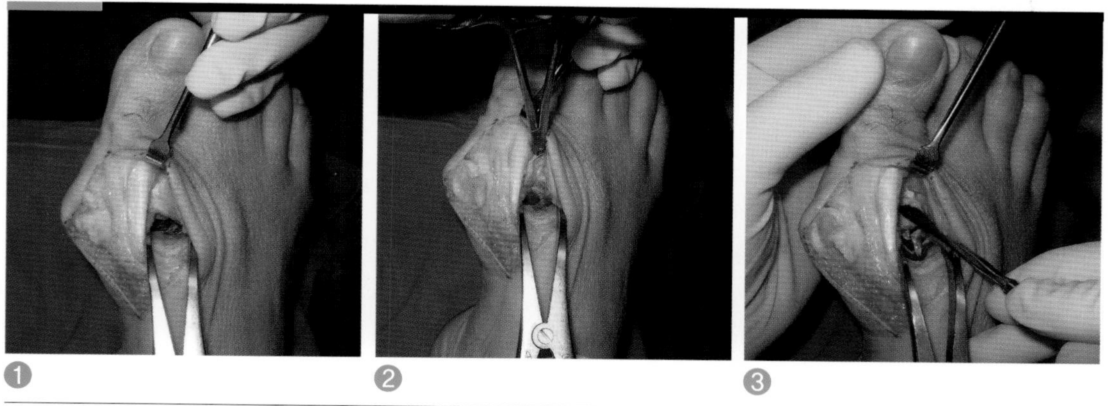

중족골 내측에 절개하고 중족골의 배부 피판을 들어 올린 후 제1~2 중족골 사이로 도달하여 연부 조직 유리술을 하는 사진. 제1~2 중족골 사이를 절개하지 않는 장점이 있다.

관절낭을 일부라도 남아 있게 하여 수술 후 무지 내반이 발생하는 것을 방지하기 위해서이다.

변형이 심할수록 관절낭을 많이 유리해야 하는데, 그러다 보면 외측 관절낭이 완전히 끊어지게 된다. 관절낭을 많이 절개하면 외측 종자골의 바닥 부분까지 절개하게 되어서 단무지 굴곡근의 외측두를 절단한 것과 같으며, 수술 후 합병증으로 무지 내반이 발생할 가능성이 증가한다. 저자는 외측 관절낭을 횡 방향으로 절개하지 않으며 이에 대하여는 아래에 별도로 기술하였다.

6. 절단한 내전근의 근위부를 제1 중족골두 및 경부 외측의 연부 조직에 두 개의 비흡수성 봉합사로 꿰어 놓는다. 이때 결찰은 하지 않으며 나중에 내측 수술이 끝난 후에 결찰하여 내전근이 제1 족지를 내전시키는 기능 대신에 제1 중족골을 외전시키는 기능을 하도록 하기 위한 과정이다. 이 과정은 수술 후 변형의 재발을 방지하기 위한 것인데, 어느 정도의 효과가 있는가는 의심스럽다.

7. 저자는 외측의 연부 조직을 충분히 유리하여야 할 경우에 이상의 교과서적인 방법과는 전혀 다르게 제1 중족골의 내측에 종절개를 하고 배부의 피판을 들어 올려서 배부에 별도의 절개를 하지 않는 방법으로 수술하고 있다 그림 4-39. 그러나 대부분의 경우에는 중족 족지 관절 안에서 종자골과 중족골두 사이로 외측 연부 조직을 유리한다.

ⓐ 배부 피판을 들어 올리고 중족골두 사이로 연부 조직 유리

저자는 제1, 제2 중족골 사이에 별도의 절개를 하지 않고 배부의 피판을 들어 올려서 외측

으로 젖힌 후에 외측 연부 조직 유리술을 한다.

이와 같이 별도의 절개선을 만들지 않으면 피부와 피하 조직에 별도의 반흔이 생기지 않으므로 수술 후 관절 운동이 더 부드럽고, 발등에 반흔이 생기지 않는다. 이때 가장 주의하여야 할 것은 배부의 피부 신경을 박리하여 중족 족지 관절의 배부 관절낭에 붙여 놓은 채로 이 신경을 제외한 배부의 피판을 들어 올리는 것이다. 피판은 관절낭과 장무지 신건을 제외한 모든 연부 조직을 한층으로 들어 올려야 허혈에 의한 배부 피판의 괴사를 방지할 수 있다.

현재 이런 방법으로 수백 예를 수술하였으나 처음에 좁은 부분에 피부 괴사가 발생하였던 3예를 제외하고는 피판이 괴사된 예가 없었으며 처음에 문제가 있었던 3예도 별도의 수술 없이 저절로 치유되었다.

들어 올린 피판을 외측으로 당기고 장무지 신전근건을 견인기로 내측으로 당기면 중족골 두 사이로 연부 조직 유리술을 할 수 있는데 기존의 외측 연부 조직 유리술과 동일한 수술이 가능하다.

저자는 외측 관절낭을 외측 종자골의 상방을 따라서 종절개하며 별도로 수직 방향으로 여러 번 찔러서 관절낭을 벌리지 않는다. 연부 조직의 구축이 심할수록 좀 더 원위부로 관절낭을 절개하며 근위지골에 관절낭이 부착된 부분을 좀 더 박리하면 심한 구축도 해소된다.

외측 연부 조직 유리술에서 가장 주의해야 할 점은 심부 횡형 중족골간 인대를 절개할 때인데, 저자에 따라서는 이 인대를 절개할 필요가 없다고 하지만 구축이 심한 경우에는 이 인대를 절개하여야 완벽한 교정이 가능하다.

심부 횡형 중족골 간 인대의 바닥으로는 제1 족지의 족저부를 지배하는 감각 신경이 지나가는데 이 신경을 손상하면 제1 족지의 족저면에 신경종이 생겨서 보행이 곤란할 정도의 통증이 발생한다. 또한 1족지의 바닥면의 감각이 저하되어 제1 족지 기능에 영향이 있다. 반드시 심부 횡형 중족골 간 인대의 바닥 쪽으로 모기 지혈 겸자를 넣어서 인대를 들어 올린 상태에서 인대보다 바닥 쪽을 절개하지 않고 인대만을 절개하여야 한다.

ⓑ 관절강 내로 부분적 외측 연부 조직 유리

제1 중족 족지 관절 내측의 관절낭을 절개하고 그곳을 통하여 외측의 연부 조직을 유리하는 방법은 외측에서 절개하는 것에 비하여 완벽한 유리는 불가능하지만 연부 조직의 구축이 심하지 않다고 판단할 경우 이용할 수 있는 방법이다.

그림 4-40

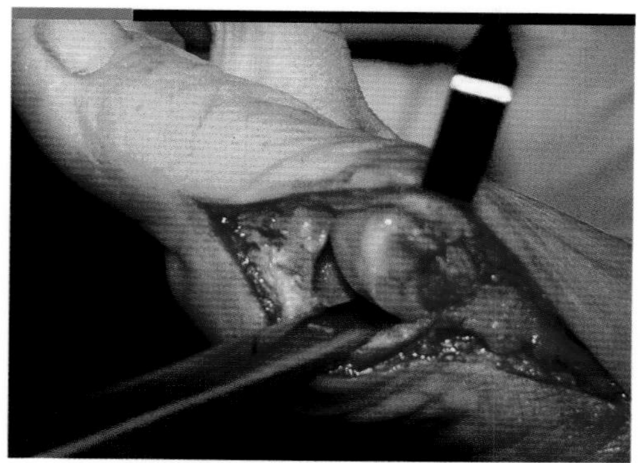

관절 내로 중족골두의 하방을 통해서 외측 종자골의 외측 연을 따라서 연부 조직 유리술을 하는 사진.

이 방법을 이용하려면 1) 중족골두의 배부와 족저부의 연부 조직을 박리하여 중족골두를 완전히 내측으로 탈구시킨 후에 하거나, 2) 중족골두의 연부 조직이 아니라 근위지골의 배부에서 관절낭을 박리한 후에 중족골두를 배부로 당겨올려서 중족골두 바닥으로 종자골 외측의 연부 조직을 유리하는 것이다.

전자의 방법은 중족골두 외측의 연부 조직을 잘 보면서 좀 더 광범위한 유리가 가능하지만 중족골두에 부착되는 연부 조직을 너무 많이 박리하므로 이에 따르는 유착 등의 문제점이 있을 수 있으며 중족골두의 원위 절골술을 하면 중족골두에 무혈성 괴사가 발생한다. 2) 방법은 종자골 외측의 관절낭을 절개하고 근위지절의 외측에 부착하는 무지 내전근도 일부 절개할 수 있다. 그러나 근위지골 배부의 연부 조직을 너무 넓게 박리하면, 근위지골 기저부의 절골술을 할 경우에 근위지골 기저부에 무혈성 괴사가 발생할 가능성이 있으며 근위지골 배부의 연부 조직을 적게 박리하면, 외측 연부 조직 유리가 어려운 문제점이 있다. 그러나 외측 연부 조직의 구축이 심하지 않은 경우에 상당히 유용한 방법이다.

저자는 근위지골 기저부의 배부 연부 조직을 일부 박리하고 근위지골은 족저 방향으로, 중족골두는 발등 방향으로 당겨서 외측 종자골 외측연을 따라서 연부 조직을 유리하는 방법을 주로 사용하며 그림 4-40, 이런 방법으로 유리한 후에도 외측 연부 조직을 더 유리해야 하는 경우에만 중족골두의 배부로 외측에 도달하여 좀 더 철저한 외측 연부 조직 유리술을 한다.

㉡ 내측 수술(내측 돌출부 절제 및 내측 관절낭 단축)

그림 4-41

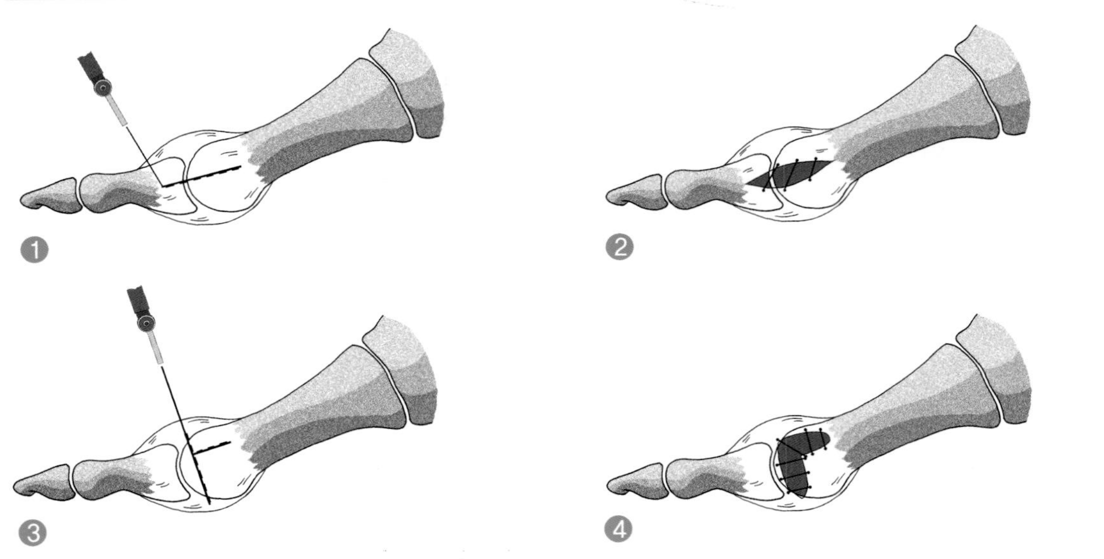

종방향 절개 후 봉합하는 방법(①, ②)과 T자형으로 절개 후 봉합하는 방법(③, ④).

1. 제1 중족 족지 관절의 내측에 종절개를 한 후 관절낭을 절개하는데, 관절낭을 종방향으로 절개하는 방법과 T자형으로(수직 방향으로) 절개하는 방법이 있다 그림 4-41.

어떤 방법을 사용하거나 연부 조직에 의하여 무지 외반각을 정상적으로 유지하기는 어렵다. 특히 내측 연부 조직을 짧게 하여 무지 외반각을 교정해 놓으면 수술 후 고정을 오래 하지 않고 바로 엄지발가락을 움직이게 하는 경우에 봉합 부위가 파열되고 교정각이 감소할 것이다. 따라서 절골술에 의하여 얻어진 교정각을 유지하는 정도로 봉합하는 것이 내측 관절낭이 파열될 가능성이 낮고 운동 범위도 좋다. 저자는 중족골두의 중앙 부분에 종방향 절개를 하며 이때 2~3mm 폭으로 관절낭을 절제한다. 관절낭을 당겨서 봉합하지 않으며 절골술에 의하여 중족골 간 각을 교정한 후에 그 상태를 그대로 유지하기 위하여 관절낭을 봉합한다.

2. 제1 중족골두의 내측에 돌출된 뼈를 절제하는데, 종구(longitudinal groove)의 1~2mm 내측에서 중족골의 내측연과 평행한 방향으로 절제한다 그림 4-42.

중족골두의 돌출부를 너무 많이 절제하여 수술 후 무지 내반증이 발생하는 것을 방지하기 위하여 증세의 주 원인인 발등 쪽은 많이 절제하고 바닥 쪽은 적게 절제하는 것도 한 가지 방법이다.

3. 관절낭을 일부 절제한 후 봉합한다. 내전근을 중족골의 경부로 이전하기 위하여 내전

그림 4-42

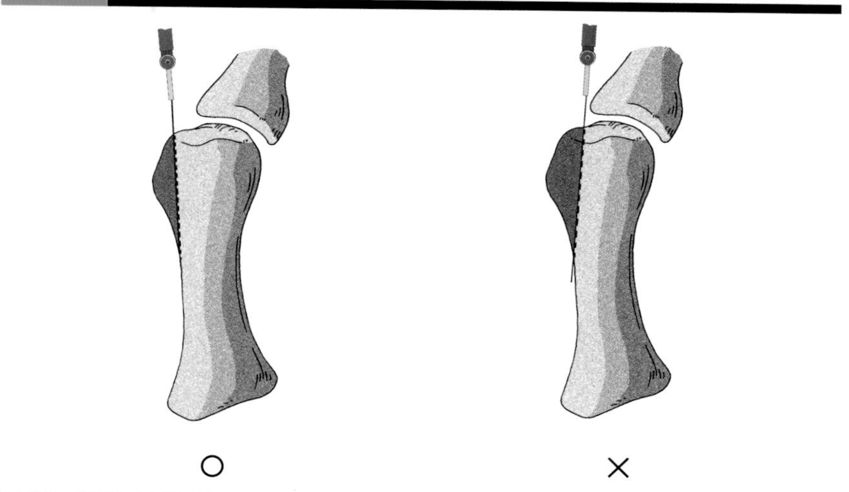

내측 돌출부를 과도하게 절제하지 않도록 주의한다. 종구를 기준으로 절제하면 과도한 절제를 하기 쉽다.

근에 봉합사를 꿰어 놓은 경우에는 이때 봉합사를 결찰한다.

다) 원위 갈매기형 절골술(Distal Chevron Osteotomy)

현재 미첼 절골술을 대치하여 가장 널리 사용되고 있는 수술 방법 중의 한 가지로서 그림 4-43, 미첼 수술의 변형 수술 방법이다.[10] 미첼 절골술의 단점인 과다한 중족골의 단축, 절골 부위의 불안정성 등의 문제는 많이 감소되었으나, 미첼 절골술에 비하여 변형 교정 능력은 적다. 그러나 중증 변형에 대해서도 좋은 결과를 얻을 수 있다는 보고도 있다.[51] 기하학적으로 보면 원위 골편을 외측으로 1mm 전위시키면 중족골 간 각이 1° 감소하지만 이는 평면상에서 그려본 것이며 실제 교정 각도와는 차이가 있을 것이다. 이 기하학적인 예측을 그대로 적용하여 수술 후의 중족골 간 각을 예측해 본다면, 수술 전 중족골 간 각이 15°인 경우에 7mm를 전위시키면 수술 후 중족골 간 각이 8°일 것이다. 중족골두의 폭을 약 15mm라고 본다면, 중족골두의 1/2을 전위시켜야 하며, 최종적으로 중족골 간 각이 8°이므로 전위의 정도가 너무 커서 절골 부위가 불안정할 가능성이 있을 정도로 큰 전위이지만, 수술 후에도 상당한 정도의 중족골간 각이 남게 된다는 뜻이며, 다른 의미는 원위중족골 절골술로는 큰 교정 각을 얻기 어렵다는 반증이기도 하다. 그러나 교정의 정도는 전위 정도, 외측 연부 조직 유리술, 전신적인 유연성, 편평족 등의 다양한 요인이 관계하므로 기하학적인 예측치와 차이가 있다.

그림 4-43 원위 갈매기형 절골술

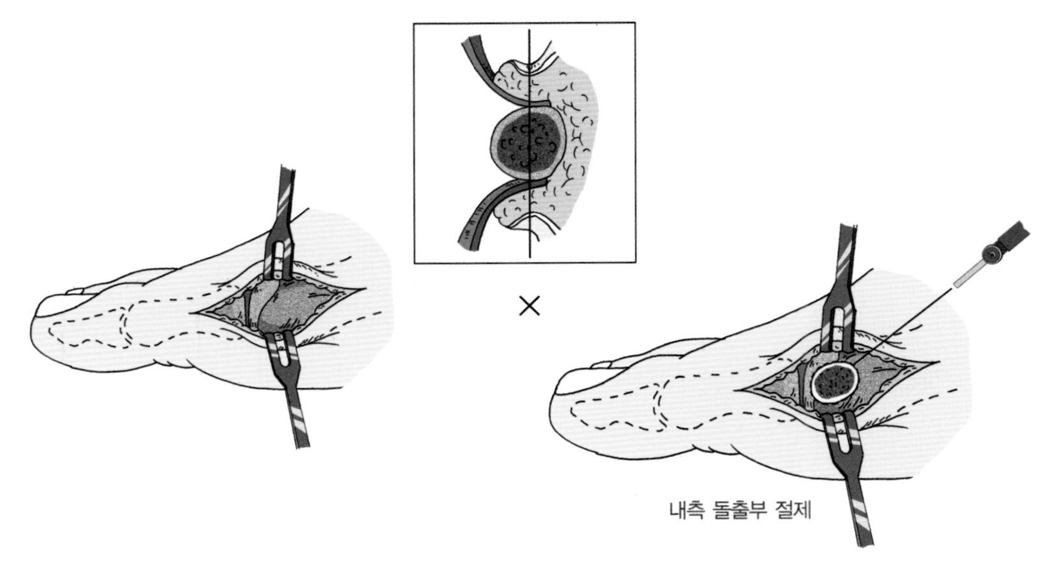

연부 조직을 외측으로 과도하게 박리하면 무혈성 괴사의 위험성이 있다.

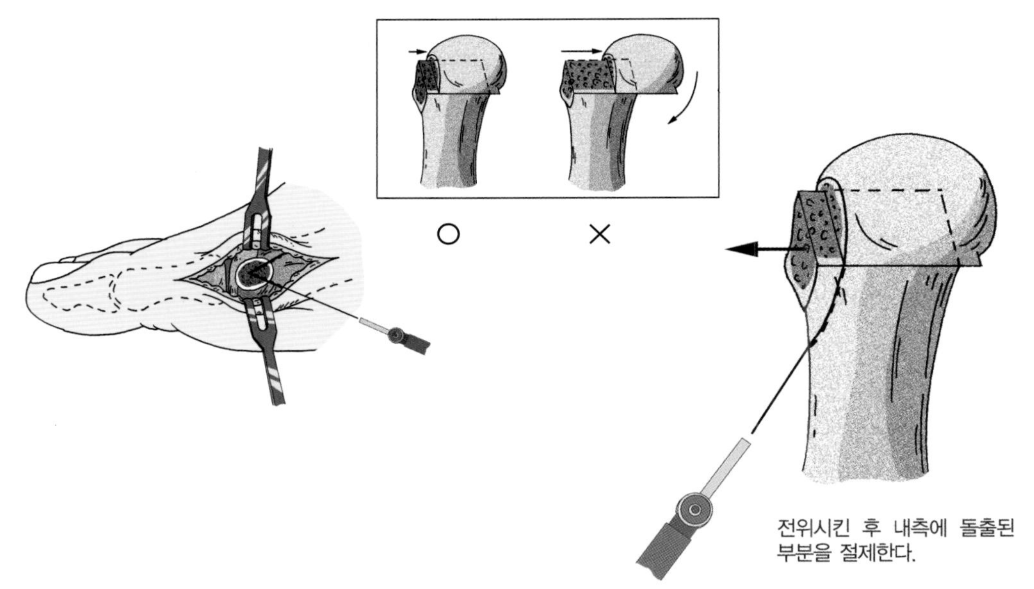

과도하게 외측으로 전위시키면 골두가 기울어질 가능성이 있다.

원위 절골술로는 중족골 간 각을 크게 교정할 수 없으나, 수술이 간편하고, 수술 후 절골 부위가 안정적이고, 해면골끼리 넓게 접촉하므로 골 유합이 조기에 일어나는 등의 장점이 있다. 절골술 후에 골두를 외측, 즉 제2 중족골두 방향으로 전위시키면 내전근을 포함하는 외측의 연부 조직이 이완되어 외반각 및 종자골의 위치, 회내 등이 교정될 여지가 생기지만 그 교정 정도가 크지는 않다. 이 수술과 동시에 외측 연부 조직 유리술을 하기도 하는데, 그러한 경우에는 중족골두의 무혈성 괴사가 발생할 가능성이 높아진다. 그러므로 외측 연부 조직 유리술을 하지 않는 술자들이 많지만 실제로 임상적으로 문제가 될 만한 무혈성 괴사가 발생할 가능성이 거의 없다는 보고들도 있다.[5,53] 연부 조직 유리술을 하면 교정각이 크고, 족지의 회내(pronation)도 교정 가능하므로 심한 무지 외반증도 교정할 수 있으나, 원위 갈매기형 절골술만 할 경우에는 경도 또는 중등도의 심하지 않은 무지 외반증이 적응증이다. 수술장에서 무지 외반의 교정 정도를 참작하여 연부 조직 유리술을 해야 할지를 결정하기도 한다.[36] 또한 절골술만 할 때는 아탈구가 거의 없는 경우만 적응증이 되나, 외측 연부 조직 유리술을 할 때는 아탈구가 있는 경우와 족지의 회내가 있는 경우도 적응이 된다.

어느 문헌이든지 이 수술에 관한 문헌을 볼 때는 외측 연부 조직 유리술을 한 것인지 아닌지를 구분하고 보아야 한다.

① 수술 기법

1. 내측에 종절개를 한 후 피부와 피하 조직을 한 층으로 관절낭으로부터 박리한다. 이때 절개선의 배부와 족저부에 있는 족지 신경을 노출시킬 필요는 없으나 주의하여야 한다. 이 중에서 족저부의 신경 손상이 발생할 가능성은 극히 드물지만 배부의 피부 신경은 손상받기 쉬우며, 무지 외반증에서는 족지가 회내되어 있기 때문에 중족골두의 중앙을 따라서 절개하더라도 실제로는 절개선이 중족골두와 근위지골의 배부 쪽으로 치우치게 되어서 절개선 아래에 바로 신경이 노출되기도 한다.

2. 관절면으로부터 2mm 근위부에서, 절개선과 수직 방향이고 관절면에 평행인 방향으로 관절낭을 절개한다. 이때 족저부 쪽에서는 무지 외전근건(abductor hallucis)을 일부 절개하게 되며, 또한 족저부의 신경을 손상하지 않도록 주의한다. 피부 절개와 같은 방향으로 종절개를 하는 것도 좋은 방법이다. 종절개를 하면 무지 외전근을 일부 절단할 위험성이나 바닥쪽이나 발등 쪽으로 주행하는 신경을 손상할 가능성이 적다. 종절개를 하면 다음의 3 과정은 필요하지 않다. 저자는 종절개를 한다.

3. 관절낭의 절개선에 대하여 수직으로 종절개를 하여 골두를 노출시킨다. 이와 같은 절

개의 목적은 중족골두의 내측을 노출시켜 돌출된 뼈 부분을 절제하고 절골술을 하려는 것이며, 또 한 가지는 늘어난 관절낭의 일부를 절제한 후 봉합하여 내측 연부 조직을 단축하려는 것이다.

4. 중족골두 내측의 돌출된 뼈를 얇은 절골도나 톱을 이용하여 떼어 낸다. 이 과정은 튀어나온 부분을 절제한다는 의미도 있으나, 절골술을 하기 위해 중족골두의 중앙점을 표시하기 위해서도 필요하다. 이 때 종구(longitudinal groove)의 1~2mm 내측에서 시작하여 발의 내측연과 평행하게 떼어 낸다. 중족골의 내측연과 평행하게 떼어 내면 외측으로 전위시킨 후 접촉면이 작아질 우려도 있으므로 족부의 내측연과 평행하게 떼어 내는 것이 좋다.

5. 돌출부를 절제한 평평한 면의 중앙에 지름 1.6mm인 K-강선을 삽입하는데, 이것보다도 더 큰 지름 2mm의 스타인만 핀을 사용하기도 한다. 핀을 삽입하는 목적은 중앙점을 표시하기 위해서이기도 하며, 절골할 때 그곳을 지나서 골두 쪽으로 톱날이 넘어가는 것을 방지하는 효과도 있다. 핀 삽입 방향은 발의 종축에 대하여 직각으로 삽입하여 절골술 후에 골두가 수평 이동하는 것을 원칙으로 하지만, 제2 중족골두 아래 부분에 전이 중족골 통증(transfer metatarsalgia)이 생기는 것을 방지하기 위하여 경우에 따라서는 약간 원위, 발바닥 쪽으로 향하게 할 수도 있다. 이때 핀의 삽입 방향을 약간 원위부로 향하게 하면 원위 골편을 전위할 때 골두가 외측뿐만 아니라 약간 원위부로 전위되므로 절골술에 의한 단축을 상쇄할 수 있다. 또한 핀 방향을 약간 족저부로 향하게 하면 족저부로 전위되어 제2 중족골두 밑에 전이 중족골통이 발생하는 것을 방지하는 효과를 기대할 수 있다. 그러나 이렇게 핀 방향을 너무 경사지게 하면 외측 절골면이 관절 내에 있을 가능성이 있다.

6. 45~60°의 각을 이루도록 갈매기형 절골술을 한다. 이때 중족골의 배부 및 족저부에 작은 retractor를 걸고 절골 부위를 노출시키고 주위의 연부 조직을 보호하는데 골두 부분의 혈액 순환을 보호하기 위하여 연부 조직을 가능한 한 최소로 박리하여야 한다. 절골선이 관절낭 밖에 위치하도록 절골하여야 하는데, 관절낭 안쪽으로 절골하면 골두의 혈액 순환이 손상되고, 관절 내 절골술이 되어 관절 강직 등의 원인이 되며, 특히 중족골두와 종자골 사이의 관절면을 손상시킬 경우 관절 강직의 가능성이 더욱 높다 그림 4-44. 이와 같은 기본적인 절골선을 변형하여 족저부 절골선을 좀 더 길게 만들면 나사못 고정을 할 수 있어서 더욱 안정적으로 고정할 수도 있다. 만약 원위 중족 관절면 각(distal metatarsal articular angle)이 커서 감소시키려 할 경우에는 내측에서 작은 쐐기를 떼어 내서 폐쇄형 쐐기 절골술의 효과를 얻을 수도

그림 4-44

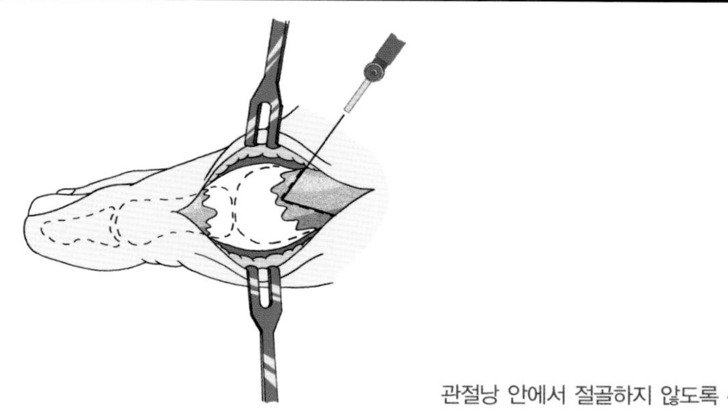

관절낭 안에서 절골하지 않도록 주의한다.

있다.

7. 절골 후 원위 골편을 외측으로 전위시키는데, 중족골두 지름의 약 1/3인 4~5mm 정도를 전위시킨다. 전위 후에 원위부에서 근위부로 힘을 가해 누르면 절골 부위가 꽉 눌려서 감입되어(impacted) 안정성을 증가시키는 데 도움이 된다. 이 상태에서 움직여 보면 관절 운동 범위와 안정성 등을 알 수 있다. 교정각을 크게 하려면 외측으로 7~8mm까지 더 전위시키면 되지만, 너무 많이 외측 전위를 하면 불안정해져서 절골 부위에서 외반 부정 유합(valgus malunion)을 일으킬 가능성이 있다. 외측 전위를 시킬 때 잘 되지 않는 경우에는 절골면보다 근위부 연부 조직을 박리하면 전위될 공간이 생긴다.

8. 한 개의 K-강선을 배부에서 족저부로 향하게 삽입하여 내고정을 하는데, 이때 강선의 끝이 관절 내에 튀어나와 있지 않도록 한다.

9. 내측 관절낭을 일부 절제한 후 봉합한다.

10. 피하 조직을 별도로 봉합할 수도 있으나, 감각 신경이 같이 봉합되지 않도록 주의해야 하며, 피부만 봉합하여도 좋다.

② 수술 후 처치

석고 고정을 하지 않으며, 발의 내측으로는 체중 부하를 하지 않고 뒤꿈치 및 외측으로 체중 부하를 하게 된다. 약 3~4주 경과 후에 강선을 제거하며, 이 시기에 자유로운 체중 부하를 하도록 한다. 전위를 많이 시킨 경우에는 접촉면이 좁고 절골면이 불안정하므로 6주 고정한다.

③ 합병증

가장 흔한 합병증은 과소 교정(undercorrection)과 변형의 재발이며, 가장 심각한 합병증은 중족골두의 무혈성 괴사이다. 과소 교정이나 재발은 중등도 이상의 심한 변형에 이 수술법을 사용하기 때문에 발생한다.[17)]

신경이 포착되거나 절단되어 발생하는 증세도 흔한데, 대개 엄지발가락이 저리다거나 멍멍한 증세를 호소한다. 수술 후 시간이 경과할수록 증세가 경미해지지만 지속적으로 약간의 증세를 호소하기도 한다. 수술시에 신경을 다치지 않도록 주의해야 하며, 특히 강선을 제거한 후에 신경 증세가 발생하는 경우도 있기 때문에 강선을 제거할 때에도 주의를 기울여야 한다. 강선 제거시에 신경 손상을 방지하기 위해서는 가능한 한 절개선에서 발등 쪽이 아닌 중앙선에 강선을 삽입하는 것이 좋다.

원위 중족골 절골술에서는 근위 절골술에 비하여 중족골의 단축이 뚜렷하게 나타나는 경우가 많다. 외측 전위의 정도가 클수록 중족골의 단축이 심하며, 전이 중족골 통증(transfer metatarsalgia)의 원인이 된다. 부분 강직, 부정 유합, 지연 유합, 불유합, 제1 중족 족지 관절의 퇴행성 관절염 등의 합병증이 있는데, 이에 대하여는 합병증편에 기술하였다. 무지 외반증은 대부분 통증과 기능 장애 때문에 수술하지만, 외관상의 문제로도 수술을 하는 경우가 많다. 이 경우 원위 갈매기형 절골술을 하여 실제로 발의 폭이 감소하고 증세가 좋아지더라도 외관상으로 만족스럽지 못한 경우에는 환자가 불만을 나타내는 경우도 있다.

라) 근위 절골술(Proximal Osteotomy)

제1 중족 설상 관절에서 제1 중족골의 내전이 발생하므로 변형 발생 부위에 가까운 부위에서 절골하는 근위부 절골술이 원위부 절골술보다 더 합리적이다. 그러나 중족 설상 관절에 아주 가깝게 절골하면 절골 부위를 고정할 수 없으므로 절골 후 고정할 수 있을 정도로 근위 골편이 있어야 하는데, 대개는 관절에서 1.5cm 원위부에서 절골한다.

저자는 관절면에서 7mm 원위부에서 절골한다. 각형성과 외측 전위(translation)를 동시에 할 수도 있는데 중족 설상 관절면에서 원위부로 갈수록 원래 내전된 것보다 더 큰 각도의 각형성을 하거나 더 많이 외측 전위하고 각형성을 더 하여야 교정된다.

중족 설상 관절에서 내전된 것보다 더 많이 각형성을 하면 원위 관절면 각이 증가하여 중족골 간 각도는 감소하지만 무지 외반각은 약간 크게 된다. 내측의 연부 조직을 단축하거나

그림 4-45

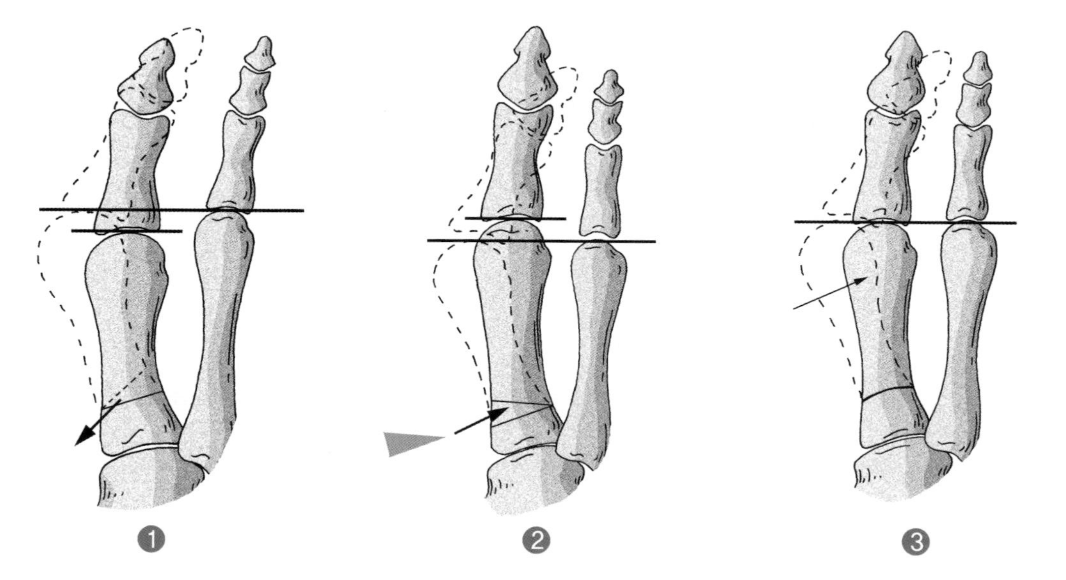

폐쇄성 쐐기 절골술(①)을 하면 중족골의 길이가 단축되고 개방성 쐐기 절골술(②)을 하면 연장된다. 초승달형 절골술(③)을 하면 길이의 변화가 적다.

근위지골 내측 폐쇄성 쐐기 절골술을 하여도 변형이 재발되기 쉽다.

이상의 이론적인 설명은 모든 절골술에 해당하는 것으로서 각각의 절골술을 이해하는 데 기초가 된다. 결론적으로 근위부 절골술은 가능한 한 근위부에서 절골하는 것이 좋으며, 근위부에서 간부 쪽으로 갈수록 각형성만으로 교정하는 방법보다는 전위와 각형성을 동시에 하는 방법으로 수술하는 것이 좋다. 또한 모든 근위부 절골술에서는 원위 골편이 길기 때문에 원위 골편에 작은 힘이 가해지더라도 절골 부위에 상당한 힘으로 작용하여 절골 부위가 움직이기 쉬우며 고정이 불충분하여, 부정 유합이나 변형의 재발 가능성이 높다.

근위 절골술의 방법은 쐐기 절골술(wedge osteotomy), 초승달형 절골술(crescentic osteotomy), 갈매기형 절골술(chevron osteotomy) 등으로 분류할 수 있다. 쐐기 절골술은 중족골 근위 골간단부의 외측에서 쐐기를 절제한 후 원위 골편을 외측으로 각형성하는 폐쇄형과 내측을 벌리는 개방형으로 나눌 수 있다. 폐쇄형은 제1 중족골의 단축을 초래할 수 있고, 개방형은 중족골을 신장시키는 효과가 있는데, 중족골이 길어지면 연부 조직이 긴장되어 중족 족지 관절이 경직될 가능성이 있다 그림 4-45. 그러나 내측 폐쇄형 쐐기 절골술 후에 좋은 결과를 얻었다는 보고도 있다.[22]

또한 개방형이든 폐쇄형이든 절골면이 평평하기 때문에 고정이 어렵고 불안정하다. Granberry와 Hickey는[26] 40명의 환자에 대한 폐쇄성 쐐기 절골술에서 10%의 불유합을 보고하였고, Wanivenhaus 등에[76] 의하면 중족골 간 각은 잘 교정되지만 60%에서 배굴 부정유합과 전이 중족골 통증이 발생하였다고 하였다. 심한 변형을 교정하기 위해서는 큰 폭의 쐐기를 떼어 내거나(폐쇄형 절골술), 벌려야 한다(개방형 절골술). 그러나 실제로 큰 쐐기를 절제하면 단축이 심해지고, 크게 벌리면 많이 연장되기 때문에, 이러한 쐐기 절골술의 교정 범위는 제한적이다.

최근에 견고한 고정을 목적으로 금속판이 사용되면서 개방성 절골술을 하여서 좋은 결과를 얻었다는 보고들이 있으나 무지 외반증은 3차원적인 변형인데 2차원적인 개방성 절골술만으로 변형 교정이 불완전할 것이고, 각형성만으로 교정하므로 교정 정도도 부족하다는 것이 저자의 견해이다.

근위 절골술의 목적은 충분한 교정을 얻으려는 것이므로 좀 더 쉽게 큰 교정을 얻을 수 있는 초승달형 절골술이나 갈매기형 절골술이 많이 사용되고 있다. 초승달형 절골술은 돔(dome)형 절골술이므로 길이의 변화 없이 원하는 만큼 교정이 가능하고, 접촉면이 넓어서 유합이 일어나기 좋은 점 등의 돔형 절골술의 장점 때문에 널리 사용되고 있다. 그러나 근위 절골술은 안정성이 적고, 견고한 고정이 어렵다는 단점이 있다. 또한 초승달 모양의 톱날이 있어야 하므로 그런 톱날이 없는 곳에서는 시술하기 어렵다. 다른 부위의 돔형 절골술처럼 드릴로 구멍을 뚫고 그것들을 연결하여 절골하기에는 뼈가 작고, 중족골 길이도 짧아지므로 초승달 모양 톱날을 이용해야 한다.

근위 갈매기형 절골술은 원위 갈매기형 절골술에서처럼 단순히 절골 부위에서 원위 골편을 외측으로 전위시키는 것이 아니고, 외측 전위와 각형성을 하므로 내측에 근위 골편과 원위 골편 사이에 틈새가 발생하여 이 부분에 뼈 이식이 필요하며 대부분은 중족골두 내측에서 절제한 뼈를 작게 조각내어서 삽입한다. 외측 전위를 전혀 하지 않으면 내측 개방성 쐐기 절골술이 되어서 내측에 뼈가 벌어진 틈새가 크고, 외측 전위를 하면 각형성이 되면서 근위 골편과 원위 골편의 피질골들이 겹쳐져 들어가므로 내측에 근위 골편과 원위 골편 사이에 뼈가 벌어진 틈이 작다 그림 4-46.

원위 절골술이나 근위 절골술이나 절골의 모양은 같지만 전위의 방법이 다르므로 전혀 다른 수술 방법이다. 근위 갈매기형 절골술은 원위 갈매기형 절골술보다 안정성은 적으나, 교정

그림 4-46

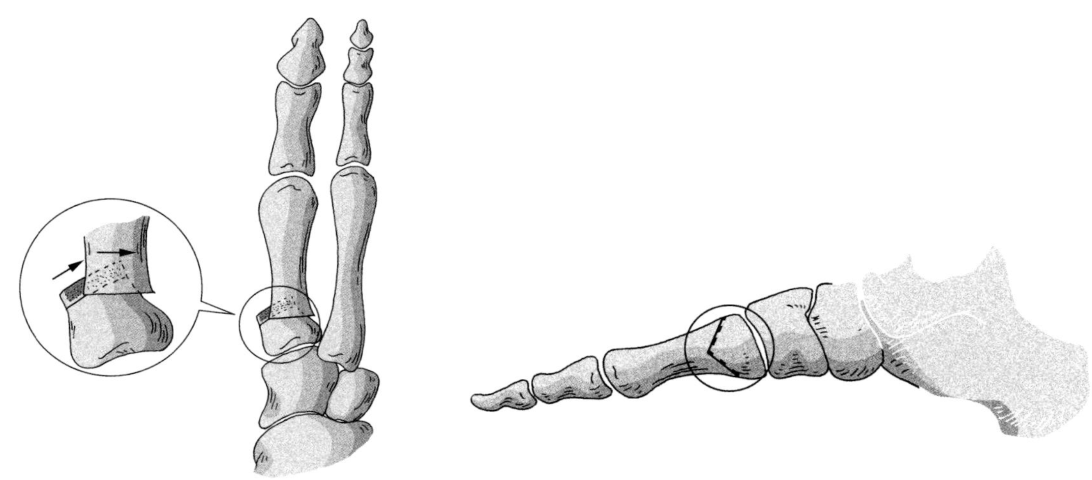

근위 갈매기형 절골술은 동시에 외측 전위와 개방성 쐐기 절골술을 하는 방법이다. 꼭짓점이 원위부를 향하는 그림.

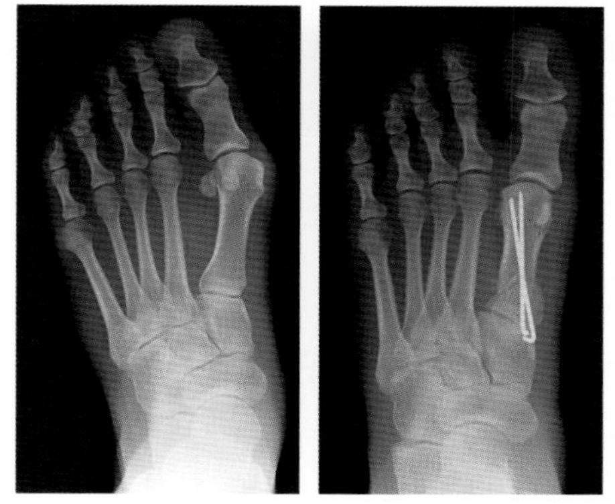

근위 갈매기형 절골술의 수술 전과 수술 후 방사선상.

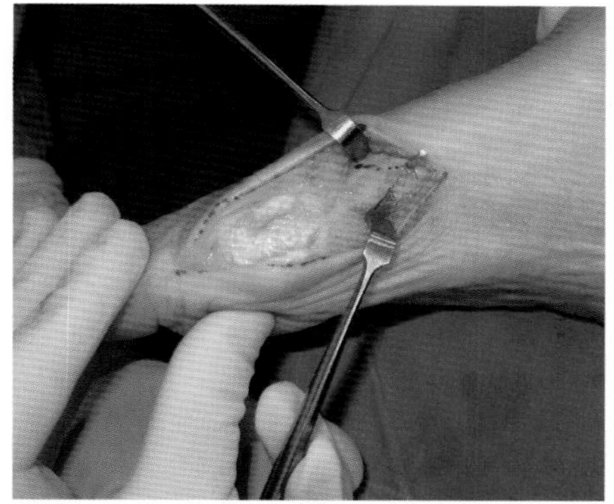

꼭짓점이 근위부를 향하는 절골술.

효과는 더 크며, 초승달형 톱날(crescentic saw blade)이 없더라도 할 수 있다.

근위 갈매기형 절골술과 초승달형 절골술은 교정 정도와 합병증 등은 비슷하지만 갈매기형 절골술이 수술하기가 쉽고, 조기에 유합이 되고, 배굴 부정 유합 및 전이 중족골 통증의 빈도가 적다는 보고가 있다.[8,21,24,57]

초승달형 절골술이나 갈매기형 절골술 모두 수술 후 안정성이 충분하지 않으므로 족부 내측으로는 체중 부하를 하지 않도록 하여야 한다. 그러나 체중 부하를 하지 않더라도 절골 부위가 움직일 가능성이 있다. 중족골의 절골술 후에 어떤 방법으로 고정하든지 수술장에서 얻어진 교정각을 유지하기는 상당히 어려우며 수술 후 교정각이 감소하는 예들을 볼 수 있다. 수술장에서 절골 부위를 고정한 후에 중족골두를 위아래로 움직여 보아서 불안정하면 추가로 강선을 삽입해야 한다. 또한 엄지와 검지로 제 1, 제2 중족골두 사이를 벌려보아서 횡 방향의 안정성이 있는가를 반드시 살펴보아야 한다.

저자는 대부분 지름 1.6 mm의 강선을 이용하여 고정하는데, 두 개의 강선을 삽입하면 시상면에서는 안정성이 있으나 횡 방향의 안정성은 부족한 경우가 많아서 3개의 강선을 삽입하는 경우도 많다.

① 술식

㉠ 초승달형 절골술

1. 대개 원위 연부 조직 재건술과 병행하므로 먼저 원위 연부 조직 재건술 중 외측 유리술을 시행한다.

2. 장무지 신전근건(extensor hallucis longus)의 외측에 종절개를 한다. 이때 만약 장무지 신근건의 내측에서 절개를 하고 발등의 약간 내측에 도달하여 절골술을 하게 되면 배부 내측에서 족저부 외측으로 절골이 되는 경향이 있으며, 그렇게 하면 원위 골편을 외측으로 회전시켜 중족골 간 각을 교정할 때, 원위 골편이 배굴되는 경향이 있다.

3. 제1 중족 설상 관절(first metatarsocuneiform joint)을 확인하고 관절에서 1.5cm 원위부에 절골을 한다. 초승달 모양 중 볼록한 부분이 원위부를 향하게 한다.

4. 근위 골편을 내측으로 밀거나 당겨서, 근위 골편이 중족 설상 관절에서 가장 내측에 위치하여 있는 상태에서 원위 골편을 외측으로 회전시켜 중족골 간 각을 교정한다. 만약에 근위 골편을 내측으로 당겨내지 않은 상태에서 교정을 하면, 중족골 간 각이 교정된 것처럼 보이더라도 체중 부하를 하면 제1 중족골이 중족 설상 관절에서 내전되면서 교정이 상실되므로 아주 중요한 과정이다 그림 4-47.

5. 또한 과도한 교정으로 중족골 간 각이 음각(minus angle)이 되면, 무지 외반증이 과도하게 교정되어서 무지 내반증의 가능성이 있으므로 과도한 교정을 하지 않는 것도 중요하다.

6. K-강선 또는 나사못을 이용하여 고정한다. K-강선 고정은 피부와 마주쳐서 감염과 통증을 일으킬 가능성이 있다. 이러한 문제가 발생하여 수술 후 4~6주에 강선을 제거하면, 아직 골유합이 견고하지 않아서 강선을 제거한 후에 절골 부위가 배굴 부정 유합

그림 4-47

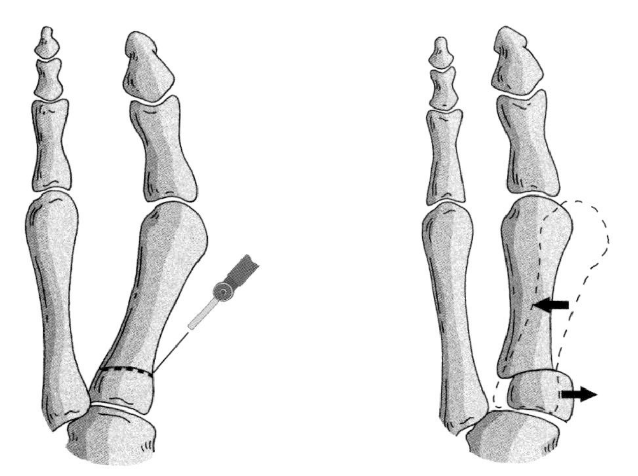

근위 골편을 최대한 내측으로 전위시킨 상태에서 원위 골편을 전위시킨다.

(dorsiflexion malunion)될 가능성이 있으므로 주의하여야 한다.

나사못으로 고정하는 경우에는 원위 골편의 배부에서 근위 골편의 족저부를 향하여 삽입한다. 절골 전에 원위 골편에 미리 드릴로 천공을 하고 절골 후 곧 나사못을 삽입한다. 이때 나사를 완전히 조이기 전에 나사못의 머리 부분이 원위 골편의 피질골과 닿게 되며, 계속 조이면 나사와 절골면 사이의 피질골을 들어 올리는 효과가 있어 골절을 유발할 수 있으므로 원위 드릴 구멍을 긁어내거나 더 크게 파서(overdrilling), 나사못의 머리 부분이 편안히 놓이며 절골면에 압박력으로만 작용할 수 있도록 하여야 한다.

㉡ 갈매기형 절골술

1. 중족골 내측에 종절개를 한다.

2. 갈매기형 절골술의 꼭짓점이 원위부를 향하게 하는 저자도 있고, 근위부를 향하게 하는 저자도 있다. 꼭짓점이 원위부를 향하게 할 경우에는 제1~2 중족골 사이에 공간이 넓으므로 외측 전위가 용이하다.

저자는 꼭짓점이 가능한 한 변형이 발생한 부위에 가깝도록 하기 위하여 꼭짓점이 근위부를 향하게 하고 관절에서 7mm 원위부에 꼭짓점을 만든다. 꼭짓점을 근위부로 향하게 할 경우에는 절골면에 가해지는 힘이 근위 골편의 배부에 집중되어 근위 골편의 골절 가능성이 있

그림 4-48

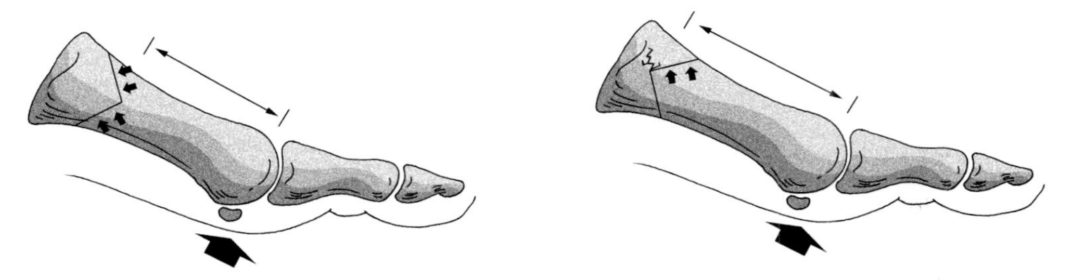

근위 갈매기형 절골술의 꼭짓점이 근위부를 향하는 경우에는 근위 골편의 배부 또는 중족 설상 관절로 골절이 발생할 가능성이 있으므로 꼭짓점이 너무 근위부로 가지 않도록 주의한다.

지만 실제로 골절이 발생하였던 예는 경험하지 않았다 그림 4-48.

3. 절골 후에 원위 갈매기형 절골술처럼 원위 골편을 단순히 외측으로 전위시키는 것이 아니라, 외측 전위와 동시에 내측을 벌려서 각형성을 하면서 중족골 간 각을 교정한다. 따라서 원위 갈매기형 절골술보다 안정성이 낮다. 어느 절골술이나 절골 부위의 배굴 부정 유합이 되면 전이 중족골 통증이 발생하므로 배굴되지 않도록 주의하여야 한다.

또한 제2 중족골두 아래에 굳은살(callosity)과 통증이 있는 경우에 제1 중족골을 약간 굴곡하여 제1 중족골두의 바닥을 내려가게 하여 체중 부하가 증가되도록 할 수도 있다.

그러나 무지 외반을 교정하면 추진기(push-off phase)에 제1 족지의 추진력이 회복되어 자연히 제2 중족골두 아래의 압력이 감소하며 절골 부위에서 원위 골편을 족저 굴곡시키면 오히려 제1 중족 족지 관절이 갈퀴 족지 모양으로 되어서 중족 족지 관절의 족저 굴곡이 감소하고 제1 중족골두 아래에 과도한 체중 부하로 통증이 유발될 수 있으므로 일부러 절골 부위에서 족저 굴곡시키는 것은 위험하다.

4. K-강선이나 나사못을 이용하여 고정한다.

② 수술 후 처치

대부분의 저자들이 수술 후 신발(postoperative shoe)을 신고 발의 외측과 뒤꿈치로 체중 부하를 허용한다. 제1 중족골두에 체중 부하를 하면 절골 부위가 움직여서 변형의 재발 및 배굴 부정 유합이 발생할 위험성이 높다.

수술 후 최소한 6주간은 제1 중족골두에 체중 부하하지 않도록 주의해야 한다. 수술 후 6

주가 경과한 후라도, 절골 부위의 접촉면이 좁거나, 골다공증이 심하여 유합이 의심스러운 경우에는 체중 부하를 좀 더 지연시켜야 한다.

③ 합병증

㉠ 무지 내반

흔한 합병증이며 중족골 간 각이 과다 교정되어 음각이 된 경우, 외측 연부 조직이 과도하게 유리되었을 때, 중족골두의 내측 돌출부 절제술이 과도하게 되었을 경우에 발생한다. 이에 대한 설명은 합병증편에 기술하였다.

㉡ 배굴 부정 유합

모든 절골술에 공통적으로 발생할 수 있는 합병증은 지연 유합, 불유합, 그리고 부정 유합인데 이 중 부정 유합의 빈도가 상당히 높다. 대부분은 임상적으로 문제가 되지 않을 정도이지만 가능한 한 그 빈도와 정도를 감소시키도록 노력해야 한다. 대부분의 교과서와 논문에서 배굴 부정 유합이 중요한 합병증이라고 되어 있다. 그러나 배굴 부정 유합에 못지 않게 족저 굴곡되어 고정된 경우에도 심각한 장애가 발생하므로 어떤 경우든지 족저 굴곡하여 고정할 경우에는 상당한 주의가 필요하다.

부정 유합은 대부분 배굴 부정 유합인데, 수술시에 발생하는 것과 수술 후 유합이 되어 가는 도중에 발생하는 것으로 나눌 수 있다. 절골술을 한 후 나사못이나 K-강선으로 고정을 하는데, 나사못이나 강선 두 개를 삽입하더라도 체중을 지지할 정도로 견고하게 고정이 되지 않으므로,[71] 절골술 후 상당 기간 동안 족저부 내측으로 체중 부하를 금지시키는 것이 좋다. 그러나 강선 두 개만으로도 충분히 고정할 수 있다는 보고도 있다.[39]

배굴 부정 유합이 되면 제1 중족골두가 발등 쪽으로 들리므로 제1 중족골두 아래의 체중 부하가 감소하고 제2, 제3 중족골두의 체중 부하가 증가하여 수술 전에는 없던 굳은살 및 통증이 발생하며, 이를 전이 중족골 통증(transfer metatarsalgia)이라고 한다. 또한 배굴 부정 유합이 되면 원위 관절면이 들려 올라가서 중족골두가 발등 쪽으로 돌출되어 중족 족지 관절의 배굴이 제한되는데, 이것을 기능적인 무지 강직증(hallux rigidus)이라고 하기도 한다.

근위 갈매기형 절골술에서 외측 전위와 약간의 회전 교정을 하므로 수술 시야에서 원위 골편이 배굴되었는지 족저 굴곡되었는지를 판단하기 어려운 경우가 많다. 그러므로 중족 족지 관절에서 배굴이 부드럽게 잘 되는지를 보고, 만약에 배굴 제한이 있다면 절골 부위에서 배굴 고정되어서 중족골두가 들려 있을 가능성을 생각해야 한다. 반대로 중족 족지 관절이 배굴된 상태로 있고, 족저 굴곡이 제한된다면 절골 부위에서 족저 굴곡되어 고정되어 있을 가능성을 생각해야 한다.

㉢ 관절 운동 제한

수술 전에 퇴행성 변화가 있는 경우나, 수술에 의해 비상합성 관절(incongruous joint)이 된 경우에 심한 운동 제한이 발생한다. 근위지골과 중족골 사이에는 퇴행성 변화가 경미하더라도 중족골두의 하방과 종자골 사이 관절에는 심한 퇴행성 변화에 의하여 연골이 거의 없는 경우가 많은데, 이것이 운동 제한의 원인일 가능성이 있다.

또한 아탈구되었던 관절을 정복하면 상대적으로 짧아져 있던 장무지 신전근건 및 장무지 굴곡근건이 팽팽해져 운동 범위의 제한이 올 수 있으며, 이런 경우에는 제1 족지의 근위지골을 단축하면 운동 범위가 증가한다.

㉣ 변형의 재발

변형의 재발은 수술시에 교정이 불충분하였던 경우와 수술시에는 교정이 충분하였으나 수술 후에 절골 부위에서 다시 원래 방향으로 변형이 발생한 경우가 있다.

수술시 불충분한 교정이 발생하는 원인은 교정력이 작은 수술 방법으로 큰 변형을 교정하려고 하는 것과 근위 절골술시에 절골면보다 근위부의 골편을 충분히 내측으로 전위시키지 않고 변형을 교정하는 것이 주원인이다. 수술시에 원위 골편이 외측으로 각형성이나 전위가 잘 되지 않을 경우에는 중족 족지 관절 외측의 연부 조직 유리가 부족한 것이 원인이 아닌지 생각해 보아야 한다.

수술 후에 변형이 재발하는 원인은 절골 부위의 고정이 견고하지 않은 것과, 조기에 제1 중족골에 체중 부하를 하는 것인데, 특히 양쪽 발을 동시에 수술한 경우에는 조기에 체중 부하를 할 가능성이 많으므로 더욱 주의하여야 한다. 그러나 동시에 수술한 결과가 한 쪽만 수술한 결과와 차이가 없다는 보고가 있다.[40]

마) 골간 절골술(Diaphyseal Osteotomy)

그림 4-49

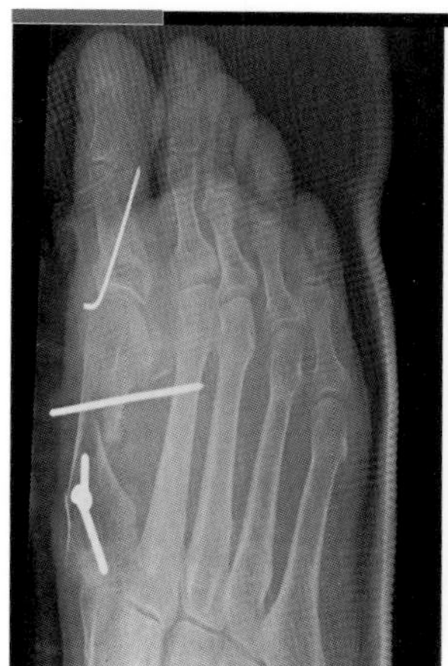

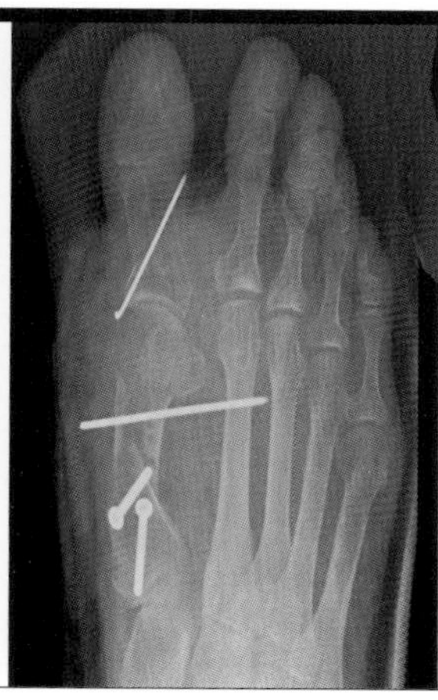

Ludloff 절골술과 근위지골 절골술을 한 방사선상. 나사못 두 개로 고정한 후에도 절골면이 불안정할 가능성이 있어서 추가로 지름 1.6mm K-강선을 횡으로 삽입하였다.

원위 절골술은 교정할 수 있는 각도가 작고, 근위 절골술은 배굴 부정 유합의 가능성이 높고, 절골 부위의 견고한 고정이 어려워서 안정성이 결여되어 있으므로, 큰 교정각을 얻을 수 있으면서도[12] 근위 절골술의 합병증을 감소시킬 수 있는 대안으로 시행되고 있는 것이 골간 절골술이다. 골간 절골술을 하면 넓은 절골면이 생기므로, 두 개의 나사못을 이용하여 고정할 수 있고, 수술 후에 배굴 부정 유합의 발생 가능성을 감소시킬 수 있다는 것이 최대의 장점이다.

이 중 대표적인 것이 Ludloff 절골술과 Scarf 절골술인데, Scarf 절골술은 원위 골편이 근위 골편의 바닥 쪽에 있으므로 구조적으로 안정적인 절골술이며, Ludloff 절골술은 원위 골편이 근위 골편의 발등 쪽에 위치하여 구조적으로 아주 불안정한 절골술이라는 면에서 큰 차이가 있다. Ludloff 절골술시에 절골면이 좁거나, 골다공증이 심하여 두 개의 나사못으로 견고한 고정이 되지 않는 경우도 종종 발생하는데, 이 경우에는 두 개의 나사못 이외에 추가적으로 K-강선을 삽입하여 보완하는 것이 좋다 그림 4-49.

Ludloff 절골술은 평면을 따라서 절골하기 때문에 종축에 대한 회전, 즉 회내나 회외가 발생하지 않을 것이라고 생각하지만 실제로 이런 종축에 따른 회전 변형이 발생한다는 점과 절골면을 따라서 변형 교정이 일어나므로 수술하는 의사가 종축에 따라서 회전을 시킨다거나 전위(translation)가 불가능하다는 점을 기억해야 한다. 또한 절골면의 방향이 체중 부하를 하면 벌어지는 불안정한 방향이며, 골다공증이 있는 노년층에서는 나사못 두 개를 원하는 위치에 잘 삽입하더라도 견고한 고정이 불가능하다.

그림 4-50 Ludloff 절골술의 도해

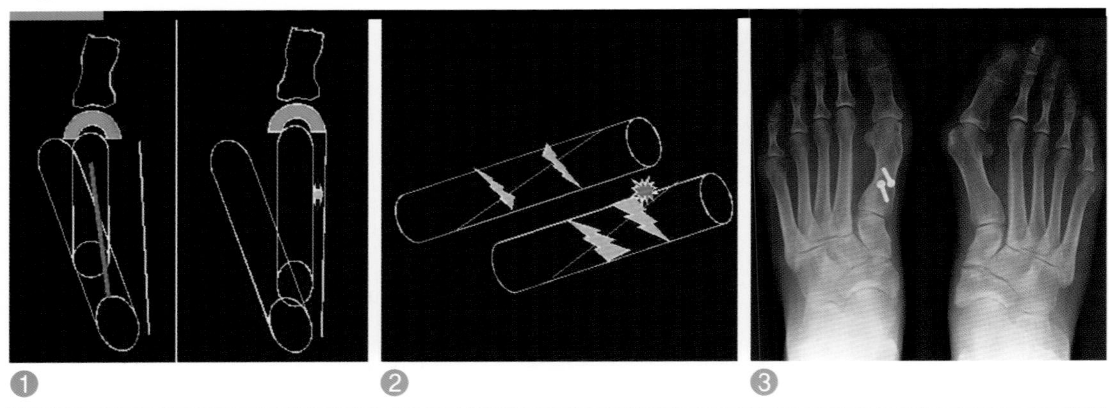

① 근위부에서 절골할수록 제1 중족골과 제2 중족골 사이의 간격이 좁아진다. ② Ludloff 절골술에서 회전점(근위부 나사)이 근위부일수록 더 큰 각을 교정할 수 있으나 나사못 근위부의 뼈가 좁으므로 골절이 발생할 가능성이 있다. 굵은 나사못을 사용하여도 골절의 위험성이 커진다. ③ 회전점이 종족 설상 관절에서 상당히 원위부에 위치하므로 중족골 사이를 거의 평행할 정도로 교정하였으나 제1~2 중족골 사이의 간격이 넓으므로 외관상 불만족스럽다.

① Ludloff 절골술 그림 4-50 그림 4-51

1. 내측 절개 후에 제1 중족 설상 관절 배부의 약 5mm 원위부에서 시작하여 중족골 경부의 족저부를 향하여 절골을 시작한다. 이 절골면의 방향에 따라서 교정 후 원위 골편이 발등 또는 발바닥 쪽으로 전위되기도 하며 회내와 회외가 일어난다. 수술장에서는 체중 부하시의 발바닥 면을 정확히 알기 어려우므로 어떤 방향으로 절골을 해야 할지 알기 어려운데 이는 가장 중요하고 경험이 필요한 부분이다.

저자의 경험으로는 발목을 중립위로 하고 발바닥에 손으로 가상적인 체중 부하 상태를 만들고 그 면에 대하여 외측이 약간 발등 쪽을 향하도록 절골하는 것이 가장 좋다. 작은 retractor를 이용하여 근위부 발등 쪽과 원위부의 바닥 쪽이 보이도록 하고 절골하는데, 원위부의 retractor가 들어가는 곳은 중족골 경부에 혈관을 포함한 연부 조직이 부착하는 부위의 바로 근위부이다. 그곳은 쉽게 박리가 되고 작은 retractor가 뼈와 근육 사이로 들어가서 절골할 부위를 노출하는 데 좋다.

2. 근위 1/2 ~ 2/3 부분은 반대쪽 피질골까지 완전히 절골한다.

3. 배부에서 족저부를 향하여 작은 나사못(지름 2.7mm 정도)을 사용하여 고정하는데, 완전히 조이지 않고 약간 움직일 수 있을 정도로 조인다. 큰 나사못을 삽입하면 원위 골편의 근위부가 골절되어 고정력을 상실할 위험이 크다. 이 근위부 나사못을 회전점으로 하여 원위 골편을 회전시켜 교정을 얻는 것이므로 가능한 한 근위부에서 나사를 삽입하는 것이 좋다. 그러

그림 4-51 Ludloff 절골술

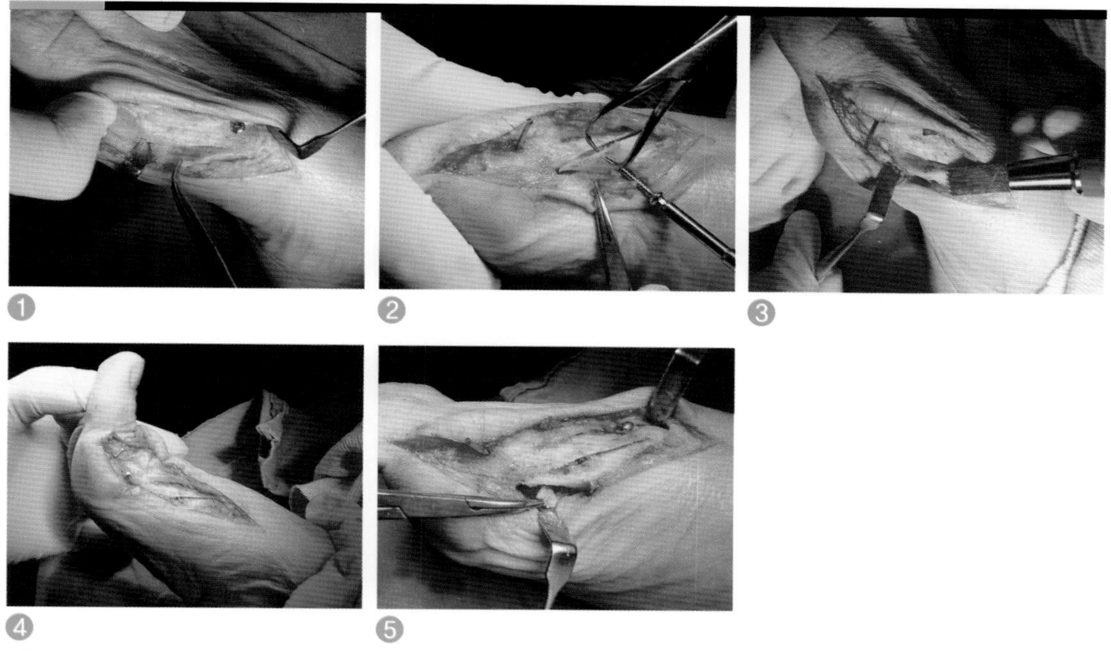

① 절골면의 근위부에 나사못을 삽입하고 그곳을 회전점으로 하여 절골 부위를 회전시킨다. ② 수건 겸자로 전위된 상태를 유지하기 어려운 경우에는 중족골두 또는 경부에 횡방향으로 제2 중족골을 향하여 K-강선을 삽입하여 임시 고정을 한 후 원위 나사못을 삽입한다. ③ 돌출된 부분을 절제한다. ④ 고정의 안정성과 운동 범위를 검사하기 위하여 중족 족지 관절을 움직여 본다. ⑤ 절골 부위의 하면과 내측에 골이식을 한다.

나 근위부로 갈수록 뼈가 얇고 폭도 좁아서 나사못을 삽입하면서 골절이 발생하기 쉽다. 원위부로 갈수록 같은 각도의 각형성을 하면 제1~2 중족골 사이가 넓은 상태가 되므로 제1~2 중족골 사이를 좁히려면 각형성을 더 많이 해야 한다. 각형성을 더 많이 하면 원위 관절면이 외측을 향하여 원위 중족 관절면 각이 증가한다.

4. 원위부의 절골을 완성한다.

5. 근위 나사못을 회전점으로 하여 원위 골편을 외측으로 회전시킨다. 근위 골편의 원위부를 수건 겸자(towel clip)나 모기 지혈 겸자로 잡아서 내측으로 당기고, 동시에 중족골두를 외측으로 밀어서 회전시킨다. 작은 힘으로 지속적으로 잡아당겨서 충분한 교정을 얻도록 한다. 근위 나사못을 완전히 조인다. 근위 골편의 원위부는 고정이 끝난 후에 절제할 부위이므로 근위 골편의 원위부를 잡아당기다가 일부 뼈 조각이 부서지더라도 관계가 없다. 원위 골편을 과도하게 회전시켜서 중족골 간 각이 과도하게 교정될 가능성이 높아 근위 나사못을 완전히 조인 후 C-arm 영상 증폭기를 이용하여 절골 부위의 상태를 확인하는 것이 좋다. 과소 교정된 경우보다는 과도하게 교정되어 교정각을 감소시켜야 하는 경우가 많다. 겉으로 보기에

그림 4-52 Scarf 절골술

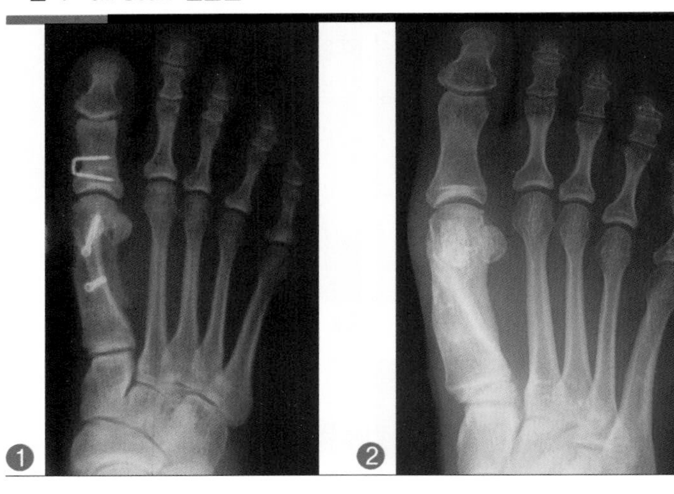

가능한 만큼 외측 전위를 한다. 대개는 외측 전위만으로는 교정이 부족하여 근위 지골의 절골술을 동시에 한다(①). 유합된 후의 사진(②). (Dr. Maestro의 증례)

아주 만족스럽게 되더라도 방사선상 지나치게 회전되어 있는 경우가 많다.

6. 근위 골편의 족저면에서 원위 골편의 배부를 향하여 나사못을 삽입하여 고정한다. 이 나사못이 절골면에 수직으로 삽입되지 않으면 나사못을 조일 때 골편 간에 움직임이 있어서 교정이 감소한다. 경우에 따라서는 나사못을 적당히 조인 후 추가로 제1 중족골에서 제2 중족골로 지름 1.6mm의 K-강선을 삽입하여 추가적인 고정이 필요하기도 하다. 이와 같은 추가적 고정은 골다공증이 심하여 고정이 견고하지 못한 경우에도 사용한다.

㉠ 수술 후 처치

수술 후 6주간 제1열로 체중 부하를 하지 않도록 한다.

㉡ 합병증

다른 절골술에서 발생할 수 있는 모든 합병증이 발생할 수 있다. 수술 도중 중족골의 골절이 일어날 수 있는데, 중족골 간부의 중앙을 지나도록 절골하여야 골절을 예방할 수 있으며, 한쪽으로 치우칠 경우 너무 얇은 골편이 생겨서 골절이 발생할 수 있다. 톱날이 너무 두껍거나 굵은 나사못을 사용할 경우에도 골절이 발생할 수 있다. 절골의 방향이 발등을 향하거나 발바닥을 향하면 배굴이나 족저 굴곡의 가능성이 있다.

② Scarf 절골술 그림 4-52

Scarf라는 용어는 목공 기술에 쓰이는 용어로서 서로 맞물리기 좋도록 지그재그 모양으

그림 4-53 Scarf 절골술

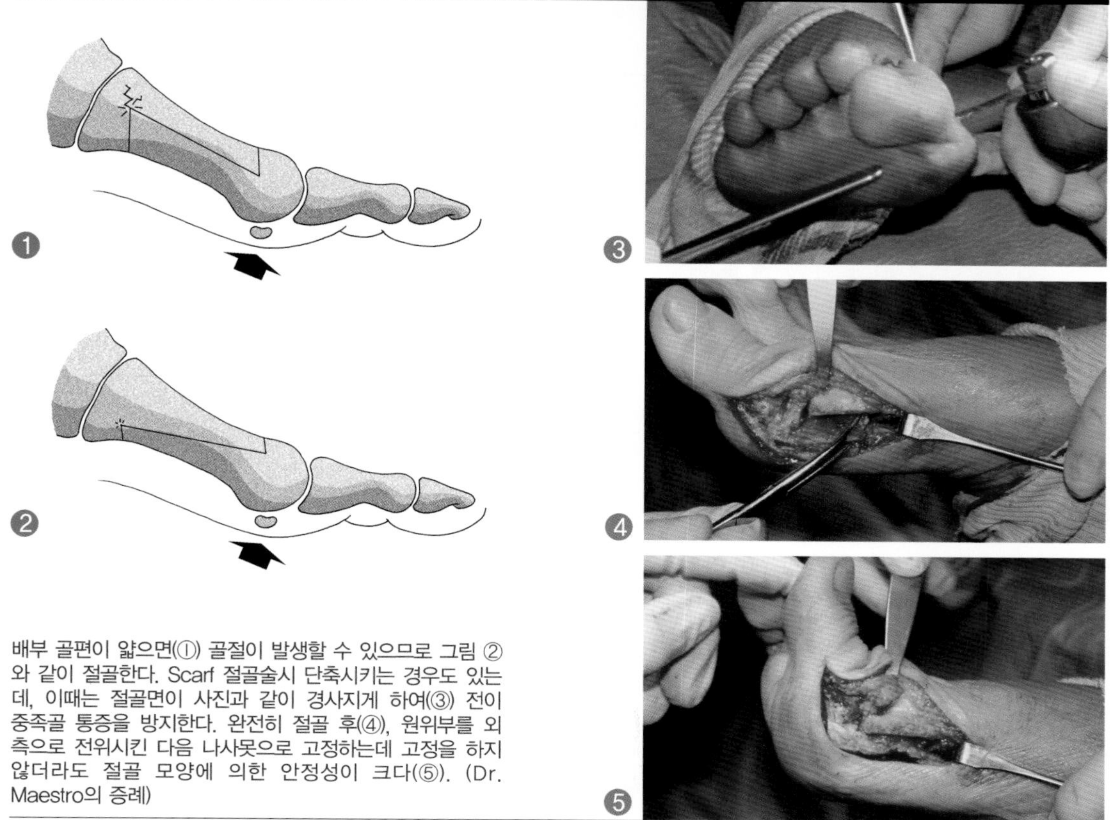

배부 골편이 얇으면(①) 골절이 발생할 수 있으므로 그림 ②와 같이 절골한다. Scarf 절골술시 단축시키는 경우도 있는데, 이때는 절골면이 사진과 같이 경사지게 하여(③) 전이 중족골 통증을 방지한다. 완전히 절골 후(④), 원위부를 외측으로 전위시킨 다음 나사못으로 고정하는데 고정을 하지 않더라도 절골 모양에 의한 안정성이 크다(⑤). (Dr. Maestro의 증례)

로 나무를 잘라서 고정하는 방법이다. 주로 외측 전위에 의하여 교정하므로 교정력이 아주 크지는 않다. 대개는 근위지골의 절골술을 병행한다. 저자에 따라 다양한 모양의 Scarf 절골술을 하는데, 기본형은 중족골의 골간 부위를 길게 절골하고 2개의 나사못으로 고정하는 것인데 중족골두에서 골간의 중간까지 짧게 절골하고 나사못을 사용하지 않는 저자도 있다. 주로 외측 전위로 교정하므로 원위 중족 관절면 각이 증가하지 않는다. 안정성이 좋은 것이 큰 장점이다.[6,77]

Z 모양으로 절골하는데 원위부에서는 배부로, 근위부에서는 바닥 쪽으로 절골한다. 근위부에서 바닥 쪽으로 꺾어지는 부분에서 스트레스가 집중되어 골절이 발생할 가능성이 있다. 특히 중족골의 중앙을 따라서 절골하면 배부 골편이 얇으므로 골절의 가능성이 높아 중족골의 중앙보다 근위부는 약간 바닥 쪽으로 원위부는 약간 발등 쪽으로 기울어진 비스듬한 선을 따라 절골하면 좋다 그림 4-53.

그림 4-54

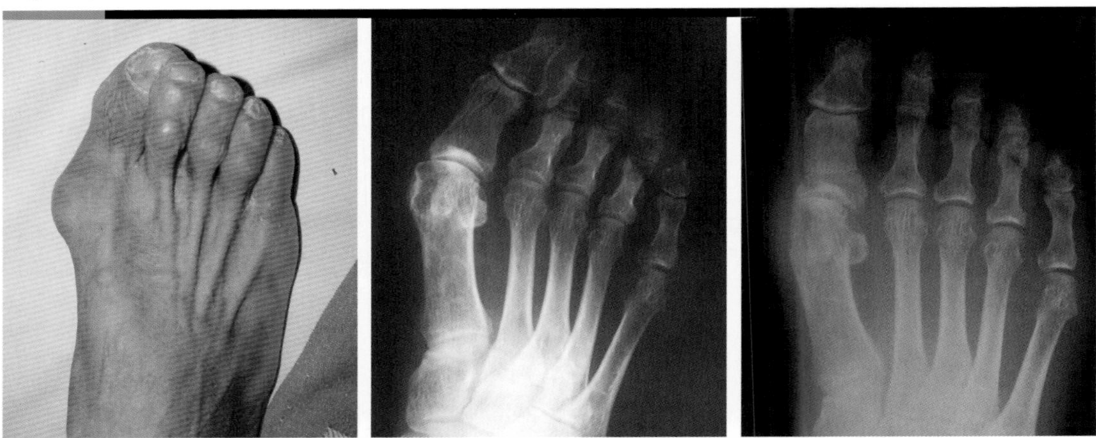

제1, 제2 족지가 겹쳐서 굳은살의 원인이 되는 경우. 고령의 환자이고 발가락이 겹친 부위의 피부못(corn)이 주 증상이므로 근위지골 절골술을 하여 겹치지 않도록 하였다.

그림 4-55 근위지골 절골술

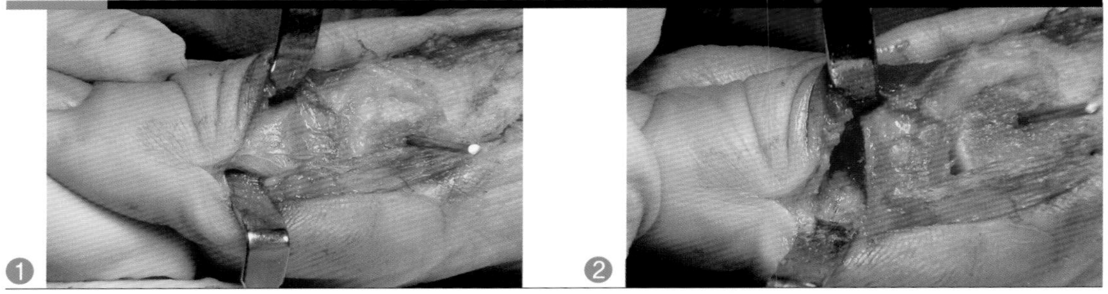

근위지골을 단축하기 위하여 완전히 절골하였다. 근위지골의 기저부를 노출시킨 후(①), 내측이 5mm인 사다리꼴 모양의 뼈를 절제하여 지골의 단축 및 외관상의 변형 교정 효과를 얻었다(②).

전위시킨 후에 원위 골편의 내측 피질골이 골수강 내로 돌아들어가서 원위 골편이 배부로 전위되면서 회외될 가능성이 있는데 이를 troughing이라고 한다.[13] 위에서 설명한 대로 중족골의 중앙선에서 약간 기울인 선을 따라 절골하면 troughing을 방지하는 효과도 있다.

바) 근위지골 절골술(Proximal Phalanx Osteotomy, Akin Osteotomy)

근위지골 절골술은 무지 외반증뿐만 아니라 무지와 제2 족지가 겹쳐지는 경우(underlying or overlying second toe) 그림 4-54, 지간 무지 외반증(hallux valgus interphalangeus), 무지 강직증에서 시행한다. 이 중 지간 무지 외반증이 있는 경우가 주된 적응증이지만 근위지골을 단축하거나 회내 변형을 교정하기 위해서도 시행한다 그림 4-55. 무

그림 4-56

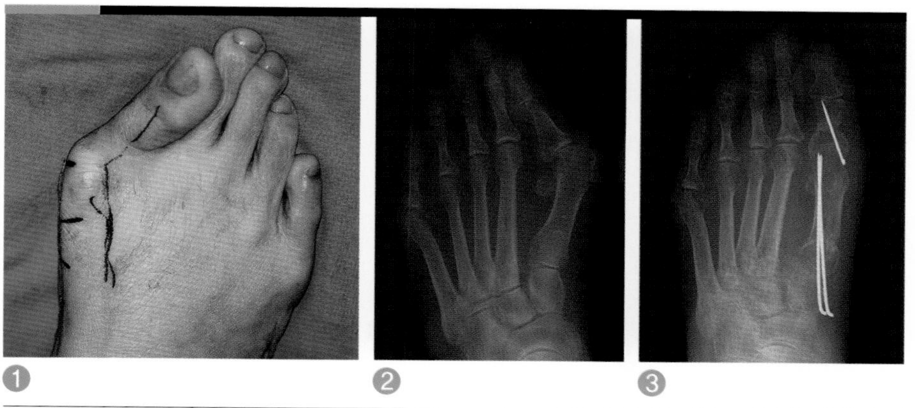

무지 외반각이 커서 근위지골 단축을 한 후에 중족 족지 관절의 운동이 가능하게 된 예. 중족골 간 각은 18°, 무지 외반 각도는 64°이므로 장무지 신전근건과 장무지 굴곡근건이 단축되어서 중족 족지 관절의 운동 제한이 발생한다. ① 수술 전 사진. ② 수술 전 방사선상. ③ 수술 후 방사선상 근위지골을 약 5mm 단축하였다.

지 강직증에서는 근위지골 배부의 폐쇄성 쐐기 절골술을 한다.

지간 무지 외반증 이외에 일반적인 무지 외반증의 치료 방법으로 사용하면 당장은 변형이 교정된 것처럼 보이지만 중족골 간 각이 감소하지도 않고 종자골의 위치도 변하지 않으므로 변형이 재발한다.

그러나 중족골 절골술을 하여 제1~2 중족골 간 각을 교정한 후에도 남아 있는 무지 외반각을 교정하기 위해 근위지골 절골술을 한 경우에는 무지 외반이 재발하지 않는다. 중족골 절골술 후에 중족 족지 관절의 운동이 잘 되지 않고, 중족 족지 관절을 배굴하면 족지가 외측으로 기울어지면서 다시 변형을 일으키는 방향으로 휘는 경향이 있는 경우가 있는데, 그 원인 중 한 가지가 장무지 굴곡근건 및 장무지 신전근건이 단축된 것이다. 이런 경우에는 근위지골을 5mm 단축하면 건의 긴장이 감소하여 운동 범위가 정상적으로 회복되는 것을 볼 수 있다 그림 4-56.

근위지골 절골술을 할 때 완전 절골하지 않고 외측 피질골을 일부 남긴 상태에서 변형을 교정하면 안정성이 좋다. 그러나 장무지 굴곡근건과 장무지 신전근건의 긴장을 해소하기 위하여 족지 길이를 단축시킬 경우에는 완전히 절골한다. 비흡수성 봉합사, K-강선, 스테이플, 나사못 등을 사용하여 고정한다. 수술 후 드레싱만으로도 절골 부위가 안정적으로 유지되는 경우가 많으므로 견고한 교정을 하지 않아도 되며 저자는 원위 골편의 배부 내측에서 근위 골편을 향하여 1개의 지름 1.4mm 강선을 삽입한다.

그림 4-57

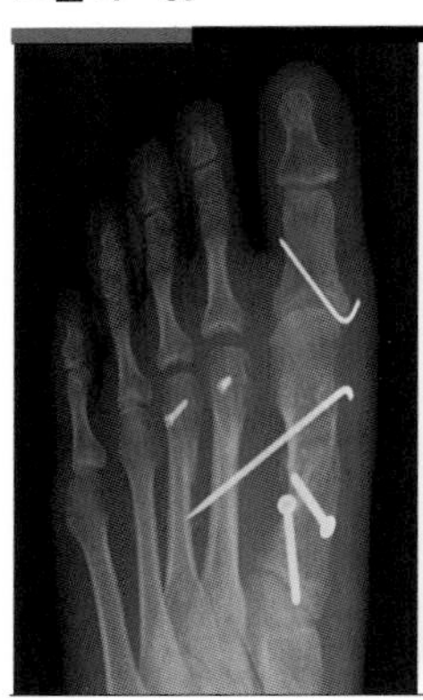
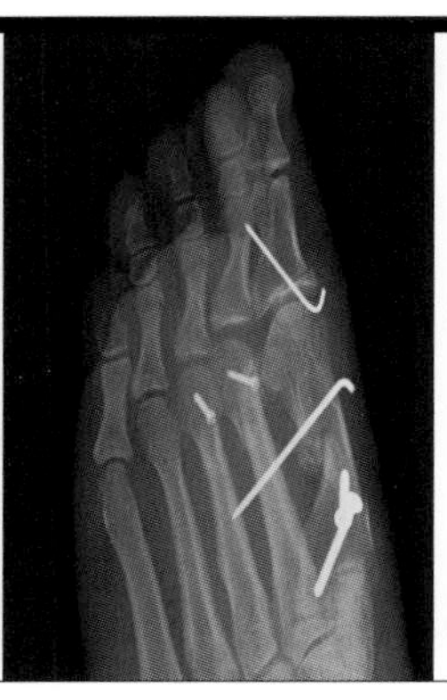

근위지골 절골술시에 내측 절골선이 관절면에 들어간 방사선상.

수술 방법

지절에서 중족골두까지 내측 중앙선을 따라 종절개한다. 근위지골의 기저부에 부착된 관절낭과 근육을 손상하지 않도록 중족 족지 관절에서 5~7mm 원위부에서 골막을 절개하고 Freer 골막 거상기로 골막을 박리하고, 원하는 만큼의 내측 쐐기를 절제한다. 톱날에 의하여 뼈가 갈려 나가는 두께가 1mm 정도라고 하면 두 곳에서 절골하므로 2mm의 뼈가 없어지며, 원위 골편이 근위 골편 내로 약간 감입해 들어갈 수 있으므로 2~3mm 정도의 작은 쐐기를 절제하더라도 교정이 가능한 경우가 많으므로 지나치게 큰 쐐기를 절제하지 않도록 한다.

관절면에서 너무 원위부에 절골하면 지그재그 변형이 발생하여 외관상 보기 싫으므로 관절면에 가까운 곳에서 절골한다. 외측 피질골을 완전히 절골한 경우에는 반드시 내고정을 하는 것이 좋은데, 강선 고정은 편리하지만 골유합 후에 강선을 제거해야 한다. 스테이플을 사용하면 고정이 견고하고 추후에 제거하지 않아도 되는 이점이 있다. 수술 후 부정 유합이나 불유합이 문제가 되는 경우는 드물다. 중족 족지 관절 내로 절골하면 퇴행성 관절염이 발생할 수 있으므로 관절 내로 절골하지 않도록 주의하여야 한다 그림 4-57.

사) 원위 중족 관절면 각이 클 경우의 수술(Operation for Large Distal Metatarsal Articular Angle)

원위 중족 관절면 각은 평균 7~8° 이다. 그러나 방사선상으로 중족골두 관절면의 내측과 외측 경계를 알기 어려워서 원위 중족 관절면 각을 정확히 측정하기 어려운 경우가 많으며, 근위 절골술을 할 경우에는 절골술을 한 후에야 원위 중족 관절면 각이 크다는 것을 알게 되는 경우도 많다. 경도 및 중등도의 무지 외반증에서 원위 절골술을 할 때는 외측 전위와 병행하여 내측에서 폐쇄형 쐐기 절골술을 하여서 무지 외반증과 큰 원위 중족 관절면 각을 동시에 교정할 수 있다.

그러나 원위 중족 관절면 각이 15° 이상이고, 중족골 간 각이 15° 이상이며, 무지 외반각이 큰 경우에는 다발성 절골술(multiple osteotomy)을 하여야 한다.[19,51] 다발성 절골술은 대부분 제1 중족골의 근위와 원위부에서 이중 절골술을 하는 것이며, 여기에 추가하여 근위지골 기저부 절골술을 할 수 있는데 이 경우에 삼중 절골술이 된다. 근위 절골과 원위 절골을 할 경우에 제1 중족골의 과도한 단축이 발생할 가능성이 있으므로 근위 중족골이나 내측 설상골에서 내측 개방성 절골술을 하기도 하지만 저자는 근위와 원위부에서 모두 갈매기형 절골술을 한다. 단축을 보상하기 위하여 근위 절골 부위에서는 절대로 배굴되지 않도록 주의하며, 원위 절골 부위에서는 족저부보다 배부의 폐쇄성 쐐기를 1~2mm 더 절제하거나 족저부 쪽에서는 쐐기를 절제하지 않고 배부에서만 폐쇄성 쐐기를 절골한 후에 변형을 교정하는 방법을 이용하여 중족골두가 약간 족저부로 전위되도록 한다. 원위 폐쇄성 쐐기 절골술시에 종자골을 다치지 않도록 주의해야 한다. 이중 절골술(double osteotomy)시에 제1 중족골의 성장판이 남아 있는 경우에는 내측 설상골에서 개방성 쐐기 절골술을 하며, 성장이 끝난 경우에는 제1 중족골의 기저부에서 절골한다.

수술 방법(이중 절골술) 그림 4-58

1. 내측 돌출부 절제

내측 돌출부 절제를 할 때 제1 중족골의 원위 절골술과 마찬가지로 중족골두 배부와 족저부에 부착되어 있는 연부 조직 박리를 최소화하여 중족골두의 혈류가 차단되지 않도록 주의한다. 저자의 경우에는 관절 내로 외측 연부 조직을 유리한다.

2. 근위 절골술

근위 갈매기형 절골술을 하고, 지름 1.6mm K-강선으로 고정한다. 방사선상으로 원위 관절면 각을 측정하고 원위 관절면이 뚜렷하게 외측을 향하고 있으면 이중 절골술을 하기 위하여 먼저 제1 중족골에서 제2, 제3 중족골을 향하여 횡 방향으로 강선을 삽입한다.

3. 근위 절골술을 고정하기 위하여 삽입한 종방향의 강선을 근위부로 1~2cm 뽑아내어 원위 절골술을 할 준비를 한다. 이 강선을 근위부로 약간 뽑아내지 않으면 골두 내에 들어 있는

그림 4-58 이중 절골술

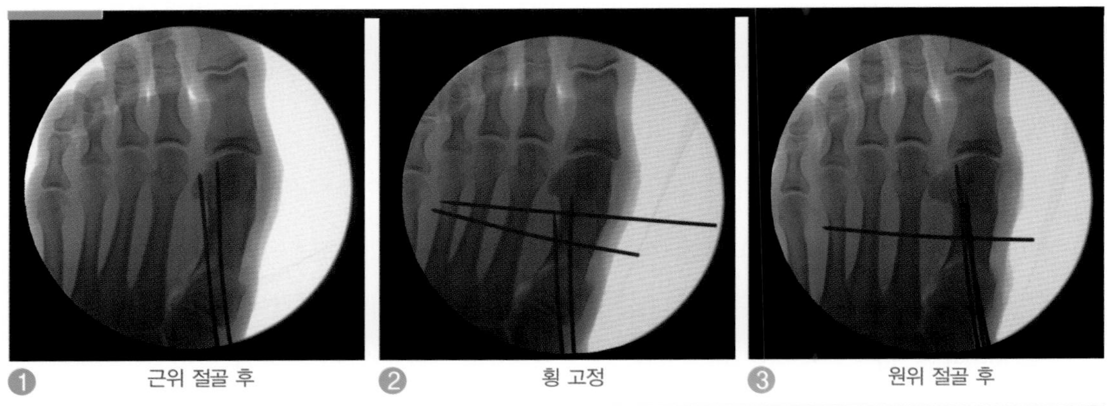

① 근위 절골 후에 원위 중족 관절면 각이 큰 것을 알게 되었다. ② 원위 절골을 하기 위해서 종방향의 강선을 근위부로 뽑아내고 횡고정을 하였다. ③ 원위 절골 후 원위 중족 관절면 각이 정상화되었다.

강선 때문에 원위 절골술을 할 수 없다.

4. 원위 갈매기형 절골술을 하고, 갈매기 모양의 절골선 중에서 배부의 절골선에서 근위 골편에서 1~2mm 정도 쐐기를 절제한다. 이때 바닥 쪽도 절제하면 전체적으로 단축이 심하고, 근위 골편의 끝부분이 너무 작아져서 절골 부위에 불안정성이 발생할 가능성이 있다. 또한 발등 방향의 쐐기만 절제하여야 원위 중족 관절면 각을 감소시키기 위하여 중족골두를 내측으로 회전시킬 때 발바닥 방향으로도 전위시킬 수 있다. 원위 절골술을 하면 제1 중족골이 단축되는 경우가 많은데, 내측에 쐐기를 절제하면 더욱 더 단축이 심하여 제2 중족골두 아래에 전이 중족골 통증이 발생할 가능성이 높으므로 약간 발바닥 쪽으로 전위시키는 것이 좋다. 젊은 환자의 경우는 뼈가 단단하여 배부 쪽에만 쐐기를 절골하면 원위 중족 관절면 각을 교정할 수 없으므로 족저부에서도 쐐기를 절제하여야 하는데, 이런 경우 배부에서 족저부보다 1mm 정도 더 큰 쐐기를 절제하여 중족골두가 족저부로 전위될 수 있도록 한다. 근위 절골술을 고정하기 위하여 삽입한 K-강선을 골두까지 전진시켜서, 강선이 근위부와 원위부 절골술을 동시에 고정하도록 한다. 이때 두 부위의 절골이 모두 안정적으로 고정되면 횡방향으로 삽입한 강선을 제거하지만 절골 부위가 불안정한 경우에는 횡 방향의 강선을 남겨 둔다.

아) 중족 설상 관절 유합술(Arthrodesis of the Metatarsocuneiform Joint, modified Lapidus) 그림 4-59

무지 외반각 30°, 중족골 간 각 16° 이상의 중등도나 중증의 외반증이며, 중족 족지 관절

그림 4-59 중족 설상 관절 유합술

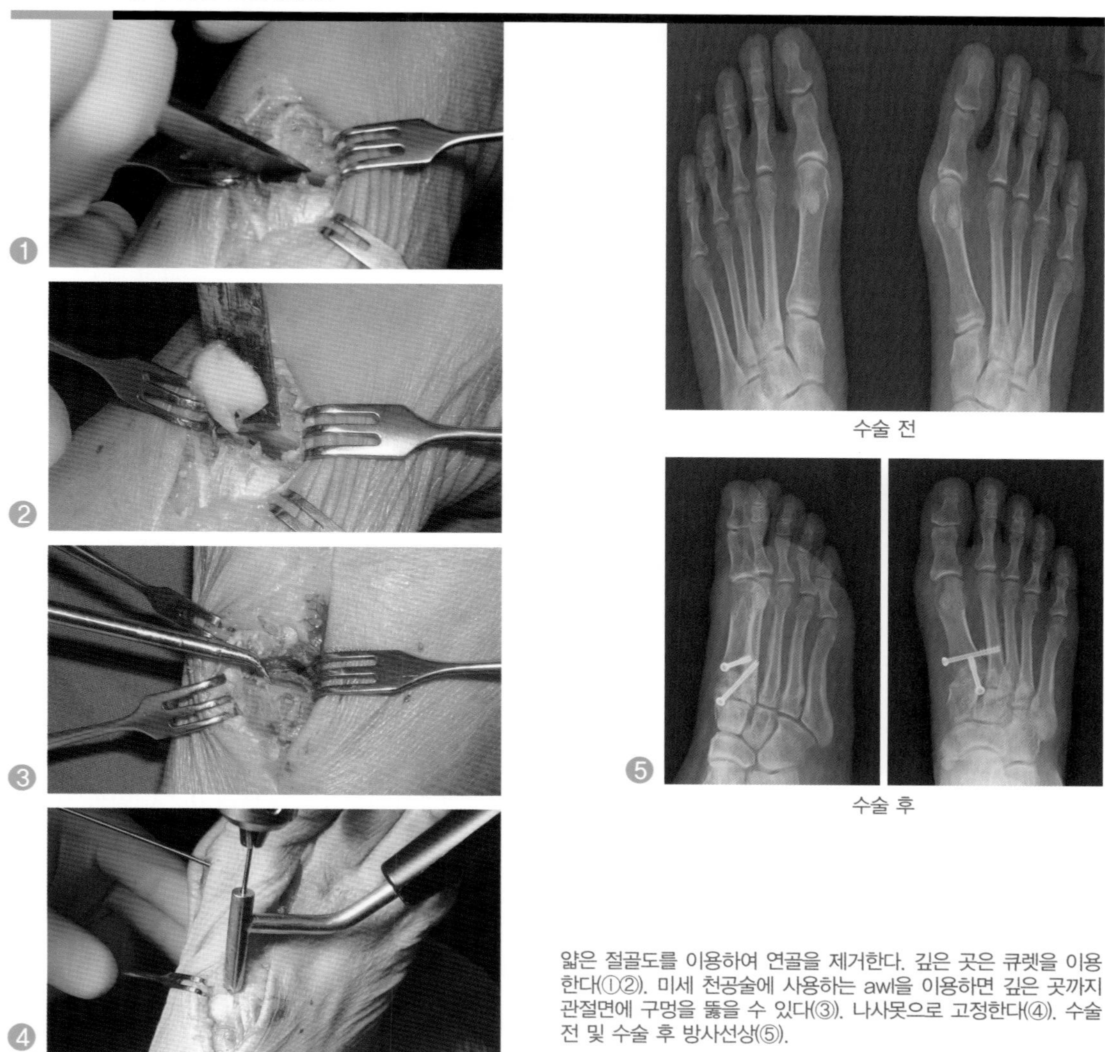

얇은 절골도를 이용하여 연골을 제거한다. 깊은 곳은 큐렛을 이용한다(①②). 미세 천공술에 사용하는 awl을 이용하면 깊은 곳까지 관절면에 구멍을 뚫을 수 있다(③). 나사못으로 고정한다(④). 수술 전 및 수술 후 방사선상(⑤).

의 아탈구가 있고, 제1 중족 설상 관절의 과도한 운동성, 재발된 무지 외반증[10] 그리고 전신적인 인대의 유연성 등이 있을 때 적응된다. 그러나 제1 중족골이 짧은 경우, 성장판이 열려 있을 경우, 과도한 운동성이 없는 경우, 중족 족지 관절의 퇴행성 관절염 등은 금기이다. 저자는 중족 설상 관절 유합술에 의하여 중족골 간 각을 많이 교정하기 어려우며, 회복 기간이 길고 불유합의 가능성도 있으므로, 가능한한 중족 설상 관절 유합술을 하지 않는데 전신 유연성이 심한 경우와 수술의 주 목적이 무지 외반증이 아니라 편평족을 교정할 경우에 선택적으로 시행한다. 어느 정도 족저 굴곡을 하여야 할지, 어느 정도 족저 방향으로 전위시킬지 등에 대하여 수술 시야에서 정확히 판단하기 어렵다.

Lapidus는 원위 연부 조직 재건술, 내측 돌출부 절제 및 제1 중족 설상 관절 유합을 하였는데, 이때 제2 중족골도 유합에 포함시켰다. 그 후 여러 저자들이[14,48] 이 수술의 문제점인 1) 회복기가 긴 점, 2) 불유합, 3) 배굴 부정 유합 등의 가능성을 감소시키기 위해 조금씩 수술을 변형하였다. 제1 중족 설상 관절의 모양은 변화가 많으므로, 방사선 소견만으로 이 관절을 유합할지를 결정할 수 없으며, 임상적으로 과운동성(hypermobility)이 있고, 퇴행성 관절염이 있는 경우에 중족 설상 관절 유합술의 적응이 될 수 있다.[2]

원래 Lapidus의 주된 수술 적응증은 제1, 제2 중족골 간 관절이 경직된 경우이었지만, 현재는 반대로 과운동성이 주된 적응증이다. 그런데 과운동성이란 주관적 소견이므로 과운동성이 있다고 판단하는 것이 쉽지 않다. 정상의 경우에는 이 관절에 별 운동이 없으나 무지 외반이 있는 경우에는 이 관절의 운동이 증가하는 사실로 볼 때 과운동성이 무지 외반의 원인이 된 것인지, 무지 외반이 증가하면서 과운동성이 나타나는 것인지는 확실하지 않다.

수술 기법

처음에는 외측에서 쐐기를 떼어 내거나, 또는 족저부와 외측의 두 면에서 쐐기(biplanar wedge)를 절제하였으나, 단축, 부정 유합 및 고정의 문제점 등을 피하기 위하여 연골만을 절제하고, 쐐기를 절제하지 않고 유합하는 방향으로 수술 방법이 변형되었다.

중족 설상 관절은 길쭉한 강낭콩 모양의 관절이며, 발등 쪽만 연골을 제거하고 발바닥 쪽의 연골은 덜 제거하면 배굴 부정 유합의 원인이 된다. 발등 쪽은 얇은 절골도(osteotome)를 이용하여 연골을 제거하고 발바닥 쪽은 작은 큐렛을 이용하여 제거하는 것이 좋다. 관절 연골을 제거한 후에 관절면의 유합을 위하여 연골 하골에 구멍을 내는 것이 좋은데 드릴을 사용하기 어려우므로 미세 천공술(microfracture)시에 사용하는 awl을 사용하는 것이 좋다.

Lapidus는 두꺼운 실로 봉합하여 고정하였으나 나사못이나 금속판을 사용하는 것이 좋다. 첫 번째 나사못은 관절의 1.5cm 원위부에서 배부에서 족저부로 45°로 삽입한다. 두 번째는 설상골의 배부에서 족저부로, 세 번째는 제1 중족골의 기저부에서 제2 중족골의 기저부로 삽입한다. 제1 중족골의 기저부에서 제2 중족골로 삽입하는 나사못은 회전을 방지하여 유합 부위에 가해지는 스트레스를 감소시키려는 것인데, 반드시 나사못을 제거해야 하며 제거시에 제1 중족골 내측으로 지나가는 신경을 다칠 가능성도 있고 찾기 어려운 경우도 있으므로 지름 1.6mm K-강선을 삽입하여도 좋다. 수술 후 4~6주간은 단하지 석고 붕대나 족부 석고 부목을 하고, 제1열의 체중 부하를 금지한다. 그 후 체중 부하를 시작하며 유합이 될 때까지 석고 고정을 한다. 여러 저자들이 75~90%의 만족스러운 결과를 얻었다고 하며, 다른 수술보다 부종이 오래 지속되고 회복 기간이 길다.

다른 수술 방법에 비하여 전반적으로 실패율이 높으며, 약간이라도 부정 유합이 되면 보상(compensation)이 되지 않아서 중족골 통증이 발생하기 쉽다. 관절면이 좁고, 관절 원위부의 중족골 전체가 지렛대로 작용하여 발바닥에 작은 힘이 작용하더라도 중족 설상 관절을 변형시키는 힘이 크므로 불유합의 가능성도 높다. 섬유성 불유합(fibrous nonunion)이 되더라도 별 증상이 없는 경우도 있지만 대부분은 통증이 동반된다.

그래서 Sangeorzan 등은[59] 과운동성이 있고, 젊은 성인이나 청소년에게서 발생한 재발성인 변형이 아니면 적응이 되지 않는다고 하였다. 그러나 연령이 이 수술의 제한 요소는 아니라고 생각한다.

무지 외반증 및 편평족과 관절의 과운동성이 있는 경우에 전족부가 후족부에 대하여 회외되어 있고 제1 중족골은 내반되어 있으므로(즉 발등 쪽으로 들려 있으므로) 중족 설상 관절을 족저 굴곡하여서 유합하는 것은 무지 외반의 교정은 물론 편평족에도 좋은 효과를 볼 수 있다. 중족 설상 관절의 유합술과 동시에 종골 절골술 등을 병행할 수 있다.

자) 제1 중족 족지 관절의 유합술(Arthrodesis of the First Metatarso-phalangeal Joint)

그림 4-60

정상적인 중족 족지 관절을 보존하면서 변형을 교정하는 방법이 좋지만, 중족 족지 관절의 퇴행성 변화가 상당히 진행된 경우에는 구제술(salvage operation)을 시행한다. 구제술은 중족 족지 관절의 유합술과 절제 관절 성형술(예 : Keller 술식) 및 개재 관절 성형술이 있다. 개재 관절 성형술은 무지 강직증에 자세히 기술하였다.

유합술은 중족 족지 관절의 강직과 지절(interphalangeal joint)의 퇴행성 관절염을 유발시키는 단점이 있으나, 제1 중족골두 밑의 체중 부하가 가능하여 기능적인 면에서는 정상적인 발 기능을 갖게 하는 장점과 유합 후 중족골 간 각이 감소하는 장점이 있다. 유합술 후에는 정상적인 보행시 중족 족지 관절에서 일어나는 배굴이 되지 않으므로, 지절에 배굴하려는 힘이 계속 가해져서 지절의 퇴행성 관절염이 발생한다. 유합술 후에 방사선 소견상 지절의 퇴행성 관절염이 관찰되는 빈도가 높은 것에 비하여, 실제 임상적인 증세를 일으키는 빈도는 높지 않

그림 4-60

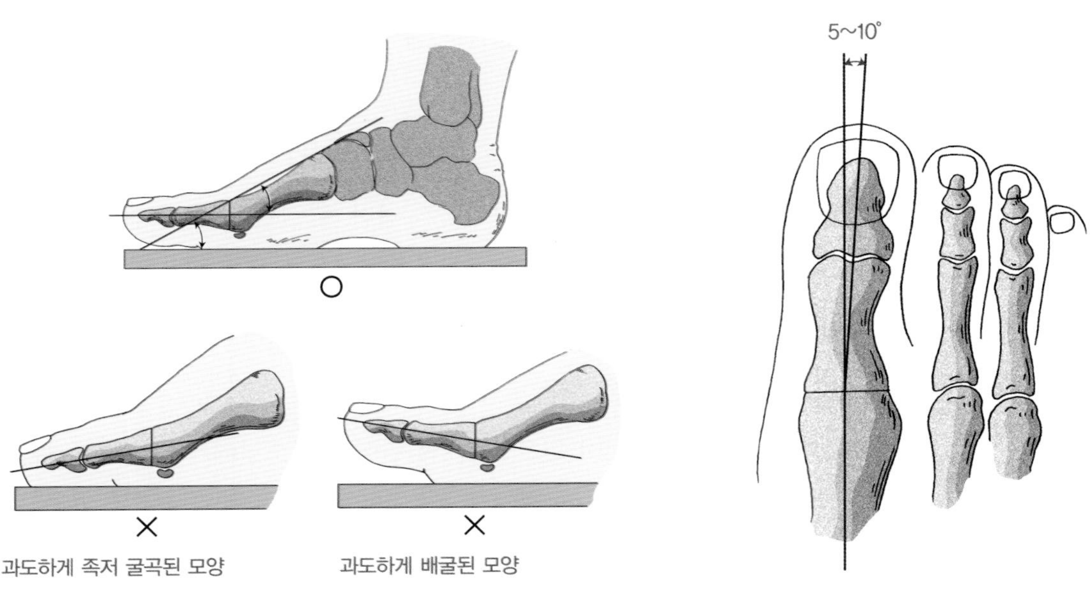

중족 족지 관절의 유합 각도가 중요하다. 발바닥에 평평한 물체를 대고 볼 때 제1 족지의 pulp가 살짝 들리는 정도가 좋다. 수평면에서는 5~10° 의 외반이 좋다.

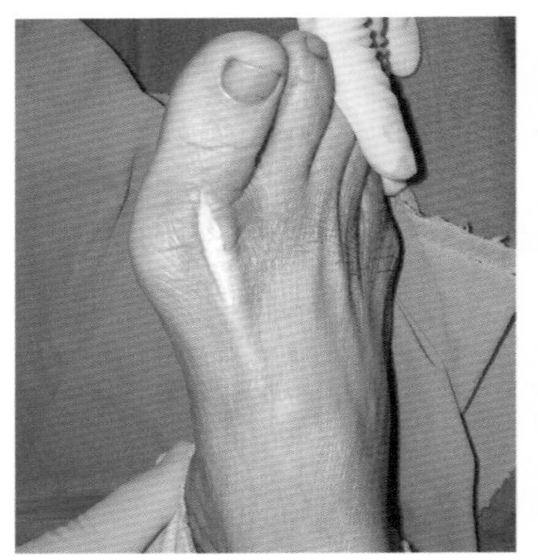

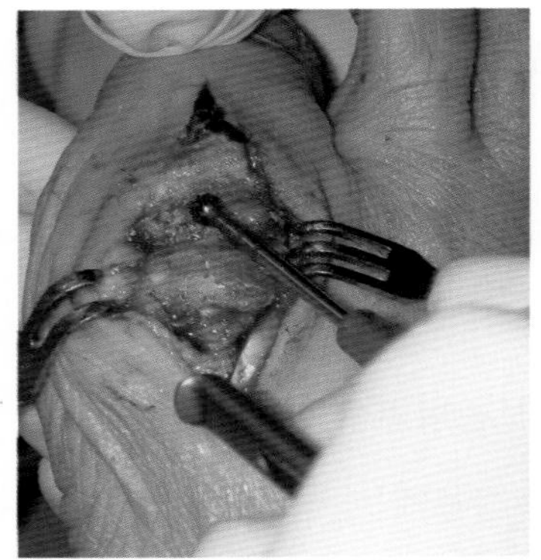

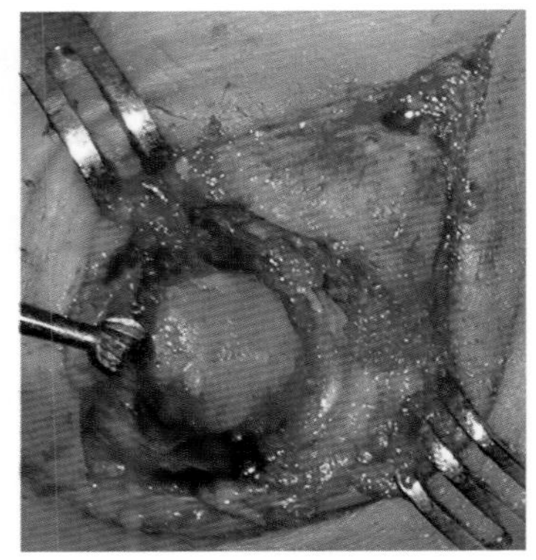

유합술을 할 때 절개선 및 burr를 이용하여 유합면을 만드는 수술장 사진.

다는 보고들이 있으나 심하게 증상을 호소하는 경우도 많으므로 중족골두의 중앙 부분의 연골이 남아 있는 정도라면 가능한 한 유합술을 하지 않는다.

① 적응증

중증의 외반증과 퇴행성 관절염이 있는 경우가 주된 적응증이다. 유합술 후에는 중족골

그림 4-61

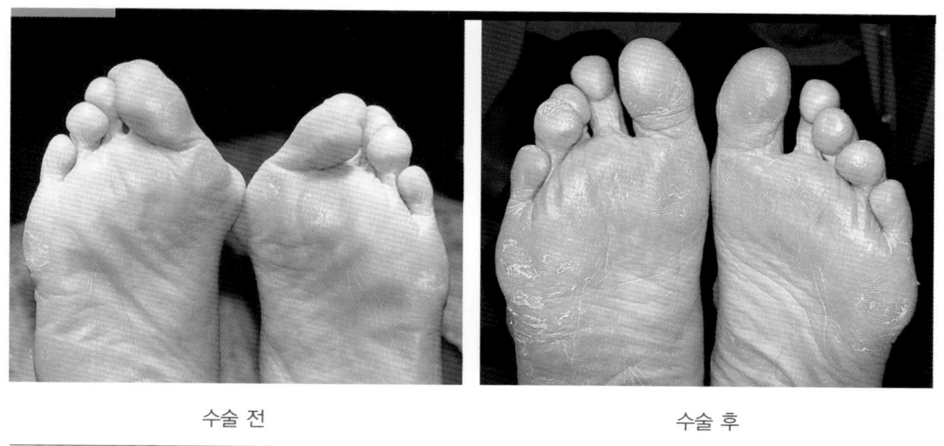

심한 무지 외반증과 중족골 통증이 심한 환자에게 중족 족지 관절 유합술 후 1년에 발바닥의 굳은살이 소실되었다.

간 각이 저절로 감소하므로 별도로 중족골 간 각을 감소시키기 위한 절골술이 필요하지는 않다.

그 적응증을 좀 더 구체적으로 기술하면 1) 심한 외반증 : 중족골 간 각이 20° 이상이고, 외반각이 45° 이상이며, 회내가 심하고, 특히 제2, 제3 중족골두 아래에 통증이 있는 굳은살이 있을 때 그림 4-61, 2) 운동 범위가 제한되어 있고 통증이 동반된 퇴행성 관절염, 3) 재발성 외반증, 4) 근력의 불균형으로 재발 가능성이 높은 신경 근육성 질환, 5) 외상성 무지 외반증 중 내측 구조물이 심하게 손상되어 재건이 불가능한 경우, 6) 류머티스성 관절염 등이 있다.

② 고정 위치

어떤 방법으로 고정하든지 유합의 각도가 가장 중요하다.

㉠ 배굴

제1 중족골에 대하여 약 20~30° 배굴된 상태, 즉 평평한 바닥에 서 있을 때 족지의 바닥면이 약간 들릴 정도가 좋다. 수술시에 발바닥에 평평한 물체를 대보아서 제1 족지의 족저면이 바닥에서 살짝 들리는 정도가 가장 좋다.

배굴의 정도가 클수록 굽이 있는 신발을 신을 때 편하지만, 맨발로 걸을 경우나 굽이 낮은 신발을 신을 경우에는 제1 중족골두 아래 부분의 압력이 증가하여 굳은살과 통증을 일으키는

그림 4-62

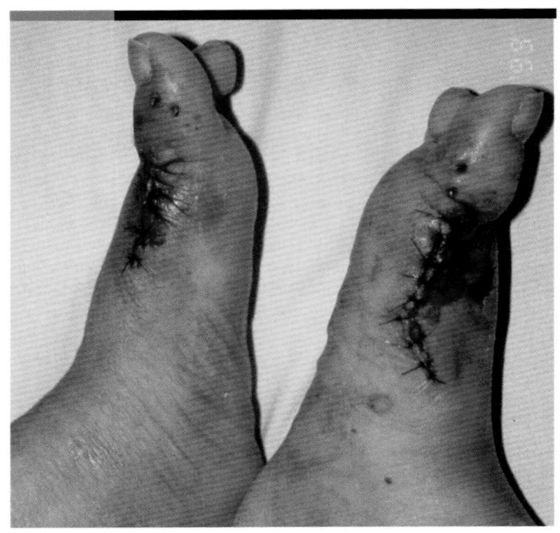

중족 족지 관절에서 배굴하여 유합한 모양.

원인이 되며, 족지의 발등 쪽이 신발과 마주치게 된다 그림 4-62.

바닥면과 평행한 선보다 더 족저 굴곡되어 유합되면, 서 있는 자세에서 제1 족지가 바닥과 마주쳐서 통증이 있고, 걸을 때 지절이 더 많이 배굴되어야 하므로 지절에 큰 스트레스가 가해진다.

ⓛ 회전

회내나 회외되지 않은 중립 위치가 좋다.

ⓒ 외반

5~10° 의 외반이 좋다. 외반각이 이보다 작은 상태로 유합하면 신발과 족지의 내측이 마주쳐서, 지절에 계속적인 외반 스트레스가 가해지므로 지절의 퇴행성 관절염이 쉽게 발생한다. 방사선상으로 확인하기 전에 육안으로 발 모양을 보아서 제1 족지가 제2 족지와 살짝 벌어지는 정도가 적당한 각도이며, 외반각이 크면 제1 족지와 제2 족지가 계속 마주쳐서 증세를 유발할 수 있으므로 주의하여야 한다.

③ 수술 기법

유합면을 평면으로 할지, 곡면으로 할지에 따라 수술 방법을 구분할 수 있다. 평면으로 할 경우에는 근위지골과 중족골두의 양쪽 면이 깎인 모양에 따라 유합 각도가 정해지므로, 수술 중에 유합 각도를 교정하기 위해서는 유합면을 다시 깎아야 한다. 곡면인 경우에는 고정 직전에 마음대로 유합 각도를 교정할 수 있고, 접촉면이 넓은 것이 장점이다. 만족스러운 유합 위치로 중족 족지 관절을 유합시키기 위해서 근위지골이나 제1 중족골의 길이를 단축하여야 할 경우가 있는데, 근위지골은 연골하골 바로 원위부가 골수강이어서 속이 비어 있으므로 주로 근위부, 즉 중족골두 부분을 둥그렇게 갈아가면서 단축한다.

고정 방법에 따라 K-강선을 이용하는 방법, 나사못을 이용하는 방법, 금속판을 이용하는 방법 등이 있는데, 이와 같이 고정 방법이 다른 것은 다른 관절의 유합술과 마찬가지로 견고한 고정으로 유합을 촉진시키기 위해서이다.

K-강선만으로 고정하는 방법은 고정력이 약하다. 금속판 고정을 할 때는, 중족 족지 관절에서는 족저부에 장력이 가해지므로 족저부에 금속판을 부착하는 것이 좋은데, 실제로는 금속판을 중족 족지 관절의 배부에 부착하므로 금속판을 사용하여도 중립화(neutralization) 역할만을 하며 고정력이 낮아진다.

두 개의 나사못을 이용하여 고정하는 방법이 가장 널리 이용되는 방법인데, 3.5mm 피질골이나 4.0mm 해면골 나사못 두 개를 사용하면 나사못끼리 충돌할 가능성이 높으므로 2.7mm 나사못 두 개나 3.5~4.0mm 나사못 한 개와 지름 1.6mm K-강선 한 개를 이용하여 고정하는 것이 좋다.

중족골두의 배부 내측에서 근위지골의 족저부 외측이나 중족골두의 족저부 내측에서 근위지골의 배부 외측으로 K-강선을 삽입한 후 C-arm 영상 증폭기로 유합 위치를 확인하고, 근위지골의 족저 내측에 강한 피질골이 있으므로 근위지골의 족저 내측에서 중족골두의 배부 외측으로 한 개의 나사못을 삽입하면 견고하게 고정할 수 있다.

그러나 족저부 내측에는 족지 피부 신경이 지나가며 나사 머리가 바닥에 닿아서 증상을 일으키기 쉬우므로 대개는 중족골두의 배부 내측에서 먼저 나사를 삽입하고, 이 나사못과 평행하게 한 개를 더 삽입하거나 근위지골 내측에서 중족골을 향하여 나사못을 삽입할 수 있다. 저자는 나사못 두 개를 삽입하기 어려워서 지름 3.5mm 또는 4.0mm 나사못 한 개와 지름 1.6mm K-강선 한 개로 고정하는 경우가 더 많다.

고정 방법의 선택은 환자가 의사의 말을 잘 따르는 사람인지, 혈액 순환의 이상 유무, 수술 후 고정을 어떻게 하고 언제부터 체중 부하를 허용할 것인지, 골다공증의 정도 등을 고려해야 한다.

그림 4-63 절제 관절 성형술

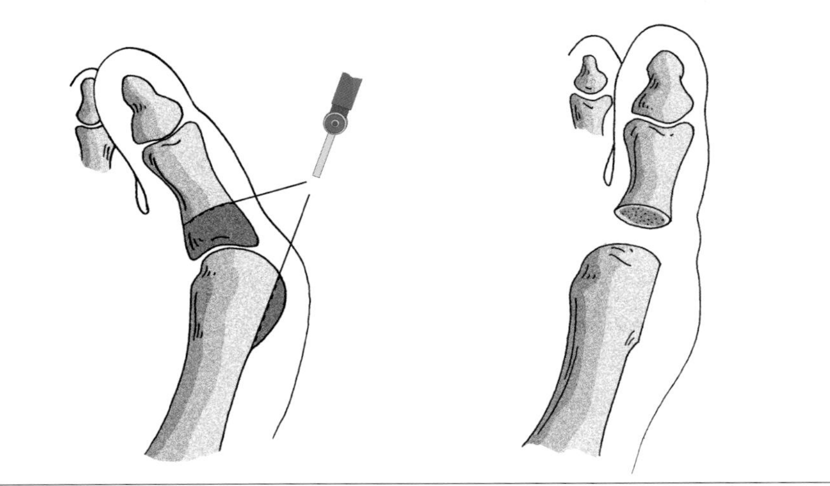

골다공증이 심한 경우에는 나사못 고정 이외의 다른 고정 방법을 선택하여야 한다. 류머티스성 관절염과 같이 골다공증이 심한 경우에는 나사 스타인만 핀(threaded Steinmann pin)을 이용하여 발가락 끝에서부터 중족 족지 관절을 통과하여 고정하는 방법을 사용하기도 한다. 이 방법은 지절을 통과하여 고정하므로 조기에 지절의 퇴행성 관절염을 일으킬 가능성이 있으므로 실제로 거의 사용하지 않는다.

④ 수술 후 처치

수술 후 무지 외반증에 대해서 절골술을 한 경우와 마찬가지로 제1열로 체중 부하를 금지한다. 방사선상 유합이 될 때까지 6~8주 정도 보호한다. 석고 고정을 하지 않고 수술 후 신발이나 석고 신발(cast shoes)을 신을 수도 있고 환자가 믿을 만하지 않은 경우에는 족부만 석고 고정을 하기도 하고, 단하지 석고를 할 수도 있다.

차) 절제 관절 성형술 그림 4-63

절제 관절 성형술은 유합술에 비하여 수술이 간편하며, 수술 후에도 고정 기간이 짧고, 조기에 체중 부하할 수 있는 장점이 있으나, 제1 중족골두의 체중 부하 기능이 소실되므로 정상적인 발 기능을 상실하게 되는 것이 큰 단점이다. 아직도 일부 의사들이 시행하고 있으나 최근에는 거의 시행하지 않는다.

① 적응증

외반각이 30° 이하인 중등도의 변형에서 퇴행성 관절염이 심하고, 활동이 많지 않은 고령의 환자가 적응이 된다.

중족 족지 관절 유합술과의 차이점은 1) 큰 외반각을 교정하기 위하여는 근위지절 기저부의 뼈를 더 많이 절제해야 하므로, 변형이 심한 경우에는 사용할 수 없다는 것과, 2) 제1 족지의 체중 부하 능력이 감소되어 활동 능력이 크게 감소한다는 것이며, 3) 이외에도 cock-up 변형과 같은 합병증이 많다는 것이다. 즉 정상적인 기능이 불가능한 예가 많으므로 젊고 활동적인 환자는 적응이 되지 않는다. 고령의 환자라도 활동적인 삶을 기대하는 환자는 적응이 되지 않는다.

② 수술 기법

절제 관절 성형술은 중족골두를 절제하는 Mayo 술식과 근위지골의 기저부를 절제하는 Keller 술식으로 대별할 수 있는데, 이 중 중족골두의 절제술은 거의 사용하지 않고 Keller 술식을 사용한다.

자세한 술식은 의사들마다 조금씩 차이가 있지만 근위지골의 기저부를 1/3 이상 절제하지 않도록 하여야 한다는 것이 공통점이다. 연부 조직, 즉 내재근 및 족장판(plantar plate)의 처리와 절제한 빈 공간에 연부 조직을 삽입하는지, 어떤 방법으로 삽입하는지 등에 따라 약간의 차이가 있다. 원칙은 가능한 한 연부 조직을 정상적으로 재건한다는 것이다. 반면에 근위지골을 많이 절제할수록 짧고 덜렁거리며, 기능이 없는 족지가 된다. 적게 절제하면 변형이 재발하고 절단면과 중족골두 사이가 맞닿아 통증의 원인이 될 수 있다.

③ 결과

무지 외반각이 30° 이하일 때는 근위지골의 기저부를 1/3 이하만 절제하여도 교정이 될 수 있으므로 결과가 괜찮은 편이다. 수술 후 무지 외반각이 1/2 정도 감소하고, 중족골 간 각은 거의 변화가 없다. 장기 추시상 60~70%의 환자가 만족스럽다고 한다. 제1 족지에서 체중부하를 정상적으로 하지 못하므로 10~20%의 환자는 외측 중족골 통증이 발생하며 제2 중족골의 피로 골절을 일으키기도 한다. 적게 떼면 변형이 재발하고 절단면과 중족골두 사이가 맞닿아 통증의 원인이 될 수 있다.

표 4-7 Keller 절제 관절 성형술의 합병증

1	cock-up 변형
2	중족골 통증
3	스트레스 골절
4	무지 외반증 재발

그림 4-64

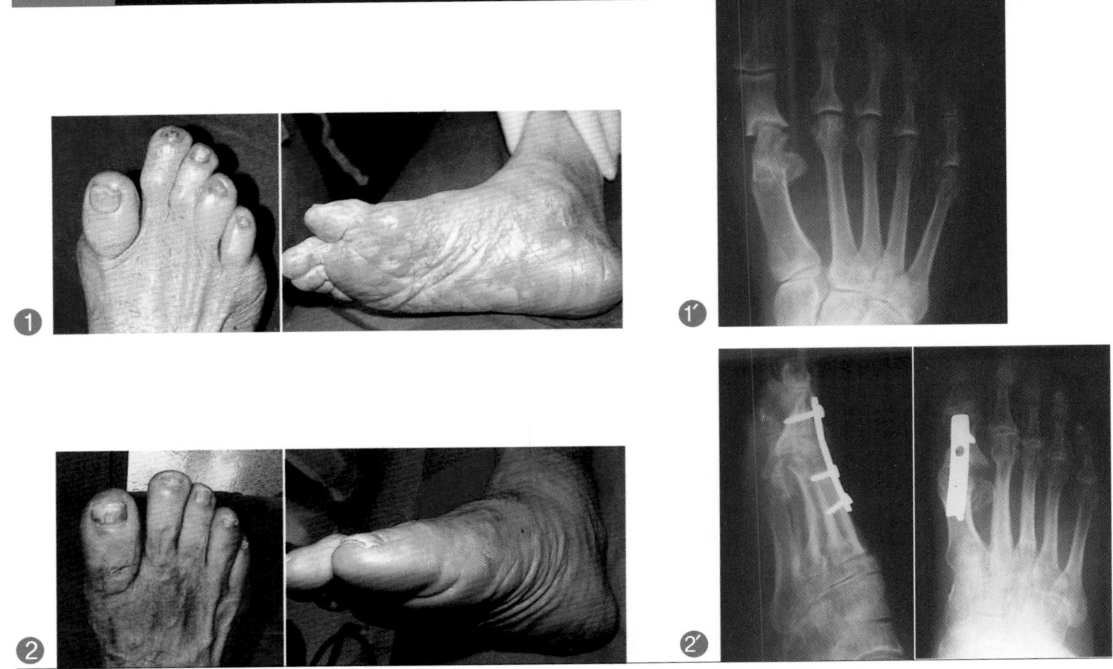

Keller 절제 관절 성형술 후에 cock-up 변형이 발생하여(①) 중족 족지 관절을 유합한 사진(②).

④ 합병증 표 4-7

㉠ cock-up 변형 그림 4-64

근위지골의 기저부에 부착되어 있는 내재근이 기능을 상실하여 중족 족지 관절의 배굴 및 지절의 굴곡 구축이 발생한다. cock-up 변형을 방지하기 위해서는 근위지골의 기저부를 1/3 이상 절제하지 말고, 종자골이 정상 위치에 있도록 하며, 관절낭을 잘 봉합하는 것이 중요하다.

㉡ 중족골 통증

제1 족지가 체중 부하 기능을 상실하므로 나머지의 작은 중족골두 밑에 압력이 증가하여 통증을 유발할 수 있다. 수술 전에 작은 중족골두 아래에 통증이 있던 경우에는 그 통증이 없

표 4-8 무지 외반증 수술 후 합병증

1	중족 족지 관절의 운동 제한
2	제1 중족골 단축 및 전이 중족골 통증
3	부정 유합
4	무지 내반증
5	갈퀴 족지
6	무혈성 괴사
7	무지 신전증(hallux extensus)
8	신경종
9	작은 중족골의 피로 골절

어지지 않을 것이라고 환자에게 미리 설명하는 것이 좋다.

㉢ 스트레스 골절

중족골 통증과 마찬가지의 이유로 작은 중족골에 스트레스 골절이 발생하는 경우가 있다.

㉣ 무지 외반증의 재발

중족골간 각도를 교정하지 않으므로 무지 외반 변형이 재발할 가능성이 높다.

㉤ 기타

굴곡력의 감소, 지절의 강직 등이 발생하여 제1 족지의 기능 저하가 있다.

(8) 무지 외반증 수술 후 합병증 및 구제술 표 4-8

가) 대체적인 무지 외반증 수술의 결과

무지 외반증의 수술은 숙달 곡선(learning curve)이 매우 길어서 몇 십 건의 수술을 한 후에도 일정하게 좋은 결과를 얻기 어렵다. 경험이 아주 많은 의사가 방사선상 및 이학적 소견을 잘 분석하여 수술을 잘 하였더라도 합병증이 발생할 가능성이 없다고 할 수 없다. 또한 정교한 수술 톱이 없으면 아무리 경험이 많더라도 좋은 결과를 얻기 어렵다. 길이나 각도의 아주 작은 변화와 작은 신경 손상 등이 수술 후에 환자의 불만족 및 불량한 객관적인 결과를 초래할 수 있다.

무지 외반증 수술을 아주 간단하게 생각하는 환자가 많으므로 수술 과정, 수술 후에 고정 기간이라든지 체중 부하를 하지 못하는 기간 등에 대하여 수술 전에 환자와 충분히 상의하고 환자가 이해한 후에 수술하는 것이 좋다.

나) 중족 족지 관절의 운동 제한

배굴이 제한되기도 하지만 중족 족지 관절의 굴곡이 제한되는 경우도 많다. 중족 족지 관절의 퇴행성 관절염이 있는 경우에 배굴이 제한되는 경우가 많으므로, 수술 전 방사선상에 근위지골의 기저부나 중족골두에 골극이 있는 경우, 수술 소견상 관절면에서 연골이 없고 뼈가 노출된 부분이 넓은 경우에는 수술 전이나, 수술 후에 환자에게 운동 제한이 있을 가능성에 대하여 설명하여야 한다. 특히 중족골두의 경미한 골극은 방사선상으로 알기 어려운데, 수술 전 진찰 소견상 운동 범위가 제한되어 있거나 중족골두 내측 돌출부 이외에 넓은 범위의 통증, 또는 운동 제한이 있는 경우에는 수술시 중족골두의 골극이 있는지, 관절 연골이 정상적인지를 세심히 관찰하여야 한다. 내측 관절낭을 봉합할 때, 변형을 교정하기 위하여 과도하게 당겨서 봉합하면 수술 후 운동 제한이 발생하기 쉽다.

수술 후 재활 운동도 운동 범위 회복에 중요하다. 특히 성격이 매우 조심스러운 환자는 수술 후에 관절을 전혀 움직이지 않는 경우가 있다. 능동적 및 수동적 운동을 하도록 하고, 관절 운동이 심하게 제한된 경우에는 족관절 차단 마취 후에 강제 운동을 하여 관절내 및 관절 주위 유착을 해소해 주는 경우도 있다.

다) 제1 중족골의 단축

어느 절골술이나 절골술 후에는 단축되지만 Mitchell 절골술, Wilson 절골술, 제1 중족골 기저부의 폐쇄성 쐐기 절골술 후에는 특히 단축이 심하다. 특히 제1 중족골이 짧거나 제2 중족골이 긴 경우에는 수술 전에 이러한 수술 방법을 선택하지 않도록 주의하여야 한다. 단축이 되면 제1 중족골두 아래의 체중 부하가 감소하므로 전이 중족골 통증이 발생한다 그림 4-65.

어느 정도 단축이 되면 이러한 문제가 발생할지를 일률적으로 말하기는 어렵다. 그러므로 1) 제1, 제2 중족골의 원래 길이, 2) 단축에 배굴이 동반되었는지, 3) 중족 족지 관절의 안정성, 4) 제1 중족골 기저부의 과운동성이 있는지 등을 종합적으로 고려해야 한다.

제1 중족골이 단축되어 중족골 통증을 일으킬 경우의 치료 중 보존적인 방법은 Morton's extension을 하여서 제1 중족골두 아래에 체중 부하가 되도록 하거나, metatarsal pad를 하여서 제2 중족골두 아래의 체중 부하를 감소시키는 것이다.

수술적인 방법은 제1 중족골을 연장하는 방법과 제2 중족골을 단축하는 방법이 있는데, 대부분은 제2 중족골을 단축한다. 대부분 수술 전에 제1 중족골에 비하여 제2 중족골이 긴 경

그림 4-65

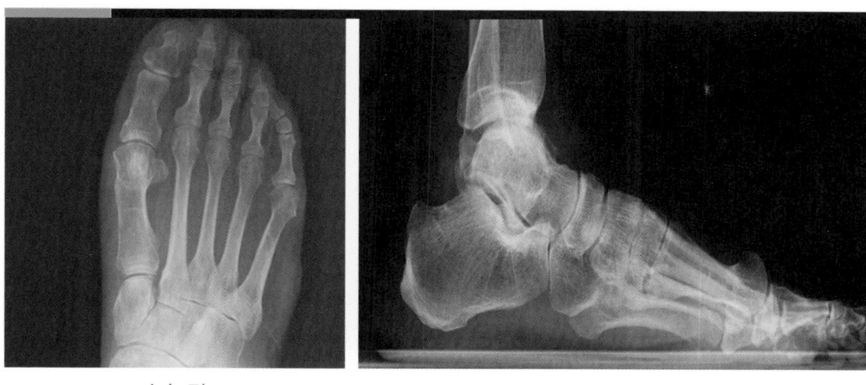
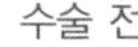

수술 전

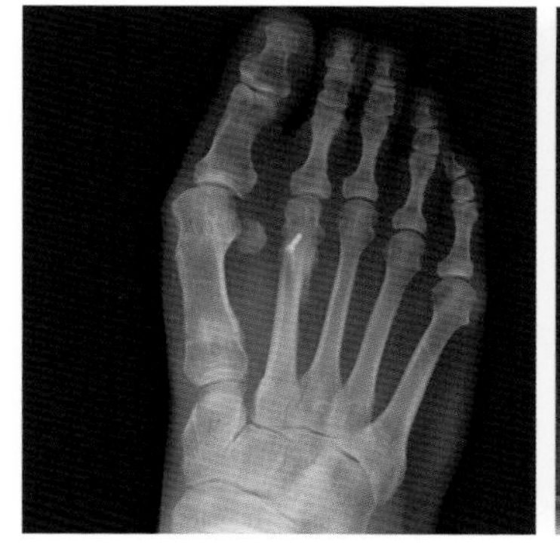
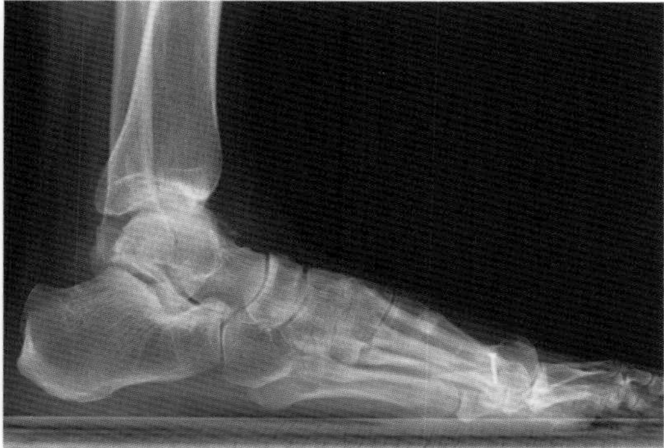

수술 후

원위 갈매기형 절골술 후에 발생한 제1 중족골두의 배굴 부정 유합과 단축으로 제1 중족 족지 관절의 배굴 제한 및 제2 중족골두 아래 중족골 통증을 호소하는 환자의 방사선상이다. 제1 중족골 근위부에서 개방성 쐐기 절골술을 하여 골두를 족저부로 전위시키고, 제2 중족골에 Weil 절골술을 하여 단축하였다.

우가 많으며, 제2 중족골만 단축하는 경우보다는 제2, 제3 중족골을 단축하여야 할 경우가 더 많다. 제1 중족골을 연장하는 것은 중족 족지 관절이 상합성(congruous)이고, 관절염의 소견이 없을 경우에 고려할 수도 있는데 연장술을 하면 중족 족지 관절 주변 연부 조직의 구축(contracture)을 일으켜서 운동의 제한을 초래할 수 있다. 만약 절골 부위의 불유합이나 지연 유합에 의해서 단축이 발생하였다면, 골이식을 하면서 연장할 수 있다. 제1 중족 족지 관절을 유합하면서 연장하는 방법도 고려해 볼 수 있으나 관절염이 없다면 중족 족지 관절의 운동을 보존하는 방법이 더 좋다.

라) 부정 유합

부정 유합은 원위 골편의 굴곡 부정 유합과 배굴 부정 유합이 있다. 대부분의 책이나 문헌

그림 4-66

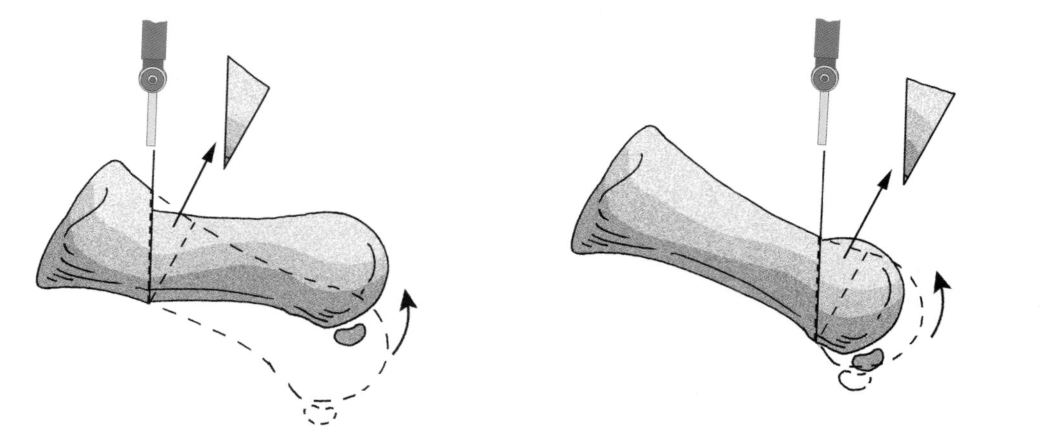

똑같은 정도가 배굴되더라도 근위부 절골술에서 중족골두가 배부로 많이 상승한다.

에서 배굴 부정 유합만 강조하는 경향이 있으나 저자는 족저 굴곡 부정 유합도 피해야 한다고 생각한다. 족저 굴곡 부정 유합되면 제1 중족골두가 바닥에 닿으면서 통증이 생기므로 환자가 제1 중족골두 아래에 체중 부하를 할 수 없어서 수술 후 조기에 심한 기능 장애를 호소한다. 이에 비하여 배굴 부정 유합은 모든 경우에 증상이 발생하는 것은 아니며, 증상이 점차적으로 발생하므로 대부분 심한 불만을 호소하지 않는다. 족저 굴곡 부정 유합이 되면 중족 족지 관절이 신전되어 족지의 족저 굴곡이 제한되며, 제1 중족골두 아래의 압력이 증가한다.

배굴 부정 유합이 되면 제2 중족골두 아래의 전이 중족골 통증이 발생한다. 또한 제1 족지의 기저부와 제1 중족골두의 배부가 충돌하여 배굴 운동이 제한되며 중족골두 배부에 굳은살과 통증이 발생하기도 한다. 근위 절골술 후에 조금만 배굴 부정 유합이 되어도 절골면에서 골두까지의 길이가 길기 때문에 중족골두가 배부로 많이 전위된다. 그러므로 원위 절골술보다는 근위 절골술에서 배굴 부정 유합이 더 큰 문제이다.

부정 유합이 발생하면 원래 절골 부위에서 다시 절골하여 교정한다. 그러나 원위 갈매기형 절골술 후 족배 굴곡 부정 유합된 경우에는 원래 절골 부위가 아닌, 제1 중족골 기저부에서 배부 개방성 쐐기 절골술(dorsal open wedge osteotomy)을 하기도 한다 그림 4-66.

족저 굴곡 부정 유합된 경우에는 중족골 근위부에서 배부 폐쇄성 쐐기 절골술을 하면 된다. 배부 개방성 쐐기 절골술은 제1 중족골두 아래에 조금만 하중이 가해져도 개방한 절골 부위를 좁히게 되므로, 교정을 유지하기 어렵다. 골이식을 하고 유합될 때까지 체중 부하를 금

그림 4-67

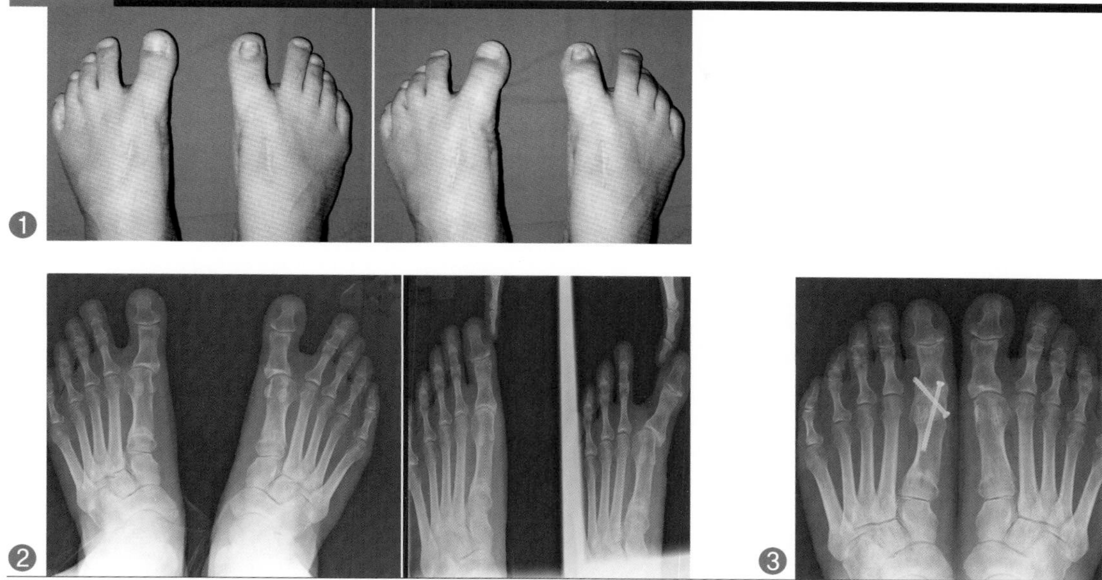

무지 외반증 수술 후 발생한 무지 내반증으로 제1 족지를 바닥 쪽으로 밀게 하면 장무지 굴곡근이 수축하여 변형이 증가하는 환자의 사진(①). 제1 족지를 내반시키면 변형이 증가하는 것을 볼 수 있다(②). 양쪽 모두 수동적으로 교정 가능한 변형이나 좌측은 관절면의 퇴행성 관절염 때문에 유합술을 시행하고 우측은 단무지 신전근건 이전술을 하였다(③).

표 4-9 무지 외반증 수술 후 무지 내반증의 원인

1	과도한 외측 연부 조직 유리술 및 내측 관절낭 단축
2	제1 중족골두 내측 돌출부의 과도한 절제
3	외측 종자골 절제
4	단무지 굴곡근 외측두 절단
5	중족골 간 각을 0° 미만으로 과도하게 감소시킴

지한다.

마) 무지 내반증(Hallux Varus) 그림 4-67

대부분은 무지 외반증 수술에 의한 합병증이지만, 선천적 기형, 신경원성(neurogenic), 특발성 또는 외상성으로 발생하기도 한다. 무지 외반증 수술 후 무지 내반증이 발생하는 빈도는 2~17%로[8] 다양하게 보고되어 있으며, 어떤 수술 방법이든지 이 합병증이 발생할 수 있다 표 4-9 .

저자의 증례들에서는 무지 내반증이 거의 발생하지 않는데 그 이유는 1) 외측 연부 조직

그림 4-68 족무지 갈퀴 족지 변형(clawed hallux)

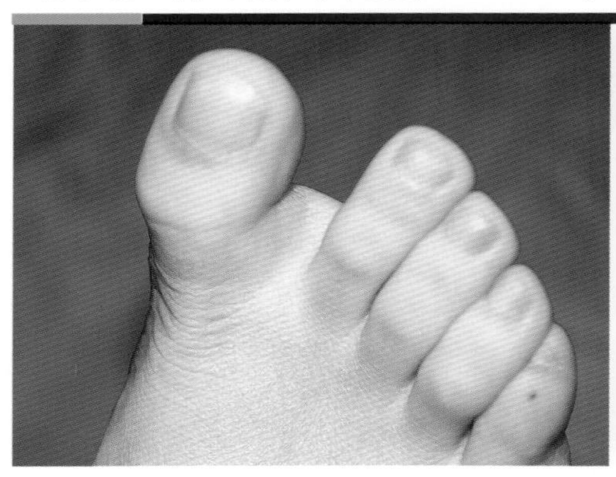
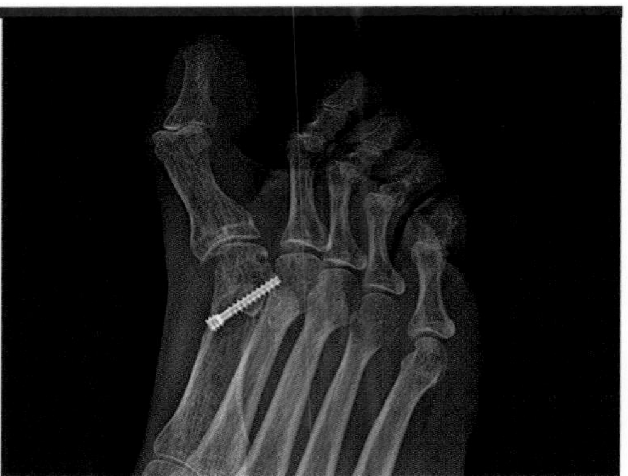

유리술을 할 때 외측 종자골의 상방을 따라서 종절개만을 하며, 2) 심한 전신적인 유연성이 있는 경우에는 외측 연부 조직 유리술을 하지 않기 때문이라고 생각한다. 널리 이용되는 외측 연부 조직 유리술은 외측 관절낭을 관절 방향으로 여러 번 수술칼 끝으로 찔러서 족지를 내측으로 당기면서 외측 연부 조직 유리술을 하는데, 무지 외반각이 심할수록 내측으로 족지를 당길 때 외측 관절낭이 완전히 파열될 가능성이 증가하며 이로 인하여 무지 내반증이 발생할 가능성도 높아지리라고 추측한다.

표 4-9 와 같은 원인으로 근위지골이 내반되면 장무지 신전근건 및 장무지 굴곡근건이 내측으로 전위되면서 내반을 악화시키는 요인으로 작용한다.

외측 종자골을 절제하거나 단무지 굴곡근의 외측두를 절단하면 내측 종자골이나 단무지 굴곡근의 내측두가 중족골두의 내측으로 전위된다. 중족 족지 관절을 굴곡하는 근력이 소실되어 중족 족지 관절의 신전 변형이 발생한다. 또한 장무지 신전근건이 원위지골을 신전하는 작용을 하지 못하게 되며, 장무지 굴곡근건이 팽팽해져서 원위지절은 굴곡 변형을 일으키게 된다.[3] 이 변형을 clawed hallux deformity 또는 intrinsic minus hallucal deformity라고 한다 그림 4-68 .

상당수는 그 정도가 심하지 않고 제1 중족 족지 관절의 배굴 변형, 즉 cock-up 변형이 없으므로 증세가 없으나[8] 무지 내반이 심한 경우에는 원래의 무지 외반 변형보다 교정이 더 어려운 경우가 많다 그림 4-69 .

또한 무지 외반증에서는 제1 중족골두 내측 부위 통증을 호소하는 경우가 흔하지만 무지 내반증에서는 제1 중족 족지 관절 전체의 통증을 호소하며 이런 통증은 신발을 신지 않더라도

그림 4-69

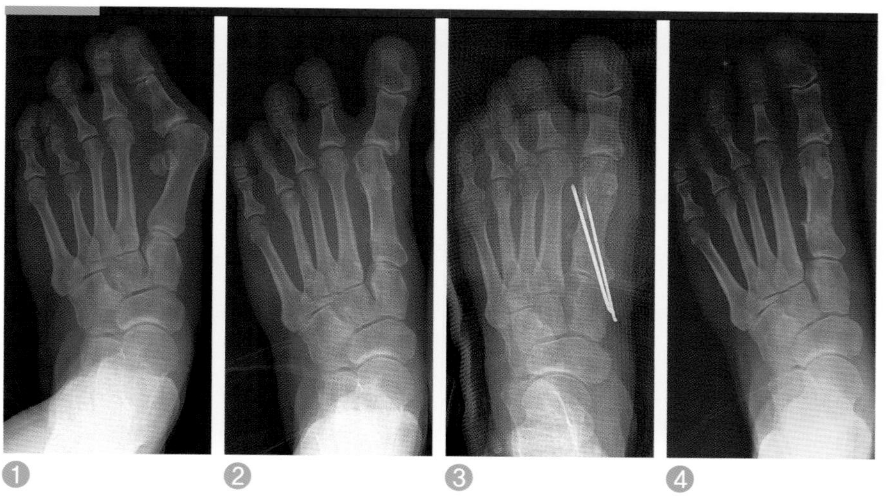

근위 절골술 후에 발생한 무지 내반증을 다시 절골하여 중족골 간 각을 크게 하여 교정한 예. ① 수술 전 방사선상. ② 수술 후 1년 방사선상. ③ 재절골술 후에 중족골 간 각이 커진 방사선상. ④ 재 절골술 후 3개월에 무지 내반이 교정된 것을 알 수 있다.

표 4-10 무지 내반증의 분류[55)]

1. 정적인 형(static hallux varus) : single planar deformty
유연함, 평면상의 변형(uniplanar), 수동적으로 교정 가능, 대개 증세가 없음, 측면상 지절의 굴곡 변형이나 중족 족지 관절의 신전 변형이 없음, 대개 연부 조직 수술이나 건이전술 등으로 치료한다.
2. 동적인 형(dynamic hallux varus) : multiplanar deformity
고정된 변형, 증세가 있음, 수술적 교정이 어렵다. intrinsic minus deformity가 동반됨, 지절의 굴곡 변형, 중족 족지 관절의 신전 변형이 있음, 대개 절제 관절 성형술이나 중족 족지 관절 유합술로 치료한다.

발생하고 무지 외반증에 비하여 더 심한 증세를 호소하는 경우가 많다.

① 분류

유연성 변형과 고정된 변형으로 구분할 수 있는데 표 4-10, 유연성 변형에서는 증세를 일으키는 경우가 드물고, 주로 외관상의 문제이다. 처음에는 유연성 변형이더라도 점차 고정된 변형이 되어 증세를 일으키기도 한다.

정적인 변형(static deformity)과 동적인 변형(dynamic deformity)으로 구분하기도 한다. 정형외과 질환의 대부분에서는 정적인 변형이 고정된 변형을 의미하고 동적인 변형은 교정 가능한 변형을 의미하지만 무지 내반증에서는 정적인 변형은 가만히 있을 때는 변형이 있더라도 무지를 굴곡하면 변형이 없어지는 것이고, 동적인 변형은 무지에 굴곡하는 힘이 가해졌을 때 변형이 더 심해지는 것이므로 정적인 변형은 별 문제가 되지 않는 변형이고 동적인 변형이 임상적으로 문제가 되는 변형이다.

관절 운동시 통증, 부분 강직, 관절이 내측 및 발등 쪽으로 탈구되려는 경향, 추진(push-off)시에 제1열의 기능 상실, 신발 신기 곤란함 등과 같은 다양한 증세가 나타난다.

② 치료

경도의 유연성 내반 변형은 특별한 치료가 필요하지 않은 경우가 많다. Trnka 등은[8] 15° 이상의 무지 내반이 있는 경우에 문제가 되며, 내측 돌출부를 과도하게 절제한 경우에 심한 변형이 발생하기 쉽다고 하였다.

연부 조직 유리 수술 후 4~6주 이내에 수평면상의 변형이 발견된 경우에는 8~12주간 10~15° 외반된 채로 테이핑을 한 후에 약 3개월간 야간 부목으로 외반 위치를 유지하면 치료할 수 있다. 그러나 수술 후 2개월 이상 지나서 발견되면 수술적인 치료가 필요하다. 수술은 처음 수술 후의 염증기를 지난 후에 하는데, 내측 관절낭을 종절개하여 내측으로 아탈구된 종자골을 제위치로 정복하고 중족 족지 관절이 10~15° 외반된 상태로 K-강선을 삽입한 후 6주간 유지한다. 이때 내측 종자골이 정복되지 않으면 연부 조직 수술만으로는 교정되지 않으며 관절 고정술을 하거나 절제 관절 성형술을 하여야 한다.

간혹 수평면상의 정적인 변형에서도 연부 조직 수술만으로는 교정되지 않아서 관절 고정술이나 건이전술을 하여야 할 경우도 있다. 건이전술은 지절을 유합하고 장무지 신전건을 전부 근위지골의 기저부에 이전하는 방법도 있고, 장무지 신전근건의 1/2만을 분리하여 근위지골의 기저부에 이전하는 방법이 있다. 어느 방법이거나 수술 후에 관절 운동이 제한될 가능성이 높다 그림 4-70 .

또한 단무지 신전근건을 이용한 재건술도 사용된다.[5] 그 밖에 1.5mm 굵기의 탄력 봉합사를 이용하여 재건하는 방법도 보고되어 있다.[7] 절골 부위에서 과교정되어 중족골 간 각이 음각인 경우에는 절골 부위를 재절골하여 중족골 간 각을 크게 한다.

제1 중족골의 원위 절골술을 하여서 좋은 결과를 얻었다는 보고가 있다.[1]

동적인 형의 무지 내반증에서는 대개 절제 관절 성형술이나 중족 족지 관절의 유합술이

그림 4-70

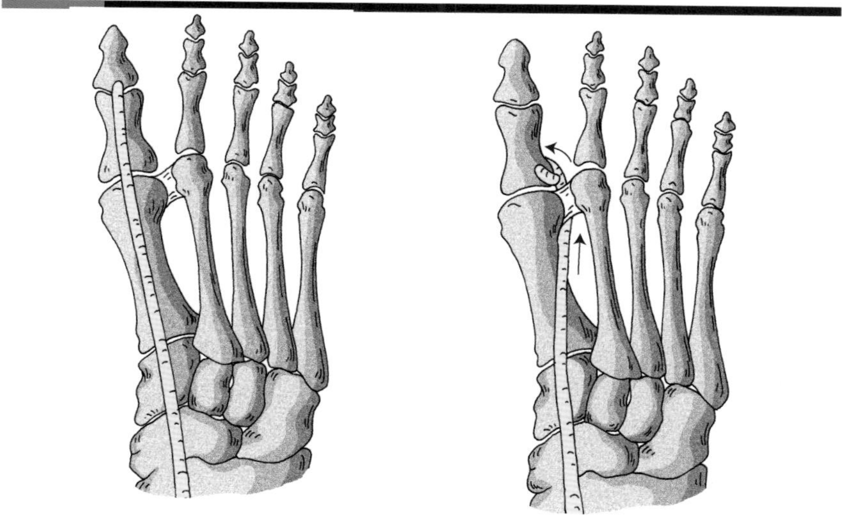

장무지 신전근건 이전술을 도식화한 그림.

그림 4-71

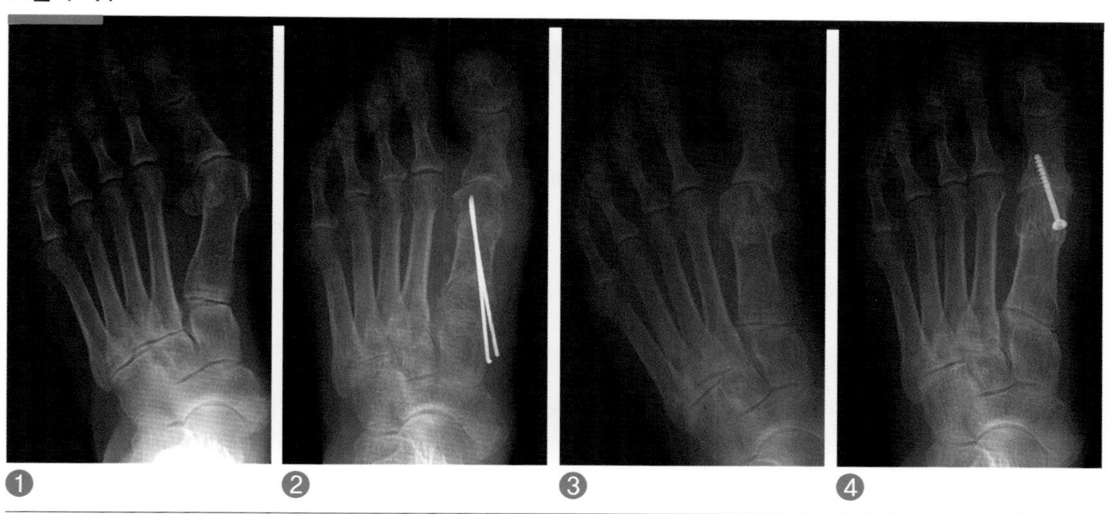

무지 외반증에 대하여 근위 절골술 후에 제1~2 중족골 간 각이 경도로 음각이 된 후에 시일이 경과하면서 무지 내반이 발생하여 유합술을 시행한 예. ① 수술 전 방사선상. ② 제1 중족골 근위 절골술 후 방사선상. ③ 수술 후 10개월 방사선상에서 뚜렷한 무지 내반과 퇴행성 변화를 볼 수 있다. ④ 유합술로 치료하였다.

필요하다 그림 4-71. 절제 관절 성형술은 근위지골의 근위 1/3을 절제하면서 근위지골 기저부에 부착된 모든 내재근을 유리시키므로 'hanging toe' 술기라고도 한다. 수술 후에 K-강선 두 개를 종방향으로 관절을 통과하여 고정하는데, 5~10° 외반된 위치로 6주간 고정한다.

중족 족지 관절의 퇴행성 관절염이 심하거나, 고정된 변형이 심한 경우, 그리고 내측의 돌출부를 크게 절제한 경우 등에서도 중족 족지 관절의 유합술이 필요하다.

지절에 고정된 굴곡 변형이 있고 배부에 굳은살에 의한 증세가 있을 때는 지절의 고정술을 시행하거나, 지절의 족장판을 유리시키고 중립 위치에서 K-강선으로 고정한다.

③ 수술 방법

㉠ 장무지 신전근건 이전술(extensor hallucis longus transfer) 그림 4-72

장무지 신전근건의 외측 1/2~2/3를 부착부에서 분리하여 중족골 간 인대의 하방을 통과하여 근위지골의 기저부에 이전한다. 처음 수술시에 중족골 간 인대를 절개하지만 반흔에 의하여 중족골 간 인대가 복원되므로 이 수술이 가능하다. 근위지골의 기저부에 발등 쪽에서 발바닥 쪽으로 구멍을 만들고 중족골 간 인대의 하방을 통과한 장무지 신전근건을 바닥 쪽에서 발등 쪽으로 구멍을 통과하여 빼낸다. 관절을 정복한 후 구멍을 빠져나온 건을 구멍에 들어가기 전의 같은 건에 봉합한다. 원래는 이전건이 역동적으로 근위지골을 내전 및 굴곡시킬 것을 기대하였으나 건고정술의 역할을 하며 관절 운동이 제한된다.

㉡ 단무지 신전근건 이전술(extensor hallucis brevis transfer)[5]

장무지 신전근건은 그대로 둔 채로 단무지 신전근건을 이용한다. 장무지 신전근건 이전술에 비하여 교정력이 부족하다. 단무지 신전근건이 근위지골에 부착하는 부위는 그대로 두고, 단무지 신전근건의 근위부를 절단하여 중족골 간 인대 아래로 통과시킨다.

고정 방법이 문제인데 중족골 경부에 횡으로 구멍을 만들고 단무지 신전근건을 내측으로 빼낸 후 내측 연부 조직에 봉합하고 중족골 경부에 2.7mm 나사못을 삽입한 후 그곳에 추가로 봉합하는 방법이 있다. anchor를 사용하여 고정하면 간편하다.

근위지골 기저부와 중족골 경부 사이의 짧은 간격을 고정하는 것이므로 단무지 신전근건을 너무 근위부에서 절단하지 않아도 된다. 역시 관절을 건고정(tenodesis)하는 것이므로 관절 운동이 약간 제한된다.

바) 무지의 갈퀴 족지 변형(Claw Toe, Intrinsic Imbalanced Hallux)

무지 내반증에서 내재근 불균형 때문에 내반 변형은 없이 갈퀴 족지 변형만 나타날 수 있

그림 4-72

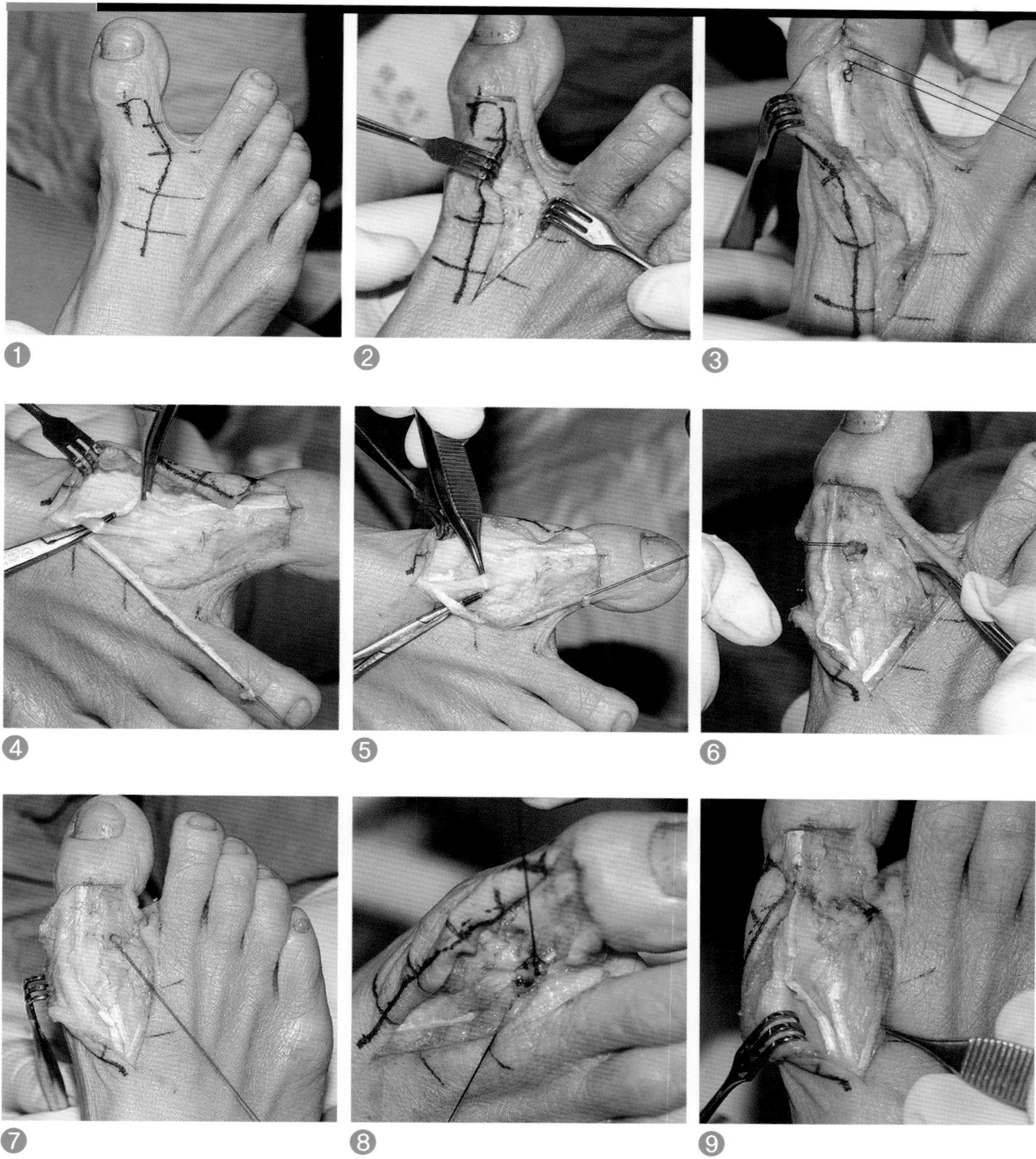

무지 내반증에 대하여 장무지 신전근건의 외측 1/2을 이전하는 수술. ① 수술 전 변형 사진인데 무지 내반과 제1 족지가 중족 족지 관절에서 배굴된 갈퀴 족지 변형이 동반되어 있다. ② 절개선. ③ 장무지 신전근건의 외측 1/2에 봉합사를 꿴다. ④ 장무지 신전근건의 외측 1/2을 원위지골의 부착부에서 떼어서 근위부로 분리해 간다. ⑤ 분리한 장무지 신전근건의 외측 1/2을 1~2 중족골 사이의 심부 횡중족 인대 아래로 통과시킨다. ⑥ 근위지골 기저부에 구멍을 뚫고 분리한 장무지 신전근건을 통과시켜서 바닥 쪽에서 발등 쪽으로 빼올린다. ⑦, ⑧ 돌아나온 장무지 신전근건을 자기 자신에 다시 봉합한다. ⑨ 장무지 신전근건 이전술을 끝낸 사진.

는데, 지절을 유합하고 장무지 신전근건을 제1 중족골의 경부에 이전하는 Jones 수술이 좋다.

사) 무혈성 괴사

원위 절골술 이후에 중족골두의 혈액 순환에 장애가 발생하지만 임상적으로 문제를 일으킬 정도로 심한 괴사를 일으키는 경우는 드물다.

작은 낭종성 변화를 일으키더라도 함몰(collapse)이나 분절화(fragmentation)가 일어나지 않으면 임상적으로 문제가 되지는 않는다. 비수술적인 방법으로 증세가 치료되지 않으면 중족 족지 관절을 유합한다. 괴사된 부분을 절제한 후 유합하는데, 절제한 만큼 단축된다. 단축된 채로 유합하거나, 이식골을 삽입하여 길이를 회복하여, 제1 중족골의 체중 부하 능력을 회복시키는 치료를 한다. 조금만 절제하여도 출혈이 되는 뼈가 나타날 때는 골이식을 하지 않고 유합하여도 문제가 없지만, 많이 단축하여야 할 때는 골이식을 고려하여야 한다.

아) 무지 신전증(Hallux Extensus)

내반이나 갈퀴 족지 변형이 없이 무지가 신전되기만 하는 변형이며 드물다.

자골 절제술이나 Keller 절제 관절 성형술시에 장무지 굴곡근건이 절단되어 발생한다. 그러나 장무지 굴곡근건이 절단되더라도 단무지 굴곡근에 의하여 근위지골이 굴곡되며, 지절이 과신전되는 경우는 드물다.

자) 신경종(Neuroma)

발에 신경종이 생기면 환자의 증세가 심한 경우가 많다. 특히 중족 족지 관절의 내측 배부로 주행하는 천비골 신경의 가장 내측 분지를 손상하기 쉽다. 외측 연부 조직 유리술시에는 제1~2 중족골 사이에서 심비골 신경의 종말 분지를 손상하지 않도록 주의해야 한다. 또한 심부 횡형 중족골 간 인대 절개시에 족저부에 있는 족지 신경을 손상하지 않도록 주의해야 한다.

차) 피로 골절(Stress Fracture)

제2, 제3 중족골에 간혹 발생하며 드물게 제4 중족골에도 발생한다. 3~4주간 고정하거나 그 부분으로 체중 부하를 하지 않으면 치유되지만 간혹 시상면에서의 변형이 발생하므로 주의해야 한다 그림 4-73.

그림 4-73

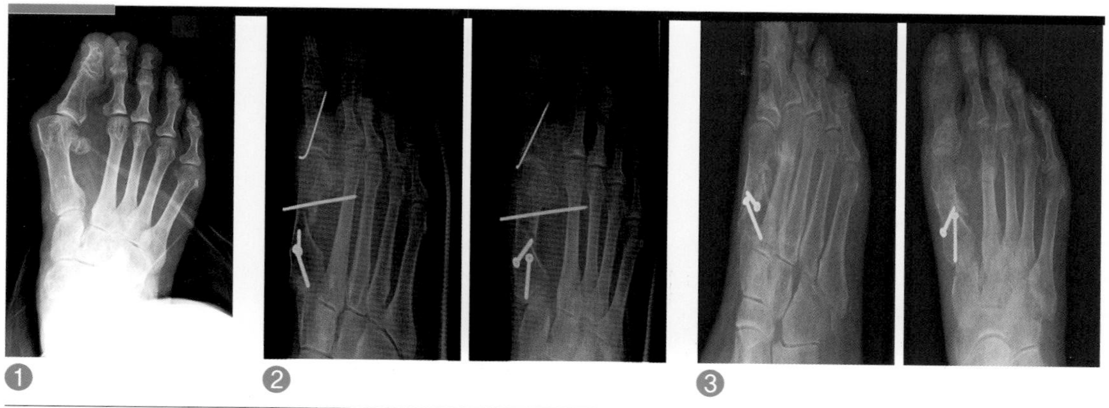

무지 외반증 수술 후 추가로 고정을 하기 위해 K-강선을 삽입하였던 곳에 발생한 골절 수술 전 사진(①), 수술 후 사진(②), 피로 골절이 발생하여 치유된 사진(③).

나. 무지 강직증(Hallux Rigidus)

무지 강직증이란 중족 족지 관절의 배굴이 제한된 것을 말한다. hallux limitus, dorsal bunion, localized arthrosis, hallux flexus, metatarsus elevatus 등의 다양한 용어들이 사용된다.

모든 무지 강직증이 제1 중족골 들림(metatarsus primus elevatus)은 아니지만, 제1 중족골 들림이 선행하는 경우에는 무지 강직증이 발생한다.[1] 제1 중족골이 발등 쪽으로 들리면 족관절이 중립인 상태에서 발가락을 배굴할 때 근위지골의 배부가 중족골두에 충돌하여 배굴이 되지 않고 중족골두 배부의 연골에 직접적인 충격이 가해져서 제1 중족 족지 관절의 퇴행성 관절염이 발생한다. 마비성 질환에서 전방 경골근(tibialis anterior)에 비하여 장비골근(peroneus longus)의 마비가 심할 경우에 제1 중족골 들림이 발생하며, 제1 중족 족지 관절에서 배굴 제한의 원인이 된다.

또한 선천성 첨내반족이나 종골 골절의 내반 부정 유합이 있는 경우에 발의 내측이 지면에 닿지 않으므로 제1 족지를 과도하게 굴곡하여 바닥에 닿으려고 한다. 이때 제1 중족골두가 들어 올려져서 변형이 발생하기도 한다. 또한 호상족(rocker bottom) 변형에서도 제1 중족골두가 들리게 된다.

이상과 같이 여러 가지 원인으로 제1 중족골 들림이 발생하면, 2차적으로 제1 중족 족지

그림 4-74

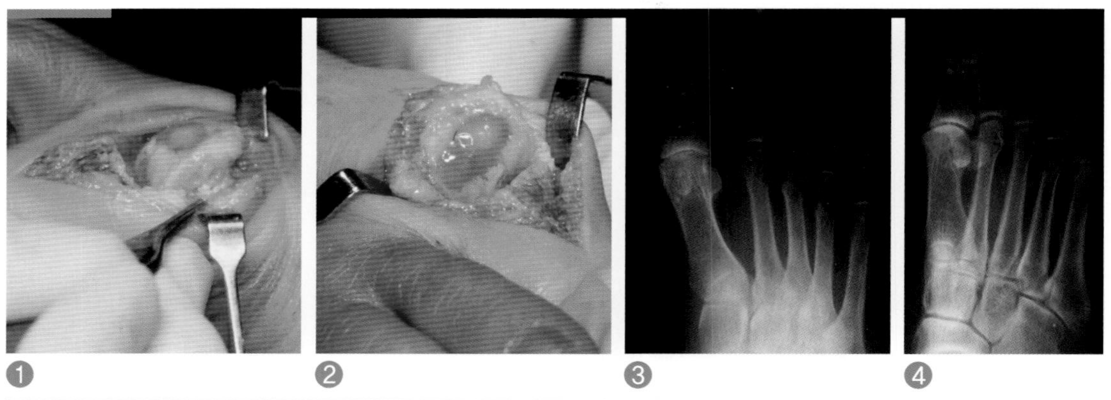

중족골두의 배부에 연골이 없이 피질골이 노출되어 있으며 배부에 골극이 발생하였다(①②). 방사선상 관절 간격이 좁아진 소견이 보인다. 전후면상에서는 관절면이 거의 없는 것처럼 보이더라도(③) 측면상에서 관절 간격이 일부 남아 있는 것을 알 수 있다(④).

관절의 배굴 제한이 초래된다.

제1 중족골을 들어 올리는 뚜렷한 원인이 없이 관절의 배굴 제한과 퇴행성 관절염을 초래하는 것을 좁은 의미의 무지 강직증이라 하며, 이 부분에서는 이러한 경우의 진단 및 치료에 대하여 기술한다. 중족골두 배부의 연골이 가장 먼저 손상되는 것이 외상에 의한 관절염과 다른 점이다 그림 4-74.

(1) 원인[12]

발생 시기에 따라서 청소년기에 발생하는 경우와 중년 이후에 발생하는 경우로 구분할 수 있는데, 전자는 외상에 의한 연골 손상이 원인인 경우가 많다. 그러나 중년 이후에 발생하는 경우에는 외상과의 관련성이 확실하지 않으며, 다른 관절의 퇴행성 관절염과 같은 소견을 보이고 나이가 많을수록 빈도도 증가한다.

서양에 비하여 우리나라에서는 빈도가 적은 듯하나 정확한 통계 수치는 알려져 있지 않다. 이 질환에 대하여 잘 알려지지 않았으므로 진단조차 받지 못하는 경우가 많은데 특별한 원인 없이 제1 중족 족지 관절의 통증이 있는 경우에는 통풍성 관절염이나 무지 강직증의 가능성이 높다.

McMaster는[9] 이 질환이 외상성이라고 하였으며, 가장 초기의 방사선 소견은 중족골두의 배부가 약간 오목하게 들어가는 것이라고 하며, 이 소견은 미세하므로 흔히 간과된다고 한다. 근위지골이 배굴되면 이 부위와 맞닿아 통증을 일으키므로 자연히 배굴이 제한되며, 병이 진행하면서 골극이 발생하면 물리적인 장애물에 의하여 배굴이 제한된다.

(2) 임상적 소견

보행하면 증세가 악화되며, 쉬면 증세가 감소한다. 신발의 족지 상자(toe box)와 골극이 마주쳐서 증세를 일으키거나, 배부의 족지 신경이 돌출 부위에 압박되거나 당겨져서 통증이나 이상 감각을 호소할 수도 있다. 여성에게 두 배 정도 많이 발생한다. 양측성으로 발병하는 경우가 많다.

방사선상에는 중등도 또는 고도의 관절염이 있더라도 전혀 증세가 없는 경우도 있으므로, 방사선 소견과 임상 증상이 비례하지는 않는다. 방사선상 심한 관절염이 있더라도 증세가 없는 환자는 대부분 발의 외측을 주로 디디고 조기에 뒤꿈치를 들어 올려서 중족 족지 관절이 배굴되지 않도록 하여 걷는다.

진찰 소견상 배굴 제한과 압통이 있다. 굴곡할 때에도 통증이 있는 경우가 흔하며 초기에는 배굴 때보다 굴곡할 때 증세를 호소하기도 한다. 관절염이 진행하여 골극이 심한 경우에는 어느 방향이든지 운동 제한이 심하지만, 초기나 중등도의 퇴행성 관절염에서는 배굴 제한이 별로 없는 경우가 많다. 무지 외반증에서는 내측에 통증이 있는 경우가 많지만 무지 강직증에서는 관절의 배부에 압통이 있는 경우가 많다. 보행시에 체중을 발의 외측으로 이전시키는 경향이 있고, 하지를 외회전시켜서 제1열에 힘이 가해지지 않도록 하면서 보행한다. 만성적인 통증이 있다가 갑자기 증세가 악화되는 경우는 골극이 골절되어 유리체가 발생하거나 골극 사이에 연부 조직이 감입되었기 때문이다.

(3) 방사선 소견 그림 4-74

체중 부하 상태에서 전후방, 측면 촬영을 하고, 제1 중족 족지 관절에 중심을 두고 사면(oblique) 촬영을 한다.

초기에는 중족골두의 배부에 아주 작은 골극만 보이지만 관절 운동시의 통증과 배부의 압통 등의 소견으로 진단할 수 있다. 측면상에서 골극이 잘 보이며 유리체(loose body)가 있을 수도 있다. 주로 배부의 관절면이 좁아지고 골극이 있는데, 경과할수록 점차 전체적으로 관절면이 좁아진다. 전후면 및 측면상에서는 전혀 관절 간격이 없는 심한 퇴행성 관절염인 것처럼 보이더라도, 사면 촬영상에서 보이지 않던 관절 간격이 보일 수도 있다.

표 4-11 무지 강직증의 분류 및 치료

1 등급	관절 간격이 유지되어 있으며 경도 내지 중등도의 골극 형성이 있다.
2 등급	중등도의 골극과 관절 간격이 좁아져 있고, 연골 하골(subchondral bone)의 경화 소견이 있다.
3 등급	골극이 심하고 관절 간격이 없어지며 연골 하골에 낭종성 변화가 있을 수도 있다.
1,2 등급	골두 성형술 또는 골두 성형술 + 근위지골 배부 폐쇄성 쐐기 절골술
3 등급	개재 관절 성형술, 중족 족지 관절 유합술, 절제 관절 성형술, 관절 치환술

심한 경우에는 중족 족지 관절의 바닥 부분을 포함한 모든 부분에 골극이 돌출되어 있다. 중족골두뿐만 아니라 근위지골의 기저부에도 중족골두의 골극과 상응하는 위치에 골극이 발생한다.

또한 중족골과 종자골 간의 관절염을 보기 위해 종자골의 축상(axial view)을 촬영한다. 체중 부하 측면상에서 제1 중족골이 들려 있는가를 관찰한다.[1]

Hattrup과 Johnson은[5] 무지 강직증의 정도를 3가지 등급으로 구분하였다 표 4-11 .

(4) 치료

가) 비수술적인 치료

국소 통증을 완화시키기 위하여 약물 요법이나 물리 요법과 제1 중족 족지 관절의 운동을 제한하는 보조구 착용 및 신발 교정을 한다. 비스테로이드성 소염 진통제를 처방하고, 달리기와 같은 충격이 큰 운동을 피하고, 자전거 타기나 수영과 같은 충격이 작은 운동이 좋다.

물리 요법은 얼음 팩 또는 스프레이를 이용한 냉치료(cold therapy)와 초음파 등을 이용한 치료가 있으며, 관절 내에 국소 마취제와 스테로이드를 혼합하여 주사하기도 한다. 신발은 족지 상자를 높게 하여 닿지 않도록 하며, 부드러운 고무창으로 충격을 감소시키며, 연장 허리쇠(extended shank)를 안창(insole)과 바닥창(outsole) 사이에 삽입하고 둥근 바닥(rocker sole)을 하여 중족 족지 관절의 운동을 감소시킨다. 삽입물 중 제1열 아래 부분으로 길게 연장하여 중족 족지 관절 운동을 제한하는 Morton extension을 하기도 한다.

나) 수술적 치료

수술적 치료는 비수술적 치료에 의하여 호전되지 않는 경우에 시행하며, 1) 골극을 절제하

그림 4-75 hallux elevatus

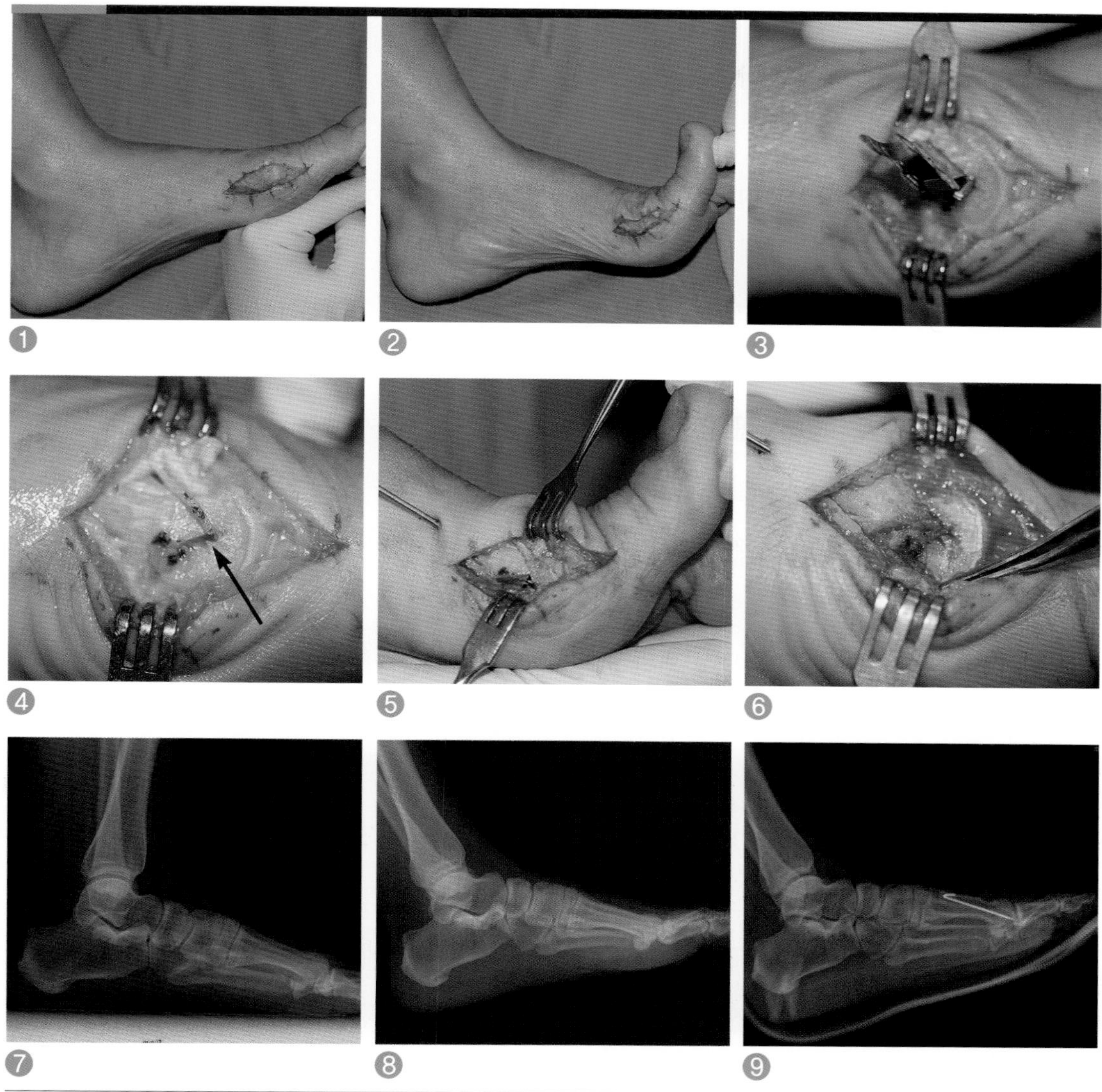

① 제1 중족골두를 발등 쪽으로 밀어 올리면 중족 족지 관절이 배굴되지 않고, ② 제1 중족골이 족저 굴곡된 상태에서는 중족 족지 관절이 배굴된다. ③ 갈매기형 절골을 하며, V자형 절골 중 발등 쪽에서 1mm 정도를 더 절제한다. 두 개의 톱날이 더 절제하는 부분을 보여 준다. ④ 절골 후 바닥으로 전위시킨 후 바닥 쪽에 틈새가 생긴 것을 볼 수 있다. ⑤ 중족 족지 관절의 배굴이 가능하게 되었다. ⑥ 바닥 쪽의 빈 공간에 절제한 내측 돌출부의 뼈를 채워 넣고 강선 고정하였다. ⑦ 수술 전 체중 부하 방사선상에서 제1 중족골이 배굴되어 있고 제1 족지가 족저 굴곡된 것을 알 수 있다. ⑧ 비체중 부하 방사선상에서 제1 중족골과 제1 족지가 약 20° 정도 배굴된 정상적인 상태이다. ⑨ 수술 후 방사선상.

여 충돌에 의한 증세를 완화시키는 골두 성형술(cheilectomy) 방법, 2) 절골술 그림 4-75, 3) 유합술, 절제 관절 성형술, 개재 관절 성형술(interposition arthroplasty), 관절 치환술 등의 구제술(salvage operation)이 있다.

관절 유합술은 앞에서 수술 방법을 기술하였다. 관절 치환술 중 실리콘 대치물은 실리콘의 부작용 때문에 거의 사용하지 않으며, 금속 대치물이 개발되어 반치환술 또는 전치환술이 시행되고 있으나 국내에서는 사용이 불가능한 상태이다.

① 골두 성형술 (Cheilectomy) 그림 4-76

배굴의 제한이 있고 배부에 국소 동통이 있으며, 활동적인 환자에서 시행한다. 관절 전체에 광범위한 퇴행성 변화가 있으면 관절 유합술, 절제 관절 성형술, 개재 관절 성형술과 같은 구제술을 한다. 배굴 제한은 근위지골의 기저부와 중족골두의 배부에 발생한 골극이 충돌하기 때문이므로 수술 시야에서 충돌을 일으키는 모든 골극을 절제한다.

관절 내에 유리체가 있는 경우에는 유리체를 제거하고 비후된 활막은 절제한다. 수술장에서 70° 이상 배굴이 되도록 절제하는데, 중족골두의 배부에서 관절면 중 최대 30%까지 절제한다. 수술장에서 배굴시켜 보아서 80~90°가 되더라도 수술 후 배굴각이 감소하며, 중족골두와 근위지골의 기저부를 많이 절제하더라도 관절이 불안정해서 문제가 되는 경우는 드물다. 중족골두와 종자골 사이에 유착이 있는 경우에는 작은 Freer 골막 거상기를 이용하여 박리한다.

수술 후 운동 시작 시기는 저자에 따라 다소 차이가 있으나, 통증이 감소하면 곧 능동 및 수동 운동을 한다.

골두 성형술 후의 결과에 대하여는 저자마다 차이가 있는데, Hattrup과 Johnson은[5] 1등급인 경우 85% 정도 만족스럽지만, 3등급인 경우에는 62.5% 정도만 만족스러운 결과를 얻었으므로 경도의 환자에게 시행하는 것이 좋다고 하였고, Mann과 Clanton은[8] 대부분에서 좋은 결과를 얻었다고 하였다.

② 개재 관절 성형술(interposition arthroplasty) 그림 4-77

관절 유합술이 제1 중족 족지 관절에 대한 일반적인 수술 방법이지만, 관절을 유합한 후에는 굽이 있는 신발을 신기 어려우며 지절 부위에 통증이 발생하는 경우가 많으므로 중족 족지 관절에 약간의 관절 운동이라도 가능하게 하려는 목적으로 개재 관절 성형술을 하는데 결과가 상당히 좋은 경우가 많다.[3,7]

그러나 혹시 통증이 지속될 가능성에 대비하여 추후에 유합술이 필요할 수도 있음을 수술 전에 환자에게 설명하여야 한다.

그림 4-76 골두 성형술

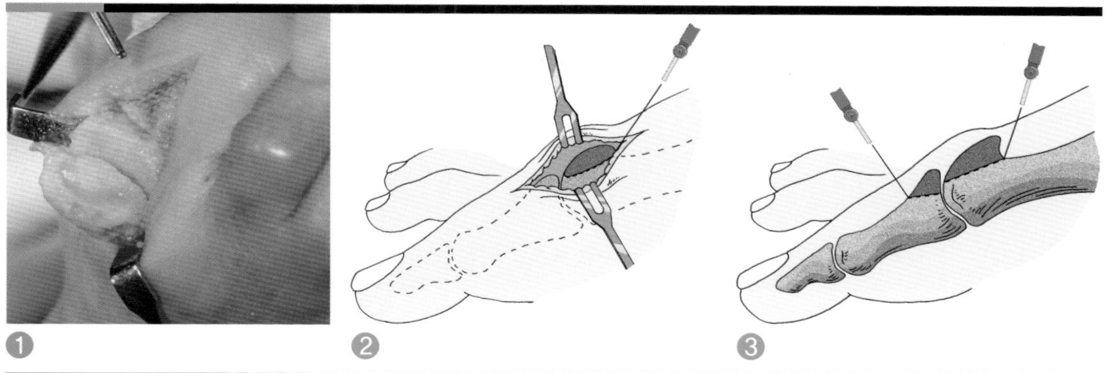

중족 족지 관절의 배부에 종절개를 하여 도달한 후 골극 절제를 하는 사진(①)과 이를 도식화한 그림(②). 대개 근위지골 기저부에도 골극이 있으며 배굴시 충돌이 발생하는 부분은 모두 절개한다(③).

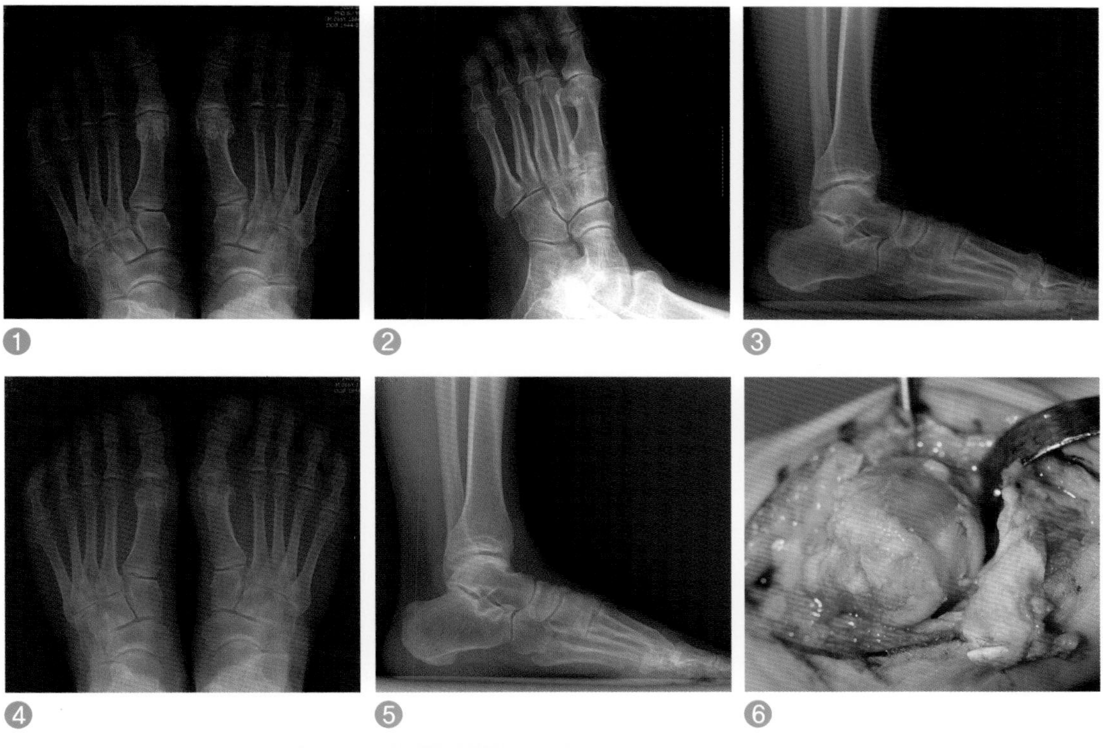

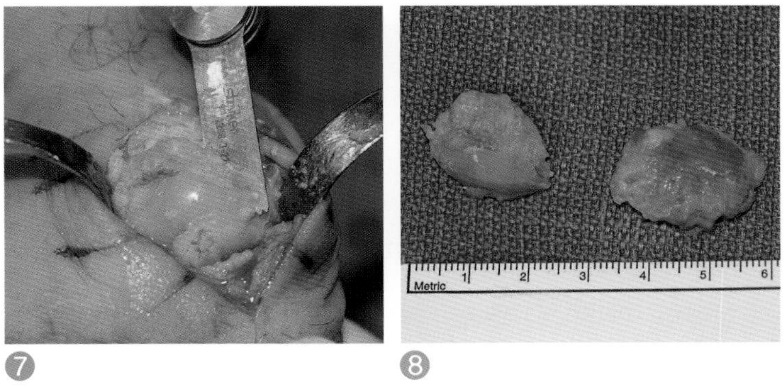

①, ②, ③ 수술 전 전후면, 사면 및 측면상, 관절 간격이 일부 유지되어 있고, 중족골 배부에 골극이 뚜렷하다. ④, ⑤ 수술 후 방사선상. 측면상에서 골두의 상당 부분이 절제된 것이 보인다. ⑥ 중족골두 중에서 중앙 부분에 연골이 덮여 있다. ⑦ 중족골두 배부에 연골이 전혀 없는 부분을 절제한다. ⑧ 절제한 관절면을 포함한 골극.

그림 4-77

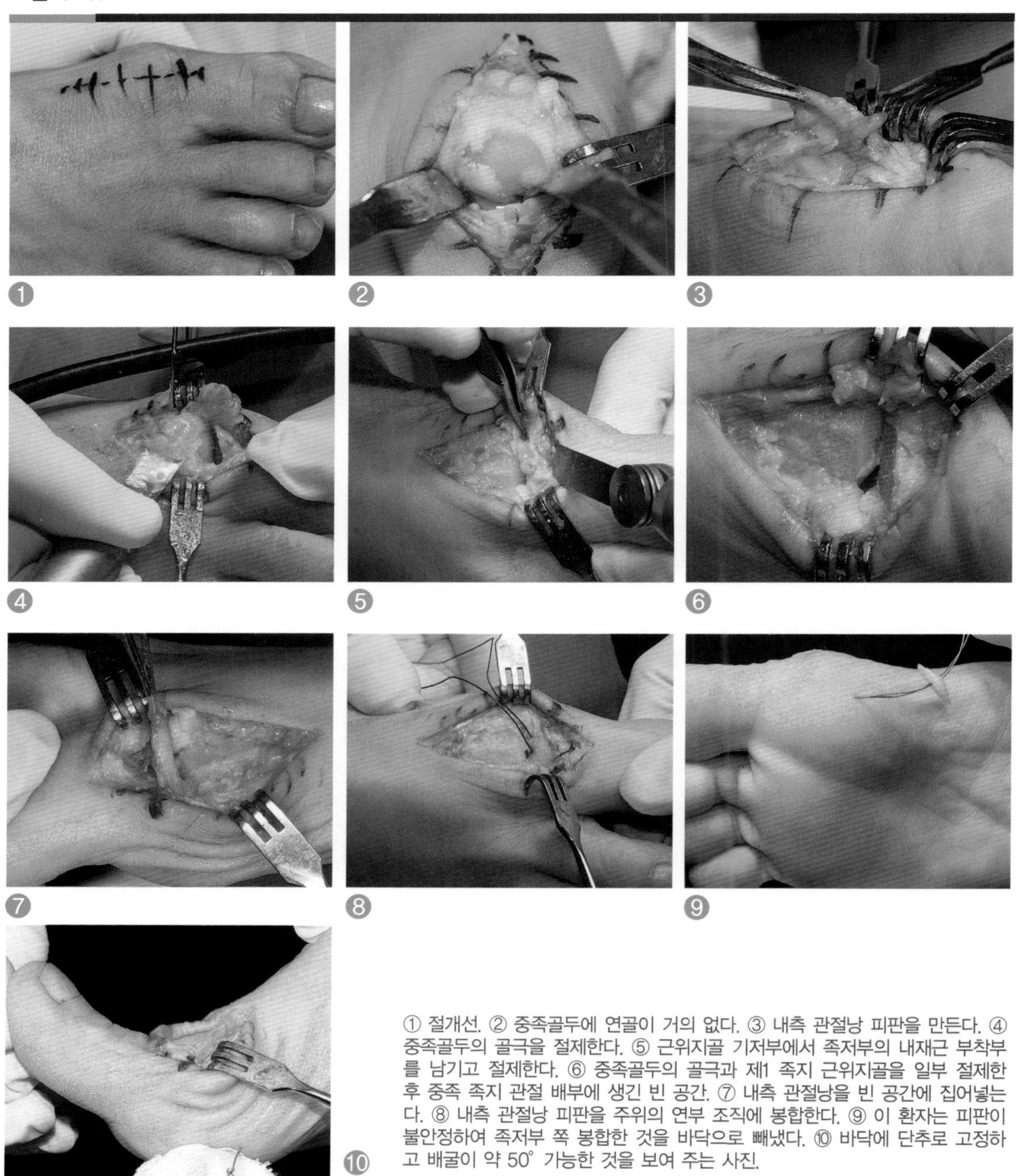

① 절개선. ② 중족골두에 연골이 거의 없다. ③ 내측 관절낭 피판을 만든다. ④ 중족골두의 골극을 절제한다. ⑤ 근위지골 기저부에서 족저부의 내재근 부착부를 남기고 절제한다. ⑥ 중족골두의 골극과 제1 족지 근위지골을 일부 절제한 후 중족 족지 관절 배부에 생긴 빈 공간. ⑦ 내측 관절낭을 빈 공간에 집어넣는다. ⑧ 내측 관절낭 피판을 주위의 연부 조직에 봉합한다. ⑨ 이 환자는 피판이 불안정하여 족저부 쪽 봉합한 것을 바닥으로 빼냈다. ⑩ 바닥에 단추로 고정하고 배굴이 약 50° 가능한 것을 보여 주는 사진.

㉠ 수술 방법

장무지 신전근건의 내측에 4~5cm의 종절개를 한다. 장무지 신전근건의 내측을 따라서 관절낭까지 절개하여 관절 내에 도달한다. 관절낭을 중족골두에서 박리하면서 중족골두를 노출하여 중족골두 중앙 부분에 연골이 남아 있는가를 확인한 후에 개재 관절 성형술을 할지,

골두 성형술만 할지를 결정한다. 중족골두 중앙부에 연골이 남아 있는 경우에는 중족골두 성형술만 한다.

중족 족지 관절의 내측에서 원위부가 근위지골에 붙어 있는 ㄷ 모양의 관절낭 피판을 중족골두와 관절에서 박리한다.

중족골두의 골두 성형술을 한다. 근위지골의 기저부에서 족저 부분의 내재근이 박리되지 않도록 하기 위하여, 근위지골의 족저부 바닥 쪽만 남기고 족배부 쪽의 뼈를 절제한다. 족배부 쪽에서는 약 3mm로 뼈를 절제하여 사선 방향으로 바닥으로 향하도록 공기톱을 이용하여 절제한다. 근위지골 족배부 외측의 단무지 신근건 부착부를 보존하도록 노력한다. 내측에 박리해 놓은 관절낭 피판을 근위지골을 절제하여 생기는 빈 공간에 놓이도록 한 후에 피판의 근위부를 외측 관절낭에 봉합한다.

중족 족지 관절을 움직여 봐서, 중족골두와 근위지골의 기저부 사이에서, 관절낭 피판이 안정적으로 유지되면 그냥 두지만, 피판이 배부로 밀려 올라올 경우에는 피판의 족저 부분에 봉합사를 꿰어서 바닥으로 빼내고 단추를 끼우고 그 위에 결찰하여 피판이 절제한 뼈 사이에 안정적으로 유지되도록 한다.

ⓛ 수술 후 처치

수술 후 1주 경과하였을 때부터 부드럽게 관절 운동을 시작한다. 손으로 근위지골을 쥐고 배굴 및 굴곡을 시키는데, 약한 힘을 한 방향으로 10초 이상 지속적으로 작용시키는 것이 좋다.

③ 절제 관절 성형술

제1 중족 족지 관절의 절제 관절 성형술인 Keller 수술 후에 발생하는 합병증을 감소시키기 위하여 Hamilton 등은[4] 근위지골의 기저부를 일부 절제하고 신전근 확대와 단무지 신근건을 단무지 굴근건에 봉합하는 개재 관절 성형술을 하여 좋은 결과를 얻었다고 하였다.

이 방법은 골두 성형술과 Keller 절제 관절 성형술과의 중간 정도 수술로서 관절 간격이 거의 없어져서 유합술을 해야 하는 경우에 관절 운동을 보존할 수 있는 방법으로 고안된 것이며, Keller 절제 관절 성형술에서 근위지골을 많이 절제하므로 발생할 수 있는 합병증들을 피하기 위하여 절제를 최소화하였다. 저자의 방법과 유사하나 저자는 가능한 한 단무지 신전근건의 부착부를 보존하며, 내측 관절낭을 근위지골과 중족골두 사이에 끼워 넣으므로, 정상적인 건부착부를 유지한다는 점에서 차이가 있다. 또한 단무지 신전근건은 얇고 폭이 좁아서 조직의 양이 적은데 비하여, 무지 강직증에서 내측 관절낭은 비후되어 있으므로 내측 관절낭 피판을 이용하면 상당히 많은 양의 연부 조직을 끼워넣을 수 있다.

④ 절골술 그림 4-75

제1 중족골 절골술과 근위지골 절골술로 구분된다. 이런 절골술을 하는 이론적 배경은 무지 강직증이 근위지골의 기저부와 중족골두의 충돌에 의하여 발생하므로 절골술을 하여 충돌하지 않도록 하려는 것이다. 관절 연골이 대부분 남아 있고, 제1 중족골 들림이 뚜렷한 경우에는 중족골 절골술을 하여 중족골두를 바닥쪽으로 전위시키면 좋은 결과를 얻을 수 있다. 관절 내에 퇴행성 관절염이 심한 경우에 이러한 절골술만으로 호전되기는 어려울 것이다. 중족 골두 주변의 골극만 절제하고 중족골 절골술을 하여서 충돌을 방지하고 퇴행성 관절염이 진행하는 것을 방지할 수 있을 가능성은 있으나 골두 성형술만 하더라도 충돌로 인한 증상을 제거할 수 있으므로 중족골 절골술이 필요한 경우는 드물다. 또한 골극을 절제하려면 골두 주변의 연부 조직 손상에 의하여 골두에 가는 혈액 순환이 상당히 차단되며 중족골 절골술을 병행하면 중족골두에 무혈성 괴사가 발생할 가능성이 높은 것도 중족골 절골술을 잘 하지 않는 이유이다.

⑤ 근위지골 절골술(Moberg Operation)[10)]

관절 간격이 정상이거나 약간 좁아진 1~2 등급의 무지 강직증에서 골두 성형술과 같이 시행한다. 중족 족지 관절 배굴은 제한되어 있지만, 비교적 정상적인 족저 굴곡이 가능할 때가 좋은 적응증이다.

근위지골의 절골술은 근위지골의 배부에서 폐쇄성 쐐기 절골술을 하여 실제로는 배굴되지 않으나 겉모양이 배굴되는 것처럼 보이게 하는 방법이다. 근본적인 치료 방법은 아니지만, 다른 방법과 병행하여 시행하는 방법이다. 근위지골의 근위부의 배부 중앙에 종절개를 한 후 신전건 확대를 박리하여 옆으로 젖힌다. 근위지골의 관절면에서 5~6mm 원위부에 근위 절골을 하고 그보다 2~3mm 원위에 두 번째 절골을 하여 두 절골선 사이의 쐐기를 절제한다. 고정은 봉합이나 K-강선을 사용한다. 골두 성형술과 같이 할 때는 조기에 운동을 할 수 있도록 내고정을 하여야 한다.[4] 이 방법으로 큰 운동 범위를 얻기 어렵기 때문에 근위지골의 배굴 절골술은 흔히 사용하지는 않는다.

다. 종자골의 질환(Sesamoid problems)[1]

(1) 해부학

종자골은 단무지 굴곡근(flexor hallucis brevis)의 건 속에 있으며, 골막에 의하여 쌓여 있지 않고, 건 섬유들이 직접 뼈에 부착되어 있으므로 종자골을 절제할 때 잘 박리되지 않는다. 두 개의 종자골 사이에는 장무지 굴곡근건이 지나가며, 종자골에 의해서 건이 보호된다. 종자골과 피부 사이에는 점액낭이 있으며, 급성 염증을 일으키면 점액낭에 액체가 고여 부어 오른다.

8세경에 골화(ossification)되기 시작하며 11세경에는 골화가 끝난다. 여러 개의 골화 중심에서 발생하며 이러한 골화 중심이 유합되지 않으면 이분성 또는 다분성 종자골(bipartite, multipartite sesamoid)이 되는데 이러한 이분성 또는 다분성 종자골은 내측 종자골에 흔하다 그림 4-78.

같은 사람의 두 발 중에서 한쪽 발에만 이와 같은 변형이 있는 경우가 75%이며, 양측성으

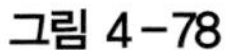
그림 4-78

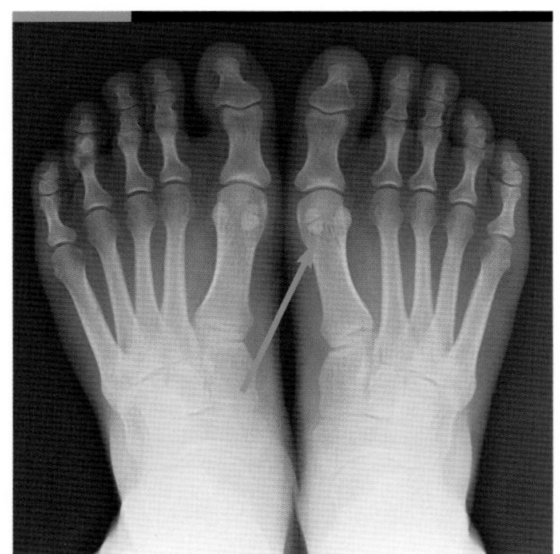

이분성 종자골의 방사선상.

로 이와 같은 변형이 나타나는 경우는 25%에 불과하다는 보고가 있으므로 양측성인지 아닌지가 골절인지 아닌지를 구별하는 데는 전혀 도움이 되지 않는다. 또한 이분성 종자골이 있는 경우에 증세가 더 자주 발생하는 것도 아니다.

(2) 병적인 변화

가) 외측 아탈구 및 탈구

무지 외반증이 심해지면 종자골 간 골능선(intersesamoidal ridge)이 침식되어 종자골이 중족골두의 아래에서 이탈하여 외측으로 전위된다.

나) 퇴행성 관절염

무지 외반증 환자의 방사선상에서 중족골두와 종자골 사이의 관절에 상당한 정도의 퇴행성 관절염이 관찰되는 경우가 흔하지만, 증세가 없는 경우가 대부분이다.

다) 감염

대개 못에 찔려서 발생하며 원인 균은 녹농균(pseudomonas)이 흔하다.

라) 골절

급성 골절, 피로 골절로 구분할 수 있으며 내측 종자골의 병변이 더 흔하다. 빈도가 적으며, 이분 종자골과 구별이 어렵다. 골 주사 검사를 하여 열소(hot uptake)가 보이면 그 부위가 증세를 일으키는 원인일 가능성은 있으나 반드시 골절이라고 할 수 없으므로 골 주사 검사 역시 진단에 큰 도움이 되지 않는다.

손상받기 전에 종자골이 정상적인 모양을 보이는 방사선 사진이 있거나, 손상 후에 가골이 생기면서 치유되는 소견을 보이는 경우에만 확실히 골절이라고 할 수 있다고 할 정도로 골절의 진단이 어렵다.

또한 미식 축구 선수에게서 제1 중족 족지 관절의 과신전 손상(turf toe)시에 이분 또는 삼분 종자골의 견열 손상이 보고되어 있다. 종자골의 골절과 같은 기전으로 족장판(plantar plate)이 파열되는 경우도 있는데 족장판이 완전히 파열된 경우에는 종자골이 정상 위치보다 근위부로 전위된다 그림 4-79.

그림 4-79

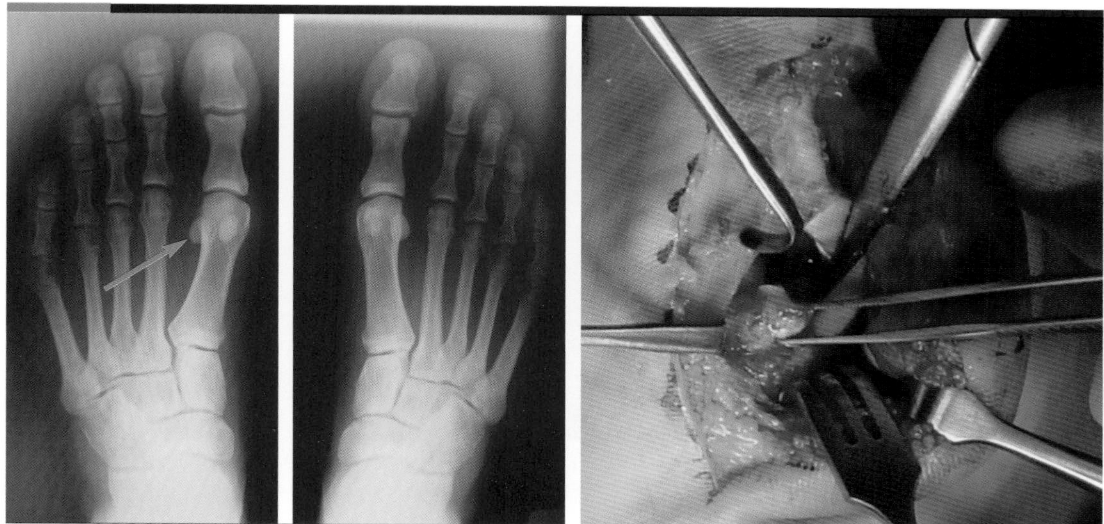

족장판의 파열로 종자골이 근위부로 전위된 소견을 보이는 방사선상과 수술 사진(Dr. Amendola의 증례).

마) 종자골염(Sesamoiditis) 또는 골연골염(Osteochondritis)

실제로 종자골에 염증이 있는 경우에만 종자골염이라고 하는 것이 아니라 증상은 있지만 다른 특별한 원인을 찾아낼 수 없는 경우에도 종자골염이라고 한다.

방사선상에서 정상이 아닌 음영을 보이는 경우를 보고 이것이 무혈성 괴사에 의한 증세라고 하는 저자도 있으나, 그런 방사선 소견을 보이면서도 전혀 증상이 없는 환자도 있으며, 실제로 조직 검사 소견상 무혈성 괴사의 소견을 전혀 발견할 수 없다고 하는 저자도 있다.

바) 족저 각화증

내측 또는 외측 종자골의 바닥 부분이 돌출되어 그 부위에 굳은살이 형성된다.

사) 점액낭염

피부와 종자골 사이의 점액낭에 발생한다. 점액낭을 절제하여도 다시 발생할 수 있으므로 절제보다는 패드나 교정 안창을 하여 점액낭이 발생한 부위가 압박되지 않도록 하는 것이 좋다 그림 4-80 .

(3) 임상 소견

그림 4-80

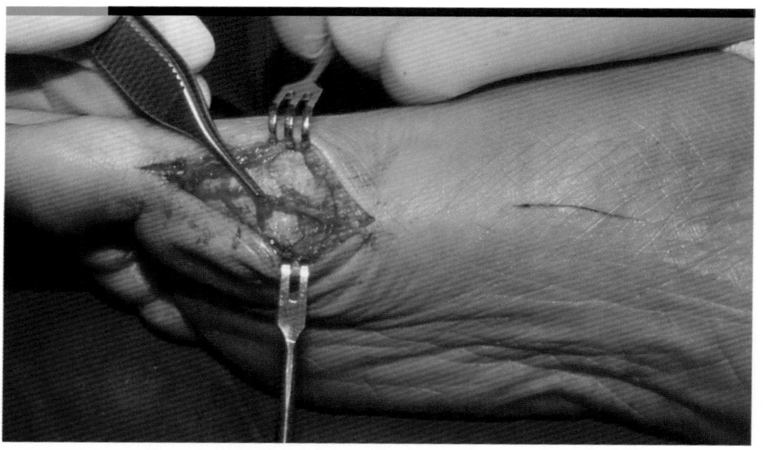

내측 종자골의 점액낭염 절제 후 발생한 족지 신경의 신경종. 이 부위를 수술할 경우 주의하여야 한다.

국소 부위 통증, 피부와 종자골 사이의 점액낭염 또는 중족 족지 관절의 부종, 압통 및 운동 제한 등의 소견이 있다. 급성 점액낭염이 있는 경우에는 제1 중족 족지 관절의 바닥 부분에 전체적으로 부종이 심하다. 족지 신경을 압박하거나 자극하여 증세가 나타나는 경우도 있다.

(4) 치료

가) 보존적인 요법

감염을 제외한 모든 종자골 병변은 우선 비수술적인 방법으로 치료를 한다. 보존적인 방법은 종자골에 가해지는 스트레스를 감소시키는 것인데, 활동 감소, 굽이 낮은 신발, 제1 족지의 배굴을 방지하기 위해 중립 위치에서 테이핑, 투약, 아킬레스건 스트레칭, 단하지 보행 석고, 관절 내 스테로이드 주사 등의 방법이 있다. 어떤 방법이거나 종자골에 가해지는 압력이 다른 곳으로 분산되도록 하는 것이 가장 중요한데, 증세가 심할 경우에는 단하지 보행 석고를 하고 증세가 좀 완화되면 교정 안창(insole)을 하고 종자골 부위가 움푹 들어가도록 파내어 종자골에 압력이 가해지지 않도록 한다.

석고 붕대를 하면 석고 붕대에 의한 압력 분산 효과에 더하여, 발목 운동 제한이 제한되어 정상적인 추진(push-off)이 일어나지 못하며, 중족 족지 관절이 배굴되지 않아서 종자골 부위에 장력이 가해지지 않으므로 증세가 심한 급성기에 효과적이다. 이와 같은 비수술적 치료 방법으로 증세가 완화되더라도 치료를 중단하면 다시 증세가 생기므로 미리 환자에게 최소 3

개월 이상 장기간 교정 안창을 착용하도록 주의시키는 것이 좋다.

나) 수술적 방법

절제술이 가장 흔한 수술 방법이다. 굳은살이 원인일 경우에 원인이 되는 종자골의 바닥 부분을 부분적으로 절제하거나, 급성 골절, 불유합, 피로 골절에서 골이식과 내고정을 하는 방법들이 시도되고 있다. 저자는 종자골 통증을 일으키는 원인은 종자골 부위에 가해지는 압력이 높기 때문인 경우가 많다고 생각하여 가능한 한 종자골을 절제하지 않고, 제1 중족골 기저부에서 배부 폐쇄성 쐐기 절골술을 한다.

종자골을 절제한 경우와 비교한 연구 논문이 없으므로 어떤 방법이 더 나은지에 대한 객관적인 증거가 없으나 저자는 제1 중족골 기저부 절골술 후에 특별한 합병증 없이 좋은 결과를 얻었다. 종자골을 절제하면 족저부에 반흔이 생기며, 장기적인 결과가 좋다고 하더라도 수술 후 회복 기간이 길다는 점도 종자골 절제를 선호하지 않는 이유이다.

종자골 수술뿐만 아니라 종자골 바닥의 점액낭염을 수술할 때는 족지 피부 신경을 손상하지 않도록 주의하여야 한다. 이 부위의 피하 지방은 잘 벌려지지 않으므로 신경을 박리하기 어렵다. 이 피부 신경이 손상되면 체중 부하가 불가능할 정도로 증상이 심하므로 신경종 절제술을 하여야 하는데 내측 족저 신경에서 이 신경이 갈라져 나온 이후에 절제하는 것은 괜찮지만 절제한 부위에 다시 신경종이 발생하면 더 근위부까지 절제하여야 하는 매우 어려운 문제가 발생한다. 신경종이 발생하면 먼저 교정 안창(insole) 등을 이용하여 신경종 부위에 압력이 가해지지 않도록 하는 방법을 시도해 보는 것이 좋다.

슬관절에서 슬개골을 절제하지 않아야 하는 것처럼 가능한 한 종자골을 절제하지 않고 치료해야 한다. 종자골은 체중 부하시 중요한 역할을 할 뿐만 아니라, 제1 중족 족지 관절의 내재근들이 부착되어 있어서, 중족 족지 관절의 안정성에 중요한 역할을 하기 때문이다. 특히 두 개의 종자골을 모두 절제한 경우에는 그 예후가 좋지 않을 가능성이 높으며, 두 개를 모두 절제한 후 증세가 재발하면 그 다음 대책이 없다. 즉 절제술은 항상 신중히 생각하고, 충분히 비수술적인 요법으로 치료를 한 후에 시행하는 것이 좋다. 또한 절제 후 단무지 굴곡근을 잘 봉합하는 것이 중요하며, 이 건을 절단하지 않도록 주의하여야 한다.

① 내측 종자골 절제

족저부 내측 절개를 하여 도달하는데, 종자골의 바로 내측에 있는 족지 신경을 주의하며, 골막하 절제를 하여 장무지 굴곡근건의 손상을 방지하여야 한다. 종자골을 절제하면 단무지 굴곡근건에 결손이 발생하는데, 이 결손 부위를 잘 봉합하여야 하며, 외전근건을 손상하지 않도록 주의한다.

② 외측 종자골 절제

배부 도달법과 족저부 도달법으로 절제가 가능한데, 무지 외반증이 없는 경우에는 배부 도달법으로 외측 종자골을 노출하기 어렵다. 족저부 도달법은 중족골 사이 또는 외측 종자골의 바로 외측에 절개를 하고 도달하며, 공통 족지 신경(common digital nerve)을 주의한다. 내측 종자골을 절제한 후와 마찬가지로 단무지 굴곡근건에 pull string 봉합을 하여 결손 부위를 잘 처리하여야 한다.

REFERENCES

무지 외반증

1. **Abhishek A, Roddy E, Zhang W, Doherty M** | Are hallux valgus and big toe pain associated with impaired quality of life? A cross-sectional study. Osteoarthritis Cartilage, 18(7):923–6, 2010.
2. **Abidi NA and Conti SF** | The clinical and radiographic anatomy of hallux valgus and surgical algorithm. Foot Ankle Clin, 2:599–625, 1997.
3. **Adam SP, Choung SC, Gu Y, O'Malley MJ** | Outcomes after scarf osteotomy for treatment of adult hallux valgus deformity. Clin Orthop Relat Res, 469(3):854–9, 2011.
4. **Austin DW, Leventen EO** | A new osteotomy for hallux valgus. Clin Orthop, 157:25–30, 1981.
5. **Bai LB, Lee KB, Seo CY, Song EK, Yoon TR** | Distal chevron osteotomy with distal soft tissue procedure for moderate to severe hallux valgus deformity. Foot Ankle Int, 31(8):683–8, 2010.
6. **Barouk LS** | Scarf osteotomy for hallux valgus correction. Local anatomy, surgical technique, and combination with other forefoot procedures. Foot Ankle Clin, 5:525–558, 2000.
7. **Bonney G and Macnab I** | Hallux valgus and hallux rigidus ; A critical survey of operative results. J Bone Joint Surg, 34-B:366–385, 1952.
8. **Borton DC and Stephen MM** | Basal metatarsal osteotomy for hallux valgus. J Bone Joint Surg, 76-B:204–209, 1994.
9. **Brage ME, Holmes JR, Sangeorzan BJ** | The influence of x-ray orientation on the first metatarsocuneiform joint angle. Foot Ankle Int, 15:495–497, 1994.
10. **Canale PB, Aronsson DD, Lamont RL and Manoli A II** | The Mitchell procedure for the treatment of adolescent hallux valgus. J Bone Joint Surg, 75-A:1610–1618, 1993.
11. **Chi TD, Davitt J, et al.** | Intra- and inter-observer reliability of the distal metatarsal articular angle in adult hallux valgus. Foot Ankle Int, 23:722–726, 2002.
12. **Choi WJ, Yoon HK, Yoon HS, Kim BS, Lee JW** | Comparison of the proximal chevron and Ludloff osteotomies for the correction of hallux valgus. Foot Ankle Int, 30(12):1154–60, 2009
13. **Coetzee JC** | Scarf osteotomy for hallux valgus repair: the dark side. Foot Ankle Int, 29–33, 2003.
14. **Coetzee JC, Resig SG, et al.** | The Lapidus procedure as salvage after failed surgical treatment of hallux valgus: a prospective cohort study. J Bone Joint Surg, 85-A:60–65, 2003.
15. **Corless JR** | A modification of the Mitchell procedure Bone Joint Surg 58-B:138, 1976.
16. **Coughlin MJ** | Juvenile hallux valgus: etiology and treatment. Foot Ankle Int, 16:682–697, 1995.
17. **Coughlin MJ** | Hallux valgus. an instructional course lecture, AAOS, J Bone Joint Surg, 78-A:932–966, 1997.
18. **Coughlin MJ** | Hallux valgus in men: effect of the distal metatarsal articular angle on hallux valgus correction. Foot Ankle Int, 18:463–470, 1997.

19. **Coughlin MJ, Carlson RE** | Treatment of hallux valgus with an increased distal metatarsal articular angle: Evaluation of double and triple first ray osteotomies. Foot Ankle Int, 20:762–770, 1999.
20. **Coughlin MJ, Freund E** | The reliability of angular measurements in hallux valgus deformities. Foot Ankle Int, 22:369–379, 2001.
21. **Davis WH and Anderson RB** | Proximal first metatarsal osteotomy. Foot Ankle Clin, 2:669–684, 1997.
22. **Day T, Charlton TP, Thordarson DB** | First metatarsal length change after basilar closing wedge osteotomy for hallux valgus. Foot Ankle Int, 32(5):513–8, 2011
23. **Dreeben S and Mann RA** | Advanced hallux valgus deformity: long-term results utilizing the distal soft tissue procedure and proximal metatarsal osteotomy. Foot Ankle Int, 17:142–144, 1996.
24. **Easley ME, Kiebzak GM, Davis H et al.** | Prospective, randomized comparison of proximal crescentic and proximal chevron osteotomies for correction of hallux valgus deformity. Foot Ankle Int, 17:307–316, 1996.
25. **Favre P, Farine M, Snedeker JG, Maquieira GJ, Espinosa N** | Biomechanical consequences of first metatarsal osteotomy in treating hallux valgus. Clin Biomech (Bristol, Avon), 25(7):721–7, 2010.
26. **Granberry WH and Hickey CH** | Hallux valgus correction with metatarsal osteotomy: Effect of a lateral distal soft tissue procedure. Foot Ankle Int, 16:132–138, 1995.
27. **Groiso JA** | Juvenile hallux valgus. J Bone Joint Surg, 74–A:1367–1374, 1992.
28. **Hardy RH and Clapham JCR** | Observations on hallux valgus based on a controlled series. J Bone Joint Surg, 33–B:376–391, 1951.
29. **Hawkins FB, Mitchell CL and Hedrick DW** | Correction of hallux valgus by metatarsal osteotomy. J Bone Joint Surg, 27:387–394, 1945.
30. **Huang PJ, Lin YC, Fu YC, Yang YH, Cheng YM** | Radiographic evaluation of minimally invasive distal metatarsal osteotomy for hallux valgus. Foot Ankle Int, 32(5):503–7, 2011.
31. **Johnson KA** | Bunion of the great toe. In Surgery of the Foot and Ankle. New York, Raven Press, 1989.
32. **Johnson KA and Spiegl PV** | Extensor hallucis longus. Transfer for hallux varus deformity. J Bone Joint Surg, 66–A:681–686, 1984.
33. **Jones KJ, Feiwell LA, Freedman EL and Cracchiolo A** | The effect of chevron osteotomy with lateral capsular release on the blood supply to the first metatarsal head. J Bone Joint Surg, 77–A:197–204, 1995.
34. **Kato T and Watanabe S** | The etiology of hallux valgus in Japan. Clin Orthop, 157:78–81, 1981.
35. **Kilmartin TE, Barrington RL and Wallace WA** | A controlled prospective trial of a foot orthosis for juvenile hallux valgus. J Bone Joint Surg, 76–B:210–214, 1994.
36. **Kim HN, Suh DH, Hwang PS, Yu SO, Park YW** | Role of intraoperative varus stress test for lateral soft tissue release during chevron bunion procedure. Foot Ankle Int, 32(4):362–7, 2011.

37. **Lapidus PW** | The author's bunion operation from 1931 to 1959. Clin Orthop, 16:119–135, 1960.

38. **Lee HJ, Chung JW, Chu IT, Kim YC** | Comparison of distal chevron osteotomy with and without lateral soft tissue release for the treatment of hallux valgus. Foot Ankle Int, 31(4):291–5, 2009.

39. **Lee KB, Seo CY, Hur CI, Moon ES, Lee JJ** | Outcome of proximal chevron osteotomy for hallux valgus with and without transverse Kirschner wire fixation. Foot Ankle Int, 29(11): 1101–6, 2008.

40. **Lee KB, Hur CI, Chung JY, Jung ST** | Outcome of unilateral versus simultaneous correction for hallux valgus. Foot Ankle Int, 30(2):120–3, 2009.

41. **Lee KB, Park JK, Park YH, Seo HY, Kim MS** | Prognosis of painful plantar callosity after hallux valgus correction without lesser metatarsal osteotomy. Foot Ankle Int, 30(11):1048–52, 2009.

42. **Lian GJ, Markolf K and Cracchiolo A** | Strength of fixation constructs for basilar osteotomies of the first metatarsal. Foot Ankle, 13:509–514, 1992.

43. **Lippert FG and McDermott JE** | Crescentic osteotomy for hallux valgus: A biomechanical study of variables affecting the final position of the first metatarsal. Foot Ankle, 11:204–208, 1991.

44. **Mann RA and Pfeffinger L** | Hallux valgus repair. duVries modified Mcbride procedure. Clin Orthop, 272:213–218, 1991.

45. **Mann RA Rudicel R, Graves SC** | Repair of hallux valgus with a distal soft tissue procedure and proximal metatarsal osteotomy. J Bone Joint Surg, 74–A:124–129, 1992.

46. **McCluskey LC Johnson JE, Wynarsky GT, et al.** | Comparison of stability of proximal crescentic metatarsal osteotomy and proximal horizontal osteotomy. Foot Ankle Int, 15:263–270, 1994.

47. **Meier PJ and Kenzora JE** | The risks and benefits of distal first metatarsal osteotomies. Foot and Ankle, 6:7–17, 1985.

48. **Myerson M, Allon S and McGarvey W** | Metatarsocuneiform arthodesis for management of hallux valgus and metatarsus primus varus. Foot Ankle Int, 13:107–115, 1992.

49. **Nery C, Barroco R, Ressio C** | Biplanar chevron osteotomy. Foot Ankle Int, 23:792–798, 2002.

50. **Okuda R, Kinoshita M, Yasuda T, Jotoku T, Kitano N, Shima H** | Postoperative incomplete reduction of the sesamoids as a risk factor for recurrence of hallux valgus. J Bone Joint Surg 91–A: 1637–45, 2009.

51. **Peterson HA and Newman SR** | Adolescent bunion deformity treated with double osteotomy and longitudinal pin fixation of the first ray. J Pediatr Orthop, 13:1, 1993.

52. **Piggott H** | The natural history of hallux valgus in adolescence and early adult life. J Bone Joint Surg, 42–B:749, 1960.

53. **Resch S, Stenstrom A and Gustafson T** | Circulatory disturbance of the first metatarsal head after chevron osteotomy as shown by bone scintigraphy. Foot Ankle Int, 13:138–142, 1992.

54. **Richardson EG, Graves SC, McClure JT, et al.** | First metatarsal head-shaft angle:A method of determination. Foot Ankle, 14:181, 1993.

55. **Richardson EG** | In Canaly ST(ed). Campbell's Operative Orthopedics, ed 10. St.. Louis, C.V. Mosby, 3919, 2007.

56. **Romash MM, Fugate D and Yanklowit B** | Passive motion of the first metatarso-cuneiform joint preoperative assessment. Foot and Ankle, 10:293, 1990.

57. **Sammarco GJ, Brainard BJ and Sammarco VJ** | Bunion correction using proximal chevron osteotomy. Foot Ankle Int, 14:8–14, 1993.

58. **Sanders AP, Snijders CJ and Van Linge B** | Medial deviation of the frist metatarsal head as a result of flexion forces in hallux valgus. Foot Ankle, 13:515–522, 1992.

59. **Sangeorzan and Hansen** | Modified Lapidus procedure for hallux valgus, Foot Ankle, 9:262–266, 1989.

60. **Saragas NP and Becker PJ** | Comparative radiographic analysis of parameters in feet with and without hallux valgus. Foot Ankle Int, 16:139–143, 1995.

61. **Scranton PE and Rutkowski R** | Anatomic variations in the first ray. Clin Orthop, 151:244–255, 1980.

62. **Shereff MJ, DiGiovanni L, Bejjani FJ, et al.** | A comparison of nonweight-bearing and weight-bearing radiographs of the foot. Foot Ankle Int, 10:306–311, 1990.

63. **Shima H, Okuda R, Yasuda T, Jotoku T, Kitano N, Kinoshita M** | Radiographic measurements in patients with hallux valgus before and after proximal crescentic osteotomy. J Bone Joint Surg , 91–A: 1369–76, 2009 .

64. **Sim-Fook L and Hodgson AR** | A comparison of foot forms among the non-shoe and shoe-wearing Chinese population. J Bone Joint Surg, 40–A:1058–1062, 1958.

65. **Simmonds FA and Menelaus MB** | Hallux valgus in adolescent. J Bone Joint Surg, 42–B:761–768, 1960.

66. **Stamatis ED, Chatzikomninos IE, Karaoglanis GC** | Mini locking plate as "medial buttress" for oblique osteotomy for hallux valgus. Foot Ankle Int, 31(10):920–2, 2010.

67. **Tanaka Y, Takakura Y, Takaoka T, et al.** | Radiographic analysis of hallux valgus in women on weightbearing and nonweightbearing. Clin Orthop, 336:186–194, 1997.

68. **Tanaka Y, Takakura Y, et al.** | Precise anatomic configuration changes in the first ray of the hallux valgus foot. Foot Ankle Int, 21:651–656, 2000.

69. **Tang SF, Chen CP et al.** | The effects of a new foot-toe orthosis in treating painful hallux valgus. Arch Phys Med Rehabil, 83:1792–1795, 2003.

70. **Thomas RL, Espinosa FJ and Richardson EG** | Radiographic changes in the first metatarsal head after distal chevron osteotomy combined with lateral release through a plantar approach. Foot Ankle Int, 15:285–292, 1994.

71. **Thordarson DB** | Fixation options for hallux valgus osteotomy stabilization. Foot Ankle Clin, 2:705–717, 1997.

72. **Thordarson DB, Rudicel SA, et al.** | Outcome study of hallux valgus surgery-an AOFAS multi-center study. Foot Ankle Int, 22:956–959, 2001.

73. **Torkki M, Malmivaara A, et al.** | Surgery vs orthosis vs watchful waiting for hallux

valgus: a randomized controlled trial. JAMA, 285:2474–2480, 2001.

74. **Trnka HJ, Zembsch A, Easley ME, Salzer M, Ritschl P and Myerson MS** | The chevron osteotomy for correction of hallux valgus: Comparison of findings after two and five years of follow-up. J Bone Joint Surg, 82-A:1373–1378, 2000.
75. **Vittetoe DA, Saltzman CL, Krieg JC and Brown TD** | Validity and reliability of the first distal metatarsal articular angle. Foot Ankle Int, 15: 541–547, 1994.
76. **Wanivenhaus A and Pretterklieber M** | First tarsometatarsal joint: anatomical biomechanical study. Foot Ankle, 9:153–157, 1989.
77. **Weil LS** | Scarf osteotomy for correction of hallux valgus. Historical perspective, surgical technique, and results. Foot Ankle Clin, 5:559–580, 2000.

무지 내반증

1. **Choi KJ, Lee HS, Yoon YS, Park SS, Kim JS, Jeong JJ, Choi YR** | Distal metatarsal osteotomy for hallux varus following surgery for hallux valgus. J Bone Joint Surg 93-B: 1079–83, 2011.
2. **Johnson KA, Spiegl PV** | Extensor hallucis longus transfer for hallux varus deformity. J Bone Joint Surg, 66-A:681–686, 1984.
3. **Katcherian DA** | Pathology of the first ray. In: AAOS Orthopaedic knowledge update Foot and Ankle, 2:151–161, 1998.
4. **Lau JTC, Myerson MS** | Technique tip: Modified split extensor hallucis tendon transfer for correction of hallux varus. Foot Ankle Int, 23:1138–1140, 2002.
5. **Myerson MS, Komenda GA** | Results of hallux varus correction using an extensor hallucis brevis tenodesis. Foot Ankle Int, 17:21–27, 1996.
6. **Rochwerger A, Curvale G, Groulier P** | Application of bone graft to the medial side of the first metatarsal head in the treatment of hallux varus. J Bone Joint Surg, 81-A:1730–1735, 1999.
7. **Tourne Y, Saragaglia D, Picard F, De Sousa B, Montbarbon E, Charbel A** | Iatrogenic hallux varus surgical procedure: A study of 14 cases. Foot Ankle Int, 16:457–463, 1995.
8. **Trnka HJ, Zettl R, Hungerford M, Muhlbauer, Ritschl P** | Acquired hallux varus and clinical tolerability. Foot Ankle Int, 18:593–597, 1997.

무지 강직증

1. **Bouaicha S, Ehrmann C, Moor BK, Maquieira GJ, Espinosa N** | Radiographic analysis of metatarsus primus elevatus and hallux rigidus. Foot Ankle Int, 31(9):807–14, 2010.
2. **van Doeselaar DJ, Heesterbeek PJ, Louwerens JW, Swierstra BA** | Foot function after fusion of the first metatarsophalangeal joint. Foot Ankle Int, 31(8):670–5, 2010.
3. **Hahn MP, Gerhardt N, Thordarson DB** | Medial capsular interpositional arthroplasty for severe hallux rigidus. Foot Ankle Int, 30(6):494–9, 2009.
4. **Hamilton WG, O'Malley MJ, Thompson FM** | Capsular interposition arthroplasty for severe hallux rigidus. Foot Ankle Int, 18:68–70, 1997.
5. **Hattrup SJ, Johnson KA** | Subjective results of hallux rigidus following treatment with

cheilectomy. Clin Orthop, 226:182–191, 1988.

6. **Lau JT, Daniels TR** | Outcomes following cheilectomy and interpositional arthroplasty in hallux rigidus. Foot Ankle Int, 22:462–470, 2001.
7. **Mackey RB, Thomson AB, Kwon O, Mueller MJ, Johnson JE** | The modified oblique keller capsular interpositional arthroplasty for hallux rigidus. J Bone Joint Surg 92–A: 1938–46, 2010.
8. **Mann RA, Clanton TO** | Hallux rigidus: Treatment by cheilectomy. J Bone Joint Surg, 70–A:400–406, 1988.
9. **McMaster MJ** | The pathogenesis of hallux rigidus. J Bone Joint Surg, 60–B:82–87, 1978.
10. **Moberg E** | A Simple operation for hallux rigidus. Clin Orthop, 142:55–56, 1979.
11. **Sanhudo JA, Gomes JE, Rodrigo MK** | Surgical treatment of advanced hallux rigidus by interpositional arthroplasty. Foot Ankle Int, 32(4):400–6, 2011.
12. **Shereff MJ, Baumhauer JF** | Hallux rigidus and osteoarthrosis of the first metatarsophalageal Joint. current concepts review J Bone Joint Surg, 80–A:898–908, 1998.
13. **Smith RW, Katchis SD, Ayson LC** | Outcomes in hallux rigidus patients treated nonoperatively: A long–term follow–up study. Foot Ankle Int, 21:906–913, 2000.

종자골의 질환

1. **Inge GAL and Ferguson AB** | Surgery of the sesamoid bones of the great toe. An anatomic and clinical study, with a report of forty–one cases. Archives of Surgery, 27:466–489, 1933.

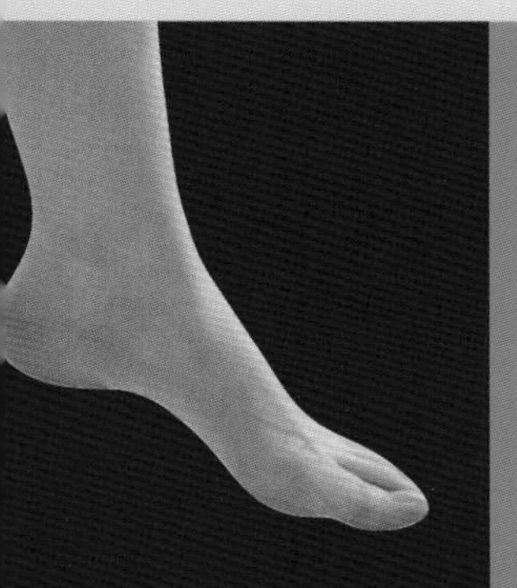

5. 중족골 통증 및 작은 족지 질환

Metatarsalgia and Lesser Toe Abnormalities

가. 총론

발의 통증으로 내원하는 환자들의 가장 흔한 증상 중의 하나가 중족골 통증이다. 중족골 통증은 중족골두 부위의 통증을 유발하는 다양한 질환을 총칭하는 용어인데, 원인이 뚜렷하지 않아서 별개의 병명으로 구분하기 어려운 예들이 많으므로 이와 같은 병명을 붙인다.

작은 족지 질환 중 가장 흔한 것은 망치 족지(hammer toe)와 갈퀴 족지(claw toe)이다.

근위지절의 굴곡 변형을 망치 족지라 하고, 근위지절의 굴곡 변형과 중족 족지 관절의 신전 구축이 있는 질환을 갈퀴 족지라고 구분하기도 하지만 망치 족지에 2차적으로 중족 족지 관절의 과신전 변형이 발생한 경우에는 갈퀴 족지의 정의와 구분되지 않는다. 다른 원인 질환이 없이 발생하고 한두 개의 족지에만 발생하는 경우에 관습적으로 망치 족지라는 명칭을 쓰고, 신경계의 질환이나 요족 변형과 동반되어 발생하는 경우에는 갈퀴 족지라는 용어를 쓰는 경향이 있다. 제1 족지에 갈퀴 족지 변형이 발생한 것을 cock-up 변형이라고도 한다 그림 5-1.

치료면에서 망치 족지는 근위지절과 중족 족지 관절의 변형을 치료하면 되지만, 갈퀴 족지를 치료할 때에는 중족 족지 관절 및 근위지절의 변형에 대한 치료뿐만 아니라 변형의 원인인 근육의 불균형이나 요족 변형도 치료해야 하는 경우가 많다.

중족 족지 관절의 불안정성이란, 중족 족지 관절에서 족지가 발등 쪽으로 전위되려는 불안정성을 의미하는데, 여기에 내측으로의 전위가 동반되는 경우를 교차(crossover) 변형이라고 한다. 대개는 망치 족지(hammer toe)와 동반되어 제2 중족 족지 관절에 발생한다 그림 5-2.

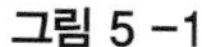
그림 5 -1

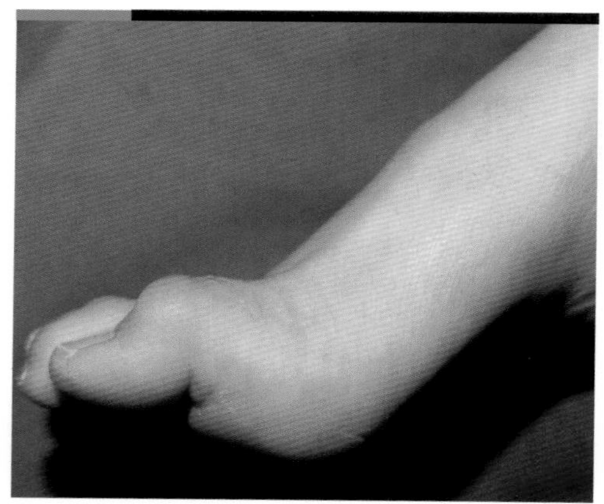

지절의 굴곡 변형과 중족 족지 관절의 신전 변형이 있는 갈퀴 족지 변형

그림 5-2

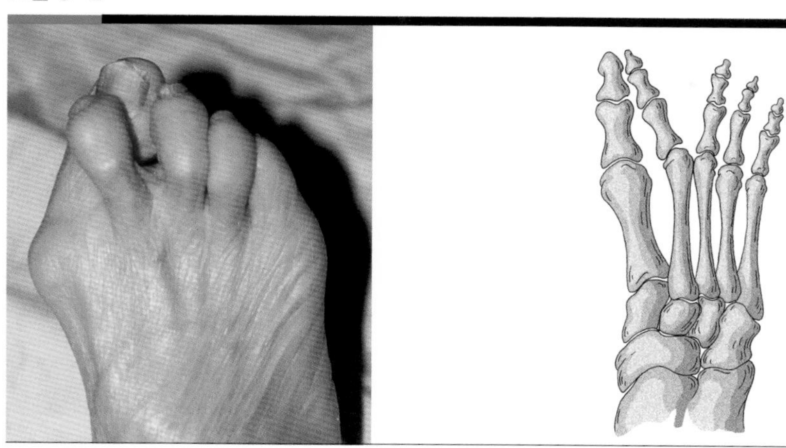

무지 외반증에 동반된 교차 변형. 제2 족지가 내측으로 휘어져 교차 변형이 발생한다.

중족 족지 관절의 퇴행성 관절염은 기존의 논문이나 책에 별도의 질병으로 기술된 것이 없으나 저자의 경험에 의하여 별도의 질병으로 이 책에 기술하였다. 중족 설상 관절의 퇴행성 관절염은 전족부와 중족부의 경계 부위에 발생하는 질환이며, 빈도가 적지만 발생할 경우에 기능 장애가 심각한 질환이다.

나. 중족골 통증(Metatarsalgia)

(1) 원인

중족골 통증은 생역학적인 변화에 의하여 전족부의 족저 부분에 높은 압력이 가해져서 생기는 경우가 많다. 여성은 굽이 높은 신발을 많이 신기 때문에 특히 중족골 통증의 빈도가 높다. 중족골 통증의 원인은 1) 신경학적인 질환으로 인한 변형, 2) 외상성 변형, 3) 제1 중족골의 기능 부전(insufficiency) 그림 5-3, 4) 선천적인 중족골두 바닥 부분의 돌출, 5) 나이가 많아지면서 일어나는 중족골두 아래의 지방 조직의 변화, 6) 중족골두 부위의 종양 등의 원인이 있다. 그러나 뚜렷한 원인 없이 중족골 통증이 발생하는 경우도 많다.

신경원성 질환에 의한 중족골 통증의 치료는 신경원성 질환편에 별도로 기술하였다. 외상성 변형은 중족골들이 족저 굴곡되어 유합되거나 중족 족지 관절의 갈퀴 족지 변형에 의하여

그림 5-3

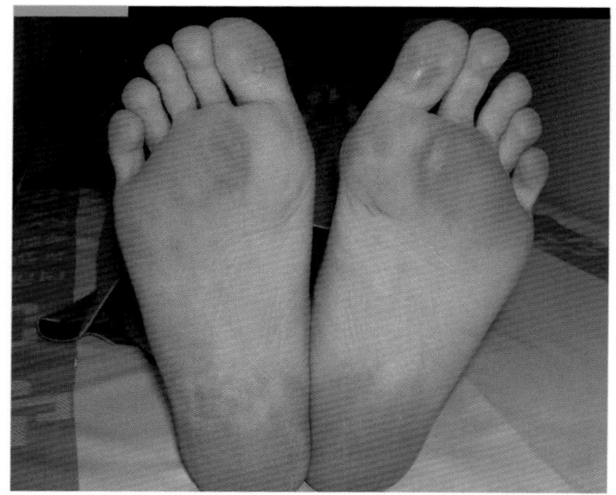

제1 중족골에 기능 부전이 있어서 제1 중족골두에는 체중 부하를 하지 않고 나머지 중족골두로 체중 부하를 하는 환자의 발바닥 사진. 제1 중족골두 부분의 피부는 부드럽고 나머지 중족골두 부분이 두꺼워져 있다.

그림 5-4

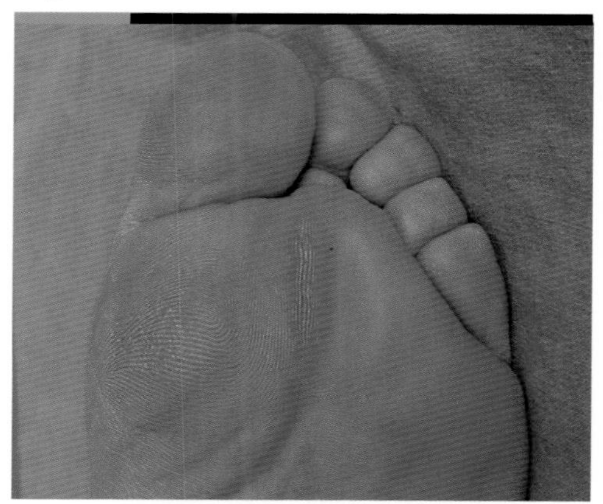

제2 중족골두 아래에 발생한 선상의 굳은살.

중족골두의 통증이 발생하는 등 다양하게 나타난다. 제1 중족골의 기능 부전이란 여러 가지 원인으로 제1 중족골두의 체중 부하 기능이 저하되어 다른 중족골두에 압력이 증가하고 통증이 발생하는 것을 말한다. 중족골두의 과(condyle)가 바닥으로 많이 돌출되어 증세를 일으킬 때는 발바닥에 좁은 선상의 굳은살(linear callosity)이 발생한다 그림 5-4.

나이가 많아져도 발의 길이는 변화가 없으나 중족골들 간의 관계가 변하면서 전족부가 넓어진다. 전족부가 넓어지고, 망치 족지에 의하여 중족골두 아래의 지방 패드(fat pad)가 중족골두 아래에서 발가락 쪽으로 이동하여 쿠션의 역할을 하지 못하는 것도 중족골 통증의 흔한 원인 중 한 가지이다. 그러나 젊은 사람이라도 중족골두 아래의 지방 패드가 얇아서, 발바닥에서 중족골두가 쉽게 만져지고 중족골두 부위에 굳은살이 발생하는 경우가 있다.

(2) 족저 압력 측정 도구 및 방법

가장 간단한 방법은 발바닥에 물을 묻힌 후 마른 바닥을 디뎌서 나타나는 발바닥 모양을 관찰하는 것인데, 발의 아치 부분이 바닥과 닿은 부분의 면적으로 편평족인가를 알 수 있다. 이와 같은 방법은 특히 달리기를 좋아하는 많은 일반인이 발에 관한 상식을 넓히고 자기 발의 상태를 파악하여 신발을 고를 때 이용한다.

족저부 압력 분포를 검사하는 방법은 Harris mat를 이용하는 것이 가장 간단한 방법이다 그림 5-5.

그림 5-5 Harris mat

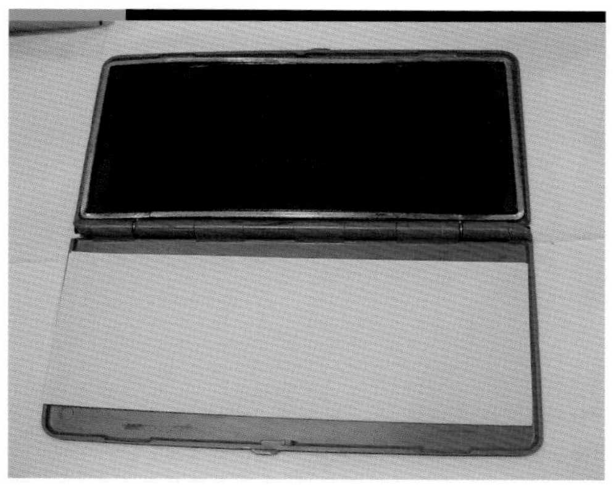

그림 5-6

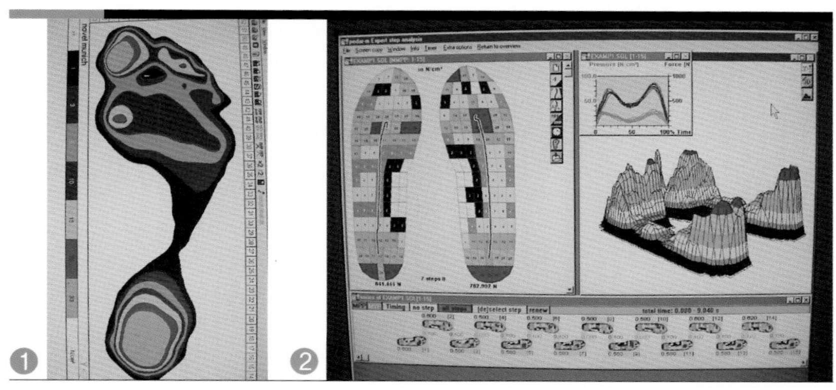

EMED 장비로 보행시 발바닥의 압력을 측정한 사진(①). PEDAR 장비로 신발 안에 감지기를 장치하여 측정한 사진(②). 각 부분의 압력 및 입각기의 시간대에 따른 압력 중심의 이동을 알 수 있다.

높이가 다른 여러 개의 격자 위에 잉크를 칠하고, 그 위에 종이를 놓은 후 종이 위에 서거나 걸어서 지나가면 압력이 높은 부분은 높이가 낮은 격자가 있는 부분까지 찍혀서 색깔이 진하게 나타나고 압력이 낮은 부분은 높은 부분만 찍혀 색깔이 연하게 나타나며, 전혀 닿지 않는 부분도 있다. 이 방법은 절대적인 압력치를 알 수는 없으나 육안으로 어느 부분에 압력이 많이 가해지는가를 알 수 있다. 뿐만 아니라 발의 아치 부분이 바닥에 닿는 면적이 넓은가 좁은가에 따라서 발의 형태도 알 수 있다. 압력치를 정량적으로 측정하는 기구는 발바닥에 몇 개의 감지기(sensor)를 부착하고 측정하는 방법에서 현재는 감지기가 들어 있는 매트(mat) 위를 걸어가게 하거나, 감지기가 여러 개 들어 있는 안창(insole)을 신발 안에 넣어서 신발을 신은 채로 검사하는 방법으로 발전했다 그림 5-6. 신발을 신은 상태에서의 압력을 측정하면 환

그림 5-7

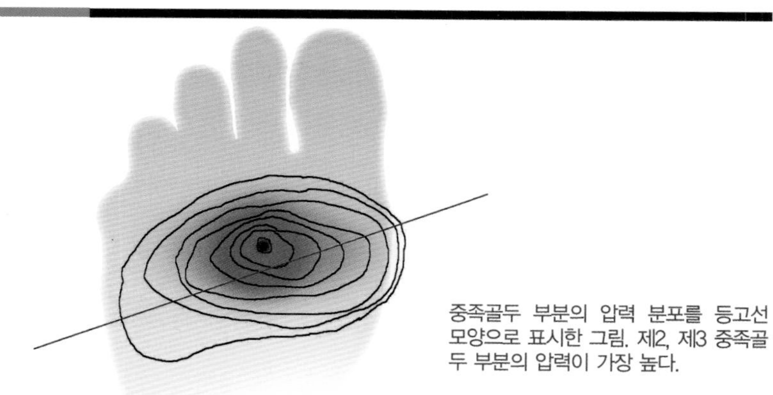

중족골두 부분의 압력 분포를 등고선 모양으로 표시한 그림. 제2, 제3 중족골두 부분의 압력이 가장 높다.

자가 실제로 활동할 때의 압력 분포 상태를 알 수 있으므로, 환자가 신은 신발이 적합한가, 또는 의사가 처방한 교정 안창이나 치료용 신발이 적합한가를 판정하는 객관적 자료가 된다. 또한 수술 후의 족저부 압력 분포가 정상적인가를 검사하여 수술 결과의 객관적 판정에도 이용한다.

(3) 정상 족저 압력

가만히 서 있는 상태에서 족저부의 압력은 뒤꿈치에 60%, 중족부에 8%, 전족부에 28%가 가해지며, 발가락은 거의 체중 부하를 하지 않는다. 과거에는 서 있는 상태의 체중 부하 상태에 대하여 삼각대설(tripod theory)이 있었는데, 이는 제1 중족골두, 제5 중족골두, 뒤꿈치의 세 부분에서 주로 체중 부하를 담당한다는 것으로 전족부에 횡아치(transverse arch)가 있어서 주로 제1, 제5 중족골두 부분에서 체중 부하를 하고 가운데 중족골두들은 체중 부하를 하지 않는다는 가설이었다. 그러나 중족골두가 있는 부분에서 발바닥의 내측과 외측연을 잇는 선을 그었을 때 외측연에서 평균적으로 45%에 해당하는 부분에 최대 압력이 가해지고 있으므로 횡아치가 없으며 삼각대설도 맞지 않는다는 것이 밝혀졌다 그림 5-7.

해부학적인 위치로는 제2, 제3 중족골두 아래 부분에 압력이 가장 높으며, 그곳에 굳은살이 발생하는 경우가 많다. 걸어갈 때는 가만히 서 있는 상태와 체중 부하의 분포가 다르며, 서 있는 상태에서는 별다른 기능을 하지 않는 발가락들이 걸어갈 때는 입각기(stance phase)의 3/4 동안 지면과 닿아 있으며, 발가락에 중족골두 아래 만큼의 높은 압력이 가해진다. 또한 달리기, 계단 오르기와 같이 힘이 많이 드는 활동일수록 제1열 쪽으로 체중 부하가 더 증가한다.

그림 5-8 발가락의 길이에 따라서 발의 형태를 구분하는 방법

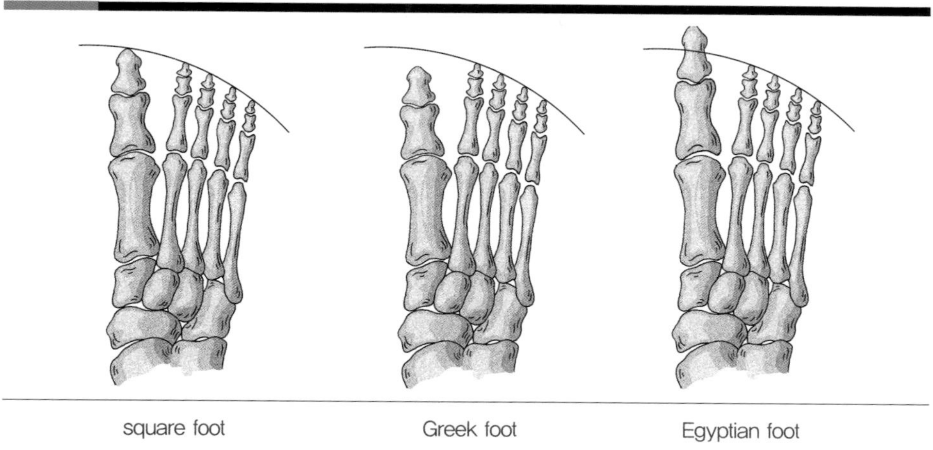

그림 5-9 제1 중족골과 제2 중족골의 길이에 따라서 발의 형태를 구분하는 방법

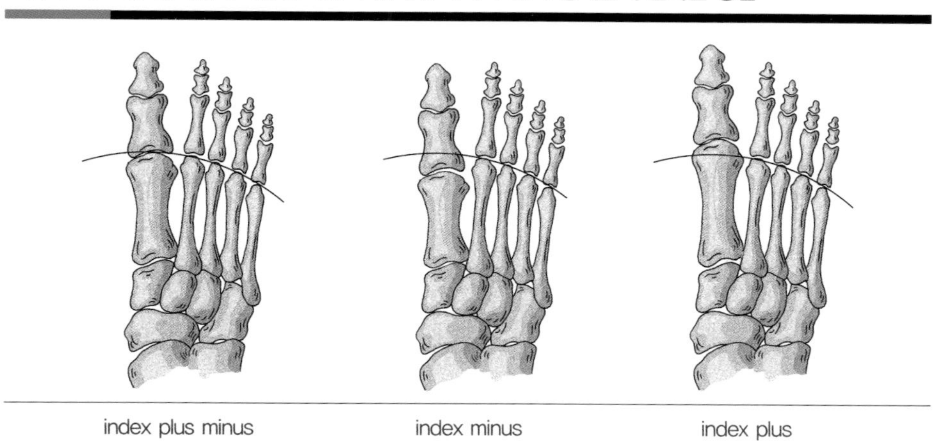

서 있을 때는 한 발에 체중의 0.5배, 걸을 때는 1.1배, 달릴 때는 3.1배의 최대 힘이 가해진다.[2)] 발바닥의 압력을 표시하는 단위는 kilopascal(kPa)이 사용되는데, 100kPa은 1.02kg/㎠이다. 서 있을 때는 140kPa, 걸을 때는 433kPa, 달릴 때는 868kPa의 최대 압력이 가해진다.

중족골 통증이 어떤 사람에게 잘 생기는지를 알기 위하여 여러 가지 지표들을 사용하는데, 그 중 가장 단순하고 흔히 인용되는 것이 제1, 제2 족지의 길이를 비교하여 구분하는 방법이다. 제1, 제2 족지의 길이가 비슷한 발을 square foot이라 하고, 제1 족지가 긴 발을 이집트 발(Egyptian foot), 제2 족지가 긴 발을 그리스 발(Greek foot)이라고 한다그림 5-8.

중족골의 길이에 따라서 제1 중족골이 제2 중족골보다 긴 발을 index plus, 짧은 경우를 index minus라고 하며 비슷한 경우를 index plus minus라고 한다그림 5-9.

그림 5-10 중족골의 길이 측정 방법

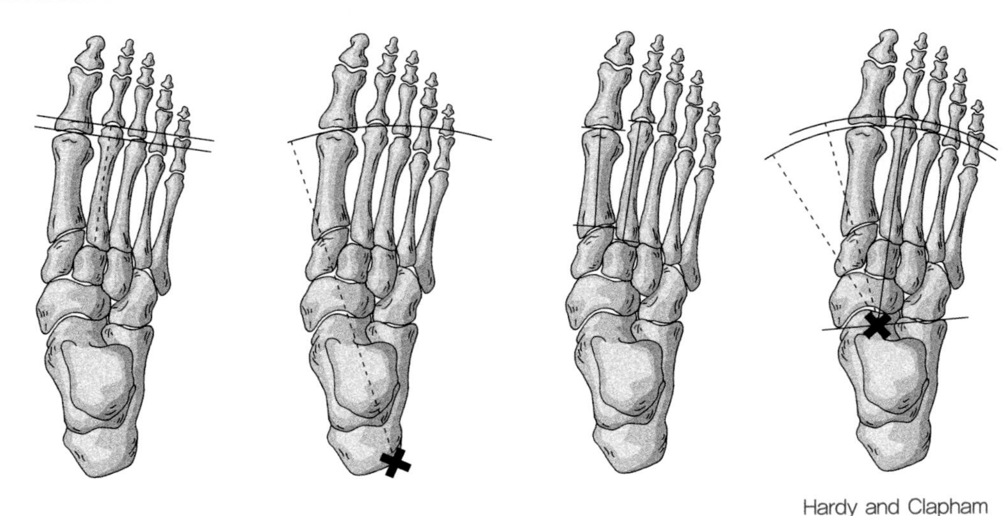

이 중 제1 족지가 제2 족지보다 긴 이집트 발이고, 제1 중족골이 짧은 index minus 발에서 무지 외반증과 제2 중족골두 아래의 중족골 통증이 생기기 쉽다는 가정하에서 이와 같은 분류를 한다.

그러나 이러한 가정들이 증명된 것은 아니다. 과학적으로 중족골두 아래의 압력을 예측하여 어떤 경우에 중족골 통증이 잘 발생하며, 어떻게 치료해야 하는가를 알기 위한 연구들이 있으나 객관적인 자료를 모두 포함하여 예측하더라도 족저부 압력의 50%밖에는 예측할 수 없다.

즉 현재의 지식이나 측정 방법으로는 어떤 환자에게 중족골 통증이 발생하는지를 잘 알 수 없으며, 어떤 뼈를 어떤 방향으로 어느 정도 이동시키거나 변형하면 중족골 통증이 해소될 것인가를 결정하기 어려우므로 비수술적인 치료에도 잘 낫지 않는 소수의 선택적인 환자에게만 수술적인 치료를 한다.

방사선상에서 중족골들 간의 상대적인 길이를 측정하는 방법 중 현재는 Hardy와 Clapham의 그림 5-10 방법이 가장 널리 이용되고 있고, 무지 외반증 수술 후에 중족골 길이의 변화를 판단할 때도 Hardy와 Clapham의 방법이 가장 널리 이용되고 있다.

그러나 중족골 통증과 길이와의 연관성을 알기 위하여는 저자마다 다른 방법으로 측정하고 있다(제1, 제2 중족골 사이의 상대적인 길이를 측정하는 방법은 무지 외반증의 방사선 소

그림 5-11 Okuda의 제2, 제3 중족골의 길이 측정 방법

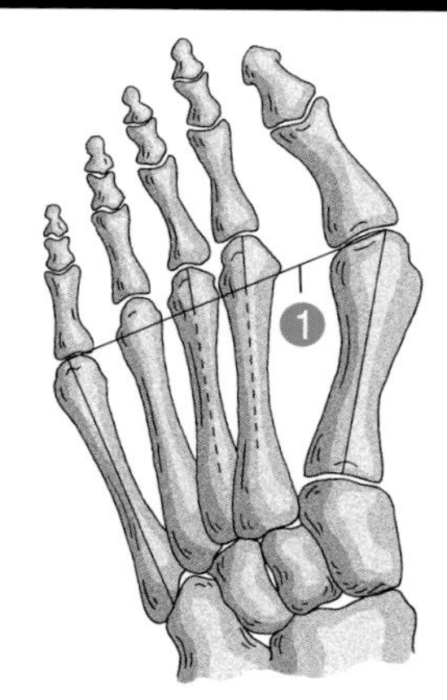

제1, 제5 중족골의 중앙축과 관절면이 만나는 점을 잇는다(①). 이 선으로부터 제2, 제3 중족골두의 관절면까지의 거리를 측정하여 정상인 경우 제2 중족골은 11mm, 제3 중족골은 9mm 이하이다.

그림 5-12

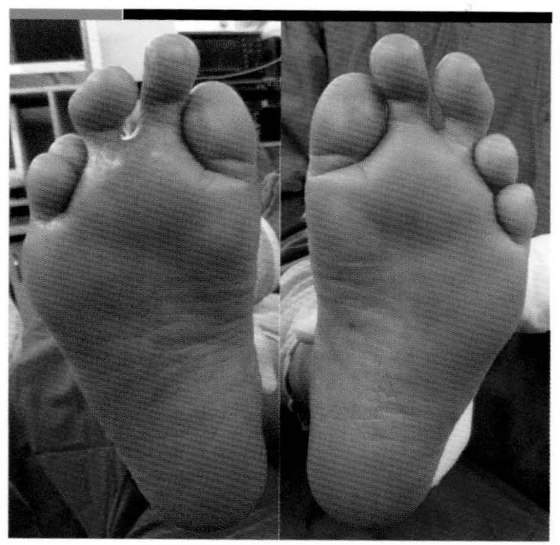

제1, 제4 단중족증에서 제2, 제3 중족골두 아래에 있는 동그란 굳은살.

견에 자세히 기술하였다).

중족골 통증과 관련하여서는 Okuda 등의 방법과[28] Maestro 등의 방법이[29] 발표된 바 있다 그림 5-11.

Okuda 등의 방법은 제1 중족골두와 제5 중족골두의 원위단을 연결하는 선을 긋고, 이 선과 제2, 제3 중족골의 종축이 만나는 점에서 해당 중족골의 원위단까지의 거리가 정상은 11mm, 9mm이며 이를 기준으로 해당 중족골의 상대적 길이를 판단하여 수술시 어느 중족골을 어느 정도 단축할지를 결정하는 데 이용하는 방법이다.

Maestro 등의 방법은 매우 복잡하며, 실제로 이렇게 복잡한 방법으로 판단한 상대적 길이가 중족골 통증과 연관이 있다는 근거가 부족하다.

단중족증(brachymetatarsia) 중에서 가장 흔한 제4 중족골의 단중족증과 제1 중족골의 단중족증에서는 단축된 중족골의 주변 중족골두 아래의 중족골 통증을 호소하는 경우가 많지 않은 것으로 보아서 평면상의 길이만으로 3차원적이고 역동적인 족저부 압력을 예측하려는 것은 논리에 맞지 않는 불합리한 방법이다.

그러나 제1, 제4 중족골 두 개가 짧은 단중족증에서는 상대적으로 긴 제2, 제3 중족골두 아래에 작은 동전 크기의 동그란 모양으로 굳은 살이 생기고, 보행시 통증의 원인이 되므로 정상과 심한 차이가 있다면 중족골 통증을 유발한다는 것을 알 수 있다 그림 5-12.

다. 망치 족지

(1) 원인

망치 족지의 원인을 잘 알 수는 없으나, 잘 맞지 않는 신발을 신거나 제2 중족골이 다른 중족골에 비하여 긴 경우에 발생하기 쉽다. 신발을 신은 상태에서 좁은 족지 상자(toe box)에 발가락들이 밀착되고 굽혀져 있게 되면, 그 상태에서 중족 족지 관절과 족지 관절의 변형이 일어나고, 이것이 반복되어 점차 고정된 변형으로 진행한다. 또한 좁은 신발을 신으면 신발 안에서 무지가 외반되며, 외반되는 무지가 제2 족지를 발등 쪽으로 밀어 올리므로 변형이 발생한다. Mann과 Inman에[24] 의하면 가만히 서 있는 상태에서는 내재근이 작용하지 않는다고 하는데, 망치 족지 변형은 서 있는 상태에서 악화되는 것으로 보아 내재근의 기능 이상과는 관계가 없다.

(2) 증세 및 진찰 소견

변형이 수동적으로 중립위까지 교정이 가능한 유연성 변형(flexible deformity)과 교정이 되지 않는 고정된 변형으로 구분할 수 있다. 근위지절의 굴곡 변형이 심한 상태로 오래되면 중족 족지 관절의 신전 변형이 나타난다. 원위지절은 대개 유연하지만 굴곡이나 신전 변형을 일으킬 수도 있다. 망치 족지인 경우에는 세 부분에서 통증이 있을 수 있는데 그림 5-13, 그 부위는 족지의 끝, 근위지절의 배부, 중족골두의 족저부이다. 족지의 끝이 신발 바닥에 마주쳐서 굳은살이 발생하는 것을 종말 피부못(end corn)이라고 하며, 근위지절의 배부가 신발과 마주쳐서 피부못(callus)을 유발한다. 당뇨병 환자나 척수 수막류(myelomeningocele)에서와 같

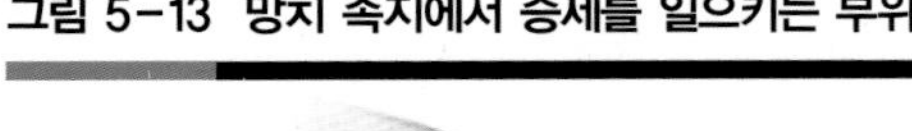

그림 5-13 망치 족지에서 증세를 일으키는 부위

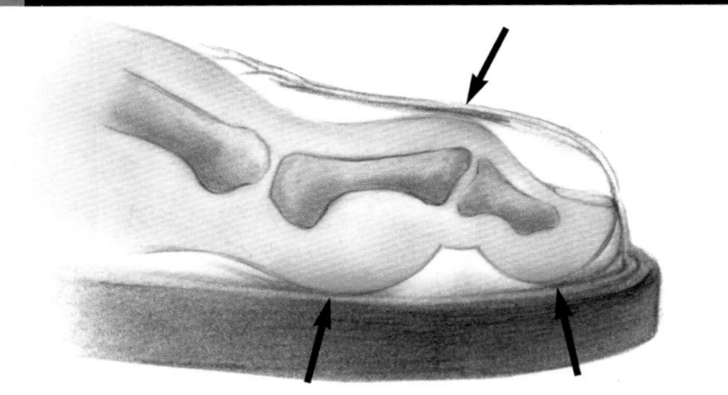

그림 5-14 중족골 패드 부착 방법

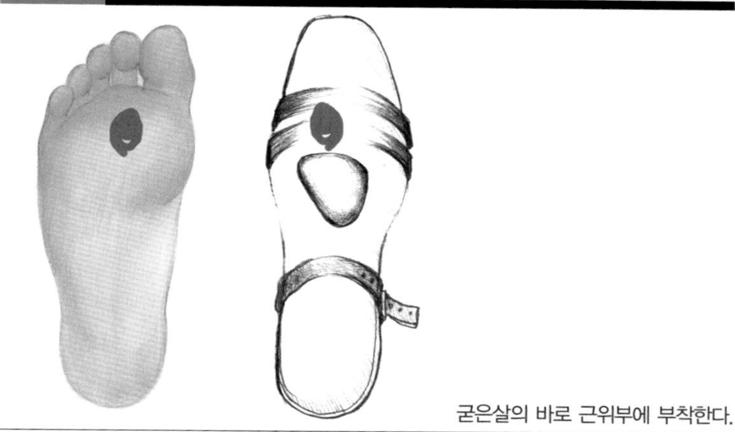

굳은살의 바로 근위부에 부착한다.

이 감각이 저하된 경우에는 이러한 부위에 궤양과 감염이 발생할 수 있다.

(3) 치료

가) 비수술적 치료

국소 부위의 통증을 감소시키고 변형을 치료하기 위하여 여러 가지의 신발 변형과 패드 등을 이용하는데, 비수술적 치료로 증세가 호전되기는 하지만 변형이 교정되지는 않는다. 변형이 발생한 지 오래되지 않았고, 중족 족지 관절의 신전 변형이 없다면 매일 도수 조작(manipulation)과 테이핑을 통해 근위지절의 굴곡 변형을 교정할 수도 있으나, 이러한 도수 조작과 테이핑을 하지 않으면 재발한다. 따라서 변형을 영구적으로 교정하려면 수술을 해야 한다. 근위지절의 발등 쪽이 신발과 마주쳐서 증세를 일으키는 경우는 족지 상자가 넓고, 높은 신발을 신으면 증세가 완화된다. 또한 국소 부위에 구멍이 뚫린 얇은 패드를 대어 증세를 경감시키기도 한다. 특히 중족 족지 관절의 신전 변형이 있는 경우에는 굽이 높은 신발을 신으면 변형이 악화되므로 굽이 낮은 신발을 신어야 한다.

중족골두 바닥 부분의 통증을 없애기 위해서는 중족골 패드를 통증이 있는 부위보다 근위부 신발 안창에 부착하여 중족골두에 가해지는 압력을 분산시킨다. 중족골 패드를 정확한 위치에 부착하기 위하여 marking pen이나 립스틱으로 발바닥 통증이 있는 부위에 표시한 후 신발을 신고 서면 신발 바닥에 아픈 부위가 표시되는데, 그 부위의 바로 근위부에 패드를 부착한다 그림 5-14.

교정 안창(insole)은 중족골 패드와 같은 원리로 사용하지만, 발에 맞추어 제작하므로 환자가 패드를 잘 맞추어 부착하지 않아도 된다. 그러나 신발 안에 교정 안창이 들어갈 공간이 있어야 한다. 운동화의 경우에는 운동화에 들어 있는 안창을 제거하고 교정 안창을 삽입하면 문제가 없으나 다른 신발은 자신이 평소에 신는 신발보다 큰 신발을 구입하여야 한다. 교정 안창은 통증이 있는 부위의 근위부를 중족골 패드 모양으로 올려서 중족골두에 가해지는 압력을 중족골 간부로 분산시키거나, 통증이 있는 부위를 파내서 통증 부위의 압력을 감소시킨다. 중족골 근위부를 돔형으로 올린 것을 중족골 돔(metatarsal dome)이라고 하며, 중족골두에 해당하는 부위를 파낸 것을 중족골 웰(metatarsal well)이라고 한다.

나) 수술적 치료

망치 족지를 정도에 따라 분류하여 변형에 적합한 수술 방법을 선택하는 것이 좋다.

1) 경도 변형은 고정된 변형이 없는 상태이며 체중 부하를 하면 변형이 증가한다. 2) 중등도 변형은 근위지절의 굴곡 구축(flexion contracture)이 있으나 중족 족지 관절의 구축은 없는 경우이고, 3) 중증 변형은 근위지절의 굴곡 구축과 중족 족지 관절의 신전 구축이 있는 경우이며 중족 족지 관절의 아탈구나 탈구가 있는 경우를 포함한다.

변형이 있더라도 증세가 없으면 수술하지 않으며 증세가 있는 경우에 수술 대상이 된다. 어떤 수술 방법을 선택하든지 발가락을 수술한 후에는 해당 발가락이 상당히 굵어진다는 점을 환자에게 설명하여야 한다. 수술이 간단하더라도 발가락이 부으면서 상당히 오랫동안 증상이 있을 수 있으므로 수술 전에 환자와 충분히 의견 교환을 하여 수술 후에 장기간 불편할 수 있으며, 영구적으로 약간 굵어진 상태가 지속될 수 있다는 점, 그리고 발가락의 운동이 정상으로 회복되지는 않는다는 점을 충분히 이해시켜야 한다. 그러나 발가락은 손가락처럼 관절 운동이 중요하지 않으므로 관절이 움직이지 않게 되더라도 장애는 거의 발생하지 않는다. 그러나 발에서도 중족 족지 관절에서는 관절 운동 기능이 중요하므로 가능하면 중족 족지 관절의 운동 범위를 보존하는 방법을 선택한다. 수술 방법은 근위지절의 경도의 변형에 대하여는 굴곡건 이전술, 중등도의 변형에 대하여는 근위지절의 절제 관절 성형술을 한다고 하는데 저자는 변형의 정도에 관계없이 절제 관절 성형술을 한다. 굴곡건 이전술은 중족 족지 관절의 운동 제한을 초래하므로 중족 족지 관절의 변형이 있는 경우에 선택적으로 시행한다. 각각의 수술 방법에 대하여 아래에 기술하였다. 근위지절을 유합하는 방법도 있으나 많이 사용되지

그림 5-15

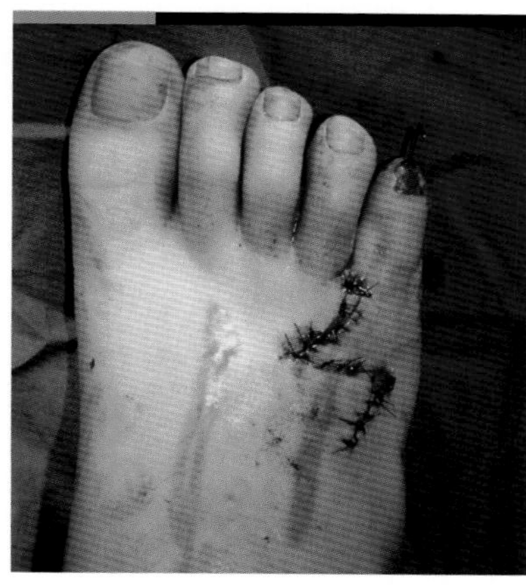

반흔 구축에 의한 변형에서 Z-성형술을 이용하는 방법.

그림 5-16 굴곡건 이전술(Girdlestone-Taylor)

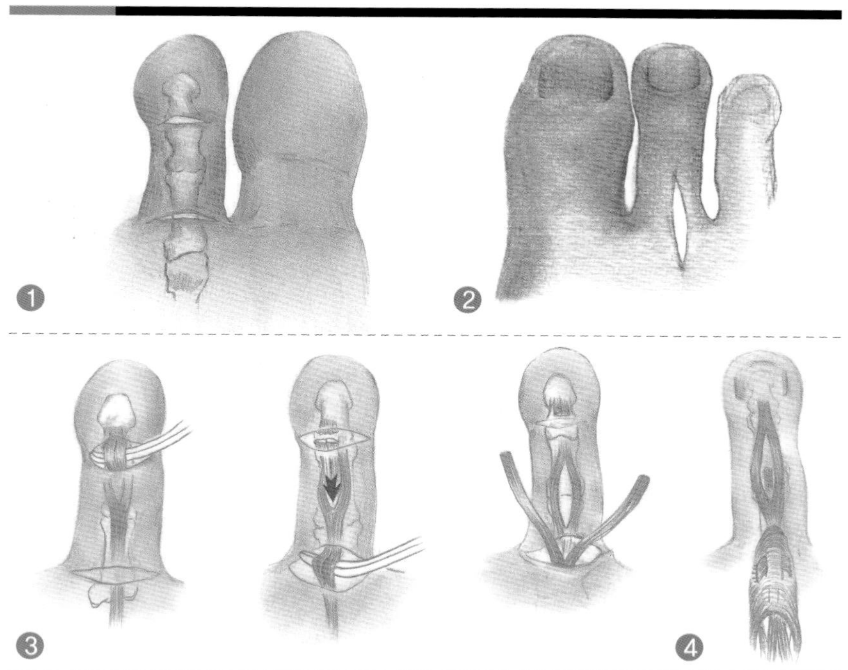

족지의 바닥 쪽과(①) 발등 쪽을 절개한다(②). 장족지 굴곡건을 부착부에서 절단하여 두 가닥으로 분리한다(③). 발등 쪽으로 빼낸 후 신전건 확대 또는 두 가닥의 장족지 굴곡건끼리 봉합한다(④).

는 않는다.[18] 반흔 구축에 의한 연부 조직 구축이 원인인 경우에는 Z-성형술을 시행하기도 한다 그림 5-15.

① 굴곡건 이전술(Girdlestone-Taylor 수술) 그림 5-16

변형을 악화시키는 원인인 장족지 굴곡건을 장족지 신전건으로 이전하여 장족지 굴곡건이 근위지골을 굴곡하는 역할을 하도록 고안된 수술 방법이지만, 실제는 정적인 건고정술(tenodesis)로 작용하므로 중족 족지 관절의 배굴이 제한된다. 환자가 젊고 중족 족지 관절과 근위지절의 고정된 변형이 없는 경도의 변형이 적응증이다.

수술 전에 미리 환자에게 수술 후의 부분 강직에 대하여 충분히 설명하고 수술 방법을 선택하여야 한다.

Thompson과 Deland는[32] 수술 후에 모든 환자에서 증세는 없어졌으나, 방사선 소견상으로는 약 50%에서 완전한 정복이 되지 않았으며, 상당수에서 배굴이 제한되어 경직된 발가락이 되었다고 하였다.

수술 기법

1. 근위지골의 배부를 종절개한 후 신전건 확대(extensor expansion)를 노출시킨다.

2. 족저부의 근위 굴곡 주름(proximal flexion crease)을 횡절개한 후 신경 및 혈관을 손상시키지 않기 위하여 모기 지혈 겸자(mosquito hemostat)와 같은 기구를 사용하여 연부 조직을 벌려서 굴곡건을 노출시킨다.

3. 원위지절의 족저부를 횡절개한 후에 장족지 굴곡건을 절단한다.

4. 근위 절개 부위로 장족지 굴곡건을 빼낸 후, 두 가닥으로 분리한다.

5. 두 가닥으로 가른 장족지 굴곡건의 각각을 근위지골의 양쪽 옆으로 집어넣어 배부의 절개 부위로 빼낸다.

6. 발목 관절은 중립위이고, 중족 족지 관절에서 중립이거나, 10° 정도 족저 굴곡된 상태에서 장족지 굴곡건을 봉합하는데, 양쪽으로 분리하여 배부로 빼낸 장족지 굴곡건을 서로 봉합하거나, 장족지 굴곡건과 신전건 확대를 봉합한다.

7. K-강선 고정은 하는 경우도 있고 하지 않는 경우도 있다.

② 근위지절 절제 관절 성형술 그림 5-17

근위지골의 두부와 경부(head and neck)를 절제하고 피부 고정술(dermodesis)을 한다. 너무 많이 절제하면 발가락이 덜렁거려 불편하고 외관상 보기 흉하며, 너무 적게 절제하면 변형이 재발할 수도 있고 뼈끼리 맞닿아서 통증이 발생될 수도 있다. 근위지절과 중족 족지 관

그림 5-17 근위지절 절제 관절 성형술

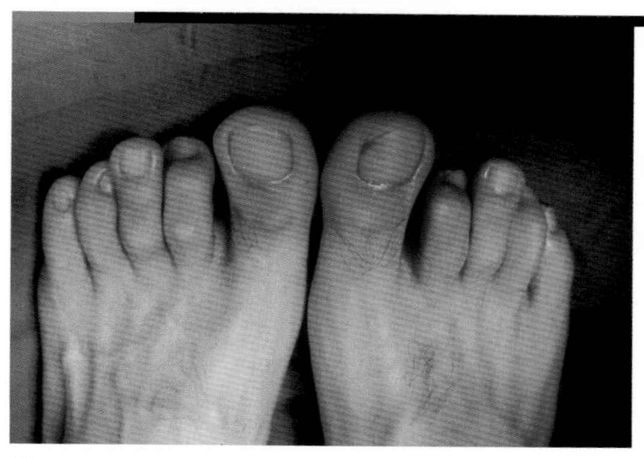

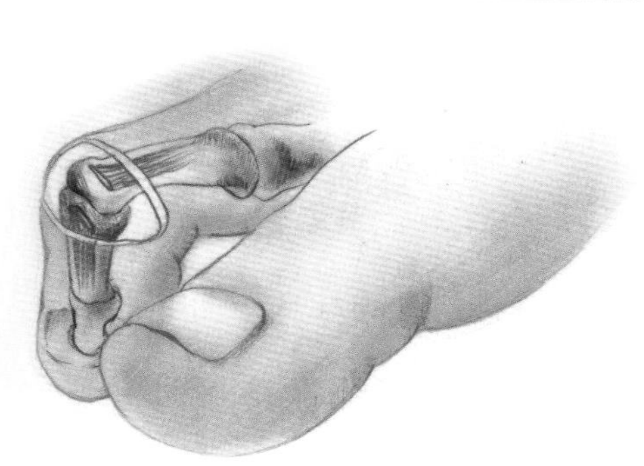

① 근위지절에 횡절개.

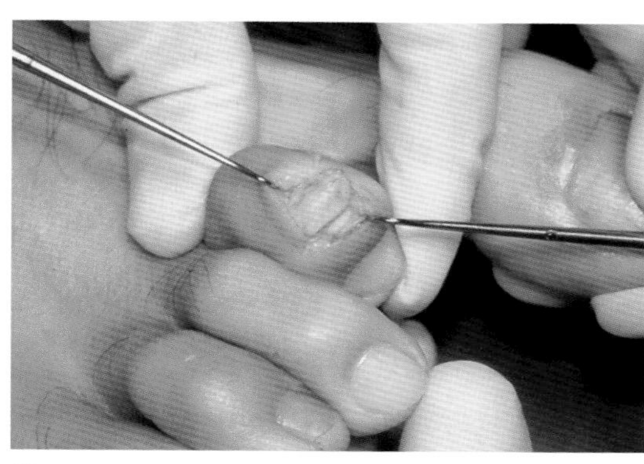

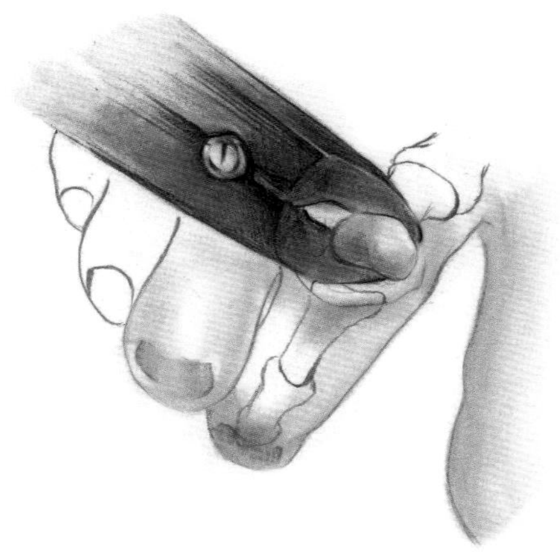

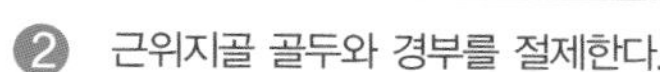

② 근위지골 골두와 경부를 절제한다.

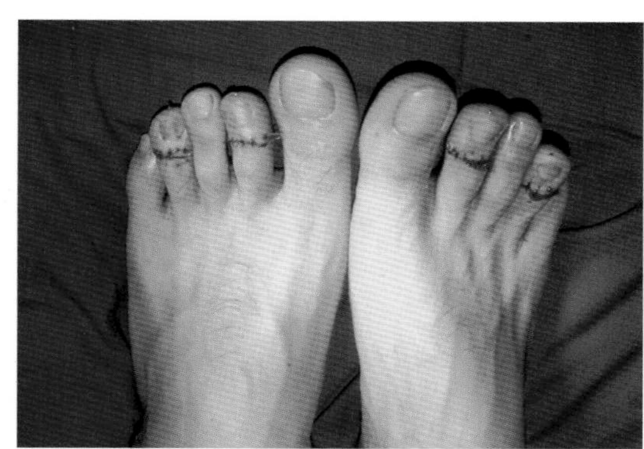

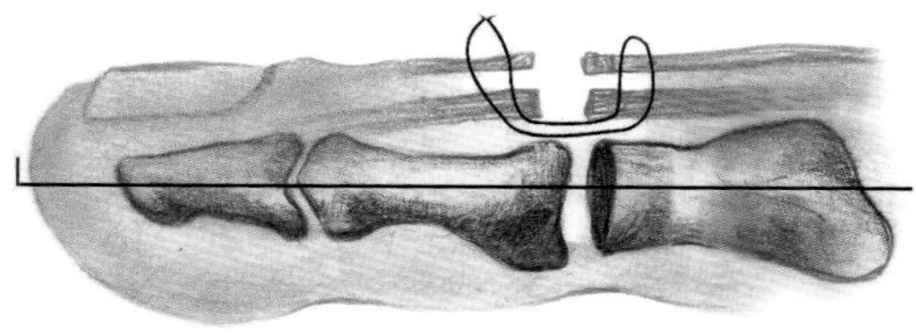

③ K-강선으로 고정한 후, 남는 피부를 절제하고 그림과 같이 봉합한다.

절이 정복된 상태를 유지하기 위하여 두 관절이 중립위인 상태에서 K-강선을 삽입하여 약 3주간 고정하기도 한다.

근위지절에서 근위지골의 두부를 절제하지 않고 중위지골을 절제하는 방법으로 수술할 수도 있다. 근위지골의 두부를 절제하면 근위지골의 절제면과 중위지골의 관절면 사이에 반흔이 생기고 이로 인한 운동 제한이 증상의 원인일 경우가 있으나 중위지골을 절제하면 절제한 후에 원위지골의 관절면과 근위지골의 관절면이 마주하게 되어 반흔이 적으며 약간이라도 관절 운동이 일어날 가능성이 있다고 판단된다. 그러나 중위지골을 절제하면 단축의 정도가 더 크고, 중위지골에 부착되어 있는 단족지 굴곡건이 절단되므로 많이 단축할 때 사용하는 것이 좋다.

발목 관절 중립위에서 신전건이 팽팽하여(tightness) 중족 족지 관절이 신전되어 있는 경우에는 경피적인(subcutaneous) 신전건 절단술을 하여 중족 족지 관절이 완전히 펴지도록 할 수 있으나, 수술 후에 주변 발가락에 비하여 신전건 절단을 한 족지가 바닥으로 내려가 있어서 외관상 다소 불만의 원인이 된다.

그러므로 중족 족지 관절 부위에 1cm 정도 종절개하고 장족지 신전건은 Z-성형술을 하고 단족지 신전건과 배부 관절낭은 절개한다. 경피적인 절단을 하여도 세월이 경과하면서 신전건이 재생되어 능동적인 배굴이 가능하게 된다.

㉠ 수술 방법

1. 근위지절의 배부를 타원형으로 절개한 후 피부를 절제하고 근위지절의 배부에서 신전건과 배부의 관절낭을 일부 절제한다. 중위지골의 기저부에서 신전건이 2mm 정도 남아 있도록 한다. 신전건의 근위단은 근위부로 많이 당겨 올라가지 않으므로 나중에 쉽게 찾을 수 있다.

2. 원위지골과 중위지골을 잡고 원위부로 당기면서 근위지절을 20° 정도 굴곡시킨다. 근위지골 골두의 양측에서 측부 인대를 절개한다. 그 후에 근위지절을 90° 정도까지 굴곡시키면 근위지골의 두부와 경부가 완전히 노출된다.

3. 골절삭기(bone cutter)나 작은 공기 톱날(air saw)을 이용하여 근위지골 골두를 근위지골의 경부에서 절제한다. 론저를 사용하여 절제하면 지골의 간부 쪽으로 길게 골절편이 생길 가능성이 있으므로 주의해야 한다. 우선 절단면의 날카로운 곳을 부드럽게 한 후에 근위지절

을 신전시키고 중위지골과 근위지골 사이에 약 4~5mm의 공간이 있는가를 살펴본다. 중위지골과 근위지골의 사이가 좁아서 두 뼈가 마주칠 가능성이 있으면 2~3mm 정도를 더 절제해야 한다.

4. 3-0 또는 4-0 굵기의 비흡수성 봉합사로 근위 피부를 꿰고, 신전건의 근위단을 찾아서 꿴 후에, 신전건의 원위단을 꿰고 원위 피부를 꿰어 피부 및 건이 근위지절이 신전된 상태를 유지하도록 하는 피부 고정술을 한다. 주변부는 피부만 봉합한다.

강선으로 고정한 경우에는 드레싱이 그다지 중요하지 않으나, 강선으로 고정하지 않은 경우에는 드레싱을 잘하는 것이 중요하다. 절제 관절 성형술을 하고 나면 발가락의 원위부가 덜렁거리고 회전 변형이 생길 수 있으므로 발톱의 방향이 주변 발가락의 발톱 방향과 조화되도록 회전을 잘 맞추어서 고정한다.

강선은 지름 1.4mm 정도의 가는 강선을 근위지골의 기저부까지 삽입한다. 중족 족지 관절을 통과하여 중족골까지 고정하면 안정적으로 고정되지만 발가락을 움직일 때 강선이 부러질 가능성이 있으므로 발가락을 움직이지 않도록 하여야 한다. 중족 족지 관절을 통과하지 않으면 수술 후 창상 처치를 할 때 강선이 거즈에 걸려서 빠져나올 가능성이 있으므로 드레싱할 때 주의해야 한다.

만약에 강선이 빠지면 주변 발가락과 테이핑을 하여서 잘 고정한다. 가는 K-강선을 중족 족지 관절을 건너서 삽입하면 강선이 부러질 가능성이 있다.

ⓛ 수술 후 처치

48~72시간 정도 다리를 올려놓았다가, 환자가 할 수 있는 만큼 체중 부하를 허용한다. 4주간 드레싱을 잘하여 족지가 중립 위치에서 유지되도록 하여야 한다. 변형이 재발할 우려가 있을 때는 수술 후 6~8주간 드레싱을 잘하여야 한다. 대개는 근위지절에서 약간의 능동적인 운동이 가능하지만 거의 운동이 되지 않고 발가락이 전체적으로 통통하게 굵어져서 외관상 정상적인 발가락으로 회복되는 것이 아니므로 수술 전에 환자에게 이런 사실을 충분히 설명하여야 한다.

③ 중증 변형의 치료 그림 5-18

중등도의 변형에서와 마찬가지로 절제 관절 성형술을 한다. 발목 관절이 중립인 위치에서

그림 5-18 중증의 변형에 시행하는 중족 족지 관절의 유리술

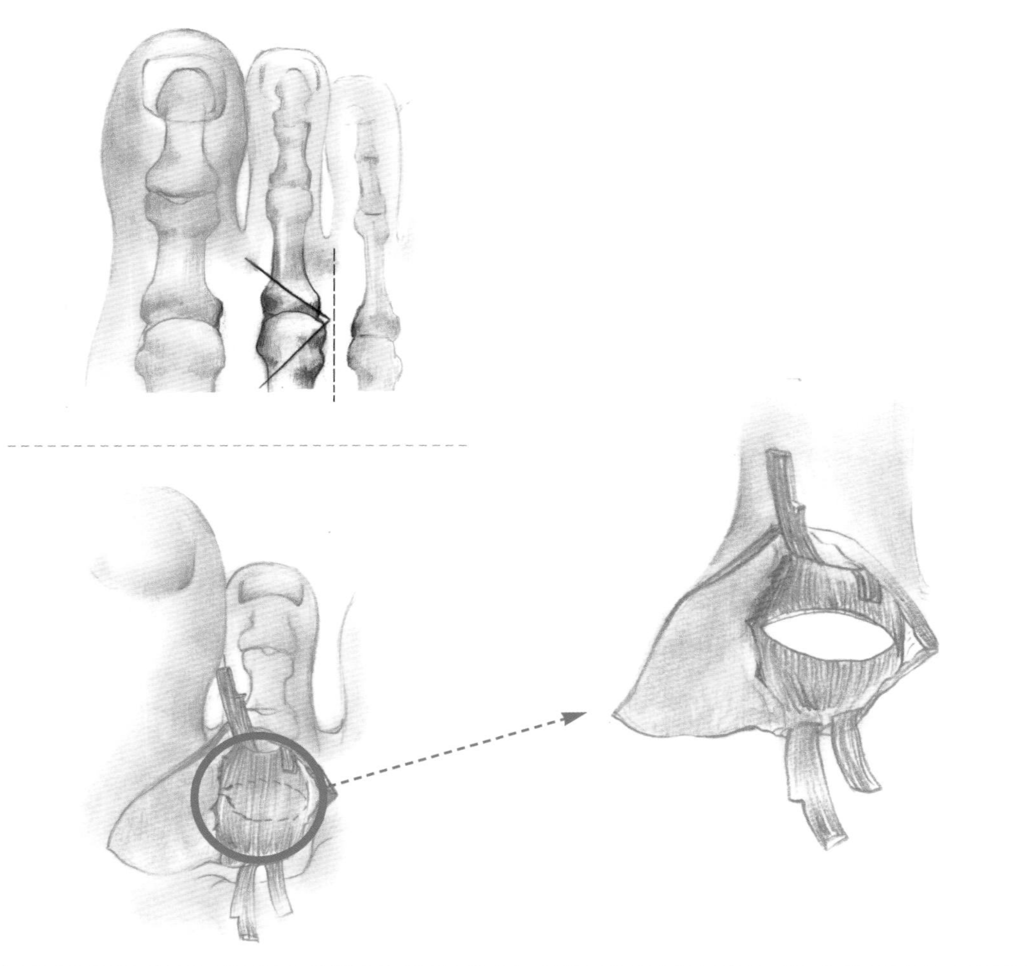

장단족지 신전건을 절단하고 관절낭도 절개한다.

장족지 신전건은 Z-성형술을 한 후 봉합하기도 한다.

중족 족지 관절이 신전되어 있다면 장족지 신전건을 절단한 후에 중족 족지 관절을 적어도 60~70° 까지 굴곡시켜서 배부의 연부 조직을 늘린다. 중등도의 변형에서는 대개 이와 같이 하면 발목 관절이 중립인 상태에서 중족 족지 관절이 중립 위치를 유지하게 된다.

때로는 단족지 신전건도 절단한다. 중족골의 경부에서 단족지 신전건은 장족지 신전건의 바로 외측에 위치하고 있다.

수술 후 당분간은 장족지 신전건을 절단한 경우에 발가락의 신전이 되지 않아서 해당 발가락이 주변 발가락보다 발바닥 쪽으로 내려가 있기 때문에 불만의 원인이 된다. 그러나 수술 후 1년이 경과하면 중립위 이상으로 신전이 가능하게 된다.

저자는 경피적으로 절단할 경우에는 건초에서 건이 재생되는 것이라고 판단하지만 확증은 없다.

중족 족지 관절의 변형이 심한 경우에는 신전건과 관절낭을 개방하여 Z-성형술을 하고 4-0 나일론 봉합사를 두 개 정도 이용하여 장족지 신전건을 봉합한다.

중족 족지 관절의 교정은 장족지 신전건의 건절단술 또는 Z-성형술, 단족지 신전건의 건절단술, 배부의 관절낭 절개, 측부 인대, 족장판 등을 변형의 정도에 따라 교정될 때까지 필요한 만큼 절개한다. 연부 조직 유리술만으로 변형이 교정되지 않는 경우에는 중족골을 단축해야 하는데, 이에 대해서는 뒤에 나오는 중족 족지 관절의 불안정성과 굳은살 부분을 참고하기 바란다.

중족골두의 일부를 부분적으로 절제하여야 하는 경우에는 가능한 한 적게 절제하여야 전이 중족골 통증의 발생을 예방할 수 있다. 변형이 심할 때는 피부의 Z-성형술이 필요할 수도 있다. 중족 족지 관절은 전후면뿐만 아니라 내외측으로도 제 위치에 정복되어야 한다. 그리고 K-강선을 이용하여 정복을 유지하거나, 핀을 삽입하지 않은 경우에는 드레싱을 잘하여 유지한다.

수술 방법

중족 족지 관절과 근위지절에 모두 고정된 변형이 있으므로 두 관절을 모두 교정하여야 한다. 단족지 신전건이 중족골의 경부에서 장족지 신전건 및 신전건 확대에 합쳐지는 부위의 근위부에서 단족지 신전건을 절단한다. 그리고 장족지 신전건을 Z-성형술로 연장한다.

이와 같이 신전건을 연장하거나 절단하면, 신전 구축이 20~30° 이하이고 아탈구가 없는 경우에는 족지를 30~40° 정도까지 굴곡시킬 수 있다.

발목 관절이 중립인 상태에서 중족 족지 관절이 중립위에 있다면 더 이상 연부 조직 이완술을 할 필요가 없으며, 근위지절의 변형을 앞에 중등도 변형에서 기술한 방식으로 교정한 후에 장족지 신전건을 봉합한다. 그러나 중족 족지 관절에 10~20°의 신전 구축이 남아 있다면 족지를 굴곡시킨 상태에서 배부의 관절낭을 횡으로 절개한다.

발목 관절을 다시 중립위로 한 상태에서도 10° 이상의 신전 변형이 남은 경우에는 양측의 측부 인대를 족장판 부분까지 절단한다. 즉 필요에 따라 점차 연부 조직을 더 절단하여 가는 것이다.

라. 중족 족지 관절의 불안정성(Metatarsophalangeal Joint Instability)

발등 쪽으로 한 방향의 불안정성만 있을 수도 있고, 제2 족지가 내측으로 변형되어 제1 족지와 겹쳐지는 교차(cross-over) 변형인 경우도 있다그림 5-19. 이 증세는 중족 족지 관절의 과신전이 주 원인이므로 망치 족지의 중증 변형과 유사하지만, 치료시 제2 중족골을 단축하여야 중족 족지 관절의 안정성이 회복되는 경우가 많다는 것에서 차이를 보인다. 망치 족지의 중증 변형이 진행한 것이라고 할 수도 있으나 근위지절의 변형이 있든 없든, 중족 족지 관절의 불안정이 가장 중요한 점이다.

제2 중족 족지 관절에 흔히 발생하는데, 특히 제2 중족 족지 관절에 많이 생기는 이유로

그림 5-19 중족 족지 관절의 불안정성

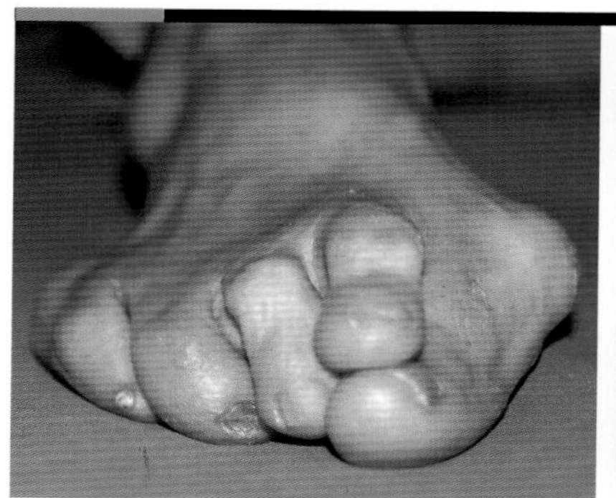
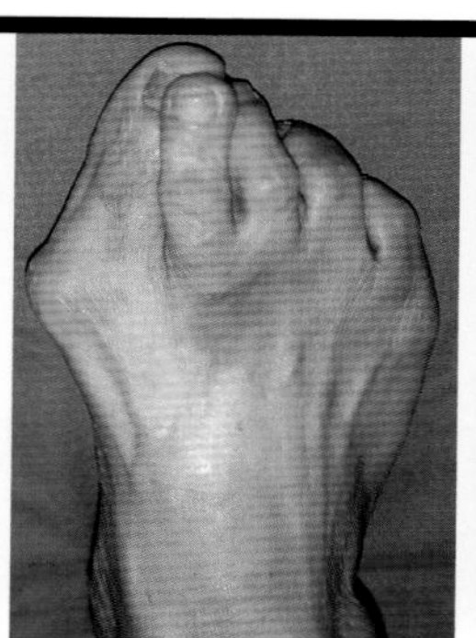
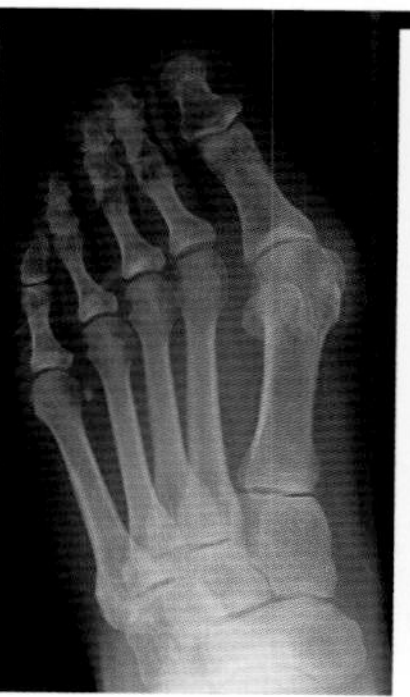
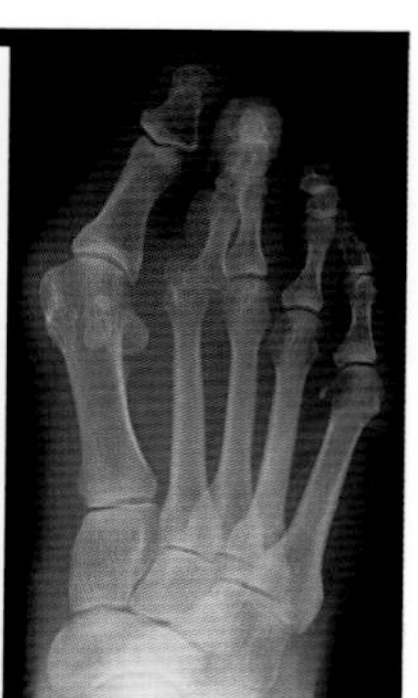
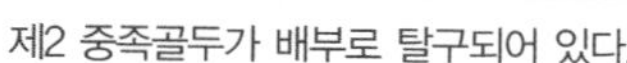

제2 중족골두가 배부로 탈구되어 있다.

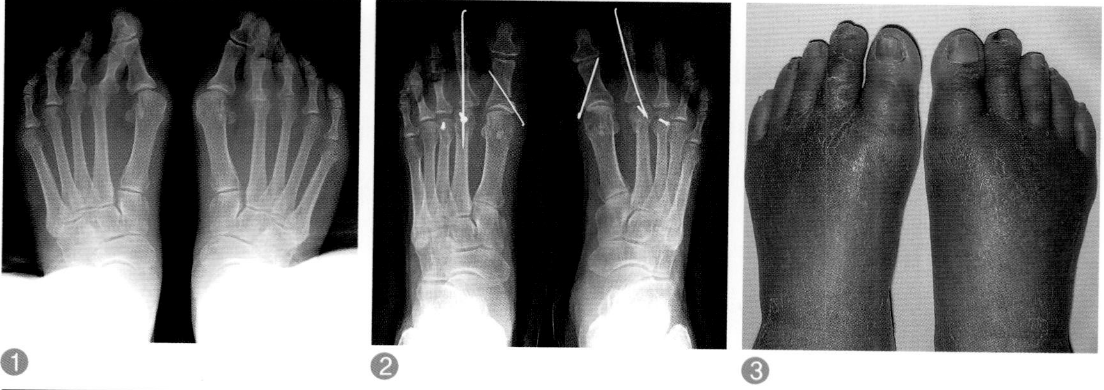

① 제2 중족 족지 관절이 탈구되고 내측으로 편향되면서 제1, 제2 족지가 교차 변형을 보인다. ② 제2, 제3 중족골에 Weil 절골술을 하여 단축하였다. ③ 수술 후 사진.

그림 5-20 중족 족지 관절의 과신전

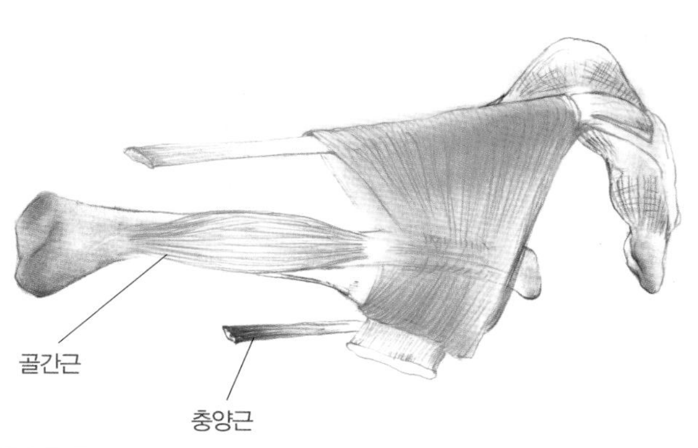

골간근이 중족 족지 관절의 중앙축보다 배부에 위치하게 되고, 충양근이 정상 경로에서 벗어나서 중족 족지 관절을 굴곡할 수 없게 된다.

는, 1) 제2 중족골이 다른 중족골들과 비교하여 긴 경우가 많고, 2) 제1, 제2 중족골두는 횡축(transverse axis)을 이루고 제2~5 중족골두는 비스듬하게 축을 이루어 제2 중족골두가 두 축의 교차점에 있으므로 입각기 중의 추진기(push-off stage)에 강한 힘이 작용한다는 점을 들 수 있다. 불안정성에 의하여 처음에는 활막염, 관절낭염 등이 발생하며, 아탈구 및 탈구로 진행하는 것이 일반적인 경과이다.

중족 족지 관절의 과신전 변형만 있고 불안정성이 없는 경우에는 배부 관절낭 및 장족지 신전건의 연장이나 건단열술, 굴곡건 연장술 등으로 치료가 가능하지만, 불안정성에 의한 아탈구나 탈구가 동반된 경우에는 이와 같은 수술만으로는 정복이 어렵다. 그리고 정복되더라도 재탈구되려는 경향이 있으므로 1) 좀 더 광범위한 연부 조직 이완술과 더불어, 2) 다른 근육(골간근이나 단족지 신전건)의 이전을 통해 추가적인 안정성을 부여하기도 하며, 3) 제2 중족골 단축이 필요한 경우도 많다. 최근에는 족장판을 근위지골 기저부에 부착시키는 수술 방법을 이용한 보고들이 있다.

(1) 원인 그림 5-20

이 질환은 1) 중족 족지 관절의 과신전과 2) 측부 인대와 족장판(plantar plate)과 같은 정적인 구조물의 마멸에 의한 약화 및 파열이 가장 흔한 원인이다. 이외에도 3) 급성 외상에 의해 관절낭 및 인대가 파열되어 급성으로 불안정성이 발생하기도 하며, 4) 전신적인 관절염 때문에 생긴 만성적인 활막염이 원인이 되어 불안정성이 생길 수도 있다.

가) 중족 족지 관절의 과신전

장족지 신전건은 중족 족지 관절이 중립이거나 굴곡되어 있는 상태에서만 근위지절을 신전시키는 기능이 있다. 중족 족지 관절이 신전된 상태에서는 장족지 신전건이 근위지절을 신전시키는 역할 대신에 중족 족지 관절의 과신전(hyperextension)을 증가시키며, 중족 족지 관절을 아탈구나 탈구시키는 힘으로 작용한다. 이러한 중족 족지 관절의 과신전에 저항하는 동적인 구조물(dynamic structure)로는 내재근이 중요한 역할을 하며, 정적인 구조물(static structure) 중에는 족장판(plantar plate), 측부 인대 등이 있다.

그런데 이와 같이 중족 족지 관절의 과신전을 방지하는 내재근 중 골간근(interosseous muscle)은 중족 족지 관절이 과신전된 상태에서는 굴곡–신전 축의 배부에 위치하게 되어 중족 족지 관절의 굴곡 기능을 상실하며, 정적인 구조물이 아탈구나 탈구를 방지하고 있는데, 이와 같은 상태가 만성적으로 지속되면 정적인 구조물이 늘어나고 파열되어 아탈구와 탈구에 이르게 된다. 장, 단족지 굴곡건은 지절을 굴곡시키며, 중족 족지 관절을 굴곡시키는 작용은 미약한데 중족 족지 관절이 과신전되면 자연히 바닥 쪽의 굴곡건의 장력이 증가하며 지절의 굴곡을 증가시켜 근위지절의 굴곡 변형을 일으키게 된다.

이상과 같은 이유로 중족 족지 관절이 과신전되면 장족지 신전건은 아탈구시키는 힘으로 작용하고, 내재근은 중족 족지 관절의 굴곡 기능을 상실하므로 점차 변형이 증가한다.

나) 정적인 구조물의 마멸

중족 족지 관절의 과신전에 의한 만성적인 경과에 따라 정적인 구조물이 마멸되는 것은 가) 항에서도 설명하였으나, 이외에도 제2 중족골이 긴 경우에는 제2 중족골두 아래의 압력이 더 증가하고, 점차적으로 족장판이 마멸될 수가 있다.

여자들은 대개 앞이 좁고 굽이 높은 신발을 신는 경우가 많은데 굽이 높은 신발은 중족 족지 관절을 과신전 상태에 있게 하므로 발병의 원인이 된다. 즉 제2 중족골이 길고, 굽이 높고 족지 상자가 좁은 신발을 신는 경우 이러한 병변이 발생할 가능성이 가장 높다. 그러나 오랫동안 굽이 높고 앞이 좁은 신발을 신고 다닌 중년 이상의 여자에게서만 발생하는 것은 아니며, 젊은 사람도 과사용(overuse)에 의해서 발생할 수 있다. 이외에도 족무지 외반증이 중족 족지 관절의 활막염과 관계가 있으며 불안정성의 원인이 될 수 있다. Coughlin의[4] 보고에 의하면 족무지 외반이 동반된 경우는 적다고 하였지만 저자가 경험한 예들은 대부분 무지 외반증과 동반되어 발생하였다.

불안정성에 더하여 교차 변형을 일으키는 원인으로는 1) 족지 상자(toe box)가 좁은 신발을 신어서, 신발 안에서 제2, 제3 중족 족지 관절이 충돌하게 되고, 제2 중족 족지 관절의 외측 관절낭과 측부 인대가 닳아서 파열되어 제2 족지가 내측으로 전위되어 발생하기도 하고, 2) 제2 족지에는 내측에만 한 개의 충양근(lumbrical muscle)이 있어 내전하는 힘이 작용하기 때문이라는 것 등을 들고 있다.

(2) 임상 증상

처음에는 굽이 높은 신발을 신을 때 통증이 시작되며 서서히 진행하여 만성 통증을 호소하는 경우가 대부분이다. 또한 제2 족지 간에서 족지 신경의 자극에 의하여, 제2, 제3 족지의 통증이 있을 수도 있다. 남자도 중족 족지 관절의 불안정성이 발생하므로 반드시 굽이 높은 신발을 신는 것과 연관이 있는 것은 아니다.

관절이 아탈구 또는 탈구되면 처음에는 심한 통증과 부종이 있으나 시간이 지나면 제2 중족 족지 관절의 종창은 있지만, 통증은 심하지 않은 경우도 있다. 아탈구되기 전에 활막염 때문에 부종과 통증이 있는데, 이 시기에 치료하여 변형이 진행하지 않도록 하는 것이 좋다.

(3) 진찰 소견

망치 족지가 동반되기도 하지만 없을 수도 있다. 관절의 부종에 의하여 중족 족지 관절 중앙의 신전근건의 모양이 뚜렷하게 보이지 않는다. 중족 족지 관절에 광범위한 압통이 있으며 관절 운동 범위가 정상보다 감소한다.

검사 방법은 슬관절의 전방 십자 인대 파열을 검사하는 방법과 유사하게 족지를 잡고 발등 쪽과 바닥 쪽으로 움직이는 당김 검사(drawer test)를 하면 불안정성의 정도를 알 수 있으며, 이때 대부분 심한 통증이 동반된다 그림 5-21 .

당김 검사의 결과를 다음과 같이 분류한다. 1) 발등으로 전혀 전위되지 않는 정도를 0기, 2) 아탈구되지만 탈구는 되지 않는 정도를 1기, 3) 탈구되지만 정복이 가능한 정도를 2기, 4) 탈구된 위치에 있는 상태를 3기라고 한다.

그림 5-21 발가락의 당김 검사

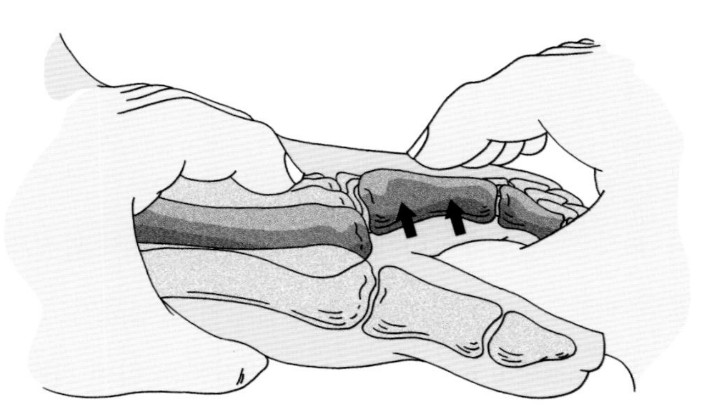

근위지골이 중족 족지 관절에서 배부로 탈구되는 정도를 검사한다.

교차 변형에서는 제2 족지가 배부로 전위되기 전에 먼저 내측으로 휨(족지의 내전 및 외전은 제2 족지를 기준으로, 제2 족지 방향으로 움직이면 내전, 멀어지면 외전이라 하는데, 이 질환에서는 기준이 되는 제2 족지가 변형되므로 이와 같이 표현하였다.)이 발생한다.

(4) 방사선 소견

관절의 상합성과 중족골의 상대적 길이, 퇴행성 관절염의 소견, 변형의 정도 등을 관찰하며, 아탈구되면 족부 전후방상에서 관절 간격이 감소하거나 근위지골의 기저부가 중족골두와 겹쳐 보인다 그림 5-19.

(5) 치료

가) 비수술적인 방법

비수술적인 방법으로 치유되기는 어렵지만, 활막염만 있는 초기에는 관절 내 스테로이드 주사, 진통 소염제 등을 사용해 왔다. 그러나 스테로이드 주사는 족장판 파열을 일으킬 가능성이 있으므로 사용하지 않는 것이 좋다. 신발 변형 및 신발 내 삽입 보조 용구와 테이핑 등에 의해 증세를 호전시키고 변형의 진행을 방지할 수 있다.

신발 변형은 둥근 바닥(rocker bottom) 및 연장 허리쇠(extended shank)를 하여 중족 족지 관절이 배굴되지 않도록 한다. 중족 족지 관절이 움직이지 않으면 증세도 없고 아탈구되지도 않는다. 테이핑을 하는 목적도 중족 족지 관절에서의 배굴을 방지하기 위한 것이다. 그러

그림 5-22 중족골두 성형술

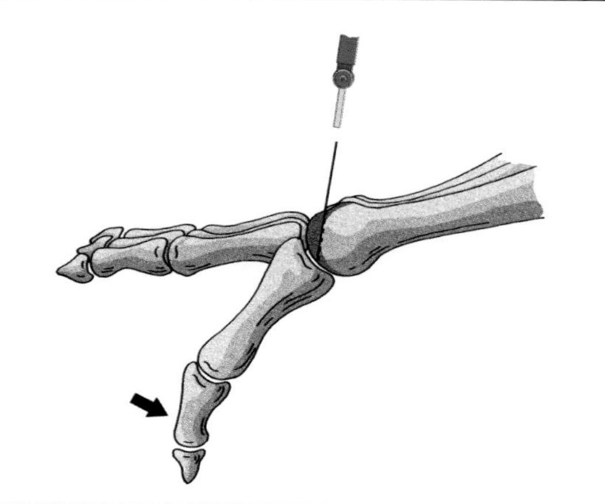

중족골두의 길이를 짧게 하는 방법.

나 수개월 동안 테이핑을 해야 하는데, 배굴이 되지 않도록 테이핑을 하면 발가락의 기저부가 조여져서 보행이 불편할 뿐만 아니라 족지의 만성적인 부종이나 궤양이 생길 수 있다. 또한 땀이 나면 테이프가 피부에 잘 부착되지 않는 문제점도 있다.

Mizel 등은[26] 제2 중족 족지 관절의 활막염에 대하여 관절 내 스테로이드 주사와 신발 변형을 하여 70%에서 좋은 결과를 얻었다고 하였다. 관절 내 스테로이드는 국소 마취제와 같이 주사하여 중족 족지 관절 주위의 다른 질환과 감별하는 역할도 하며, 대부분 3~6개월 동안 그 효과가 지속된다.[8] 중족 족지 관절 주위의 다른 질환으로는 지간 신경종, 족저부 굳은살 및 중족골 통증 등이 있다.

나) 수술적 치료

불안정성의 정도, 무지 외반증의 유무, 변형의 유연성, 변형의 정도, 교차 변형의 유무 등을 고려하여 수술 방법을 결정하며, 무지 외반증이 원인인 경우에는 무지 외반증도 동시에 수술한다.

경도의 변형에 대하여는 건절단술과 관절낭 유리술, 중등도 변형에 대하여는 굴곡건 이전술, 중증 변형에 대하여는 중족골두로부터 3~4mm의 뼈를 떼어 내는 중족골두의 성형술을 한다는[4,5] 저자도 있다그림 5-22. 최근에는 파열된 족장판을 근위지골의 기저부에 부착시키려는 시도를 한다.

그림 5-23 중족골두 성형술

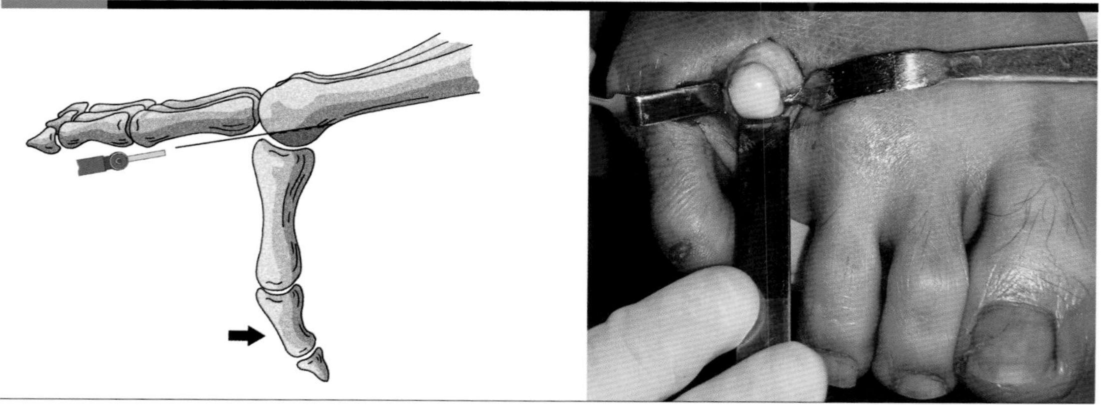

중족골의 바닥 부분만을 절제하는 방법.

그러나 경도, 중등도, 중증의 변형 사이에 뚜렷한 경계선이 있는 것은 아니며, 불안정성의 정도가 증가하면 정복된 상태를 유지하기 위하여 필요한 만큼의 연부 조직 이완술을 시행하고, 건이전술, 중족골두 성형술, 중족골 절골술 등을 한다. 이 중 중족골두를 깎아 내어 길이를 짧게 하는 중족골두 성형술은 수술 후 중족 족지 관절의 강직이 발생하므로 점차 시행하지 않게 되었다.

다음은 고정된 변형과 교차 변형의 유무에 따라서 구분하여 치료 방법을 기술하였다.

① 활막염과 불안정성은 있으나 고정된 변형은 없는 경우

보존적인 치료에도 불구하고 만성적인 부종과 통증이 있을 때 수술을 하며, 수술 방법으로는 활막 절제술 및 굴곡건 이전술을 할 수 있다.

중족골두의 족저부를 깎아 내면 족장판이 중족골두의 바닥에 유착되어 재탈구 방지에 도움이 될 수도 있다고도 했었지만, 중족 족지 관절의 불안정성에서는 족장판이 근위지골 기저부에서 파열되는 것이 문제이므로 이것은 틀린 설명이다. 중족 족지 관절에서 근위지골을 완전히 족저 굴곡하여 중족골두를 노출시킨 후에, 중족골두의 아래 부분에 절골도를 대고 중족골 간부의 하연(inferior border)이라고 생각하는 가상선을 따라서 중족골두의 바닥 부분을 절제한다 그림 5-23.

이 수술도 해당 중족골두의 바닥 쪽에 가해지는 압력을 감소시킬 수는 있으나 관절 운동이 심하게 제한되므로 방사선상에 뚜렷하게 중족골두의 바닥 쪽이 돌출된 경우가 아니라면 적응

증이 거의 없다. 외상에 의하지 않고 중족골두의 바닥이 심하게 돌출된 경우는 극히 드물다.

② 아탈구 또는 탈구된 경우

장, 단족지 신전건을 절단하고, 배부의 관절낭을 절개하며, 측부 인대도 정복에 필요한 만큼 절개한다. 그리고 골간근도 절단할 수 있다. Freer elevator를 이용하여 족장판과 중족골두 사이의 유착을 박리한다. 경도의 아탈구가 있는 경우에는 이와 같은 연부 조직 유리술만으로도 안정된 정복이 될 수도 있다. 그러나 정복은 되지만, 불안정한 경우에는 건이전술을 하거나 중족골을 단축한다. 연부 조직을 충분히 절단하여도 아탈구나 탈구가 정복되지 않은 경우에도 중족골 단축이 필요하다. 과도하게 견인하여 억지로 정복하면 운동 범위가 감소하고, 불안정성이 재발할 수 있으며, 관절면에 압력이 과도하게 가해져서 퇴행성 변화가 발생할 수 있다. 또한 과도한 연부 조직 이완술 후에 중족골두에 무혈성 괴사가 발생할 수도 있다.

중족골을 단축하지 않고 근위지골을 단축할 수도 있으나, 근위지골의 전절제술(total resection)이나 부분 절제술[2] 후에는 발가락이 덜렁덜렁하게 되거나 교차 변형이 발생하여 결과가 나쁜 경우가 많다. 제2 중족골이 긴 것이 불안정성 및 아탈구가 발생하는 근본적인 원인 중의 하나이므로, 제2 중족골을 짧게 하는 것이 합리적인데, 이 경우에는 근위지골 단축 후에 발생하는 합병증이 없다. 중족골을 단축하는 방법 중 중족골두의 절제 관절 성형술 후에는 관절 강직이 발생한다. 제2 중족골 단축술은 큰 수술이기는 하지만, 중족골두 성형술처럼 관절의 경직을 초래할 가능성이 적다.

여러 가지의 절골술이 있는데, 족저 각화증(plantar keratosis)의 치료에 시행되는 각종 중족골 절골술과 동일하며, 이에 대해서는 족저 각화증 부분에서 기술하였다. 고령의 환자들은 탈구되어 변형이 심한 경우에 제2 족지를 절단하기도 한다. 절단 후에 무지 외반이 점차 진행하더라도 임상적으로는 별 문제가 되지 않는다. 또한 제3, 제4 족지가 내전되는 것도 문제가 될 만한 증세를 일으키지 않는다.

③ 교차 변형 그림 5-24

단순히 배부로 아탈구나 탈구된 경우에 비하여 치료가 어렵다. 시상면상의 변형은 교정되어도 수평면의 변형은 잘 교정되지 않는 경우가 있기 때문이다.

Coughlin은[4,5] 중년 이후의 여자에게 발생한 경우와 젊은 남자 운동 선수에게 발생한 경

그림 5-24 교차 변형

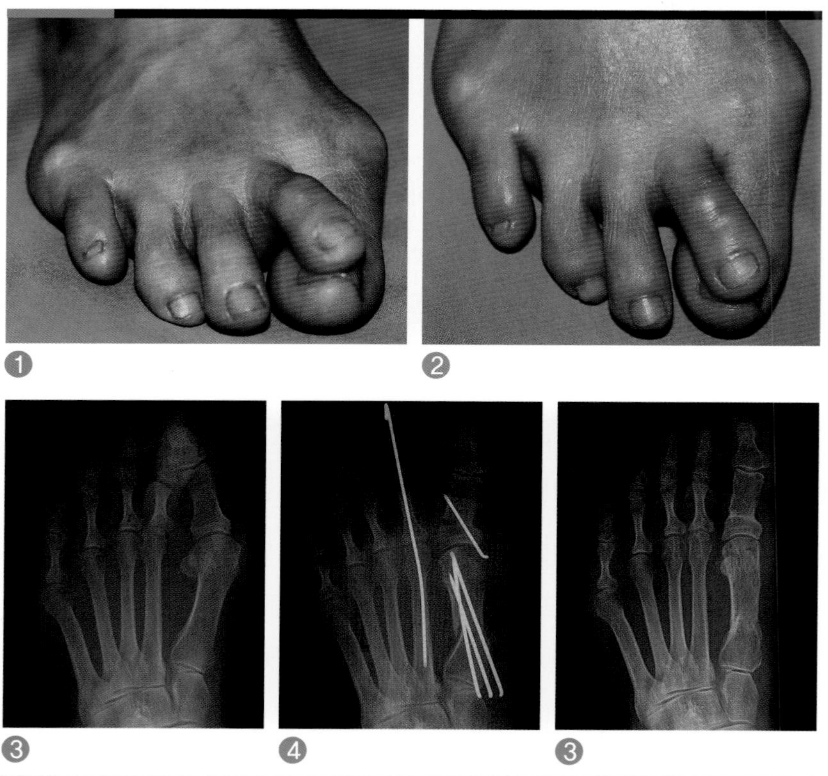

① 앞에서 본 모양. ② 위에서 본 모양. ③ 수술 전 방사선상. ④ 연부 조직 재건으로 교정이 불안정하여 제2 중족 족지 관절을 통과하여 강선을 고정했다. ⑤ 수술 후 6개월 방사선상에서 잘 교정된 모양.

우를 보고하였는데, 두 경우 모두 제2 중족골이 길었다. 나이가 많은 여자의 경우에는 굴곡건 이전술과 연부 조직 이완술만으로 90% 정도 만족스러운 결과를 얻었다고 하였고, 젊은 남자 운동 선수의 경우에는 71% 정도 양호 이상의 결과를 얻었다고 하였다. 다음과 같이 교차 변형의 정도를 분류하였는데, 1기는 활막염 및 경도의 변형이 있는 경우, 2기는 배부 내측으로 전위된 경우, 3기는 제2 족지가 무지와 교차될 정도의 변형이 있는 경우이고, 4기는 탈구가 발생한 경우이다.

단순히 배부로의 불안정이 있는 경우와 치료가 비슷하지만 내측으로의 전위에 대해 다음과 같은 수술을 첨가한다. 1) 외측 관절낭을 단축하여 봉합하고, 2) 굴곡건 이식 때 외측을 좀 더 팽팽하게 봉합하기도 한다. 그러나 2) 방법은 족지의 회내가 발생할 가능성이 있다. 즉 건 이식에 의해 관절의 탈구를 정복하고 유지할 수는 있으나, 수평면에서 내측으로의 전위를 완전히 교정하기는 어렵다. 3) 골간근(interosseous muscle)[6] 또는 단족지 신전건 등으로 보강하는 수술을 할 수 있다. 실험적으로는 골간근 이전의 결과가 좋지만, 이 질환의 경우 골간근이 늘어나고 기능을 하지 못하는 경우가 많으므로, 골간근을 이용하는 시술은 어려우며, 단족지 신전건을 이용한 수술 결과가 양호한 것으로 보고되어 있다.[35] 4) 무지 외반이 동반된 경우에는 무지 외반의 교정술을 동시에 하여야 하는데, 환자는 무지 외반증이 증세의 원인이라고 생각하지 않는 경우들이 있다. 이때는 제2 족지가 제자리에 잘 유지될 수 있도록 제1 족지를 교정해야 한다는 것을 환자에게 이해시켜야 한다. 현재까지는 대부분의 의사들이 이와 같은 방법들로 치료하였는데 향후 족장판을 재건하는 방법이 중요한 역할을 할 것으로 예상한다.

마. 갈퀴 족지

갈퀴 족지는 다양한 원인에 의하여 발생하며, 족지의 변형에 대하여는 앞에 기술한 망치 족지나 중족 족지 관절의 불안정성을 치료하는 것과 마찬가지 방법들을 사용한다. 그러나 원인 질환이 다양하여 원인에 따라 여러 가지의 다른 치료를 한다.

요족과 연관되어, 2차적으로 발생하는 경우는 요족의 치료와 동시에 족지에 대한 치료를 하는데, 요족의 치료에 대하여는 요족편에 기술하였다.

또한 발목 관절의 첨족 변형이 있으면 보행시에 중족 족지 관절의 과신전이 발생하므로, 발목 관절의 첨족 변형을 동시에 교정한다. 뇌혈관 질환이나 뇌의 외상에 의해 경직성 마비가 있는 경우에는 장족지 굴곡근 경직(spasticity)에 의해 갈퀴 족지가 발생하므로, 원인이 되는 건의 절단술이 필요하며, 이에 대하여는 성인 경직성 마비에서 기술하였다.

경골 원위부 골절의 합병증인 checkrein 변형에 의해 갈퀴 족지가 발생할 경우에는 족지 굴곡건들을 연장하거나 절단하며, 이에 대하여는 19장 기타 질환에 기술하였다.

제3 비골건(peroneus tertius)은 장족지 신전건의 외측에 있으며 제5 중족골의 중간에 부착되어 있는데, 이 건이 없는 경우가 9%이며 제3 비골건이 없으면 내측의 전경골건과 균형을 잃게 된다.

즉 족관절이 배굴되면서 중립위보다는 내번되려는 경향이 생기며, 이러한 경향에 저항하기 위하여 장족지 신전건이 작용하게 되는데, 장족지 신전건이 근위지골에 부착하여 중족 족지 관절의 과신전을 일으켜서 갈퀴 족지가 발생한다는 주장도 있다.[30]

바. 족저 각화증(Plantar Keratosis)

원인이 무엇이든지 중족골두의 바닥 부분에 굳은살과 통증이 동반되는 경우를 말하며, 망치 족지나 갈퀴 족지 등과 동반되어 발생하는 경우가 많다. Mann과 DuVries는[23] 중족골두나 종자골의 아래 부분에 굳은살이 지속적으로 생기며, 보존적인 방법으로 잘 치료되지 않는 질환을 고질적 족저 각화증(intractable plantar keratosis, IPK)이라고 하였다.

피부의 각화증은 압력에 대한 반응으로 발생하며 원인에 따라 광범위하게 발생하기도 하고, 국소의 좁은 부위에 한정되어 발생하기도 한다 그림 5-25.

(1) 원인

가) 해부학적인 요인들

1) 제1 중족 설상 관절의 과운동성(hypermobility)이 있거나, 2) 제1 중족골이 짧은 경우에 제1 중족골두의 체중 부하가 정상보다 감소하므로, 제2, 제3, 제4 중족골두 아래에 체중 부하가 증가하여 그 아래에 넓게 굳은살이 생긴다. 3) 제1 중족골의 길이는 정상이나 제2 중족골이 긴 경우에는 제2 중족골두 아래에 체중 부하가 증가하여 굳은살이 발생한다. 4) 중족골두의 외측과(lateral condyle)가 바닥 쪽으로 많이 돌출된 경우와 5) 소건막류(bunionette)가 있는 부위에도 발생한다. 6) 제1 중족골이 족저 굴곡되어 있거나 제2 중족골이 짧은 경우에는 제1

그림 5-25

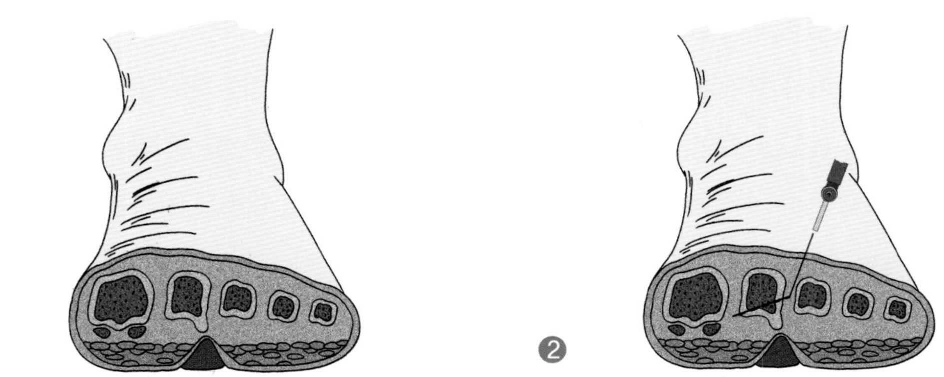

족저 각화증의 원인 중 하나는 중족골두의 외과가 바닥으로 돌출된 부분에 체중 부하가 증가하여 피부의 케라틴 층이 두꺼워진 것이다(①). 이 경우에는 돌출된 과를 절제한다(②).

그림 5-26 중족골두 아래에 발생한 낭종에 의한 족저 각화증

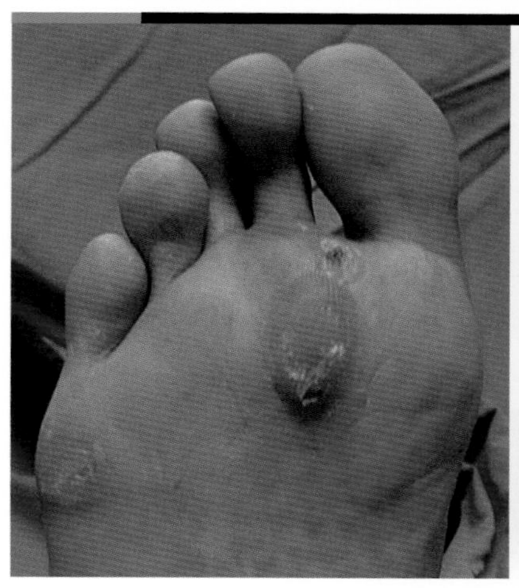
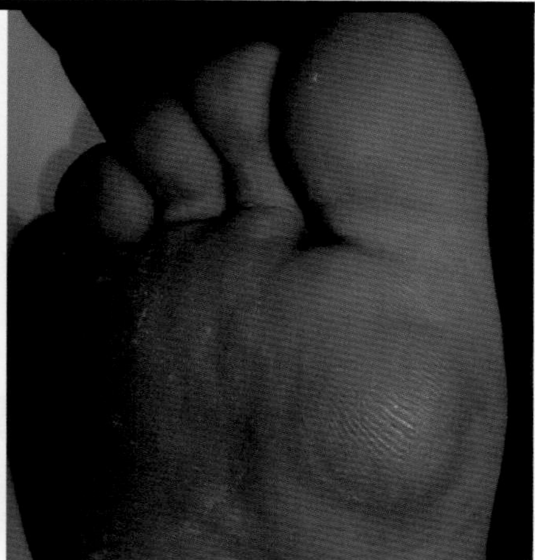

위의 두 증례는 모두 상피낭종에 의해 발생한 것이다.

중족골두 아래의 종자골 중 특히 내측 종자골의 바닥 부분에 굳은살이 발생한다. 7) 제1 족지 지절 족저부의 종자골이 있는 경우에도 굳은살이 발생한다.

나) 2차적 병변

1) 중족골 골절 후에 골절 부위에서 원위골편이 족저 굴곡되거나, 2) 무지 외반증 수술 후에 제1 중족골이 배굴 부정 유합되어 발생하는 전이 병변(transfer lesion) 등과 같이 2차적으로 발생하는 경우도 있다. 이외에 중족골두 아래에 상피낭종(epidermal inclusion cyst)과 같은 낭종이나 종양이 발생하여 족저 각화증의 원인이 되는 경우도 있는데 이 경우에는 종괴를 절제하면 치료된다그림 5-26.

(2) 진단

진찰 소견상 제1 중족 설상 관절의 과운동성의 여부, 좁은 범위의 국소 병변인지, 넓은 범위의 병변인지를 관찰한다. 좁은 범위의 병변은 1) 중족골두의 외측과가 많이 튀어 나온 경우, 2) 제1 중족골두의 내측 종자골이 많이 돌출된 경우, 3) 무지 외반증 수술 후에 종자골의 위치가 옮겨져서 발생하는 경우가 있다.

금속성 물체를 굳은살이 있는 부위에 붙이고 체중 부하 방사선 촬영 및 중족골두 축상(axial view)을 촬영하면 어느 부위가 굳은살의 원인인지 알아보는 데 도움이 된다.

그림 5-27 사마귀

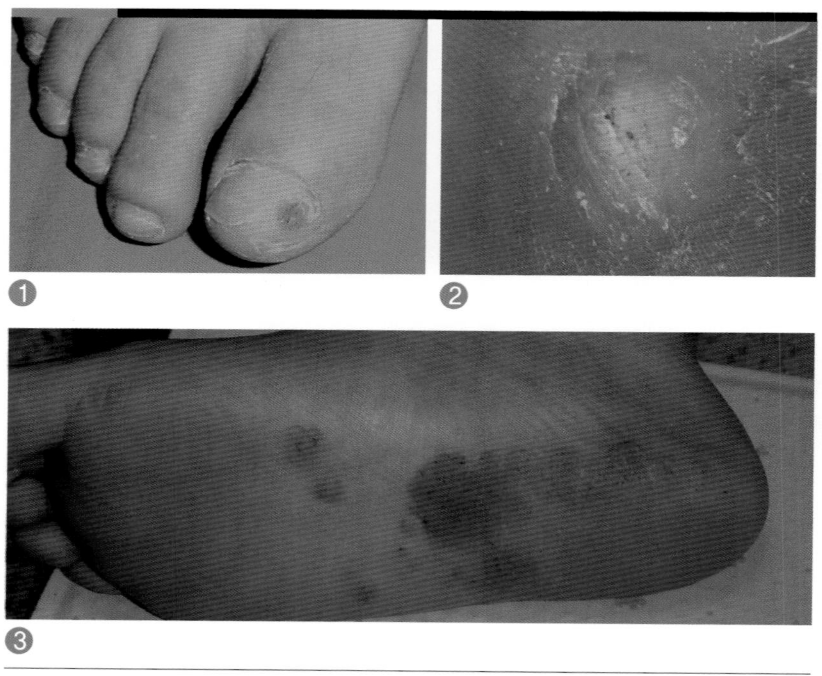

사마귀는 깎아 보면 점상의 출혈이 있고(①, ②), 체중 부하와 관계없는 부위에도 발생하며 광범위한 병변을 보이기도 한다(③).

사마귀(warts)와의 감별이 중요한데, 사마귀는 대개 엄지와 검지로 쥐고 옆으로 압력을 가할 때 통증이 더 심하고, 고질적 족저 각화증은 옆으로 압력을 가하면 통증이 심하지 않고 바로 위에서 압력을 가할 때 통증이 있으며, 수술칼로 깎아 보면 사마귀는 점상의 출혈이 있으나 굳은살은 출혈이 없다 그림 5-27.

(3) 치료

어떤 환자가 수술에 의해 호전될 수 있을지를 예측하는 정확한 방법이 없으므로 항상 비수술적인 요법을 생각해 보아야 한다. 또한 굳은살이 있더라도 전혀 증세가 없는 발도 많으므로, 굳은살이 있다고 하여 그것이 증세의 원인이라고 단정지어서도 안 된다. 대부분은 비수술적인 방법으로 증세를 치료할 수 있으나, 치료되지 않을 경우에는 수술한다. 어떤 방법으로 수술하든지 재발하기 쉽고 원래 굳은살이 있던 부위는 치료되더라도 다른 부위에 다시 굳은살이 발생하는 경우가 많다. 수술에 의하여 호전될 수는 있으나 같은 부위 또는 다른 부위에 통증이 재발하면 수술 후에 교정용 안창을 해야 할 가능성이 있다는 것을 수술 전에 환자에게

그림 5-28

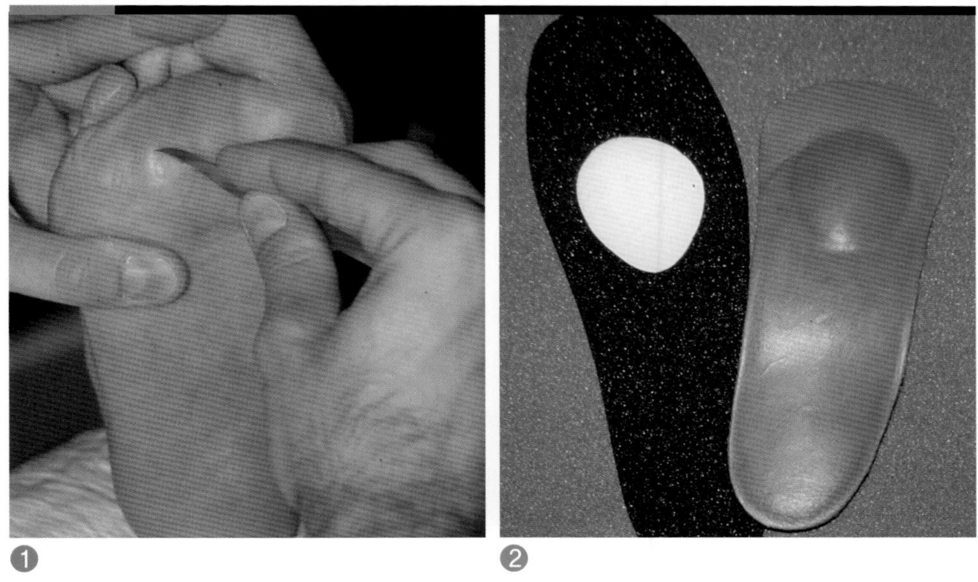

굳은살을 깍아 내거나(①) 교정 안창을 이용하여(②) 중족골두 부분의 압력을 감소시키는 방법.

미리 말하고 이해시켜야 한다.

가) 비수술적 치료

굳은살은 대부분 비수술적인 방법으로 치료한다. 굳은살이 있는 부분을 갈아 내고 압력이 덜 가도록 보호해 주는 것이 좋다. 순응적인(accomodative) 부드러운 바닥의 신발을 신고, 신발 안에는 중족골 패드 등을 하여 굳은살이 있는 부위에 가해지는 압력을 중족골간 부위로 이전시킨다 그림 5-28.

나) 수술적 치료

비수술적인 방법으로 치료되지 않을 경우에는 수술을 하는데, 그 원인에 대하여 충분히 검토하여야 한다. 대개 광범위한 병변보다는 국소 부위의 굳은살이 있는 경우에 수술 효과가 좋다. 중족골의 수술은 1) 중족골을 단축시키는 수술과 2) 배부의 폐쇄성 쐐기 절골술을 하여 중족골두를 배굴시키는 방법, 3) 단축과 배굴을 동시에 하는 방법 등으로 구분할 수 있다.

중족골을 단축하든 배굴하든 모두 중족골두를 바닥으로부터 들어 올리려는 것이 수술의 목적이다. 배부에서 같은 크기의 폐쇄형 쐐기를 절제하더라도 원위부 절골술보다는 근위부 절골술을 할 경우에 중족골두가 더 많이 들려지므로, 근위 절골술을 할 때는 과다 교정(overcorrection)하지 않도록 주의하여야 한다.[11] 근위 중족골 배부 폐쇄성 쐐기 절골술(proximal metatarsal dorsal closing wedge osteotomy)에서 1mm를 절제하면 중족골두가 바닥에서 5mm 상승한다.[13] 과다 교정을 하면 원래 굳은살 및 중족골 통증이 있던 중족골두 아래에는 통증이 없어지지만 그 주변의 중족골두 아래에 전이 중족골 통증이 발생한다. 간부에서 절골술을 하면 견고한 고정이 어려우므로 지연 유합이나 불유합의 가능성이 높다. 근위부 절골술도 견고한 고정은 어려우나 불유합이나 지연 유합이 되는 경우는 드물고 부정 유합은 발생하기 쉽다. 여러 개의 중족골에 절골술을 해야 하는 경우에는 각각의 중족골의 적당한 길이나 전위의 정도를 판단하기 어려우므로 여러 개의 중족골을 동시에 단축하거나 배굴 절골술을 할 때는 특히 조심해야 한다.

Helal은[14] 절골 부위를 전혀 고정하지 않고 조기에 체중 부하를 하면 중족골들이 저절로 가장 적당한 위치에서 유합된다고 하였으나 결과를 예측하기 어렵다. 중족골두 근처의 절골술과 중족 족지 관절에 대한 연부 조직 이완술을 동시에 해야 할 경우도 있는데, 이러한 경우에는 중족골두 부위의 연부 조직 손상이 너무 커서 중족골두의 무혈성 괴사와 절골 부위에서 불유합의 가능성이 있으므로 주의한다. 중족골두를 절제하면 그 부위의 굳은살은 없어지지만 절제한 중족골 옆의 중족골두 아래에 압력이 증가하여 굳은살이 발생하므로 류머티스성 관절염과 같은 특별한 경우가 아니라면 중족골두 절제술은 하지 않는다. 류머티스성 관절염에서는 다른 방법으로 치유되지 않을 정도로 심한 변형과 광범위한 굳은살이 있으며, 관절 자체의 질환이므로 중족골두를 절제하지만 정상적인 기능 회복을 목표로 하는 것은 아니므로 정상 기능 회복을 목표로 하는 류머티스성 관절염이 아닌 경우와는 구별되어야 한다.

① 적응증

비수술적인 방법으로 증세가 호전되지 않는 환자에게 중족골 절골술을 한다. 특별한 이유 없이 여러 곳에 굳은살이 있는 경우에는 연부 조직에 굳은살이 잘 생기는 체질적인 원인이 있을 가능성이 높으므로, 수술을 하지 않는 것이 좋다.

국소형은 중족골두의 외과 부위에 생기며 대개 비수술적인 방법으로 치료하지만, 족저부로 돌출한 부분을 절제할 수 있다. 광범위형도 가능한 한 비수술적인 방법으로 치료한다. 한두 개의 중족골두 아래에 넓은 굳은살이 있는 경우에는 절골술을 할 수 있을 것이다. 해당 중족골이 긴 경우에는 단축 절골술을 하고, 길지 않은 경우에는 배부로 전위시키는 절골술을 한다. 심한 무지 외반증이나 망치 족지, 갈퀴 족지 등을 동시에 교정한다. 저자는 제2, 제3, 제4 중족골두 아래의 굳은살만을 치료하기 위하여 수술하는 일이 극히 드물며, 제2 중족골이 길고 제2 중족 족지 관절의 불안정성과 굳은살이 있을 때, 또는 무지 외반증과 동반되어 제2 또는 제3 중족골두 아래에 굳은살이 있을 때 다른 수술과 동시에 중족골을 단축한다.

② 중족골두 족저부 성형술

중족골두 성형술은 제2~제5 중족골두 중 한 개의 외측과 아래 부분에 굳은살이 생기는 경우에 시행하는데, 흔한 수술은 아니다. 중족골두 성형술은 중족 족지 관절의 불안정성 중 아탈구나 탈구에 대하여 시행하는 수술로, 중족골두 바닥 부분을 절제하여 족저 압력을 감소시키기 위하여 시행한다. 아래에 중족골두의 원위부를 절제하는 방법을 기술하였으나 관절 강직을 초래하므로 흔히 사용하는 방법은 아니다.

Mann과 DuVries가[23] 100명의 환자에게서 142예의 수술을 하여 79%는 완전히 치유되었고, 5%는 재발하였으며, 13%는 인접 부위에 새로운 병변이 발생하였다고 한다. 대부분 호전된다는 보고가 있으나[23] 이 수술 후에 합병증은 중족 족지 관절의 강직, 망치 족지의 발생, 중족골두 골절, 중족골두 무혈성 괴사, 족지의 내측 또는 외측으로의 편향 등의 다양한 합병증이 발생할 수 있으므로 흔한 수술은 아니다 그림 5-22 그림 5-23.

㉠ 족배부 도달법

신전건을 한쪽으로 당긴 후에 중족 족지 관절에 종절개를 하고 도달한다. 측부 인대를 절단하고 족지를 굴곡시킨다. 중족골두의 원위 3~4mm를 절제한다. 발가락을 당기면서 굽힌 후에 중족골두의 밑에서 배부로 밀어 올리면 골두의 바닥 부분이 보인다. 바닥 쪽으로 돌출된 부분을 절제한다. 론저나 줄(file)로 절단면을 부드럽게 한 후에 관절을 정복한다. 드레싱이나 지름 1.4mm의 K-강선을 중족 족지 관절에 삽입하여 발가락을 바른 위치로 유지시킨다.

㉡ 족저부 도달법

중족골두 아래에 체중 부하를 하는 부위의 바로 내측에 4~5cm의 종절개를 한다. 굴곡건의 건막을 종으로 절개하고 굴곡건을 외측으로 당긴 후에 족장판을 종으로 절개하면 돌출된

과(condyle) 부분이 잘 노출되어 배부의 연부 조직과 중족골두의 관절면을 다치지 않고 돌출부만을 절제할 수 있다. 족장판을 3-0 흡수성 봉합사로 봉합하고 굴곡건의 활차는 봉합하지 않는다. 족배부 도달법을 사용하는 경우에는 중족 족지 관절 운동 범위가 정상의 25% 정도로 감소하였으나 족저부 도달을 하면 운동 범위가 정상의 75% 정도는 되므로 족저부 도달을 하는 것이 좋다고도 하지만, 바닥 쪽에 반흔 조직에 의하여 통증이 유발될 가능성도 있다.

ⓒ 수술 후 처치

수술 후 4주간 수술 후 신발(postoperative shoe)을 신는다. 그리고 능동적인 운동을 한다. Mann은 이 수술 후에 운동 범위가 25% 정도 감소하지만, 그 정도의 운동 감소는 임상적으로 별 문제가 없다고 하였다. 주변 중족골두로의 전이 중족골 통증은 5% 이하에서 발생한다고 한다.

③ 단축 사선형 중족골 절골술(Giannestras, Modified by Mann) 그림 5-29

Giannestras가 89명에게 111예의 수술을 하였는데 87% 정도 통증이 소실되었고, 전이 굳은살이 8% 정도 발생하였으나 증세는 없다고 하였다. 같은 부위에 증세가 있는 굳은살이 재발한 경우는 5% 정도라고 한다. 원래는 계단식 절골술(step-cut osteotomy)이었다.[12] Okuda 등은[28] 중족골 근위부에서 시상면에서 사선형 절골술을 하여 원위부를 근위 배부로 전위시키는 절골술을 하여 좋은 결과를 얻었다고 하였다.

발등에서 족근 중족 관절의 바로 원위부에서 시작하여 원위부로 5cm 정도의 종절개를 하고 중족골을 노출한다. 수술 전 방사선 사진을 보고 단축의 정도를 결정하는데 대개 5mm 이상을 단축하지 않는다. 사선형의 절골술을 한 후에 절골 부위에 횡방향으로 지름 1.2mm K-강선을 이용하여 천공을 하여 20-gauge 철선을 통과시킨 후에 고정한다. 수술 후 4주간 단하지 체중 부하 석고를 한다.

④ 배부 폐쇄성 쐐기 절골술 그림 5-30

중족골 통증은 제2 중족골에 발생하는 경우가 가장 흔하므로 제2 중족골을 예로 설명한다. 제2 중족 설상 관절의 1cm 근위부에서 원위부로 제2 중족골을 따라서 3cm를 절개한다. 이 관절은 제1 중족골의 기저부보다 1cm, 그리고 제3 중족골보다는 0.5cm 근위부에 있다. 피

그림 5-29 단축 사선형 절골술의 방법들

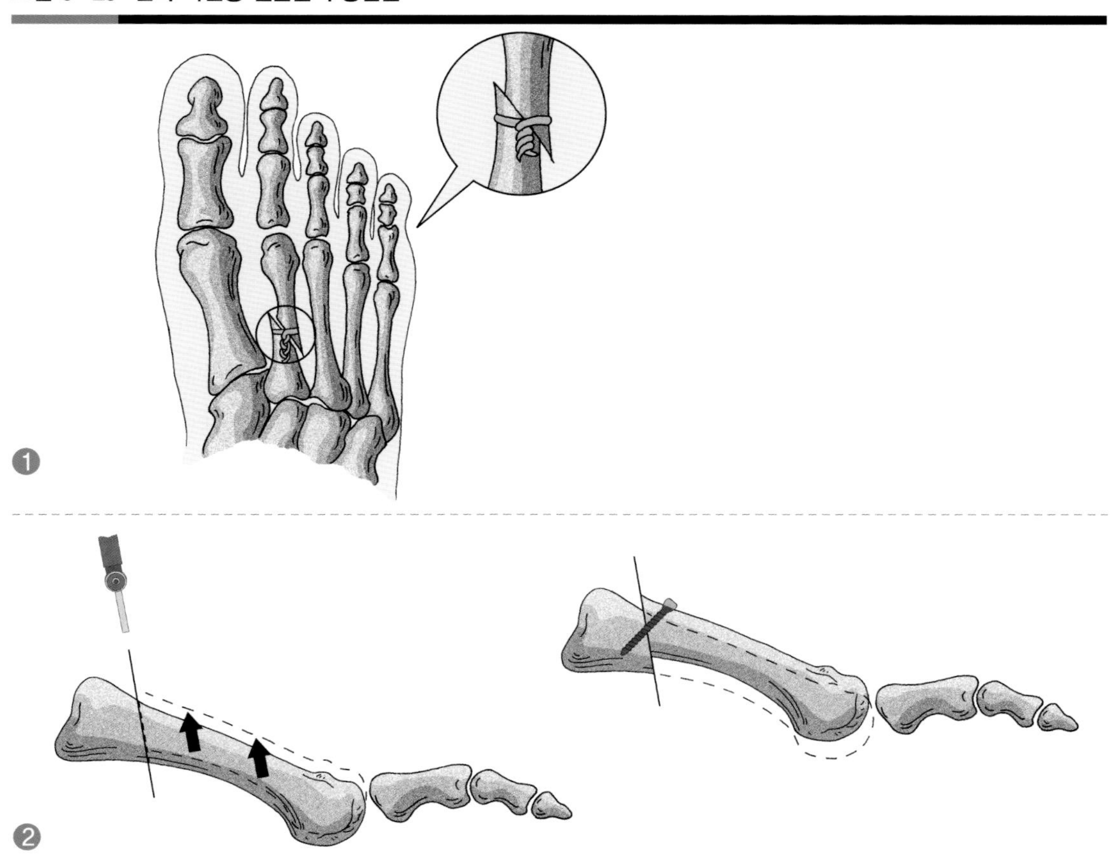

Giannestras 방법(①)과 Okuda 등의 방법(②).[28]

그림 5-30

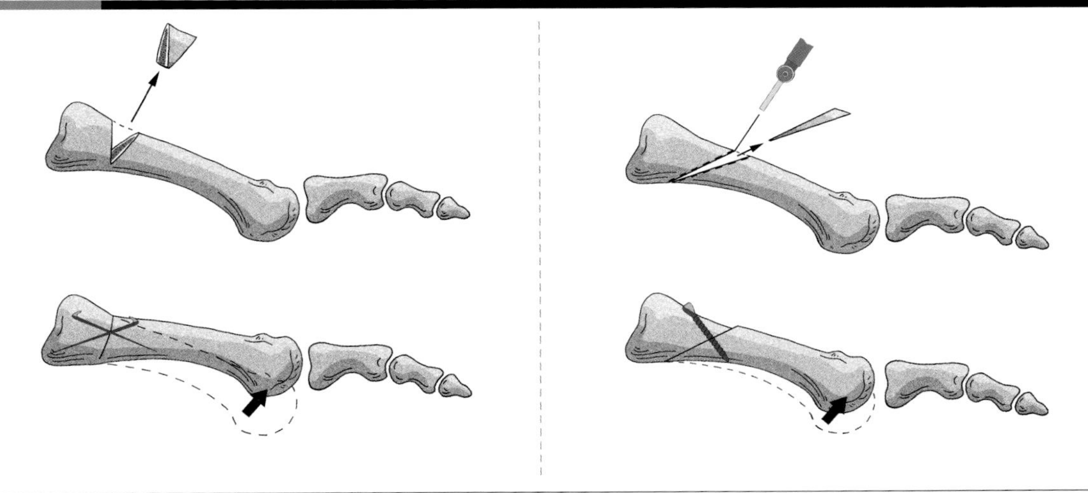

배부 폐쇄성 쐐기 절골술.

BRT 절골술(Barouk Rippstein Toullec).[1]
견고한 고정이 가능하며 나사못을 제거하지 않아도 된다.

하에 바로 천비골 신경(superficial peroneal nerve)의 분지와 심비골 신경, 족배 동맥 등이 있으므로 피부를 절개한 후에 모기 지혈 겸자(mosquito hemostat)로 벌려 해부한다. 제2 중족 설상 관절을 움직여 보고, 바늘로 찔러서 확인한 후에 관절의 6~7mm 원위부에 흠집을 내어 표시를 한다. 2mm의 배부 쐐기를 절제한다. 이때 족저부의 피질골을 완전히 절골하지 말고 일부 남겨 놓고, 중족골두를 발등 쪽으로 밀어 올리면서 족저부의 피질골을 골절시켜서 쐐기를 폐쇄한다. 절골 부위를 2개의 K-강선을 교차하여 고정하거나 지름 2.7mm 나사못으로 고정한다. 나사못을 사용할 경우에는 절골 전에 발등 쪽의 피질골을 미리 천공하여 놓는 것이 좋으며, 배부 내측(dorsal medial)에서 족저 외측(plantar lateral)을 향하여 천공 후 삽입하면 뼈의 고정이 견고하게 된다.

저자는 나사못을 사용하더라도 견고한 고정이 되지 않으므로 K-강선으로 고정하는 게 좋다고 생각하며 K-강선으로 고정이 불안정한 경우에는 나사못보다 금속판을 선호한다. 봉합 후에 발가락의 끝 부분까지 석고를 한다. 단하지 석고를 하고 3주간은 체중 부하를 허용하지 않으며 3주간은 부분적인 체중 부하를 한다. 방사선상으로 유합될 때까지 3~5개월이 걸리는 경우도 있으나 금속판으로 견고하게 고정한 경우에는 방사선상으로 유합이 지연되더라도 6주 경과한 후에는 체중 부하를 허용한다.

⑤ Weil 절골술(Weil osteotomy, horizontal osteotomy at the neck of the metatarsal) 그림 5-31

관절을 절개하기는 하지만, 중족골두의 절골술이 아니므로 관절 강직의 가능성이 적으며 유합이 잘 되고 절골면이 안정적이라는 것이 장점이다. 그러나 중족골두의 관절면을 일부 포함하여 절골하므로 상당수에서 관절이 신전 구축 또는 족저 굴곡 제한이 발생하며 발가락이 덜렁거리는 부유 족지(floating toe)도 흔한 합병증이다.

중족 족지 관절에 아탈구나 탈구가 동반된 경우에 이 절골술을 하면 관절낭뿐만 아니라, 측부 인대, 내재근 등의 구축도 해소되므로 정복이 잘 된다.[33] 무혈성 괴사의 위험성이 있을 수 있지만 실제로 무혈성 괴사가 발생하였다는 보고는 없었다. 가능한 한 발바닥과 평행하게 절골을 하여야 하는데 절골면이 바닥과 경사지게 되면 원위 골편을 근위부로 전위시킬 때 족저부로도 전위되어, 중족골 단축과 동시에 중족골두가 바닥 쪽으로 돌출되어 중족골두 아래의 압력이 증가할 수 있으므로 주의하여야 한다. 그러나 제4, 제5 중족골에 대하여 Weil 절골

그림 5-31 Weil 절골술

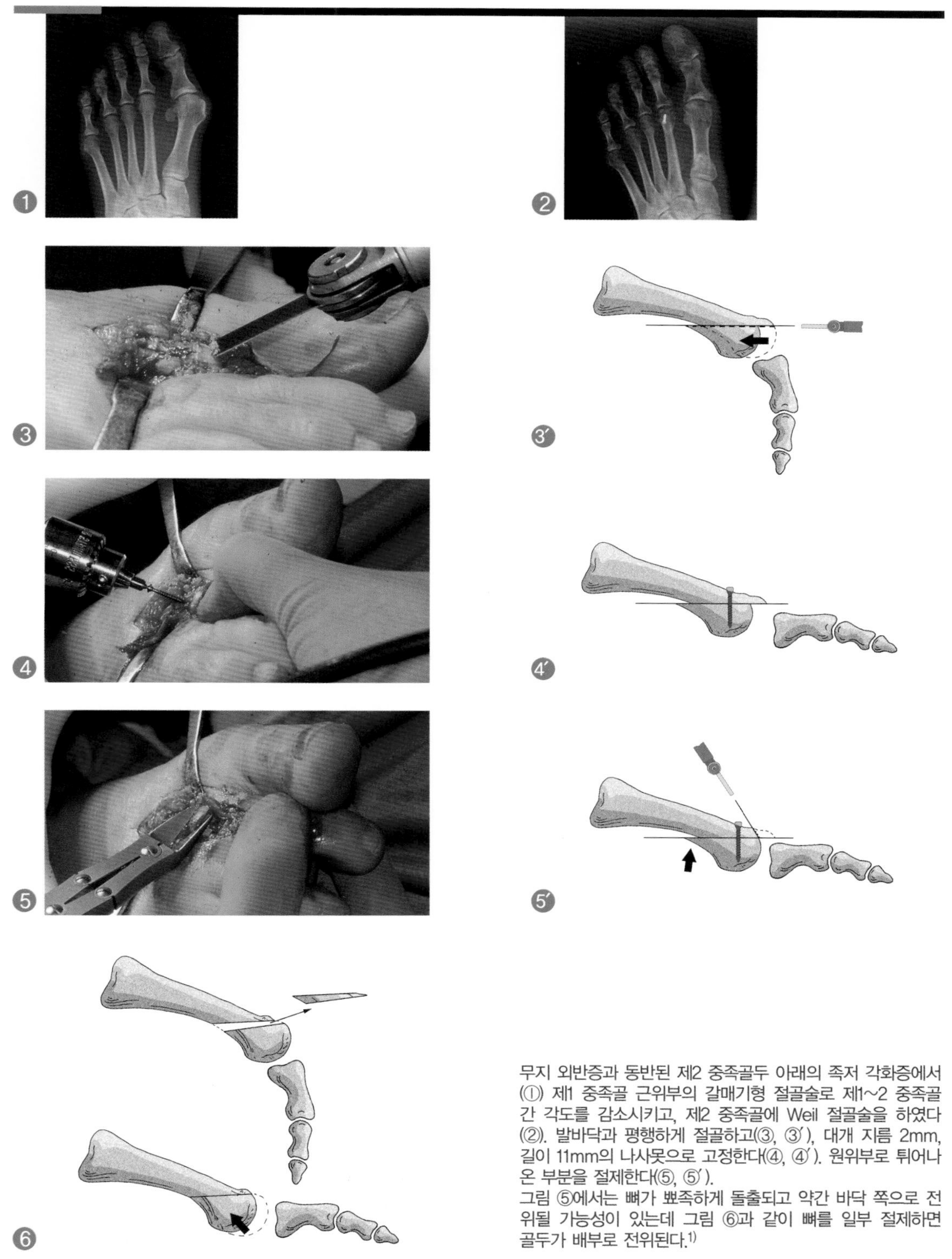

무지 외반증과 동반된 제2 중족골두 아래의 족저 각화증에서 (①) 제1 중족골 근위부의 갈매기형 절골술로 제1~2 중족골 간 각도를 감소시키고, 제2 중족골에 Weil 절골술을 하였다(②). 발바닥과 평행하게 절골하고(③, ③′), 대개 지름 2mm, 길이 11mm의 나사못으로 고정한다(④, ④′). 원위부로 튀어나온 부분을 절제한다(⑤, ⑤′).
그림 ⑤에서는 뼈가 뾰족하게 돌출되고 약간 바닥 쪽으로 전위될 가능성이 있는데 그림 ⑥과 같이 뼈를 일부 절제하면 골두가 배부로 전위된다.[1]

그림 5-32

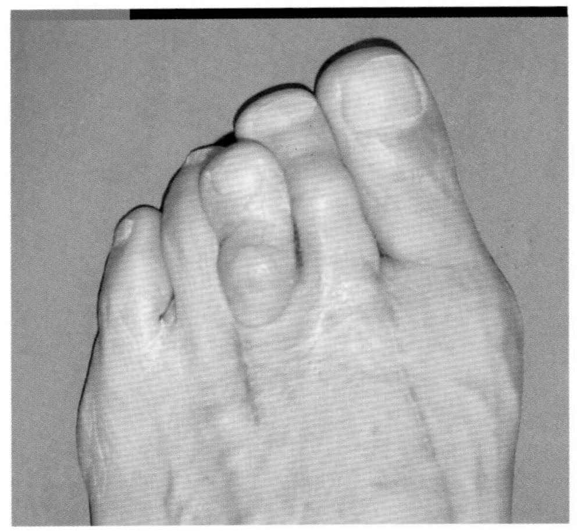

Weil 절골술시에 제3 중족골을 과도하게 단축하여 발생한 변형.

그림 5-33

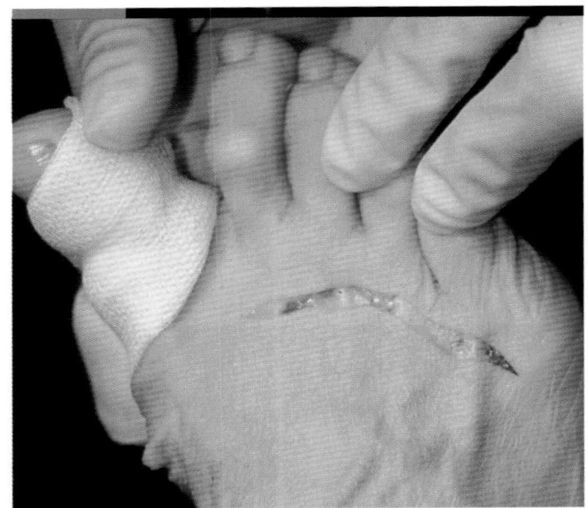

여러 개의 중족골에 Weil 절골술을 할 경우에는 횡형 절개를 하기도 한다(Dr. Maestro의 증례).

술을 할 경우에는 제4 중족골이 바닥과 경사가 작고 제5 중족골은 거의 평행하므로 약간 바닥 쪽으로 향하지 않으면 계속 중족골을 따라서 너무 긴 절골이 된다. 특히 5mm 이상 단축할 경우에는 중족골두가 족저부로 전위될 가능성이 높으므로 1) 배부에서 쐐기를 절제하거나, 2) 절골시에 두 개의 톱날을 이용하여 절골하거나 절골 후에 절골면을 갈아 내어 중족골두가 배부로 약간 이동하도록 한다.

많이 단축할 경우, 내재근이 시상면에서 중족 족지 관절의 중앙선보다 배부에 위치하게 되어 중족 족지 관절을 굴곡하는 역할을 하지 못하고 근위지골을 배굴시켜 발가락이 들리고 족저 굴곡이 제한된다는 것이 문제점이다. 또한 여러 개의 중족골을 절골할 때 주변 중족골과의 관계를 잘 맞추어 조화롭게 단축한다. 한 중족골만 많이 단축하면 전이 중족골 통증은 물론 외관상으로도 매우 보기 흉하다. 절골 후에 방사선상으로 중족골의 길이가 적당한가를 확인하는 것이 좋다그림 5-32.

수술 방법

중족 족지 관절의 배부에 종절개를 한다. 여러 개의 절골술을 할 경우에는 제2~3 중족골 사이와 제4~5 중족골 사이에 두 개의 종절개를 하거나 중족 족지 관절 부분을 따라 횡절개를 한다그림 5-33.

관절낭을 종절개한 후에, 발가락을 완전히 족저 굴곡시킨 상태에서 중족골두의 배부 관절

그림 5-34 Helal 절골술

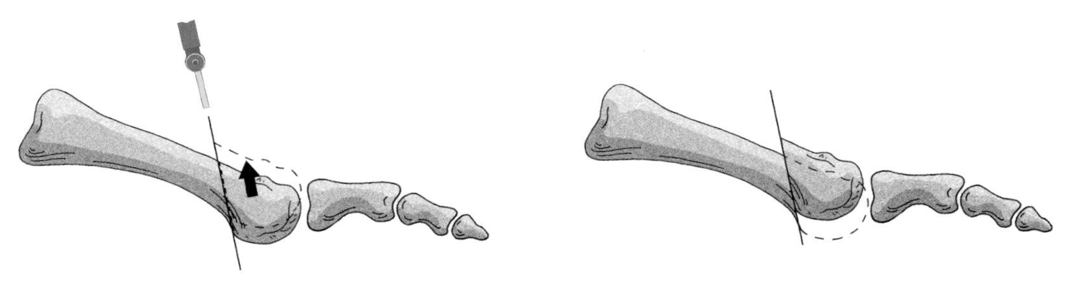

연골을 2mm 포함하여 근위부로, 발바닥에 평행하게 절골한다. 절골 후에 중족골두를 포함하는 원위 골편을 근위부로 전위시킨다.

근위 배부의 날카로운 뼈 끝을 제거한 후 지름 2mm, 길이는 9~11mm의 작은 나사못으로 발등에서 바닥 쪽으로 고정한다. 반대쪽 피질골을 뚫으면 관절 내로 나사못이 돌출될 수 있으므로 9~11mm 정도의 짧은 나사못을 사용한다. 원위 골편이 작으므로 lever arm이 짧고 절골의 방향이 안정적이므로 반대쪽 피질골을 뚫지 않더라도 수술 후 즉시 운동이나 체중 부하가 가능할 정도로 견고한 고정이 가능하다.

수술 후 상당 기간은 의사가 체중 부하를 허용하더라도 환자가 체중 부하를 잘할 수 없으므로 수술 후 곧 체중 부하를 허용하여도 괜찮다.

⑥ Helal 절골술[14](Helal osteotomy, sliding osteotomy at the neck of the metatarsal) 그림 5-34

중족골두의 바로 근위부에 중심을 두고 3cm 정도를 절개한다. 중족골의 경부를 노출시키고 좁은 톱날로 절골을 하는데, Weil 절골술과 반대 방향으로 근위 배부에서 45° 각도로 원위 발바닥 쪽으로 향한다. 원위 골편이 배부, 근위부로 전위된다.

수술 후 특별한 고정을 하지 않고 조기에 가능한 만큼 체중 부하를 하게 하여 저절로 가장 적합한 위치에서 유합되도록 한다. 그러나 고정을 하지 않으므로 지나치게 단축되거나 불유합이 되어 중족골 통증이 재발될 가능성이 높다. 이 절골술을 발표한 Helal은 결과가 아주 만족스럽다고 하였으나, 이견이 많고 단축과 각형성의 정도를 예측할 수 없으므로 현재 거의 사용하지 않는다.

⑦ 중족골 단축술(저자의 방법) 그림 5-35

제2 중족골과 제3 중족골을 동시에 짧게 하는 방법을 설명한다. 근위 간부에서 절골 후에 필요한 만큼 절제하고 다시 절골 부위를 고정한다. 대개 5mm 정도를 절제하는데, 회전 변형과 시상면에서 각형성 때문에 중족골두가 바닥에서 들려지거나 바닥으로 향하게 되는 변형을 주의해야 한다. 두 뼈를 모두 강선을 이용하여 고정하면 단축 부위가 벌어지는 경향과 회전 변형이 발생할 가능성, 시상면에서의 변형 등 여러 가지 변형을 방지하기 어렵다. 기저부를 사선형으로 절골하여 나사못 고정을 하는 방법도 있으나 저자는 사선형 절골술을 하여 원하는 만큼 교정하고 나사로 고정하는 것이 기술적으로 어려워서 근위 골간부에서 원하는 만큼 길이를 절제한다. 제2 중족골은 금속판으로 고정하고, 제3 중족골은 강선으로 고정하여 금속판 두 개를 사용할 때보다 수술이 간편하고, 절골 부위의 골유합 후에 강선을 제거하고 나면 한 개의 금속판만 남게 되므로 선호하는 방법이다. 6주 경과 후에 제3 중족골이 덜 유합된 상태라도 강선을 제거할 수 있다.

제2 중족골과 제3 중족골 기저부 사이에 약 4cm의 종절개를 한다. 제2 중족골에 사용할 4 hole compact hand 금속판을 뼈 위에 대고 뼈를 절제하고 난 절골면의 위치를 가상한 후에 그 절골면의 원위부에 2.4mm 나사못을 삽입하기 위하여 드릴로 천공한다. 금속판이 제2 중족골의 배부에 중족골의 방향과 잘 맞도록 놓여진 상태인가를 잘 확인해 가면서 천공한다. 절골면 원위부의 구멍에 나사못을 삽입한다. 다음에 나사못과 금속판을 제거한 다음에 뼈 절제 후의 가상 절골면을 기준으로 수술 전 방사선상을 보고 판단한 정도의 길이를 절제한다. 금속판을 15° 정도 굽혀서 원위 골편이 약간 바닥 쪽으로 향하도록 한다. 금속판을 굽히지 않고 고정하면 중족골 모양 때문에 중족골두가 배부로 들려 올라가서 중족골두의 체중 부하가 과도하게 감소할 우려가 크다. 이때 먼저 원위부를 절골하고 근위부를 절골하여야 한다. 근위부를 절골한 후에 원위부 절골을 하려고 하면 원위부 뼈가 허공 중에서 움직이는 상태에서 절골해야 하므로 정확한 길이만큼 정확한 방향으로 절골하기 어렵다.

다음에는 제3 중족골을 단축하는데 강선 고정을 하기 때문에 미리 금속판에 삽입할 나사의 구멍을 뚫을 필요가 없다. 역시 원위부를 먼저 절골한 후에 근위부를 절골한다. 대개는 제2 중족골을 단축한 길이만큼 단축하지만 제2 중족골을 단축한 길이보다 1~2mm 덜 절제하는 경우도 있다. 그러나 제2 중족골보다 더 많이 단축하면 제3 중족골이 제4 중족골보다 짧아져서 제4 중족골두 아래에 전이 중족골 통증이 발생할 수 있으므로 주의한다. 제3 중족골을 먼

그림 5-35

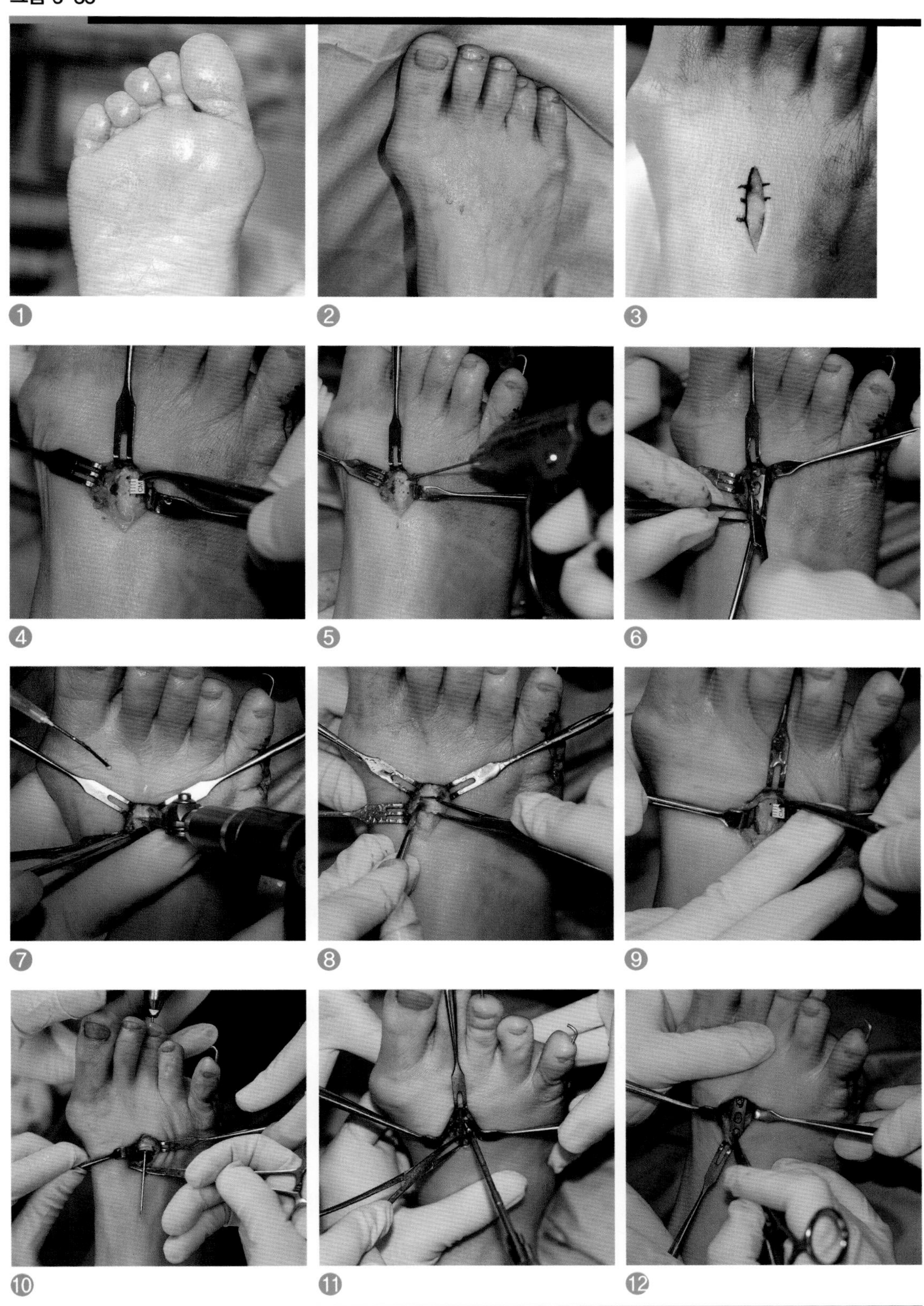

①, ② 수술 전 사진. ③ 절개선. ④, ⑤ 절제할 길이에 맞게 표시하고 천공한다. ⑥ 금속판을 대고 나사못을 원위골편에 삽입한다. ⑦, ⑧ 제2 중족골 절제. ⑨, ⑩ 제3 중족골 절제 후 고정. ⑪, ⑫ 금속판 부착.

저 강선으로 고정한 후에 제2 중족골에 금속판을 대고 고정한다. 이미 금속판을 약간 굽혔으므로 절골 부위의 배부에 약 1mm의 틈새가 발생한 채로 고정되는데, 실제로 절골 부위에서 각형성되는 것이 아니고 이 정도의 배부 틈새가 발생하여야 중족골두가 과도하게 배부로 전위되는 것을 방지할 수 있다.

사. 피부못(Corns)

(1) 원인 및 임상 소견

피부못은 뼈가 튀어나온 부위에 발생하는 과각질성(hyperkeratotic) 병변으로서 피부의 stratum corneum(horny layer)에서 생기며, 경성 피부못(hard corn)과 연성 피부못(soft corn)으로 구분한다. 압력이 많이 가해지는 부위에 나타나는 생체의 정상적인 반응으로 발가락에 발생하면 피부못이라고 하고 발바닥에 생기면 굳은살(callosity)이라고 한다.

가) 경성 피부못

경성 피부못은 족지골의 과(condyle) 부분이 신발의 족지 상자와 마주쳐서 발생한다. 주로 제5 족지의 근위지절의 배부, 외측에 발생하며, 딱딱하고 압통이 있다. 피부못에 급성으로 심한 자극이 가해지면 주변에 발적과 국소열이 발생하기도 한다. 특히 사마귀(warts)와 감별을 요한다그림 5-36.

근위지절의 배부에 망치 족지에 의한 피부못이 발생하기도 하는데, 이 경우에는 망치 족지의 치료법을 참고하여 치료하여야 하며 경성 피부못을 치료하는 방법처럼 국소 부위의 뼈만 절제해서는 안 된다그림 5-37.

나) 연성 피부못

연성 피부못은 경성 피부못과 같은 원인으로 발생하지만 발가락 사이에 발생한 것을 말하므로 족지 간 피부못이라고 하는 것이 더 적합한 표현이다.[24] 발가락 사이는 땀이 나서 항상 습하므로 경성 피부못에 비하여 부드럽기 때문에 연성 피부못이란 명칭을 붙인 것이다그림 5-38.

그림 5-36 제5 족지의 배부 외측에 발생한 경성 피부못

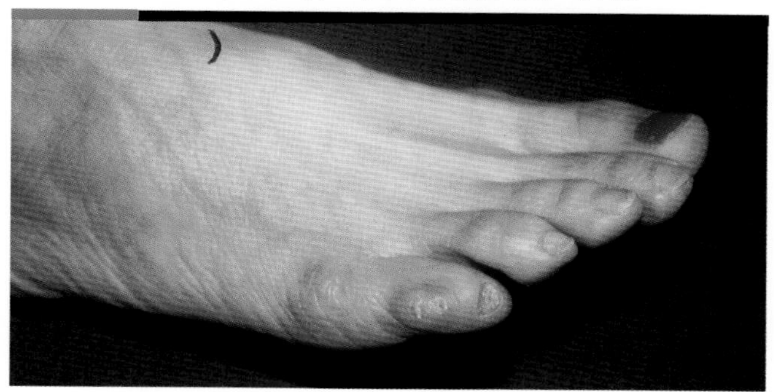

그림 5-37 근위지절의 망치 족지에 발생한 경성 피부못

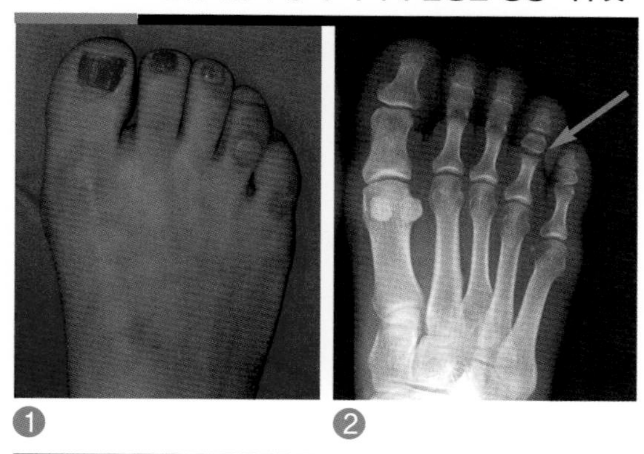

제4 족지의 근위지절 배부에 망치 족지에 의한 동그란 굳은살이 있는데(①), 근위지절의 절제 관절 성형술을 하였다(②).

그림 5-38 발가락 사이에 발생한 연성 피부못

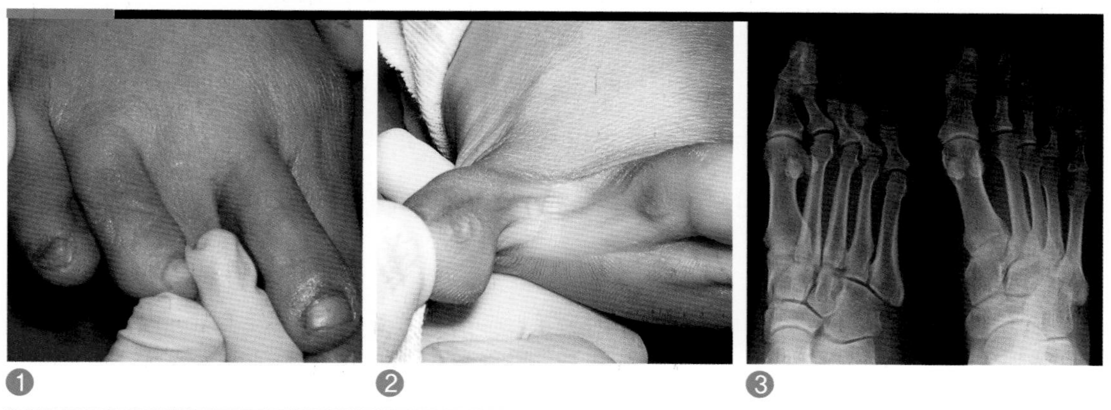

신발 안에서 족지가 서로 닿아서(①) 족지 사이에 연성 피부못이 발생한다(②). 제4 족지 근위지골 골두의 외측부를 절제한 방사선상(③).

그림 5-39 curly toe에 의한 피부못

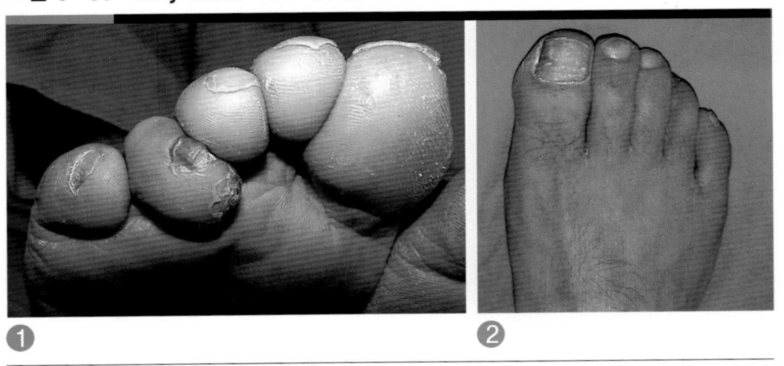

제4 족지가 제3 족지의 바닥 쪽에 눌려서 발생하였다. ① 바닥 쪽에서 본 모양. ② 발등 쪽에서 본 모양.

족지 간 피부못은 두 가지가 있다. 1) 가장 흔한 것은 둘 중에 짧은 발가락의(제4~5 족지 간의 경우 제5 족지를 말함) 원위지골의 기저부와 그에 대응하는 부위인 긴 발가락의 근위지골의 골두 부분에 발생하는 것이다. 경우에 따라서는 발톱이 이상하게 자라서 피부못의 원인이 되기도 한다. 2) 이것보다 더 근위부의 발가락 사이에서 발생하는 것은 제4 족지의 근위지골의 기저부의 외측과와 제5 족지의 근위지골의 골두가 맞닿아서 발생하는데, 이 경우에는 만져보거나 눈으로 보아서 돌출된 부분을 알기가 어렵다.

두 발가락을 벌려 보면 이 피부못이 물갈퀴(web)의 중앙에 위치하여 있으나, 발가락 사이는 습하므로 궤양이 발생하고 감염이 될 수 있다. 하루에 두 번 비누로 씻고 완전히 말린 다음에 항진균, 항생제가 포함된 분말을 바르고 발가락 사이에 거즈 등을 끼워서 발가락이 닿지 않도록 하는데, 이때 주의할 점은 피부못이 있는 부위보다 원위부를 벌려 놓아야 피부못이 있는 부분이 닿지 않는다. 이와 같은 방법으로 잘 관리되지 않을 경우에는 수술을 한다. 특히 당뇨 환자처럼 면역 기능이 저하된 경우에는 이러한 작은 병변에 감염이 되어 하지 절단에 이르는 경우도 많으므로 주의하여야 한다.

이외에 다양한 부위에 다양한 원인으로 발가락 사이에 피부못이 발생하는데, 무지 외반에 의하여 제1, 제2 족지 사이에 발생하는 것과 curly toe에서 제3, 제4 족지 간에 발생하는 것이 비교적 많다그림 5-39.

(2) 치료

비수술적인 방법으로 치료해 본 후에도 잘 낫지 않고, 비수술적 요법을 하기 어려운 경우

그림 5-40 피부못 수술 방법

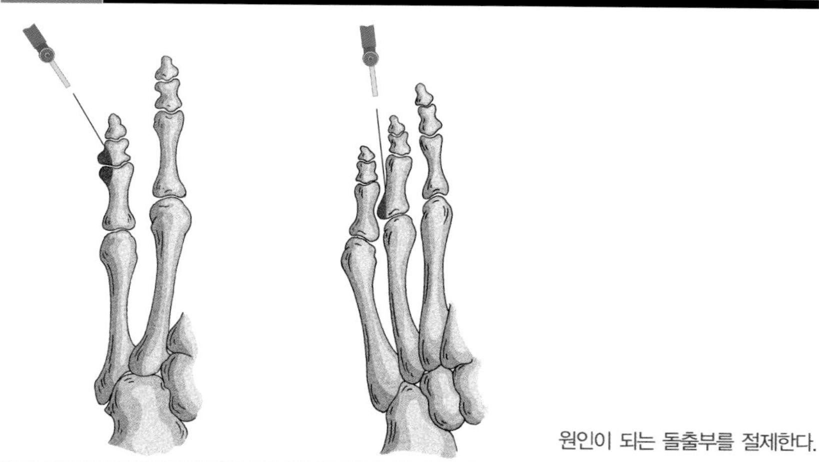

에 수술을 한다. 수술은 원인이 되는 부위의 뼈를 절제하여 그 부위가 지속적인 압력을 받지 않도록 하는 것인데, 제4, 제5 족지는 지절의 운동이 별로 중요하지 않으므로 충분히 절제하는 것이 좋다. 이와 같은 수술적 방법 이외에 굳은살을 티눈고나 레이저 등을 이용하여 제거하는 방법들이 사용되는데, 근본적인 원인은 그대로 두고 2차적으로 발생한 결과를 치료하는 방법이므로 재발하기 쉽다.

경성 피부못은 제5 근위지골의 배부, 외측에 존재하는 것이 가장 많으므로 이 부위의 수술법을 설명한다. 제5 족지의 경성 피부못은 발가락의 기저부에 국소 마취제를 주입한 후 penrose drain을 감아서 지혈대로 사용하고, 제4, 제5 족지 사이의 물갈퀴 부분을 수술할 때는 족관절 차단(ankle block) 마취를 하기도 한다.

가) 경성 피부못의 수술 기법

발가락 기저부에 국소 마취를 하고 지혈대를 한 후 피부못이 있는 부위를 절개한다. 피부못을 전부 절제하면 피부를 봉합하기 어렵다. 피부못을 절제하지 않더라도 돌출된 뼈를 절제하면 딱딱한 피부가 부드럽게 변하므로 피부못을 전부 절제할 필요는 없다. 돌출된 뼈를 절제하면 피부가 남으므로 피부못의 배부와 족저부 쪽으로 곡선 절개를 하여 중심부를 절제한다.

피부를 절개한 후에 돌출된 뼈의 중심을 따라 관절낭과 골막을 종절개하고, 골막하 박리를 하여 뼈를 노출시킨다. 피부못 중앙 부위의 뼈가 가장 많이 돌출된 부분은 대개는 근위지골 골두의 외측과와 중위지골의 기저부이므로 이 부분을 절제한다그림 5-40. 이 부분은 좁은 공간이어서 론저만으로 주변을 깨끗하고 부드럽게 절제하기 어려우므로 론저로 절제한 후에 추가적인 절제와 마무리에 burr를 이용하면 좋다.

절제한 후에는 그 부분을 손가락으로 만져 보아서 돌출된 부분이 완전히 제거되었는지를 확인한다. 족지골 폭의 1/2~1/3 정도를 절제한다. 절제 후에 관절낭을 별도로 봉합하거나 관절낭과 피부를 한 층으로 봉합한다.

골두와 경부의 대부분을 절제해야 하는 경우도 있는데, 이 경우 근위지절의 불안정성이 초래될 수 있으므로 3~4주간 드레싱을 잘하여 발가락의 위치를 유지하여야 한다.

돌출된 부분을 절제한 후에 드물지만 재발할 가능성이 있으므로, 환자에게 재발 가능성에 대하여 미리 설명해야 한다. 재발했을 때는 근위지절의 절제 관절 성형술이 필요하다고 설명한다.

처음부터 망치 족지의 수술적 치료에서와 마찬가지로 근위지골의 골두를 절제하는 절제 관절 성형술을 하는 의사도 있다. 그러나 근위지골과 중위지골의 외측부만을 절제하더라도 굳은살이 완전히 없어지지 않고 일부 남아 있는 경우는 있으나 통증이 재발하는 경우는 드물다.

수술 후 수 주일 내지 수개월 간 부종 때문에 발가락이 커져 있는 경우도 있으므로 환자에게 수술 전에 미리 오랫동안 부종이 있는 경우가 많다고 설명하는 것이 좋다.

수술 후 처치

수술 후에는 거즈와 붕대를 이용하여 두껍게 드레싱하므로 샌들형의 신발을 신는 것이 좋다. 며칠 경과하면 드레싱을 점차 얇게 하고 적당한 신발을 신으면 된다. 발가락을 수술한 후에 발가락 사이에 거즈를 두껍게 넣어서 드레싱을 하고 붕대로 압박하면 발가락으로 가는 혈액 순환이 차단되어서 괴사될 위험성이 있으므로 발가락 사이의 공간만을 채울 정도로 거즈를 넣어서 드레싱하는 것이 좋다.

지혈대를 풀고 나서 혈액 순환이 괜찮은가를 반드시 확인해야 하며, 수술 후에도 혈액 순환을 확인하기 위하여 발가락 끝이 노출되어 있도록 한다.

나) 연성 피부못(족지 간 피부못)의 수술 기법

경성 피부못과 마찬가지로 원인이 되는 부위의 돌출된 뼈를 절제하는데, 두 군데 중에서

한 군데를 절제하지만 심한 경우에는 양쪽을 모두 절제하게 된다. 그러나 실제로 양측을 절제하는 경우는 드물며 통증이 심한 쪽만 충분히 절제하면 된다.

연성 피부못 중 발가락 쪽에 발생하는 것은 4번째 발가락 근위지골의 골두 또는 5번째 발가락의 원위지골의 기저부를 절제하고, 제4~5 족지 간의 깊은 쪽에 발생하는 것은 제4 족지의 근위지골의 기저부를 절제하거나, 또는 제5 족지 근위지골의 두부와 경부를 절제한다. 궤양이 있는 경우에는 궤양이 있는 부위를 피하여 절개를 하고, 절제 후에도 궤양을 봉합하지 않는다. 뼈에 의한 압박이 없어지면 궤양은 자연 치유된다.

수술 후 처치

4주간 발가락 사이에 거즈를 끼우고 두 개의 발가락을 테이핑한다.

아. 소건막류(Bunionette, Tailor's Bunion)

제5 중족골두의 외측은 신발과 바로 맞닿는 부위이므로 무지 외반증과 마찬가지 질환인 소건막류가 있으며, 무지 외반증과 비슷한 여러 가지의 방법으로 치료한다. 무지 외반증과 다른 점은 무지 외반증에서는 제1 중족 족지 관절의 내측에 증세가 나타나지만, 소건막류에서는 외측이면서 약간 바닥 쪽에 증세가 나타나는 경우가 많다는 것이다.

책상다리를 하고 오래 앉아 있을 때 바닥과의 마찰에 의하여 발생할 수 있으므로, 재봉사 건막류(tailor's bunion)라고도 한다. 무지 외반증이 있으면 발의 폭이 넓어지므로 제5 중족골두도 바닥과 신발에 눌리게 되어 증세가 발생하기 쉬워 무지 외반증에 동반하는 경우가 많으며, 원래 발의 폭이 넓은 퍼진 발(splay foot)에서 많이 발생한다.

수술 방법을 결정하기 위하여 제5 중족골두가 선천적으로 큰 경우, 제5 중족골이 외측으로 휘어 있는 경우, 제4~5 중족골 간 각이 큰 경우로 구분한다 그림 5-41. 그러나 발을 회내하면 제4~5 중족골 간 각이 증가하고 제5 중족골두가 커 보이므로 위와 같은 구분이 실제로 서로 다른 형태인지, 방사선상에만 그렇게 보이고 실제로는 별 차이가 없는 것인지에 대하여 의문이 있다.

치료 방법은 크게 비수술적인 방법과 수술적인 방법으로 구분할 수 있다.

그림 5-41 소건막류의 원인

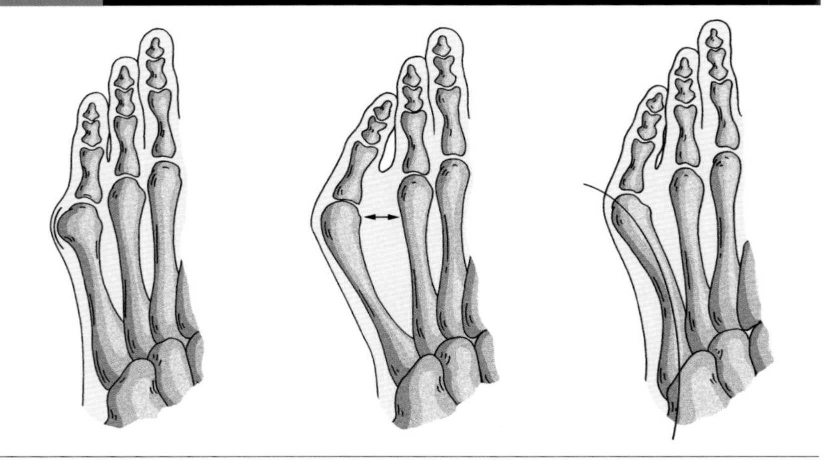

제5 중족골두가 크다. 제4, 제5 중족골 간 각이 크다. 제5 중족골이 휘어진다.

비수술적 치료 방법에는 외측에 점액낭염과 통증이 있을 때는 볼이 넓은 신발을 신는 것이 좋고, 대개는 외측 및 족저부에 점액낭과 통증이 있으므로 볼이 넓으면서도 바닥 압력을 감소시킬 수 있는 중족골 패드, 중족골 바 등을 사용하거나 교정 안창을 맞추어 신는다.

수술적 방법으로는 1) 중족골두의 외측 1/3 절제, 2) 중족골 절골술, 3) 제5 중족골두 절제술로 크게 구분할 수 있다. 무지 외반증에 비하여 수술 예가 적으므로 환자에 대한 결과 보고가 적은 편이다. 제1 중족골에 비하여 골두가 작으므로 같은 수술을 하더라도 뼈를 많이 절제하기 어렵고, 절골술시에 세심한 주의가 필요하다.

(1) 외측과의 부분 절제

외측뿐만 아니라 필요하면 바닥 쪽도 일부 절제하는데 증세를 완화시키기는 하나 외관상으로 뚜렷한 변화가 없다. 상당히 절제하더라도 반흔에 의하여 그만큼 다시 두꺼워지므로 실제 발 폭의 감소 효과는 적다. 많이 절제하기 어려우므로 재발이 가장 큰 문제이다. 중족골두가 뚜렷이 큰 경우가 가장 좋은 적응증일 것이다. 과소 절제한 경우, 중족 족지 관절이 아탈구된 경우, 전족부가 펴진 발(splay foot) 등에서 재발하기 쉽다 그림 5-42.

(2) 절골술

무지 외반증의 치료와 마찬가지로 여러 가지 방법이 있다. 원위부 절골술, 골간부 절골술,

그림 5-42 중족골두 외측부 절제술

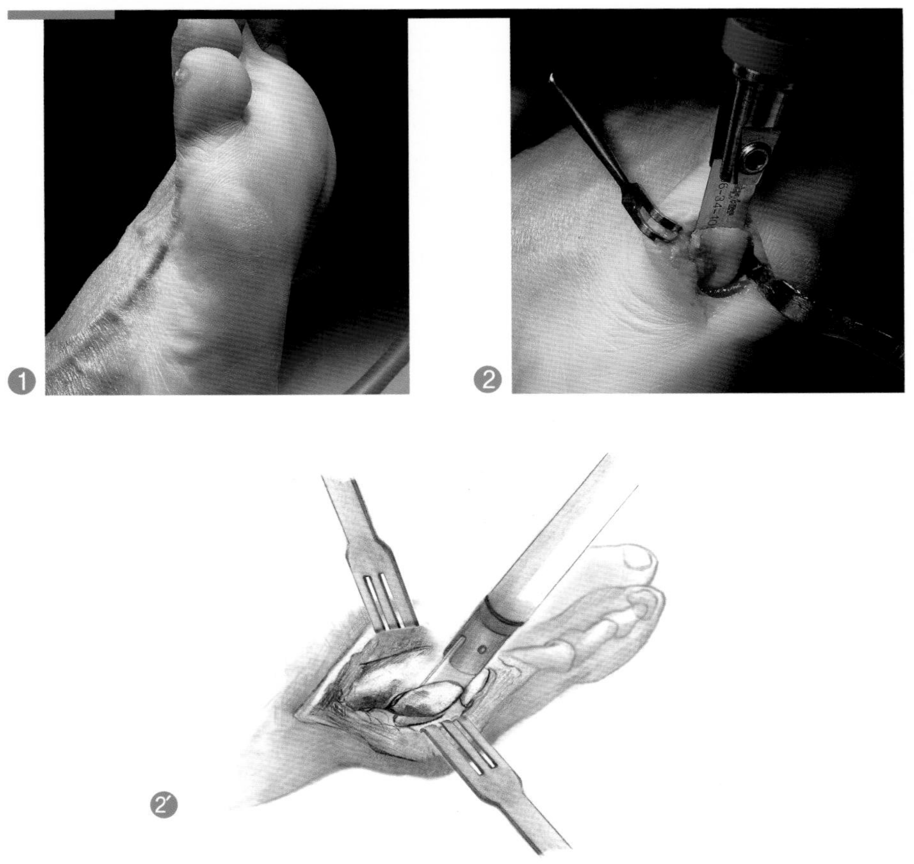

제5 중족골두의 족저부와 외측에 굳은살이 있다(①). 중족골두의 족저 외측을 절제한다(②, ②′).

근위부 절골술 등이 모두 시도되었다.

이 중 원위 절골술은 다양한 방법이 보고되어 있으나 간단한 갈매기형 절골술에서도 상당히 연부 조직 손상이 있고 수술이 복잡하기 때문에 저자는 제5 중족골 경부의 횡형 절골술을 한다.

근위부 절골술은 제5 중족골 근위부에 혈액 순환이 좋지 않아서 불유합, 지연 유합의 가능성이 있으므로 거의 사용하지 않고, 중족골 간 각을 많이 교정하기 위하여는 골간의 사선형 절골술을 한다. 제5 중족골의 모양은 일정하지 않고, 중족골두가 큰 경우도 있고, 골간부가 외측으로 휘어 있는 등 여러 가지 형태가 있는데, 골간부가 외측으로 휜 경우가 골간부 절골술의 적응증이 될 것이다. 제1 중족골에 비하여 뼈가 가늘기 때문에 안정적인 절골술을 하기 어려워 정확성이 요구된다.

그림 5-43 원위부 절골술 중 갈매기형 절골술

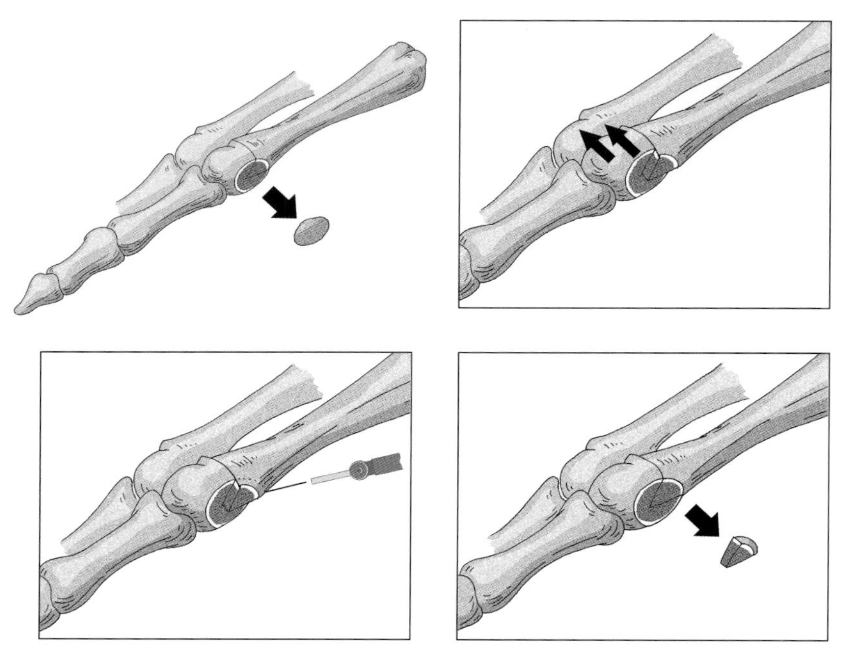

제1 중족골두의 수술과 같은 방법이다.

저자는 소건막류 환자에서 반드시 골간부 절골술이 필요한 경우는 극히 드물다고 생각한다.

가) 원위부 절골술

1) 무지 외반증에 사용하는 미첼 수술을 소건막류에 적용한 저자도 있는데 제4~5 중족골간 각이 9° 이상인 경우가 적응증이라고 하였다.[21]

2) Sponsel은 제5 중족골두의 경부가 좁으므로 그 부위에서 이러한 절골술을 한다는 것은 기술적으로 어렵고 문제가 있으므로 경부에서 사선형 절골술을 하여 골두가 근위 배부로 전위되도록 하는 절골술을 하였다.

3) 갈매기형 절골술은 내측 전위와 동시에 발등 쪽으로 2~3mm 회전시켜서 외측이 약간 발등 쪽으로 올라가게 하면 바닥 쪽의 압력이 낮아져서, 외측에 눌려 증세가 생기는 것을 치료할 뿐만 아니라 바닥 쪽의 굳은살 및 통증도 치료가 된다 그림 5-43.

4) 경부의 횡형 절골술은 가장 간단하며 충분한 교정을 할 수 있는 방법이다. 수술시 연부

조직 손상이 적고 강선이 절골면의 원위부에서는 연부 조직만을 통과하였으므로 체중 부하를 하더라도 강선이 부러질 염려가 없다는 것도 장점이다.

나) 골간 절골술

긴 사선형의 절골술을 한 후에 원위부를 내측으로 회전시켜 교정하는 방법인데, 골두와 경부의 중간에서 하는 절골술에 비하여 지연 유합이나 불유합의 가능성이 높지만 더 큰 변형을 교정할 수 있다. 제1 중족골의 Ludloff 절골술과 유사한 수술이다.

다) 중족골두 절제[16)]

다른 중족골두 부분에 전이 중족골 통증이 발생하며, 외측부 돌출이 지속되는 경우가 많아서 결과가 나쁘다.

라) 수술 기법

① 중족골 경부의 사선형 절골술(Sponsel)

배부의 외측에 3cm 절개를 하여 제5 중족골의 원위 1/3을 노출시킨다. 경부에 40~45° 각도로 근위부를 향하여 사선형 절골술을 시행한다. 원위 골편을 근위부로 전위시키는데, 이때 중족골두 밑에 통증이 있는 굳은살이 있는 경우에는 약간 배부로도 전위시킨다. 전위시키고 나서 근위 골편의 외측 원위단에 생긴 뾰족한 부분을 절제한다. Sponsel은 내고정을 하지 않고 환자가 할 수 있는 만큼 체중 부하를 하도록 허용하지만 지름 1.2mm의 K-강선을 삽입하면 안정성을 높일 수 있다.

② 경부 절골술 그림 5-44

중족골두와 경부의 외측연에 약 2cm의 종절개를 한다. 피부 절개를 따라서 골막까지 절개하고 배부와 족저부에 견인기로 연부 조직을 당긴 상태에서 중족골두의 외측에 닿으면서 제5 족지의 외측부를 통하여 원위부로 지름 1.6mm K-강선을 삽입한다. 강선 끝이 발가락의 시상면에서 발등 쪽과 발바닥의 중앙선보다 약간 발바닥 쪽으로 나오도록 삽입하여야 절골 후에 원위 골편이 약간 발등 쪽으로 전위된다. 강선의 근위단이 중족골두에 놓일 때까지 발가락 끝에서 강선을 빼낸다. 경부의 연부 조직을 거의 박리하지 않은 상태에서 제5 중족골의 종

그림 5-44 중족골 경부 절골술

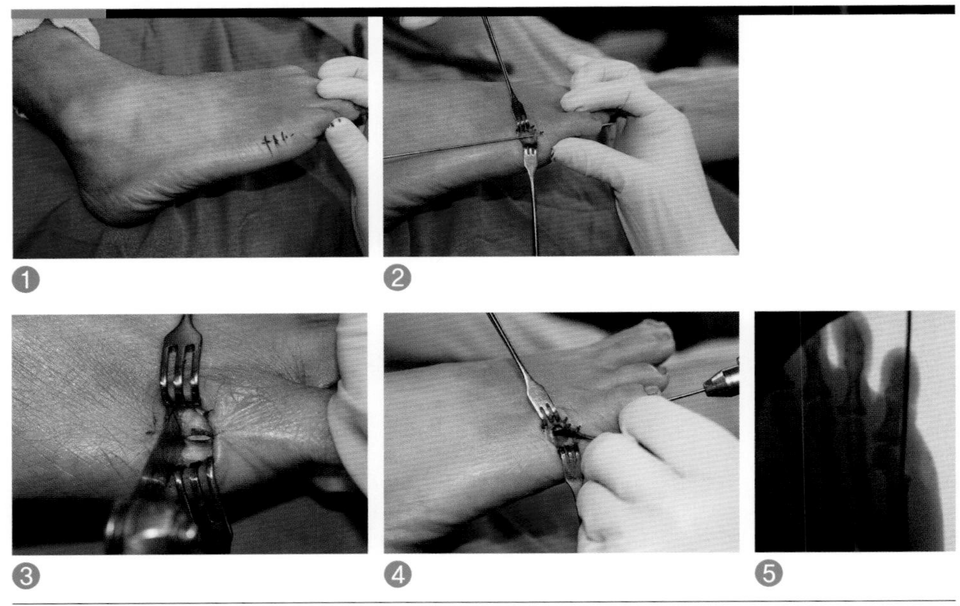

① 절개선. ② K-강선을 족지 외측의 연부 조직을 통과하여 삽입한다. ③, ④ 연부 조직을 거의 박리하지 않고 중족골 경부를 횡형 절골한다. ⑤ 수술 후 방사선상.

축에 수직 방향으로 절골한다.

절골 부위가 너무 원위부이면 관절 내로 절골될 가능성이 있고, 근위부에서 절골하면 유합이 늦어질 가능성이 있으므로 이때 절골 부위를 영상 증폭 장치로 확인한 후에 절골할 수도 있다. 완전히 절골한 후에 원위 골편을 내측으로, 근위 골편을 외측으로 전위시키면서 발가락 끝에 나와 있는 강선을 골수강 내로 전진시킨다. 이때 원위 골편을 약간 발등 쪽으로도 전위시킨다.

굳은살과 통증이 있는 부위가 바닥 쪽이면 좀 더 발등 쪽으로 전위시키고, 주로 외측 통증인 경우에는 발등 쪽으로 전위시킬 필요가 없지만 발바닥 쪽으로 전위되는 것은 방지해야 하므로 중족골두의 바닥에는 굳은살과 통증이 없더라도 약간 발등 쪽으로 전위시키는 것이 안전하다.

강선이 근위 골편의 피질골을 통과하도록 깊이 삽입하면 절골 부위의 고정이 견고하지만, 제5 중족골이 움직이지 않게 되어서, 제5 중족골두에 체중 부하를 할 때 절골 부위를 전위시키거나 근위부에서 강선이 파손될 우려가 있어서 체중 부하를 금지시켜야 한다. 그러나 근위부 피질골을 통과하지 않고 강선의 끝이 제5 중족골의 골수강 내에 있도록 하면 제5 중족골두

그림 5-45 제5 중족골 골간 절골술

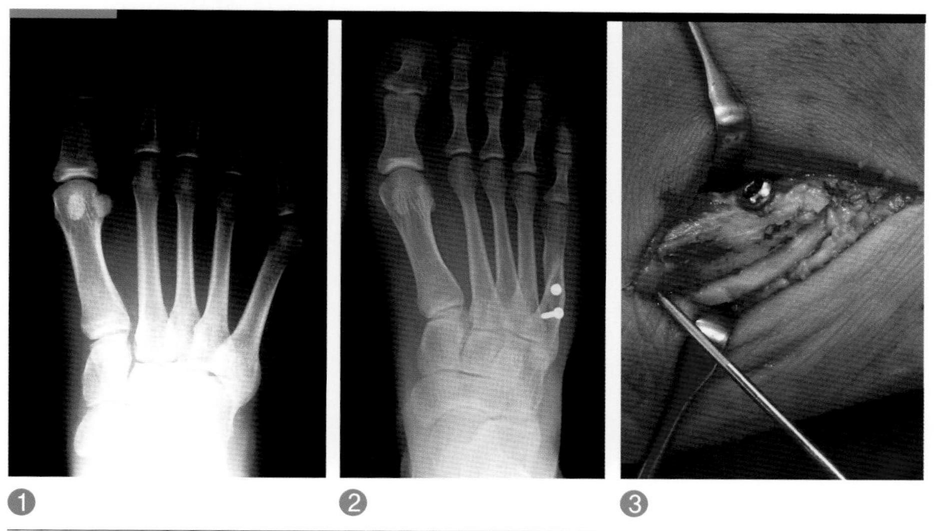

제4, 제5 중족골 간 각이 큰 경우에 골간 절골술을 한다(①, ②). 절골부에서 회전시키고 나사못으로 고정한 수술장 사진(③).

로 체중 부하를 하더라도 문제가 없어서 저자는 강선의 근위부가 골수강 내에 있도록 하고 근위부 피질골을 뚫지 않는다.

이로 인하여 절골 부위의 지나친 운동성으로 인한 불유합은 발생하지 않았는데 이는 절골 부위의 연부 조직을 최소한으로 박리하여 골유합에 유리한 환경을 조성한 것이 큰 역할을 하였으리라고 생각한다.

③ 골간 절골술 그림 5-45

제5 중족골의 기저부에서 근위지골의 중간까지 제5 중족골의 외측에 종절개를 한다. 중족족지 관절의 관절낭을 무지 외반증의 수술에서와 마찬가지로 L자 또는 직선으로 절개하고, 관절낭을 박리하여 젖힌 후에 중족골두 외측의 돌출부를 절제한다.

제5 족지를 원위부로 당긴 상태에서 내측의 관절낭을 절개하기도 하지만, 대개는 내측 연부 조직을 절개하지 않더라도 관절을 정복할 수 있으므로 내측의 연부 조직을 반드시 절개하여야 하는 것은 아니다. 이것은 무지 외반증에서 외측의 연부 조직 이완술과 비슷한 방법이다. 이와 같이 연부 조직을 처리한 후에 중족골 근위부의 발등 쪽에서 원위부의 발바닥 쪽을 향하여 절골을 한다. 외측에만 굳은살이 있을 경우에는 내측으로 전위시키기만 하므로, 중족골의 내측 절골선과 외측 절골선이 같은 평면에 있도록 절골하면 되지만, 바닥 쪽에도 굳은살이 있는 경우에는 내측 전위와 동시에 약간 발등 쪽으로 전위되는 효과를 얻기 위하여 내측의 절골면이 외측보다 약간 배부에 위치하도록, 배부 쪽으로 약간 치우쳐 절골을 한다.

제1 중족골에 시행하는 변형 Ludloff 수술 방법과 마찬가지로 근위 2/3 정도를 절골한 후 제5 중족골의 근위 관절면으로부터 약 1cm 원위부에 배부에서 족저부로 향하여 2.7mm 나사못을 삽입한다.

완전히 절골한 후에 원위 골편을 내측으로 원하는 만큼 회전시킨 후 족저부에서 발등 쪽으로 나사못을 삽입한다. 관절낭을 봉합하여 제5 족지가 바른 위치에 있도록 한다. 수술 후 4~6주간 체중 부하를 금지하는데, Coughlin은 환자가 믿을 만한 사람인 경우에 수술 후 신발을 착용시키고 바로 체중 부하를 허용하였다.

자. Freiberg 병 그림 5-46

남자보다 여자에게 더 많은 유일한 골연골증으로서 여자와 남자의 비율이 5:1이다.[15] 골연골증의 일종으로 분류하기는 하지만 실제로 제2 중족골두에 무혈성 괴사가 있는지는 확실하지 않다.

치료의 대상이 되는 환자들은 이미 질환이 진행하여 골두의 변형과 2차적 퇴행성 관절염, 관절 내 유리체, 골극 등에 의한 증세를 일으키므로 발생 원인을 정확하게 알기 어렵다. 증세가 없는 사람도 우연히 다른 증세나 외상을 검사하기 위하여 방사선 촬영을 하여 심한 변형이

그림 5-46 Freiberg 병

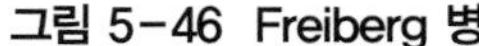

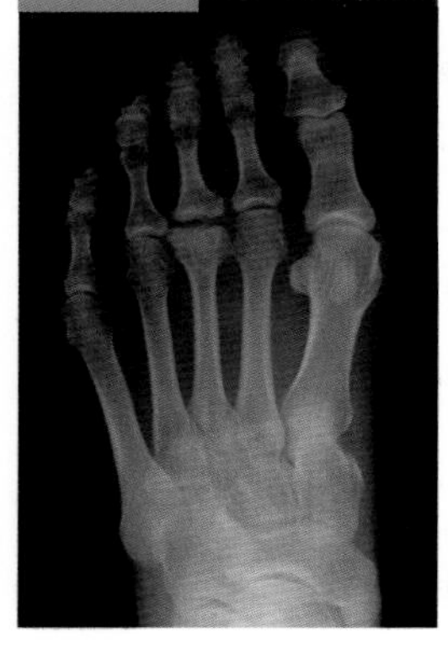

제3 중족골두의 무혈성 괴사에 의하여 중족골두가 커지고, 납작하게 변형되었다.

발견되기도 하므로 정확한 빈도를 알기는 어렵다. 초기에는 아무런 증세가 없다가 나중에 퇴행성 관절염에 의한 증세가 나타날 수 있으므로 발병 시기도 역시 정확하게 알기가 어렵지만, 11~17세 사이에서 가장 많이 발생한다. 이와 반대로 방사선 소견상 이상이 나타나기 전에 증세가 나타나는 환자도 상당수 있다. 제2 중족골두에 68~82%가 발생하며, 양측성으로 발생하는 경우는 6.6%이다. 증세는 체중 부하시의 통증, 중족 족지 관절의 국소 압통, 운동 제한, 부종 등이 있다.

저자는 기존에 Freiberg 병이라고 간주된 제2 중족족지 관절 질환의 상당수가 무혈성 괴사와 관계없는 퇴행성 관절염이라고 생각한다. 방사선 소견과 수술 소견이 무지 강직증과 유사하며, 무혈성 괴사의 근거가 전혀 없다는 것이 이와 같이 별개의 질환으로 생각하는 근거이다.

Freiberg 병과는 별도의 퇴행성 관절염이라는 진단이 중요한 이유는 두 질환의 치료 방법이 다르기 때문이다. 중족 족지 관절의 퇴행성 관절염에 대한 관절의 변연 절제술을 할 때에도 두 가지 질환을 구분하는 것이 중요하다고 판단하는 이유는 Freiberg 병에서는 관절 내 유리체와 골극을 정상 관절면과 유사한 정도까지 변연 절제하면 될 것이라고 생각하지만, 퇴행성 관절염이라고 생각한다면 무지 강직증에서와 마찬가지로 배굴이 70° 이상 충분히 될 정도로 중족골두의 배부를 절제하여야 한다는 점 때문이다.

또한 Freiberg 병은 무혈성 괴사에서 기인한다는 선입견에 의하여 변연 절제술뿐 아니라, 관절면을 정상적으로 만들어 주려는 목적으로 연골 재생을 위하여 미세 골절술이나 자가 골연골 이식술과 같은 수술이나, 족저부의 정상적인 관절면을 배부로 이전하는 중족골두 절골술을 한다.

퇴행성 관절염이라면 골극에 의한 충돌이라는 개념에서 충분히 골극을 절제하거나, 중족골을 단축하기 위한 수술을 해야 한다는 점에서 두 질환을 구분하는 게 중요하다는 것이 저자의 생각이다.

(1) 방사선 소견

다른 부위의 무혈성 괴사와 마찬가지로 골두의 경화, 낭종성 변화, 유리체와 골극 등이 있으며 연골하 골절과 골두 편평화(flattening), 거대 골두 등의 소견이 있다. 초기 병변이나 경미하게 침범된 경우에는 방사선 소견상 진단이 어렵고, 골 주사 검사나 MRI 촬영을 해야 알 수 있다. 방사선 소견에 비하여 수술 소견상 더욱 심한 연골 손상이 있는 경우가 흔하다.

(2) 병리 소견

괴사된 뼈 주위에 혈관이 풍부한 섬유 조직이 둘러싸고 있다. McMaster는[25] 무지 강직증(hallux rigidus)과 이 질환 간에 기본적으로 비슷한 점이 있다고 하였다. 무지 강직증과 마찬가지로 중족골두의 배부에서 병변이 시작되고, 퇴행성 관절염에 의하여 증세가 발생한다.

성인에게 발견되는 경우에 청소년기에 발생하는 것과 방사선 소견상으로는 비슷하게 보이지만, 병리 소견에는 골괴사의 소견이 보이지 않으므로 청소년에게 발생하는 질환과는 다른 질환일지 모르고, 진정한 의미에서의 골연골증(osteochondrosis)이 아닐지도 모른다고 한다.

(3) 병인

Freiberg는 이 질환이 외상에 의한 것이라고 생각했다. 외상설(한 번 또는 반복적인)이라는 저자와[8,10,31] 혈행의 이상이 원인이라는 저자가 있는데, 많은 저자들이 비정상적인 스트레스와 골 피로에 의하여 미세 골절이 생기고 그 후에 무혈성 괴사가 발생하는 것으로 설명하고 있다.

가) 외상설

McMaster는[25] 급격한 과신전과 축성 압박(axial compression)에 의해 이러한 병변이 발생한다고 한다. 다른 저자들에 의하면 여자들은 굽이 높은 신발을 신으므로 배부 충돌이 일어나기 쉬워서 이 질환이 여자에게 많다고 한다.

그러나 여러 저자들이 외상이 이 질환의 원인이라는 것에 대하여 의문을 제기하였는데, Duthie과 Houghton은[9] 여자보다는 남자가 외상을 입을 가능성이 높지만 이 질환은 여자에게 더 많기 때문에 외상이 원인이라고 하기 어렵다고 하였으며, Viladot는[34] 외상이 원인이라면 제1 중족골두에 이 질환이 드문 것이 설명되지 않으며, 제1 중족골두를 절단한 환자에게는 작은 중족골두에 더 많은 압력이 가해지지만, 그런 환자들에게서 이 질환의 빈도가 높은 것은 아니라고 하였다.

나) 혈액 순환의 이상설

그림 5-47

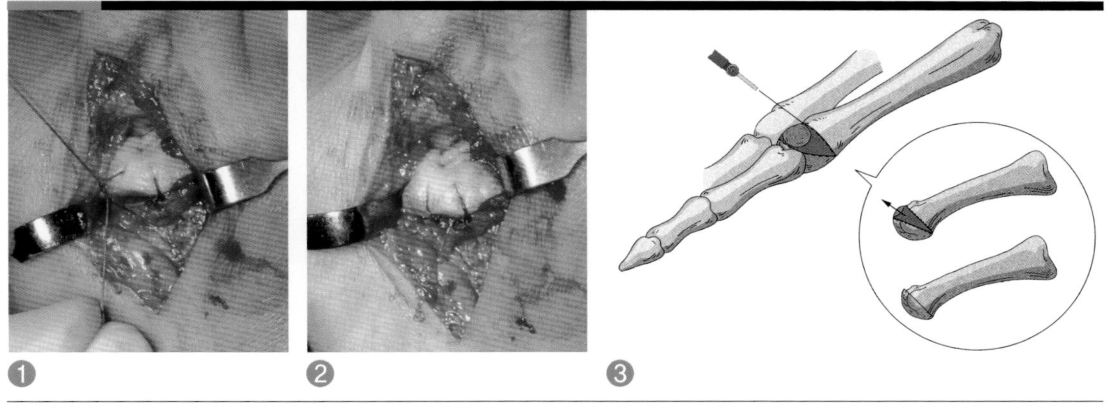

①, ② 쐐기를 절제한 후 연골과 뼈를 실로 봉합하는 사진. ③ 중족골두의 배부에 폐쇄형 쐐기 절골술을 한다.

제2, 제3 중족골두는 제1 중족골두에 비하여 혈액 순환이 적다고도 하며 Viladot에[34] 의하면 제2 중족골두의 혈액 순환은 관절낭 주변의 작은 혈관에 전적으로 의존하며, 여자들이 꽉 끼는 좁은 신발을 신는 경우 이러한 작은 혈관들이 중족골두 사이에 눌려서 이런 질환이 발생할 가능성이 있다고 한다.

다) 기타 원인설

이외에 여러 가지의 다른 가능성을 제시한다. 양쪽에 발생하는 경우는 6.6%로서 상당히 낮으나 일반적인 사람에서의 발생 빈도보다는 훨씬 높으므로 체질적인 요인이 있다고도 생각해 볼 수 있다.

(4) 치료

질환의 빈도가 높지 않고, 이 질환이 있더라도 증세가 없는 경우가 많으며, 비수술적 치료 결과에 대한 보고가 드물고 전향적인 연구가 되어 있지 않다. 대부분은 비수술적인 치료 방법을 적용하는데, 활동 조절, 중간 정도 딱딱한 밑창(semirigid sole), 중족골 바(metatarsal bar), 단하지 석고 붕대 등으로 치료한다.

수술 방법은 1) 함몰된 골편을 들어 올리고 골이식, 2) 근위지골의 기저부를 절제하고 제2, 제3 족지의 합지증을 만드는 방법, 3) 중족골두 배부에 폐쇄형 쐐기 절골술 그림 5-47[15,16], 4) 관절 내 변연 절제술 및 골두 성형술 등이 있다.

그림 5-48 괴사된 뼈 절제 후 시멘트 충진한 예

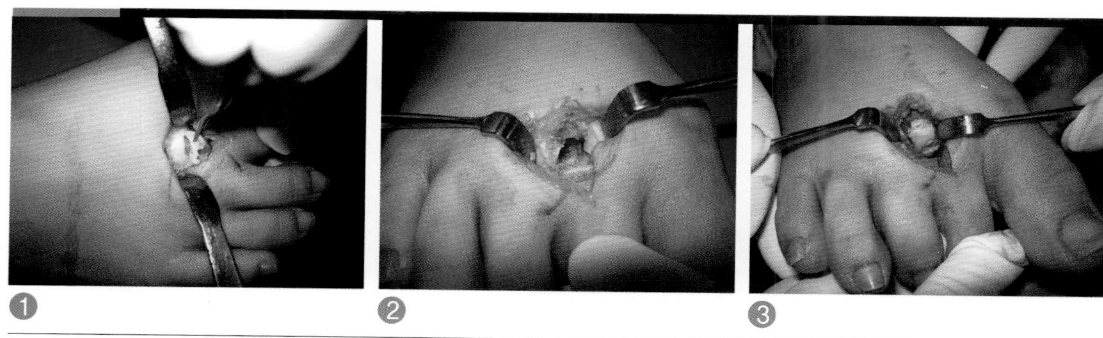

① 중족골두의 연골이 뼈에서 들리는 모양. ② 괴사된 부분을 절제한 후에 중족골두의 대부분에 골결손이 발생하였다. ③ 골결손 부위에 시멘트를 채워 넣었다.

이 중에서 변연 절제술 및 골두 성형술과 중족골두의 절골술이 가장 널리 사용되는데 저자는 대부분의 경우에 변연 절제술을 한다. 관절 내 변연 절제술 및 골두 성형술에서는 관절 내 유리체와 비후된 활막을 제거한다.

변연 절제술 후에 배굴 운동은 좋아지지만, 장기간 운동 제한이 있던 관절이므로 족저 굴곡이 제한되고 발가락이 들리는 경향이 있을 수 있는데, 이때는 단족지 신전건은 절단하고 장족지 신전건을 연장해서 중족 족지 관절에서 중립위 이상 족저 굴곡이 가능한 상태에서 장족지 신전건을 봉합한다.

중족골두의 배굴 절골술 후에는 중족골두 족저부의 정상적인 관절 연골이 관절면을 이루게 되므로 운동 범위의 제한이 적다는 장점이 있다. 그러나 배굴 절골술은 기술적인 어려움, 혈액 순환을 더 나쁘게 할 가능성, 전이 중족골 통증의 발생 가능성, 절골 부위가 유합될 때까지 체중 부하가 불가능한 점 등이 문제점이다.

중족골두를 절제하는 방법으로 치료하면 주변 중족골두에 전이 중족골 통증이 발생하여 수술 전보다 더 큰 문제가 발생한다. 중족골두가 광범위하게 괴사되어서, 괴사된 부분을 제거하고 나서 중족골두의 결손 부위가 큰 경우에는 골이식을 할 수도 있으나 유합될 때까지 남아 있는 피질골이 골절될 염려가 있고, 골두 모양에 맞는 모양으로 골이식을 하기 어렵다그림 5-48.

수술 후 3~6개월간 중족골 바나 패드를 착용하도록 한다. 수술 전에 환자에게 수술을 하더라도 어느 정도의 영구적인 운동 제한이 있다고 설명해야 한다.

차. 제2 중족 족지 관절의 퇴행성 관절염(Degenerative arthritis of the second metatarsophalangeal joint)

그림 5-49

기존에는 중족 족지 관절의 관절염이라고 하면 제1 중족 족지 관절의 퇴행성 관절염에 대한 보고들만 있었는데 이 질환은 무지 강직증이라는 별도의 명칭을 사용한다. 제2 중족 족지 관절의 퇴행성 관절염이라는 질병에 대한 별도의 기술이 없었으므로 제2 중족 족지 관절의 연골 소실과 골극이 있는 질환을 Freiberg 병의 후유증으로 생각하였었으나, 저자가 50예 이상의 증례를 모아서 검토해 본 결과 제2 중족 족지 관절의 퇴행성 관절염이라는 별도의 질환에 대한 정의와 설명이 필요하다고 생각한다.

그림 5-49 제2 중족 족지 관절 퇴행성 관절염에 대한 골두 성형술

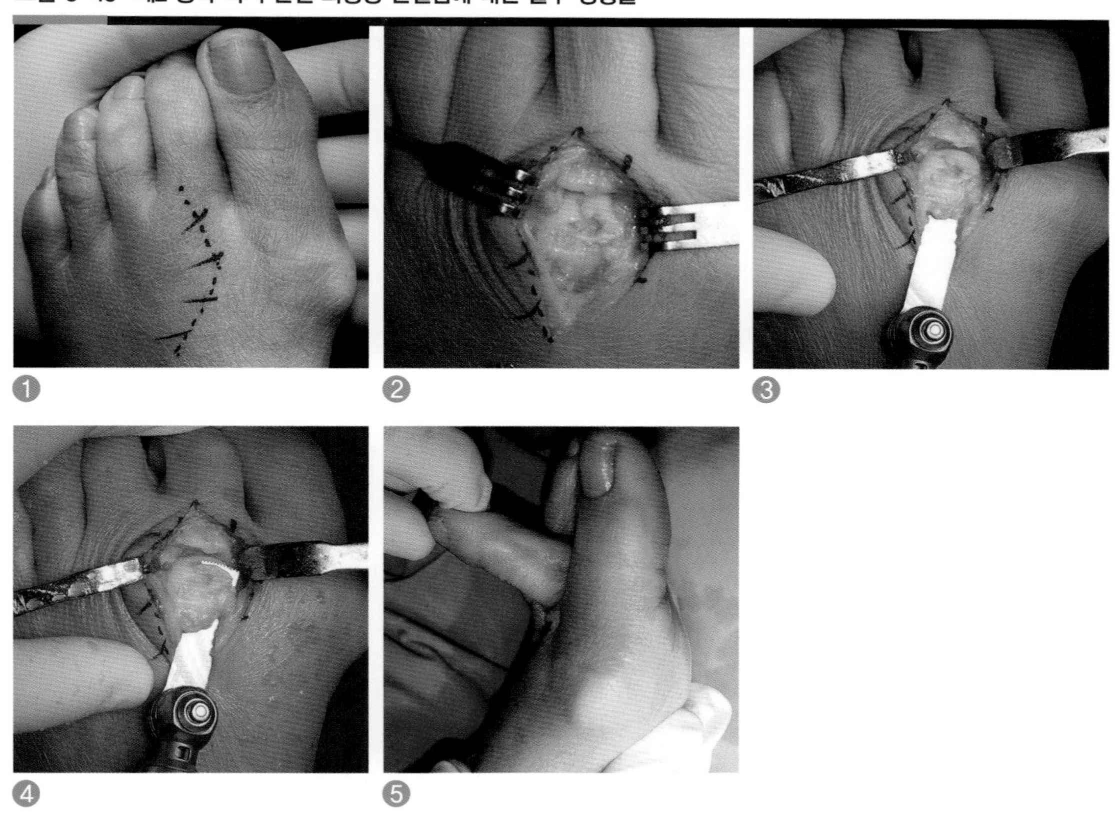

① 절개선. ② 중족골두 주변에 광범위한 골극이 있고 중족골두의 배부에 연골이 없다. ③, ④ 골극 절제하는 모양. ⑤ 골극 절제 후 70° 이상 배굴되도록 한다.

(1) 정의 및 병태 생리

특별한 외상이나 무혈성 괴사의 병력 또는 방사선상의 이상 소견이 없으면서 중족 족지 관절에 퇴행성 변화가 나타나는 질환이다.

거대 중족골두, 골연골 괴사에 의한 유리체, 골두 함몰, 골두 편평화(flatteninig) 등 무혈성 괴사의 소견이 없다.

제2 중족 족지 관절에 나타난다. 저자는 현재까지 제3 중족 족지 관절의 퇴행성 관절염은 경험하지 못했다.

수술 소견은 무지 강직증의 소견과 같이 중족골두와 근위지골 기저부에 광범위한 골극이 형성되어 있으며, 중족골두의 배부에 연골이 완전히 벗겨진 소견이 있다. 제2 중족골이 정상에 비하여 긴 경향이 있으며 이에 대하여 연구 중이다.

(2) 증상 및 진찰 소견

보행시 제2 중족 족지 관절의 통증과 부종을 호소한다. 진찰 소견상 중족 족지 관절의 배굴이 10° 정도로 심하게 제한되고, 배굴시 통증이 발생한다. 무지 강직증과 마찬가지로 중족골두의 비후가 만져진다.

(3) 치료

현재까지는 중족골두의 골두 성형술(cheilectomy)을 하여 치료하였으며 수술장에서 70° 이상 배굴되더라도 수술 후에 배굴 운동 범위가 감소하여 30~40° 정도 배굴이 가능하다. 보행의 개선과 여성의 경우에는 굽이 높은 신발을 신을 수 있게 된다. 골두 성형술 후에 수술 전에 비하여 뚜렷이 호전되지만 장기적인 예후와 재발 가능성에 대하여는 좀 더 경과 관찰이 필요하다.

제2 중족골을 단축하여서 좋은 결과를 얻을 가능성도 있으나 골두 성형술을 한 후에 단기적인 결과가 좋으므로 중족골 단축을 하지는 않는다.

그러나 골두 성형술 후에 장기적 추시에서 결과가 악화된다면 중족골 단축을 고려해야 할 것이다.

카. 중족 설상 관절의 퇴행성 관절염(Degenerative arthritis of the tarsometatarsal joint)그림 5-50

중족 설상 관절의 퇴행성 관절염은 리스프랑 관절의 골절 탈구에 의하여 흔히 발생하지만 여기에서는 외상 없이 발생하는 퇴행성 관절염에 대하여 기술한다. 이 질환은 작은 족지의 질환이라고 할 수는 없으나 무지 외반증과 연관되어 나타나므로 이곳에서 기술한다.

중족부는 체중 부하시에 종아치의 정상 부위에 해당하며, 족저부에는 강한 신장력이, 족배부에는 강한 압박력이 가해진다. 중족 설상 관절은 운동 범위가 많은 관절은 아니지만 항상 강력한 힘에 노출되어 있으므로 전족부의 압력 배열이 비정상적이 되어서 제2, 제3 중족골에 강한 힘이 가해지면 퇴행성 관절염이 발생할 가능성이 높다.

임상적으로 빈도가 높지는 않지만 상당히 기능 장애가 심한 질환이므로 정확한 진단과 치료가 필요하다.

(1) 원인

중족 설상 관절의 퇴행성 관절염은 대부분 무지 외반증이 있는 환자에게서 발생한다. 특히 편평족이 동반된 무지 외반증에 발생하므로 제1열의 기능 상실에 의하여 제2, 제3 중족골

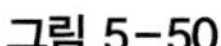
그림 5-50

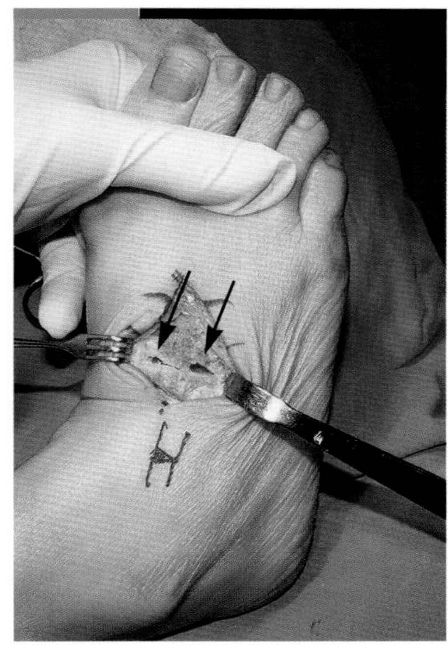

제2, 제3 중족설상관절 퇴행성 관절염에서 골극을 깎아낸 후의 관절 모양.

에 과도한 힘이 가해지는 것이 원인일 것이라고 추측한다.

(2) 진단

중족부의 뼈가 돌출되고 통증을 호소한다. 중족부뿐만 아니라 발등 전체의 통증을 호소하기도 한다. 서서 점프시켜 보면 통증을 호소하는 경우가 많다. 진찰 소견상 발등에 골극에 의하여 뼈가 돌출된 것을 알 수 있다. 발을 회내시키면 대부분 중족부에 심한 통증을 호소한다. 그리고 해당 중족골의 중족골두 부분을 쥐고 발등 쪽과 발바닥 쪽으로 움직이면 중족부에 통증이 나타난다.

방사선 소견상 대부분 족부 전후면상에서 중족 설상 관절이 좁아진 것을 알 수 있으며, 측면상에서 골극을 볼 수 있다. 관절 간격의 협소가 뚜렷하지 않은 경우에는 골 주사 검사를 하면 열소(hot uptake)가 나타나는 것으로 짐작할 수도 있으나 전산화 단층 촬영(CT)을 하면 침범된 관절과 정도를 정확히 알 수 있다. 단순 방사선상에는 보이지 않던 연골 하골의 골낭종 등이 잘 보인다.

(3) 치료

대부분은 수술 소견상 관절 연골이 없고, 연골 하골끼리 충돌하고 있으므로 유합술이 필요하지만 경도의 관절염에서는 골극만 절제하기도 한다. 중족 설상 관절의 유합술은 유합면이 좁고 레버암이 길고 강력한 힘이 작용하는 부위이므로 유합이 어려우며, 골이식을 하는 것이 유합에 유리하다. 나사못을 삽입하면 좁은 유합면을 나사못이 일부 차지하여 유합에 부정적이다. 금속판은 유합면을 유지한 채로 유합할 수 있다는 장점이 있으나 배부로 돌출되어 2차적으로 제거해야 할 가능성이 높다. 최근에는 유합면을 압박할 수 있으며, 잠김 나사를 사용할 수 있는 금속판이 개발되어 사용되고 있다.

REFERENCES

1. **Barouk LS** | Forefoot reconstruction. Paris, Springer-Verlag, 2003.
2. **Cavanagh PR** | Pressure distribution under symptom-free feet during barefoot standing. Foot Ankle, 7:262-276, 1987.
3. **Conklin MJ, Smith Rw** | Treatment of the atypical lesser toe deformity with basal hemiphalangectomy. Foot and Ankle, 15:585-594, 1994.
4. **Coughlin MJ** | Crossover second toe deformity. Foot and Ankle, 8:29-39, 1987.
5. **Coughlin MJ** | Second metatarsophalangeal joint instability in the athlete. Foot Ankle, 14: 309-319, 1993.
6. **Deland JT, Sobel M, Arnoczky SP, Thompson FM** | Collateral ligament reconstruction of the unstable metatarsophalangeal joint: an in vitro study. Foot Ankle Int, 13:391-395, 1992.
7. **Dhukaram V, Hossain S, Sampath J and Barrie JL** | Correction of hammer toe with an extended release of the metatarsophalangeal joint. J Bone Joint Surg, 84-B:986-990, 2001.
8. **Douglas G and Rang M** | The role of trauma in the pathogenesis of the osteochod-roses. Clin Orthop, 158:28-34, 1981.
9. **Duthie R, Houghton G** | Constitutional aspects of the osteochondroses. Clin Orthop, 158:19-27, 1981.
10. **Fortin PT and Myerson MS** | Second metatarsophalangeal joint instability. Foot Ankle Int, 16:306-313, 1995.
11. **Gauthier G, Elbaz R** | Freiberg's infraction: A subchondral bone fatigue fracture: A new surgical treatment. Clin Orthop, 142:93-95, 1979.
12. **Giannestras NJ** | Shortening of the metatarsal shaft in the treatment of plantar kerato-sis. J Bone Joint Surg, 40A:61-71, 1958.
13. **Harper MC** | Dorsal closing wedge metatarsal osteotomy: a trigonometric analysis. Foot Ankle, 10:303-305, 1990.
14. **Helal B, Greiss M** | Telescoping osteotomy for pressure metatarsalgia. J Bone Joint Surg, 66B:213-217, 1984.
15. **Katcherian** | Treatment of Freiberg's disease. Foot Ankle Clinics, 3:323-344, 1998.
16. **Kinnard P, Lirette R** | Freiberg's disease and dorsiflexion osteotomy. J Bone Joint Surg, 73B:864-865, 1991.
17. **Kitaoka HB and Holiday AD Jr** | Metatarsal head resection for bunionette: long-term follow-up. Foot Ankle, 11:345-349, 1991.
18. **Kitaoka HB and Leventen EO** | Medial displacement metatarsal osteotomy for treatment of painful bunionette. Clin Orthop, 243:172-179, 1989.
19. **Koti M and Maffulli N** | Bunionette. J Bone Joint Surg, 83-A:1076-1082, 2001.
20. **Lau JTC, Stamatis ED, Parks BG and Schon LC** | Modification of the Weil osteotomy have no effect on plantar pressure. Clin Orthop, 421:194-198, 2004.
21. **Leach RE and Igou R** | Metatarsal osteotomy for bunionette deformity. Clin Orthop, 100:171-175, 1974.
22. **Lehman DE, Smith RW** | Treatment of symptomatic hammer toe with a proximal

interphalangeal joint arthrodesis. Foot Ankle Int, 16:535–541, 1995.

23. **Mann RA and DuVries HL** | Intractable plantar keratosis. Orthop Clin North Am, 4:67–73, 1973.
24. **Mann R, Inman VT** | Phasic activity of the intrinsic muscles of the foot. J Bone Joint Surg, 46A:469, 1964.
25. **McMaster M** | The pathogenesis of hallux rigidus. J Bone Joint Surg, 60B:82–87, 1978.
26. **Mizel MS and Michelson JD** | Non-operative treatment of metatarsophalangeal joint arthritis. Foot Ankle, 14:305, 1993.
27. **Myerson MS, Shereff MJ** | The pathological anatomy of claw and hammer toes. J Bone Joint Surg, 71A:45–49, 1989.
28. **Okuda R et al.** | Surgical treatment for hallux valgus with painful plantar callosities. Foot Ankle Int, 22:203–208, 2001.
29. **Paul-André Delau, Pod Hons, Leemrijse T et al.** | Reliability of the Maestro radiographic measuring tool. Foot Ankle Int, 31:884–891, 2010.
30. **Sands and Byck** | Idiopathic clawed toes. Foot Ankle clinics, 3:245–258, 1998.
31. **Smillie I** | Freiberg's infraction (Kohler's second disease) J Bone Joint Surg, 39B:580, 1955.
32. **Thompson FM, and Deland JT** | Flexor tendon transfer for metatarsophalangeal instability of the second toe. Foot Ankle Int, 17:385–388, 1996.
33. **Trnka HJ, Muhlbauer M, Zettl R, Myerson MS, Ritschl P** | Comparison of the results of the Weil and Helal osteotomies for the treatment of metatarsalgia secondary to dislocation of the lesser metatarsophalangeal Joints. Foot Ankle Int, 20:72–79, 1999.
34. **Viladot A** | Metatarsalgia due to biomechanical alterations of the forefoot. Orthop Clin North Am, 4:165–178, 1973.
35. **Weinfeld SB** | Evaluation and management of crossover second toe deformity. Foot Ankle Clinics, 3:215–228, 1998.

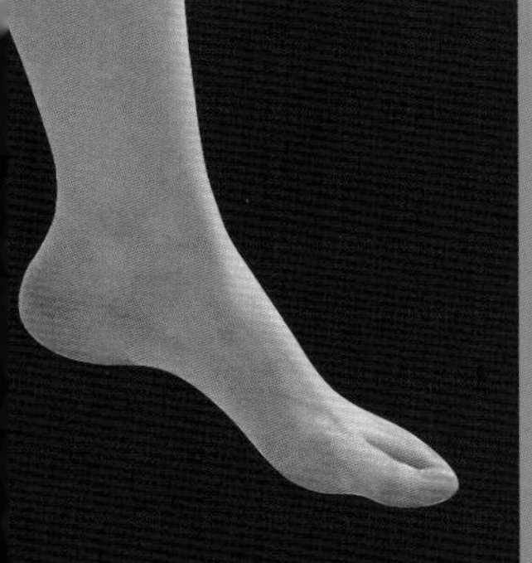

6. 류머티스성 관절염

Rheumatoid Arthritis

가. 총론

나. 병태 생리

다. 진찰

라. 방사선 소견

마. 치료

가. 총론

류머티스성 관절염은 주로 손과 손목의 관절이 문제가 되는 질환으로 알고 있으나, 발을 침범하는 경우도 많다. 그러므로 류머티스성 관절염 환자를 진단할 때 발 증세가 있으면 발의 방사선 사진도 촬영해야 한다.[14] 그러나 의사들은 대부분 눈에 잘 띄는 손의 병변에 익숙하다. 임상적으로 류머티스성 관절염이라고 진단된 환자의 발 및 족관절의 이환율을 보면, 족관절이 주로 문제된 경우가 42%, 전족부가 주로 문제된 경우가 28%이었으며, 14% 정도는 족관절 및 전족부가 모두 문제가 되었다고 한다. 또한 거의 대부분은 류머티스성 관절염으로 진단받은 후 어느 시점에서든지 적어도 한 번은 발에 증세가 있었다.[12] 발에 관절염이 있다고 해서 모두 수술을 해야 하는 것은 아니지만, 수술이 필요한 경우라면 전족부의 비교적 간단한 수술로 상당히 개선할 수 있다. 그러므로 류머티스성 관절염 환자의 발 수술은 전족부에 대한 수술이 많다. 무지 외반증과 작은 중족 족지 관절의 아탈구 또는 탈구와 갈퀴 족지가 있으면서 족저부에 중족골두가 돌출되어 굳은살과 통증이 발생하는 것이 가장 흔한 병변이다 그림 6-1.

류머티스성 관절염의 치료 방법 중 가장 중요한 것은 약물 치료이며, 수술적으로 모든 것을 해결할 수는 없다. 류머티스성 관절염의 전신적인 침범 정도를 잘 파악하여 치료 방침을 결정하여야 한다.

류머티스성 관절염은 전신 질환이고 합병증을 일으킬 수 있는 약물 치료를 하기 때문에 수술 후에 합병증이 생길 가능성이 높지만[13] 수술 전에 methotrexate나 스테로이드 등의 치료약을 모두 중지해야 하는 것은 아니다. 상지가 침범된 환자는 발이나 발목을 수술한 후에 목발 보행이 불가능한 경우가 많으므로 환자와 미리 수술 후 활동에 대하여 상의하여야 한다. 수술이 성공적이라고 하여도 근본적 원인인 류머티스성 관절염은 진행하므로, 수술 후 수년이 경과하면 변형이 재발할 수가 있다는 것이 다른 원인으로 발생하는 변형과의 근본적인 차이점이다.

무지 외반증이나 작은 족지의 변형이 있을 때, 류머티스성 관절염이 아닌 환자에게는 퇴행성 변화만 없다면 관절을 보존하면서 변형을 교정한다. 그러나 류머티스성 관절염은 관절의 질환이므로 관절을 절제하거나 유합시키는 등의 관절을 소멸시키는 치료를 한다. 이것은 슬관절의 퇴행성 관절염에서는 절골술을 하기도 하지만, 류머티스성 관절염에 의한 슬관절염에서는 절골술보다는 관절 치환술을 하는 것과 같은 이치이다. 실제로 중족 족지 관절에서도 실리콘 대치물을 이용하여 관절 치환술을 시도하였으나, 실리콘에 의한 문제점이 많이 나타나서

그림 6-1

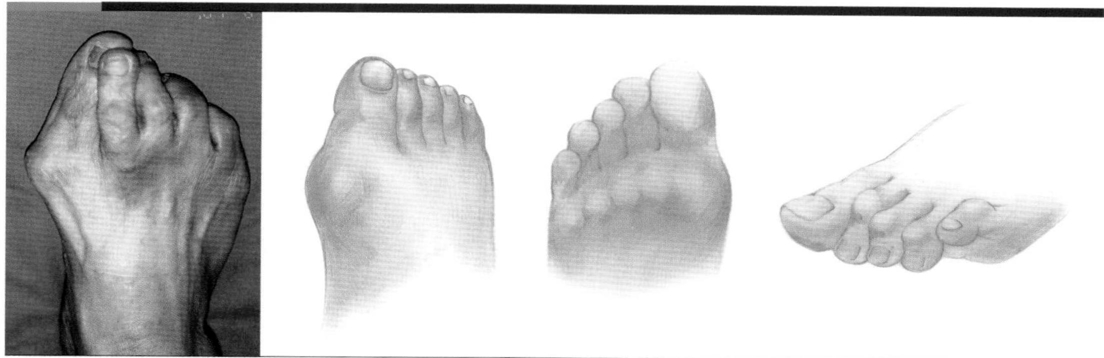

무지 외반증과 중족 족지 관절의 탈구가 있는 환자의 사진과 제1 중족 족지 관절의 내측과 중족골두의 족저부, 망치 족지에 의하여 근위지절의 배부에 발생한 굳은살.

그림 6-2

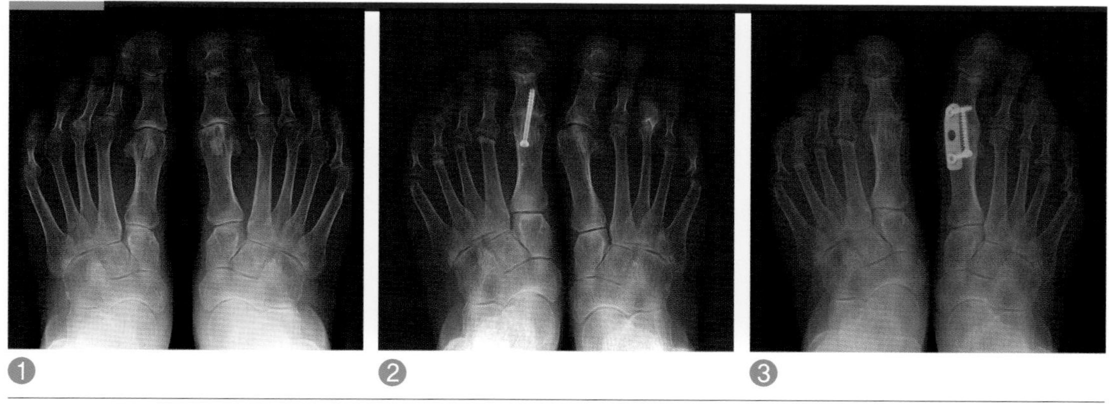

3년 사이에 관절염이 진행하여 유합이 필요하게 되었던 환자의 방사선상(②). 처음 수술 3년 후 통증 때문에 반대측마저 유합했다. 수술 전 방사선상(①). 좌측은 유합하고 우측은 유합하지 않은 상태(②). 유합하지 않은 쪽도 결국 유합술을 한 상태(③).

현재는 주로 관절을 절제하거나 유합시키는 방법으로 치료를 하고 있다. 류머티스성 관절염에 대한 약물 치료의 효과가 좋기 때문에 절골술 등으로 관절을 보존하는 치료 방법을 시행하는 의사도 있지만 현재까지의 문헌과 저자의 경험에 의한 판단으로는 대부분의 경우에 관절을 보존하는 치료는 부적절하다 그림 6-2.

중족부의 관절들도 침범될 수가 있으나 수술이 필요할 정도로 변형과 증세가 심한 경우는 적다. 통증이 심하거나 내측의 종아치(longitudinal arch)가 낮아져서 보행 장애가 있고 족저부 궤양이 발생하면 수술 적응증이 된다. 후족부에서는 거골하 관절이나 거주상 관절이 침범되어 외반 변형을 일으키며, 2차적으로 인대들도 이완되어 종아치가 낮아진다. 이러한 편평 외반족 변형은 만성적인 건초염에 의한 후방 경골근의 기능 장애가 주원인인 경우도 있다. 후방 경골근의 기능 장애가 주원인이고 고정된 변형이 없는 경우에는 후방 경골근의 활막 절제술(synovectomy)을 시도해 볼 수가 있다. 활막 절제술은 후족부의 변형은 없고, 후방 경골근건의 기능 부전이 있으며 3개월간 안정, 보조기, 약물 요법 등을 해 본 후에도 호전되지 않는 경우에 시행하지만 실제로 활막 절제술만 하는 경우는 드물다.[1] 대부분은 변형이 있고 관절 연골이 파괴되어 있으므로 관절 고정술을 한다. 발목 관절이 침범되어 증세가 심한 경우에는 유합술이나 족관절 치환술을 한다. 족관절 주변의 관절들도 침범되어서, 관절 운동의 제한이 심하므로 족관절은 운동 범위를 보존하는 것이 좋으며 족관절 치환술이 좋다. 그러나 류머티스성 관절염에서는 골다공증이 심하고, 연부 조직에 합병증이 발생할 가능성이 높으므로 관절 치환술을 하기에 좋지 않은 점이다. 이와 같은 장단점은 있으나 족관절 치환술 후의 회복에 큰 문제가 없으므로 저자는 류머티스성 관절염 환자에게서 발생한 말기 퇴행성 관절염에 대하여 족관절 치환술을 선호한다.

슬관절이나 고관절의 심한 각 변형(angular deformity)이 있으면 발목보다 근위부의 변형을 먼저 교정한 후에, 발의 변형을 정확히 판단하고 발에 대한 수술을 하는 것이 좋다.[10]

나. 병태 생리

활막염이 있으면서 활막에서 단백질과 콜라겐을 분해하는 효소가 분비되어 관절 연골을 파괴하고 골-인대 이행 부위가 파괴된다 그림 6-3.

중족 족지 관절이 팽창되고, 관절 주위의 인대 및 건들이 모두 약화되어 족무지 외반증이 발생하며, 변형이 진행하면 장무지 신근건은 신전근으로서의 역할을 하지 못하고 제1 족지를 외반시키는 구조물로 작용한다. 또한 제1 중족골은 제1 중족 설상 관절(metatarsocuneiform joint)의 손상 및 이완에 의하여 내전된다. 나머지 작은 중족 족지 관절에서는 관절낭이 팽창되어 인대를 약화시키며 족지가 중족 족지 관절에서 중족골두의 배부로 아탈구된다. 내재근이 중족 족지 관절의 굴곡-신전 축의 배부에 위치하게 되어 중족 족지 관절을 굴곡시키는 기능을 상실하고 중족 족지 관절이 신전되도록 하며, 족지의 지관절을 신전시키는 기능도 약화된다. 또한 중족 족지 관절의 신전 변형에 의하여 장족지 굴근건들이 팽팽하게 되어 지절들을 굴곡

그림 6-3

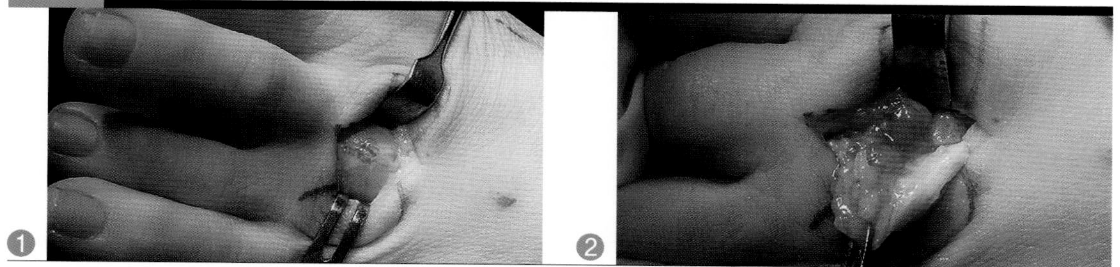

제2, 제3 중족 족지 관절의 활막 증식이 심하다. ① 관절낭이 팽창되어 있다. ② 관절 안에 활액막염이 심한 상태.

그림 6-4

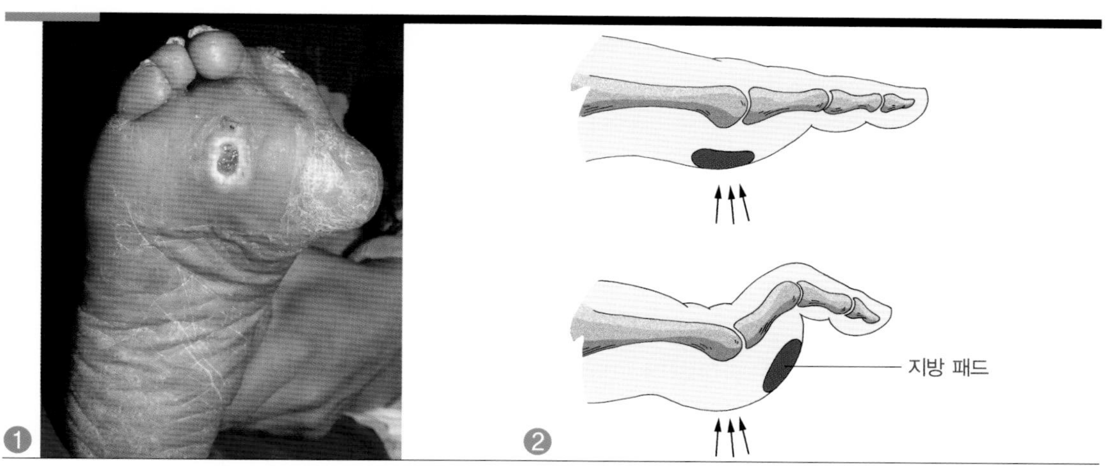

중족골두 아래에 발생한 궤양(①). 변형에 의하여 중족골두 아래의 지방 패드가 원위부로 이동하여 종족골두 아래의 쿠션이 없어진다(②).

시킨다. 이와 같은 기전은 중족 족지 관절 불안정성의 기전과 같으나 그 원인이 류머티스성 관절염에 의한 것이라는 것만 다른 점이다.

신전근건은 중족 족지 관절이 완전히 탈구될 때까지 계속 근위지골을 신전시키는 힘으로 작용하여 결국은 근위지골의 기저부가 탈구되어 중족골두의 배부에 위치하게 된다. 이러한 중족 족지 관절의 과신전(hyperextension)에 의하여 전족부의 지방 패드가 원위부로 전위되어 중족골두 아래에서 쿠션 역할을 하지 못하게 된다. 또한 중족 족지 관절이 아탈구 또는 탈구되면 탈구된 족지의 근위지골이 중족골두를 바닥 쪽으로 누르게 되어, 중족골두가 점차 바닥 쪽으로 돌출되므로 중족골두 아래에 굳은살이 생기고 이로 인한 궤양이 발생하기도 한다 그림 6-4. 또한 지절의 배부에 피부못(corn)이 생겨서 통증이 있을 수 있으며, 발톱 아래의 발가락 끝 부분도 바닥과 닿아서 피부못이 발생한다. 대개는 족지의 변형과 중족 족지 관절의 변형이 동반되어 나타나는데, 건선 관절증과 같은 혈청 음성 관절염에서는 족지의 변형만 나타나기도 한다.

두 가지 형태의 혈관 염증이 나타나는데[6] 1) 족지 혈관을 침범하는 종말 동맥염과 2) 염증성 국소 또는 분절성 혈관염(inflammatory focal and segmental vasculitis)이다. 이 중 전자는 손톱이나 발톱 주위에 출혈이 있으며 저절로 해결되는 질환이고, 후자는 큰 혈관을 침범하여 괴사, 사망 등에까지 이를 수도 있다. 이러한 혈관 질환에 의하여 창상 치유가 지연되고 피부가 괴사될 수도 있다. 또한 신경에 분포하는 혈관 질환에 의하여 신경 이상이 발생할 수 있는데, 류머티스성 신경증은 말초 감각 신경증, 감각 및 운동 신경증, 포착 증후군 등으로 다양하게 나타날 수 있다.

다. 진찰

맨발로 서고 걷는 모양을 관찰한다. 전족부의 변형이 심하면 족지 이륙(toe-off)이 잘 되지 않으므로 통증성(antalgic), 편평족(flatfooted), 족수 보행(steppage gait)을 한다.

편평족 보행이란 입각기의 처음에 뒤꿈치가 먼저 바닥에 닿고, 입각기의 끝 부분에서는 뒤꿈치가 들리고 앞꿈치만 닿아 있는 정상적인 뒤꿈치-족지 걸음걸이(heel toe gait)에 대응하는 용어로서, 입각기의 처음부터 끝까지 발바닥이 바닥에 모두 닿았다가 전체를 들면서 유각기로 진행하는 보행을 말한다. 초기에는 전족부 연부 조직의 부종, 발가락의 벌어짐(spreading of the toes)이 나타나며, 제1 중족 족지 관절보다 외측의 작은 중족 족지 관절이 먼저 침범된다. 무지 외반증은 흔히 볼 수 있지만, 내측에 큰 건막류(bunion)가 있는 경우는 흔하지 않은데, 그 이유는 이런 환자는 꽉 조이는 신발을 신지 않으며, 오래 걸어 다니지 않기 때문이다. 활동이 적고 스테로이드를 사용하기 때문에 피부가 얇고 연약하다. 하퇴부의 전외측, 발의 배부 외측에 류머티스 혈관염에 의한 반점이 나타나기도 하는데, 약간 돌출되어 있으며 압력을 가하여도 창백하게 되지 않으며, 중앙에 조그만 괴사를 보일 수도 있다 그림 6-5. 류머티스 결절은 피하 결체 조직의 혈관염에 의하여 나타나며 류머티스 결절이 있으면 주의하여야 한다.

그림 6-5 족관절 전방에 발생한 피부 괴사

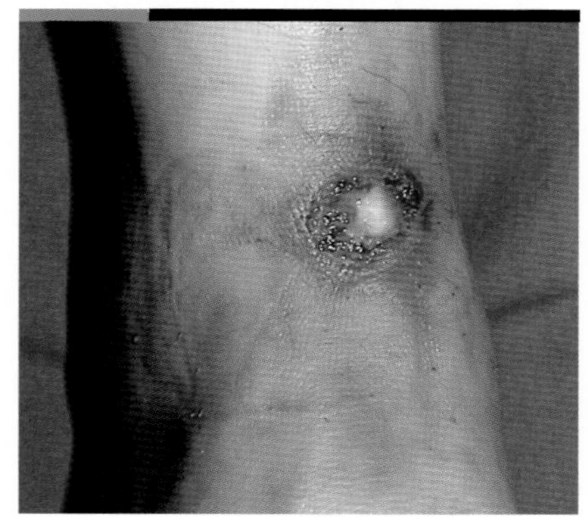

그림 6-6 류마티스성 관절염의 방사선상

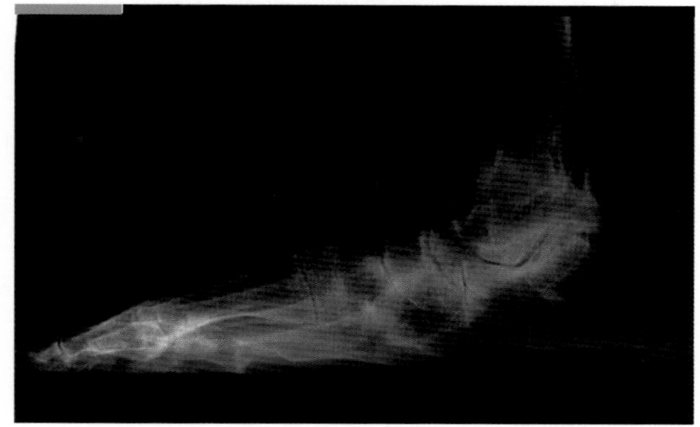

골다공증이 심하고 중족부와 족관절이 유합되어 있다.

라. 방사선 소견

체중 부하 촬영을 하여 선열(alignment)과 전족부 변형의 정도를 관찰한다. 초기의 방사선 소견은 연부 조직의 부종과 관절 주위의 골다공증이다 그림 6-6. 처음에 활막이 판누스를 형성하여 활막과 관절면의 경계부에 침식(erosion)을 일으킨다. 병변이 진행하면서 연골이 파괴되어 관절 간격이 좁아진다. 중족 족지 관절에서 족지가 외측으로 편향되며 점차 아탈구로 이행한다. 완전 탈구가 되면 전후면상에서 근위지골의 총구(gun barrel) 징후가 나타나는데, 이러한 모양은 상당히 진행된 심한 류머티스성 관절염에서 나타난다.

마. 치료

(1) 비수술적 치료

치료의 핵심은 류머티스성 관절염에 대한 약물 요법이며 여기에서는 약물 이외의 치료 방법을 기술하였다. 치료의 목적은 통증을 완화하고 변형의 진행을 지연시키며, 현재 있는 변형에 적응(accomodation)하는 것인데 보조기 사용이 중요하다.[8] 급성기에는 안정이 가장 중요하며, 변형이 심하지 않은 경우에는 심층화(extra-depth shoe)와 족지 상자(toe box)가 높고 넓은 신발을 신고 잘 조형된 교정용 안창을 삽입하여 증세에 잘 적응하면서 지낼 수 있다. 또는 신발 안에 중족골 패드와 종아치 지지대(arch support)를 하고 발의 전장에 걸쳐 연장 허리쇠(extended shank)를 하면, 족지 이륙(toe-off)을 할 때 중족부 통증과 중족골 통증을 방지하며, 족지를 배부로 탈구시키려는 힘을 감소시킨다. 또한 신발의 외부에 중족골 지지대(metatarsal bar)나 둥근 바닥(rocker sole)을 하여 중족골 통증을 감소시키기도 한다. 족관절까지 침범된 경우에는 족관절의 운동을 제한할 수 있는, T-띠(T-strap)와 두 개의 수직대(double upright)가 부착된 보조기를 하여 족관절의 운동을 제한한다. 운동 범위를 유지하고, 늘리기 위한 스트레칭과 근력을 유지하기 위한 운동 등도 필요하다.

비수술적 치료 방법 중에 가장 중요한 것 중의 한 가지가 관절 내 스테로이드 주사이다. 관절 내 스테로이드 주사는 급성 염증이 있는 경우에 사용할 수 있는데, Cracchiolo는[4] 9~12개월 이내에 한 달에 한 번 이상, 3개월 연속하여 주사하는 것은 좋지 않다고 하였다. 그러나 관절 내 스테로이드 주사에 의하여 족장판 파열 등이 발생하여 변형이 악화할 가능성이 있으므로 변형이 전혀 없고 종창만 있는 환자에서 1회 정도 주사해 볼 수 있다.

(2) 수술적 치료

전족부에 체중 부하를 할 수 있고, 안정성이 있으며, 정상적인 신발을 신을 수 있게 하는 것이 수술의 목적이다. 변형이 심할수록 수술 후 증상의 호전이 뚜렷하며, 고정된 변형은 항류머티스 약제를 써도 호전될 수 없으므로 족부 변형과 보행 장애가 뚜렷한 경우에는 수술하기를 강력히 권하는 것이 좋다. 전족부에 대한 수술 전에 이러한 수술이 류머티스성 관절염 자체를 치료하는 근치 요법이 아니고 증세를 완화시키고 기능을 호전시키기 위한 방법이라는 것을 환자에게 이해시켜야 한다. 초기에는 활막 절제술을 시행하는 경우도 있지만, 대부분 비수술적 치료를 한다. 중족 족지 관절의 변형을 치료하는 방법은 저자마다 조금씩 차이가 있는데, 뼈를 절제하여 근위지골과 중족골 사이에 빈 공간을 만들어서 서로 맞닿지 않도록 재배열하여 주는 것이다. 제1 중족 족지 관절을 절제한 후에는, 그 부위의 체중 부하 능력이 회복되지 않으며 작은 중족골두에 압력이 증가하여 증세를 일으키므로,[5] 제1 중족 족지 관절을 절제하는 방법보다는[2] 유합하는 방법이 선호되고 있다 그림 6-7 그림 6-8. 제2, 제3, 제4, 제5 중족 족지 관절을 절제하고, 제1 중족 족지 관절을 유합하지 않으면 평균 2년 만에 상당수에서 관절면의 침식이 발생한다는 사실을[17,18] 환자에게 미리 설명하는 것이 좋다.

각각의 중족 족지 관절이 얼마나 침범되었는가에 관계없이 4개의 작은 중족 족지 관절에

그림 6-7

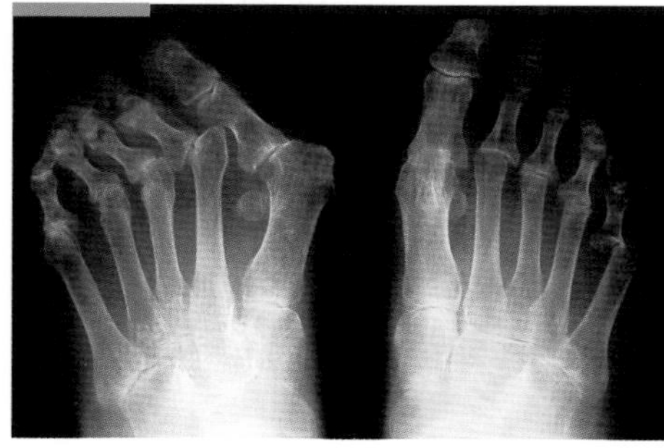

족부 전후면상에서 우측은 제1 중족 족지 관절 유합술과 작은 중족 족지 관절의 절제를 한 상태이고, 좌측은 무지 외반과 작은 중족 족지 관절의 아탈구가 있다. 중족골두들을 절제한 공간이 없어져서 중족골과 근위지골이 맞닿아 있으나 그로 인한 증세는 없었다.

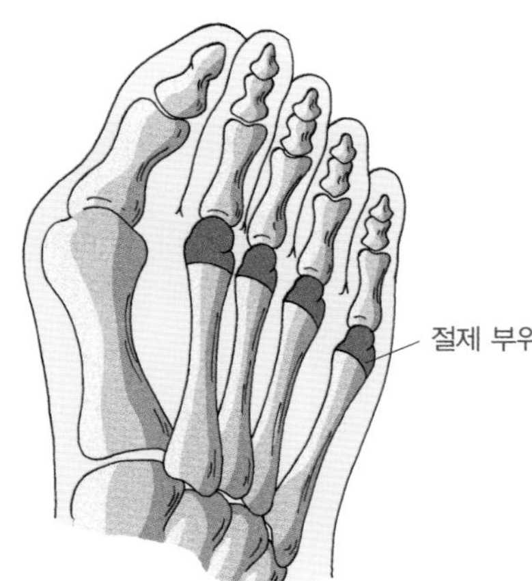

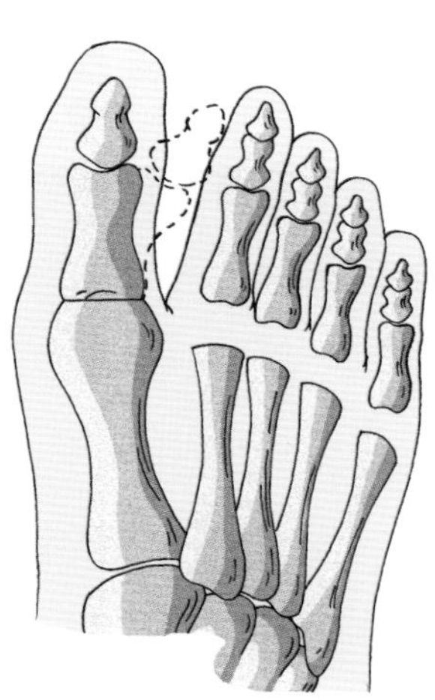

제1 중족 족지 관절 유합술과 작은 중족골두 절제술을 도식화한 그림.

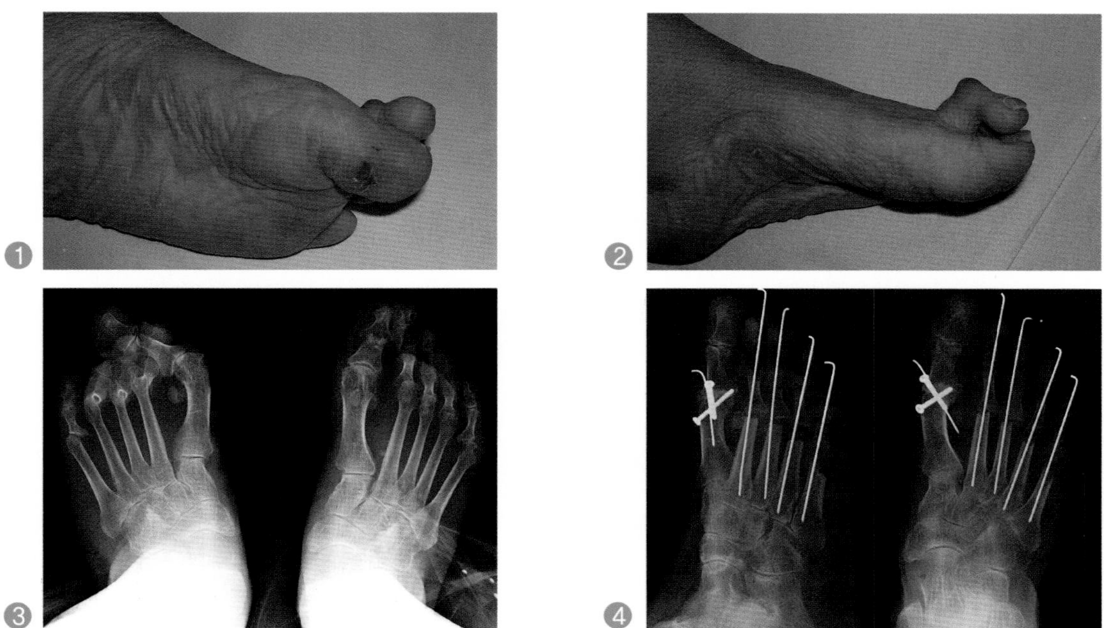

①, ②, ③ 제1 중족 족지 관절의 굴곡 구축으로 보행시 지절에서 배굴되면서 지절의 바닥에 굳은살과 통증을 주소로 내원한 경우.
④ 제1 중족 족지 관절을 유합하고 나머지 관절들에 절제 관절 성형술을 하였다.

그림 6-8

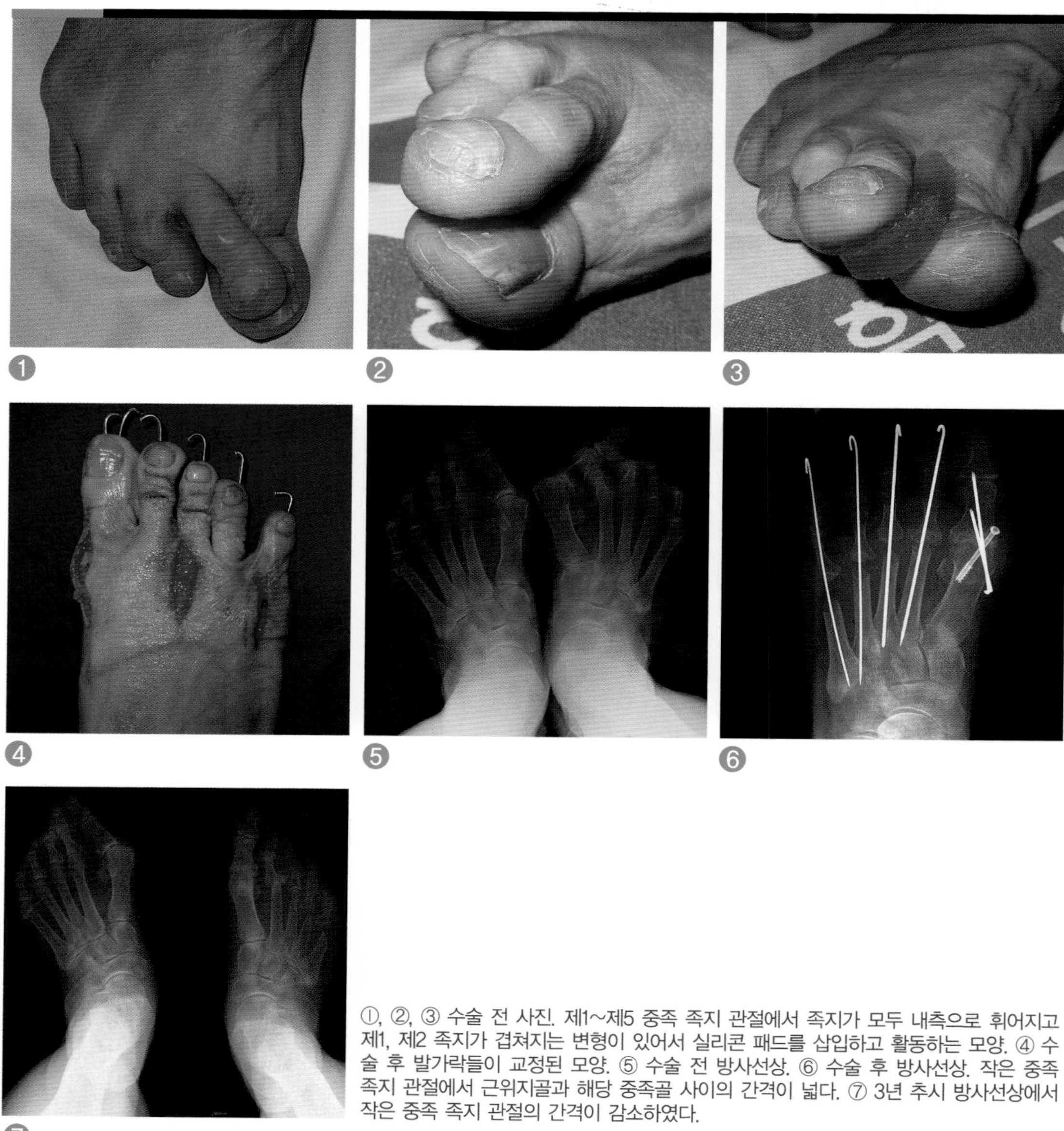

①, ②, ③ 수술 전 사진. 제1~제5 중족 족지 관절에서 족지가 모두 내측으로 휘어지고 제1, 제2 족지가 겹쳐지는 변형이 있어서 실리콘 패드를 삽입하고 활동하는 모양. ④ 수술 후 발가락들이 교정된 모양. ⑤ 수술 전 방사선상. ⑥ 수술 후 방사선상. 작은 중족 족지 관절에서 근위지골과 해당 중족골 사이의 간격이 넓다. ⑦ 3년 추시 방사선상에서 작은 중족 족지 관절의 간격이 감소하였다.

는 모두 같은 수술을 하게 된다.[17] 드물지만 한 개 또는 두 개의 중족 족지 관절만 수술할 경우에는 수술 전에 미리 나머지 중족 족지 관절에서도 추후에 절제 관절 성형술을 해야 할 가능성이 있다고 설명해야 한다.

다음에는 저자들에 따라 수술 방법에서 차이가 있는 부분을 항목별로 기술하였다.

1) 절제할 부분: 작은 중족 족지 관절에서 절제 관절 성형술을 할 때 근위지골의 기저부와

중족골 중 어느 부분을 절제하는가 하는 점이 가장 중요한 차이점이다. 중족골두 부분에서 절제하는 방법이 가장 많이 사용되고 있으나, 근위지골의 기저부를 1/2 이상 절제하고 중족골은 골두 부분만을 절제하며, 연부 조직을 헐렁하게 하기 위하여 더 절제가 필요한 경우에는 근위지골의 기저부로부터 더 절제하는 방법도 있다.[16] 어떤 방법이 더 좋은지에 대한 전향적인 연구가 되어 있지 않으며, 저자마다 자기의 방법이 더 좋다고 하지만 결과의 차이는 크게 없다고 생각된다. 저자는 중족골두를 절제한다.

2) 도달법: 족저부 도달법이 좋은지, 족배부 도달법이 좋은지에 대한 의견의 차이가 있는데, 심한 변형이 있는 경우에 족저부로 도달하면 중족골두가 쉽게 노출되므로 절제가 쉬우며 족저부의 타원형 피부를 절제하여 변형 교정에도 도움이 될 수 있다.[5] 그러나 족저부에 반흔이 발생하므로 치유 후에 통증의 원인이 될 가능성이 있다. 그러나 Richardson은[15] 족저부로 도달하여도 통증의 원인이 되지는 않는다고 하였다. 저자는 족배부로 수술하여서 수술 후 창상 치유에 문제가 없었으므로 족배부로 수술하기를 권한다.

3) 족지 신전근건의 처리: 중족 족지 관절 배부의 연부 조직 유리술 중에서 족지 신전근건을 어떻게 처리하는가에 차이가 있는데, 신전근건을 완전히 끊고 1cm 정도를 절제하기도 하고, Z-성형술을 하기도 한다. 심한 경우에는 끊은 신전근건의 양끝이 다시 붙어서 신전 변형이 재발할 가능성이 있으므로 절제하는 것이 좋다는 의견도 있으나, 신전근건을 절제하면 발가락이 전혀 신전되지 않아서, 발가락 끝 부분이 바닥과 스치는 문제가 발생할 가능성이 있다. 저자는 대부분 Z-성형술을 하고 4-0 나일론 봉합사를 이용하여 한두 개 봉합한다.

4) 종자골 절제: Richardson은[15] 항상 종자골을 절제한다고 하지만, 대부분의 저자들은 항상 절제하지는 않고 종자골과 중족골두 사이에 관절염이 심한 경우 절제한다고 한다. 저자는 종자골을 절제하지 않으며 이로 인한 문제점은 발생하지 않았다.

어떤 방법으로 수술하든지 충분히 뼈를 절제한 경우에는 결과가 좋다. 수술 후에는 통증이 감소되고 보행 능력이 향상된다. 외관상으로도 좋아지며 신발 선택의 폭도 넓어진다. 그러나 수술 후 3~5년이 경과하면 점차 변형이 재발하는 환자의 수가 증가한다. 즉 무지 외반증과 굳은살의 재발 및 중족골 원위단의 배부에 뼈가 증식되는 소견 등이 나타날 수 있다.

이와 같은 변형과 굳은살이 재발하면 객관적인 결과는 불만족스럽지만, 점차 관절염이 진행함에 따라서 환자의 활동 능력이 감소하므로 환자는 만족하는 경우가 많다. 수술 전에 류머티스성 혈관염이 있는지 발과 하퇴부의 피부를 잘 살펴야 하며, 부신피질 호르몬을 사용하고 있는 환자는 창상 치유가 늦어지므로 수술 3주 후에 피부 봉합실을 제거한다. 족지의 변형에 대하여는 변형의 근위부와 원위부를 손으로 잡고 강제로 펴서 연부 조직을 파열시켜서 변형을 교정하는 방법과 망치 족지에 대한 수술과 마찬가지로 근위지골의 골두 및 경부를 절제하는 방법이 있는데, Mann은[11] 작은 족지의 근위지절의 굴곡 변형을 강제로 손으로 펴는 방법으로 일단 변형이 교정되기는 하지만, 세월이 경과하면서 재발하는 경향이 있어서 근위지골의 골두와 경부를 절제하는 방법이 더 좋다고 한다.

류머티스성 관절염에 대한 전족부 수술의 방법과 결과에 대한 개요는 다음과 같다.

1) 대부분 환자에게서 만족스러운 결과를 얻을 수 있다.

2) 중족 족지 관절 부위에서 연부 조직이 헐렁해지도록 뼈를 충분히 절제하지 않으면 나쁜 결과를 초래할 수 있다.

3) 제2 중족골에서 제5 중족골로 향하면서 점차 약간씩 짧아지도록 절제하여야 한다.

4) 족저부에 돌출된 뼈가 남지 않도록 절제한다.

5) 족저부를 절개하는 것인지 족배부를 절개하는 것인지는 중요하지 않으며, 연부 조직 손상을 최소화하여야 한다.

6) 수술 후 점차 관절염이 진행하여도 임상적으로는 대부분 좋은 결과가 유지된다.[3] 그러나 나빠질 가능성에 대하여도 미리 설명하는 것이 좋다.

7) 제1 중족 족지 관절을 유합하는 것이 재발의 위험성 및 작은 중족골 아래의 굳은살을 예방하는 효과가 있으며, 시간이 경과함에 따라 결과가 나빠지는 것을 방지하는 효과도 있다.[6] 이런 수술 후에 결과가 좋은 것은 제1 중족 족지 관절이 유합되어서 제1 중족골두 아래에 체중 부하가 가능하기 때문이다.

가) 수술 기법

저자마다 수술 방법에 다소 차이가 있으나 제1 중족 족지 관절은 유합시키고 작은 중족 족지 관절은 절제 관절 성형술을 시행한다. 중족 족지 관절의 유합술은 무지 강직증에서의 유합 방법과 기본적으로 비슷하지만 심한 변형을 교정하기 위한 목적과 다른 중족골들과의 길이 비율을 맞추기 위한 목적으로 제1 중족골두를 단축하는 점이 다르다 그림 6-9.

① 제1 중족 족지 관절의 배부에 장무지 신전근건의 바로 내측으로 절개한다. 제1 족지의 내측을 지배하는 천부 비골신경의 내측 분지를 절단하지 않도록 주의하면서 피부 절개선과

그림 6-9

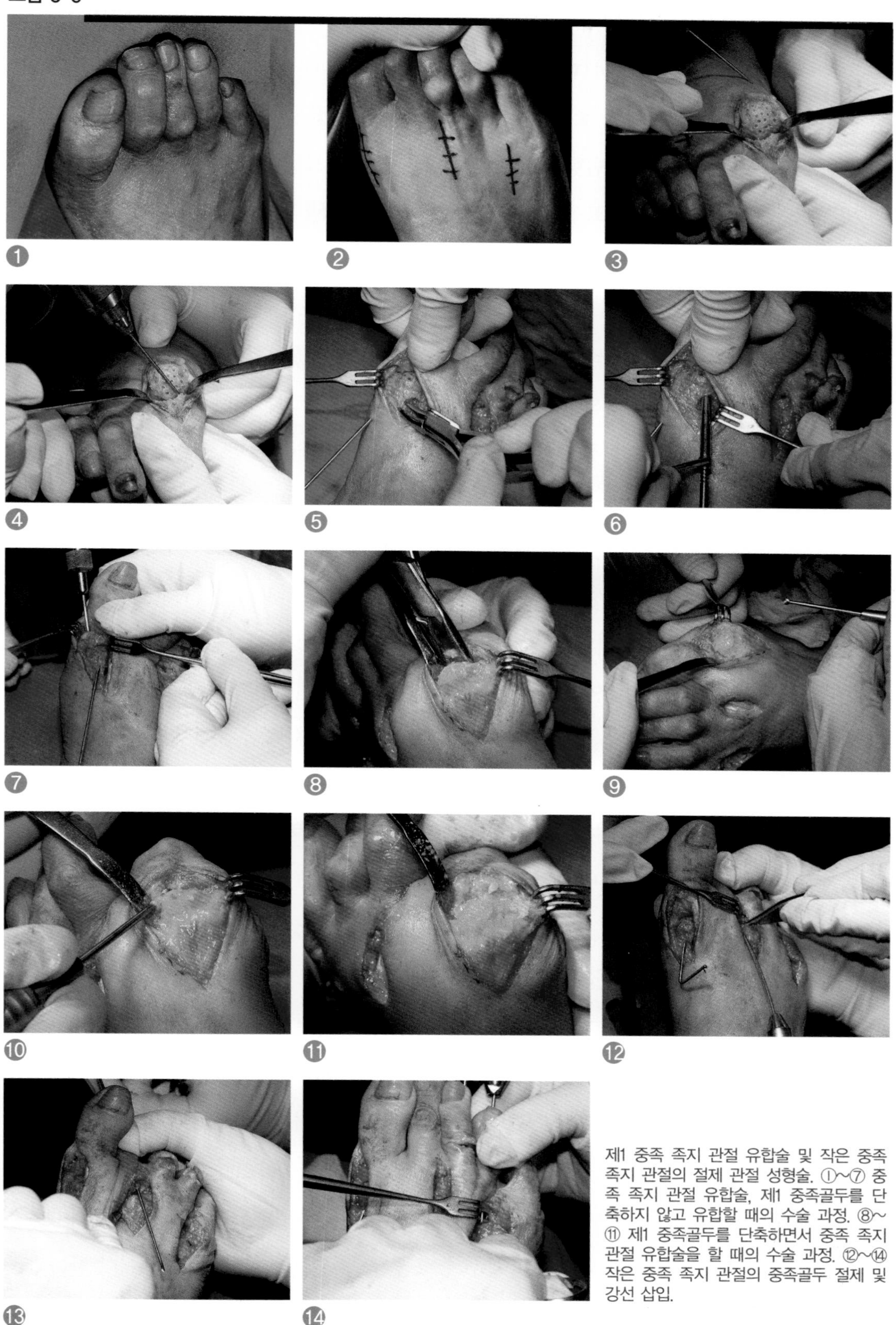

제1 중족 족지 관절 유합술 및 작은 중족 족지 관절의 절제 관절 성형술. ①~⑦ 중족 족지 관절 유합술, 제1 중족골두를 단축하지 않고 유합할 때의 수술 과정. ⑧~⑪ 제1 중족골두를 단축하면서 중족 족지 관절 유합술을 할 때의 수술 과정. ⑫~⑭ 작은 중족 족지 관절의 중족골두 절제 및 강선 삽입.

같은 선에서 관절낭을 개방한다. 증식된 활막을 제거한다. 관절면이 노출되도록 내측 및 외측 관절낭을 유리시킨다. 이 절개선과 제2, 제3 중족골 사이의 절개선 사이가 너무 가까워서 창상 치유가 걱정된다면 제1 중족 족지 관절의 내측 중앙부에 종절개를 하고 도달할 수도 있다.

② 제1 중족 족지 관절의 변형을 교정하기에 적절한 정도만큼 제1 중족골두를 절제하는데, 처음에는 2~3mm 절제하고 중족 족지 관절을 정복해 본 후에 필요한 만큼 단축해 가는 것이 좋다. 한번에 많이 절제하는 것보다는 관절면에서 연골을 제거하고 조금씩 깎아 나간다.

③ 근위지골은 단축하지 않으며 중족골두에서 필요한 만큼 단축한다. 근위지골은 뼈가 짧고, 골수강에 뼈가 비어 있지만 중족골두는 해면골이 들어차 있어서 중족골두를 조금씩 단축한다. 근위지골의 근위 관절면의 외곽 부분의 강한 피질골은 그대로 둔 채로, 관절면의 중앙부를 깊이 파고 거기에 해당하는 것만큼 중족골두의 중앙부를 원뿔형 또는 돔형으로 갈아서 맞춰 넣으면 된다.

④ 작은 족지 근위지절의 망치 족지 변형은 손으로 꺾어서 교정하기도 하지만 근위지절의 절제 성형술을 하는 것이 재발성 변형을 방지하는 데 좋다.

⑤ 제2, 제3 중족골두 사이와 제4, 제5 중족골두 사이에 2개의 종절개를 하여 작은 중족 족지 관절들에 도달한다. 필요에 따라서 장족지 신전근건을 절단하거나 연장한다. 중족골 경부에 짧은 종절개를 하고 골막을 젖힌 후에 작은 호만 견인기를 걸어서 경부를 노출하고 공기 톱을 이용하여 원위 배부에서 근위 족저부를 향하여 발바닥 면에 대하여 약 60° 각도로 절골한다. 절골 부위는 중족골 경부인데, 중족골을 절제하고 발가락을 약간 원위부로 당겨서, 중족 족지 관절을 정복한 상태에서 근위지골과 중족골 사이에 약 1cm의 갭이 있을 정도로 절제하는 것이 좋다. 변형이 심한 경우에는 중족골두만 절제하면 정복이 잘 되지 않으며, 정복 후에 근위지골의 기저부와 중족골 절제면이 서로 맞닿는 경우도 있으므로 변형의 정도에 따라서 절제할 뼈의 길이가 달라진다. 작은 수건 겸자(towel clip)로 중족골두를 잡고 배부로 들어올린다. 중족골두에 부착되어 있는 연부 조직을 수술칼로 박리하고 절제한다.

⑥ 이때 바닥 쪽에 큰 활액 낭종이 있으면 절제하는데 족저부의 조직을 너무 많이 떼어내면 바닥의 지방 패드가 얇아지므로 주의한다.

⑦ 발가락 끝의 길이를 봐서 제1 열의 길이가 적당한가를 판단한다. 제1 족지와 제2 족지의 길이가 거의 같고 나머지는 외측으로 갈수록 조금씩 짧아지도록 길이를 맞추어야 한다.

⑧ 제1 중족 족지 관절을 한두 개의 지름 1.6mm K-강선을 사용하여 임시로 고정한다.

⑨ 금속판이나 4mm 해면골 나사못으로 고정한다. 골조송증이 심하여 나사못이나 금속판 고정이 되지 않는 경우에는 그대로 살리고 종방향으로 고정한다. 핀을 근위지골의 기저부에서 발가락의 끝 방향으로 삽입한 후 발가락 끝으로 빼내고, 다시 족지의 끝에서부터 근위부로 중족 족지 관절을 통하여 핀을 삽입한다. 이 방법으로 고정하면, 유합할 부위의 고정은 잘 되지만 핀이 지절을 통과하므로 지절의 퇴행성 관절염의 원인이 될 가능성이 있다. 골조송증이 아주 심한 경우가 아니면 종방향의 핀고정은 하지 않는다.

⑩ 작은 중족 족지 관절은 지름 1.6mm K-강선을 사용하여 고정한다. 이때 근위지절을 손으로 꺾어서 망치 족지 변형을 교정하거나 근위지골 원위부를 절제하고 절제 관절 성형술을 하여 완전히 신전시킨 상태에서 삽입한다. 중족 족지 관절을 통과할 때는 절단한 신전근건을 겹쳐서 강선에 꿰어 넣은 후 강선을 중족골의 골수강 내로 전진시켜서 중족 족지 관절에 연부 조직이 끼워 있도록 하는 개재 관절 성형술(interposition arthroplasty)이 좋다는 저자도 있으나 저자는 아무것도 중간에 끼워 넣지 않고 고정하며, 수술 후 강선을 제거할 때까지 근위지골 기저부와 중족골 사이의 간격을 유지하기 위하여 중족골의 기저부를 뚫고 해당 설상골이나 입방골까지 강선을 전진시킨다. 수술 후에도 발가락의 끝 부분이 수술할 때 맞춰 놓은 원호를 그대로 유지하는지 잘 살펴보고 근위지골과 중족골 사이의 간격이 감소한 경우에는 발가락을 당겨서 간격을 재조정한다. 다음에는 Saltzman과 Johnson의 방법(원추형 유합술)을 기술하였으며 여러 가지 수술 방법이 있다는 것을 알 수 있지만 기본적인 원칙들은 동일하다.

Saltzman과 Johnson의 방법(원추형 유합술)

특별한 기구를 이용하여 중족골두를 원추형으로 뾰족하게 만들고, 근위지골의 기저부를 원추가 들어갈 수 있는 모양으로 파서 유합하는 방법이다. 이 방법의 장점은 별도로 뼈를 단축시키지 않아도 되는 것이라고 하였다. 이 저자들의 술기 중 앞에 기술한 유합술 수술 방법에 없는 부분만을 기술한다.

1) 중족골두를 절제할 때, 중족골두의 배부 관절 연골의 경계부로부터 발바닥 쪽 근위부로 중족골에 대하여 35° 로 절골한다고 하였다. 즉 바닥 쪽이 가능하면 발바닥 면에 평행한 방향이 되어, 절제한 단면이 발바닥에 압력이 증가하여 굳은살과 증세를 일으키는 것을 방지한다는 의미이다.

2) 작은 중족골두를 절제한 후에는 중족골과 근위지골 사이에 1~2cm의 공간이 있어야 하며, 뼈를 더 단축하여야 할 필요가 있는 경우에는 중족골 부분이 아니라 근위지골에서 하여야 한다고 한다.

3) 먼저 작은 중족 족지 관절에 대한 절제 관절 성형술을 한 후에 제1 중족 족지 관절을 유합하는데, 먼저 유합술을 하면 작은 족지에 대한 수술을 하는 과정에서 유합 부위의 고정이 변하여 유합 위치가 변동될 위험이 있기 때문이다.

나) 수술 후 처치

혈액 순환의 상태를 주의해서 관찰하여야 한다. 굴곡된 족지를 펴는 것도 혈액 순환에 영향을 주는 요인이 되고, K-강선도 발가락이 창백한 원인이 된다. 발가락이 퍼런색으로 변색되면 족지를 너무 많이 단축하여 정맥이 접혀진 것이 원인일 수 있다. 15분 이내에 색이 정상으로 되지 않으면 드레싱을 제거하고 혈액 순환이 정상적으로 회복되기를 기다리며, 허혈이 심한 경우에는 고정을 하기 위하여 삽입한 강선을 제거한다. 수술장에서는 혈액 순환에 이상이 없더라도 수술 후 시간이 경과하면서 혈액 순환이 악화되는 경우도 있으므로 발가락 끝부분의 혈액 순환을 수시로 확인할 수 있도록 드레싱을 하며, 허혈에 의하여 창백해지거나, 정맥 울혈에 의하여 보라색으로 변색되는 경우에는 즉각 강선을 제거한다. 발가락 사이에 거즈를 두껍게 끼워 넣고 드레싱을 하면 발가락의 혈액 순환에 장애가 발생할 수 있으므로, 습기와 마찰에 의한 문제만 방지할 수 있을 정도로 얇게 한두 겹의 거즈만 발가락 사이에 넣어서 드레싱한다.

수술 후 단하지 석고 고정을 하기도 하고, 석고 고정을 하지 않고 바로 수술 후 신발(postoperative shoe)을 신고 걷게 하기도 하는데, 제1 중족 족지 관절 유합 부위에는 최소한 6주 이상 체중 부하를 금지하여야 한다.

류머티스성 관절염 환자는 손을 비롯하여 전신적으로 관절 기능이 정상이 아닌 경우가 많으므로 목발 보행이 불가능한 경우가 많다. 목발 보행이 불가능한 환자에게 체중 부하 보행을 허용하면, 자연히 제1 중족 족지 관절 유합 부위에도 체중 부하를 하는 경우가 많으므로 환자의 상태를 잘 살펴서 체중 부하 여부와 석고 붕대 고정을 할지를 결정하여야 한다. 작은 중족 족지 관절에 핀 고정을 한 경우에, 핀은 3~4주 후에 제거하며 수술 후 신발(postoperative shoe)은 수술 후 10~12주 동안 착용한다.

다) 후족부에 대한 수술

족관절, 거골하 관절, 거주상 관절 등의 병변에 의하여 뒤꿈치 외반이 발생하고, 중족부의 종아치가 낮아진다. 6개월 이상 약물 요법을 하여도 족관절의 활막염이 치료되지 않으며, 관절 연골의 파괴가 없는 경우에는 활막 절제술을 할 수가 있다. 그러나 거골하 관절의 활막만을 절제하는 경우는 드물다.

류머티스성 관절염에서는 후방 경골근의 기능 상실에 의해 발생하는 뒤꿈치 외반 및 편평족에 대하여 건이전술이나 건이식 등은 하지 않는 것이 좋다. 그러나 후방 경골근을 따라서만 통증이 있고 후방 경골근의 건초염 및 활막 증식만 있으며, 외측부 통증이 없고 거골하 관절이나 족관절에 고정된 변형이 없는 경우에는 후방 경골근의 활막 절제를 해 볼 수 있다. 비수술적인 치료에 의하여 증세가 호전되지 않는 경우에는 관절 유합술을 하며 족관절에서는 관절 치환술을 할 수 있다. 거골에 무혈성 괴사가 발생하는 경우도 있는데, 이 경우에 관절 치환술을 하려면 먼저 거골하 관절 유합술을 하여 거골의 혈액 순환을 회복한 후 관절 치환술을 하기도 한다. 류머티스성 관절염에서는 특히 주변 관절들이 강직된 경우가 많으므로 발목 관절을 움직일 수 있는 관절 치환술이 더 좋은데 창상 치유에 다소 문제가 있을 수 있으나 장기적인 예후가 류머티스성 관절염이 아닌 경우와 큰 차이는 없다. 아마도 활동이 적고 관절 운동 범위가 감소하기 때문일 것으로 판단한다.

중족근 관절(midtarsal joint)이 침범되지 않은 경우는 거골하 관절의 유합술을 하며, 중족근 관절이 침범된 경우에는 삼중 유합술을 한다. 삼중 유합술의 합병증으로 부정 유합이 많으므로 후족부를 중립 위치로 유합하는 것이 중요하다.[9] 족관절의 체중 부하 전후방 방사선 촬영을 하여 족관절의 외반 변형이 있는가를 확인해야 하며 변형이 거골하 관절에 있는지 족관절에 있는지를 잘 보아야 한다.[10] 이와 같은 후족부의 변형과 후방 경골근의 이상에 대한 진단 및 치료에 대하여는 편평족 편에 자세히 기술하였다.

REFERENCES

1. **Bare AA, Haddad SL** | Tenosynovitis of the posterior tibial tendon. Foot Ankle Clin, 6:37–66, 2001.
2. **Clayton ML** | Surgery of the lower extremity in rheumatoid arthritis. J Bone Joint Surg, 45–A:1517–1536, 1963.
3. **Coughlin MJ** | Rheumatoid forefoot reconstruction. A long-term follow-up study. J Bone Joint Surg, 82–A:322–41, 2000.
4. **Cracchiolo A III** | Surgery for rheumatoid disease. Instr Course Lect, AAOS 33:386–411, 1984.
5. **Fowler AW** | A method of forefoot reconstruction. J Bone Joint Surg, 41–B:507, 1959.
6. **Geppert MJ, Sobel M, Bohne WH** | The rheumatoid foot. part I. forefoot, Foot Ankle, 13:550, 1992.
7. **Henry APJ and Waugh W** | The use of footprints in assessing the results of operations for hallux valgus: a comparison of Keller's operation and arthrodesis. J Bone Joint Surg, 57–B:478–482, 1975.
8. **Kavlak Y, Uygur F, Korkmaz C, Bek N** | Outcome of orthoses intervention in the rheumatoid foot. Foot Ankle Int, 24:494–9, 2003.
9. **Maenpaa H, Lehto MU, Belt EA** | What went wrong in triple arthrodesis An analysis of failures in 21 patients. Clin Orthop, 218–23, 2001.
10. **Maenpaa H, Lehto MU, Belt EA** | Why do ankle arthrodeses? fail in patients with rheumatic disease? Foot Ankle Int, 22:403–8, 2001.
11. **Mann RA, Thompson FM** | Arthrodesis of the first metatarsophalangeal joint for hallux valgus in rheumatoid arthritis. J Bone Joint Surg, 66–A:687, 1984.
12. **Michelson J, Easley M, Wigley FM, Hellmann D** | Foot and ankle problems in rheumatoid arthritis. Foot Ankle, 15:608, 1994.
13. **Nassar J, Cracchiolo A III** | Complications in surgery of the foot and ankle in patients with rheumatoid arthritis. Clin Othop, 140–52, 2001.
14. **Pensec VD, Saraux A, Berthelot JM, et al.** | Ability of foot radiographs to predict rheumatoid arthritis in patients with early arthritis. J Rheumatol, 31:66–70, 2004.
15. **Richardson EG** | In Canaly ST(ed) : Campbell's operative orthopaedics, ed 10. St. Louis, Mosby, 2003.
16. **Saltzman CL** | Rheumatoid forefoot reconstruction. in Johnson KA, editor: Master techniques in orthopaedic surgery: the foot and ankle New York, Raven press, 1994.
17. **Stockley I, Betts RP, Getty CJM, et al** | A prospective study of forefoot arthroplasty. Clin Orthop, 248:213, 1989.
18. **Thordarson DB, Aval S, Krieger L** | Failure of hallux MP preservation surgery for rheumatoid arthritis. Foot Ankle Int, 23:486–90, 2002.

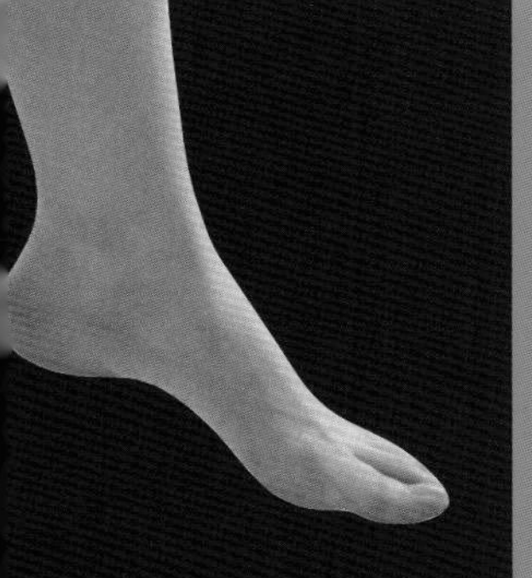

7. 신경원성 질환
Neurogenic Disorders

가. 족근관 증후근

나. 지간 신경종

다. 기타 신경 포착 및 신경종

라. 요족

마. 성인 경련성 마비

가. 족근관 증후군(Tarsal Tunnel Syndrome)

족근관은 굴근 지대(flexor retinaculum)의 아랫부분을 의미한다. 수근관 증후군은 팽팽한 굴근 지대에 의해 정중 신경이 압박되어 발생하지만, 족근관 증후군은 상당수의 환자에게서 뚜렷한 압박 소견을 관찰할 수 없거나, 굴근 지대에 의하지 않고 연부 조직 종양이나 골편 등의 비정상적인 구조물에 의해 압박되어 증세를 일으킨다. 원인이 무엇이든지 굴근 지대의 바로 아래 또는 굴근 지대의 근위부나 원위부에서 경골 신경(tibial nerve)이나 경골 신경의 분지가 압박되어 증세가 나타날 때 족근관 증후군이라는 용어를 사용한다. 수근관 증후군의 수술 후 결과는 대체로 양호한 편이지만, 족근관 증후군은 압박을 일으키는 뚜렷한 구조물을 확인할 수 있는 경우를 제외하고는 상당수의 환자에게서 예후가 좋지 않다는 보고들이 있다.[7]

(1) 해부학 및 원인

굴근 지대는 발목 관절의 내과와 종골의 조면에 부착되어 있으며, 폭이 2.5~3.3cm 정도이고 근위부 및 원위부의 경계가 뚜렷하지 않은 경우도 많다. 또한 손목의 굴근 지대와는 달리 족관절 부분의 굴근 지대는 주위의 근막(fascia)과 비교하여 특별히 두껍지 않은 사람도 많다. 그러나 족관절 내과와 뒤꿈치를 잇는 선보다 원위부에서 내측 족저 신경 위에 덮여 있는 근막은 대부분 매우 강하고 두껍다.

굴근 지대의 근위부는 하퇴부의 심부 근막과 연결되며, 원위부는 족저부 내측의 심부 근막과 연결된다. 굴근 지대와 종골의 내측면 사이에 섬유성 격막(fibrous septa)이 있는데, 이 격막에 의하여 이 부위를 통과하는 건들이 별개의 통로로 지나간다.

경골 신경은 발목 관절 내과와 뒤꿈치를 연결하는 선의 중간 부위를 통과하며, 대부분은 그 선의 근위와 원위 1cm 구간에서 내측 및 외측 족저 신경으로 분지한다 그림 7-1 .[2] 내측 및 외측 족저 신경 이외에 소족지 외전근 신경(nerve to abductor digiti quinti or minimi)까지 포함하여 3개의 분지라고도 한다.

소족지 외전근 신경은 대부분 외측 족저 신경이 경골 신경으로부터 분지된 후 바로 분지하므로 외측 족저 신경의 제1 분지라고도 하지만, 다른 부위에서 시작되기도 한다. 소족지 외전근 신경은 무지 외전근의 심부 근막과 족저 사각근(quadratus plantae)의 내측 근막 사이로 주행하여 족저부로 들어간 뒤 단족지 굴곡근과 족저 사각근 사이로 주행한다 그림 7-2 .[1] 이 분

그림 7-1 경골 신경의 분지 위치

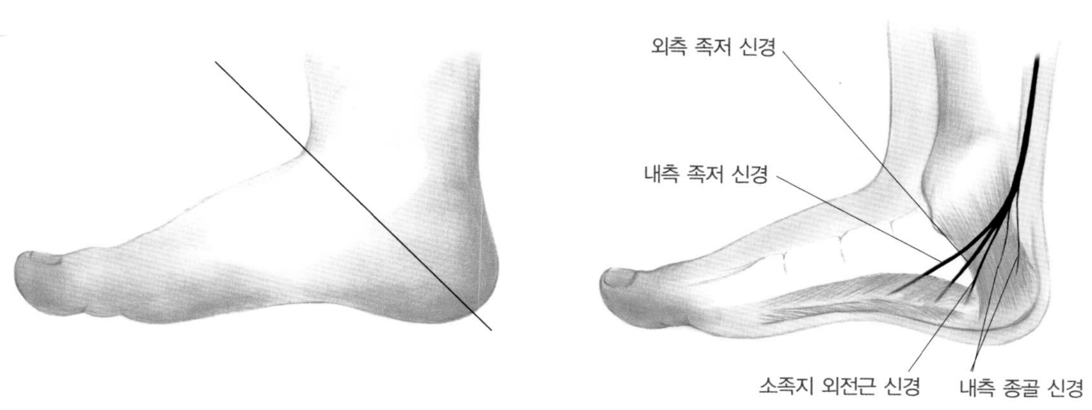

발목 관절 내과와 뒤꿈치를 연결하는 선의 근위와 원위 1cm 구간에서 내측 및 외측 족저 신경으로 분지한다.

그림 7-2 소족지 외전근 신경의 주행

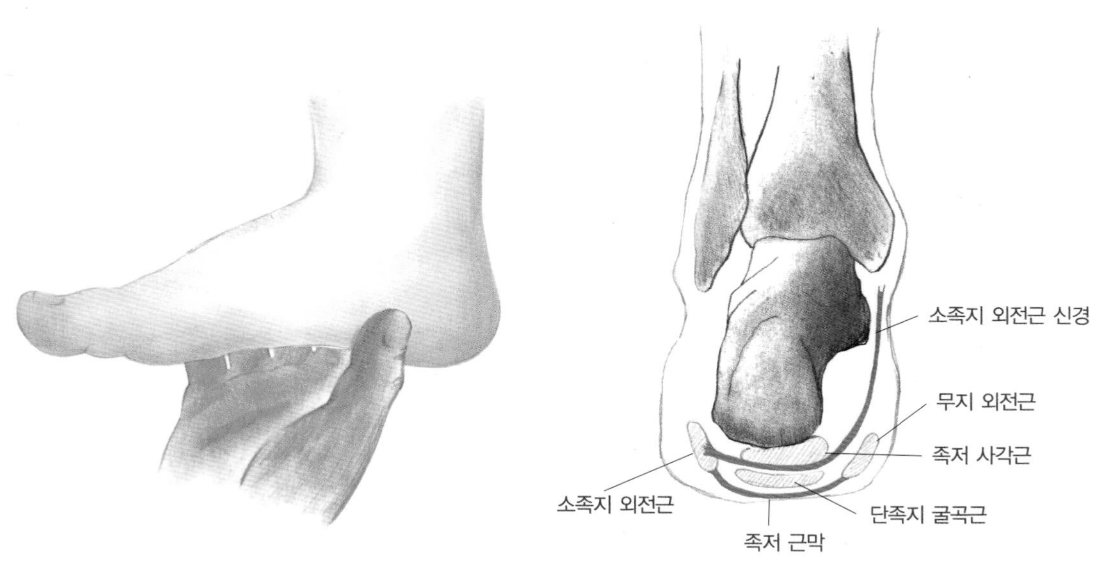

소족지 외전근 신경은 종골 내측 결절보다 약 2cm 내측, 발바닥 면에서 약 1cm 위쪽을 눌러서 진찰하며 단족지 굴곡근과 족저 사각근 사이로 주행한다.

그림 7-3 결절종(ganglion)에 의하여 발생한 족근관 증후군

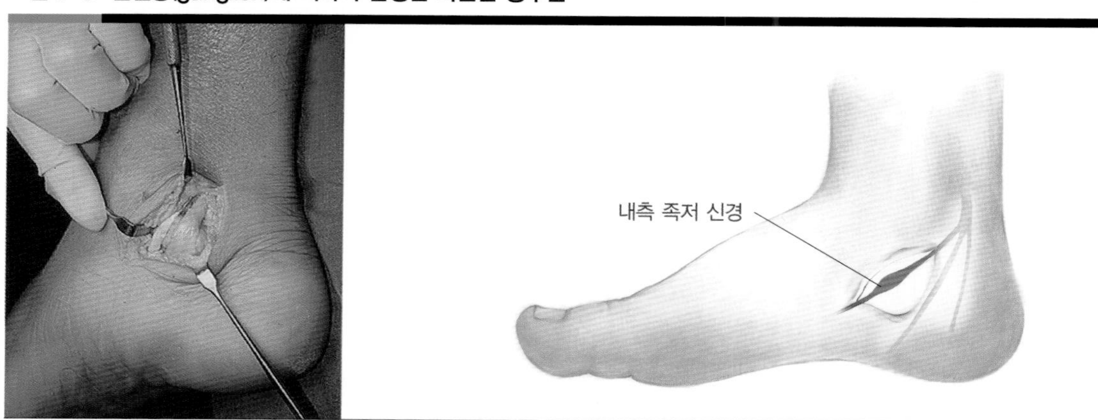

결절종 위에 내측 족저 신경이 들려 넓게 퍼져 있는 모양이다.

지는 운동 신경과 감각 신경이 섞여 있다. 외측으로 주행하여 종골의 골막에 분포하고, 소족지 외전근(abductor digiti minimi)을 지배한다.

내측 종골 신경(medial calcaneal nerve)은 기시 부위가 다양하며 1~4개로 구성된다. 대부분 경골 신경으로부터 분지되지만 외측 또는 내측 족저 신경으로부터 분지되는 경우도 있다. 무지 외전근보다 표층에 있으며, 피하 지방층을 지나서 뒤꿈치 내측의 피부 감각을 담당한다.

족근관 증후군의 원인은 연부 조직 종양,[9] 정맥류(varicosities),[5] 전위된 골절, 신경 주위 섬유화, 건초염, 거종 결합(talocalcaneal coalition),[10] 당뇨병 그리고 류머티스성 관절염이나 강직성 척추염 등이 있다 그림 7-3. DiGiovanni와 Gould는[3] 약 50%는 뚜렷한 원인을 알 수 없었다고 하였다.

감별 진단을 해야 할 질환으로는 1) 당뇨병 또는 알코올성 말초 신경증, 2) 말초 혈관 질환, 3) 몰톤 신경종, 4) 신경초종(neurilemmoma), 5) 요천추 신경 증세 등이 있다. 당뇨병에 의한 말초 신경증은 신경 자체의 변성을 초래하지만 신경 주위와 신경 섬유 사이의 부종에 의한 족근관 증후군이 신경 자체의 변화를 악화시키는 원인일 수가 있으며, 이 경우에는 수술로 족근관을 감압하면 신경 기능을 호전시켜서 궤양이 치유된다는 보고가 있다.

이때 근전도 검사상 이상이 나타나기 전에 정량적 감각 기능(quantitative sensory testing)을 검사하여 조기에 감압하는 것이 좋다고 하지만 그 주장의 근거가 되는 문헌 보고가 뚜렷하지 않다.

(2) 임상 소견 및 방사선 소견

가) 병력

다양한 증세가 족저부에 광범위하게 나타난다. 통증의 위치와 성질을 정확히 표현하기 어려운 경우가 많은데, 특정 위치를 잘 알 수 없는 저린 감각, 화끈거리는 느낌 등이 주된 증상이다. 대부분은 특별한 외상력이 없다. 서 있거나 활동을 많이 하면 증세가 악화되며 휴식을 하면 증세가 완화된다.

그러나 때로는 밤에 잘 때 심한 통증이 나타나기도 하며,[6] 가벼운 이불도 심한 불편감을 느끼게 한다. 이러한 야간 통증은 마사지를 하면 다소 호전된다. 또한 하퇴부의 내측, 근위부로 방사통을 호소하기도 하며, 외측 또는 내측 족저 신경의 분포 부위에 국한된 증세가 나타나기도 한다.

나) 진찰

다양한 진찰 소견이 나타날 수 있으며, 확실히 족근관 증후군이라고 할 수 있는 정도의 특이 소견이 모든 환자에게서 나타나지는 않는다. 오랫동안 신경이 마비되어 있었다면 근위축과 뚜렷한 감각 이상이 있으므로 진단이 쉽지만, 초기에는 감각의 마비도 뚜렷하지 않으면서 증세만 있으므로 통증을 유발할 수 있는 다른 여러 가지 질환과의 감별이 쉽지 않다.

우선 하지의 전체적인 선열(alignment)에 이상이 있는지를 검사한다. 맥박을 만져서 혈액 순환에 큰 이상이 없는지를 검사한다. 관절의 운동 범위를 측정하여 골결합의 가능성을 검사한다. 압통 및 돌출된 부분이 있는가를 보고, 티넬 징후가 있는가를 검사한다. 경골 신경을 30~45초간 압박하면 대부분에서 방사통이 나타난다.[7] 그러나 정상인도 신경을 압박하면 방사통이 발생할 수 있다. 족관절과 제1 족지를 최대한 족배 굴곡한 상태에서 1분간 유지하면 장무지 굴곡건에 신경이 눌려서 증세를 유발하는 검사가 진단에 효과적이라는 보고도 있으나, 저자는 민감도(sensitivity)가 낮다고 판단한다.

감각 검사는 Semmes-Weinstein monofilament로 한다. 근력 약화는 검사하기 힘든데 소지 외전근, 무지 외전근 등의 위축이 보일 수 있다. Dellon은 다음에 기술한 정량적인 감각 검사 방법으로 조기에 정확한 진단이 가능하다고 하는데, 이 검사는 장비가 고가라서 구비하기 어려운 문제점이 있다.

① 정량적 감각 검사(quantitative sensory testing, QST)

1982년에 신경과 의사들이 모여서 정량적 감각 검사를 정의하였다. 종래에 사용되던 전기 진단 방법은 통증이 있고 비용이 많이 들고, 임상적 증세와 맞지 않는 경우가 종종 있으며, 임상적인 문제를 조기에 진단할 수 있을 정도로 민감하지 못하다는 등의 문제와 반복적인 검사를 하기 어렵다는 점 때문에 정량적 감각 검사가 중요한 의미가 있다고 한다.

신경이 압박되면 가장 먼저 침범받는 것이 굵은 유수 섬유(large myelinated fiber)들이며, 이것은 압력과 진동을 전달한다. 가장 얇은 유수 섬유는 가장 나중에 기능을 상실하며 이 신경은 통증과 온도 감각을 전달한다.

신경 손상이나 신경 봉합 후에 통증이나 온도 감각은 회복되는 경우가 많지만, 가장 중요한 촉감은 회복되지 않을 수 있다.

그래서 이런 굵은 섬유의 기능을 검사하는 방법이 중요하다. 진동 감각을 측정하는 방법들은 진동 탐색침(vibration probe)에 압력이 가해지면 자극 강도가 감소한다는 공통된 문제점이 있다.

그래서 1992년에 PSSD(pressure specified sensory device)를 개발하여 사용하기 시작하였다.

어떤 2개의 자극을 2개라고 분별할 수 있는 간격이 얼마인가를 검사하는 2점 분별 검사(2 point discrimination test)시 각각의 점에 가해지는 압력이 커지면 짧은 거리도 2점으로 인식하고, 압력이 낮으면 2점간의 간격이 멀어져야 2점으로 인식한다는 것이 이 기구의 기본 원리이며, 압력과 간격의 두 가지 지표를 이용하므로 기존의 2점 분별 검사보다 조기에 신경 이상을 검사한다.

Dellon이 이 기구를 개발하고 상당히 많은 검사치와 임상 자료를 축적하여 뚜렷한 진단 효과가 있다고 하는데, 단순히 진단하는 기구로서는 고가라는 것이 가장 큰 문제이다. 대부분의 신경 질환에서 진단이 애매한 경우가 많은데, 이 기구를 이용하면 조기에 하지의 신경 질환의 진단이 가능하다고 한다.

하지의 신경 질환으로는 뒤꿈치 통증, 몰톤 지간 신경종, 족근관 증후군, 총비골신경 포착 등의 신경 포착 증후군, 당뇨병성 신경병증, 신경의 견인손상(traction injury) 등이 있다.

② 영상 진단 검사

단순 방사선상에서 족근관에 공간을 차지하는 종양이나 뼈가 있는지를 검사하는데, 골연골종, 골절편 또는 선천성 거종 결합이 있는지를 관찰하며, 대부분의 경우에 단순 방사선상에서는 이상 소견을 발견할 수 없다. 거종 결합이 있으면 주로 거골과 종골 간의 중간 관절면이 있는 재거 돌기(sustentaculum tali)가 커지므로 족근관 증후군의 원인이 될 수도 있다.

전산화 단층 촬영 및 자기 공명 영상 촬영을 하여 결절종(ganglion), 골결합 및 골편 등을 진단한다.

③ 전기 진단 검사

운동 신경 잠복기(latency), 운동 및 감각 신경 유발 전위(evoked potential), 근전도 등을 검사하는데, 말초 신경증의 가장 초기에 감각 신경 전도 속도의 이상이 나타나므로 전도 속도가 가장 의미가 있다.[4] 이러한 전기 진단 검사의 결과와 임상적 결과 사이의 상관 관계가 분명하지 않으며,[7] 위음성으로 나타나는 경우도 있다. 이와 같이 전기 진단 방법의 정확성 및 민감도에 대하여는 아직 불명확한 점이 많아서 전기 진단 방법의 결과만으로 수술 여부를 결정하지는 않는다.

(3) 치료

가) 비수술 요법

신경을 압박하는 뚜렷한 구조물이 있을 경우에는 수술을 하여야 하지만, 신경을 압박할 만한 뚜렷한 구조물이 없으면서도 족근관 증후군이 의심될 경우에는 먼저 6~12주 정도 비수술적 요법을 시행해 볼 수 있다.

임신 중에는 안정과 하지 거상 등을 하고 출산 후 수주가 경과할 때까지 기다려 보면 수근관 증후군과 마찬가지로 호전되기도 한다. 체중 부하시에 뒤꿈치의 외번에 의하여 내측 구조물들이 늘어나고 족근관이 좁아져서 신경이 압박될 수 있으므로, 외번을 감소시키기 위하여 아치 지지대(arch support) 등의 삽입 보조 용구를 사용하기도 한다. 전신적인 부종이 있는 경우에는 탄력 스타킹과 투약 등이 도움이 될 수 있다. 건초염이 있는 경우는 투약 및 스테로이드를 주사할 수 있으며, 단하지 석고나 보조기로 고정시킬 수도 있다.

약물로는 삼환계 항우울제인 amitriptyline(elavil)이나 항경련제, gabapentin, pregabalin 등을 사용해 본다.

그림 7-4 외전근 부위에서 신경 감압하는 방법

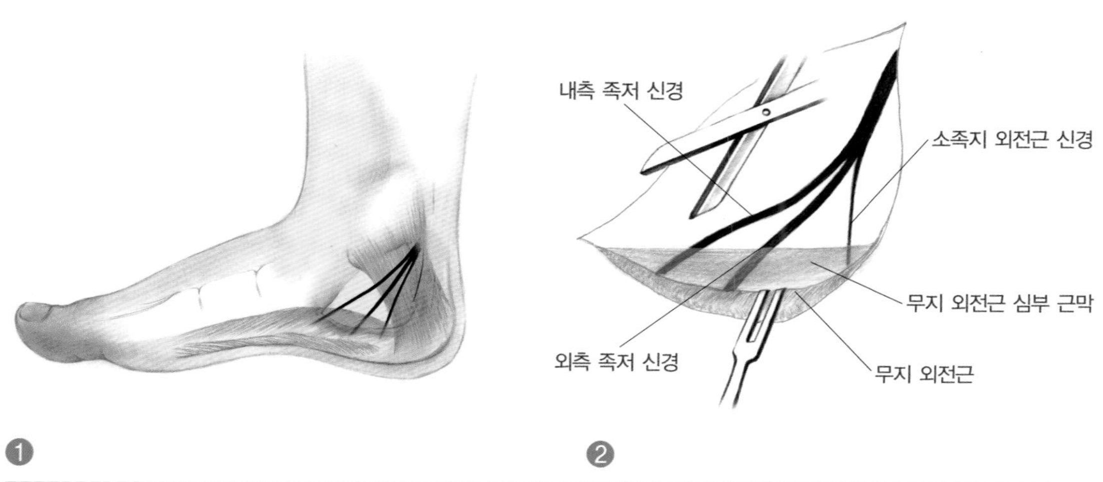

① 경골 신경이 분지한 후 외전근보다 깊이 주행하여 발바닥으로 들어간다. ② 외전근과 외전근의 심부 건막 사이를 박리한 후에 외전근의 심부 근막을 절개하여 신경을 감압한다.

나) 수술적 요법 및 예후

① 수술 기법

족근관 증후군을 수술할 때는 loupe를 끼고 시야를 확대하여 잘 관찰하여야 한다. 굴근 지대 부위는 물론이고 근위부의 심부 근막을 굴근 지대의 근위단으로부터 1~2cm 이상 근위부까지 절개하고, 원위부로는 내측 족저 신경과 외측 족저 신경을 따라서 무지 외전근의 심부로, 신경이 족저부로 들어가서 외전근의 근막을 빠져나가는 부위까지 압박된 부위가 없도록 팽팽한 근막이나 굴근 지대를 절개한다 그림 7-4. 무지 외전근보다 근위부에서 피부와 피하 조직을 절개하면 바로 얇은 근막이 나타나는데 이 부분이 족근관이다. 그러나 무지 외전근 부위에서는 피부, 피하 조직, 무지 외전근의 천부 근막, 무지 외전근의 심부 근막의 순서로 절개하여야 한다.

족근관 부위에 곡선형의 절개를 하는데, 내과의 원위단에서 약 3~5cm 근위부에서 시작하여 재거 돌기의 후방을 지나서 전하방으로 향한다.

내측 족저 신경은 재거 돌기의 바로 하방에 위치하며 외측 족저 신경은 재거 돌기와 종골의 내측 돌기 사이로 주행하므로 외측 족저 신경의 주행 방향을 따라서 재거 돌기보다 1cm 하방을 절개하면 모든 신경 분지를 다 감압하기 쉽다.

피하 조직을 절개할 때 내측 종골 신경(medial calcaneal nerve)이 손상될 우려가 있으므로 작은 신경 분지가 있는가를 잘 보면서 절개한다.

피하 조직을 절개하고 나면 무지 외전근의 천부 근막(superficial fascia)이 나타난다. 이 근막을 절개선의 방향에 따라 절개하면 무지 외전근이 나타난다. 무지 외전근을 얇은 골막 거상기(예를 들면 Freer elevator)를 이용하여 심부 근막으로부터 박리한다. 무지 외전근을 당기고 심부 근막을 깨끗하게 노출시킨 다음에 심부 근막의 안쪽 면으로 골막 거상기를 넣어서 심부 근막을 박리해 낸다.

무지 외전근의 심부 근막 아래로 내 · 외측 족저 신경, 외측 족저 신경의 제1 분지 등이 지나가므로 심부 근막의 안쪽 면을 박리하여 각각의 신경이 지나가는 부위에서 심부 근막을 절개하면 각각의 신경이 감압된다. 이때 각각의 신경보다는 신경과 같이 주행하는 혈관이 더 쉽게 보이는데, 각각의 신경을 육안으로 모두 확인할 필요는 없다.

무지 외전근 심부 근막의 아래로 주행하는 혈관을 따라서 모기 지혈 겸자를 족저부로 넣으면 겸자의 끝이 발바닥으로 들어갈 수 있으며 그 통로를 따라서 심부 근막을 절개하면 각각의 신경이 감압된다.

신경을 직접 조작하는 것을 삼가하여 반흔이 발생하지 않도록 한다. 신경 박리 후 신경 주위에 발생하는 반흔에 의해 다시 증세가 발생할 경우에는 다시 수술하더라도 신경의 유착 때문에 증세의 호전을 기대하기 어렵다. 그러므로 신경 주위의 지방 조직을 박리하지 않는 것이 신경 주위의 반흔에 의한 재발을 방지하는 데 도움이 된다. 그러나 신경 주위의 지방 조직을 박리하지 않으면 신경 자체가 변색되어 있는지 굵어지거나 얇아진 부분이 있는지를 확인하기 어려운 단점이 있다.

내측 족저 신경은 외전근의 아랫부분까지 추적하여 거골 및 주상골 아랫부분으로 원활하게 빠져나가는 것을 확인한다.

외측 족저 신경도 무지 외전근의 아래까지 확인하는데, 무지 외전근의 심부 근막에 의해 압박되어 있으면 그 근막을 절개한다. 결절종 등의 외적인 구조물에 의해 압박된 경우에는 그것을 절제하면 된다.

그러나 결절종이 한 개가 아니라 여러 개의 주머니로 구성되어 있는 경우가 많고, 신경 주위에 발생하므로 수술시에 신경을 마음대로 견인하기 어렵다. 특히 경골 신경이 3개의 분지로 갈라지는 부위에서는 신경의 가동성(mobility)이 제한되어 있으므로 수술적 절제가 용이하지

그림 7-5

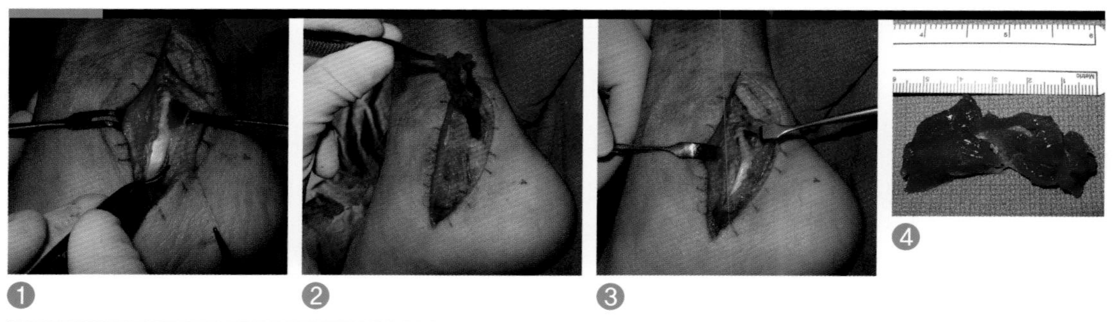

장무지굴곡근이 족근관 아래까지 비후되어 족근관 증후군이 발생한 환자. ① 족근관 부위에 근육이 노출되어 있다. ② 근육을 절제하고 있는 사진. ③ 근육을 절제한 후 사진. ④ 절제한 근육의 사진인데 길이 6cm, 폭 2cm 정도이다.

않은 경우가 많다 그림 7-5. 그러므로 결절종을 수술할 때는 항상 불완전 절제의 가능성을 염두에 두고 환자와 상담하여야 한다.

족근관 부위의 결절종은 대부분 거종 결합이 있는 중간 관절(midfacet)에서 발생하거나 장무지 굴곡근건의 건초에서 발생한다. 결절종의 바로 위에 내측 족저 신경이 놓여 있는 경우가 많으므로, 이 부분을 해부할 때 피하 조직에서부터 주의하여 박리한다.

수술 도중에 결절종이 파열되면 결절종이 완전히 제거되었는지 알기 어려운데, 대부분은 거종 결합이 있는 중간 관절이나 장무지 굴곡근건의 건초에서 발생하므로, 수술 도중에 결절종이 터지더라도 거종 중간 관절의 관절낭을 철저히 제거하고, 장무지 굴곡근건의 건초를 절제하면 재발할 가능성이 낮다.

결절종의 원인이 되는 관절낭이나 건초는 대개 정상보다 두껍고 깨끗한 섬유 조직과 좀 다른 거칠고 갈라진 모양을 보이는 경우가 많으므로 어떤 부분을 절제하여야 할지 의심스러울 때 참고가 된다.

재발한 결절종의 수술은 더 어려우며, 수술 전에 환자에게 신경 자극 증상을 없애기 위하여 지속적으로 내용물을 흡입해야 할지도 모른다고 이야기한다.

수술 후에는 7~10일간 단하지 석고 부목이나 붕대를 하여 고정시키고 체중 부하를 하지 않는다. 그 후 3주간 부분 체중 부하를 한다. 수술 후 곧 증세가 호전되기도 하고, 3~6개월에 걸쳐 점차 호전되기도 한다. 일단 마취가 깨면 증세가 호전되는 것을 알 수 있는 경우가 많다. 수술 수주 후에 신경이 정상으로 회복되면서 통증이 더 심해지는 경우도 있다.[3] 골절이나 외상 후의 신경 주위 반흔 및 유착에 의한 족근관 증후군은 수술 후 일단 증세가 좋아지다가 다시 악화되는 경우도 흔하다. 종골 골절에서 골절 부위와 신경이 유착되어서 신경 증상을 유발하는 경우가 많은데, 이 경우에는 수술 전에 신경 박리를 하여서 처음에는 호전되더라도 다시 악화된다고 설명한다. 저자의 경험으로는 원래 증상의 50% 정도 호전되기를 기대하고 수술하는 것이 좋다.

② 예후

뚜렷한 원인이 있는 경우는 결과가 양호하며 뚜렷한 원인이 없는 경우에는 추시하면서 점차 결과가 나빠진다는 보고들도 있다. 오래 경과되어 근육의 위축이 있는 경우는 예후가 좋지 않다.

③ 재수술(revision surgery)

수술 후에도 호전되지 않는다면 처음 진단이 틀렸을 가능성과 수술시에 불충분하게 유리하였을 가능성이 있다. 충분히 유리하였는 데도 증세가 호전되지 않은 경우는 수술시 신경이 손상되었거나 신경 주위의 반흔에 의한 것인데, 수술 후에 일단 증세가 좋아졌다가 다시 재발하는 경우에는 신경 주위 반흔이 원인일 가능성이 있다. 처음 수술시에 불충분하게 절개하여 증세가 남아 있는 경우에는 재수술시에 압박하는 부분을 충분히 절개하여 좋은 결과를 얻을 수 있으나, 수술 후 반흔에 의하여 신경이 압박되는 경우에는 반흔을 제거하고 유착을 풀어 주어도 다시 반흔이 생겨 예후가 좋지 않다.[8] 이러한 경우에 신경 주위에 유착이 발생하는 것을 방지하기 위하여 복재 정맥(saphenous vein)을 떼어서 신경 주위를 둘러싸는 수술(vein wrapping)을 하기도 하는데, 신경 내 반흔(internal scarring)이 있는 경우에는 이러한 수술을 하여도 효과를 기대하기 어렵다.[3]

나. 지간 신경종(Interdigital Neuroma)

(1) 병태 생리

허혈, 염증, 연부 조직 외상, 종양, 근력 불균형, 섬유 증식 등 여러 가지 원인이 제시되어 있다. 횡형 중족골 간 인대(transverse intermetatarsal ligament) 밑을 지나면서 신경이 포

그림 7-6

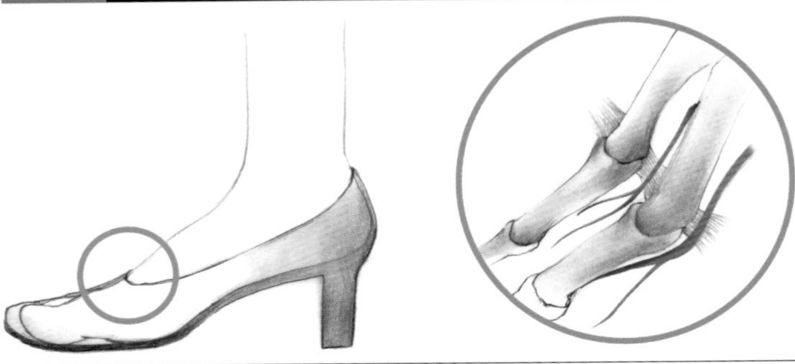

횡형 중족골 골간 인대에 의하여 족지 신경이 압박된다.

그림 7-7

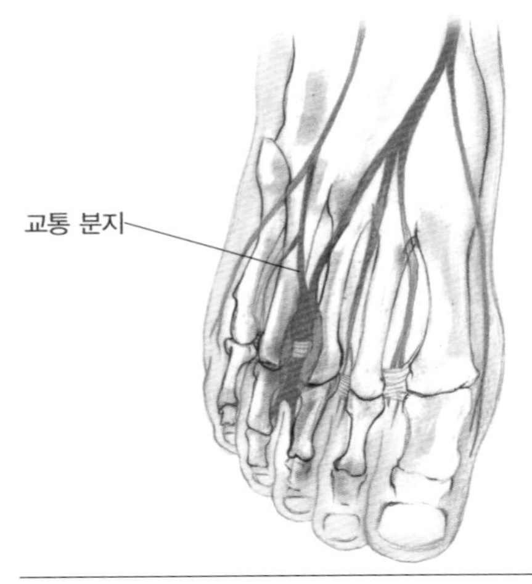

제4, 제5 족지의 공통 족지 신경(common digital nerve)에서 제3, 제4 족지의 공통 족지 신경으로 향하는 교통 분지가 있는 경우가 흔하지만 교통 분지 때문에 족지 신경이 두꺼워지지는 않으므로 그림처럼 두꺼워진 것은 비정상이다.

착될 가능성이 가장 높은데, 신경 섬유가 증식되는 진정한 의미의 신경종은 아니다.[3,5] 전족부가 좁은 신발, 특히 여자의 뾰족한 신발이 이러한 압박 증세를 악화시킨다. 굽이 높은 구두를 신으면 중족 족지 관절이 신전되므로 신경이 이 인대에 눌리게 된다 그림 7-6.

제2, 제3 중족골두 사이와 제3, 제4 중족골두 사이가 다른 부위에 비하여 좁으므로 지간 신경종이 발생하기 쉽다.[6]

지간 신경들 사이에는 서로 교통 분지(communicating branch)가 있는 경우도 있는데 제4, 제5 족지의 공통 족지 신경(common digital nerve)에서 제3, 제4 족지의 공통 족지 신경으로 향하는 교통 분지가 있는 경우가 가장 흔하며, 교통 분지가 있더라도 해당 신경이 더 두꺼워지지는 않으므로, 교통 분지가 지간 신경종의 발생 원인은 아니다 그림 7-7.[6]

그림 7-8

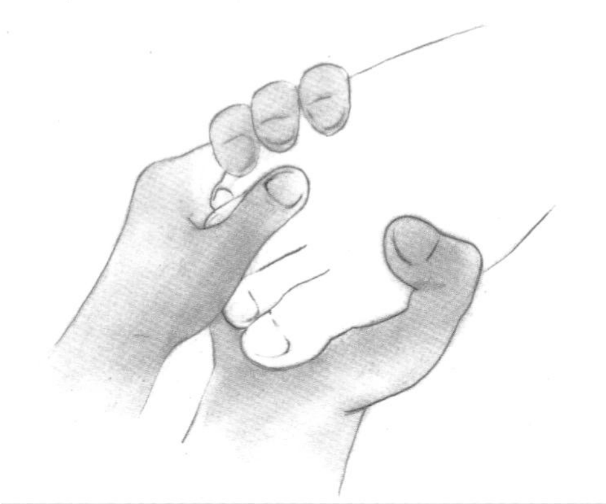

Mulder's click을 유발하는 모양을 도식화한 그림.

그림 7-9

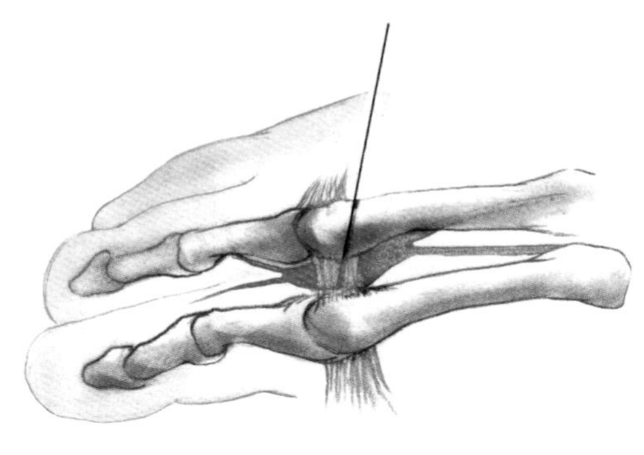

발등 쪽에서 횡형 중족골 간 인대를 뚫자마자 주사하면 족지 신경 주위에 약물이 확산된다.

(2) 진단

제3, 제4 족지 사이의 세 번째 지간에서 가장 흔하며, 그다음으로는 두 번째 지간에서 흔히 발생한다고 알려져 있으나, 두 번째와 세 번째 지간 사이에 별 차이가 없다는 보고도 있다. 한쪽 발에서 여러 곳에 신경종이 있을 수도 있다.

중년의 여성에게 많이 나타나며, 발가락으로의 방사통이 있는데 보행에 의해 악화되며, 신발을 벗으면 화끈거리는 통증(burning pain)이 사라진다. 때로는 발가락의 감각이 둔한 느낌을 호소하기도 한다. 굽이 높고 좁은 신발을 신으면 증세가 심해진다. Gauthier는 중족 족지 관절과 지절을 완전히 신전시켰을 때 통증이 나타나고, 굴곡시키면 통증이 사라지는 것이 가장 특징적인 소견이라고 하였다.[2] 그러나 애매한 검사 방법이다.

전족부를 한 손으로 꽉 쥐고 질환이 의심되는 발가락 사이의 공간을 두 손가락으로 누르면 증세가 유발될 수도 있다. 중족골두 사이에 손가락을 대고, 다른 손으로 제1 중족골두와 제5 중족골두를 옆으로 조이면 중족골두 사이에서 지간 신경종이 전위되면서 click을 일으키는 것을 느낄 수 있으며, 이것을 Mulder's click이라고 하는데 신경종이 큰 경우에 뚜렷이 알 수 있다 그림 7-8.

Mulder's click이 나타나면서 발가락에 찌릿한 증세가 나타나면 확진이 가능하지만 click은 있지만 통증은 없는 경우도 많다. 진단이 의심스러울 때는 국소 마취제를 중족골두 사이에 주입하여 증세가 없어지면 진단할 수 있다 그림 7-9. 그러나 점액낭염이나 중족 족지 관절의 통증, 중족골두 하방의 중족골 통증 등도 국소마취제 주입으로 호전될 수 있으므로 정확한 감별 진단이 되지는 않는다. 발등 쪽에서부터 주사침을 삽입하여 중족골 간 인대보다 바닥 쪽에 국소마취제를 주입한다.

중족골 통증은 중족골두의 바닥에 굳은살이 있으면서 그 부위에 통증이 있다. 중족 족지 관절의 활막염에서는 관절의 부종이 있다. 교차 변형(crossover deformity)이 있는 경우에는 신경 증세와 중족 족지 관절 활막염의 증세가 동반될 수 있다. 이외에 초음파 검사,[9,13] MRI,[10] 신경 전도 검사 등이 진단에 사용되고 있으나 주된 진단 방법은 임상적인 것이다. 초음파 검사로 작은 크기의 신경종도 확인할 수 있다고 하지만 저자의 경험으로는 진단 확률이 낮다. 실제 수술 소견을 보더라도 주변 조직과 뚜렷한 경계선이 있는 종괴인 경우도 있고, 정상 조직인지 아닌지 알기 어려워서 수술하면서도 어디까지 절제해야 할지 애매한 경우가 있는데 이런 경우에는 초음파 소견으로 알기 어려울 것이다.

(3) 비수술적인 치료

20~30%는 비수술적인 치료에 효과가 있다. 볼이 넓은 신발과 중족골 패드(metatarsal pad)를 사용하는데, 중족골 패드를 하면 중족골두 사이의 거리가 벌어지는 효과가 있다. 투약에 의한 장기적인 효과는 기대하기 어렵다. 보존적인 치료에 전혀 반응이 없으면 스테로이드를 국소에 주사하는데, 스테로이드는 지방 조직의 위축을 일으키므로 여러 번 주사하는 것은 바람직하지 않으며 한 번 스테로이드를 사용해 보고 호전되지 않으면 수술을 고려한다.[8]

중족골두보다 약간 근위부인 중족골 경부에 양쪽 중족골두의 사이로 주사침을 삽입하면 중족골 간 인대를 뚫는 부분에서 저항이 느껴지며 그 부분을 통과하면 저항이 약해지면서 발바닥 쪽에서 주사침의 끝을 만질 수 있다. 너무 피부에 가깝게 주사하면 피하 지방의 위축이 생길 가능성이 있으므로 중족골 간 인대를 뚫고 바로 그 아래에 스테로이드를 주사한다. 스테로이드와 리도카인을 섞어서 주사하면 주사 후 리도카인에 의하여 증세의 소실 여부를 확인해 볼 수 있으며, 증세가 소실된 경우에는 추후 스테로이드에 의한 효과에 의하여 증세가 당분간 괜찮을 것이라는 것을 미리 알 수 있다.

(4) 수술적 치료

수술 후에 신경을 절단한 부분에서 신경종이 다시 생길 수도 있으므로 증상이 뚜렷하고

그림 7-10

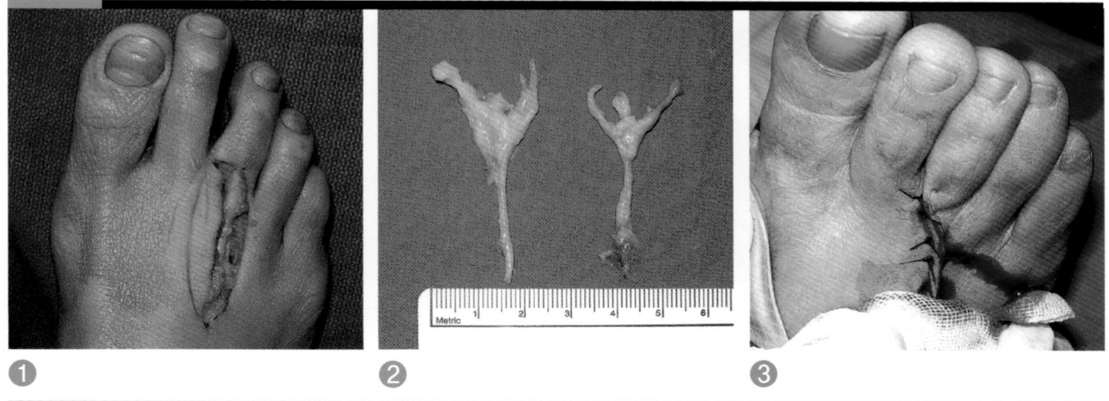

①, ② 제2, 제3 물갈퀴 공간(web)에 발생한 신경종을 한 개의 배부 절개를 하여 절제한 수술장 사진. ③ 지혈대를 풀고 확인해 보니 제3 족지의 허혈이 관찰되었다.

심한 경우에만 수술하는 것이 좋다. 절제하는 과정에서 중족골두 부분에서 다른 족지 신경과의 교통 분지가 잘려지는 경우가 많아서 수술 후 증상의 원인이 될 수 있다. 지간 신경종 절제는 중족골 간을 벌리고 신경을 상당히 근위부까지 박리하여 절제하여야 하므로 국소 마취로는 할 수 없으며, 발목 차단 마취를 하더라도 완벽하게 되지 않으면 상당히 불편한 상태에서 불완전한 수술을 할 가능성이 있으므로 저자는 대퇴부에 지혈대를 감고, 출혈이 없는 깨끗한 시야에서 수술한다. 제2, 제3 족지 간과 제3, 제4 족지 간의 신경종을 동시에 수술할 경우에는 가운데의 제3 족지에 가는 혈관 손상에 의하여 허혈이 발생할 가능성이 증가하므로 신경에 도달할 때 혈관 손상이 손상되지 않도록 특히 주의하여야 한다 그림 7-10.

가) 신경 절제술

지간 신경은 중족골두 사이의 횡형 중족골 간 인대의 바닥 쪽으로 주행하므로, 족저부 도달법을 사용하는 것이 신경에 도달하기는 쉽지만, 이 경우 발바닥에 반흔이 발생하여 통증의 원인이 될 가능성이 있으므로, 처음 수술인 경우에는 대부분 족배부 도달법을 사용하여 절제하는 경향이다.

중족골두 사이에 3cm의 종절개를 하고 피하 지방을 벌리고 중족골두 사이에 lamina spreader를 넣어서 중족골두를 벌리면 바닥에 중족골 간 인대가 나타난다. 중족골 간 인대를 원위부에서 근위부를 향하여 절개하면 신경이 보인다. 신경을 따라서 원위부로 가면 두 개의 발가락으로 가는 분지로 갈라지는 부분이 나오는데, 갈라지는 부분보다 원위부에서 신경을

그림 7-11 신경종 절제 장면

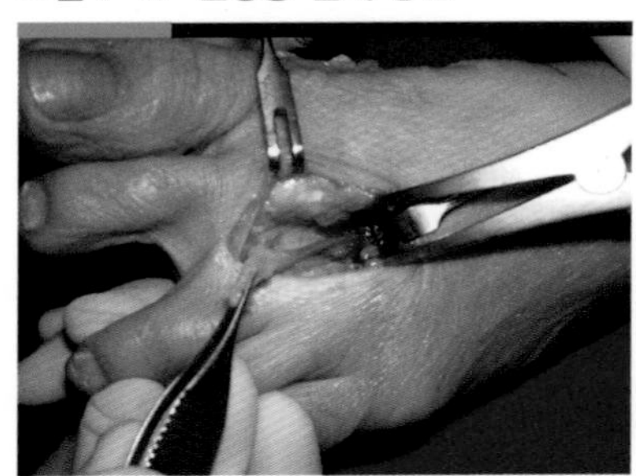

신경종을 잡고 최대한 근위부까지 신경을 박리하여 절제한다.

자른다. 신경종을 절제해 보면 한 개의 발가락에 한 개의 신경 분지가 있는 것이 아니고 여러 개의 분지가 있는 경우가 많다. 그리고 신경을 잡고서 가능한 한 근위부까지 멀리 박리하여 절단한다. Lamina spreader를 벌릴 때 중족골 사이의 내재근들을 다치지 않도록 한다. 작은 내재근의 건이 신경처럼 보이므로 혼동하지 않도록 주의하는데 건은 반짝거리므로 신경과 구분된다. Lamina spreader 사이로 작은 견인기(예를 들면 Senn vein retractor)의 긴 부분을 집어 넣어서 양측 중족골 사이를 횡으로 주행하는 근육을 걸어서 근위부로 당기면 신경을 근위부까지 박리할 수 있다 그림 7-11.

근위부까지 충분히 박리하여 절제하지 않으면 절단한 부위에 신경종이 재발할 수 있으므로 매우 주의를 요하는데, 어느 정도까지 근위부로 올라가서 절단하여야 하는지는 확실한 기준이 없으나, Amis 등은[1] 중족골 간 인대의 근위 경계부로부터 3cm 근위부까지 찾아서 절단하여야 한다고 하였다. 족저부 도달법은 재발성 신경종을 수술할 때 이용한다. 족배부의 반흔을 통하여 도달하면 해부학적인 구조물들을 잘 알 수 없고, 근위부로 해부가 불가능하므로 족저부로 도달한다. 체중 부하를 하는 중족골두 부위를 피하여 절개선을 넣어야 한다. 족저부를 절개한 후에 족배부를 절개한 경우보다 더 문제가 많이 발생한다는 문헌 증거는 없으나, 특히 족저 각화증이 있는 환자들은 주의해야 한다.

나) 횡형 중족골 간 인대 절단

이 수술의 근거는 신경종이 포착 증후군이라는 판단하에 그 원인이 되는 중족골 간 인대를 제거하면 증세도 소실될 것이라고 가정하는 것이다.[2,7] 이 수술의 장점은 신경을 절단하지 않으므로 수술 후에도 감각 소실이 없으며, 신경 절제술 후에 절단단에서 신경종이 발생할 가능성이 전혀 없다는 것이다. 또한 이 수술 후에는 환자가 좀 더 일찍 정상적인 활동을 할 수 있

그림 7-12

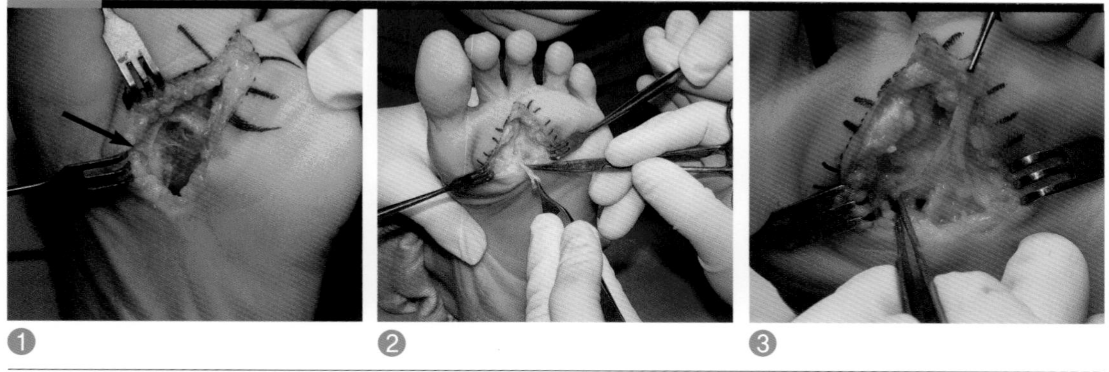

족배부를 통하여 제2 물갈퀴에서 신경종을 절제한 후 재발한 신경종을 족저부를 절개하여 절제하는 사진. ① 화살표 부분에 절제한 신경 끝이 두꺼워지고 유착되어 있다. ②, ③ 유착된 부분에서 신경을 절단하여 들어올린 후 근위부로 박리해 간다.

다는 보고도 있으나, 수술 후 이 중족골 간 인대가 원래대로 복원되어 다시 증세를 일으키므로 이 인대만 절단하는 데 반대하는 저자도 있다. 저자는 횡형 인대만 절제하여서는 예후가 나쁘다고 생각한다. 이미 자극이 되어서 신경 주변의 반흔이 크고 신경도 커져 있는데 횡형 인대만 절단하면 당분간은 괜찮을지 모르지만 다시 반흔이 형성되면 원래보다 더 심한 증상이 생길 가능성도 있을 것이다.

(5) 재발성 신경종

신경종을 절제한 후 다시 통증을 호소하는 환자가 상당수 있는데, 그 원인으로는 처음 수술시에 불충분하게 절제한 경우, 수술 부위를 잘못 선택한 경우, 절단단의 신경종 또는 절단의 근위부가 족저부에 붙어 있어 증세를 일으키는 경우 등을 들 수 있다.

근위부로 충분히 박리하여 절단하지 않으면, 지간 신경으로부터 피부로 향하는 작은 신경 가지들이 증세의 원인이 될 수 있다.[12] 재발성인 경우에는 대부분의 저자들이 발바닥으로 도달하여 절제한다.[4] 발바닥으로 도달하면 수술 반흔이 없는 깨끗한 조직을 통하여 수술하므로 박리가 용이하고 근위부까지 충분히 박리하여 절단하는 것이 가능하게 된다.

몰톤 지간 신경종의 조직 소견은 유수 섬유(myelinated fiber)의 소실, 신경 외막 및 신경막의 섬유화 및 비후(thickening and fibrosis of epineurium and perineurium), 신경 외막 및 신경막의 혈관의 비후 및 초자화(hyalinization) 등으로서 진정한 의미의 신경종은 아니지만, 재발성인 경우에는 전형적인 절단단 신경종 소견을 보일 수 있다 그림 7-12.[4]

그림 7-13 천비골 신경이 손상받는 부위

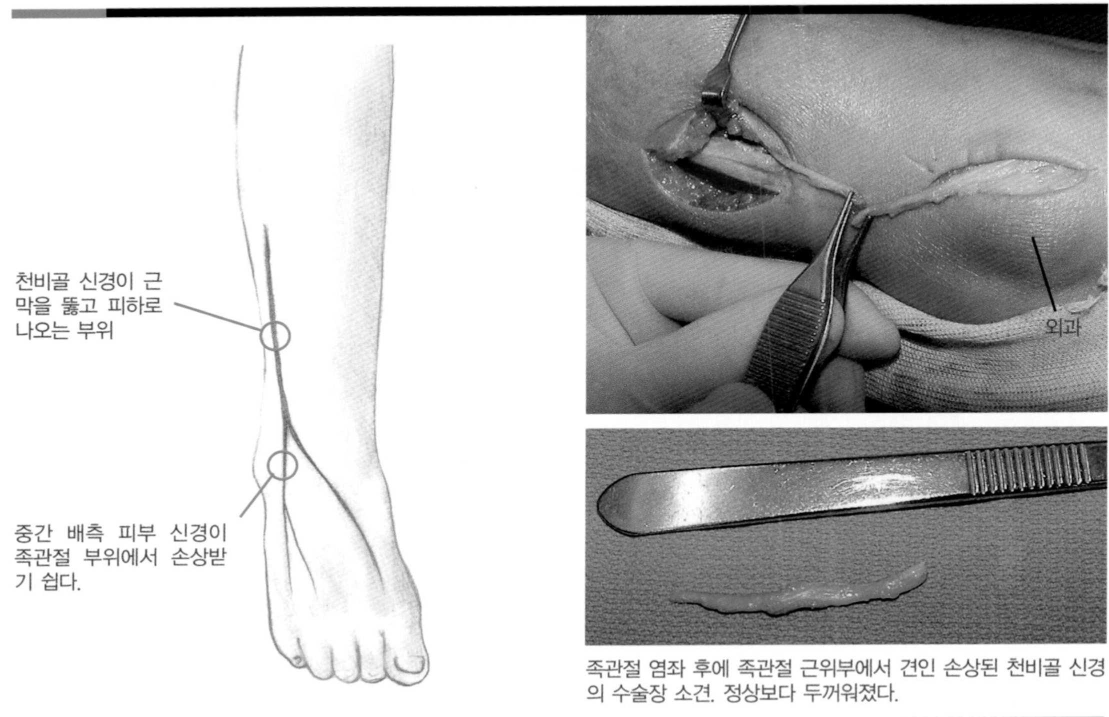

족관절 염좌 후에 족관절 근위부에서 견인 손상된 천비골 신경의 수술장 소견. 정상보다 두꺼워졌다.

다. 기타 신경 포착 및 신경종

(1) 신경 포착

이와 같은 질환들 이외에 다양한 부위에서 다양한 원인으로 신경 증세가 발생할 수 있다. 족부의 여러 가지 신경이 증세의 원인이 된다. 어느 신경이든지 다양한 원인에 의한 다양한 증세를 일으키므로 불분명한 증세를 호소하는 환자의 경우 항상 신경 손상의 가능성을 생각해야 한다. 주로 족관절 염좌 후에 견인(traction)에 의하여 발생하는 천비골 신경(superficial peroneal nerve)이나 비복 신경(sural nerve)의 손상이 있고, 외상 또는 수술에 의하여 발생하는 다양한 부위의 신경종이 있다 그림 7-13. 발의 종아치가 높고 중족부가 돌출된 환자는 중족부에서 신발과 마주쳐서 심비골 신경이나 천비골 신경의 분지들이 증세를 일으킨다 그림 7-14. 천비골 신경 주위의 결절종도 흔하지는 않으나, 커지면서 압박에 의한 신경 증세를 유발한다 그림 7-15.

그림 7-14 심비골 신경이 포착되는 부위

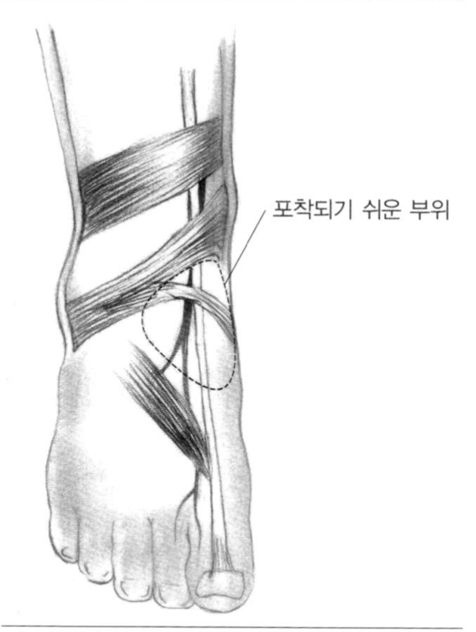

신전건 지대 또는 신발에 의한 압박으로 포착 증세가 발생한다.

그림 7-15

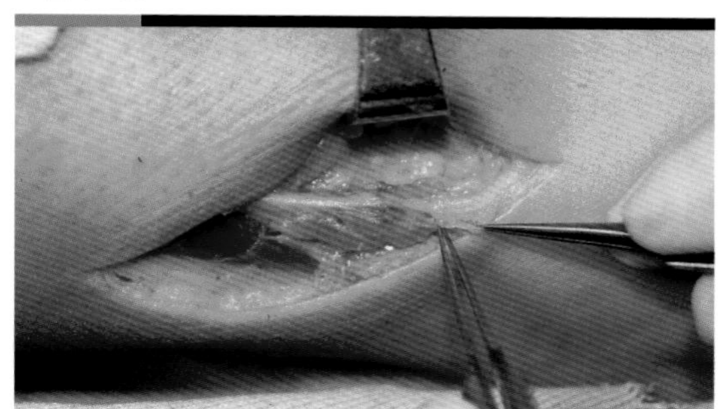

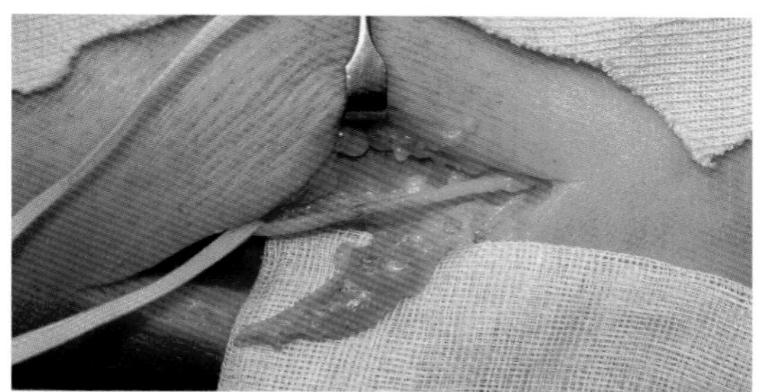

발목 관절 근위부에서 천비골 신경 주위에 발생한 결절종. 위쪽은 박리하기 전이며, 아래쪽은 신경에서 결절종을 박리한 사진이다.

외부 압박에 의한 신경 증세가 발생하여 원인이 되는 종양을 제거하거나 근막을 절개한 경우 등에는 증세가 좋아지고 다른 합병증이 발생할 가능성이 적지만, 신경종이 발생하여 신경을 절제할 경우에는 수술의 필요성과 수술 후의 경과에 대하여 환자의 증세를 감안하여 신중하게 판단하는 것이 좋다.

(2) 신경종

신경종을 절제하면 그 감각 신경 지배 부위의 감각이 소실되거나 저하되며, 절제 후에도 그 감각 신경 지배 부위의 이상 감각이 상당히 오래 지속되기도 한다. 또한 신경종을 절제한 후에 절단단에서 신경종이 재발할 가능성이 있다.

절제 후 근위단이 근육이나 피하 조직과 같이 부드러운 부위에 놓인 채로 두는 방법, 근육 속에 묻어 두는 방법, 그리고 뼈에 구멍을 내고 그 안에 넣어 두는 방법이 있다. 근육이나 뼈 속에 묻어 두는 것은 1) 신경의 절단단이 외부에서 눌리더라도 주변 조직이 유연하므로 절단단에 직접적으로 높은 압력이 가해지는 것을 방지하려는 것, 2) 절단단 주변에 반흔이 잘 생기지 않으며 반흔에 의한 신경 증세가 적은 것, 3) 신경종이 잘 발생하지 않는 것 등을 기대하지만 실제로 이런 기대가 모두 맞는 것인지는 알 수 없다.

저자는 근육 속에 묻어 두더라도 신경종이 발생하여 다시 수술해서 뼈 속에 묻어 준 예가 있는데 이와 같은 방법이 더 좋은 것이라고 주장할 만한 확증은 없으나, 가능하면 그냥 두기보다는 근육이나 뼈 속에 묻고 있다.

발목 또는 발목보다 근위부에서 천비골 신경이 내측과 중간 배부 감각 신경으로 분지하기 전에 신경종이 발생하여 절제할 경우, 발목의 약 8cm 근위부에서 천비골 신경이 심부 근막(deep fascia)을 뚫고 나오는 부위를 절개하여 근막을 절개하고 신경을 절단한 후, 단비골근의 근육을 모기 지혈 겸자로 벌리고, 신경 절단단을 집어 넣고, 3-0 vicryl 봉합사 3개 정도 봉합한다. 이때 발목을 움직여 보아서 움직임에 따라 신경이 당겨지지 않을 정도로 여유 있게 느슨한 상태에서 신경 주변을 봉합하여야 한다.

뼈 속에 신경을 묻으려면 지름 3 mm 정도의 드릴비트를 이용하여 비골에 구멍을 뚫고 구멍의 주변을 큐렛을 이용하여 부드럽게 만든 후에 신경 절단단을 구멍 속으로 넣는다. 그리고 신경 외막(epineurium)을 주변의 연부 조직에 봉합한다. 이때도 신경이 약간 느슨한 상태로 유지되도록 한다.

(3) 수술 후 발생한 의인성 신경종(Iatrogenic neuroma after surgery)

무지 외반증을 수술할 때 외측 연부 조직 유리술을 하면서 심부 횡형 중족 골간 인대를 절개하면서 인대의 바로 바닥 쪽을 지나가는 피부 신경을 손상하면 바닥을 디딜 수 없을 정도의 심각한 장애를 유발할 수 있다.

제1 중족 설상 관절 배부에서는 천비골 신경의 가장 내측 분지가 상방 외측에서 하방 내측으로 비스듬히 지나가며 제1 중족 족지 관절의 배부 내측을 지나간다. 제1 중족 설상 관절 부위에 강선 또는 나사못을 삽입할 때, 또는 제거할 때에 이 신경이 손상되기 쉽다.

비복 신경도 주행 부위를 따라서 여러 곳에서 손상 받을 수 있다. 특히 족관절 외과에서 제5 중족골 기저부 사이의 구간에서는 비복 신경을 주의하여야 하는데, 수술 종류와 환자의 위치에 따라서 비복 신경이 수술자의 생각보다 절개선에 가까이 위치할 수 있으므로 의심스러운 구간에서는 해부에 각별히 주의하여야 한다.

제1 중족골두하 점액낭염 절제술이나 내측 종자골을 수술하면서 내측 족저 신경의 분지를 손상할 수 있으므로 반드시 지혈대를 하고 출혈이 되지 않는 상태에서 절제하여야 한

그림 7-16

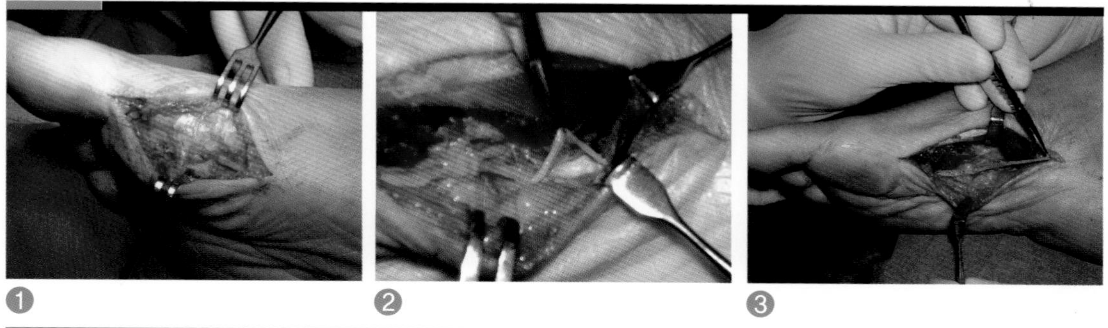

제1 중족골두 아래에 발생한 점액낭염을 절제한 후에 제1 중족골 내측에 발생한 신경종. ① 중족 족지 관절 관절낭의 족저부 내측에 유착된 신경종. ② 중족부에서 내측 족저 신경의 가장 내측 분지를 박리한다. ③ 제1 중족 족지 관절 내측에 유착된 신경종을 박리하여 중족부의 절개 부위로 빼낸다. 이때 이 분지가 다른 분지와 합류하는 부분의 원위부에서 절단하며 더 근위부에서 절단하면 제1 족지 이외의 다른 부위의 감각 상실도 발생한다.

다 그림 7-16. 저자는 제1 중족골두하 점액낭염을 절제한 경험이 없는데 이는 제1 중족골두하 점액낭염을 절제하여야 할 경우가 극히 드물기 때문일 것이다.

라. 요족(Cavus Foot)

요족이란 발의 종아치가 비정상적으로 높은 것인데, 여러 가지 다른 변형과 동반된다. 중족 족지 관절에서 족지의 과신전이 발생하며, 지절의 굴곡을 동반한다. 전족부가 회내 또는 내전되기도 하며, 중족부의 발등에 뼈가 돌출된다. 중족골두 아래에 굳은살이 있고 거골하 관절 운동의 제한이 있고 후족부가 내반되고 아킬레스건이 팽팽해지며(tightness) 첨족 변형이 동반될 수도 있다. 중족골두 아래의 굳은살이 가장 흔히 증세를 일으키는 원인이다 그림 7-17.

요족 변형을 진단하고 치료 방법을 결정하기 위하여는 1) 변형이 한 평면의 변형인가 여러 평면의 변형인가, 2) 어느 부위의 변형인가(즉 전족부의 변형인가, 중족부 또는 후족부의 변형인가), 3) 고정된 변형인가 유연성 변형인가, 4) 원인 질환이 진행성인가, 5) 절골술이나 유합술과 동시에 건이전술이 필요한가, 6) 감각 이상이 있는가 등을 고려하여야 한다.

(1) 원인

최근까지도 요족 변형의 80% 정도는 원인을 알 수 없는 특발성이었고, 20% 정도만 원인

그림 7-17

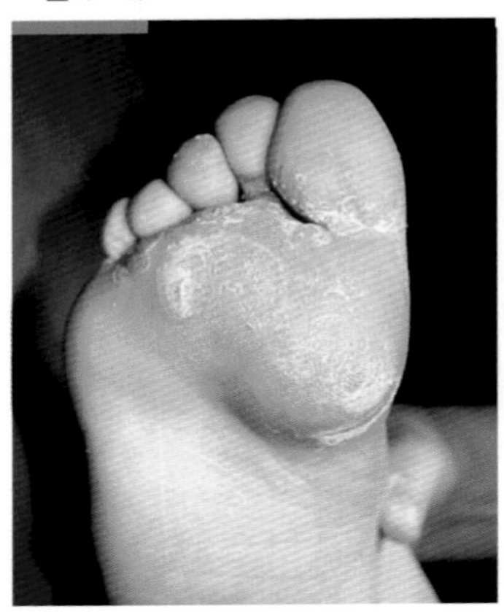

요족에 의하여 전족부에 굳은살이 발생한다.

을 알 수 있었다. 현재는 여러 가지 검사 방법의 발달에 의하여 80% 이상 원인을 알 수 있게 되었다고 하지만 아직도 저자의 증례들 중 대부분은 원인이 분명하지 않은 경우가 많다.

성인의 경우 대부분 신경 근육성 질환이나 외상이 원인이다. 신경 근육성 질환 중에서 가장 흔한 것은 유전성 운동 감각 신경병증(hereditary motor sensory neuropathy)인 Charcot-Marie-Tooth 질환과 소아마비 후유증이다.

소아에서 가장 흔히 요족을 일으키는 원인은 척추 유합 부전(spinal dysraphism), 뇌성마비, 소뇌 질환, 관절 구축증(arthrogryposis), 또는 심한 첨내반족(clubfoot)이다. 신경 근육성 질환과 특발성 요족이 발생하는 기전은 내재근과 외재근의 불균형에 의한 것으로 보인다.

전족부 내측에 첨족 변형이 있으면 2차적으로 후족부의 변형이 발생한다. 변형이 더 진행되면 뒤꿈치에 2차적으로 발생한 내번 변형이 고정되고 족저 근막이 구축을 일으킨다.

외상성 요족 변형은 외상 후에 심부 후방 구획 증후군이나 중족부 골절의 부정 유합에 의하여 발생한다. 외상 후 수개월이 경과한 이후에야 변형이 발견되기도 하며, 처음에는 거의 이상을 알아볼 수 없을 정도로 경미하였으나 점차 변형이 진행될 수도 있다. 하퇴부 심부 후방 구획에 있는 근육들이 섬유화되고 경직되어 경미한 갈퀴 족지에서부터 심한 요내반(cavovarus)과 갈퀴 족지가 동반된 변형을 일으킬 수 있다. 갈퀴 족지는 골절이 치유되면서 그 주위에 족지 굴근건들이 유착되어 발생하였을 가능성도 있다 그림 7-18.

신경 근육성 질환에 의한 요족에서는 조기에 전족부의 변형을 치료하여 후족부의 고정된 내반 변형이 발생하는 것을 지연시키거나 방지할 수 있는 경우가 많다. 외상성 요족에서는 족

그림 7-18

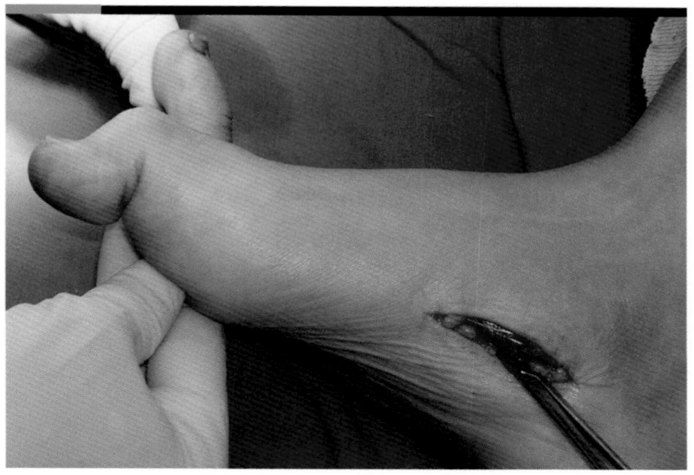

경골 골절 후에 발생한 갈퀴 족지. 장무지 굴곡근건을 절단하는 수술장 사진.

관절 및 족부 전체의 근육, 힘줄뿐만 아니라 관절낭을 포함하여 모든 연부 조직이 구축되어 있으므로 동시에 전족부와 후족부의 변형이 생기고, 광범위한 연부 조직 유리술이나 절제술이 필요한 수술을 해야 할 경우가 많고, 수술장에서는 변형을 교정하였더라도 다시 변형을 일으키는 경우도 많다.

(2) 임상적 소견

체중 부하를 하거나 중족골두의 바닥 부분을 손으로 밀어 올린 상태에서는 갈퀴 족지 변형이 교정될 정도로 변형이 경미한 경우에는 일상생활에는 장애가 없고, 오래 서서 하는 활동에만 장애가 있는 경우가 많다.

대개 비수술적인 방법으로 치료가 가능하다. 그러나 중족골두를 밀어올리거나 체중 부하할 때에도 변형이 교정되지 않는 고정된 변형인 경우에는 통증이 있는 굳은살이 발생하며, 변형이 점차 증가하기 쉽다.

Charcot-Marie-Tooth병이 양측성 변형의 가장 흔한 원인이며, 당뇨 신경증, Friedreich 운동 실조증, 척수 종양, 척수 유합 부전 등도 양측성 변형을 일으킬 가능성이 있다. 편측성 변형은 소아마비나 외상성인 경우가 많다.

Charcot-Marie-Tooth병의 1형은 증식형(hypertrophic form)으로서, 운동 신경의 전도 속도가 현저하게 감소되어 있고, 내재근이 점차 위축되어 10대부터 요족 내반 변형을 일으키

그림 7-19

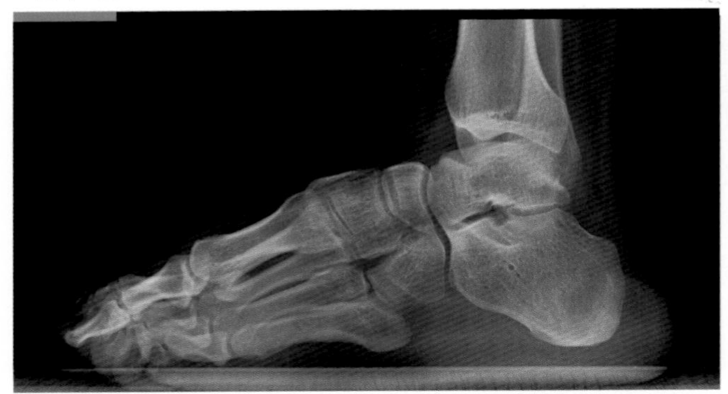

하퇴 삼두근이 약화되어 발생한 요족인 경우에는 종골 피치각이 크다.

며, 하퇴 근육이 침범된다. 2형은 신경형(neuronal form)이라 하며, 운동 신경의 전도 속도는 정상이다. 무릎 이하의 모든 근육을 침범하며 종족 요족(calcaneocavus) 변형을 일으킨다. 두 가지 형 모두 상염색체 우성 유전(autosomal dominant)되고 표현성은 다양하여 형제 간에도 침범의 정도가 다르다. 고유 수용 감각이 저하되어 균형 감각이 감소하므로 보행에 영향을 미친다.

요족 변형의 원인 부위에 따라 원인 질환과 변형의 발생 기전을 추측할 수 있다. 우선 전족부의 첨족 변형이 원인인지, 후족부의 종족 변형이 원인인지를 구분하는 것이 중요하다. 전족부가 내전, 회내되어 있고, 제1열이 족저 굴곡되어 있고 뒤꿈치가 내반된 경우에는 대개 신경 근육성 질환이나 외상 등이 원인이며 특발성인 경우는 드물다. 종골 피치각이 30° 이상인 종족 변형이 있는 경우에는 소아마비, 마미총 손상 등의 원인으로 하퇴 삼두근이 약화되어 발생한 것이다 그림 7-19.

Charcot-Marie-Tooth병에서는 족관절을 족배 굴곡시키는 근육이 초기에 마비되고 하퇴 삼두근은 늦게 마비되므로 후족부에는 첨족 변형이 있는 경우가 있다. 그러나 후족부의 첨족 변형은 경미하고 대부분은 전족부의 첨족 변형이 주된 변형이다. 그러므로 발 중간 부분보다 원위부를 가리고 하퇴부와 후족부 사이의 각도를 측정하면, 첨족이 없거나 경미하다는 것을 알게 된다.

발 전체를 보면 상당한 정도의 첨족이 있어서 아킬레스건 연장술을 먼저 해야 한다고 생각되는 경우에도, 전족부를 가리고 후족부와 하퇴부와의 관계를 보면 아킬레스건 연장술이 필요 없는 경우가 많다. 이 병에서는 전족부가 첨족 변형을 일으키는데, 제1 중족골이 족저 굴

그림 7-20 Coleman block test

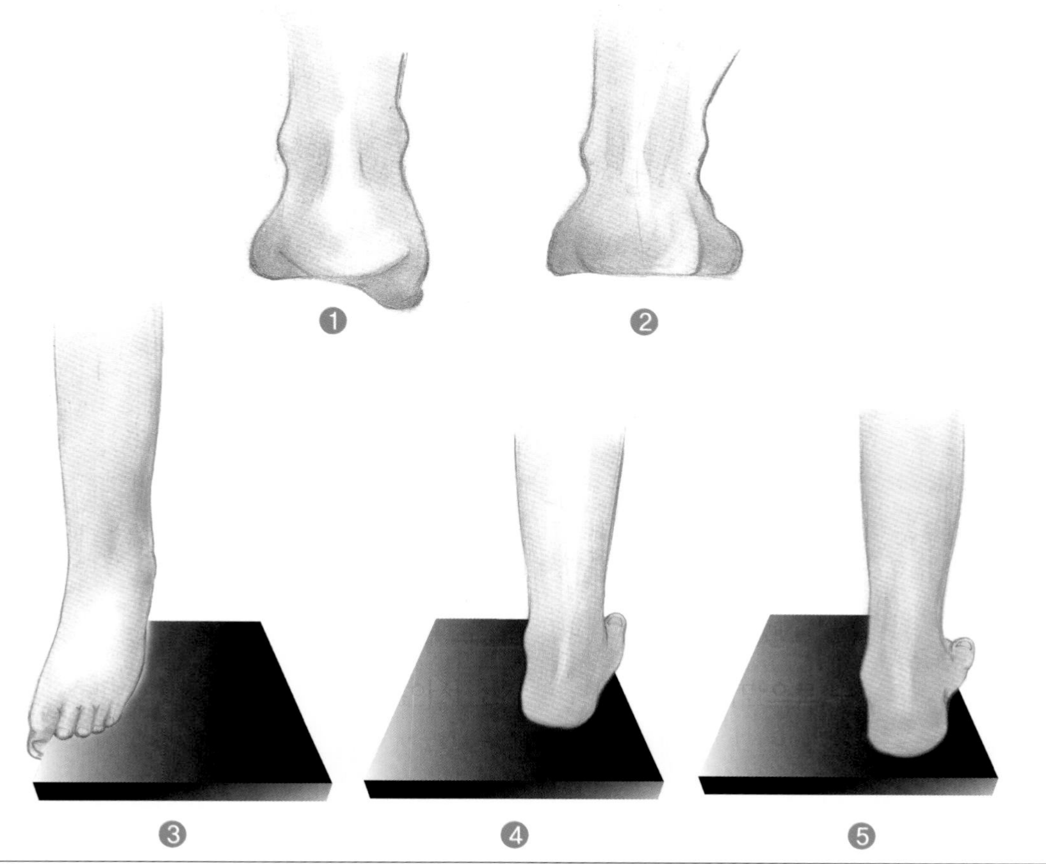

제1 중족골이 족저 굴곡되어 있으면(①) 입각기에 뒤꿈치가 내반된다(②). 후족부의 변형이 고정된 변형인지 유연성 변형인지 알기 위하여 제1열은 바닥에 닿지 않도록 발의 외측만 block 위에 올라서게 한다(③). 유연성 변형이라면 후족부가 중립위가 되지만(④), 고정된 변형에서는 후족부가 내반된 채로 있다(⑤).

곡되고 회내되며, 중족 족지 관절은 신전되고 지절은 굴곡된다. 제1 중족골의 족저 굴곡 변형은 제1 중족골을 족저 굴곡시키는 장비골근이 전방 경골근보다 덜 약화되기 때문이다.

소아마비 후유증과 같이 감각과 고유 수용 감각이 정상인 경우에는 오래된 변형이라도 수술적인 방법으로 좋은 결과를 얻을 수 있다. 그러나 Charcot-Marie-Tooth병과 같이 점차 근육 기능 및 감각 기능이 저하하는 경우에는 경과가 나쁘다. 자세한 가족력과 변형 발생 시기 및 진행 속도, 처음 증세가 나타난 부위, 걸음걸이의 변화, 활동 능력 등을 자세히 물어본다. 제1열이 족저 굴곡되어 있고 뒤꿈치가 내반된 경우에 후족부의 변형이 고정된 것인가를 알아보기 위하여 Coleman block test를 한다그림 7-20.

검사 방법은 발바닥의 외측에 나무판이나 책 등의 물건을 놓고 서게 하여 제1열이 바닥에 닿지 않도록 한다. 제1열이 바닥에 닿아 있지 않으므로 제1열의 족저 굴곡에 의하여 2차적으로 발생한 후족부의 변형이 고정되지 않은 경우에는 서 있을 때 뒤꿈치가 중립위가 되고, 후족부의 변형이 고정된 경우에는 뒤꿈치가 내반된 상태로 남아 있게 된다. 후족부의 변형이 고정된 변형이라면 후족부의 변형을 교정해야 하고, 고정된 변형이 아니라면 전족부의 변형만 교정하면 후족부의 변형은 저절로 교정되므로 치료 방법을 결정하는 데 중요한 검사이다.

(3) 방사선 소견

체중 부하 측면상에서 종골 피치각이 30° 이상인 종족 변형이 있는지, 전족부의 첨족 변형이 있는지 등을 보면 어느 부위의 변형이 요족의 원인인가를 알 수 있다. 제1 중족골만 첨족 변형이 있는지, 나머지 중족골에도 첨족 변형이 있는지를 살피는 것이 중요하다. 제1 중족골만 첨족 변형이 있으면 제1 중족골만 교정하면 되지만, 모든 중족골, 또는 중족부에서 첨족 변형이 있을 경우에는 모든 중족골을 교정하거나 중족부에서 첨족 변형을 교정해야 하기 때문에 치료 방침을 결정할 때 중요하다.

체중 부하 족부 전후방상에서 중족골 내전의 정도를 관찰한다. 전후면 거종골각(talocalcaneal angle)도 후족부 내반의 정도와 수술 후 교정 정도를 알 수 있는 한 가지 지표이다. 체중 부하 종자골상(sesamoid view)에서 제1 중족골의 족저 굴곡이 다른 중족골에 비하여 심한가를 판단할 수도 있다. 다른 것들로는 주위 관절의 퇴행성 변화와 거골 경사가 있는지를 관찰한다.

(4) 치료

중족 족지 관절 및 족지의 변형에 대한 수술적 치료는 작은 족지의 이상편에서 기술한 수술 방법들과 마찬가지로 필요한 만큼 연부 조직을 유리하고, 필요한 경우에는 근위지골의 골두 및 경부를 절제하는 수술을 하는 것은 마찬가지이다.

그러나 신경원성에 의한 근육의 불균형이 원인인 경우들에서는 이러한 수술만으로는 교정도 어렵고, 재발하기 쉽다는 것이 차이점이다. 중족골이 첨족 변형을 일으키므로 중족골의 절골술이나 중족부의 절골술이 필요하기도 하고, 중족골을 발등 쪽으로 들어 올리는 건이전술이 필요한 경우도 있다. 또한 다른 수술과 동시에 족저 근막의 유리술을 하여야 할 경우도 많다.

그림 7-21 족저 근막 유리술

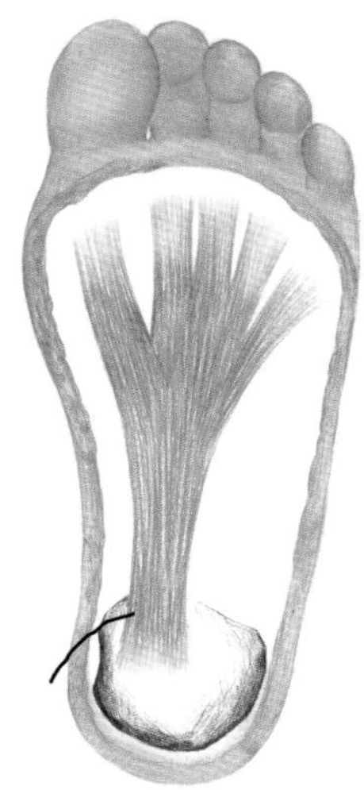

그림과 같이 곡선 절개를 하면 내측 종골 신경 손상을 방지할 수 있다.

후족부의 고정된 내반 변형이나 종족 변형이 있는 경우에는 적절한 절골술을 하고 근육의 불균형을 교정하기 위한 건이전술 등에 의하여 삼중 유합술을 하지 않고 유연성이 있는 발을 유지하는 것이 더 바람직한 수술 방법이지만 내반 변형을 교정하기는 어려우며 절골술과 건이전술에 의하여 교정이 부족하다고 판단되면 삼중 유합술을 하여야 한다.

가) 족저 근막 유리술

종골의 내측에 종절개하고 족저 근막을 주위 조직으로부터 박리한다. 족저 근막을 종골로부터 박리하는 원래 Steindler 수술 방법은 족저 근막이 종골에 부착하는 부위를 발바닥면과 평행하게 절개하였으나, 절개선의 후방에서 내측 종골 신경이 손상되기 쉬우므로 곡선 절개를 하는 것이 더 안전하다 그림 7-21. 그런데 대부분의 수술에서 내측 종골 신경을 확인하지 않고 수술을 하여도 문제가 되는 경우가 드물기 때문에 별로 걱정할 일은 아니지만 작은 피부신경이 수술 후 통증의 원인이 될 수도 있으므로 피하 조직을 잘 벌려 가면서 신경을 피하도록 한다. 요족과 후족부 내반 변형이 심한 경우에는 종골로부터 족저 근막과 단족지 굴곡근, 무지 외전근의 기시부를 박리하여 원위부로 이동시킨다.

저자는 대부분 중족부 바닥에서 족저 근막을 절개한다. 엄지발가락을 배굴시킨 상태에서 발바닥의 중앙 부위를 만져보면 팽팽한 근막이 만져지며 이곳을 15번 수술칼로 피부를 종방

그림 7-22 존스 수술

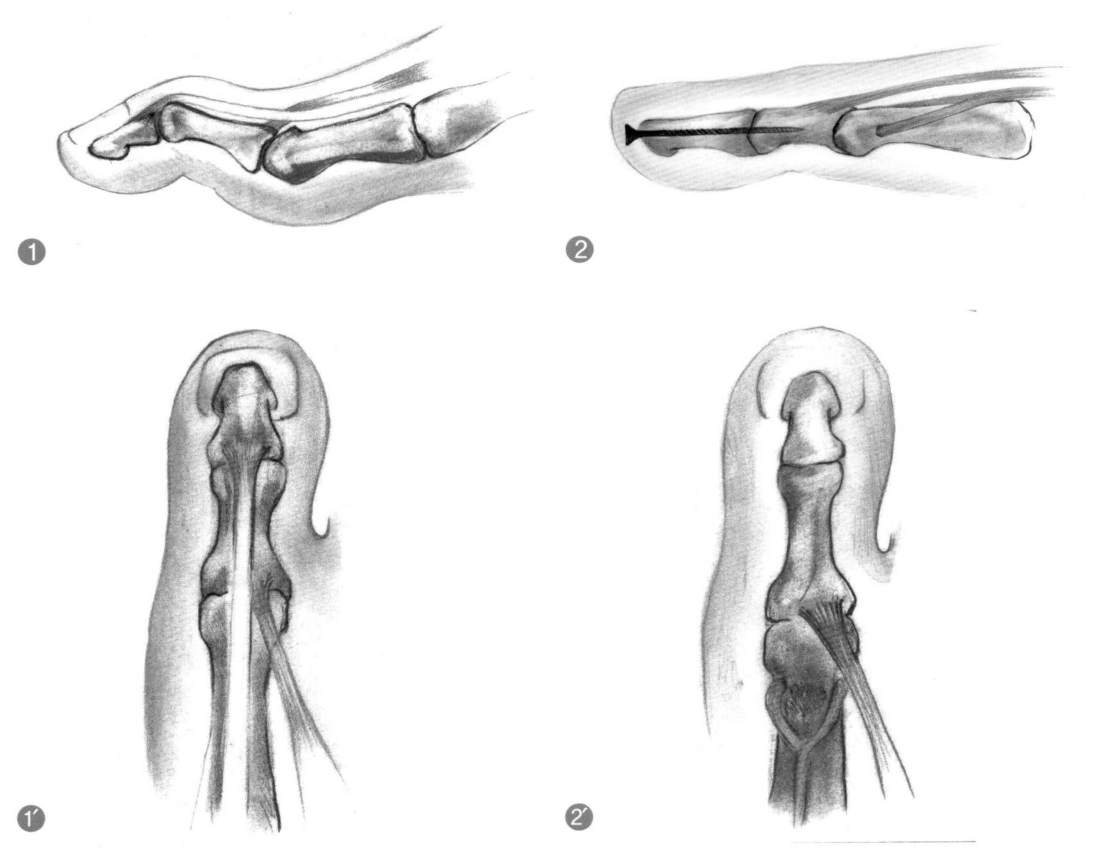

장무지 신전근건은 원위지골에 부착하고 단무지 신전근건은 근위지골에 부착한다(①, ①′). 장무지 신전근건을 제1 중족골 경부로 이전 후, 지절을 유합하면(②, ②′) 장무지 신전근건은 제1 중족골을 배굴시키는 역할을 하고 단무지 신전근건은 제1 족지를 신전한다.

향으로 절개하고 90° 회전하여 족저 근막을 피하 절개한다. 이 부분은 체중 부하를 하지 않는 부분이므로 반흔에 의하여 통증이 발생하지 않는다.

나) 존스 수술 그림 7-22

장무지 신전근건의 부착부를 제1 족지 근위지골로부터 제1 중족골의 경부에 이전하여 장무지 신전근건이 제1 중족골을 배굴하는 힘으로 작용하도록 하는 수술 방법이다. 작은 족지에서는 이와 비슷한 Hibbs의 수술 방법을 사용하여 장족지 신전근건을 제3 설상골에 이전하기도 한다.

제1 족지의 지절을 L자형으로 절개하여 노출시킨다. 장무지 신전근건을 노출시키고 관절에서 1cm 근위부에서 횡으로 절단한다. 이 수술에서는 장무지 신전근건의 길이가 충분하므로 원위지골의 부착부에서 건을 조금 남기고 절단한다. 원위지절을 유합할 때 장무지 신전근건의 부착부에 남아 있는 건을 잡아당기면 관절을 노출시키기도 좋고, 소아에서는 지절을 유합하지 않고 남은 부분을 근위지골에 부착하여 건고정을 하는 데 사용할 수도 있기 때문이다. 연골을 제거하고 내고정을 하여 지절 유합술을 한다. 연골 제거시에 얇은 절골도를 이용하여 연골을 깎아 내는 것이 편리하다. 내고정은 K-강선이나 스타인만 핀을 이용할 수도 있고, 나사못을 이용할 수도 있다. 지절의 불유합이 발생하기도 하므로 견고하게 고정하는 것이 좋으며 4.0mm 해면골 나사못을 삽입하면 좋다. 지절을 90° 굴곡시키고 원위지골의 기저부에 부착되어 있는 장무지 신전근건의 원위단을 배부로 잡아당기면 원위지골의 관절면이 노출되는데, 관절면의 중앙을 드릴로 천공하여 발톱의 바로 아래로 나오게 한다. 드릴이 나오는 부위를 약 3~4mm 횡절개한 후 완전히 뚫고 나오도록 한다. 그리고 발가락 끝에서부터 근위부로 드릴을 삽입하여 지절을 통과하여 근위지골에 구멍을 뚫는다. 이와 같은 방식으로 구멍을 뚫어 놓아도 나사못이 근위지골에 삽입되지 않고 바닥 쪽으로 빠지는 경우가 있으므로 관절면의 정복이 완벽한가를 잘 살펴보며 의심스러우면 방사선상으로 확인한다. 종절개를 하여 제1 중족골의 경부를 노출시킨다. 장무지 신전근건을 노출시키는데, 이때 남아 있는 단무지 신전근건이 족지를 신전하는 역할을 해야 하므로 단무지 신전근건이 손상되지 않도록 주의한다. 단무지 신전근은 장무지 신전근의 외측에 있으며 근위지골의 기저부에 부착하므로 관절 부분을 해부할 때 주의하여야 한다.

제1 중족골의 경부에 지름 3mm 정도의 드릴로, 내측과 외측에서 골수강까지 천공한 후 큐렛을 이용하여 구멍의 날카로운 면을 다듬고 두 구멍이 잘 연결되도록 한다. 장무지 신전근건을 외측에서 내측으로 통과시킨다. 족관절이 중립위인 상태에서 내측 구멍으로 빠져 나온 건을 외측 구멍보다 근위부에 있는 같은 건에 봉합한다. 양측에 동일한 수술을 할 경우에는 철망으로 된 임시 부목을 소독하여 준비해 놓았다가 먼저 수술한 쪽을 임시로 고정해 두고 반대쪽을 수술한다. 족관절이 중립인 상태에서 단하지 보행 석고를 한다. 환자가 할 수 있는 만큼 체중 부하를 허용하며 6주 후 석고 고정을 제거하고 보행시에 약 6주간 추가적으로 족관절족부 보조기(ankle foot orthosis)를 한다.

중족 설상 관절에서 제1 중족골의 고정된 첨족 변형이 있는 경우에는 다음에 기술된 제1 중족골 기저부의 절골술을 해야 하는데, 건이식과 절골술을 동시에 시행하여도 괜찮다. 두 가지 수술을 동시에 할 경우에는 존스 수술을 먼저 하고 건을 봉합할 준비가 끝난 상태에서 절골술을 하고 고정한 후에 건을 봉합한다. 제1 중족골의 근위부와 원위부를 노출시키므로 가능한 한 연부 조직을 적게 박리하여 제1 중족골의 혈액 순환을 보존하는 것이 좋다. 제1 중족골의 배부 폐쇄성 쐐기 절골술 후에는 바로 체중 부하를 하더라도 교정이 소실되지 않으므로 환자가 할 수 있는 만큼 체중 부하를 허용한다.

존스 수술의 결과와 합병증

존스 수술의 가장 큰 목적은 제1 족지의 갈퀴 족지 변형을 교정하는 것이다. 그 이외에도 제1 중족골이 배굴되도록 하여서 제1 중족골두 아래에 굳은살과 통증을 방지하는 것이 목적이다. 그러나 수술 후 갈퀴 족지 변형이 소실되고, 기능적으로 호전되어 환자가 만족하는 비율은 60~70% 정도로 보고되어 있으며 상당수의 환자에서 합병증으로 인한 불편을 초래한다. 가장 흔한 합병증은 제1 족지가 굴곡되는 무지 굴곡증(hallux flexus) 또는 무지 제한증(hallux limitus)인데, 무지 굴곡증은 무지 신전건의 기능은 상실되고, 굴곡건은 정상적으로 작용하므로 보행시에 무지가 굴곡된 상태로 유지되는 것이다. 무지 제한증은 장무지 신전근건에 의하여 제1 중족골이 배부로 들려 올라가서 족지가 배굴할 때 제1 중족골두에 부딪히는 현상 때문에 배굴이 안 되는 것을 말한다. 이와 같은 합병증을 방지하기 위하여 제5 중족골의 신전근건을 무지의 근위지골 기저부에 이전하는 방법 등이 있지만 권할 만한 방법이 아니다. 가장 일반적으로 권하는 방법은 단무지 신전근건을 다치지 않도록 주의하는 것이다. 그러나 단무지 신전근건이 손상되지 않더라도 무지가 중립위 이상으로 신전되지는 않는다. 무지가 중립위 이상으로 능동적으로 배굴되지 않더라도 기능적으로는 별 문제가 없으나 외관상으로 엄지발가락이 들리지 않으므로 환자가 불만을 호소하기도 한다. 드물지만 남아 있던 단무지 신전근건이 파열되면 엄지발가락이 굽혀져서 상당히 불편하므로 단무지 신전근건을 재건해야 하는데 제2 족지의 장족지 신전근건의 일부를 이전하여 근위지골의 배부에 붙이는 방법으로 성공적인 결과를 얻은 바가 있다. 저자는 별도의 절개선을 이용하여 제5 족지의 신전근건을 이전하는 방법보다 제2 족지의 신전근건을 이용하는 방법이 수술이 작아서 좋다고 생각한다 그림 7-23.

제1 족지의 갈퀴 족지 변형을 합병증이 없이 만족할 만한 기능을 할 만큼 교정하기는 쉽지 않으므로 신중히 수술 방법을 결정하여야 한다. 갈퀴 족지 변형이 있으면 제1 중족골 아래에

그림 7-23 존스 수술 후 단족지 신전근건 파열에 대한 수술

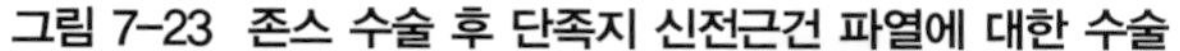

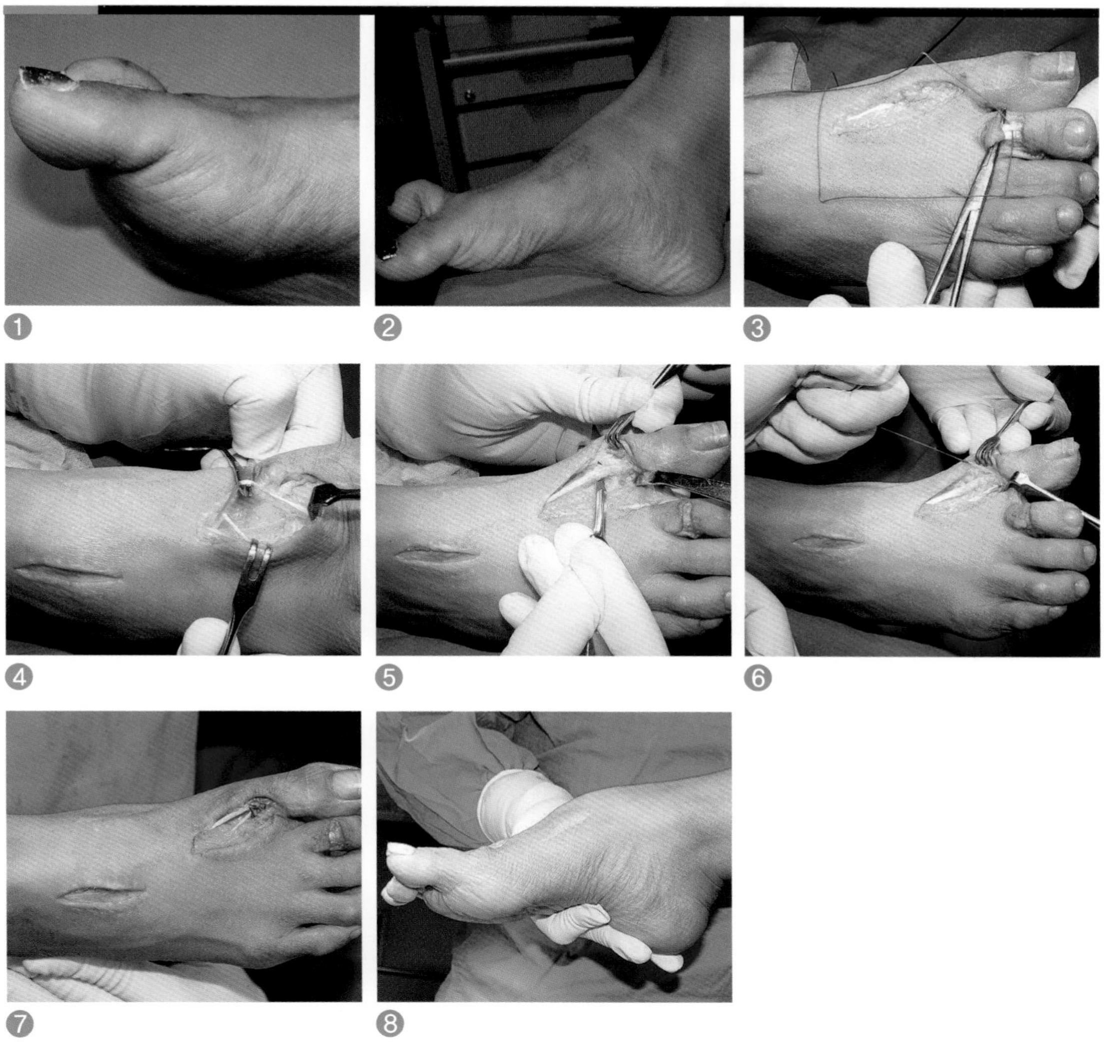

① 존스 수술 후 중립위까지 능동적인 배굴이 가능하다. ② 단무지 신전근건 파열 후 무지가 족저 굴곡된 상태에서 배굴이 불가능하다. ③ 제2 족지 장족지 신전근건을 노출한다. ④ 제2 족지 장족지 신전근건을 종방향으로 반으로 가른다. ⑤ 부착부에서 늘어진 단무지 신전근건을 노출한다. ⑥ 제2 족지 장족지 신전근건의 내측 1/2을 단무지 신전근건의 근위지골 부착부에 돌려서 당긴다. ⑦ 기존의 단무지 신전근건과 봉합한다. ⑧ 수술 후 사진에서 제1 중족 족지 관절이 신전되어 있다.

굳은살과 통증을 호소하므로 건이전술과 동시에 제1 중족골 배굴 절골술을 하는 경우가 많다. 그런데 존스 수술 자체가 무지 제한증을 유발할 가능성이 있는데, 존스 수술과 제1 중족골 절골술을 하여서 제1 중족골두가 배부로 전위되면 무지 제한증이 발생할 가능성이 더 높아진다. 제1 중족골을 족저 굴곡시키는 근육은 장비골근이고 족배부로 전위시키는 근육은 전경골근이므로 후족부 내반 변형과 제1 중족골의 족저 굴곡 변형을 동시에 치료할 목적으로 장비골건을 단비골건으로 이전하기도 한다. 장비골건 이전술을 하면 장기적으로 제1 중족골이 배굴되는 방향의 힘이 가해지므로, 동시에 장비골건 이전술과 제1 중족골의 배굴 절골술을 하면 제1 중족골의 과도한 들림이 발생하여 제1 족지가 굴곡 변형을 일으키는 원인이 될 수 있다.

다) 장무지 굴곡근건 이전술 그림 7-24

족무지에 갈퀴 족지가 발생하는 원인을 족관절 신전근의 약화와 이를 보강하기 위한 장무지 신전근건의 과도한 작용으로 설명하며, 강한 족무지 신전근을 중족골 경부에 이전하여 족관절의 배굴을 돕고, 과도하게 작용하는 무지 신전근에 의한 갈퀴 족지 변형을 제거하려는 것이 존스 수술 방법이다. 그런데 이 방법으로 수술하여도 발목의 신전 근력에 큰 도움이 되지 않고, 중족 족지 관절의 배굴이 되지 않으므로 외관상으로 수술 전보다 나은 점을 알기 어렵다. 단지 갈퀴 족지 변형이 없어지므로 제1 중족골두 아래의 굳은살과 이로 인한 통증을 경감시키는 효과는 뚜렷하다.

존스 수술의 불만족스러운 점을 개선하기 위하여 장무지 굴곡근건을 근위지골의 기저부에 이전하면 중족 족지관절의 정상적인 배굴이 가능하며 갈퀴 족지 변형도 해결되므로 존스 방법 대신에 사용할 수 있다.

① 이 수술의 문제점

중족 족지 관절의 배굴이 가능하므로 근위지골이 제1 중족골의 배부로 아탈구될 가능성이 있다.

② 수술 방법

족무지의 내측을 따라서 원위지절에서 중족 족지 관절까지 종절개한다. 피하 조직까지 절개해 들어가서 골막에서 족저부 조직을 한층으로 박리하면서 장무지 굴곡근건에 도달한다. 장무지 굴곡근건의 건초를 종절개하고 장무지 굴곡근건의 내측 1/2이 원위지골에 부착하는 부분에서 절단한다. 장무지 굴곡근건의 내측 1/2을 중족 족지 관절의 근위부까지 박리한다. 근위지골 기저부의 내측 배부와 족저부에 2mm 드릴비트로 구멍을 내고 박리해 놓은 장무지 굴곡근건의 내측 1/2을 근위지골 기저부 바닥의 구멍으로 통과시키고 배부의 구멍으로 빼낸 후에 다시 족저부의 건에 봉합한다. 건의 길이가 충분하지 않으므로 봉합 부위에 상당한 장력이 가해지는데 중족족지 관절의 관절낭에 추가적으로 봉합하여 견고한 고정을 한다. 근위지

그림 7-24 제1 족지 갈퀴 족지에 대한 장무지 굴곡근건 이전술

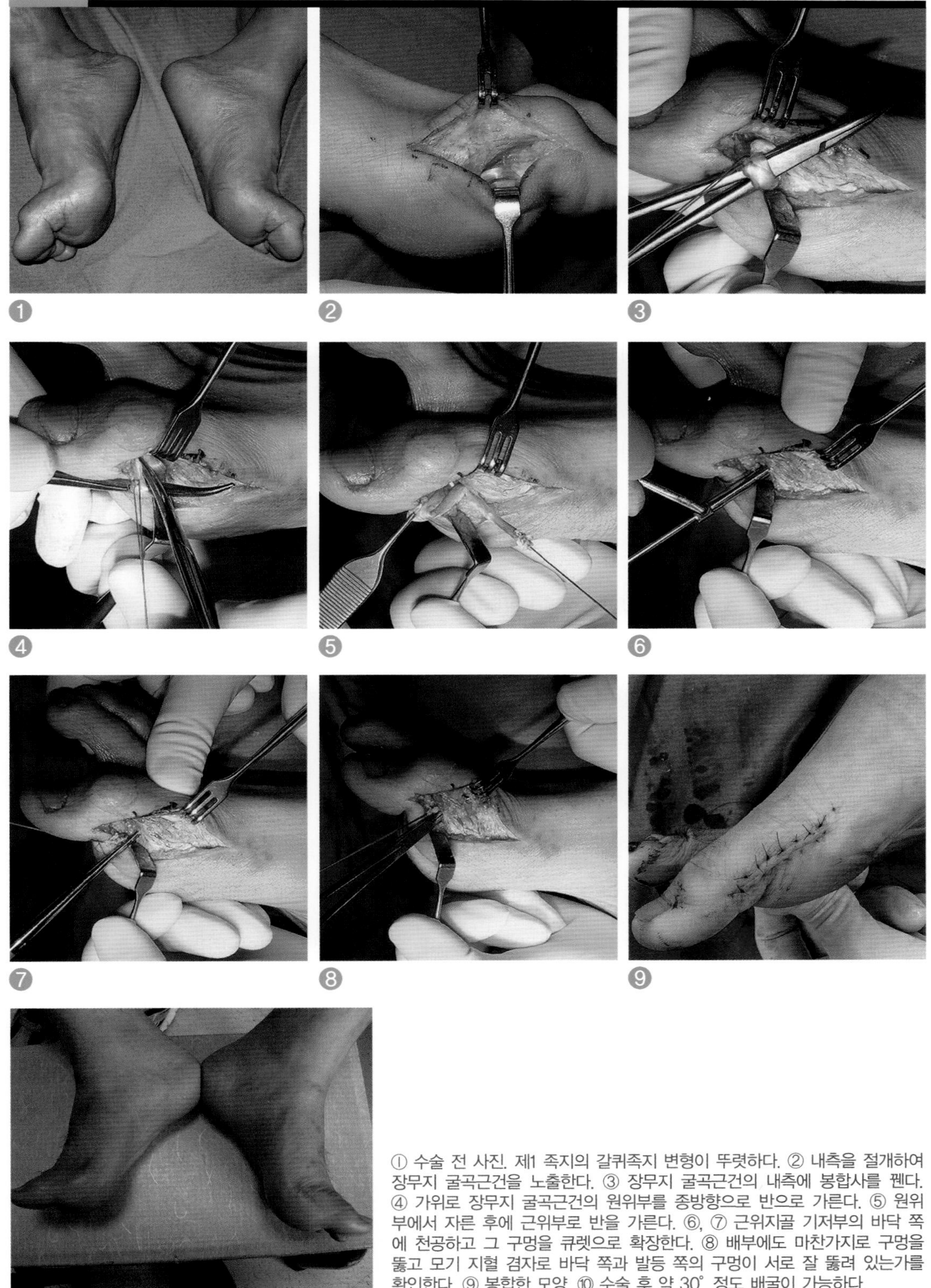

① 수술 전 사진. 제1 족지의 갈퀴족지 변형이 뚜렷하다. ② 내측을 절개하여 장무지 굴곡근건을 노출한다. ③ 장무지 굴곡근건의 내측에 봉합사를 꿴다. ④ 가위로 장무지 굴곡근건의 원위부를 종방향으로 반으로 가른다. ⑤ 원위부에서 자른 후에 근위부로 반을 가른다. ⑥, ⑦ 근위지골 기저부의 바닥 쪽에 천공하고 그 구멍을 큐렛으로 확장한다. ⑧ 배부에도 마찬가지로 구멍을 뚫고 모기 지혈 겸자로 바닥 쪽과 발등 쪽의 구멍이 서로 잘 뚫려 있는가를 확인한다. ⑨ 봉합한 모양. ⑩ 수술 후 약 30° 정도 배굴이 가능하다.

그림 7-25 근위 중족골 절골술

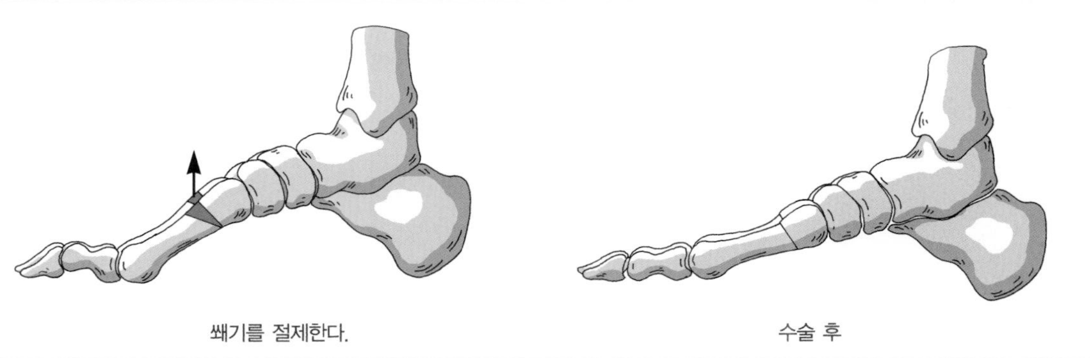

쐐기를 절제한다. 수술 후

골 기저부에 2.5mm 정도의 작은 앵커를 삽입하고 거기에 추가적인 봉합을 하기도 한다. 수술 후 단하지 석고 부목을 하고 6주간 고정하며 체중 부하를 제한한다.

라) 근위 중족골 절골술(Proximal Metatarsal Osteotomy)그림 7-25

배부의 2/3~3/4 정도의 두께를 절골하고 바닥 쪽의 피질골은 절골하지 않고 남겨 둔다. 그러나 교정각이 큰 경우에는 완전 절골하여야 한다. 다음에는 약 3~4mm 원위부에서 배부의 폐쇄성 쐐기를 절제하기 위하여 처음 절골 부위를 향하여 경사지게 절골을 하는데, 역시 완전히 절골하지는 않는다. 쐐기의 크기는 교정하려는 각도의 크기에 따라서 달라진다. 일단 3~4mm 정도의 쐐기를 절제한 후에 교정해 보고 더 큰 쐐기를 절제할지를 결정한다. 좀 더 큰 쐐기를 절제해야 할 때는 톱날을 절골면에 대고서 약간 갈아 내면 된다. 여러 개의 중족골 절골술을 해야 할 경우도 있다. 중간 족근 관절이나 주상-설상 관절에 변형이 있는 경우에도 다음에 기술한 족근 중족 사다리꼴 쐐기 유합술이나 중족부 절골술을 하여 교정하면 여러 개의 관절이 손상되므로 근위 중족골 절골술을 하여 교정할 수 있다. 이 경우에 중족골 절골술은 원래 변형이 있는 부위에서 교정하는 것이 아니라는 단점이 있으나, 중요한 관절들을 손상하지 않고 변형을 교정할 수 있으며 외관상 만족스럽다. 중족골 절골술의 고정은 지름 1.6mm의 K-강선을 이용하거나 나사못 또는 작은 금속판을 이용할 수 있다. 제1 중족골만 배굴 절골한 경우에는 한두 개의 강선만으로도 충분히 고정을 할 수 있다. 그러나 제2, 제3 중족골을 절골한 경우에는 고정이 어려운데, 제1, 제2, 제3 중족골을 관통하는 횡방향의 강선이 필요할 경우도 있다. 제1 중족골만 절골한 경우에는 체중 부하에 의하여 배부의 벌어진 공간이 좁아지는 효과가 있으므로 수술 후 바로 체중 부하를 해도 된다. 그러나 배부의 개방성 쐐기 절골술을 한 경우에는 골이식이 필요하며 체중 부하를 하면 수술에 의한 교정이 소실되므로 주의해야 한다.

제1 중족골의 첨족이 있는 경우에는 대개 제1 중족골 내전(metatarsus primus adductus)이 있는 경우가 많은데 이 경우에는 배부뿐만 아니라 외측에서도 쐐기를 절제하는 2면 절골술(biplane osteotomy)을 하여야 한다. 절골 후 단하지 석고를 하여 6주간 고정한다.

마) 족근 중족 사다리꼴 쐐기 유합술(Tarsometatarsal Truncated-Wedge Arthrodesis)

족저 근막의 유리술은 하지 않고, 중족부의 배부에서 사다리꼴의 쐐기를 절제한 후 전족부를 배굴하여 고정하는 방법이다. 발이 전체적으로 짧아지고 여러 개의 관절을 침범하는 것이 단점이다. 첨내반족 치료 후에 잔존하는 변형이거나 구획 증후군에서 발생하는 변형과 같이 1) 전족부의 첨족, 중족골 통증, 족저 각화증이 있으며 비수술적 요법으로 증세가 완화되지 않는 경우, 2) 요족이 있지만 근육이 균형을 이루고 있고, 중족골두 아래의 지방 패드의 위축이 심하지 않을 때, 3) 뒤꿈치가 중립인 상태에서 첨내반족이나 전족부가 첨족, 내전, 내반이 있을 때 적응이 된다고 하였다.

여자는 14세, 남자는 15~16세 이후, 즉 성장한 후에 하는 것이 좋다. 또한 고령자는 수술 후 혈액 순환 장애가 발생할 가능성이 있으므로 주의하여야 한다.

바) 중족부의 절골술 그림 7-26

후족부의 내반 변형은 없고, 주로 중족부의 요족 변형만 있는 경우에 시행한다.

사) 종골 절골술 그림 7-27

후족부의 내반 변형이 동반된 요족 변형에 사용한다. 중족 설상 관절에서 제1 중족골 첨족 변형이 일어나고 이에 대한 2차적인 변형으로 종골의 내반 변형이 발생하는 경우에 이 변형이 고정된 변형인지, 교정 가능한 유연성 변형인지를 결정하는 것이 중요하다. 내반 변형에 대한 교정은 외반 변형의 교정보다 어렵다. 편평족에서 내측 전위 절골술을 시행하는 경우에는 1cm 정도 내측 전위를 하는 것이 쉽지만, 내반 변형에 대하여 외측 전위를 충분히 시키기는 어렵다. 대개는 외측 쐐기를 절제하고 뒤꿈치를 외측 전위시키면서 외측으로 회전시키는 방

그림 7-26 중족부 절골술로 요내반족을 교정

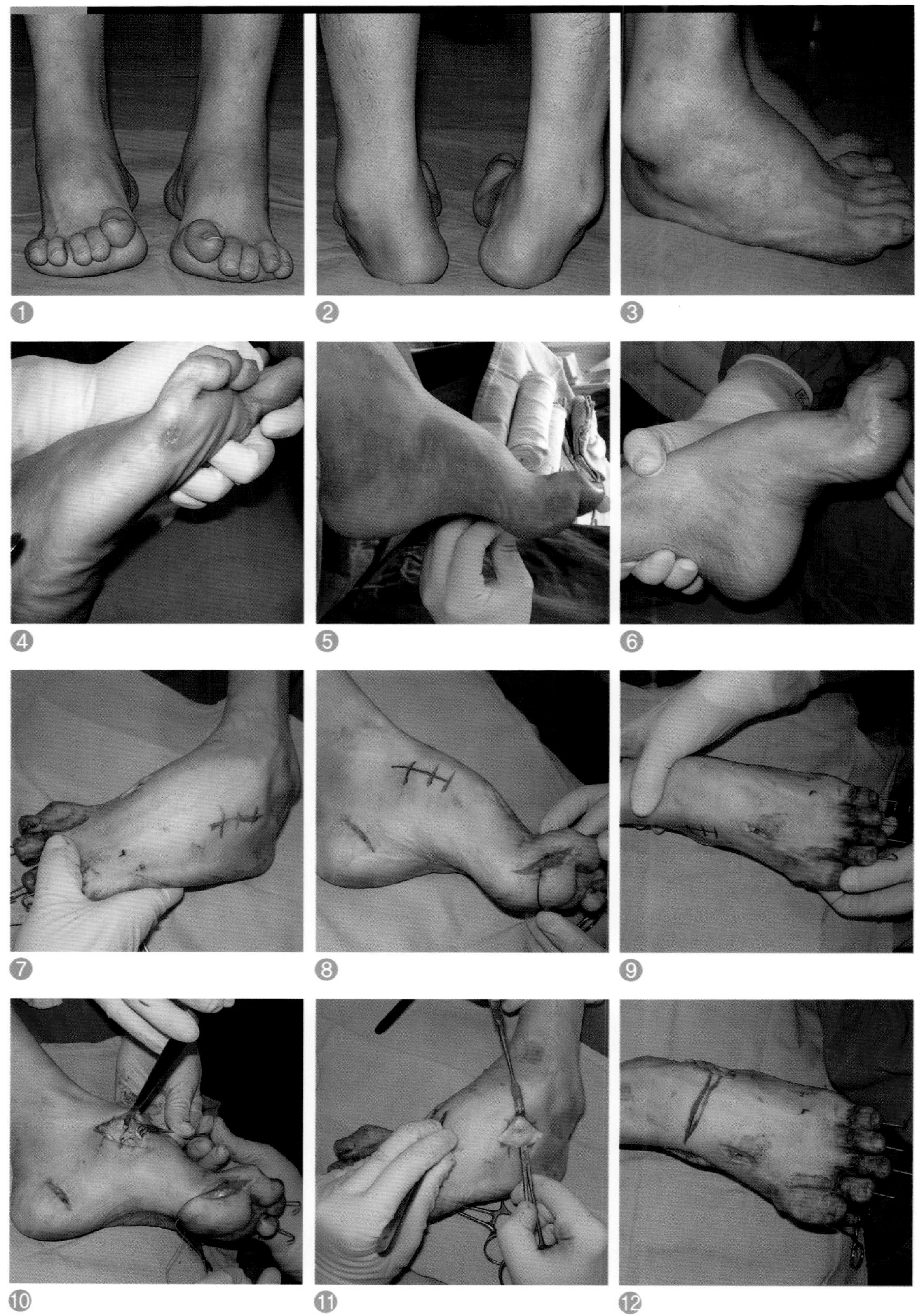

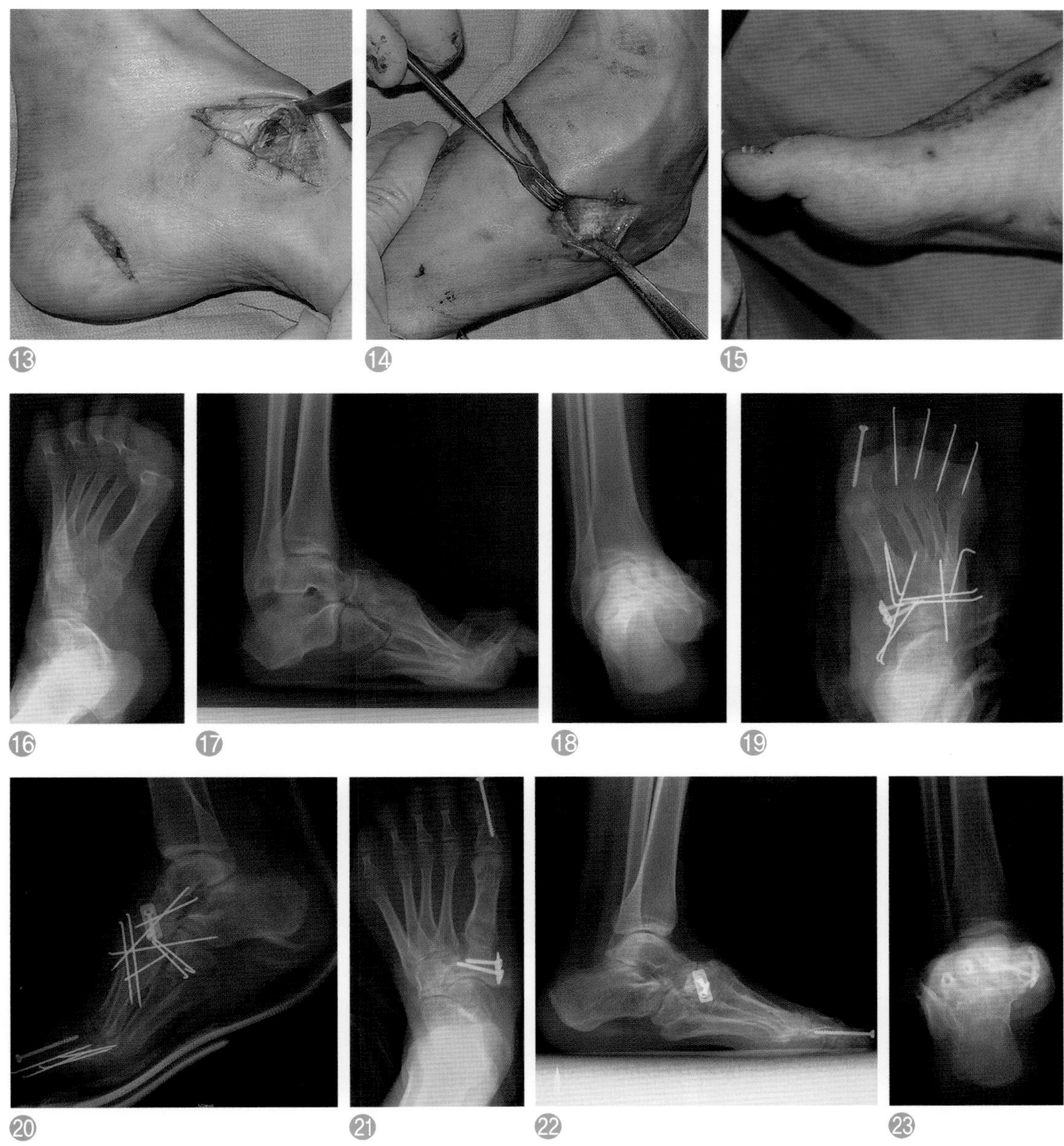

①, ② 수술 전 앞에서 본 모양과 뒤에서 본 모양. 앞에서 보면 뒤꿈치의 내측이 불룩하게 보인다. 뒤에서 보면 뒤꿈치의 내반이 뚜렷하다. ③ 수술 전 측면 모양. 경도의 첨족과 갈퀴 족지 변형이 있다. ④ 수술 전 제5 중족골두의 외측 족저부에 굳은살. ⑤, ⑥ 배굴하면 갈퀴 족지 변형이 감소하고 족저 굴곡하면 변형이 심해진다. ⑦ 중족부 외측의 절개선. ⑧ 중족부 내측의 절개선과 뒤꿈치 내측에 족저 근막 유리술을 위한 절개선도 보인다. ⑨ 제1 중족골 기저부에 제1 중족골 기저부의 배부 쐐기 절골을 위한 절개선이 보인다. ⑩ 내측 중족부의 절개를 통해서 주상-설상 관절 부위를 노출하였다. ⑪ 외측 절개를 통해서 입방골을 노출하였다. ⑫ 발등에 절골 예정 부위를 그리고, 배부, 외측으로 쐐기를 절제할 구상을 한다. ⑬ 중족부 내측에서 쐐기를 절제한 모양. ⑭ 중족부 외측에서 쐐기를 절제한 모양. ⑮ 수술 후 교정된 모양. ⑯, ⑰, ⑱ 수술 전 족부 전후면, 측면, 후족부 선열상. ⑲,⑳ 수술 후 족부 전후면, 측면상. ㉑, ㉒, ㉓ 수술 후 1년 족부 전후면, 측면, 후족부 선열상.

그림 7-27

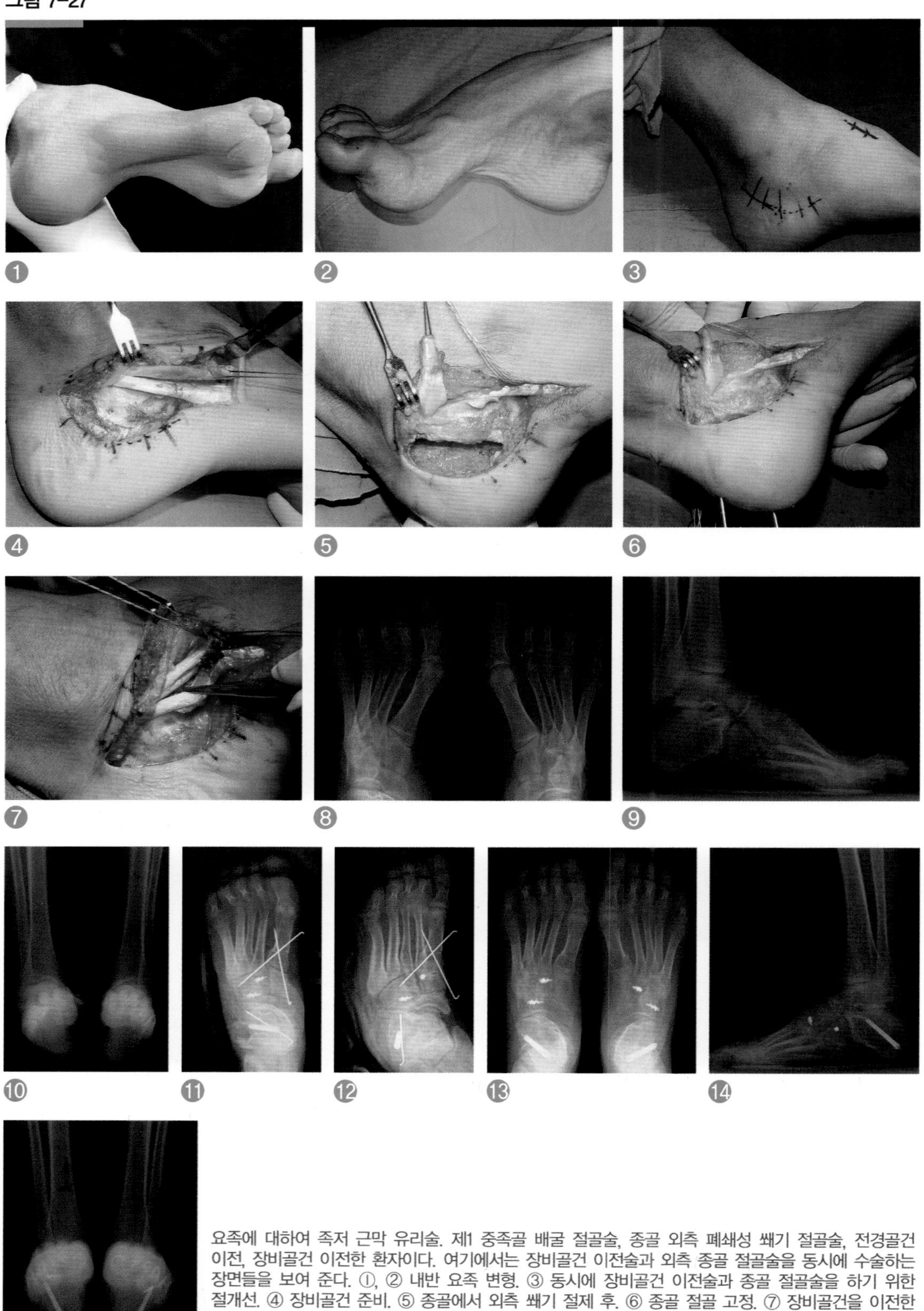

요족에 대하여 족저 근막 유리술, 제1 중족골 배굴 절골술, 종골 외측 폐쇄성 쐐기 절골술, 전경골건 이전, 장비골건 이전한 환자이다. 여기에서는 장비골건 이전술과 외측 종골 절골술을 동시에 수술하는 장면들을 보여 준다. ①, ② 내반 요족 변형. ③ 동시에 장비골건 이전술과 종골 절골술을 하기 위한 절개선. ④ 장비골건 준비. ⑤ 종골에서 외측 쐐기 절제 후. ⑥ 종골 절골 고정. ⑦ 장비골건을 이전한다. ⑧, ⑨, ⑩ 수술 전 전후면, 측면, 후족부 선열상. ⑪, ⑫ 수술 후 전후면, 사면 방사선상. ⑬, ⑭, ⑮ 수술 후 1년 족부 전후면, 측면, 후족부 선열상.

법으로 동시에 두 가지 교정을 한다. 내측에 신경 혈관이 지나가므로 과도한 외측 전위와 회전은 신경 마비의 가능성이 있을 수 있다는 점을 알고 있어야 한다. 외측의 쐐기를 크게 절제할수록 충분히 교정이 되지만 전방에 비골건이 있고, 후방에는 아킬레스건 때문에 큰 쐐기를 절제하기에 제한이 있으며, 큰 쐐기를 절제하면 종골이 짧아지므로 저자는 7mm 정도의 쐐기를 절제하고 7mm 정도 외측 전위시키는 방법을 흔히 사용한다. 종골 절골술의 최대 장점은 관절을 유합시키지 않으므로 정상적인 운동 범위를 유지할 수 있다는 것이지만, 내반 변형이 심하여 쐐기 절골술만으로는 내반 변형의 교정이 어려운 경우에는 삼중 유합술을 하는 수밖에 없다. 종골 절골술과 동시에 약화 또는 마비된 비골건을 이용하여 족관절의 불안정을 방지하기 위한 인대 재건술을 할 수도 있다. 그러나 연부 조직으로 발의 변형을 방지할 수는 없으므로 바른 선열을 복원하는 것이 가장 중요하다. 기술적으로도 절골과 인대 재건을 동시에 하는 것이 쉽지 않으며 선열이 바르게 되면 관절이 안정적이 된다.

근력의 불균형에 의한 관절 불안정에 대해서는 인대 재건술보다 건이전술을 하여 근력의 균형을 이루어야 한다 그림 7-27 그림 7-28 그림 7-29.

수술 기법

종골의 폐쇄성 외측 쐐기 및 외측 전위 절골술(lateral closing wedge and lateral displacement osteotomy of the calcaneus) 그림 7-27 의 수술 방법은 다음과 같다.

비골건의 1cm 후하방에, 비골건에 평행한 방향으로 절개한다. 종골의 외측면을 노출시키고 장비골근건의 바로 후하방에서 쐐기(wedge)를 절제한다. 내측 피질골을 완전히 통과하지 않도록 절골을 하고 7~8mm의 쐐기를 절제한 후에 뒤꿈치에 힘을 가하여 내측 피질골을 골절시키면서, 쐐기를 절제한 면이 맞닿도록 폐쇄성 절골술을 한다. 이때 절골면이 잘 닫아지지 않는 경우가 있는데 종골의 조면 골편에 두 개의 3.2mm 스타인만 핀을 삽입하여 외측으로 전위하면서 쐐기를 닫는다. 절골면을 닫은 후에 임시로 K-강선을 삽입하거나 이미 삽입된 스타인만 핀을 전진시켜서 임시 고정 후 유도핀을 삽입하고 6.5~7.0mm의 유관 나사(cannulated screw) 등을 삽입하여 고정한다. 외측으로 전위시키더라도 쐐기를 닫으면 절골면에 뼈가 별로 튀어나오지 않으므로 내측 전위 절골술에서처럼 impactor를 이용하여 돌출된 뼈를 부서뜨리지 않아도 된다. 절골면에서 상방으로 전위시키면 아킬레스건의 장력이 감소하고 종골의 피치각이 감소하는데 대부분의 요족은 종골 피치각이 크지 않은 경우가 많다.

그림 7-28 후방 경골근건 분할 이전술

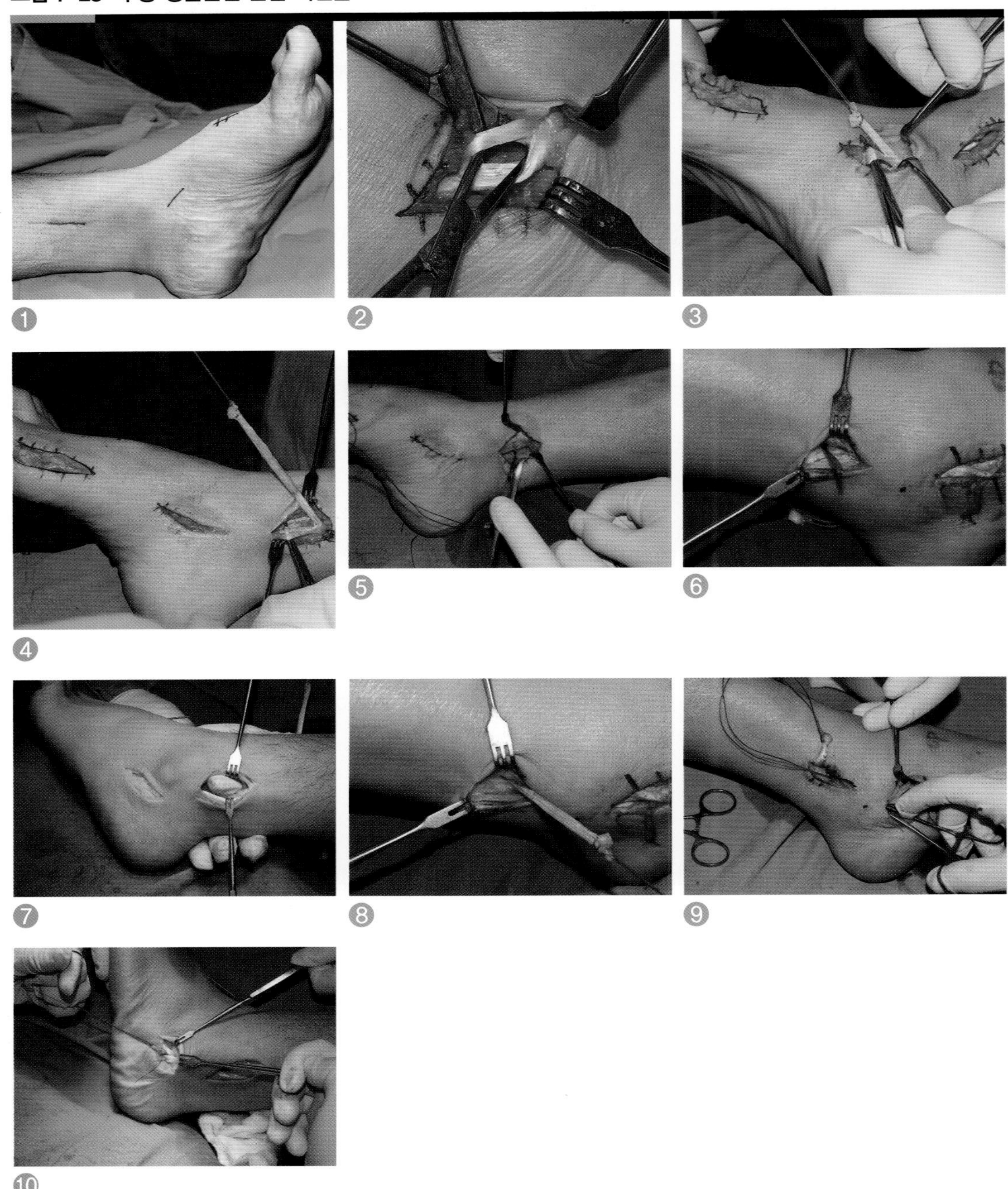

① 수술 전 사진. 후방 경골근건 부착부와 하퇴부 내측의 절개선을 보여준다. ② 주상골 내측을 절개하여 후방 경골근건을 노출하고 종방향으로 1/2로 가른다. ③, ④ 반으로 가른 후방 경골근건을 하퇴부 내측으로 빼낸 사진. ⑤, ⑥ 작은 기구를 이용하여 하퇴부 중원위부에 내측에서 외측으로 후방 경골근건을 통과시킬 터널을 만든다. ⑦ 터널을 여유있게 확장하여 손가락이 통과할 수 있는 것을 보여 주는 사진. ⑧ 비골의 후방으로 후방 경골근건을 빼낸다. ⑨ 비골 후방에서 후족부 외측으로 후방 경골근건을 빼낸다. ⑩ 주변에 봉합한다.

그림 7-29 전방 단일 절개를 이용한 거주상 관절 유합술 및 전방 경골근건과 후방 경골근건 동시 이전술

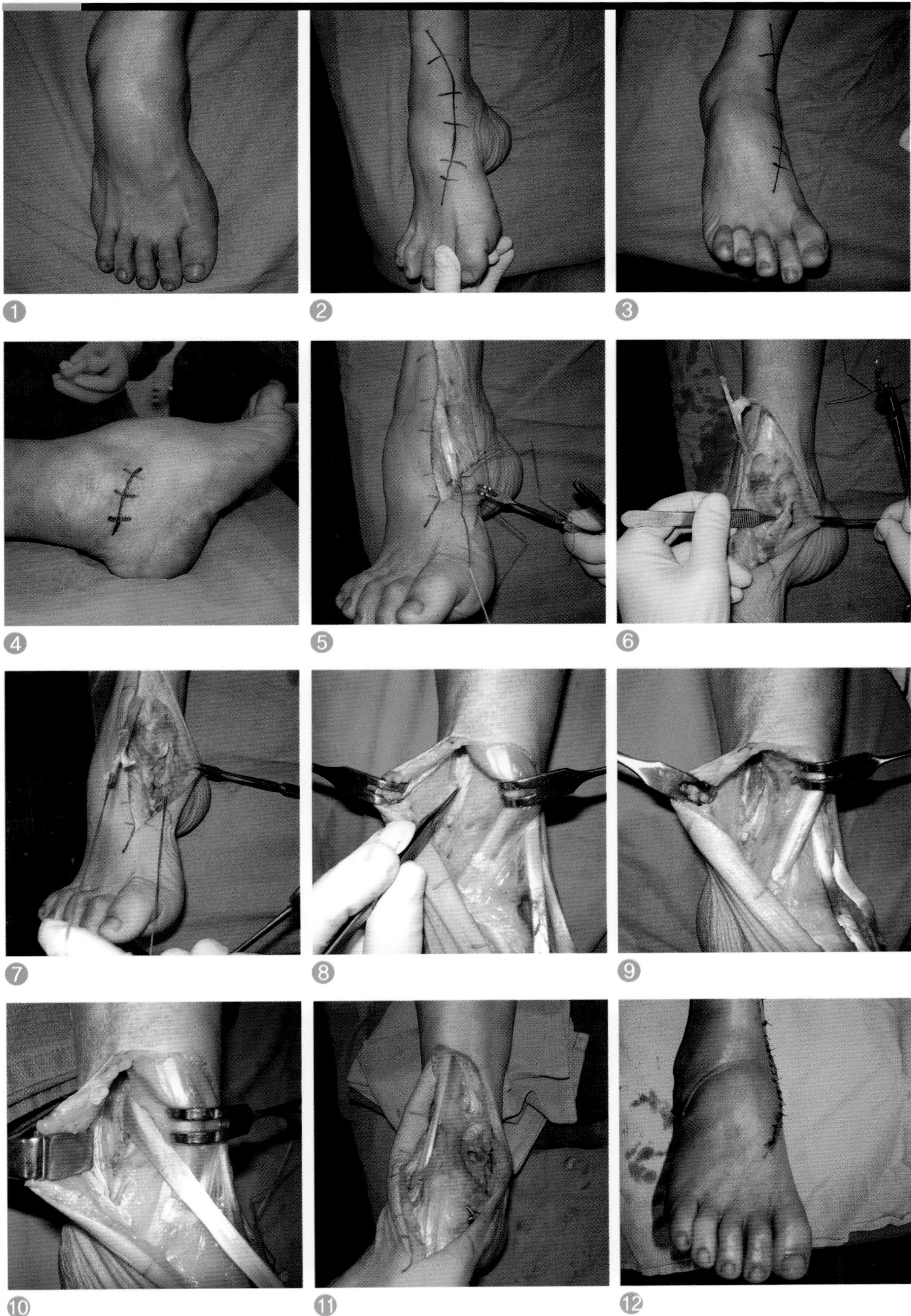

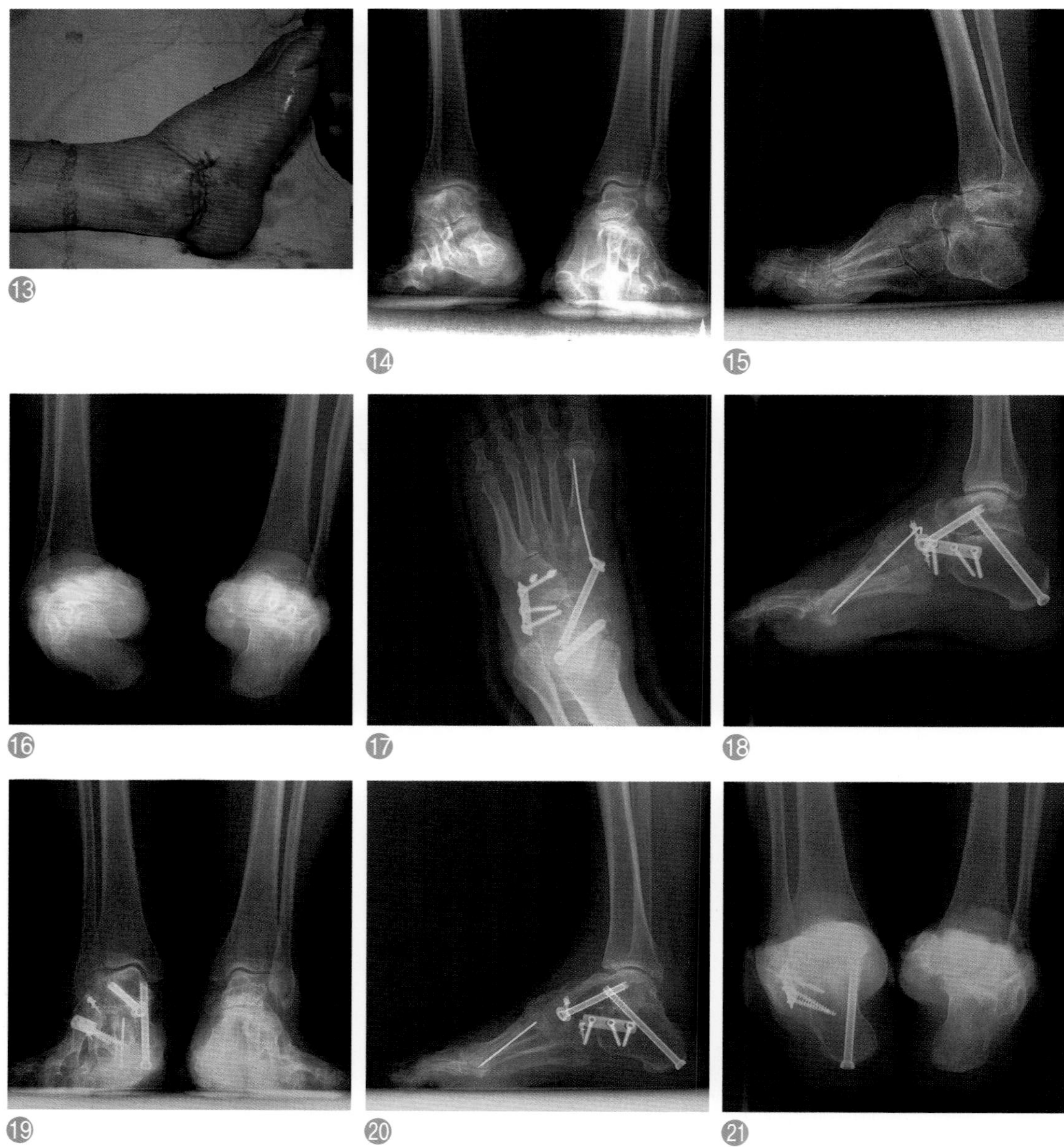

외측 절개를 통하여 거골하 관절 유합을 하고 전방 절개를 이용하여 거주상 관절과 종입방 관절의 유합술, 그리고 전,후 경골근건을 동시에 제3 설상골에 이전하는 수술장 사진들. ① 수술 전 요내반족. ②, ③ 전내측 곡선 절개선, 이전한 건들이 절개선 바로 밑에 놓이지 않도록 하기 위하여 절개선을 내측으로 굽어지게 하였다. ④ 거골하 관절 유합을 위한 외측 절개선. ⑤ 전방 경골근건을 노출한다. ⑥ 후방 경골근건을 노출한다. ⑦ 전방, 후방 경골근건을 모두 이전할 준비를 한다. ⑧ 원위 경비골 사이의 골간막을 노출한다. ⑨ 골간막을 절제하여 하퇴부 후방 구획의 근육이 보인다. ⑩ 이전하려고 절단한 전경골근건과 후경골근건을 경골과 비골 사이를 통과하여 전방으로 빼낸다. ⑪ 전경골근건을 외측 설상골에 후경골근건을 입방골에 각각 한 개의 앵커를 박고 이전한다. ⑫, ⑬ 봉합한 모양. ⑭, ⑮, ⑯ 수술전 족관절 전후면, 측면, 후족부 선열상. ⑰, ⑱ 수술 후 족부 전후면, 측면상. ⑲, ⑳, ㉑ 수술 후 18개월 족관절 전후면, 측면, 후족부 선열상.

또한 뒤꿈치를 상방으로 전위시키면 아킬레스건이 상대적으로 연장되어 근력이 약화되므로 보행시 추진력이 약해질 가능성이 있어서 상방 전위는 종골 피치각이 크거나 종골의 뚜렷한 첨족 변형이 있는 경우에만 시행한다.

아) 장비골건 이전술 그림 7-30

장비골근이 상대적으로 강하여 제1 중족골의 첨족 변형이 원인인 경우에 장비골근건을 입방골의 바닥 부위에서 절단하여 입방골의 전외측이나 단비골건에 이전한다. 장비골근은 제1 중족골을 족저 굴곡시키고, 전경골근은 제1 중족골을 배굴시키므로 장비골건을 이전하면 제1 중족골이 배굴될 가능성이 있다. 그러므로 전경골근이 정상인 상태에서 장비골건을 이전할 때는 이 가능성을 생각하고 있어야 하며, 특히 제1 중족골의 배굴 절골술과 장비골건 이전술을 병행할 경우에는 제1 중족골의 배굴이 좀 부족한 상태까지만 배굴하는 것이 좋다. 저자는 장비골건 이전술 후 장비골건이 제1 중족골을 족저 굴곡하는 힘이 없어짐에 따라서 제1 중족골이 더 이상 족저 굴곡 되지 않고 장기적으로는 전경골근의 작용으로 제1 중족골이 발바닥에서 발등 쪽으로 들려 올라가기를 기대한다. 그러나 장비골근이 역동적으로 작용하여 족관절 외반 근력을 증가시키기를 기대하지는 않는다.

자) 종입방 단축 유합술(calcaneocuboid arthrodesis with lateral column shortening) 그림 7-31

건이전술이나 절골술만으로 교정이 부족할 때 이용할 수 있다. 장력이 가해지므로 나사못이나 금속판을 이용한 강력한 고정이 필요하다. 편평족의 치료에 사용하는 외측주 연장술과 상반되는 개념으로 이해하면 되는데 편평족에서 외측주 연장술에 의하여 얻을 수 있는 것보다 교정 효과가 작다. 요내반족 변형이 편평 외반족보다 발이 강직되어 있어서 변형 교정이 어려운 점이 종입방 단축 유합술만으로 변형 교정이 만족스럽지 않은 원인일 것이다.

차) 삼중 유합술

요족의 치료에 가장 기본적으로 사용되는 방법 중의 한 가지인데, 현재는 고정된 변형이 심하고, 거골하 관절의 운동이 거의 되지 않는 경우에 사용한다.[1,2,7] 특히 Charcot-Marie-Tooth 질환에서와 같이 감각이 비정상적이고, 마비가 진행성인 경우에는 족관절의 퇴행성 관

그림 7-30 장비골건 이전술

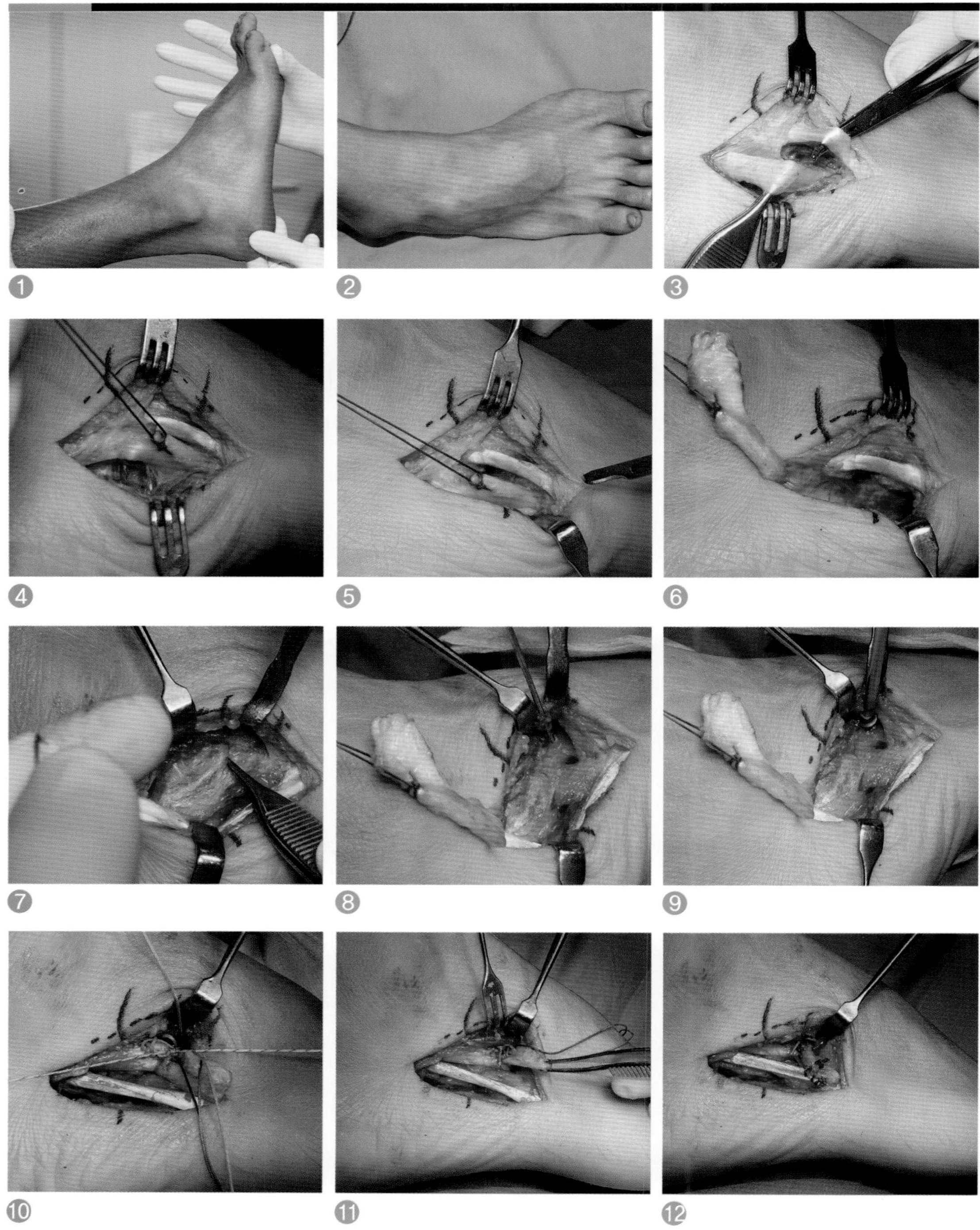

①, ② 수술 전 변형. ③ 단비골건을 따라 절개하여 장, 단 비골건을 노출한다. ④, ⑤, ⑥ 장비골건에 봉합사를 꿰어서 당긴 상태로 발바닥 쪽으로 해부하여 장비골건을 비부골(os perineum) 또는 그에 해당하는 섬유 연골의 바로 원위부에서 절단한다. ⑦ 종입방 관절을 확인한다. ⑧, ⑨ 입방골에 앵커를 박고 건을 고정할 준비한다. ⑩ 앵커에 장비골건을 고정한다. ⑪, ⑫ 장비골건의 원위단을 제5 중족골 기저부의 단비골건 부착부에 봉합하여 추가적인 안정성을 얻도록 한다. 이 과정에서 입방골에 봉합하지 않고 단비골건에 fish mouth 방법으로 봉합하기도 한다.

그림 7-31

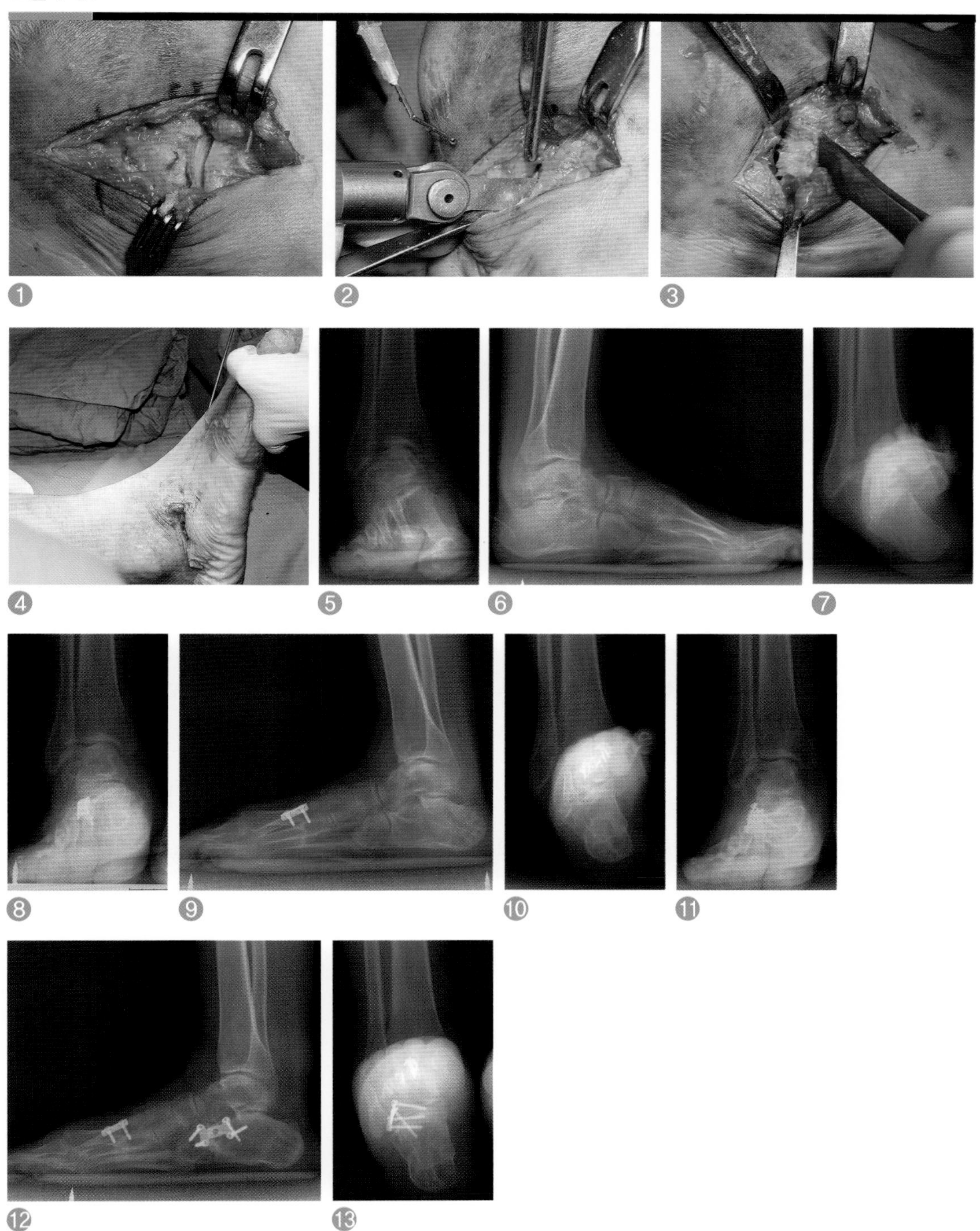

종골 전방 절골술을 이용한 외측주 단축술. ① 종입방 관절을 노출한다. ②, ③ 종입방 관절의 약 2cm 후방에서 약 1cm 폭의 쐐기를 절제한 다음 고정한다. ④ 고정 후 사진. ⑤~⑦ 1차 수술 전 족관절 및 족부 방사선상. ⑧~⑩ 종골 외측 쐐기 절골술 등을 하였으나 교정이 부족함을 보여 주는 1차 수술 후 방사선상. ⑪~⑬ 외측주 단축술 후 방사선상.

그림 7-32

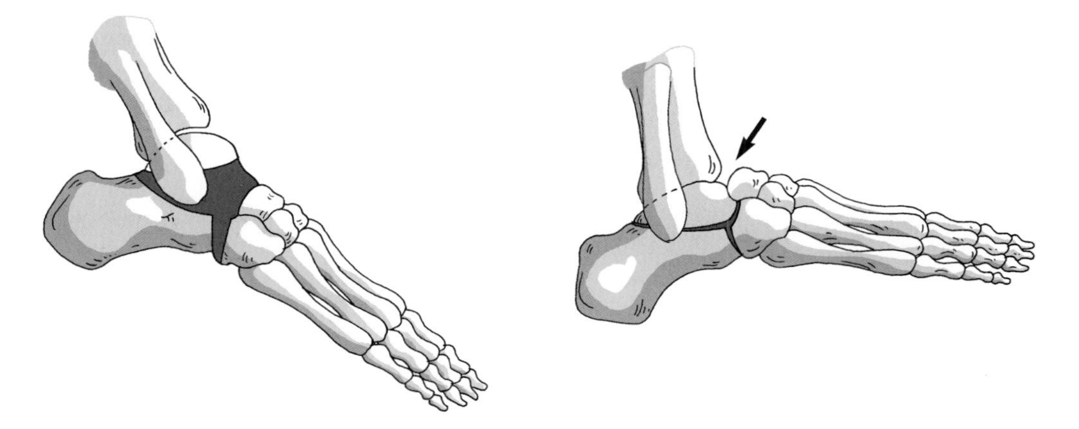

Lambrinudi 삼중 유합술 후에는 경골과 주상골이 거의 맞닿아서 족관절 운동이 거의 불가능하다.

절염이 발생하게 되어, 장기적으로는 예후가 좋지 않으므로 가능하면 유합술보다는 절골술을 하여 관절의 운동을 보존하는 방법이 선호된다. 내반 변형은 거골과 종골 사이에서 폐쇄성 쐐기를 절제하여 교정하며, 요족 변형은 중간 족근 관절에서 쐐기를 절제하여 교정하는데, 요족 변형을 교정하기 위하여 절제를 많이 할 경우 거골의 경부가 많이 절제되므로 거골의 혈액 순환 및 족관절의 전방 관절낭이 손상될 우려가 있으며, 특히 Lambrinudi 방법을 사용할 경우에 족관절의 운동 제한이 심하게 된다그림 7-32. 그러므로 최근에는 Lambrinudi 방법으로 삼중 유합을 하지 않는다.

마. 성인 경련성 마비

(1) 원인 질환 및 자연 경과

성인 경련성 마비의 원인은 뇌졸중(stroke), 외상성 뇌손상, 무산소성 뇌손상(anoxic brain damage), 다발성 경화증(multiple sclerosis), 척수 손상 등이 있는데, 원인이 무엇이든 비슷한 보행 형태 및 변형을 일으킨다. 이와 같은 원인 중에서 뇌졸중과 외상성 뇌손상이 가장 많은데 경련성의 정도, 회복의 시기, 회복의 형태 등은 차이가 있으나, 하지의 경련 형태는 비슷하다. 매년 미국인 1000명당 1명의 비율로 뇌졸중이 발생하며, 그중 65~75%의 환자는 보행 기능을 회복하지만 정상적인 보행은 불가능하여 장애인이 늘고 있다.

뇌졸중 발생 후 24시간에서 수주간 이완성 마비(flaccid paralysis)가 된다. 그 후 점차 근긴장(muscle tone)이 증가하는데 이완성 마비의 기간이 길수록 예후가 나쁘다. 자발적인 운동은 가장 근위부의 근육에서부터 일어나며 근위부에서 원위부로 회복이 진행된다. 외상성 뇌손상인 경우에는 손상 당시에 중추 신경계의 손상과 동시에 말초 신경의 손상이 발생하여 말초 신경 마비에 의한 증세가 있는 경우가 흔하므로, 중추 신경 마비인지, 말초 신경 마비인지를 잘 살펴보아야 한다. 뇌졸중에 의한 경련성 마비는 마비된 지 6개월 경과 후에는 수술적인 치료를 할 수 있으나, 외상성 뇌손상에 의한 경우에는 18개월까지도 추가적인 회복이 가능하므로 수술적인 치료는 18개월이 경과한 후에 하는 것이 좋다.

(2) 병태 생리

하지는 상지와 달리 감각 기능이 그다지 중요하지 않으며, 체중 부하 위치에서 원시적인 자세 반사(postural reflex)에 의한 대단위 운동 기능에 의해 보행이 가능하게 되는 경우가 많다.

Mooney는[5)] 성인의 후천성인 경련성 마비에서 원시적인 자세 반사에 의한 정형화된 운동 형태를 굴근의 공동 작용(flexor synergy)과 신근의 공동 작용(extensor synergy)으로 나누어 기술하였다. 굴근의 공동 작용이란 유각기(swing phase)에 고관절 및 슬관절의 굴곡과 족관절의 족배 굴곡이 동시에 일어나는 것이며, 신근 공동 작용은 그 반대로 고관절의 신전, 슬관절의 신전, 발목의 족저 굴곡 및 발의 내번이 일어나는 것이다. 대부분의 경련성 마비 환자는 신근 공동 작용의 형태를 보인다그림 7-33.

(3) 치료

환자의 예후를 비관적으로 생각하여 치료를 전혀 하지 않다가 뒤늦게 치료를 하려면 여러 관절의 강직이 발생하고, 근력 약화 등의 문제가 발생하여 회복이 지연되고, 재활에 장애가 발생하므로, 환자가 신경학적으로 잘 회복될 것이라고 가정하고 처음부터 적극적으로 치료해야 한다. 뇌졸중이나 뇌손상 후에 마비가 된 환자를 보면 대개 환자의 전신 상태가 좋지 않아 보이며, 도저히 수술적인 방법으로 호전될 수 없을 것이라고 생각하여, 의사가 환자를 적극적으로 치료해 보려는 시도를 하지 않는 경우가 많다. 그러나 이러한 환자의 마취와 수술에 별다른 문제가 있는 것은 아니며, 수술적인 치료에 의해서 걷지 못하던 환자가 걷게 되고, 보조

그림 7-33

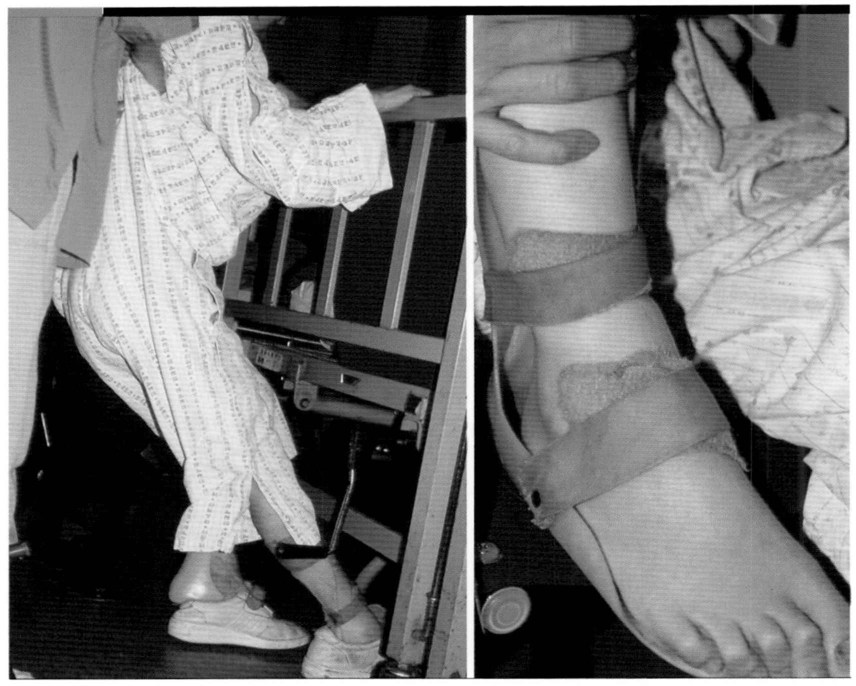

신근 공동 작용으로 슬관절이 신전되고 발목이 족저 굴곡되어서 보조기를 하더라도 보조기 안에 발이 편안히 놓이지 않고 뒤꿈치가 들떠 있다.

기를 사용하던 환자가 보조기 없이 보행이 가능하게 되는 경우도 많으므로 적절히 선택하여 적극적인 치료를 할 필요가 있다.

경련성 마비에 대한 수술 중 가장 효과적인 것은 발 및 족관절에 대한 것인데, Pinzur는 후천적인 반신 마비에서 경련성 첨족 변형이 가장 중요한 이상이며, 첨족 변형을 교정하는 것이 보행 능력을 증진시키는 데 가장 중요하다고 하였다.[7] 그런데 어떤 환자가 수술 대상인지를 결정하기 어려운 경우가 많은데, 환자가 자신의 의지대로 근육을 움직일 수 없는 경우가 많으므로 부축하여 서게 하거나, 걸을 수 있다면 걸어 보게 하여야 한다.

첨족 변형과 내반 변형이 심하여 도저히 설 수 없는 환자는 수술을 하여야 할 것인가를 신중히 검토하여야 하는데, 가장 중요한 것이 고관절의 굴곡이 가능한가를 검사하는 것이다. 능동적으로 고관절의 굴곡이 가능하다면 일단 발을 앞으로 내디딜 수 있는 가능성이 있으므로 첨족을 치료하면 보행이 가능할 확률이 높다.

그러나 능동적으로 고관절의 굴곡이 불가능한 환자라도 수술 후 보행이 가능한 경우가 있으므로 판단이 전혀 불가능한 경우에는 환자 보호자와 충분히 상의하여 가능성이 낮더라도 첨족 변형을 교정하기 위한 수술을 할 수 있다.

가) 비수술적 치료

반신 마비가 있는 환자 중 상당수는 보조기를 필요로 한다. 관절 구축을 방지하기 위하여 회복기의 초기부터 보조기를 착용하고, 관절 운동 범위를 유지하는 운동을 시작하여야 한다. 전신 상태가 허용되는 한 가능한 대로 조기에 서고 걷는 연습을 하여야 변형 방지에 도움이 된다. 또한 급성기가 경과한 후에 이완성 마비가 된 근육에 전기 자극 치료를 하여 근력이 유지되도록 하기도 하며, 이러한 치료는 근육 수축을 느끼는 감각 훈련의 효과도 있다. 운동의 회복은 처음 3~4개월 사이에 가장 많이 일어나며, 보행 능력도 상당히 회복된다. 능동적으로 고관절 및 슬관절을 움직이는 기능이 향상되어야 보행이 가능하게 된다. 발목과 발에는 보조기를 하는 경우가 많지만 슬관절을 안정시키기 위한 보조기는 착용하기도 어렵고 보행이 불편하다. 4~6개월 사이에 운동 기능이 최대로 회복된 상태에서 영구적인 보조기를 맞춘다.

나) 수술적 치료

① 대상 및 적응증

환자가 보행을 할 수 있는지를 결정하는 가장 중요한 요소는 균형 감각인데, 중추 신경계 마비 환자의 약 10%가 수술의 대상이 된다.[3] 장애의 주원인이 감각, 균형, 지각 능력의 문제인 경우에는 수술적인 요법에 의한 기능의 향상을 얻기 어렵지만 비정상적인 근육의 긴장에 의한 것일 때는 건연장술이나 건이전술에 의해 좋은 결과를 얻을 수 있다.[3] 드물게 이완성 마비가 있기도 하고 편평 외반족 변형을 일으키기도 하지만, 대부분은 첨족이나 첨내반족을 교정하는 수술을 시행한다. 수술 시기는 뇌졸중의 경우에는 6개월, 외상성 뇌손상은 18개월, 척수 손상은 12개월, 무산소성 뇌 손상에 의한 마비인 경우에는 12개월 경과한 후로 하는 것이 좋다.[3]

② 수술 전 검사

시험적 보조기(trial orthosis), 신경 차단(nerve block), 역동적 근전도 검사 등이 있다. 보행 기능이 회복되기 어렵다고 판단되는 환자는 연부 조직 유리술이나 신경 절단술 등의 수술을 하여 환자 간호에 도움이 되도록 한다. 페놀 등을 사용하여 신경을 차단하는 방법은 회복기의 환자에게 근육의 경련에 의한 변형을 방지하거나, 수술의 효과를 수술 전에 미리 알아보기 위한 방법으로 잠정적으로 사용할 수 있다.[3)]

③ 수술적 치료

첨내반족은 배굴 및 외번근이 약하거나, 이와 반대로 그 길항근들이 강하여 발생한다. 발 및 발목을 움직이게 하는 여러 가지 근육들은 보행 주기 중 특정 시기에만 활동하는 것이 정상이지만, 경련성 마비에서는 다른 시기에도 활성을 띄며 심지어는 항상 활동적인 경우도 있다. 또한 특정 근육이 활동을 하지 못하는 것이 변형의 원인일 수도 있다. 수술적 치료는 첨족을 교정하기 위한 수술, 내반을 교정하기 위한 수술, 족지의 굴곡 변형을 교정하기 위한 수술 등이 있다.

첨족을 교정하기 위한 수술은 검사에 의해 비복근과 가자미근 중 어느 근육이 경직의 원인인지를 검사하는 방법의 신뢰도가 낮기 때문에 대부분 아킬레스건의 연장술을 하는데 저자는 슬관절을 굴곡할 때 5° 이상 배굴이 가능하고 슬관절을 신전하면 첨족 변형이 있는 경우에는 비복근의 근막만을 절개한다. 경직성 첨족 때문에 보행이 곤란한 환자는 아킬레스건을 연장한 후에 다시 변형이 발생할 가능성도 있으므로 과소 교정보다는 과교정을 하는 것이 좋다. 내반 변형을 일으키는 원인은 대부분이 전방 경골근의 과도한 작용에 의한 것이며, 뇌졸중 환자 중 후방 경골근이 변형의 원인인 경우는 흔하지 않다.[4,8)] 그러나 전방 경골근과 후방 경골근 중 어느 것이 변형의 주된 원인인지를 알기는 어렵다. 수술장 소견상 전방 경골근을 이전하기 위하여 부착부에서 절단한 후에도 족부를 외전 또는 외번시키는데 저항이 있으면 경골 원위부의 내측에 종절개하여 후방 경골근을 노출한다. 육안으로 후방 경골근건이 팽팽한 경우에는 내과의 근위부에서 연장한다. 내반 변형이 있더라도 족관절-족부 보조기(ankle foot orthosis)를 하고 보행이 가능한 경우도 있지만, 변형이 심하면 보조기 안에서 발이 변형되려는 경향 때문에 피부 궤양이 발생하기도 하고, 보조기를 하더라도 변형이 교정되지 않을 수가 있는데 이러한 경우가 수술 적응증이다.

Mooney 등은[5)] 경직성 마비에서 나타나는 신근 공동 작용에 의한 변형에 대하여 1) 아킬레스건 연장술, 2) 후방 경골근건 절단술, 3) 장족지 굴근건 및 장무지 굴근건의 절단술, 4) 전방 경골근건 분할 이전술(split tibialis anterior tendon transfer) 등을 시행하여 좋은 결과를 얻을 수 있다고 하였다.

그런데 성인의 경련성 마비 환자 중 10% 정도만 후방 경골근건에 의한 내반 변형이 발생하며, 후방 경골근건 절단술을 시행하면 장기적으로 편평 외반족의 원인이 될 수 있으므로, Keenan과 Waters는[4] 후방 경골근이 내반의 원인인 경우에만 선택적으로 후방 경골근의 연장술을 시행한다고 하였다.

또한 Edwards와 Hsu는[1] 수술장 소견에서 아킬레스건 연장술에 의하여 첨족 변형을 교정한 후에도 고정된 내반 변형이 있으면 후방 경골근건의 연장술을 한다고 하였다. 후방 경골근이 내반 변형의 원인인 경우에는 뒤꿈치의 내반이 더 심한 편이다. 전방 경골근은 분할 이전하는 방법이 먼저 보고되었지만 분할 이전하면 족부 내번 변형이 남거나 재발하는 경우가 많으므로 저자는 분할하지 않고 전체를 이전한다. 분할 이전할 때는 전방 경골근건의 내측 1/2이 원래 부착부에 남아서 내번하는 역할을 하므로 절제한 외측 1/2을 가장 외측의 입방골에 이전하지만 전방 경골근건 전체를 이전할 때는 발의 중앙 또는 중앙보다 약간 외측의 중간, 외측 설상골에 이전한다. 전방 경골근건의 폭이 크므로 중간, 또는 외측 설상골에 전체를 이전할 수 없으며 두 개의 설상골에 1/2씩 이전한다. 전방 경골근건 이전술 후에는 유각기에 족관절이 배굴되고, 입각기에 발이 내번되지 않고 균형이 잡힌다. 비교적 고유 수용 감각이 보존되어 있는 환자는 보조기를 하지 않고 보행이 가능하게 된다. 상당수의 환자는 전방 경골근건 분할 이전술 후에도 유각기에 발이 중립위로 유지되지 못하여 보조기가 필요한 경우들이 있으므로 장무지 굴근건과 장족지 굴근건을 배부로 이전하는 방법들이 보고되어 있다.[6] 장무지 굴근건과 장족지 굴근건은 입각기에 활동을 하는 근육이지만, 경련성 마비 환자는 유각기에도 활동하는 경우들이 많으며 이러한 경우에는 배부로 이전하여 배굴을 돕는 기능을 할 수도 있다.[10]

뇌졸중 이후 3개월 정도 경과하면 신경학적인 회복이 90% 정도 일어나므로, 6개월 정도 경과한 후에는 전방 경골근건 분할 이전술을 해도 좋으며, 외상성 뇌손상에 의한 경련성 마비에서는 18개월 경과한 후에 전방 경골근건 분할 이전술을 한다.

㉠ 아킬레스건 연장술

소아 뇌성마비의 첨족 변형에는 여러 가지의 다양한 방법들이 사용되지만 성인의 첨족 변형에 대하여는 Z-성형술과 삼중 반절단술(triple hemisection)이 사용되어 왔다.[2,3,4,7,9] Tracy는[9] 삼중 반절단술을 하면 지혈대 시간이 훨씬 짧고, 반흔에 의한 유착을 방지할 수 있어 선호한다고 하였으며, 이외의 저자들도 모두 경피적인 방법으로 삼중 반절단술을 하였다. 삼중 반절단술은 연속성이 있으므로 건을 봉합할 필요가 없고 바로 체중 부하를 할 수 있으며, 경피적인 방법으로 수술이 가능하다는 등의 장점이 있다. 또한 아킬레스건으로 가는 혈액 순환에 영향이 적어 치유 기간이 빠르며 일단 완전히 연속성이 없어진 상태에서 적당한 길이를 맞추어 봉합하는 것이 아니므로 과도 연장될 가능성이 적다고 생각된다. 대부분의 저자들은 2.5cm 간격으로 세 군데를 절단한다고 하였는데, 교정 각도가 커지면 지나치게 활주(sliding)가 되어 연결 부위가 짧아지거나 아킬레스건의 파열을 일으킬 가능성이 있다. 저자가 연구한 바에 의하면 25° 이상의 첨족 변형이 있는 경우에는 반절단의 간격을 4cm 이상으로 하여야 파열을 방지할 수 있을 것으로 판단되었다.

삼중 반절단은 수술이 간편하지만 수술 후 통증이 오래 지속되는 경우들이 있어서 슬관절 굴곡시에 10° 정도 배굴이 가능한 경우에는 삼중 반절단을 하지 않고 비복근 근막 절개술을 하고 있다.

경련성 마비 환자들은 수술 후 조기에 재활 운동을 시키는 것이 중요하다. 삼중 반절단 방법으로 30° 이하의 첨족 변형을 교정한 후에는 건이 파열될 가능성이 극히 낮으므로 석고 또는 단하지 보조기를 한 후에 바로 세우거나 걷게 하여도 무방하다. 석고는 바닥이 평평하지 못하여 서 있는 자세가 불안정할 수 있는데 이 경우에는 족부 족관절 보조기를 하고 서도 괜찮다. 6주간은 보행시에 반드시 석고나 보조기를 착용한다. 그 후에는 재발을 방지하기 위하여 환자의 경련성의 정도에 따라서 수면 중에도 보조기를 항상 착용하도록 하기도 한다.

ⓛ 삼중 반절단에 의한 아킬레스건 연장술(Achilles tendon lengthening by triple hemisection) 그림 7-34

아킬레스건을 세 곳에서 절반씩 절단하고 강제로 발목을 배굴하여 활주에 의한 연장이 일어나게 하는 방법이다. 내반 변형이 동반된 경우가 많으므로 가장 원위부는 종골의 상연으로부터 약 1cm 근위부에서 내측 1/2을 절단한다. 건의 폭을 측정하고 그 중앙에 15번 수술칼 날을 종방향으로 건의 깊이만큼 넣은 후 내측으로 90° 회전하여 절단한다. 이때 조수가 족관절을 최대한 배굴하고 있으면 건이 팽팽하게 유지되므로 칼날을 돌리면서 살짝 힘을 가하면 저절로 건이 절단된다. 그보다 3~4.5cm 근위부에서 외측 1/2을 절단하고, 다시 같은 간격만큼 근위부의 내측 1/2을 절단한다.

그림 7-34 삼중 반절단술

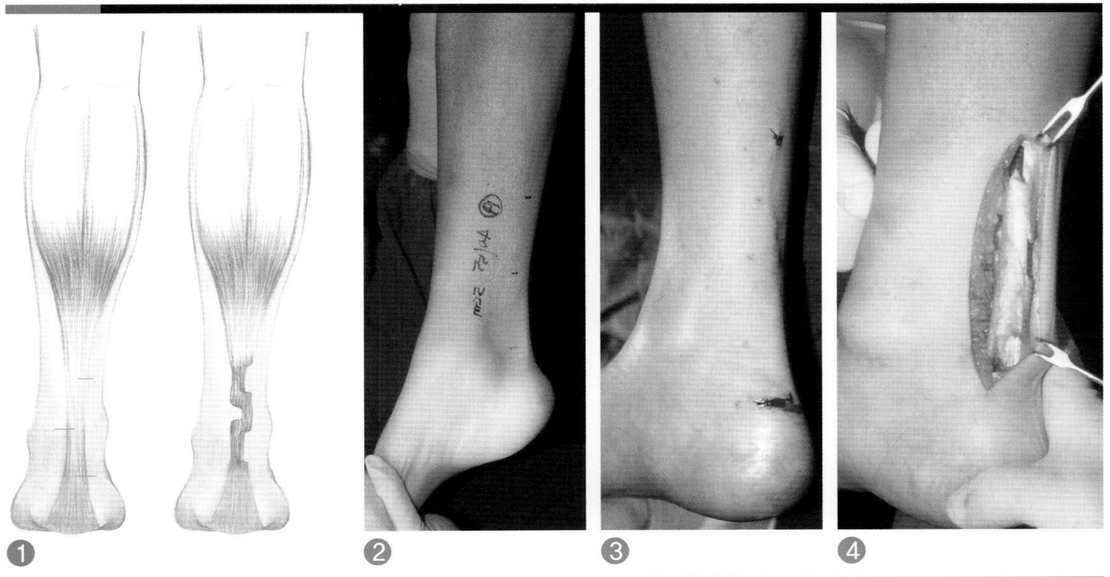

삼중 반절단에 의한 아킬레스건 연장술을 도식화한 그림(①). 약 40°의 첨족 변형을(②) 5cm 간격으로 삼중 반절단하여 교정한 모양(③). ④는 개방한 후 삼중 반절단을 하여 아킬레스건이 활주(sliding)된 모양을 보여 준다.

절단과 동시에 약간의 활주가 일어나며, 강한 힘으로 발을 배굴시키면서 원하는 만큼 활주시켜 연장한다. 활주 후에 절단 부위에서 간격이 만져지며 건이 완전히 파열되지 않았는지도 확인할 수 있다. 활주되지 않은 경우에는 원래 절단한 부위들을 만져 보고 중앙의 팽팽한 건섬유를 일부 추가적으로 절단한다.

ⓒ 비복근 근막 절개술(Gastrocnemius aponeurotic lengthening)그림 7-35

원래는 하퇴부의 중앙에 약 5cm의 종절개를 하고 비복근막을 절개하지만 수술 반흔이 외관상 보기 흉하므로 하퇴부 내측에 약 3cm를 절개한다. 관절경을 이용하여 절개하기도 하지만 내측에 작은 절개를 하는 방법과 반흔의 차이가 거의 없다.

하퇴부 내측에서 슬관절과 족관절의 중앙 부분을 절개하는데 비복근 내측두를 만져서 내측두가 끝나는 부분보다 약 1~2cm 원위부를 중심으로 절개한다. 피하 지방을 박리하고 비복근막을 노출시킨다. 피하 지방과 비복근막 사이를 얇은 골막 거상기를 이용하여 박리하는데 비복근막의 바로 후방에 비복 신경이 밀착되어 있는 경우도 있으므로 근막에서 모든 조직을 후방으로 잘 박리한다. 내측을 절개하기 때문에 하퇴부의 중앙보다 외측을 박리할 때 깊은 견인 기구가 필요하다. 비복근막을 심부의 가자미건으로부터 박리한 후 비복근막을 횡으로 절

그림 7-35 비복근 근막 절개술

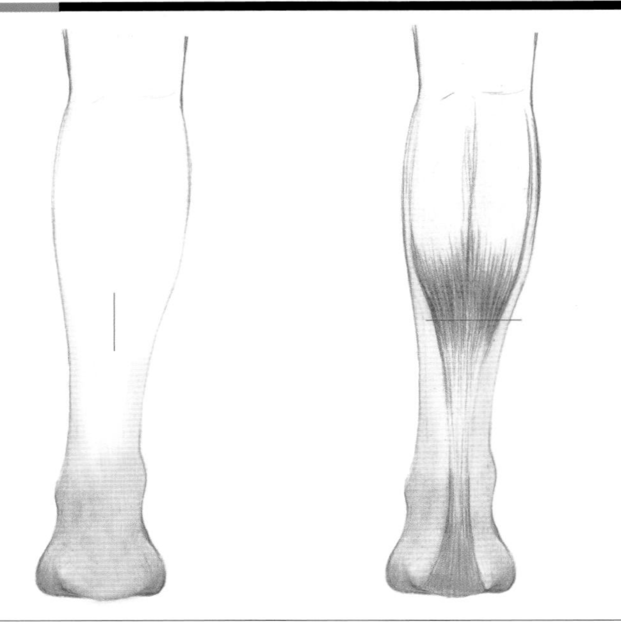

하퇴부의 중앙에 종절개를 한다. 중앙보다 약간 원위부가 더 좋다.

비복근 근막을 가자미근으로부터 박리한 후 횡으로 절개한다.

단한다. 과도하게 비복근이 근위부로 수축하여 올라가면 근력이 약화될 가능성 때문에 근막을 절단한 후에 발목을 배굴하고 더 이상은 비복근이 근위부로 이동하지 않도록 하기 위하여 슬관절을 신전하고 발목을 10° 정도 배굴한 위치에서 비복근과 가자미근막을 봉합하는 것이 Strayer 술식인데, 저자는 이렇게 봉합하고 석고 고정을 하더라도 비복근이 수축하는 힘을 이겨낼 수 없다고 생각하여 봉합을 하지 않는다. 수술 후에 비복근이 수술 전보다 근위부로 이동하므로 약간의 근력 약화가 있을 가능성이 있으나 임상적으로 문제되지는 않는다. 과도한 근력 약화에 의한 장애보다는 첨족이 재발하는 경향이 문제이다. 아마도 비복근막을 절개하더라도 비복근이 가자미근으로부터 완전히 박리되는 것이 아니므로 근위부로 과도하게 이동하지 않는다고 판단한다.

ⓔ 전방 경골근건 분할 이전술(split tibialis anterior tendon transfer) 그림 7-36

(1) 제1 중족 설상관절을 중심으로 전방 경골근의 방향을 따라서 4cm 사선형 절개를 한다. 전방 경골근건의 부착부를 노출한 후에 건의 원위단에 no. 2 ethibond를 이용하여 건을 꿰어서 건을 움직일 때 이용한다. 제1 설상골과 제1 중족골에서 전방 경골근건의 부착부를 모두 절

그림 7-36

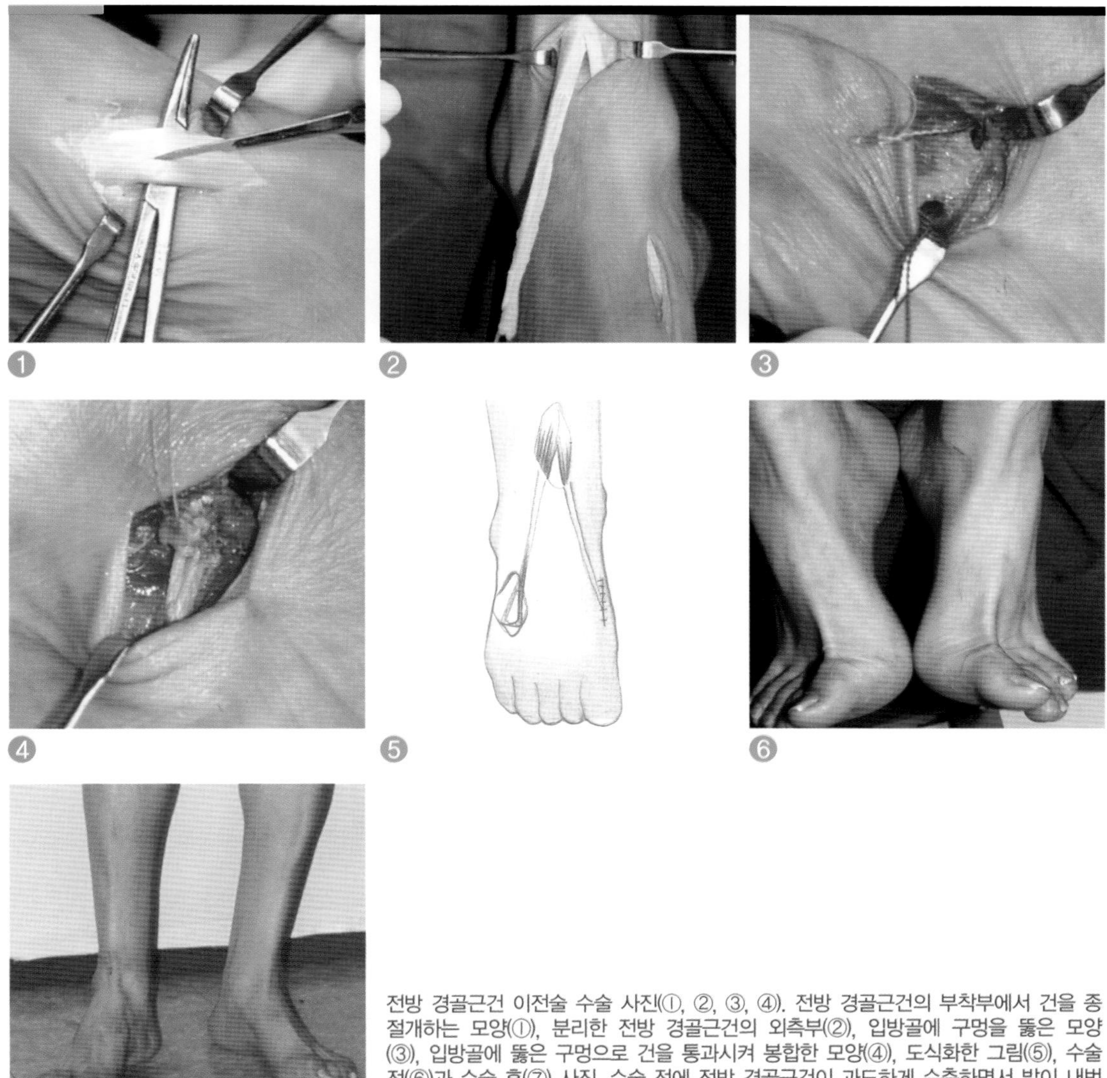

전방 경골근건 이전술 수술 사진(①, ②, ③, ④). 전방 경골근건의 부착부에서 건을 종절개하는 모양(①), 분리한 전방 경골근건의 외측부(②), 입방골에 구멍을 뚫은 모양(③), 입방골에 뚫은 구멍으로 건을 통과시켜 봉합한 모양(④), 도식화한 그림(⑤), 수술 전(⑥)과 수술 후(⑦) 사진. 수술 전에 전방 경골근건이 과도하게 수축하면서 발이 내번되는 모양과 수술 후 발이 편편하게 바닥에 닿는 것을 볼 수 있다.

제한다. 전방 경골근건 이전술에서는 건의 길이를 충분히 길게 떼는 것이 중요하다. 그러므로 전방 경골근건의 부착 부위 중 가장 원위부인 제1 중족 설상 관절 부위까지 건을 박리한다.

(2) 족관절의 약 4cm 근위부를 중심으로 전방 경골근을 따라서 약 4cm 종절개한 후에 부착부에서 박리한 전방 경골근건을 이곳으로 빼낸다. 이때 건 주변에 붙어 있는 연부 조직을 일부 박리해야 쉽게 근위부로 빼낼 수 있다.

(3) 발등의 중앙에서 약간 외측에 종절개를 하고 중간, 외측 설상골을 노출시킨다. 첨내반

족인 발에서는 중족골이 발의 축에 비하여 내전되어 있는 경우가 많으므로 제2 중족골이 발의 중앙선에 있다. 전방 경골근건이 크기 때문에 전방 경골근건을 설상골 중 한곳에 모두 이전시킬 수 없으므로 중간 설상골에 지름 2.8mm 앵커를 박고 전방 경골근건을 봉합하고, 외측 설상골에는 3.5mm 드릴 구멍을 내고, 그 구멍을 큐렛으로 확장하여 전방 경골근건의 외측 1/2을 발바닥으로 통과시킨다. 전방 경골근건의 1/2이 외측 설상골에 만들어 놓은 구멍을 통과하므로 중앙보다 약간 외측에 건과 뼈가 부착하게 된다.

(4) 중간, 외측 설상골 위의 절개선에서 피하 조직을 통하여 발목 근위부 절개선으로 켈리 지혈 겸자를 밀어넣은 후에 근위부에 있는 전방 경골근건을 잡아당겨서 이전 부위로 나오도록 한다. 이때 전방 경골근건이 발목에서 신전건 지대보다 깊은 곳을 지나도록 할 수 있고, 신전건 지대의 겉으로 피하 조직을 통과하도록 할 수도 있다. 저자는 피하 조직을 통과하여 건을 빼낸다. 신전건 지대 아래로 통과시키면 활줄 현상(bowstring)이 발생하지 않아서 외관상 보기 좋지만 이전한 후 근력이 약할 가능성이 더 높을 것이라고 판단하기 때문이다. 건이 피하 조직을 통과하면 배굴시에 전방 경골근건이 외관상 돌출되어 보이므로 특히 젊은 여성에서는 수술 전에 미리 이런 현상에 대하여 설명하는 것이 좋다.

전방 경골근건에 꿰어져 있는 봉합사를 직침을 이용하여 바닥으로 빼낸 후에 발목을 중립위로 한 상태에서 단추를 놓고 그 구멍으로 실을 통과시켜 단추 위에 묶는다. 이 방법만으로는 고정력이 약하므로 중간 설상골에 삽입한 앵커가 초기에는 큰 역할을 한다. 제3 설상골에 biotenodesis 나사못을 사용하여 고정하면 고정이 견고하고 수술이 간편하다.

ⓜ 굴곡건 피하 단열

첨족 변형을 교정하면 족관절이 배굴되면서 족지의 갈퀴 족지 변형이 심해지는 경우가 많다. 갈퀴 족지 변형은 족지의 끝 부분이 바닥에 닿아서 통증을 일으키기도 하고 근위지절의 배부가 신발에 닿아서 증상을 일으키기도 한다. 아래에 기술한 장무지 굴곡근건과 장족지 굴곡근건 이전술을 시행할 수도 있지만 굴곡건을 족지에서 절단하여 변형을 감소시키기만 해도 상당히 좋은 결과를 얻는 경우가 많다. 장무지 굴곡근건과 장족지 굴곡근건이 갈퀴 족지의 원인인 경우가 많지만 내재근인 단무지 굴곡근건과 단족지 굴곡근건이 동시에 경직되는 경우도 있다. 단무지 굴곡근건과 단족지 굴곡근건의 경직이 있으면 장무지 굴곡근건과 장족지 굴곡근건을 절단한 후에도 중족 족지 관절의 굴곡 변형이 발생하여 통증과 보행 장애가 남게 된다. 단족지 굴곡근건마저 절단하면 발가락이 발등 쪽으로 들려 올라와서 신발 신기가 불편해진다. 마취된 상태에서는 단족지 굴곡근건에도 경직성 마비가 있는지 알 수 없으므로 일단 장무지 굴곡근건과 장족지 굴곡근건을 절단한 후에 보행해 보고, 단무지 굴곡근건과 단족지 굴곡근건의 경축에 의한 중족 족지 관절의 굴곡 변형이 뚜렷하고 증상이 있는 경우에 단무지 굴곡근건과 단족지 굴곡근건을 절단한다.

수술 방법

족지의 족저 부분을 절개하는데 횡형 절개선을 이용하여 절단하면 절단 후에 피부를 봉합한 다음에 족지를 신전시킬 때 봉합 부위가 벌어진다. 봉합 부위가 벌어지지 않을 정도로 치유되기를 기다리면 절단한 굴곡근건이 다시 연결되어서 원래의 변형이 발생한다. 저자는 발가락의 바닥 부분을 종절개한 후에 건을 절단하고 약 5~10mm를 절제하고 피부 봉합 후 통증이 없어지면 바로 족지 운동을 하도록 하여 굴곡근건이 원래 상태로 연결되는 것을 방지한다. 각각의 족지에서 건을 절단하지 않고 중족부에서 장무지 굴곡근건과 장족지 굴곡근건을 절단할 수도 있다.

㉥ 장무지 굴곡근건 및 장족지 굴곡근건 이전술 그림 7-37

첨족 변형을 교정한 후에 배굴하는 힘을 보강하기 위하여 족지 굴곡근건을 절단한 채로 두지 않고 족배부로 이전하여 족배 굴곡력을 보강하기 위한 수술 방법이다. 그러나 족지 굴곡근은 보행 시기 중 입각기에 작용하므로 유각기(swing phase)에 족배 굴곡을 하려면 위상 전환(phasic conversion)이 일어나야 한다. 그러나 이전한 족지 굴곡근이 작용하지 않더라도 최소한 건고정(tenodesis)의 효과는 기대하기 때문에 이전하는 것도 좋은 방법이다.

수술 방법

중족부에서 무지 외전근을 따라서 내측 종절개를 한다. 무지 외전근의 하방으로 도달할 경우에는 무지 외전근의 족저부 쪽으로 절개하고, 무지 외전근의 상방으로 도달하려고 하면, 무지 외전근의 족배부 쪽을 따라서 절개한다. 족저부 쪽으로 도달할 때는 피하 조직에 있는 내측 족저 신경의 분지를 손상하지 않도록 주의한다. 장족지 굴곡근건과 장무지 굴곡근건을 노출하여 두 건 사이의 연결 건을 절단한다. 장족지 굴곡근건은 중족부에서 원위부로 가면서

그림 7-37

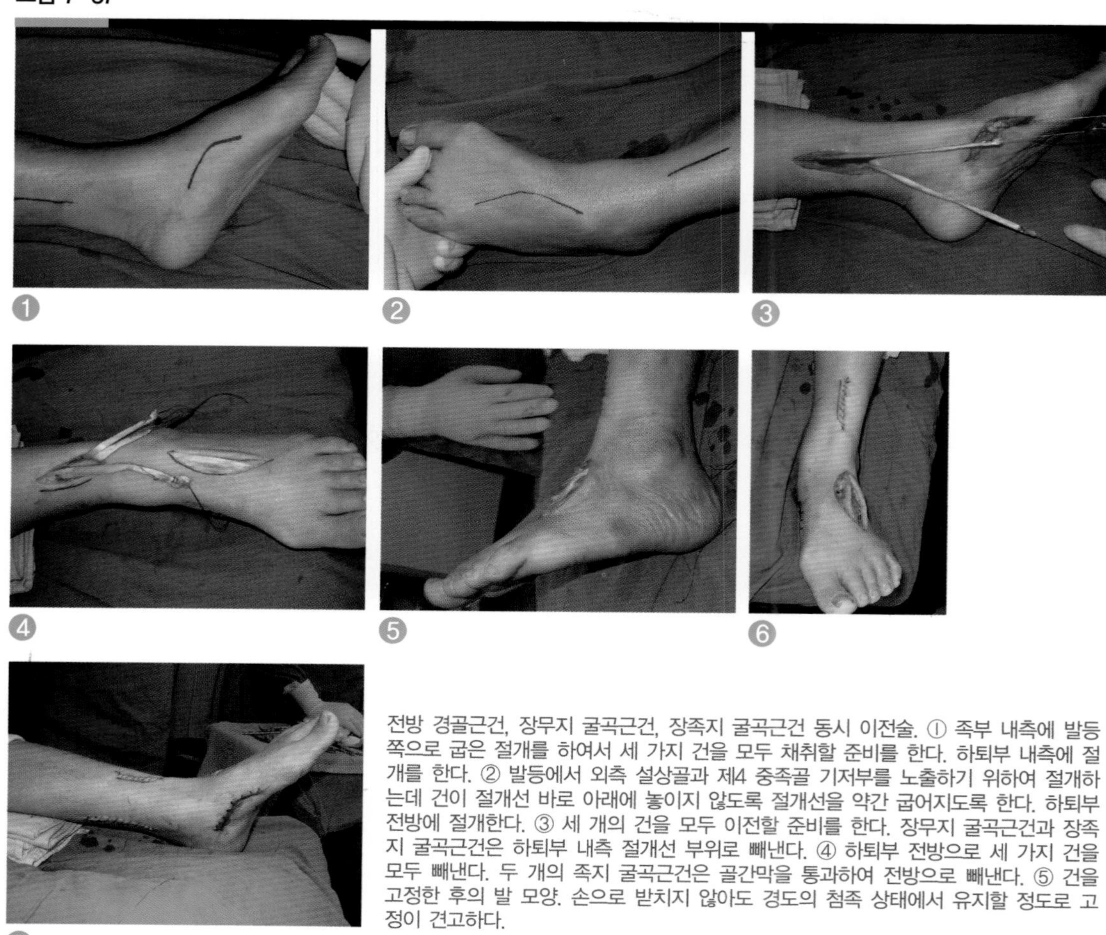

전방 경골근건, 장무지 굴곡근건, 장족지 굴곡근건 동시 이전술. ① 족부 내측에 발등 쪽으로 굽은 절개를 하여서 세 가지 건을 모두 채취할 준비를 한다. 하퇴부 내측에 절개를 한다. ② 발등에서 외측 설상골과 제4 중족골 기저부를 노출하기 위하여 절개하는데 건이 절개선 바로 아래에 놓이지 않도록 절개선을 약간 굽어지도록 한다. 하퇴부 전방에 절개한다. ③ 세 개의 건을 모두 이전할 준비를 한다. 장무지 굴곡근건과 장족지 굴곡근건은 하퇴부 내측 절개선 부위로 빼낸다. ④ 하퇴부 전방으로 세 가지 건을 모두 빼낸다. 두 개의 족지 굴곡근건은 골간막을 통과하여 전방으로 빼낸다. ⑤ 건을 고정한 후의 발 모양. 손으로 받치지 않아도 경도의 첨족 상태에서 유지할 정도로 고정이 견고하다.

각각의 족지로 가는 여러 개의 건으로 갈라지므로 갈라지는 부분의 바로 근위부에서 절단한다. 절단하기 전에 no.2 ethibond 봉합사를 건에 꿰어서 건을 조작하기 쉽게 한다.

장무지 굴곡근건은 좀 더 길게 채취하기 위하여 제1 족지 근위지골 부위의 바닥 부분에 절개하고 끊은 후에 중족부로 빼낸다. 역시 봉합사를 꿰어서 조작할 수 있도록 준비한다. 내과의 약 5cm 상방에 약 5cm의 내측 종절개를 한다. 후방 경골근건의 후방에서 두 개의 건을 찾아서 당겨 낸다. 이때 장무지 굴곡근건과 후방 경골 동맥 및 경골 신경이 서로 엉키지 않도록 박리한다.

족관절 전방의 약 5cm 상방에 중앙선에서 약간 외측에 약 5cm의 종절개를 하고 하퇴부 전외측 구획의 모든 구조물을 내측으로 당긴 후에 경골 비골 사이의 골간막을 노출한다. 골간막을 원위부의 경골과 비골이 서로 맞닿는 부분에서 근위부로 박리한다. 골간막에 작은 절개를 하고 경골과 비골에서 박리하면서 골간막의 후면으로 작고 얇은 수술 기구를 넣어서 골간막 후방의 혈관 등이 손상받지 않도록 하면서 골간막을 절제한다. 준비해 둔 장무지 굴곡근건과 장족지 굴곡근건을 외측으로 빼낸다. 족배부에 제4 중족골과 입방골 관절을 중심으로 약 5cm 절개한다.

단족지 신전근을 내측으로 당기고 제4 중족골의 기저부를 노출한다. 피하 조직으로 근위부 절개선을 향하여 켈리 지혈 겸자를 넣는다. 두 개의 건에 묶여져 있는 실을 지혈 겸자로 잡아서 제4 중족골 기저부로 빼낸다. 제4 중족골의 기저부와 제3 중족골의 기저부 사이에 right angle 겸자를 넣어서 제4 중족골의 바닥을 통과하여 제4,제5 중족골 사이의 공간으로 겸자의 끝이 보이도록 한다. 장무지 굴곡근건에 묶여져 있는 봉합사를 잡고, 제3,제4 중족골 사이로 빼낸 다음에 건이 실을 따라서 제3, 제4 중족골 사이로 나오도록 당긴다. 장무지 굴곡근건을 당겨 올려서 제4 중족골 기저부를 돌아나온 부분과 돌아들어가는 부분을 봉합한다. 거기에 장족지 굴곡근건을 덧붙인다. 봉합할 때는 최대한 배굴하여 봉합하는데, 봉합이 끝난 후에는 발목을 수동적으로 배굴시키지 않더라도 발목이 중립 위치를 유지할 정도로 강하게 고정되므로 최소한 건 고정술로 작용하기를 기대할 만하다.

다) 수술 후 처치

중립위에서 단하지 보행 석고를 하고, 수술 후 수일이 경과하여 통증이 감소하면 곧 체중 부하 보행을 허용한다. 이전건의 고정이 견고하지 않다고 판단하면 6주간 체중 부하를 금지한다. 6주 후에 석고를 제거하고 3~6개월간 보조기를 한다.

REFERENCES

족근관 증후군

1. **Baxter DE and Pfeffer GB** | Treatment of chronic heel pain by surgical release of the first branch of the lateral plantar nerve. Clin Orthop, 279:229–236, 1992.
2. **Davis TJ and Schon LC** | Branches of the tibial nerve: Anatomic variations. Foot Ankle Int, 16:21–29, 1995.
3. **DiGiovanni BF, Gould JS** | Tarsal tunnel syndrome and related entities. Foot and Ankle Clinics, 3:405–426, 1998.
4. **Kaplan PE, Kernahan WT Jr** | Tarsal tunnel syndrome: An electrodiagnostic and surgical correlation. J Bone Joint Surg, 63A:96–99, 1981.
5. **Keck C** | The tarsal–tunnel syndrome. J Bone Joint Surg, 44A:180–182, 1962.
6. **Lam SJS** | Tarsal tunnel syndrome. J Bone Joint Surg, 49B:87–92, 1967.
7. **Pfeiffer WH, Cracchiolo A, III** | Clinical results after tarsal tunnel decompression. J Bone Joint Surg, 76–A:1222–1230, 1994.
8. **Skalley TC, Schon LC, Hinton RY, Myerson MS** | Clinical results following revision tibial nerve release. Foot Ankle Int, 15:360–367, 1994.
9. **Takakura Y, Kitada C, Sugimoto K, Tanaka Y, Tamai S** | Tarsal tunnel syndrome: Causes and results of operative treatment. J Bone Joint Surg, 73–B:125–128, 1991.
10. **Takakura Y, Kumai T, Takaoka T, Tamai S** | Tarsal tunnel syndrome caused by coalition associaited with a ganglion. J Bone Joint Surg, 80–B:130–133, 1998.

지간 신경종

1. **Amis JA, Siverhus SW, Liwnicz BH** | An anatomic basis for recurrence after Morton's neuroma excision. Foot Ankle, 13:153–156, 1992.
2. **Gauthier G** | Thomas Morton's disease: A nerve entrapment syndrome: A new surgical technique. Clin Orthop, 142:90–92, 1979.
3. **Guiloff RJ, Scadding JW, Klenerman L** | Morton's metatarsalgia: Clinical, electro–physiological and histological observations. J Bone Joint Surg, 66B:586–591, 1984.
4. **Johnson JE, Johnson KA, Unni KK** | Persistent pain after excision of an interdigital neuroma: Results of reoperation. J Bone Joint Surg, 70A:651–657, 1988.
5. **Lassman G** | Morton's toe: Clinical, light and electron microscopic investigations in 133 cases. Clin Orthop, 142:73–84, 1979.
6. **Levitsky KA, Alman BA, Jevsevar DS, et al.** | Digital nerves of the foot: Anatomic variations and implications regarding the pathogenesis of interdigital neuroma. Foot Ankle, 14:208–214, 1993.
7. **Okafor B, Shergill G, Angel J** | Treatment of Morton's neuroma by neurolysis. Foot Ankle Int, 18:284–287, 1997.
8. **Rasmussen MR, Kitaoka HB, Patzer GL** | Nonoperative treatment of plantar interdigital neuroma with a single corticosteroid injection. Clin Orthop, 326:188–193, 1996.
9. **Redd AR, Peters VJ, Emery SF, Branch HM, Rifkin MD** | Morton neuroma: Sonographic evaluation. Radiology, 171:415–417, 1989.
10. **Resch S, Stenstrom A, Jonsson A, et al.** | The diagnostic efficacy of magnetic

resonance imaging and ultrasonography in Morton's neuroma:A radiological-surgical correlation. Foot Ankle, 15:88-92, 1994.

11. **Richardson EG, Brotzman SB, Graves SC** | The plantar incision for procedures involving the forefoot. J Bone Joint Surg, 75A:726-731, 1993.
12. **Rosenberg GA, Sferra JJ** | Morton's neuroma. Primary and recurrent and their treatment. Foot Ankle Clinics, 3:473-484, 1998.
13. **Shapiro PP, Shapiro SL** | Sonographic evaluation of interdigital neuromas. Foot Ankle Int, 16:604-606, 1995.

요족

1. **Alexander IJ, Johnson KA** | Assessment and management of pes cavus in Charcot-Marie-Tooth disease. Clin Orthop, 246:273-281, 1989.
2. **Alvarez RG, Little JP** | Neuromuscular disease. Orthopaedic knowledge update. Foot Ankle, 2. AAOS:79-100, 1998.
3. **Angus PD, Cowell HR: Triple Arthrodesis** | A critical long-term review. J Bone Joint Surg, 68-B:260-265, 1986.
4. **Coleman SS, Chesnut WJ** | A simple test for hindfoot flexibility in the cavovarus foot. Clin Orthop, 123:60-62, 1977.
5. **Dwyer F.C.** | The present status of the problem of pes cavus. Clin Orthop, 106:254-275, 1975.
6. **Holmes JR, Hansen ST Jr** | Foot and ankle manifestations of Charcot-Marie-Tooth disease. Foot Ankle Int, 14: 476-486, 1993.
7. **Richardson EG** | In Canaly ST(ed): Campbell's operative orthopaedics. ed. 10. St. Louis Mosby, 2003.
8. **Roper BA, Tibrewal SB** | Soft tissue surgery in Charcot-Marie-Tooth disease. J Bone Joint Surg, 71-B:17-20, 1989.
9. **Wetmore RS and Drennan JC** | Long term results of triple arthrodesis in Charcot-Marie-Tooth disease. J Bone Joint Surg, 71-A:417-422, 1989.

성인 경련성 마비

1. **Edwards P and Hsu John** | SPLATT combined with tendo Achilles lengthening for spastic equinovarus in adults: Results and predictors of surgical outcome. Foot Ankle, 14:335-338, 1993.
2. **Hatt RN and Lamphier TA** | Triple hemisection: A simplified procedure for lengthening the Achilles tendon, New Eng J Med, 236:166-169, 1947.
3. **Jordan C** | Current status of functional lower extremity surgery in adult spastic patients. Clin Orthop, 233:102-109, 1988.
4. **Keenan** | Surgical treatment of the adult lower extremity after stroke. Operative Orthopaedics, 2nd ed., J.B.Lippincott, Philadelphia1993, Chapman MW 3449-3465.
5. **Mooney V, Perry J, Nickel VL** | Surgical and non-surgical orthopaedic care of stroke, J Bone Joint Surg, 49-A:989-1000, 1967.

6. **Morita S, Yamamoto H, Furuya K** | Anterior transfer of the toe flexors for equinovarus deformity due to hemiplegia. J Bone Joint Surg, 76-B:447-449, 1994.
7. **Pinzur MS, Sherman R, DiMonte-Levine P et al.** | Adult onset hemiplegia: changes in gait after muscle balancing procedures to correct the equinus deformity J Bone Joint Surg, 68-A:1249-1257, 1986.
8. **Roper BA** | The orthopedic management of the stroke patient. Clin Orthop, 219:78-86, 1987.
9. **Tracy HW** | Operative treatment of the plantar-flexed inverted foot in adult hemiplegia. J Bone Joint Surg, 58-A:1142-1145, 1976.
10. **Waters RL, Frazier J, Garland DE et al.** | Electromyographic gait analysis before and after operative treatment for hemiplegic equinus and equinovarus deformity. J Bone Joint Surg, 64-A:284-288, 1982.

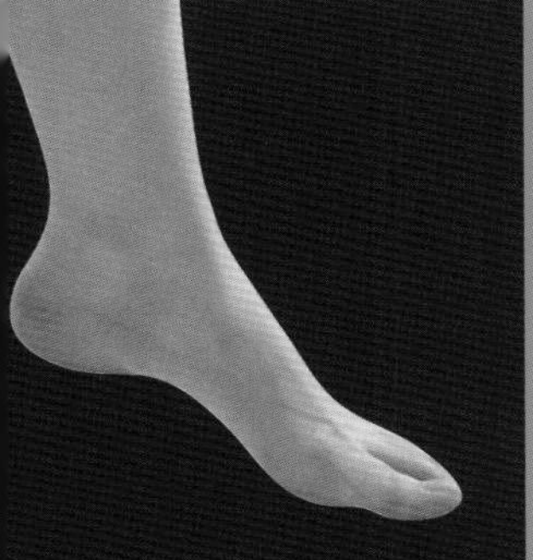

8. 당뇨발

Diabetic Foot

가. 총론

나. 궤양 및 감염

다. 신경병성 관절병증

가. 총론

당뇨병 환자의 발 질환은 대부분이 궤양 및 감염이고, 이외에 신경병성 관절병증(neuropathic arthropathy)이 있다. 먼저 흔히 볼 수 있는 궤양 및 감염에 대하여 기술하고 다음으로 신경병성 관절병증에 대하여 기술하였다.

우리나라는 미국에 비하여 신경병성 관절병증의 빈도가 낮기는 하지만 환자가 증가하고 있다. 신경병성 관절병증의 빈도에 미국과 차이가 있는 이유를 알 수는 없으나 미국에 비만 인구가 많은 것이 원인 중의 하나일 것으로 추정할 수는 있을 것이다. 우리나라도 식생활이 서양화되고 있으므로 앞으로 신경병성 관절병증의 빈도가 증가할 가능성이 있다.

신경병성 관절병증의 치료는 미국 족부 학계에서는 중요한 주제의 하나이지만 현재 우리나라에서 수술이 필요할 정도의 심한 환자는 많지 않다.

모든 질병은 치료보다 예방이 중요하다고 할 수 있는데 미국 당뇨병 협회와 미국 족부 정형외과 학회에서 궤양이나 절단의 위험성이 있는 환자와 위험 인자를 제시하였다 표 8-1 .[1] 또한 변형이 없는 환자의 경우 당뇨병이 있더라도 당뇨화라고 하는 심층화(extra depth shoe)가 반드시 필요한 것이 아니라는 것도 중요하다.

다음은 같은 문헌[1]의 내용을 간략히 정리한 것이다.

(1) 발 검사

당뇨병이 있는 모든 환자는 적어도 1년에 한 번 발 검사를 받아야 한다.

발 검사는 보호 감각(protective sensation), 발의 구조, 생역학적인 변화, 혈관 상태, 피부 상태 등을 포함한다. 한 개 이상의 위험 인자가 있는 환자는 검사를 자주 받아야 한다. 신경병증이 있는 환자는 병원에 올 때마다 검사를 받도록 한다.

위험성이 낮은 발에서의 신경학적인 상태의 평가는 Semmes-Weinstein monofilament나 진동 감각으로 정량적인 감각 역치 검사를 해야 한다.

말초 혈관 상태에 대한 선별 검사(screening test)는 파행(claudication)의 병력, 족부 맥박의 촉지 등이다. 피부에 이상이 없는지를 잘 검사하고, 특히 발가락 사이와 중족골두 바닥 부분의 피부를 잘 살펴본다. 발적, 열감, 굳은살 등이 있으면 조직 손상과 피부 궤양이 발생할 가능성이 높다.

표 8-1

궤양이나 절단의 위험이 있는 환자군
1. 당뇨병을 10년 이상 앓은 사람
2. 남자
3. 혈당 조절이 잘 안 되는 사람
4. 심혈 관계, 망막, 신장의 합병증이 있는 환자
절단의 가능성을 증가시키는 발과 연관된 위험 인자
1. 말초 신경병증
2. 생역학적인 이상 ㄱ. 증가된 국소 부위 압력(굳은살, 발적, 굳은살 아래의 출혈) ㄴ. 관절 운동 범위 제한, 뼈의 변형, 심한 발톱 병변(두꺼운 발톱)
3. 말초 혈관 질환
4. 궤양이나 절단의 병력

(2) 고위험 상태의 예방

혈당을 정상으로 유지하면 신경병증의 발현이 지연된다. 혈관 합병증을 감소시키기 위하여 금연한다.

(3) 고위험 상태의 처치

신경병증이 심하거나 족저 압력이 증가된 환자는 쿠션이 좋은 편안한 신발을 신는 것이 좋다. 굳은살을 수술칼로 깎아내는 것도 한 가지 방법이다. 뼈가 변형된 환자(망치 족지, 무지 외반증)는 폭이 넓은 신발 또는 심층화가 좋다. 변형이 심한 경우에는 맞춤 신발이 필요하다.

나. 궤양 및 감염

(1) 병태 생리

가) 창상 치유의 분자 생물학적 이해

당뇨병 환자에게서 혈액 순환이 충분한 경우에도 변연 절제술 후에 궤양이 치유되지 않는 예들을 흔히 볼 수 있다. 이와 같이 당뇨병 환자에게 일단 발생한 궤양이 잘 치유되지 않고 화농성 염증이 쉽게 확대되거나 치유가 어려운지에 대한 기초 연구들에 의하면 당뇨병 환자는 정상인이 창상 치유시에 동원되는 여러 가지 cytokine들이 창상 부위에 생기더라도 파괴되어 그 농도가 유지되지 못하므로 창상 치유가 지연된다고 한다. 정상적인 치유 기전이 작용하지 못하므로 감염의 치유도 지연된다.

창상 처치에 도움이 되는 여러 가지 물질이 개발되어 시험적인 치료들을 하고 있는데 이 중에는 국소 부위에 rhPDGF(recombinant human platelet derived growth factor)를 바르거나 뿌리는 방법, 피부 대체 물질들, 콜라겐, 전기 자극 등 다양한 방법들이 사용된다.

실험실 연구에서는 rhPDGF가 효과가 있지만 임상에서는 치료 후 20주 경과하였을 때 이 인자를 사용하지 않은 군에서는 33%가 치료되고 사용한 군에서는 43%가 치료되었다고 하여 치료 효과가 있기는 하지만 뚜렷한 차이를 보이지는 않는다.

국내에서 인체 상피세포 성장 인자(human epithelial growth factor)를 개발하여 치료에 응용하고 있으나 역시 비슷한 결과를 보인다는 자체 보고가 있다.

창상 치유 중 염증기에 혈소판의 알파 granule의 내용물이 나오는데 여기에 rhPDGF가 들어 있으며 염증기의 초기에 대량으로 창상 부위에 존재하게 된다. rhPDGF는 혈소판 이외에도 창상 치유에 관여하는 대식세포(macrophage), 내막세포(endothelial cell), 섬유모세포(fibroblast), 케라틴세포(keratinocyte) 등에서 분비된다.[26]

또한 rhPDGF는 대식세포가 변형 성장 인자-β와 혈관내막 성장 인자(VEGF) 및 rhPDGF를 더욱 분비하도록 자극한다. 이 인자들은 모두 창상 치유에 중요한 역할을 한다. 또한 PDGF는 섬유모세포가 유사분열(mitosis)을 일으키도록 하여 세포외기질(extracellular matrix)을 많이 생산하도록 한다.

PDGF는 동물 실험에서 창상 치유를 촉진하고 치유 조직의 강도를 증가시킨다. 그런데 인체에서는 당뇨병 환자의 궤양에 이 인자를 표면에 바르거나 뿌릴 때 동물 실험에서와 같은 효과를 얻지 못한다. 그래서 국소에 성장 인자가 지속적으로 분비되도록 하는 방법으로 chitosan 같은 물질에 성장 인자를 섞어서 지속적으로 분비되게 하는 방법이나 유전자 치료 방법으로 바이러스에 성장 인자를 생성하는 유전자를 붙여서 국소 부위의 세포에 침투시키는 방법들이 연구되고 있다.

피부 손상이 있으면 감각 신경은 substance P라는 물질을 분비한다. substance P는 케라틴세포, 섬유모세포, 혈관내막세포의 유사 분열과 이동을 촉진한다. 반면에 세포 표면의

metalloprotease인 NEP(neutral endopeptidase)가 substance P를 파괴한다.

당뇨병에서는 substance P의 분비가 줄어들고 NEP의 활동은 증가하여 substance P의 작용이 약화되어 치유가 늦어질 가능성이 있다.[43] 또한 MMP(matrix metalloproteinase)와 TIMP(tissue inhibitors of metalloproteinase)의 불균형으로 세포외기질의 파괴와 성장 인자의 파괴를 일으켜서 창상 처치가 저해된다.[45]

만성적으로 잘 낫지 않는 창상에서 분비되는 액체는 급성 창상보다 30배나 높은 MMP 농도가 검출된다. 그래서 이 MMP의 농도를 조절하는 것이 만성적으로 낫지 않는 상처를 치유하는 방법이다. 만성적으로 치유되지 않는 창상에서 분비된 액체에 혈관내막 성장 인자를 첨가하면 급성 창상에서 분비되는 액체보다 훨씬 많은 파괴가 일어난다.

한편 MMP inhibitor를 첨가한 액에 혈관내막 성장 인자를 첨가하면 혈관내막 성장 인자가 파괴되지 않는다. 그러므로 만성적으로 잘 낫지 않는 창상을 치유하기 위해서는 변연 절제술을 철저히 하여 만성 창상을 급성 창상으로 바꾸고, MMP의 농도를 낮추는 것이 한 방안이다. 결론적으로 MMP inhibitor와 성장 인자를 투여한다면 창상 처치에 큰 도움이 될 것이다.

나) 당뇨 신경병증(Diabetic Neuropathy)

말초 신경병증이 궤양을 일으키는 가장 중요한 요인이며 궤양이 있는 환자 중 약 80% 이상은 말초 신경병증이 있다.[20] 한번에 조직 손상을 일으킬 만큼의 큰 외상이 아니더라도 반복적인 외상이 가해지면 조직의 염증 및 괴사를 일으켜 궤양에 이르게 된다.

당뇨 신경병증 중에서 감각 신경병증이 궤양의 발생에 가장 중요한 역할을 하지만 자율 신경병증이나 운동 신경병증도 당뇨발의 생성에 기여한다. 이러한 신경병증은 연령과 당뇨병 이환 기간, 성별 등과 관련이 있는데 남성에게 잘 발생한다.[9]

당뇨 신경병증은 고혈당이 직접적으로 신경 실질(parenchyma)에 손상을 가하여 발생하기도 하고, 간접적으로 신경에 분포하는 미세 혈관에 이상이 발생하여 혈류가 감소하는 것에 기인하기도 한다.[39]

당뇨 신경병증은 다발성 신경병증과 단일 신경병증이 있는데 대부분은 다발성 신경병증이다. 당뇨병성 다발성 신경병증은 임상적으로 감각 저하, 감각 이상(paresthesia), 이상 감각증(dysesthesia), 통증, 건 반사의 저하, 진동 감각의 저하 등의 증세를 나타낸다.

해부학적으로 당뇨병의 다발성 신경병증은 축색(axon)의 비후(때로는 당뇨병의 초기에 축색 세포 내 액체의 증가에 기인한다), 미세섬유(microfilament)의 감소, 작은 유수 혹은 무수(small myelinated or unmyelinated) C-fiber를 포함하는 모세 혈관의 협착 등의 소견을 보인다. 병이 진행하면서 축색이 소실된다.

① 감각 신경병증

궤양을 일으키는 데 가장 큰 역할을 한다. 정상인은 특정 부위에 지속적으로 압력이 가해져서 통증이 발생하면, 통증이 있는 특정 부위가 눌리지 않도록 위치를 변동시키지만, 감각이 저하된 경우에는 통증이 없으므로 지속적으로 압력이 가해져서 조직이 괴사된다.[2] 즉 감각 소실이 있는 상태에서 압력이 가해져서 궤양이 발생한다.

감각이 저하된 당뇨병 환자는 한 시간 정도만 잘 맞지 않는 신발을 신더라도 궤양이 발생된다.

반복적으로 압력이 가해지면 굳은살이 생기며, 굳은살에 의하여 국소 부위의 압력이 30%까지 증가한다.[20] 더 심하면 굳은살이 있는 부위가 괴사되어 궤양이 발생한다.

이와 같은 현상은 압력이 많이 가해지는 중족골두의 바닥 부분에 생기기 쉬우며 특히 제1 중족골두 아래에 흔하다. 이외에 발의 측면이나 발등에 궤양이 발생할 경우에는 신발이 잘 맞지 않는 것이 원인인 경우가 많다.

당뇨 신경병증에서의 감각 상실은 슬관절보다 원위부에서 스타킹 분포를 하는데, 특정 신경의 분포 부위와 관계없이 어느 선 이하에 빙 둘러 전체적으로 감각이 저하되는 것을 말한다.

Semmes-Weinstein monofilament를 이용한 검사에서 5.07 monofilament에 의한 압력을 느끼면 궤양을 일으킬 정도로 심한 감각의 이상은 없다고 하지만,[4] 5.07을 느낄 수 있는 환자 중 약 10%에서는 궤양이 발생한다는 보고도[17] 있다.

② 운동 신경병증

발의 내재근이 마비되어 갈퀴 족지(claw toe)가 발생한다 그림 8-1. 갈퀴 족지가 되면 중족골두의 바닥 부분에 압력이 증가하여 궤양을 일으킨다. 또한 근위지절의 굴곡 구축으로 근위지절의 발등 쪽에서 신발의 족지 상자(toe box)와 마주쳐서 궤양을 일으킨다. 심한 경우에는 비골 신경의 마비를 일으키기도 하는데, 비골 신경이 마비되면 첨족 변형을 일으키고 이것은 전족부의 압력을 증가시켜서 궤양을 유발시키는 원인이 될 수도 있다 그림 8-2.

그림 8-1 족지의 배부에 발생한 궤양

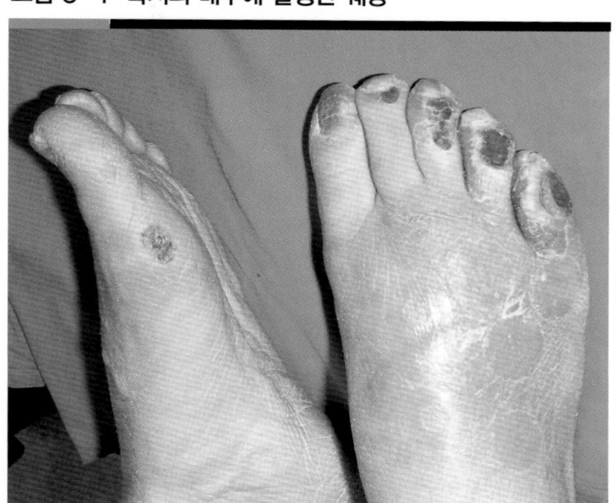

그림 8-2 비골 신경이 마비된 환자

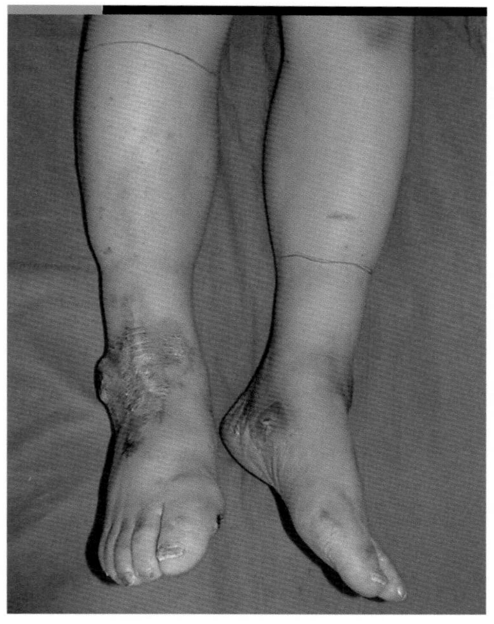

양쪽 하퇴부에 볼펜으로 표시한 부위보다 원위부에 스타킹형의 감각 상실과 비골 신경의 마비가 있다.

③ 자율 신경병증

직접 측정하기는 어려우나 당뇨병 환자의 발 병변을 일으키는 데 중요한 역할을 한다. 땀이 나지 않아서 피부가 건조해지고 갈라지며 굳은살을 형성하는 원인이 된다. 피부가 갈라진

그림 8-3

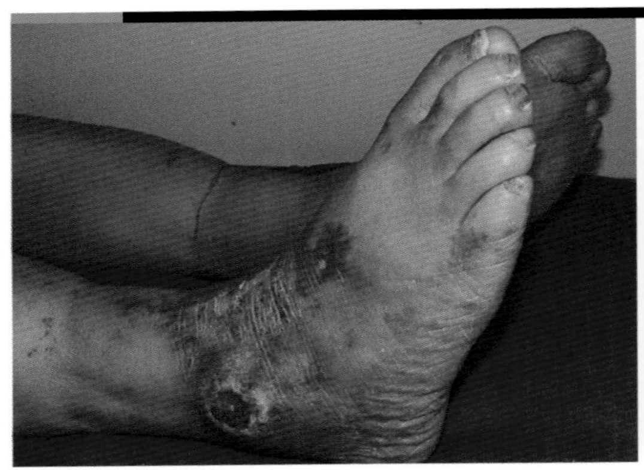
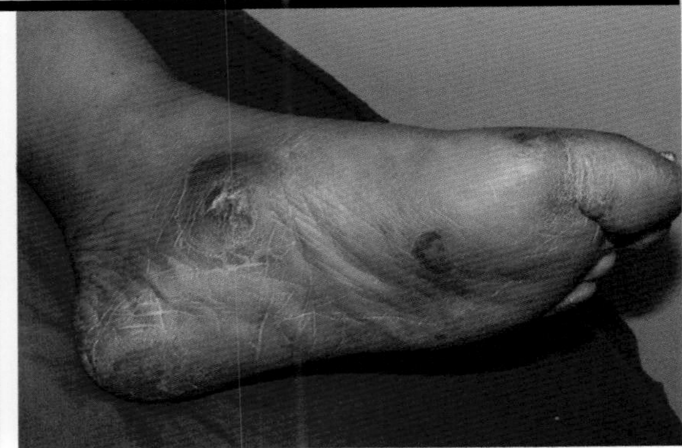

피부가 건조하여 갈라지기 쉽다.

틈으로는 균이 침입하여 감염의 원인이 된다 그림 8-3 .[11]

또한 자율 신경을 절단한 것과 같은 효과에 의하여 혈류가 증가하여 뼈가 흡수되고, 관절 주위 조직이 파괴되어 신경병성 관절병증의 발생에도 중요한 역할을 한다.

다) 동맥 질환

혈류의 이상이 당뇨발의 발생 및 치료에 미치는 영향에 대한 저자들의 의견은 다양한데, 혈류의 이상으로 인해 족부에 발생한 궤양이 치유되지 않는 경우는 거의 없다고 주장하기도 하며,[21] 혈액 순환이 치유에 영향을 줄 수는 있으나 혈액 순환의 이상 때문에 궤양이 발생하지는 않는다고 하기도 한다.[6,30] 반면에 경도의 혈류 이상이 있더라도 혈관 이상에 대하여 자세히 검사하고 치료한 후에 족부의 병변에 대한 최종적인 치료를 해야 한다고 하는 저자도 있다.[35]

당뇨병 환자에게서는 족부 맥박이 정상적으로 촉지되더라도 그보다 원위부의 작은 혈관이 비정상이므로 허혈에 의한 병변을 일으킬 수 있다고 생각하는 경우가 많은데, 조직 검사의 결과에 의하면 특별한 미세 혈관의 병변을 찾아 볼 수는 없다고 하며 혈관 재건술의 결과도 보통 사람과 다르지 않다고 한다. 그러나 구조적으로는 정상인과 마찬가지이더라도 기능적인 면에서의 이상이 있을 가능성은 있다.

당뇨병 환자에게 발생하는 혈관 질환의 특징은 보통의 동맥 경화증보다 젊은 연령에 발생하며, 보다 광범위하고, 여성에서도 빈도가 높고, 양측성인 경우가 많고, 급속히 악화되는 경우가 많다는 것 등이다.

그리고 슬와 동맥이 3개의 분지로 나누어지는 부위보다 원위부인 하퇴부의 동맥에도 광범위한 침범을 보이는 것이 특징적이다. 그래서 슬와부의 맥박은 정상적이면서도 족부의 허혈이 있는 환자가 많다. 이런 경우에 족부에서는 이러한 동맥 경화가 잘 일어나지 않으므로 슬와부 동맥에서 족배 동맥이나 후경골 동맥으로 혈관 재건술이 가능하지만 근위부의 혈관 수술보다 예후가 나쁘다. 근위부 혈관 수술 후에는 당뇨병이 없는 경우와 마찬가지의 사지 구제율(limb saving rate)을 보이므로, 당뇨병 환자이기 때문에 혈관 수술을 할 수 없다는 예단을 하고 쉽게 절단을 결정해서는 안 되며 혈관 재건술 후의 장기적인 결과도 당뇨병 환자이든지 아니든지 비슷하다는 보고도 있다.[25]

궤양이나 괴사를 일으키지 않을 정도의 혈류만 겨우 유지되고 있는 발에서 감염, 궤양, 수술 등과 같이 조금이라도 더 혈류가 필요한 상황이 되면 미세한 균형이 무너지고 치유되지 않는 궤양이 발생하거나 괴사를 일으키게 된다.

라) 면역 저하

당뇨병 환자에게 감염이 더 잘 발생하는 것 같지는 않으나[24] 일단 감염이 발생되면 치유에 문제가 있다. 실험적 결과로는 다형핵 호중구(polymorpho-nuclear leukocyte)의 주화성(chemotaxis)에 변화가 있다고 하기도 하고, 모세 혈관에서 백혈구의 이동에 이상이 있다고 하기도 한다. 신장이나 췌장 이식 등을 하는 경우에는 수술 후에 면역 억제제를 사용하므로 면역 기능이 감소한다.

마) 변형

당뇨병 환자는 일반인에 비하여 망치 족지나 갈퀴 족지 등의 발생 빈도가 높고,[40] 중족 족지 관절의 신전 변형과 관절병증이 흔하다.[33] 이와 같은 변형은 위에 기술한 것처럼 운동 신경병증에 의한 내재근의 마비가 원인이 되어 발생하기도 하지만 관절 주위 조직이 뻣뻣해져서 발생하는 제한 운동 증후군(limited mobility syndrome)의 결과이기도 하다. 이러한 관절 주위 조직이 뻣뻣해지는 현상은 관절 주위 조직의 콜라겐이 당화(glycosylation)되어 발생한다고 한다. 이외에도 어떤 원인이든 변형이 발생하면 돌출되는 부위가 생기며, 그 돌출 부위에 압력이 많이 가해져서 궤양을 일으킬 수 있다. 또한 무슨 원인이든지 첨족 변형이 있는 경우에

표 8-2 Wagner 분류[46]

0등급	궤양이 없으나 궤양의 위험성이 있는 상태
1등급	천부 궤양
2등급	심부 궤양
3등급	농양, 골수염
4등급	전족부의 괴사
5등급	발 전체의 괴사

그림 8-4 Wagner 분류를 도식화한 그림

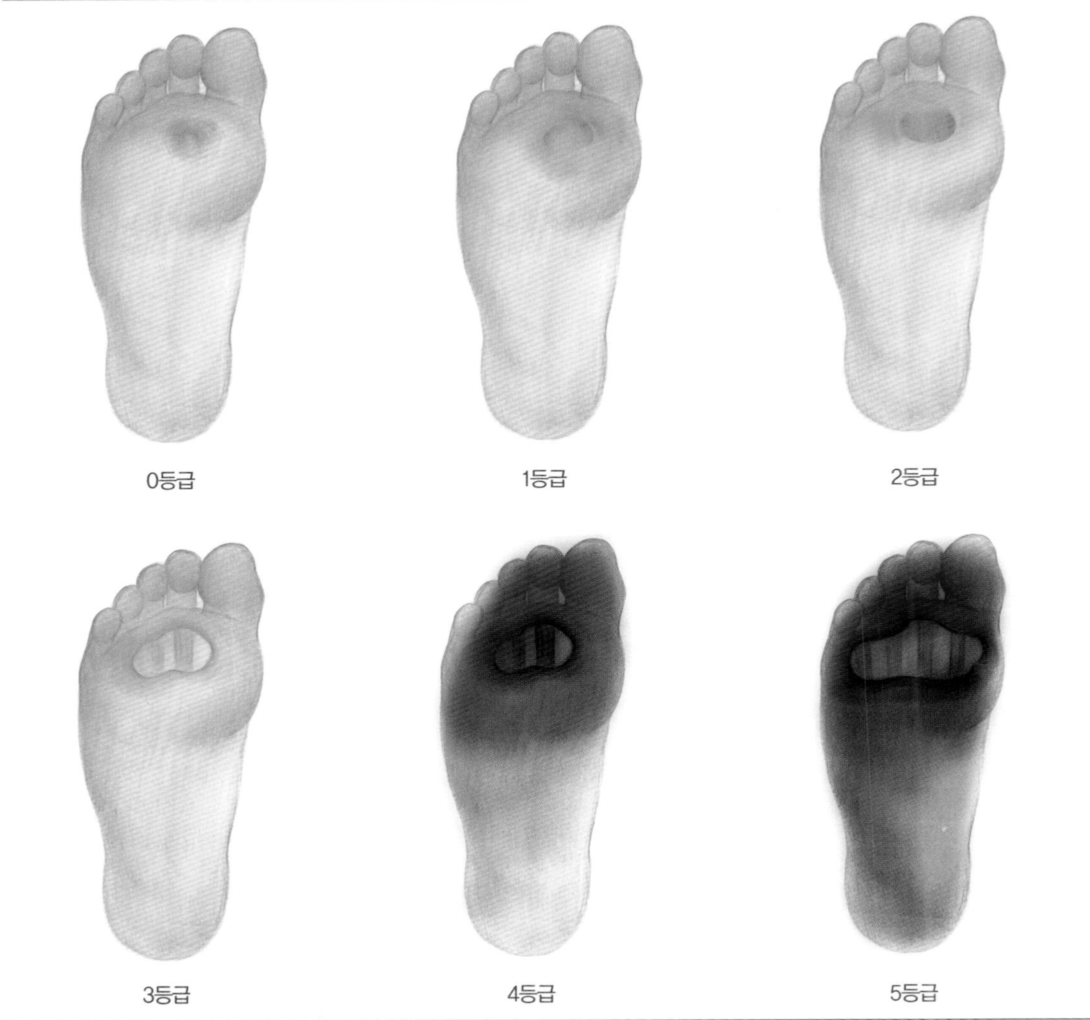

표 8-3 당뇨발의 깊이 - 허혈 분류[6)]

깊이 분류	
0등급	위험한 발(궤양력, 변형과 신경병증이 동반된 경우) / 궤양을 예방하기 위한 교육, 적합한 신발과 치료용 안창으로 치료
1등급	천부 궤양, 감염되지 않음 / 압력을 감소시키는 치료- 전접촉 석고 붕대, 보조기(walking brace), 맞춤 신발 등
2등급	심부 궤양, 건과 관절이 노출됨, 천부 감염이 있을 수 있다 / 변연 절제술과 창상 처치를 하여 1등급 궤양으로 치료. 항생제를 사용하기도 한다.
3등급	뼈가 노출되는 광범위 궤양과 감염 / 변연 절제술, 절단술, 항생제 등으로 치료
허혈 분류	
A등급	정상
B등급	허혈은 있으나 괴사되지 않음
C등급	전족부의 부분 괴사
D등급	발 전체의 괴사

는 중족골두 바닥 부분의 압력이 증가하며, 후족부의 내반 변형이 있는 경우에는 제5 중족골 외측부에 궤양이 발생한다.

(2) 분류

Wagner의 분류가 흔히 사용되어 왔으며 표 8-2 그림 8-4, 궤양의 깊이와 허혈의 정도를 별도로 구분하는 Brodsky의[6)] 깊이-허혈(depth-ischemia) 분류가 사용되기도 한다 표 8-3. Wagner 분류는[46)] 창상의 깊이를 기준으로 분류하는데 1, 2, 3등급까지는 창상의 깊이가 깊어질수록, 즉 침범 정도가 심할수록 등급이 높아지는데 4등급과 5등급은 깊이가 아니라 괴사의 범위를 기준으로 나누어져 있다. Brodsky는 Wagner 분류 중 1, 2, 3등급은 가역적이어서 3등급이 1등급이나 2등급이 될 수도 있고 완전 치유가 될 수도 있으나 4등급이나 5등급은 완전히 괴사되어 3등급 아래의 상태로 되돌릴 수 없는 상태이며, 또한 혈류의 이상이 있는 상태이므로 연속적으로 1부터 5등급으로 분류하는 것은 옳지 않다고 하였다. 즉 창상의 깊이와 허혈의 정도를 별도로 분류하는 것이 좋다고 하였다. 그러나 이 저자의 허혈 분류 중 B등급은 괴사는 없으나 창상 치유에는 장애가 될 정도의 허혈 상태라고 하는데, 어느 정도가 창상 치유에 장애가 될만한 혈류 장애인지에 대하여 명확한 기준이 없고 모든 환자에게 혈류 검사를 하는 것도 아니라면 어떻게 이런 군으로 분류한다는 것인지 의심스럽다. 또한 족지의 괴사가 있을 경우 Wagner의 분류상 4등급이지만 감염에 의한 미세 혈전에 의하여 종말 동맥(end artery)이 막혀서 괴사가 일어날 수도 있으므로 반드시 허혈에 의한 괴사라고 하기 어려운 경우도 있다. 위의 두 분류의 문제점은 궤양의 발생 부위를 분류에 포함시키지 않은 것인데 전족부의 궤양과 후족부의 궤양은 치료 경과가 다르므로 궤양의 깊이가 같다고 하여 같은 등급으로 분류하는 것은 문제가 있다고 본다. 일반적으로 전족부의 궤양은 후족부의 병변에 비하여 절단이 필요한 경우가 적고 치유 기간도 짧다고 한다. 그러므로 저자에 따라서는 부위에 따른 분류를 첨가하여 사용하기도 하는데 일반적으로는 아직도 Wagner의 분류가 가장 널리 사용되고 있다. 또 일단 농양이 생기면 Wagner 분류 중 3등급이지만 농양과 궤양은 없고 발적, 국소열, 부종만 있는 봉와직염 상태에서는 분류가 애매하다.

(3) 진단

가) 병력

당뇨병 이환 기간, 인슐린 의존성 여부 등 당뇨병 자체에 대한 병력 이외에 발 문제에 대한 병력 및 시력 검사도 중요하다. 당뇨병의 합병증인 당뇨 망막증의 정도를 검사하고 환자 자신이 발이나 신발 안을 들여다보아서 발의 궤양이나 변색, 그리고 신발 안에 이물이 있는지를 검사할 정도의 시력이 있는지가 중요하다. 또한 혈당 검사 기기를 이용하여 검사를 한 후 검사치를 읽을 능력이 있는지를 알아보는 의미도 있다.

목발이나 휠체어 등 보행 보조 장치의 필요성과 걸을 수 있는 거리 등을 기록한다. 감각이 저하되어 있더라도 때로는 통증을 동반한 이상 감각을 호소한다. 심한 통증이 있을 때는 가장 먼저 허혈을 그 원인이라고 의심해야 한다. 당뇨병 환자에게 내향성 발톱(ingrown toenail)이 있고 그 부위에 심한 통증이 있다면 그것은 내향성 발톱에 의한 통증이라기보다는 허혈에 의한 통증일 가능성이 상당히 높다. 당뇨병성 말초 신경병증이 있는 환자의 경우 발톱 질환만으로는 심한 통증을 일으킬 가능성이 낮기 때문이다. 수면 중에 통증이 있고 일어나서 걸어다니면 통증이 없어지는 것은 허혈에 의한 통증의 특징적인 소견인데, 하지를 아래로 내리면 동맥 혈류가 증가하여 증세가 경감된다.

나) 진찰

그림 8-5

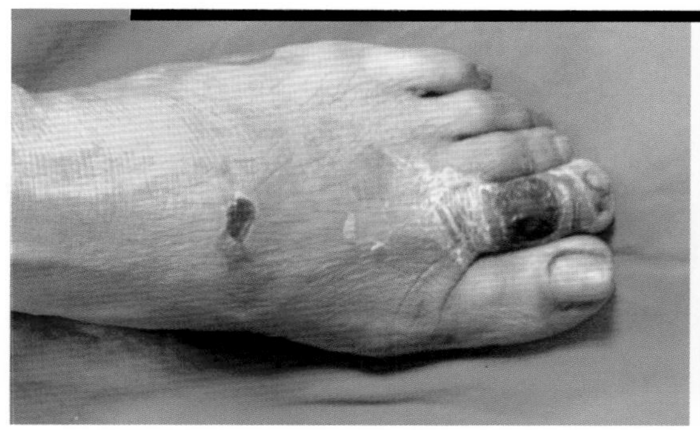
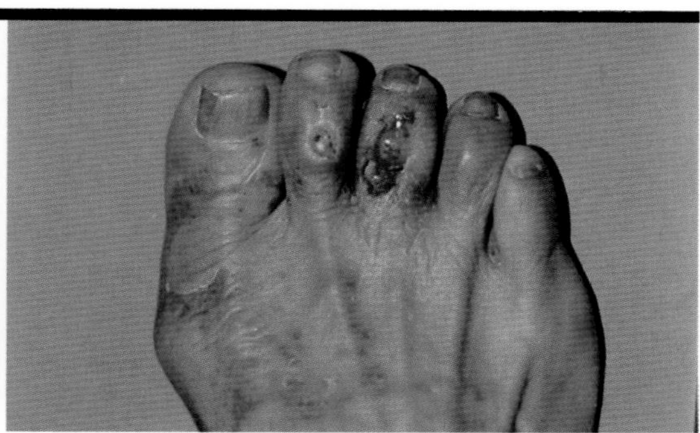

근위지절의 굴곡 구축에 의하여 발생한 궤양으로서 치료하더라도 재발하기 쉽다.

관절의 구축이나 변형, 운동 범위 등을 검사한다. 발을 육안으로 살필 수 없을 정도로 심한 슬관절 및 고관절의 강직이 있는지, 절단 후에 의족을 착용하기 어려운 변형이나 강직인지, 변형 교정을 하지 않으면 일단 궤양이 치유된 이후에도 곧바로 궤양이 재발할 수 있는 변형이 있는지 등을 검사한다 그림 8-5.

상처의 깊이를 알아볼 수 있는 방법 중의 한 가지가 탐침(probing)을 하는 것인데, 탐침을 하여 뼈에 닿으면 골수염이 있을 가능성이 매우 높으며 Wagner 분류의 제3 등급에 해당한다.

궤양의 위치도 치료 및 예후와 관련이 있는데, 족저부 중에는 전족부의 궤양인지 후족부의 궤양인지도 중요하다. 발등이나 측면에 발생한 궤양은 신발과 관계가 있는 경우가 많으므로 신발을 잘 살펴보고 신발과의 마찰을 줄이고, 신발에 의한 압력을 피할 수 있도록 하여야 한다.

혈액 순환의 정도를 검사하는 진찰 방법으로는 맥박을 촉지하거나, 피부 온도, 모세혈관 재충전(capillary refill), 체모와 손톱 성장 등을 관찰하는 방법이 있다. 맥박을 촉지하는 것이 가장 기본적인 검사 방법이기는 하나, 이는 단순히 맥박의 유무를 측정할 뿐이고 혈액 순환의 정도를 정량할 수는 없다. 또한 동맥의 석회화가 심하거나, 염증으로 인한 부종이 심한 경우에는 혈류가 있더라도 맥박이 만져지지 않는 등의 문제점이 있다.

피부에 갈라진 틈이 있는지, 내향성 발톱에 의한 감염이 있는지, 진균 감염이 있는지 등을 살펴본다. 궤양이 있으면 깊이에 따라서 분류하며, 크기를 측정하여 기록한다.

발에 열감과 부종이 있으면서 붉게 변색되어 있는 경우에 전신적인 발열이 있으며 전신 상태가 비정상적이라면 감염을 생각하지만, 전신적인 발열이 없고 전신 상태가 정상적이라면

그림 8-6

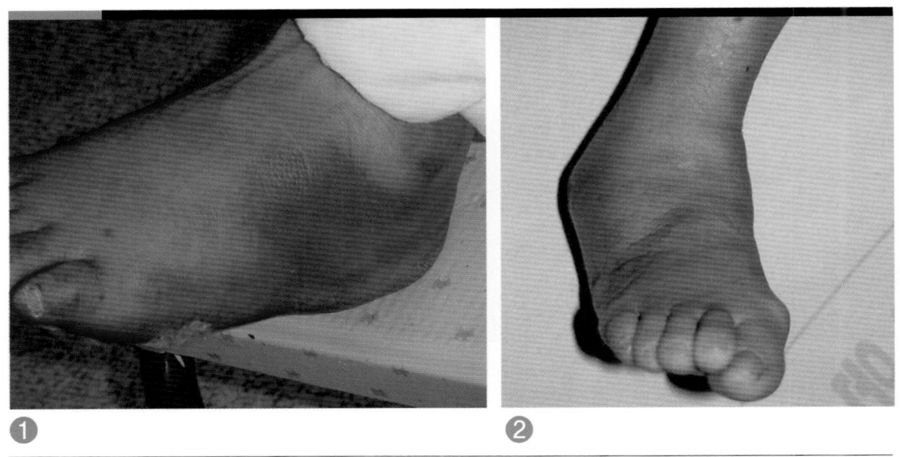

①은 감염 환자의 사진이고 ②는 신경병성 관절병증 환자의 사진인데 감별하기 어려운 경우가 많다.

감염뿐만 아니라 신경병성 관절병증의 가능성도 있다. 그러나 당뇨병 환자는 감염이 있더라도 전신적인 증세가 거의 없고 혈액 검사 소견도 거의 정상인 경우가 많으므로 전신 상태나 검사 소견만으로 감염이 아니라고 단정하면 안 된다. 신경병성 관절병증에 의한 부종은 발을 5분 정도 올리고 있으면 부종이 감소하지만, 감염에 의한 부종은 변화가 거의 없다는 것도 감염을 감별하는 데 도움이 되는 소견이다 그림 8-6.

다) 감각 검사

가벼운 촉감(light touch), 핀으로 찌름(pin prick)에 대한 감각, 위치 감각을 검사하고, Semmes-Weinstein monofilament로 검사한다 그림 8-7.

감각 기능의 판정은 신경 분포 밀도 검사(innervation density test)와 압력 역치 검사(pressure threshold test)로 나눌 수 있다.

신경 분포 밀도 검사에는 2점 분별 검사(two point discrimination test)와 이동 2점 분별 검사(moving two point discrimination test)가 있는데, 신경 봉합 후의 회복을 판단하기에는 좋으나 감각의 전달이 완전히 소실되기 전까지는 정상적인 결과를 나타내므로 당뇨 신경병증에 의한 신경 마비의 정도를 알아보는 데는 좋은 방법이 아니라고 한다.[10,44)]

그러나 2점 분별 검사시에 일정한 압력을 가하여 2점 사이의 거리와 가해지는 압력에 따라서 검사하는 방법이 조기에 마비의 정도를 알아보는 데 좋다고 한다.[8)]

그림 8-7

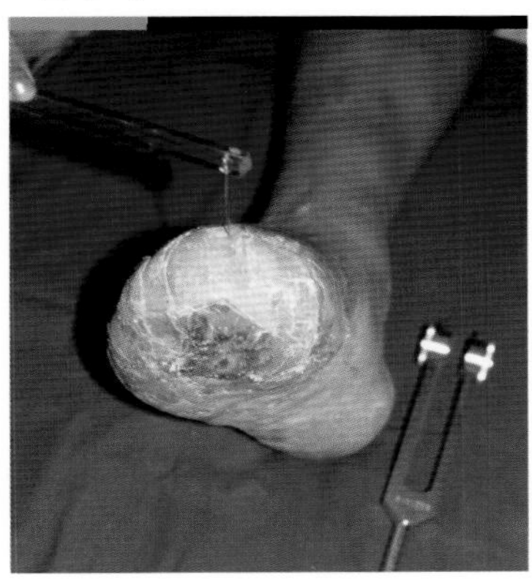

피부가 건조하여 갈라지기 쉬운 당뇨병 환자의 발. monofilament와 소리굽쇠로 감각 기능을 검사한다.

역치 검사를 하는 방법으로는 Semmes-Weinstein aesthesiometer를 이용한 방법, biothesiometer를 이용한 방법 등이 있는데 감각 소실의 정도를 알아볼 수 있는 검사로 널리 사용되고 있다.

이와 같은 검사의 결과는 신경 전도 검사 결과와 상관 관계가 있으므로 간편하고도 의미 있는 검사 방법이다.[10]

Semmes-Weinstein aesthesiometer를 이용하는 방법은 여러 가지 굵기의 나일론 monofilament를 가는 것에서부터 점차 굵은 것을 사용하여 검사하며 피부에 수직으로 댄 후 monofilament가 굽혀질 때까지 압력을 가해서 환자가 느낄 수 있는 가장 얇은 filament가 검사 대상자의 감각의 역치(threshold)이다.[48] 5.07 monofilament를 느낄 수 있으면 궤양이 발생하지 않게 할 만큼의 보호 감각(protective sensation)이 있다고 하지만 궤양이 있던 환자 중 10% 정도는 5.07 monofilament에 대한 감각을 느낄 수 있었다고 한다.[17]

Semmes-Weinstein monofilament로 검사할 때는 항상 원위부에서부터 검사하는 것이 중요하며, 5.07 이상의 굵은 monofilament는 한 번씩만 검사한다. 환자가 대개 고령이고 다른 합병증이 있는 경우가 많아서 의사 표현이 확실하지 않은 경우가 많은데 확실하게 부위를 알지 못하는 경우에는 감각이 없는 것으로 판정하는 것이 옳다고 한다.

이 monofilament는 온도와 습도가 높아짐에 따라 탄성률(elastic modulus)이 떨어지므로 측정시 참고해야 하며 피부에 적용할 때의 방법에 따라서도 오차가 있을 수 있다고 한다.[19]

진동 감각의 검사는 120cps(cycles per second)의 일정한 진동 자극을 가하는 biothesiometer라는 기구를 사용하기도 하고 128cps 또는 256cps의 소리굽쇠를 이용한다.[47]

biothesiometer는 연령에 따라 결과가 다를 수 있고, 검사시에 피부에 가하는 압력이 일정하지 않을 가능성 등이 있어 널리 사용되지 않고 있다고 한다.[17]

신경병증의 유무를 판단하기 위해 검사할 때는 특히 정상적인 노화에 의한 감각의 저하를 고려해야 한다. Mayne 등에[28] 의하면 50세 이상의 정상인 중 33% 정도는 발목 반사가 감소하거나 소실되었고, 70세 이상인 경우에는 67% 정도는 족관절 부위의 진동 감각이 비정상이라고 하였다.

라) 배양 검사

수술 도중에 상처의 깊은 부분에서 배양 검사를 하면 감염의 원인균을 찾아낼 수 있으나 궤양 표면의 배양 검사는 감염의 원인과는 관계 없는 경우도 많으므로 상처를 소독하고 궤양 바닥의 조직을 소파하여 배양 검사를 하여야 한다.[23,38] 농양이 있는 경우에는 천자 및 흡입하여 검사한다. 배양 검사시에는 호기성 균은 물론 혐기성 균에 대한 배양 검사도 한다.

도말 검사나 배양 검사상 한 가지 균만 자라거나, 한 가지 균이 주된 균종일 경우에는 그 균이 원인균일 가능성이 높지만 여러 가지 균종이 자랄 때는 감염의 주원인균을 알기 어렵다.

마) 영상 진단 검사(Imaging Studies)

단순 방사선 소견상 골절이나 탈구뿐만 아니라 변형, 신경병성 관절병증, 연부 조직 창상이 있는 부위에 뼈의 침식, 동맥의 석회화 등을 관찰한다. 이외에 이물이 있는지, 피하 조직에 공기가 있는지, 골수염의 소견 등을 관찰한다. 또한 족지골 및 중족골 원위부의 골 흡수, 그리고 만성 정맥 울혈의 결과로 발생하는 경골의 광범위한 골막 반응 등이 나타나기도 한다.

만약 농양이 의심된다면 MRI가 효과적인데, MRI는 비용이 많이 들지만 농양을 조기에 발견할 수 있으므로 오히려 더 경제적인 방법일 수도 있다. 또한 MRI는 골수염을 진단하는 데도 효용성이 있다.[22] 그러나 골수 부종이 있는 경우에 그것이 감염에 의한 것인지 아닌지를 감별해 주는 특이도가 낮다. 또한 MRI에서는 병변의 범위가 실제보다 더 넓게 나타나는 경향이 있으므로 주의하여야 한다.[36]

골수염이 있는지를 알기 위하여 골 주사 검사를 하기도 한다. 그러나 technetium만을 이용한 골 주사 검사에서는 3phase 검사를 하더라도 연부 조직에만 국한된 염증인지, 뼈를 포함하는 염증인지를 감별하기가 어렵다.

그림 8-8

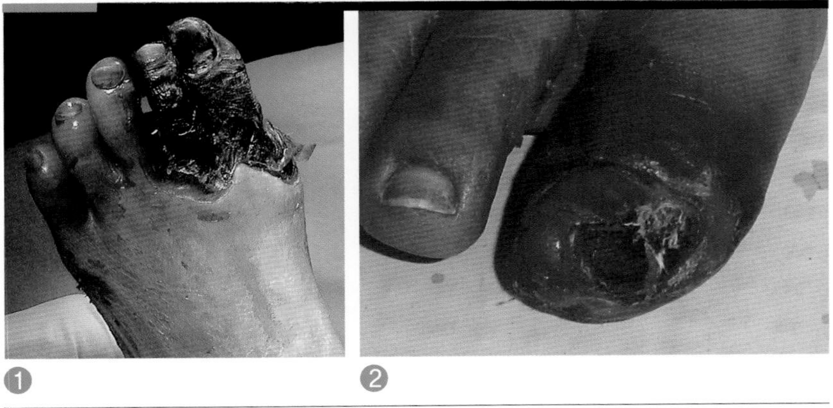

허혈에 의하여 발가락이 괴사된 사진(①)과 발가락 끝의 일부가 괴사된 소견(②).

궤양이 있는 부위는 골수염이 아니더라도 골 주사 검사상 궤양의 바로 아래 뼈의 표면에 열소가 관찰된다. 그러므로 동시에 Tc를 이용한 골 주사 검사와 indium을 이용한 백혈구 주사를 하여 연부 조직에만 국한된 염증인지, 뼈를 포함하는 염증인지를 분별하려는 노력을 하고 있다.[24)] 하지만 이 검사는 24~30 시간이 걸리고, 이 검사 후에도 분명한 결론을 짓기 어려운 경우도 많다.

바) 검사실 검사(Laboratory Studies)

감염이 있더라도 백혈구 수, 혈침 속도 등이 정상일 수 있으므로 발의 심부 감염이 있는 환자 중 약 50%는 이러한 검사치로 감염을 진단하기 어렵다고 한다.[13)]

사) 혈류 검사

정상 상태에서는 괜찮을 정도의 혈액 순환이 되고 있더라도 감염, 외상 등에 의하여 추가적인 혈류가 필요하게 되면 국소 부위가 허혈 상태에 빠질 수 있다. 또한 다른 부위는 정상적으로 혈액 순환이 되더라도 국소의 종말 동맥(end artery)이 폐쇄되면 국소적인 허혈 상태에 이를 수 있다 그림 8-8.

모든 환자에게서 혈류 검사가 필요한 것은 아니며 강한 맥박을 촉지할 수 있는 경우에는 검사를 하지 않아도 된다. 그러나 맥박이 잘 만져지지 않거나, 잘 낫지 않는 궤양이나 점차 감염이 악화되는 경우에는 혈류 이상을 의심하고 혈류 검사를 한다. 혈류 검사는 일단 비침습적인 검사를 하고, 비침습적인 검사상에 이상이 심하여 수술을 하려고 할 경우에는 혈관 조영술을 한다.

여러 가지의 비침습적인 검사가 있는데 그중 족관절 상박 지수(ABI, ankle brachial index), plethysmography, 도플러 혈류 검사, 경피 산소 분압을 측정하는 방법, 족지 혈압 측정 등이 흔히 사용되고 있다.

족관절 상박 지수(ABI)는 족관절 부위의 혈압을 상박의 혈압으로 나눈 비율로서 큰 혈관 질환을 검사하는 가장 민감한 방법이며, 저자에 따라서 다르기는 하지만 중등도나 중증의 이상이 있는 경우에는 족관절 상박 지수가 0.7 또는 0.8 이하라고 한다.[25,27]

Holstein 등은[10] 족관절 부위의 혈압이 50mmHg 이하인 경우에는 11% 정도만 치유되었다고 하였는데, 족관절 부위의 압력이 30~40mmHg라면 발의 병변이 치유될 가능성은 거의 없다.

Wagner는 족관절 상박 지수가 0.45 이상이고 박동성 혈류(pulsatile flow)가 있으면 상처 치유에 전혀 문제가 없다고 하였다.

당뇨병 환자는 동맥의 석회화가 심하여 혈압은 높게 측정되지만 실제 혈류는 나쁠 가능성이 있으므로 박동성 혈류가 있는지, 즉 혈류가 괜찮은지를 검사해야 한다는 의미이다. 족관절 상박 지수가 0.5 이상이면 Syme 절단술이 성공할 가능성이 높다는 보고가[31] 있다.

일반적으로 족관절 부위의 혈압은 족부에서 측정한 혈압보다 발 병변의 치유 가능성을 판단하는 능력이 낮은데 그 이유는 1) 족관절 부위의 동맥에 석회화가 되어 압박되지 않으므로 실제보다 혈압이 높게 측정되고, 2) 족관절까지는 혈류가 정상적이더라도 족부에서 심한 허혈이 있을 수 있기 때문이다.

그러나 족관절 상박 지수가 전혀 의미가 없는 것은 아니다. 족관절 상박 지수가 높을 경우에는 혈류가 좋을 수도 있고 나쁠 수도 있으나, 낮은 경우에는 혈류가 나쁘다는 것을 의미하므로, 족관절 상박 지수가 낮은 경우에는 중요한 의미가 있다.

족관절 부위 혈관의 석회화가 진행되어 족관절 상박 지수가 1.3 이상인 경우에는 발가락의 혈압이나 발가락에서 경피 산소 분압(transcutaneous oxygen tension)을 측정하여야 한다.

plethysmography와 도플러 혈류 검사는 심전도와 마찬가지로 혈류의 형태를 그래프로 나타내어 어느 부위에 박동성 혈류가 있는가를 알려준다.[29] plethysmography와 도플러 혈류 검사상, 발목 부위에서의 혈류가 정상이더라도, 그보다 원위부의 발의 혈류는 비정상일 수가 있으며, 발의 혈류가 정상이더라도 만성적인 부종 또는 감염에 의한 부종으로 인해 피부는 허혈 상태에 이를 수가 있다.

그러므로 족지의 혈압이나 피부의 산소압(TcPO2, transcutaneous oxygen tension)을 측정하는 것이 상처 치유의 가능성을 예측하는 데 좋다고 한다.[35] 족지 혈압이 40mmHg 이하이거나 피부 산소압이 20mmHg 이하인 경우에는 창상 치유가 불가능하다고 하지만 족지의 혈압이나 산소압이 얼마 이상이면 상처 치유가 절대로 이루어질 수 없는지에 대하여는 의견의 차이가 많으며, 국소의 색전증(embolism)에 의해 괴저가 일어난 경우에는 발 전체의 혈류의 정도와 관계없이 국소 부위의 혈류가 차단되는 것이므로 족지의 혈압이나 산소압을 측정하는 의미가 없다.

또한 괴사된 부위는 혈압이나 산소압을 측정할 수 없으므로, 족지의 혈압이나 산소압도 아직 참고적인 수치로 간주해야 할 것으로 생각된다. 감염된 경우에는 혈류가 정상이라도 산소압이 낮게 나타나는 등 여러 가지 측정상의 문제도 있다.[31,41]

비침습적인 검사 결과로 보아서 거의 치유될 가능성이 없다고 판단되더라도 실제로는 치유될 가능성이 있으므로, 대부분의 의사들이 비침습적 검사 결과에만 의존하여 족관절보다 근위부의 큰 절단을 하지 않으려고 한다.[35]

혈관 조영술은 침습적인 검사이며 그 결과가 창상의 치유 가능성을 결정해 주지 못하므로 혈관 재건술이나 혈관 성형술이 필요한 경우에만 적응증이 된다고 하겠다.

당뇨발 환자가 족관절 부위의 혈압이 80mmHg 이하이거나 plethysmography상 심한 비정상적인 소견이 있을 때는 국소 부위 치료나 전족부의 절단 등의 간단한 방법으로 치료되기 어려우므로 혈관 재건술을 해야 한다는 주장도 있으나,[35] 당뇨발 환자는 고령의 환자가 많고, 8년 추시 결과 상당히 높은 76% 정도가 절단하지 않고 지낼 수 있었다는 보고도 있는 것을 보면[37] 예방적인 차원에서 혈관 수술을 해야 할 것인지에 대하여는 허혈의 정도와 전신 상태 등을 고려해서 신중히 결정해야 할 것으로 생각된다. 심한 허혈의 소견이 있고 허혈성 통증 및 당뇨발의 재발 등이 있다면 혈관 재건술을 심각하게 고려해야 한다.

당뇨병 환자에게 미세 혈관 질환(small vessel disease)에 의하여 허혈이 발생한다면 수술적 방법에 의해 호전될 수 없겠으나 정상인과 다른 미세 혈관 이상이 있다는 근거는 없으며,[25] 혈관 재건술에 의해 좋은 결과를 얻을 수 있다.

그림 8-9

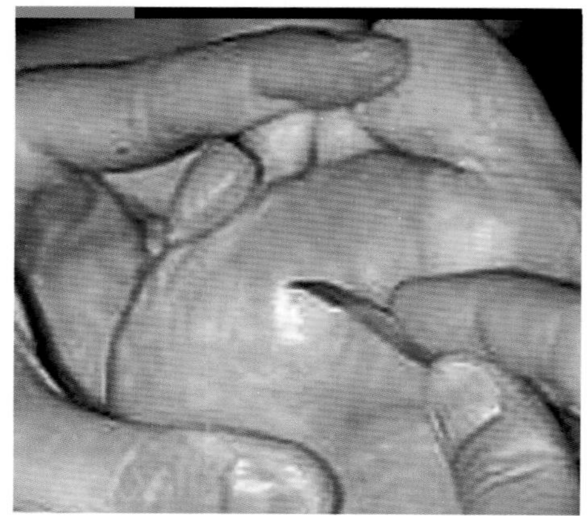

굳은살을 깎아내면 그 부위의 압력이 감소한다.

아) 피부 온도 측정

피부 감각 검사상 5.07 monofilament를 느낄 수 없을 정도의 감각 상실이 있는 당뇨병 환자에게서 어떤 경우에 궤양이 발생할지를 예측할 수 있을까에 대한 연구에서 족부 피부 온도가 중요하다고 밝혀졌다.

하루에 2회 발바닥의 여섯 곳의 피부 온도를 측정하여 그중 특정 부위에만 피부 온도가 1.8°C(화씨 4°) 이상 높을 때 궤양이 발생할 가능성이 높으므로 체온이 정상화될 때까지 활동을 줄이는 것이 좋다.

(4) 치료

앞의 병태 생리편에서 기술한 바와 같이 대부분의 궤양은 감각 소실이 있는 상태에서 압력이 가해져서 발생한다.

그런데 말초 신경병증에 의한 감각 소실은 회복시키기 어려우므로, 궤양이 발생하였거나 발생할 위험성이 있는 부위의 압력을 경감시키는 방법으로 치료한다. 그러나 궤양이 발생한 부위가 허혈 상태인 경우에는 압력을 감소시키더라도 궤양이 치유되지 않을 수 있으며 이러한 경우에는 혈관외과 의사의 치료가 필요하다.

족저부에 가해지는 압력을 감소시키기 위하여 여러 가지 방법을 사용하는데, 굳은살을 제거하는 것만으로도 약 30%의 압력 경감 효과를 얻을 수 있다 그림 8-9. 환자가 맨발로 다니는 것을 금지하는 것은 외상의 가능성을 감소시킬 뿐 아니라, 쿠션이 있는 신발을 신으면 압력도 많이 감소시킬 수 있기 때문이다.

가) 당뇨 신경병증의 치료

당뇨 신경병증을 회복시키는 효과가 확실한 치료제는 개발되어 있지 않으며 혈당 조절을 잘하는 것이 당뇨 신경병증을 악화시키지 않을 수 있는 방법이라고 한다. 당뇨 신경병증을 치료하기 위한 약제는 감각을 회복시키고 진행을 방지하려는 목적이 아니라 통증과 이상 감각을 치료하기 위하여 사용하며, 취침 전에 amitriptylline이나 nortriptylline을 사용하는 경우가 많다.

용량을 맞추기가 어려우므로, 저용량을 사용해 보고 지나치게 졸립거나 기운이 없는 등의 부작용이 나타나지 않으면 용량을 증가시켜 사용한다. 최근에는 thioctic acid, gabapentin, pregabalin 등을 사용한다.

나) 대사 조절

창상의 치유에는 적당한 영양소가 필요한데[15] 철분, 비타민 B_{12}, 엽산(folic acid) 등은 적혈구가 조직으로 산소를 운반하는 데 관여한다. 철분은 콜라겐의 합성에 조효소로서 작용하며 비타민 C와 아연도 상처 치유에 필수적이다.[18] 아연은 면역 기능과도 관계가 있다. 단백질이 부족하면 백혈구 생성에 영향을 끼친다.

다) 굳은살 및 피부의 관리

자율 신경병증(autonomic neuropathy)이 있는 경우에는 피부가 건조하고 갈라져서 감염되기 쉽다. 이런 경우에는 피부를 부드러운 상태로 유지하기 위하여 습기를 주는 로션이나 크림을 바르는 것이 좋다. 발을 씻은 후 피부에 습기가 흡수된 상태에서 바세린 로션을 발라서 피부에 흡수된 습기가 달아나지 않도록 하는 것도 좋은 방법이다.

굳은살을 깎아서 얇게 하면 피부가 갈라지는 것을 방지할 수 있다. 내향성 발톱에 대한 처치를 할 때 혈류가 괜찮은지를 잘 판단하여야 하는데, 때로는 내향성 발톱을 치료하다가 발가락 전체가 괴사될 수도 있다.

라) 국소 창상 처치

그림 8-10

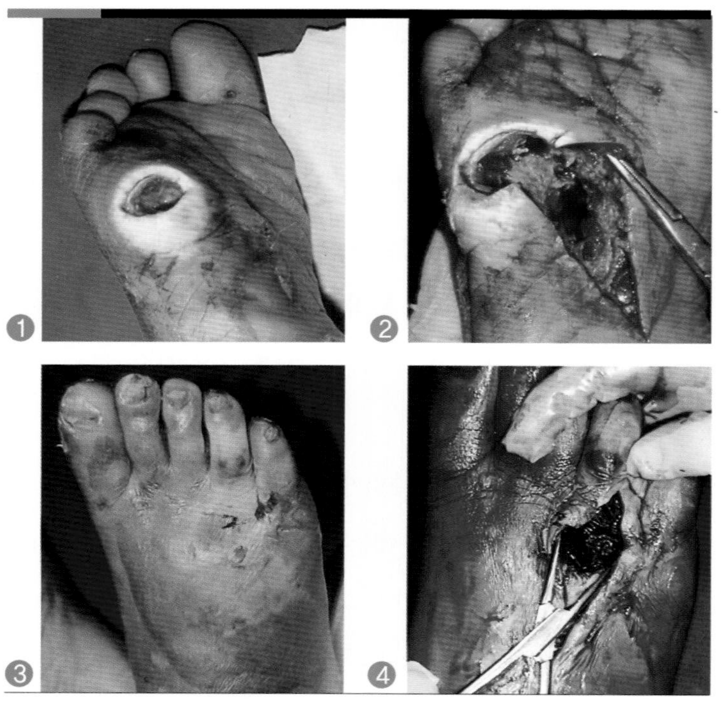

겉으로 보아서는 경미한 감염인 것 같지만(①, ③), 피부를 절개하면 광범위한 감염과 괴사가 있는 경우가 흔하다(②, ④).

창상 처치 중 가장 먼저 해야 하는 것이 괴사된 조직을 제거하는 것인데, 화농성 염증의 정도가 외관상 보이는 것보다 광범위하고 심각한 상태인 경우가 많다 그림 8-10. [38]

국소 창상 처치시에 여러 가지의 살균제를 사용하는데, 그 예로는 베타딘, 과산화수소 등이 있다. 이러한 살균제를 사용하면 표면의 균은 박멸되지만 심부의 감염에는 아무런 효과가 없으며, 궤양을 치유하기 위해 새로 생성되는 육아 조직에 세포 독성이 있으므로 궤양이 얕고 배농이나 삼출액이 많지 않아서 육아 조직 자체의 감염이 우려되지 않는 경우에는 사용하지 않는 것이 좋다.

국소에 사용하는 항생제인 실바딘은 세포 독성이 없으나, 표면의 균에 대해서만 효과가 있다. 즉, 대부분의 경우에 국소 항생 물질이나 살균 소독제로는 치료 효과를 기대하기 어려우며,[24] 오히려 궤양의 치유에 악영향을 끼칠 수 있다.

혈소판으로부터 추출된 여러 가지의 성장 인자가 잘 낫지 않는 궤양의 치료에 사용되고 있는데, 이에 대하여는 앞에 기술하였다. 이 물질은 다른 치료에 잘 낫지 않는 만성적인 궤양의 치료에 효과적이라고 한다.[14,34] 그러나 이러한 물질은 창상을 좀 더 빨리 낫게 할 뿐이며,

압력을 감소시키고 혈류를 회복시켜야 하는 당뇨병 치료의 기본 원칙이 지켜지지 않는다면 아무리 이런 물질을 사용하더라도 효과가 없다.

발을 물에 담가서 치료하는 것(soaking)은 오히려 분쇄(maceration)와 감염을 일으킬 수 있으므로 좋지 않다. 뜨거운 물에 의하여 화상을 입을 염려가 있으며, 약물을 용해시킨 물에 발을 담글 경우에는 화학적인 화상의 가능성도 있다.[20]

부종이 발생하면 모세 혈관에 압박이 가해져서 허혈 상태가 될 수 있다. 이런 경우에 부종을 감소시키기 위하여 하지를 높이 올리면 정맥 순환에 도움이 되기는 하지만, 발의 동맥 혈압이 낮은 상태에서 베개 한 개 정도 이상 높이면 오히려 혈류가 더 악화될 수도 있다.

고압 산소 치료가 도움이 될 수는 있으나 심한 말초 혈관 질환이 있는 경우에는 별 효과가 없다.

마) 항생제

당뇨병 환자라고 하여도 감염의 징후가 없는 경우에는 개방창이나 궤양이 있다고 해서 항생제를 보통 사람보다 더 많이 더 오래 사용해야 하는 것은 아니다.[24]

만성 궤양의 표면에서 배양을 하여 균이 검출되더라도 그것이 조직의 감염을 의미하는 것은 아니며, 배농이나 삼출액이 많고, 궤양 주변에 심한 부종 등의 징후가 있을 때 감염되었다고 보는 것이 옳다. 감염된 경우에는 배양 검사를 한 후에 광범위 항생제를 투여하기 시작하고, 대부분 포도상구균, 연쇄상구균이 원인균이므로 이에 작용하는 항생제를 사용하고 배양 검사에서 다른 균이 나오면 배양 결과에 따라 항생제를 맞추어 사용하도록 한다. 그람 양성균은 물론이고, 그람 음성 균 및 혐기성 균 등 여러 가지 균에 혼합 감염된 경우가 많다. 특히 악취가 있는 경우에는 혐기성 균에 의한 감염을 의심하여야 한다.[20]

감염이 되었다고 항상 비경구적인 항생제 투여가 필요한 것인지는 의심스럽다. 감염이 심하지 않고, 농양이 없으며, 골수염이 아닌 경우 등에서는 경구 항생제 투여에 의하여도 충분한 치료 효과를 얻을 수 있다고 한다.[23] 그러나 통원하면서 경구 항생제로 치료할 경우에 한 번에 수일 분의 항생제를 준 후, 며칠 경과한 후에 내원하게 하면 매우 위험하다. 당뇨병 환자의 감염은 24~48시간 사이에도 급격하게 악화되는 경우가 있으므로, 1~2일마다 통원하도록 하여야 한다.[20] 골수염인 경우에는 수술적으로 감염된 뼈를 절제하여야 하며 최소 4주간 항생제 치료를 하는데 초기에는 주사 요법을 한다.

그림 8-11 전 접촉 석고 붕대

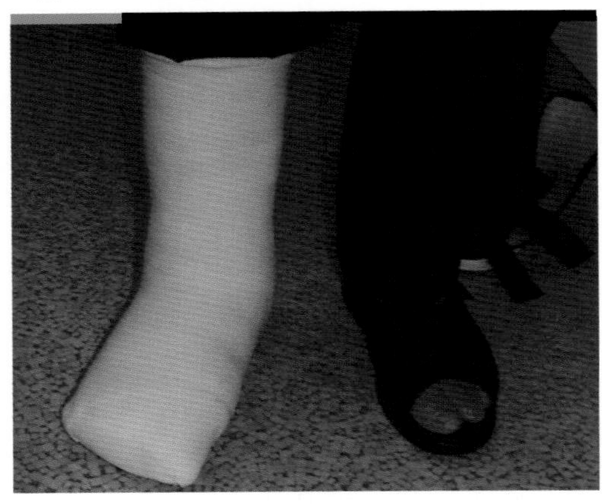

대개는 발가락까지 싸서 석고 고정을 한다.

바) 국소 압력 감소

① 전 접촉 석고 붕대[7](Total contact cast) 그림 8-11

1930년대 인도에서는 나병 환자에서 발생한 궤양을 치료하기 위하여 병원에 오래 입원하는 치료 방법 대신에 통원이 가능한 방법으로 석고 붕대를 사용하였다. 1960년대 미국에서 Brand가 나병 및 당뇨병에 발생한 궤양에 대하여 이와 같은 치료법을 사용하여 좋은 결과를 얻었다. 보통 방법으로 석고 붕대를 하면 시간이 경과하면서 석고 붕대 안에 있는 패딩이 납작해지고, 발이 석고 붕대 안에서 움직이게 된다. 석고 붕대 안에서 발이 움직이면 새로운 병변이 생기기 쉬우므로, 얇게 패딩을 하고 발과 다리의 모양에 꼭 맞는 석고를 하게 되었는데 이것이 바로 전 접촉 석고 붕대이며 대개 발가락까지 감싸는 석고를 한다. 이러한 방법은 원인이 무엇이든지 감각 소실에 의해서 발생하는 궤양의 치료에 사용되고 있다. 이러한 석고 고정의 가장 중요한 역할은 발바닥에 가해지는 압력을 넓은 부위로 재분포시켜서 궤양이 있는 부위에 가해지는 국소 압력을 감소시키는 것이다.

Birke 등은[4] 이러한 석고를 하면 제1, 제3 중족골두 아래의 최대 압력이 75~84%나 감소한다고 하였다. Conti 등은 전 접촉 석고 붕대나 보통의 단하지 석고나 모두 중족부의 압력을 감소시키지만, 전족부의 압력은 전 접촉 석고 붕대를 할 경우에만 감소한다고 하고 후족부의 압력은 감소하지 않는다고 하였다. Shaw 등은 발바닥에 가해지는 힘의 1/3 정도가 석고 붕대를 통하여 전달되므로 하퇴부에 조형(molding)이 잘되고 밀착되는 석고가 헐렁한 석고보다 압력을 감소시키는 데 효과적이라고 하였다. 그러므로 이러한 석고 붕대가 전 접촉 삽입물

(total contact insert)보다 효과적일 것으로 추정된다. 그 밖에도 고정에 의하여 국소 감염이 확산되는 것을 방지하며, 궤양의 가장자리 피부와 육아 조직에 가해지는 스트레스를 감소시키고 외상으로부터 보호한다. 또 부종을 감소시키는 효과가 있는데 부종이 감소하면 미세 혈류가 호전되어 궤양의 치유에 유리한 환경이 된다.

당뇨병 환자는 궤양이 있더라도 통증이 없고, 운동 실조에 의하여 목발 보행이 불가능한 경우가 많으므로 의사가 체중 부하를 금지하여도 의사의 지시를 따르지 않고 체중 부하를 하는 경우가 많다. 그러나 석고 고정을 하여 체중 부하 보행을 허용하면 의사의 지시를 잘 따르지 않는 환자도 치료할 수 있으며 매일 상처 치료가 필요 없다는 것도 장점이다.

이와 같은 석고 고정으로 치료하는 방법의 문제점은 관절 강직을 초래할 수 있다는 점과 석고를 잘 못하거나, 석고 제거시에 주의하지 않으면 새로운 부위에 궤양을 발생시키거나 피부 손상을 초래할 수 있다는 점 등을 들 수 있다. 전 접촉 석고의 적응증은 1) Wagner의 1, 2 등급, Brodsky의 1등급의 깊이이고, 전족부나 중족부 족저부의 감염이 되지 않은 궤양, 2) 신경병성 관절병증 중에서 Eichenholtz의 1기(급성 염증기) 및 2기(유합기)에 해당하는 경우 등이다.

뒤꿈치의 궤양은 허혈과 연관되어 있는 경우가 많고 골수염이 있는 경우도 흔하며 전 접촉 석고에 의하여 뒤꿈치의 압력이 감소되지 않으므로 뒤꿈치 부위의 궤양은 석고의 적응증이 아니다. 그러나 전 접촉 석고 붕대를 하면 누워 있거나 앉아 있는 상태에서는 뒤꿈치에 가해지는 압력이 분산될 가능성이 있으며, 뇌척수막류(meningomyelocele)와 같은 마비 환자의 뒤꿈치에 발생한 궤양을 석고 고정을 이용하여 치료한 보고가 있다.[16)]

Wagner 분류상 3등급인 경우에는 외과적인 변연 절제술 및 국소 부위 상처 치료로 일단 궤양이 얕아지게 치료한 후에야 전 접촉 석고의 적응이 된다. 발바닥 이외의 궤양은 전 접촉 석고의 적응 대상이 아니다. 심부 감염이 있거나 피부 상태가 좋지 않을 때, 중증의 혈류 장애가 있는 경우 등에서는 전 접촉 석고 붕대를 하면 안 되며 투석을 받고 있는 환자와 같이 부종이 생겼다 없어졌다 하는 경우나 시력 장애가 심하거나 운동 실조가 심한 경우 그리고 병적인 비만인 경우 등도 좋은 적응증이 아니다.

석고 방법

전 접촉 석고는 피부와 완전히 밀착을 시키는 것이지만 3겹의 패딩을 하여도 실험적으로

나 임상적으로 문제가 없으므로 대개는 약간의 얇은 패딩을 한다.

석고 고정시 발의 위치에 대하여는 전족부에 가해지는 압력을 감소시키기 위하여 약간 족관절을 배굴한 상태에서 하는 것이 좋다는 저자와 중립위에서 하는 것이 좋다는 저자가 있다. 배굴 위치에서 석고 고정을 하면 보행이 더 불편하므로 보통은 중립위에서 석고를 한다. 대개는 석고 안에 발가락을 포함시킨다. 발가락을 석고 안에 포함시키지 않으면 발가락을 육안으로 관찰할 수 있으므로 이상이 있을 경우 쉽게 발견할 수 있는 장점이 있다. 그러나 발가락이 부딪혀서 손상당할 염려가 있고 석고의 끝 부분이 막혀 있지 않으므로 이물질이 석고 안으로 들어가서 문제를 일으킬 가능성이 있으며, 족지의 배부가 석고의 끝 부분에 눌려서 궤양이 발생될 가능성이 높아지는 등의 단점이 있다.

석고를 하기 전에 궤양에 대한 처치를 한다. 궤양 주위에 과도하게 형성된 굳은살은 정상 피부 높이까지 깎아 내야 한다. 이러한 굳은살이 있는 부위는 체중 부하시에 압력이 많이 작용하며 궤양 주위에 허혈을 일으켜서 상처 치유를 지연시킬 수 있기 때문이다. 굳은살을 깎아낸 후에는 소독된 거즈로 상처 부위를 덮는다.

발가락 사이에 2×2 거즈를 하나씩 끼운다. 3~4인치의 솜을 발가락보다 더 원위부에서부터 경골 결절 부위까지 1/2씩 겹쳐가면서 감는다.(즉 두 겹씩 패딩이 된다.) 6mm 두께의 felt를 4cm 폭으로 잘라서 경골 결절의 바로 아래부터 경골의 능선(crest) 위에 발목의 바로 위까지 덮는다. 그리고 족관절의 내과 및 외과 부위에도 패딩을 더한다. 패딩은 어떤 재질이든지 충격 흡수력이 있는 물질을 사용하면 된다.

석고를 감은 후 조형(molding)을 하고 나서 합성 섬유로 된 석고로 두 겹을 더 감아서 보강한다. 석고 붕대는 조형을 잘할 수 있다는 장점이 있고, 합성 섬유 제품은 단시간에 강도가 강해지는 장점이 있다. 그러므로 두 가지의 장점을 살리기 위하여 이와 같은 방법을 사용하는데, 합성 섬유 제품만을 사용하여 석고를 하더라도 압력을 감소시키는 효과는 같다고 하며 가장 중요한 것은 발뿐 아니라 하퇴부까지 꼭 맞게 조형을 잘하는 것이다. 석고를 한 후에 둥근 바닥(rocker sole)이 있는 석고 신발을 신는다. 부종이 심한 경우에는 석고를 하기 전에 10분 정도 발을 높이 올려 놓아서 부종을 감소시킨 후 석고를 한다.

처음 석고 후에 부종이 많이 감소하여 헐렁해진 석고를 계속하고 있으면 발이 석고 안에서 움직여 피부 손상을 일으킬 가능성이 높아지므로 처음 석고 후 5~7일에 석고 붕대를 교체한다. 그 후로는 2주 간격으로 석고를 교체한다. 신경병성 관절병증을 치료하기 위한 목적으로 석고를 하는 경우에는 부종이 감소하고 양측 족부 사이의 온도차가 2° 이하이고 방사선상 치유 소견이 있을 때 석고 고정을 중단하고 보조기로 치료 방법을 전환할 수 있다.

이러한 전 접촉 석고 붕대 대신에 보통의 단하지 보행 석고를 하면 앞에서 설명한 것과 같은 문제점 이외에도 여러 겹의 패딩을 하는 데 따르는 문제가 발생할 가능성이 있다. 여러 겹 패딩을 하면 처음에는 전 접촉 석고 붕대만큼의 압력 감소 효과가 있으나 사용하면서 패딩이 압축되어 특정 부위의 압력이 높아질 가능성이 있다.

② 신발 및 보조기

석고를 제거한 후에는 신발이나 보조기를 잘 맞추어 신어야 한다. 신발 변형이나 보조기의 역할은 치유된 궤양의 재발을 방지하는 것이므로 일차적인 치료 목적으로 사용하면 안 된다.[2)]

신발은 뒤꿈치와 종아치를 유지하기 위하여 내측 연장 월형(extended medial counter)을 하며, Blucher 형의 신발로서 신기가 편하게 하고, 충격을 감소시키기 위한 쿠션이 필요하고, 전족부에 압력이 높아지지 않도록 높은 굽은 피해야 한다. 굽은 바닥을 부착하고, 안정성을 주기 위하여 flare를 만들며, 발의 운동을 막기 위하여 연장 허리쇠(extended shank)를 사용하기도 한다. 이런 변형을 하여도 신발을 신기 어려울 정도로 심한 변형이 있는 경우에는 맞춤 신발을 신어야 한다.

석고 대신 사용하는 것 중에 IPOS 신발이 있는데 이것은 족관절이 10° 배굴되게 하고, 뒷굽이 4cm이고, 중족골의 근위부까지만 신발 바닥이 있어서 전족부는 전혀 압력을 받지 않게 하는 것이다. 석고보다 편하며, 육안으로 발을 언제든지 관찰할 수 있는 장점이 있다. 그러나 굽이 높고 바닥 면적이 좁으므로 환자가 균형을 잡는 데 문제가 있을 수 있고 다른 부위의 압력이 증가되어 궤양을 유발할 가능성도 있다. 중족부의 궤양에는 사용할 수 없고 전족부의 궤양에만 사용할 수 있다.

일반적으로 당뇨병이 있는 사람은 당뇨화를 신어야 한다고 생각하는 경향이 있으나 대부분의 당뇨병 환자들이 특수한 신발을 신어야 하는지는 의문이다 그림 8-12. 의사들이 당뇨병 환자를 보면 환자가 궤양이 있을 만한 위험 요소가 있는지, 환자의 감각 저하의 정도는 어떤지 등 기본적인 사항을 검사하지도 않고 당뇨화를 권하는 경우가 있다. 또한 당뇨화의 효용성과 당뇨화가 갖추어야 할 기본 요건 등을 잘 모르고 신발 제작 업체에 모든 것을 맡기는 경우도

그림 8-12

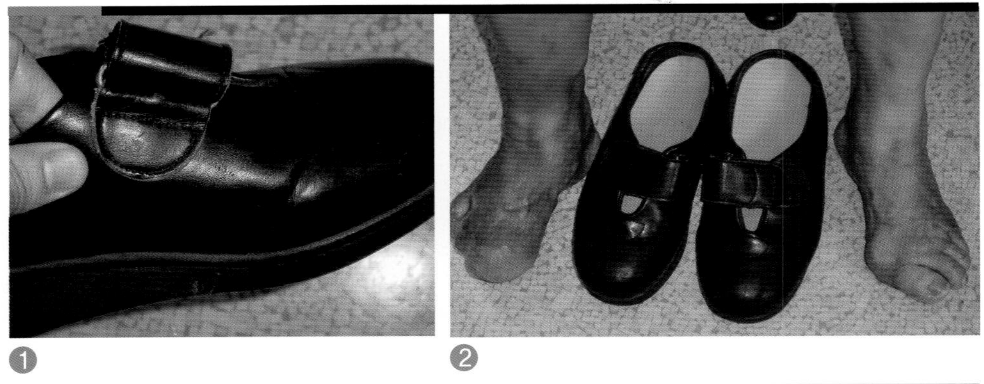

①과 같이 신발의 갑피(upper)가 딱딱한 가죽으로 된 경우에는 접히는 부분에 눌려서 궤양이 발생할 수 있다. ②와 같은 변형의 경우 ①과 같은 당뇨화를 신으면 발과 전혀 맞지 않으므로 궤양의 원인이 된다.

많다. 당뇨화가 갖추어야 할 기본 요건에 대하여는 제3장 보존적 치료편에 자세히 기술하였다.

저자의 연구에 의하면 국내 당뇨화의 상당수는 당뇨화가 갖추어야 할 기본 요건을 갖추지 못하고 있고, 당뇨 병력이 10년 이상인 사람들의 대부분도 궤양 병력이 없고 감각 소실의 정도가 심하지 않으므로 치료 목적의 당뇨화는 필요하지 않으며 러닝화나 조깅화 같은 편안한 신발이 필요한 정도이었다.

사) 절단술

일단 원위부에서 절단하고, 창상이 치유되지 않으면 다시 근위부에서 절단하여 가는 방법은 좋지 않은 방법이다. 환자가 수술을 여러 번 받을수록 영양 상태가 나빠지고 창상 치유의 가능성은 감소하며, 오래 침상에 누워 있을수록 점차 재활하기가 어려워지며 보행할 가능성이 감소한다. 또한 여러 번 수술하면 수술에 따르는 여러 가지 위험성에 여러 번 노출되므로 전신적인 합병증이 발생할 가능성이 증가한다. 그러므로 처음에 절단 부위를 신중하게 선택하는 것이 매우 중요하다.[42]

과거에는 당뇨병 환자에게서 발가락만 감염되고 괴사된 경우에도, 환자의 생명을 구하기 위하여 대퇴부 절단을 하였다. 그 후 항생제의 개발과 마취 안전성이 증가함에 따라서 하퇴부 절단을 하게 되었으며 이것은 환자의 활동 능력에 획기적인 변화를 가져왔다. 대퇴부 절단을 한 후에는 하퇴부나 그 이하 부위의 절단에 비하여 에너지 소모가 많은데 연령이 높고, 만성

그림 8-13 Kritter 관류 방법

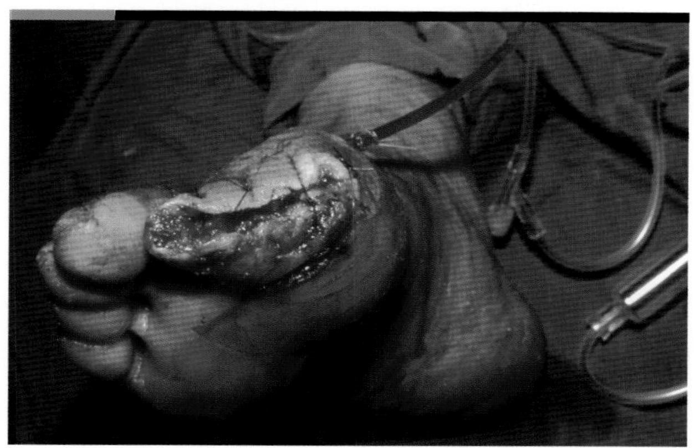

적인 질환을 앓고 있는 당뇨병 환자는 이러한 추가적인 힘을 낼 여력이 없으므로 결국은 일상생활에도 심각한 장애를 초래하게 된다. 하퇴부 절단 후에는 75% 정도 독립적인 기능을 할 수 있는 보행이 가능한 반면에, 대퇴부 절단 후에는 25%의 환자만이 기능적인 보행자가 될 수 있다는 보고가 있다.[5] 현재는 한 걸음 더 나아가 족부에서의 절단술이 많이 시행되고 있으며, 실제로 많은 성공을 거두고 있다.

당뇨병 환자는 중족 족근 관절 이단술(Lisfranc disarticulation)과 중족근 관절 이단술(Chopart disarticulation) 후에 변형이 발생하여 궤양을 유발할 가능성이 높으며, 상처가 치유되지 않으면 Syme 절단보다 근위부를 절단해야 할 가능성이 높으므로 경중족골 절단으로 치유될 것 같지 않은 경우에는 처음부터 Syme 절단이나 더 근위부에서 절단하는 것이 좋다.

절단 후에는 압력이 집중되는 절단단에 궤양이 발생할 가능성이 높다는 점에 항상 주의를 기울여야 한다.

1차 봉합을 할지를 결정할 때, 전혀 감염된 조직이 남아 있지 않고 깨끗하게 보이는 경우에는 1차적으로 느슨하게 봉합할 수 있다. 1차 봉합 후에 남아 있는 괴사 조직이나 잔유물(debris)을 제거하기 위하여, 피부를 통하여 카테터를 창상 부위 안으로 넣어 놓고 피부를 느슨하게 봉합한 후 생리 식염수 등을 흘려서 느슨하게 봉합된 피부 틈새로 남아 있는 괴사 물질이 흘러나오게 하는 Kritter 관류 방법을 사용하기도 한다 그림 8-13.

흘러나온 관류액은 겉을 싸고 있는 거즈와 솜에 배어들므로 드레싱을 할 때 거즈와 솜을 두껍게 싸주어야 하며, 4~5시간마다 외부의 드레싱을 교체한다. 하루에 1리터를 관류하며, 감염의 가능성이 있으므로 12시간에서 2일 정도 관류한 후 카테터를 제거하고 상처를 가볍게 압박하여 드레싱을 하면 되는데, 이때 감염의 징후가 보이면 봉합사를 일부 제거하고 상처를 충전(packing)한다. 현재는 이런 상태에서 음압 흡입 치료(negative pressure suction)를 한다.

이 방법의 장점은 1차적인 봉합을 할지 말지 결정하기 애매한 경우에 일단 봉합을 하여서 1차적인 창상 치유를 시도해 보는 것이다. 2차적인 봉합을 하려고 할 경우나 봉합하지 않고 창상이 치유되도록 할 경우에는 반드시 관절 연골을 제거하여야 한다.[5)]

커다란 족부 농양이 있을 때는 하퇴부 절단조차 어려울 수가 있다. 이러한 경우에는 혈류가 좋더라도 발을 보존하기 어려운데, 수술 시간이 짧은 개방성 족관절 이단술을 하여 전신적인 상태를 안정시켜야 한다. 발을 절제한 후 하퇴부에 남아 있는 괴사 조직을 모두 제거하고 필요에 따라 광범위한 근막 절개를 한다. 개방성 절단술 후 1~2주 사이에 충분히 육아 조직이 자라나면 슬하부 절단을 하고 봉합한다.

당뇨병 환자나 허혈이 있는 환자를 수술할 경우에는 지혈대를 사용하지 않는 경우가 많으나, 지혈대를 하고 수술을 하여도 결과에 큰 차이가 없으므로 필요한 경우에는 지혈대를 하도록 한다.

발가락의 중간 부분에 골수염이 있는 경우에는 발가락을 절단하는데 때로는 지골의 일부만 절제한 후 봉합하여 치유되기도 한다 그림 8-14.

아) 변형 교정술

변형에 의하여 뼈가 돌출된 부위가 있을 경우에, 그 부위에 궤양이 발생하는 것을 방지하기 위하여 돌출된 부분을 절제하는 수술을 한다. 또한 중족골두 아래의 궤양이 있을 때 중족골의 배굴 절골술을 하여 좋은 결과를 얻을 수도 있다 그림 8-15.

자) 혈관 재건술

혈류의 이상이 있으면서 야간 통증, 휴식시 통증, 허혈에 의한 괴저가 임박할 때, 오래 잘 치료해도 치유되지 않는 궤양 등이 있다면 혈관 수술의 적응증이다. 대퇴 동맥의 동맥 경화가 주원인일 때는 대퇴 동맥을 우회하는 여러 가지 수술법을 시행한다.

하퇴부의 혈관까지 동맥 경화가 된 경우에 가장 바람직한 수술은 슬관절 상부에서 족부의 혈관으로 이어주는 것이지만 하퇴부에서는 성공률이 낮다. 하퇴부의 가는 혈관의 경우 풍선

그림 8-14

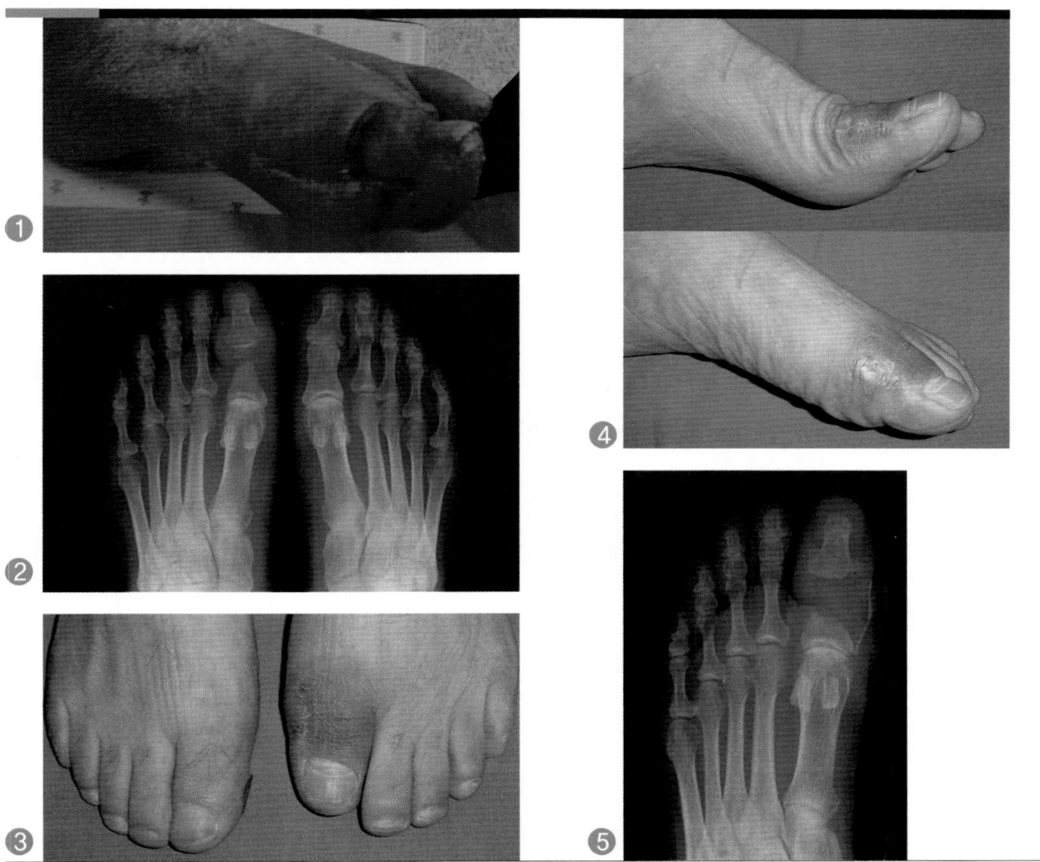

수술 전 사진 및 방사선상(①, ②). 근위지골의 원위부에 골수염이 있다. 수술 후 사진 및 방사선상(③, ④, ⑤). 건측에 비하여 발가락이 좀 짧아졌으나 운동 범위가 좋다. 방사선상 근위지골의 원위부를 절제한 모양이다.

그림 8-15 중족골 기저부 폐쇄성 쐐기 절골술

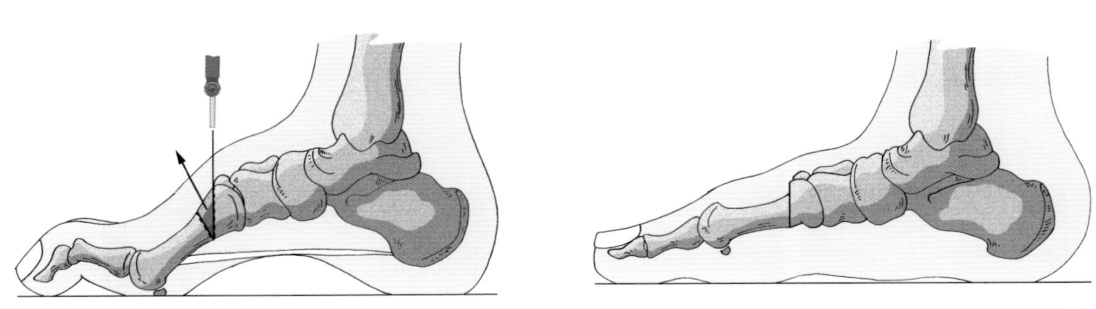

폐쇄성 쐐기를 절제하면 제1 중족골두 아래의 압력이 감소한다.

확장술을 시행하기도 하는데 풍선 확장술 후 다시 혈관이 막히더라도 궤양의 치료에 상당히 좋다고 한다.

다. 신경병성 관절병증(Neuropathic Arthropathy)

신경병성 관절병증은 흔히 Charcot 관절이라고도 하는데, Charcot은 척수 매독(tabes dorsalis)이 있는 환자에게 발생한 경우를 보고하였으므로 매독에서 신경병성 관절병증이 발생한 경우를 Charcot 관절이라고 하는 것이 가장 정확한 표현이지만 현재는 두 가지가 동의어로 사용되고 있다. 신경병성 관절병증이란 중증의 감각 신경 마비가 있는 활동적인 사람에게서 저절로 발생하는 뼈 및 관절의 손상,[6] 또는 원인이 무엇이든 신경 손상과 관련되어 나타나는 관절 이상[12] 등으로 정의되며, 당뇨병, 매독, 척수 공동증(syringomyelia), 말초 신경 손상, 나병 등의 여러 가지 원인이 알려져 있다 그림 8-16.[2,12]

현재 선진국에서 신경병성 관절병증의 가장 흔한 원인은 당뇨병이며 당뇨발에서 신경병성 관절병증이 보고된 것은 1936년 Jordan에 의한 것이 최초인데 이러한 발생률은 0.08~7.5%까지 다양하게 보고되고 있다.[3,4,7,8,10,11] 이 병변이 가장 흔히 나타나는 부위는 중

그림 8-16

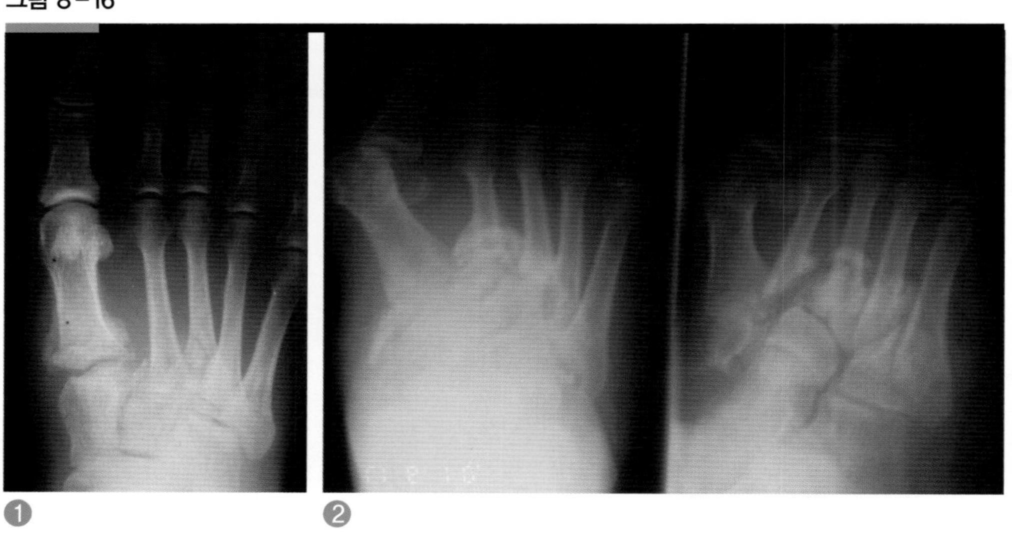

매독과(①) 척수 손상 후에(②) 발생한 신경병성 관절병증. 중족 설상관절에 골절 및 골흡수, 가골 형성 등이 관찰된다.

족부 및 후족부이다. 최근에는 매독에 의한 신경병성 관절병증에 대한 보고는 거의 없으며 당뇨병에 의한 신경병성 관절병증은 증가하는 추세인데, 이는 매독이 있더라도 3기까지 진행되는 경우가 적고 당뇨병 환자의 수명이 늘어나서 당뇨 신경병증의 합병증이 많이 발생하기 때문인 것으로 생각된다.[4] 매독에 의한 신경병성 관절병증의 경우 슬관절을 침범하는 경우가 60~75%이며 이외에 고관절, 족관절, 견관절, 주관절 순으로 침범된다고 한다.[6,12]

(1) 병태 생리

신경병성 관절병증의 발생 기전은 다음과 같은 두 가지 이론으로 설명되고 있다.

1) 기계적 이론(mechanical theory) : 반복적인 물리적 자극에 의하여 발생한다는 이론

2) 혈관 이론(vascular theory) : 물리적인 자극이 전혀 없는 사지 마비 환자에게도 신경병성 관절병증이 나타나므로 기계적인 자극보다는 자율 신경 중 교감 신경이 절단된 것과 같은 효과로 혈류가 증가되어 골 흡수와 인대의 변화에 의하여 이러한 질환이 발생한다는 이론

이 두 가지 이론 중 어느 것이 어느 환자에게 더 큰 역할을 하는가는 다르겠지만 두 가지 기전이 모두 어느 정도 신경병성 관절병증의 발생에 관여할 것으로 생각된다.

(2) 분류

신경병성 관절병증은 일정한 한 가지의 경과와 변화를 보이는 것이 아니고 다양한 형태의 방사선적, 병리적 소견을 보이는데, 뼈를 형성하는 형과 뼈의 흡수와 파괴가 주로 일어나는 형으로 나눌 수 있다. 뼈를 형성하는 형은 외상, 종양, 선천성 기형 등의 원인으로 발생하는 중추 신경계의 이상과 자율 신경계를 침범하지 않는 척수 매독(tabes dorsalis), 척수 공동증(syringomyelia) 등에서 나타난다. 뼈의 흡수와 파괴가 일어나는 형은 주로 말초 신경계의 손상과 관련이 있으며 외상, 알코올 중독, 당뇨병 등이 흔한 원인인데 감각 신경 및 운동 신경뿐만 아니라 자율 신경을 포함하는 신경절후 신경(postganglionic nerve)의 이상과 관계 있다고 한다.[12]

Eichenholtz는 다음과 같은 세 가지 방사선적 시기로 이 질환의 경과를 분류하였으며 특히 당뇨병의 합병증으로 발생하는 경우에는 이러한 경과를 따라서 질환이 진행하므로 각각의 시기에 따른 치료 방법을 결정하는 데 널리 사용되고 있는 방법이다.

1) 제1기 : 급성 염증기

그림 8-17 족부 신경병성 관절병증의 침범 부위의 구분(Brodsky JW)

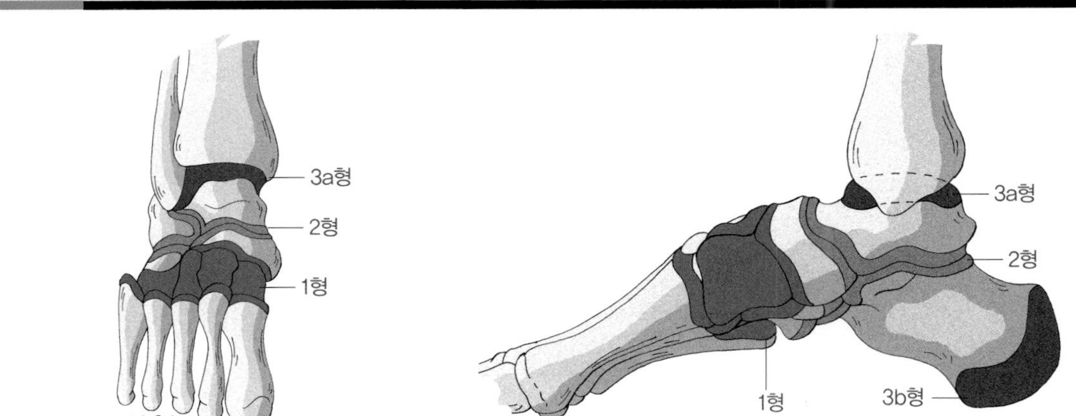

2) 제2기 : 유합기(stage of coalescence)

3) 제3기 : 경화기 또는 재건기(stage of consolidation or reconstruction)

제1기는 급성으로 파괴가 일어나는 시기인데, 부종, 충혈, 발적(erythema)의 소견을 보이고 방사선 소견상 분쇄(fragmentation), 관절 탈구 등의 소견을 보인다. 대부분 경도의 외상 후에 시작되는 경우가 많다. 임상적으로는 통증이 없고, 편측의 열감 및 부종이 있다. 처음에는 방사선 소견이 정상일 수도 있으며, 시일이 경과한 후에야 방사선상 분쇄가 발견되기도 한다. 조기에 진단하는 것이 중요한데, 조기 석고 고정에 의하여 변형을 방지할 수 있기 때문이다. 제2기는 재생 과정(reparative process)이 시작되는 시기로서 임상적으로는 부종이 감소하고, 피부 온도가 낮아지며, 미세한 골편들이 흡수되고 골절 치유가 일어난다. 골절된 부위나 탈구 부위에 새로운 뼈가 생성된다. 제3기는 제2기의 연속으로서 골의 치유 및 재성형(remodelling)이 일어나는 시기이다. 임상적으로는 부종 및 국소 열감이 없어지고 방사선상 골밀도(density)가 증가하고 경화된다.

부위에 따라서 1, 2, 3형으로 구분하고 3형을 다시 발목에 발생하면 3a, 종골에 발생하면 3b형으로 구분하기도 한다 그림 8-17.

(3) 진단

진단은 분류의 설명에서 각 시기에 따른 임상 증세 및 방사선 소견을 참조하는데, 특히 급성 염증 시기에는 방사선상 변화가 나타나지 않을 수도 있다는 점에 유의하여야 한다. 즉 임상적으로 감각 신경의 이상이 있는 환자가 부종이 심하고 국소열이 있으면서 통증이 심하지 않은 경우에는 신경병성 관절병증의 가능성을 항상 염두에 두어야 한다. 그러나 신경병성 관절병증 환자의 약 50%는 통증이 있으므로 통증이 있다고 하여서 신경병성 관절병증이 아니라고 할 수는 없다.

감염과의 감별 진단이 중요하다. 임상 소견뿐만 아니라 방사선 소견상으로도 감별이 어렵다. 당뇨발에서 골수염이 있는지를 검사하는 방법을 참조하면 된다. 이 두 가지 질환을 감별하는 데 가장 결정적인 것은 조직 검사인데, 신경병성 관절병증에서는 활막 내에 골편이 들어있는 것이 특징적인 소견이다.

(4) 치료

족부의 신경병성 관절병증의 치료에 대하여는 주로 당뇨 신경병증에서 발생한 환자에 대한 치료 경험이 보고되어 있는데, 급성기에는 체중 부하를 하지 않고 전 접촉 석고 붕대를 한다.[3,6,11]

Eichenholtz의 경화기(consolidation)가 되면 부분 체중 부하를 허용한다. 또한 석고 대신에 쌍각 족관절-족부 보조기(double upright AFO) 또는 CROW(Charcot Restraint Orthotic Walker) 보조기를 사용할 수 있게 된다.[9]

제3기가 되면 전 접촉 석고 붕대 대신에 심층화(extra depth shoe)에 삽입물을 하고 굽은 바닥(rocker bottom)을 하든지 여기에 하퇴부로 연장되는 보조기를 더할 수 있다. 관절의 안정성 정도에 따라서 계속 보조기를 해야 할 경우도 있으며 당뇨 신발만 사용할 수도 있다. 잔존하는 변형이 심한 경우에는 신발 변형이나 보조기로 잘 맞추거나 재건 수술이 필요한 경우도 있다.

때로는 처음 병원에 왔을 때 이미 심한 변형이나 불안정성이 있어 석고나 보조기 등의 외부 고정으로 치료할 수 없는 경우도 있고, 변형이 고정되기 전에 석고 고정 등의 보존적인 치료를 하더라도 심한 변형이 남거나 불안정성이 심할 가능성이 높아서 수술이 필요한 경우가 있다. 그러나 당뇨 신경병증에 의한 족부의 신경병성 관절병증에서 원칙적으로 보존적인 치료를 하는 이유는 Eichenholtz 1기나 2기에서는 분쇄(fragmentation)와 골조송증이 심하여 고정하기가 어렵고,[10] 신경병성 관절병증에 대하여 관절 유합술을 하면 불유합이나 감염 등

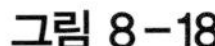

그림 8-18

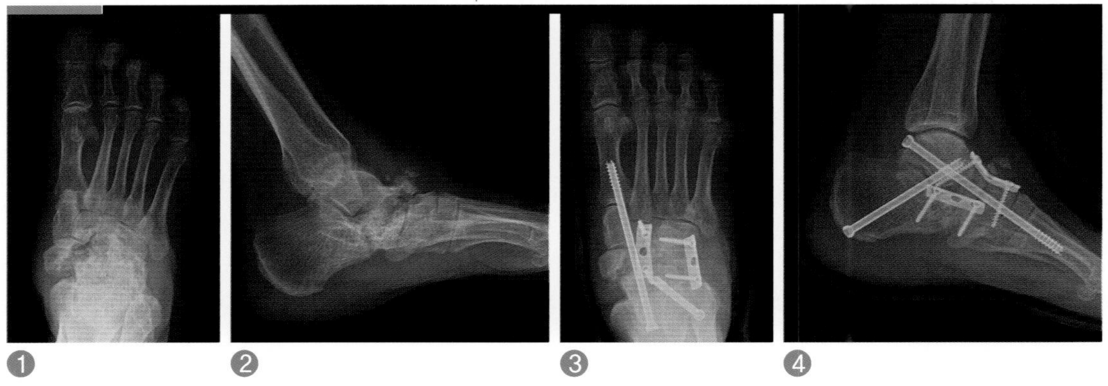

주상골을 비롯한 중족부 골결손이 심한 신경병성 관절증을 거골에서 제1 중족골에 이르는 긴 나사못을 이용하여 고정한 예. ①, ② 수술 전 방사선상. ③, ④ 수술 후 방사선상.

의 합병증의 빈도가 높기 때문이다.[11,14,15] 그러나 아주 초기에 골조송증이 심해지기 이전에는 관절 유합술을 하여 좋은 결과를 얻을 수 있다는 보고들이 있다.[10,13]

보존적인 요법의 단점은 오랫동안 체중 부하를 하지 못한다는 점, 환자에게 체중 부하를 하지 말도록 했을 때 환자가 의사의 지시를 잘 따르지 않아서 악화될 가능성, 석고나 보조기에 의한 피부 손상, 심부 정맥 혈전증(deep vein thrombosis) 등이 있다.[13] 특히 급성기에는 체중 부하를 삼가야 하는데, 신경병성 관절병증 환자는 피부 감각 및 심부의 감각이 저하되어 한쪽 하지에 완전히 체중 부하를 하지 않으면서 걷기가 어렵기 때문에 자연히 체중 부하를 하게 되고 골절 및 탈구가 악화될 수 있다는 점을 항상 고려해야 한다. 병변이 있는 발에 체중 부하를 금지한 결과로 병변이 없는 발에 과도한 스트레스가 가해져서 신경병성 관절병증을 일으킬 수도 있으므로 정상 쪽의 발에도 주의를 기울여야 한다.

중족부에 발생한 신경병성 관절병증에서는 보존적인 치료를 하며, 변형이 완전히 고정된 후 변형 때문에 궤양이 재발하거나, 불안정성이 심한 경우에는 선택적으로 수술을 한다는 것이 원칙적인 치료 방법이다.[5,8,10] 그러나 골조송증이 심하지 않고 감염의 위험성이 특별히 높지 않다면 조기에 관절 탈구를 정복하고 변형을 교정하는 것도 치료의 한 가지 방법으로 생각된다. 중족부의 신경병성 관절 병증의 수술적 치료에서 긴 나사못을 이용하여 중족골에서부터 후족부까지 고정하여 좋은 결과를 얻을 수 있다는 보고들이 있다 그림 8-18 .[2,14]

REFERENCES

궤양 및 감염

1. **American Diabetes Association** | Preventive foot care in people with diabetes. Foot Ankle Int, 21:76–77, 2000.
2. **Anderson RB and Davis WH** | The pedorthic and orthotic care of the diabetic foot. Foot Ankle Clinics, 2:137–151, 1997.
3. **Bauman JH, Giring JP and Braud PW** | Plantar pressures and trophic ulceration, An evaluation of footwear, J Bone Joint Surg, 45–B:652–673, 1963.
4. **Birke JA and Sims DS** | Plantar sensory threshold in the ulcerative foot. Lepr Rev 57:261–267, 1986.
5. **Bowker JH** | Partial foot amputations and disarticulations. Foot Ankle Clinics, 2:153–170, 1997.
6. **Brodsky JW** | Evaluation of the diabetic foot AAOS ICL, 48:289–303, 1999.
7. **Conti SF** | Total contact casting. AAOS ICL, 48:305–315, 1999.
8. **Dellon AL** | Somatosensory testing and rehabilitation. Institute for peripheral nerve surgery. Baltimore, MD, 2000.
9. **The DCCT research group** | Factors in development of diabetic neuropathy, Diabetes, 37:476–481, 1988.
10. **Gelberman RH, Szabo RM, Williamson RV, and Dimick MP** | Sensibility testing in periperal nerve compression syndromes. J Bone Joint Surg, 65–A:632–638, 1983.
11. **Gilmore et al.** | Autonomic function in neuropathic diabetic patients with foot ulceration. Diabetes Care, 16:61–67, 1993.
12. **Holstein P, Larsen K and Sager P** | Decompression with the aid of insoles in the treatment of diabetic neuropathic ulcers, Acta Orthop Scand, 47:463–468, 1976.
13. **Jones EW, Peacok I, McLain S, Fletcher E, Edwards R, Finch RG, Jeffcoale WJ** | A clinico–pathological study of diabetic foot ulcers. Diabetic Medicine, 4:475–479, 1987.
14. **Knighton DR, Ciresi K, Fiegel VD, Schumerth S, Butler E, Cerra F** | Stimulation of repair in chronic, nonhealing, cutaneous ulcers using platelet–derived wound healing formula. Surg Gyneco Obstet, 170:56–60, 1990.
15. **Knighton DR, Fylling CP, Fiegel VD, Cerra F** | Amputation prevention in an independently reviewed at–risk diabetic population using a comprehensive wound care protocol. Am J of Surgery, 160:466–471, 1990.
16. **Lang–Stevenson AI, Sharrard WJW, Betts RP, Duckworth** | Neuropathic ulcers of the foot. J Bone Joint Surg, 67–B:438–442, 1985.
17. **Laughlin RT, Calboun JH, and Mader JT** | The Diabetic Foot. J Am Acad Orthop Surg, 3:218–225, 1995.
18. **Leichter SB, Allweiss P, Harley J, Clay J, Kuperstein–Chase J, Sweeney GJ and Kolkin J** | Clinical characteristics of diabetic patients with serious pedal Infections, Metabolism, 37:Suppl 1:22–24, 1988.
19. **Levin S, Pearsall BSG, Rudeman RJ, Durham NC** | Von Frey's method of measuring pressure sensibility in the hand : An engineering analysis of the Weinstein–Semmes pressure aesthesiometer. The Journal of Hand Surgery, : 211, 1978.
20. **Levin ME** | Preventing amputation in the patient with diabetes. Diabetes Care, 18:1383–1394, 1995.
21. **Levine SE, Myerson MS** | Diabetic foot ulceration, The foot, 5:157–164, 1995.

22. **Levine SE, Neagle CE, Esterhai JL, Wright DG, Dalinka MK** | Magnetic resonance imaging for the diagnosis of osteomyelitis in the diabetic patient with a foot ulcer. Foot Ankle Int, 15:151–156, 1994.
23. **Lipsky BA, Pecoraro RE, Larson SA, Hanle ME, Ahroni JH** | Outpatient management of uncomplicated lower extremity infections in diabetic patients. Arch Intern Med, 150:790–797, 1990.
24. **Lipsky BA, Pecoraro RE and Wheat LJ** | The diabetic foot. soft tissue and bone infection. Infectious Diseases Clinics of North America, 4:409–432, 1990.
25. **Logerfo FW, and Coffman JD** | Vascular and microvascular disease of the foot in diabetes. The New England Journal of Medicine, 311:1615–1619, 1984.
26. **Margolis DJ, Crombleholme and Herlyn M** | Wound Rep Reg, 8:480, 2000.
27. **Maser RD, Steenkiste AR, Dorman JS, Nielsen VK, Bass EB, et al.** | Epidemiological correlates of diabetic neuropathy. Diabetes, 38:1456–1461, 1989.
28. **Mayne N** | Neuropathy in the diabetic and non–diabetic populations. Lancet, 25:1313–1316, 1965.
29. **McLafferty RB, Edward JM, Taylor LM Jr, and Porter JM** | Diagnoses and long–term clinical outcome in patients diagnosed with hand ischemia. Journal of Vascular surgery, 22:361–369, 1995.
30. **Myerson MS, Papa J, Eaton K, and Wilson K** | The total–contact cast for management of neuropathic plantar ulceration of the foot. J Bone Joint Surg, 74–A:261–269, 1992.
31. **Pinzur MS, Stuck R, Sage R, Osterman H** | transcutaneous oxygen tension in the dysvascular foot with infection. Foot Ankle Int, 14:254–256, 1993.
32. **Pinzur MS, Stuck RM, Sage R, Hunt N and Rabinovich Z** | Syme ankle disarticulation in patients with diabetes. J Bone Joint Surg, 85–A:1667–1672, 2003.
33. **Robertson DD** | Structural changes in the forefoot of individuals with diabetes and a prior plantar ulcer. J Bone Joint Surg, 84–A:1395–1404, 2002.
34. **Robson MC, Phillips LG, Thomason A, Robson LE, Pierce GF** | Platelet–derived growth factor BB for the treatment of chronic pressure ulcers. Lancet, 339:23–25, 1992.
35. **Rutherford RB** | Vascular surgery, 4th ed., Philadelphia, W.B. Saunders company:96–100, 1995.
36. **Saltzman CL and Pedowitz WJ** | Diabetic foot infections. AAOS ICL, 48:317–320, 1999.
37. **Santi MD, Thoma BJ, and Chambers RB,** | Survivorship of healed partial foot amputations in dysvascular patients. Clin Orthop, 292:245–249, 1992.
38. **Scher KS and Steele FJ** | The septic foot in patients with diabetes. Surgery, 104:661–666, 1988.
39. **Sheetz MJ and King GL** | Molecular understanding of hyperglycemia adverse effects for diabetic complications. JAMA, 288:2579–2588, 2002.
40. **Smith DG, Barnes BC, Sands AK, Boyko EJ, Ahroni JH** | Prevalence of radiographic foot abnormalities in patients with diabetes. Foot Ankle Int, 18:342–346, 1997.
41. **Smith DG, Boyko EJ, Ahroni JH, Stensel, VL, Davignon DR, Pecoraro RE** | Paradoxical transcutaneous oxygen response to cutaneous warming on the plantar foot surface: A caution for interpretation of plantar foot TcPO2 measurements. Foot Ankle Int, 16:787–791, 1995
42. **Smith TG** | Principles of partial foot amputations in the diabetic. AAOS ICL, 48:321–329,

1999.
43. **Spenny ML, Muangman P, Sullivan SR, et al.** | Neutral endopeptidase inhibition in diabetic wound repair. Wound Rep Reg, 10:295–301, 2002.
44. **Szabo RM, Gelberman RH, and Dimick MP** | Sensibility testing in patients with carpal tunnel syndrome, J Bone Joint Surg, 66–A:60–64, 1984.
45. **Trengove NJ, Stacey MC, Macauley S, et al.** | Analysis of the acute and chronic wound environments: the role of proteases and their inhibitors. Wound Rep Reg, 7:442–452, 1999.
46. **Wagner** | Management of the diabetic–neurotrophic foot. In: AAOS ICL, Vol28, Rosemont, AAOS:118–165, 1979.
47. **Waylett–Rendall J** | Sensibility evaluation and rehabilitation. Orthopaedic Clinics of North America, 19:43, 1988.
48. **Werner JL, Omer GE, Jr.** | Evaluating cutaneous pressure sensation of the hand. The American Journal of Occupational Therapy, 24:347–356, 1970.

신경병성 관절병증

1. **Alvarez RG, Barbour TM, Perkin TD** | Tibiocalcaneal arthrodesis for nonbraceable neuropathic ankle deformity. Foot Ankle Int, 15:354–359, 1994.
2. **Assal M, Stern R** | Realignment and extended fusion with use of a medial column screw for midfoot deformities secondary to diabetic neuropathy. J Bone Joint Surg, 91–A:812–820, 2009.
3. **Brower AC. Allman CRM.** | Pathogenesis of the neurotrophic Joint: Neurotraumatic vs. neurovascular. Radiology, 139:349, 1981.
4. **Clohisy DR, Thompson RC** | Fracture associated with neuropathic arthropathy in adults who have juvenile–onset diabetes. J Bone Joint Surg, 70–A:1192–1200, 1988.
5. **Clouse ME. Gramm HF. Legg M. Flood T.** | Diabetic osteoarthropathy. Am J Roentg Therapy & Nuclear Medicine, 121:22–34, 1974.
6. **Early JS, Hansen ST** | Surgical reconstruction of the diabetic foot: A salvage approach for midfoot collapse. Foot Ankle Int, 17:325–330, 1996.
7. **Johnson JTH.** | Neuropathic fractures and joint injuries. J Bone Joint Surg, 46–A:1–30, 1967.
8. **Kristiansen B** | Ankle and foot fractures in diabetics provoking neuropathic joint changes. Acta Orthop Scand, 51:975–979, 1980.
9. **Marks RM, Myerson M** | Neuroarthropathy. The Foot, 5:185–193, 1995.
10. **Morgan JM, Biehl WC III, Wagner W** | Management of neuropathic arthropathy with the Charcot restraint orthotic walker. Clin Orthop, 296:58–63, 1993.
11. **Myerson MS, Henderson MR, Saxby T, Short KW** | Management of midfoot diabetic neuroathropay. Foot Ankle Int, 15:233–241, 1994.
12. **Papa J, Myerson M, Girard P** | Salvage, with arthrodesis, in intractable diabetic neuropathic arthropathy of the foot and ankle. J Bone Joint Surg, 75–A:1056–1066, 1993.
13. **Resnick D** | Neuroarthropathy. Diagnosis of Bone and Joint Disorders. 5:3155–3185, 1988.
14. **Sammarco VJ, Sammarco GJ, Walker EWJr, Guiao RP** | Midtarsal arthrodesis in the

treatment of Charcot midfoot arthropathy. J Bone Joint Surg, 91-A:80-91, 2009.

15. **Schon LC, Marks RM** | The management of neuroarthropathic fracture-dislocations in the diabetic patient. Orthopedic Clinic of North America, 26:375-392,1995.

16. **Stuart MJ, Morrey BF** | Arthrodesis of the diabetic neuropathic ankle Joint. Clin Orthop, 253:209-211, 1990.

17. **Thompson RC, Clohisy DR** | Deformity following fracture in diabetic neuropathic osteoarthropathy. J Bone Joint Surg, 75-A:1765-1773, 1993.

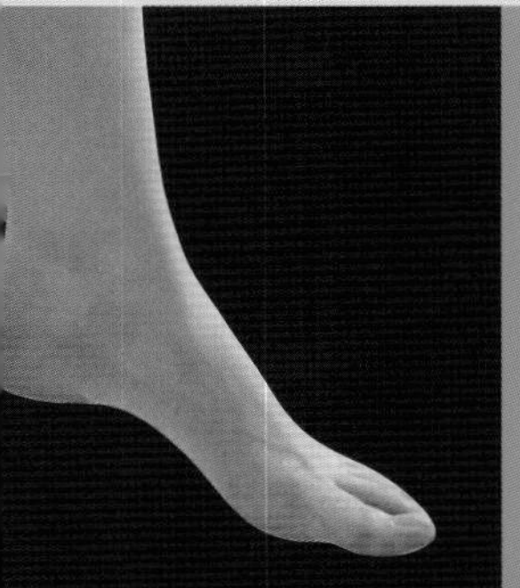

9. 편평족

Pes Planus

가. 총론

나. 유연성 편평족

다. 후방 경골근건의 기능 장애

라. 선천성 족근 결합

가. 총론

편평족이란 어떤 질환의 명칭이 아니라 발의 모양을 묘사한 용어이다. 따라서 기능상 전혀 문제가 없어서 질환이라고 하기 어려운 경우에서부터 강직과 기능상의 장애를 동반하는 심한 변형이 모두 포함되어 있다. 편평족의 원인으로는 1) 유전(선천성 편평족), 2) 족근 결합(tarsal coalition), 3) 후방 경골근건의 기능 장애(posterior tibial tendon dysfunction), 4) 류머티스성 관절염, 5) 외상성(종골 골절, 족근 중족 관절 손상, 발목 관절의 골절 등의 후유증), 6) 신경병성 관절병증(Charcot 관절), 7) 신경학적 결손(neurologic deficit), 8) 족저 근막 파열 등이 있다.

후방 경골근건 기능 장애는 미국에 비하여 우리나라가 빈도가 낮지만, 세계적으로 족부 및 족관절 외과의 중요한 주제 중의 하나이므로 현재 우리나라에서의 빈도에 비하여 좀 더 자세히 기술하였다. 특히 미국이 가장 심각한데 과체중 및 인종적 차이 등이 원인일 것으로 추측한다. 우리나라에서도 최근 과체중인 사람들이 증가하고 있으므로 향후 이와 같은 질환이 증가할 가능성이 있다.

(1) 종아치의 형성 시기 및 편평족의 빈도

Staheli는[58] 3~4세 이후에 유연성이 감소하고 피하 지방이 감소하면서 종아치가 형성되며, 10세에는 4% 정도 편평족이 있는데, 어른도 비슷한 비율의 편평족이 있다고 하였다. Richardson은[55] 성인의 15~20% 정도에서 편평족이 있다고 하였고, Harris는[29] 23%에서 편평족이 있다고 하였다. Harris는[29] 단지 편평족이라는 사실보다는 관절과 건의 유연성이 있느냐 없느냐가 더욱 중요하다고 하면서 편평족을 다음과 같은 세 가지로 구분하였다.

1) 유연성 또는 과운동성(hypermobile) 편평족은 거골하 관절 및 족관절의 운동이 정상적인 경우이며, 성인 편평족의 약 2/3가 이에 해당하며, 임상적으로 문제가 되지 않는 경우가 많다.

2) 거골하 관절의 운동은 정상이나 아킬레스건의 경직(contracture)이 있는 것으로서 약 25%가 이에 해당한다. 저자는 편평족 중에서 아킬레스건의 경직이 있는 경우가 훨씬 더 많다고 생각한다.

3) 족근 결합이 있어서 거골하 관절의 운동이 제한되어 있는 경우로서, 이러한 환자 중 1/4

그림 9-1

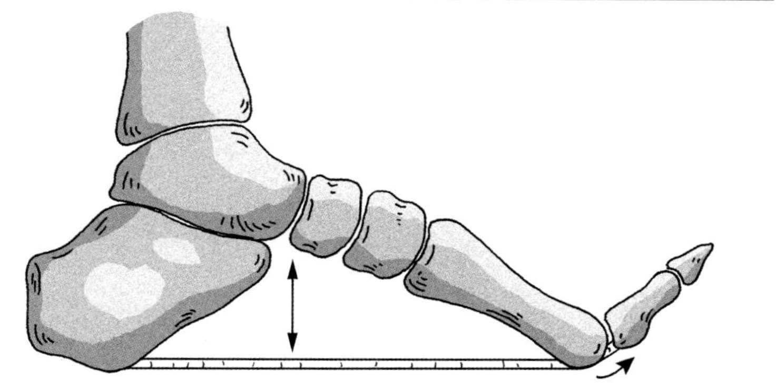

족지가 족배 굴곡되면 족저 근막이 당겨지며, 아치가 높아진다.

정도는 통증 및 기능 장애가 있다.

이상과 같이 어떤 기준으로 편평족이라고 판정하는지에 따라 그 빈도에 상당한 차이가 있을 수 있으나, Staheli의 주장처럼 성인의 4% 정도가 편평족이라고 하더라도 상당히 많다고 할 수 있다.

(2) 아치를 유지하는 구조물

뼈, 근육과 건, 인대 등은 발의 안정성에 관여하는 구조물들이며, 아치를 유지하는 데 가장 기본적인 역할을 하는 것은 인대이다.[6] 즉, 가만히 서 있는 상태에서는 한 발에 체중보다 많은 약 100kg의 힘이 가해지더라도 근육의 작용 없이 인대에 의하여 종아치가 유지된다. 그러나 실제 보행시에는 족저 근막(plantar fascia)과 근육이 작용하게 된다. 족저 근막과 근육 중에서는 족저 근막의 감아올림(windlass) 효과가 아치를 유지하는 데 더 중요한 역할을 한다고 한다 그림 9-1 .[59] 그렇기 때문에 족저 근막이 파열되거나 족저 근막 절개술을 한 후에는 아치가 낮아지면서 발등 쪽의 관절들이 압박되므로 발등 통증이 발생한다.

근육 중에서는 내재근이 가장 중요한 역할을 하는데, 정상 발에 비하여 편평족이 있어서 회내(pronation)된 발은 입각기(stance phase) 중 더 오랜 시간 동안 더 큰 내재근의 기능이 요구된다.[46] 즉, 편평족이 있는 사람이 보통 사람에 비하여 발이 쉽게 피로하고, 근육의 피로에 의한 증세가 유발될 수 있다는 것을 의미한다. 무지 외전근(abductor hallucis muscle)은 무지의 외전보다는 보행시 간접적으로 중요한 역할을 한다. Wong 등은[65] 무지 외전근이 종골 부위에서 굴근건 지대와 연결되어 역 V 형태(inverted V shape)를 이루고 있으며 보행 주기 중 입각기 후반부와 추진기(toe off phase)에 수축하여 제1 중족골의 굴곡 및 회외, 종골의 내전, 경골의 외회전, 그리고 아치를 상승시킨다고 하였다.

(3) 발의 생역학 및 병인

정상인은 서 있을 때 뒤꿈치가 중립이거나 5° 외반되어 있다. 회내란 발이 외회전, 외번, 배굴되는 것인데, 관용적으로 뒤꿈치가 외번되는 것을 의미하는 용어로 사용되기도 한다. 뒤꿈치 닿음(heel strike) 시기에 뒤꿈치와 바닥의 접촉점이 발목 관절의 중심보다 외측에 위치하므로 발목 관절을 외번시키려는 힘이 작용하는데, 족관절에서는 외번이 거의 일어날 수 없으므로 거골하 관절에서 외번이 일어난다 그림 9-2. 보통의 보행 속도에서 입각기의 처음 8%에서 6°의 외번이 일어난다.[64]

달릴 때는 이러한 외번력이 4배나 크게 작용하는데, 거골하 관절의 과운동성이 있는 유연한 발에서는 외번이 더 많이 일어나게 된다. 정상인은 뒤꿈치 닿음 때 3° 정도 내반된 상태로 지면에 닿은 후 지면과 발이 충돌하면서 일어나는 충격을 흡수하고, 울퉁불퉁하거나 경사진 지면에 발이 편안히 적응하기 위하여 점차 회내가 일어나며 foot flat에 도달하고, 이후에는 정상적으로 몸을 앞으로 추진하기 위하여 발이 점차 회외되어 경직된 지렛대(rigid lever)로 작용하도록 변하게 된다. 그러나 편평족이 있는 사람은 과도한 회내가 일어나며, 입각기 중 정상에 비하여 오랫동안 회내 상태에 있게 되므로 내재근의 피로와 족저 근막의 신장에 의한 증세, 즉 장거리 보행이나 운동 후의 통증을 유발할 가능성이 있다. 또한 회내된 상태에서는 체중 부하의 축이 종골이 지면과 닿아 있는 부분보다 상당히 내측에 위치하여 있으므로 뒤꿈치를 외번시키는 힘이 더 지속적으로 작용하여 회내에 저항하는 후방 경골근건이 퇴행성 변화와 파열을 일으킨다. 그 이후에는 관절 및 뼈의 변화가 점차 진행하여 발의 심한 변형 및 퇴행성 관절염을 유발한다.

회내에 저항하기 위하여, 뒤꿈치가 바닥에 닿을 때는 전방 경골근이 작용하며 전족부가 바닥에 닿은 후에는 후방 경골근이 작용한다. 또한 전방으로 체중 이동이 일어나면서 가자미근이 작용한다.[57] 그러므로 체중 부하 시기에 회내에 저항하는 가장 중요한 근육은 후방 경골근이며 그림 9-3, 반복적으로 과도한 스트레스가 가해지면 후방 경골근건의 퇴행성 변화가 나타나고 파열된다. 거골두가 족저부로 돌출되어 족저부 통증이 발생하고, 족저 근막의 신장에 의한

그림 9-2

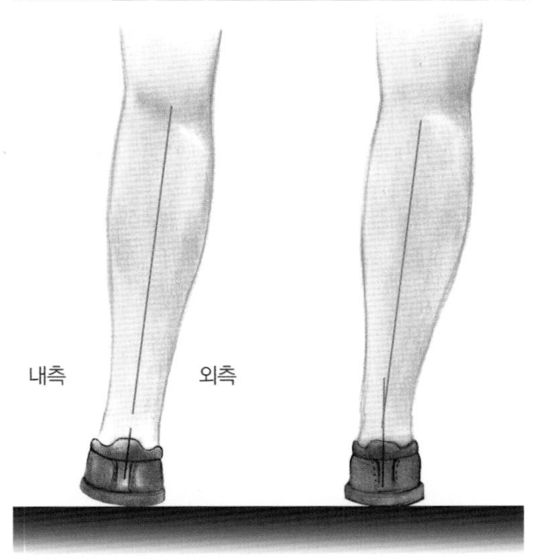

뒤꿈치 닿음시에 뒤꿈치 외측이 먼저 지면과 접촉하며, 뒤꿈치 바닥이 전체적으로 닿으면서 외번이 일어난다.

그림 9-3

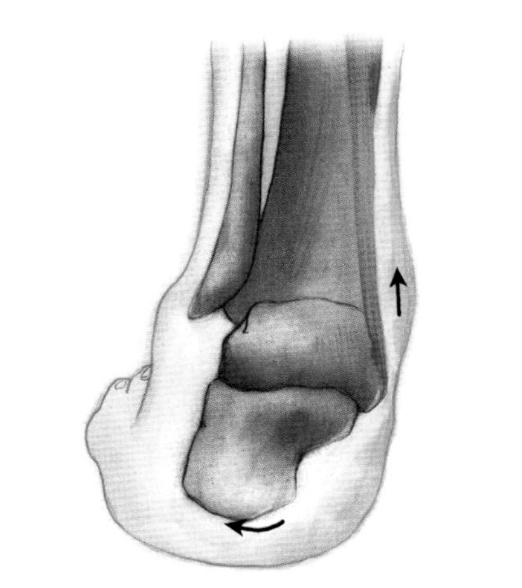

발목을 후방에서 본 그림. 후방 경골근건이 발의 외번에 저항한다.

뒤꿈치 통증, 거골과 종골의 외측 충돌에 의한 외측 통증, 신경의 견인에 의한 족근관 증후군 등을 초래한다.[23] 유연성 편평족에서 정상적인 발에 비하여 이러한 연부 조직의 퇴행성 변화와 파열의 빈도가 더 높은지에 대한 대규모 연구는 없었지만 저자의 경험으로는 그 두 가지가 연관되어 있는 경우가 많았다.

증상이 있는 발과 증상이 없는 발 사이에 거주상골 피복각을 제외하고는 방사선상 소견이 차이가 없다는 보고가[47] 있는데, 저자의 연구에서는 후족부의 외반 변형의 정도가 증상과 연관성이 높았다. 그 이외에 측면상에서 거골-제1중족골 간 각도가 증세와 연관성이 있다는 보고가[54] 있다.

(4) 정상 아치의 운동

종골과 거골 사이보다 거골과 주상골 사이에서 더 많은 운동이 일어나는데, 거주상 관절의 운동은 주로 외번 운동이며, 외전과 배굴도 일어난다.[38,51]

(5) 방사선적 지표

모든 방사선적 지표는 체중 부하 촬영상에서 측정한다. 편평족에서는 전족부가 외전되고,

그림 9-4

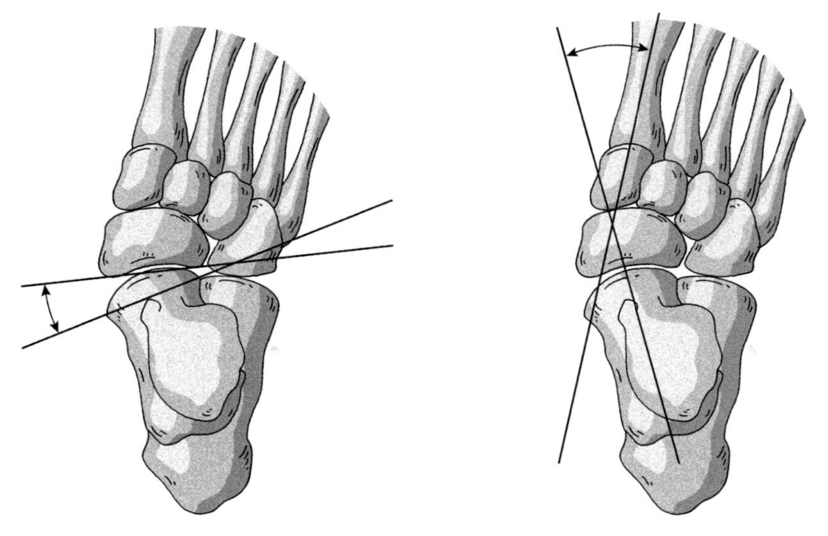

발의 전후면상에서 거주상골 피복각과 거골-제1 중족골 간 각.

후족부가 외반되고, 종아치가 낮아지지만, 이상의 세 가지 지표가 일정하게 같은 비율로 변형되는 것은 아니다. 환자에 따라서 전족부의 외전은 심하지만 후족부의 외반은 없는 경우도 있고, 종아치가 낮아지기는 하지만 거골-제1 중족골간 각도는 정상 범위이고, 종골 피치 각도만 심하게 감소하는 경우도 있다. 한 가지 지표만을 보고, 치료 방침을 세우기 어려우며, 여러 가지 지표를 다 면밀히 검토하여 가장 변형이 심한 부위와 반드시 교정해야 할 부위를 결정한다.

가) 전후면상 그림 9-4

① 거주상골 피복각(talonavicular coverage angle)

거골두에 대하여 주상골이 외측으로 전위된 정도를 측정하며, 중족근 관절(midtarsal joint)에서 전족부의 외전의 정도를 판단하는 것이다.[56] 거주상골 피복각의 정상 각도는 7~14° 이하로 다양하게 보고되었는데,[12,37] 거골두의 관절면이 어디부터 어디까지 인지를 정확하게 구분하기 어려운 경우가 많다.

② 거골-제1 중족골 간 각(talus-first metatarsal angle)

거골의 종축과 제1 중족골의 종축이 이루는 각도를 측정하여 거골 피복각과 마찬가지로

그림 9-5

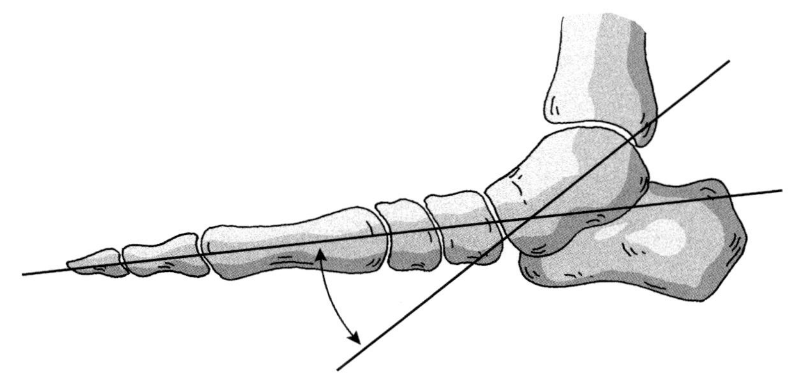

측면상에서 거골-제1 중족골 간 각.

전족부의 외전의 정도를 판단하기 위하여 측정한다.

③ 거종각(talocalcaneal angle)

특히 선천성 첨내반족에서 전통적으로 사용되어 온 방법인데, 종골의 외측연(lateral border)과 거골 경부의 내측연에 직선을 그어 두 직선 간의 각도를 측정하며, 정상은 18° ±5° 이고 25° 이하일 때는 정상으로 간주한다. Aronson 등은[5] 전후면상에서 거골과 종골이 사진상 보이는 정도가 변화가 많아 각도를 정확하게 측정하기 어려우므로 편평족의 정도나 치료에 따른 교정의 정도를 보는 데 좋은 방법이 아니라고 하였다.

나) 측면상 그림 9-5

① 거골-제1 중족골 간 각

거골의 축이 제1 중족골의 중앙선과 일직선인 경우를 정상, 거골 축이 제1 중족골 축의 바닥 쪽을 향하면 편평족, 배부로 향하면 요족, 그 각도가 바닥 쪽이나 배부로 4°까지는 정상이라고 한다. 거골의 축은 경부의 중앙과 몸체의 중앙을 잇는 선으로 한다. Gould는[25] 체중 부하하지 않고 촬영한 각도와 체중 부하 촬영한 각도의 차이가 8° 이상이면 과운동성 발이라고 하였다. Pedowitz 등은[53] 15° 미만은 경도, 15~30°는 중등도, 30° 이상은 고도 변형이라고 기술하였다.

② 거종각

정상은 33°(범위, 25~45°)라고 하며 촬영시 방사선 빔의 각도를 달리 하여도 큰 변화가 없으며 신빙성이 있는 판단 방법이다.

③ 거골 수평면각(angle of talus with horizontal plane)

거골 체부와 경부의 중앙을 잇는 축과 수평면이 이루는 각도를 측정하며, 26.5°±5.3°이고 35° 이하이면 정상으로 간주한다.

④ 종골 피치각(calcaneal pitch angle, dorsiflexion angle of calcaneus)

종골의 하연(inferior border)이 바닥면과 이루는 각도이며 16.8°±5.6°라는 보고[9]와 평균 24°(15~32°)라는 보고[15]가 있다.

⑤ 내측 설상골 아치 높이(medial cuneiform arch height)

내측 종자골의 하연과 종골 결절의 하연을 이은 선에서 내측 설상골까지의 높이를 말하며, 내측 아치 함몰의 지표로 사용된다. Arangio 등은[4] 편평족에서 평균 11mm, 정상군에서는 평균 18mm를 나타냈다고 보고하였다.

다) 후족부 선열상(Hindfoot alignment view)

고관절, 슬관절, 족관절의 중심을 잇는 기계적 축 이외에 후족부의 선열을 반드시 검사하는 것이 중요하다.

하지의 선열이 맞지 않을 때는 어디에서 이런 현상이 발생하는지를 정확히 검토하여서 근위부의 변형을 먼저 교정한 후에 원위부의 변형을 교정한다. 족관절까지의 선열이 정상적인 경우에도 후족부가 내반 또는 외반되어서 발목과 발에 비정상적인 체중 부하와 충돌에 의한 증상을 일으킬 수 있다.

후족부의 선열을 판단하려면 체중 부하한 상태에서 후족부 선열상을 촬영한다 그림 9-6 . 후족부의 선열은 각도와 전위를 측정하여 판단하는데, 후족부 선열상에서 경골의 축과 종골의 축이 이루는 각도를 측정한 것이 후족부 선열 각도(hindfoot alignment angle)이고, 경골의 축에 대하여 종골이 전위되어 있는 정도를 측정하는 것이 후족부 선열비(hindfoot alignment

그림 9-6 후족부 선열상

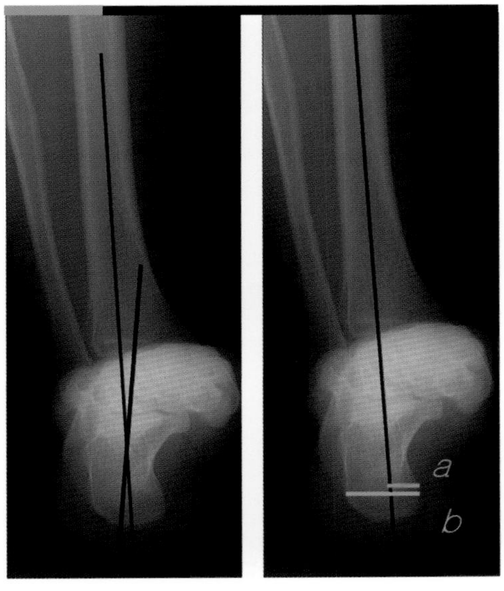

후족부 선열상에서 후족부 선열각도 및 후족부 선열비. 후족부 선열 각도는 경골의 종축과 종골의 축이 이루는 각도이다. 후족부 선열비는 종골 결절의 가장 넓은 부분에서 지면과 평행한 선을 긋고 경골의 종축이 이 선과 교차하는 점을 그린다. 이 점에서 종골 내측연까지의 거리를 종골의 폭으로 나눈 값이 후족부 선열비이다.

ratio)이다. 이와 같이 두 개의 지표를 사용하는 이유는 종골이 내외측 전위는 되어 있지만 후족부 선열 각도가 정상 범위에 있는 경우도 있고, 종골이 정상보다 내반 또는 외반되어 있으나 전위는 없는 경우가 있기 때문이다. 가령 종골이 정상 위치에 있으나 외반되어 있는 경우에 외측 충돌 증상을 일으킬 수 있지만, 종골이 내반이나 외반되어 있지 않더라도, 종골이 외측으로 전위되어 있는 경우에는 외측 충돌 증상의 원인이 된다. 종골은 뼈가 작고, 내측 외측면이 울퉁불퉁하여 긴 뼈에서처럼 특정한 지점을 지나는 선을 두 개 긋고 그 중앙점을 연결하여 축을 그을 수가 없다.

그러므로 저자는 직관적으로 축이라고 생각되는 선을 그어서 각도 측정에 사용한다. 후족부 선열비는 종골 결절의 가장 넓은 부분에서 경골축보다 내측부에 있는 종골의 폭을 종골 전체폭으로 나눈 비율이다.

나. 유연성 편평족

유연성 편평족이란 체중 부하를 하지 않은 상태에서는 발의 종아치가 있으나, 체중 부하를 하면 종아치가 없어지는 것이다. 또한 체중 부하한 상태에서 편평족이 있을 때, 제1 족지를 배

그림 9-7

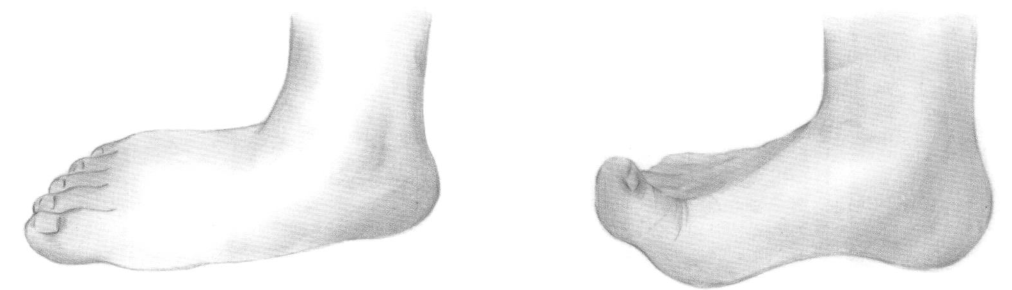

유연성 편평족에서는 제1 족지를 배굴하면 감아올림(windlass) 효과에 의하여 아치가 나타난다.

굴시켜서 아치가 나타나면 유연성이고, 나타나지 않으면 강직성이라고 한다 그림 9-7.

육안 소견이나 방사선 소견상 아치가 없는 사람도 기능은 정상인 경우가 많기 때문에 각도만을 기준으로 비정상적인 편평족이라고 할 수 없다. 진찰 및 방사선 소견으로 어떤 경우에 변형이 점차 증가하며, 어떤 경우에는 정상적인 기능을 유지할 수 있는지에 대한 명확한 해답은 없으나 각종 지표 중에서, 특히 측면상에서 거골-중족골 간 각, 전후면상에서 거골 피복각, 후족부 선열상에서의 지표가 정상에서 크게 벗어날수록 변형이 진행하면서 증상이 뚜렷해질 가능성이 높다.

(1) 병력

가) 기능 제한 및 증상

일상 활동 및 운동 기능에 문제가 있어서 병원에 온 것인지, 단순히 발 모양이 외관상 이상하게 보여서 내원한 것인지를 물어본다. 기능상의 문제가 없다면 치료가 필요하지 않을 가능성이 높으므로 중요한 질문이다. 초등학교에 들어가지 않은 나이의 어린이는 대개 부모가 어린이의 걷는 모양이 이상하다고 느껴서 병원에 데리고 오는 경우가 많은데, 그 나이에서는 대개 체중이 가볍기 때문에 발의 증세를 못 느끼는 경우가 많기 때문이다. 발이 특별히 쉽게 피로하거나 통증이 있는지를 물어본다.[7]

어린이의 경우 객관적으로는 같은 또래의 어린이들에 비하여 상당한 기능 장애가 있더라도, 본인은 계속 그런 상태로 지내 왔기 때문에 기능상에 이상이 있다고 생각하기보다는 자기가 다른 사람보다 잘 걷지 못하고, 잘 뛰지 못한다고 생각하는 경우가 많으며 그 자체를 이상 소견이라고 생각하지 않는다. 그러므로 실제로 체육 시간에 운동하는데 문제는 없는지, 많이 걸어도 괜찮은지, 오래 걸으려고 하지 않는지 등을 구체적으로 물어보아야 한다.

나) 가족력

심한 편평족 및 이로 인한 기능 장애가 있는 가족력이 있는 경우에는 치료를 해야 할 가능성이 높으며, 족근 결합과 같은 질환이 있을 가능성도 고려해야 한다.

(2) 진찰

가) 서 있는 자세

슬관절의 외반이나 하지의 심한 회전 변형이 있는가를 관찰한다. 대퇴 경부의 전염(anteversion), 외반슬, 경골의 내회전(medial torsion) 등이 발의 회내를 일으키기 쉽다.

나) 제1 족지를 배굴시켜서 아치가 생기는가를 관찰한다.[32]

편평족이 고정된 변형인지 유연성인지를 알 수 있으며, 고정된 변형이 아닌 경우에는 제1 중족 족지 관절을 배굴시키면 족저 근막과 장무지 굴곡근건에 의해 아치가 나타난다.

다) 아치의 소실 이외의 다른 부분의 변형을 관찰한다.

편평족이란 용어는 종아치가 소실된 것을 의미한다. 그러나 시상면에서 종아치의 소실보다도 더 중요한 것은 관상면(coronal plane)과 수평면의 변형이다. 일반적으로 뒤에서 보면 후족부가 외반되어 뒤꿈치가 기울어져 있고, 발을 위에서 보면 발이 밖으로 휘어져서 내측이 튀어나와 보이는데, 이것은 거주상 관절에서 주상골이 거골에 대하여 외전되기 때문이다 그림 9-8 . 또한 뒤에서 보면 정상보다 발가락이 더 많이 보이는데 이를 too many toes sign이라고 한다 그림 9-9. 후족부가 외반되어 있으면서 전족부 내전(adduction)이 심한 경우를 사형족(skew foot)이라고 한다.

편평족에서 내측주를 구성하는 주상골, 설상골, 제1 중족골 들이 정상적인 관계에서 벗어나서 원위부가 발등 쪽으로 들리고, 관절의 족저부가 벌어지는 경우가 있는데 이런 현상을 내측주 부전(medial column insufficiency)이라는 용어를 사용하기도 한다. 내측주를 구성하는 여러 개의 관절 중 어느 관절에서 어느 정도의 불안정성이 있는가를 알기 위하여 reverse

그림 9-8

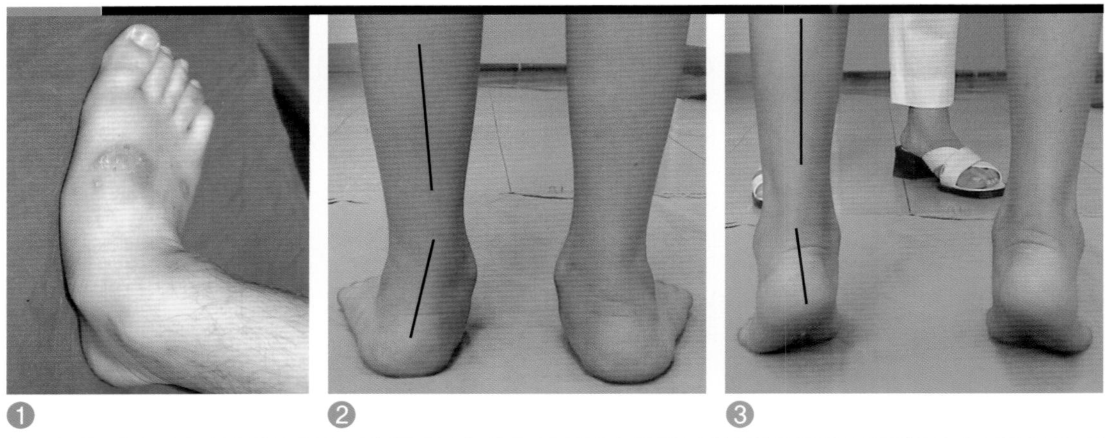

① 발을 위에서 보면 전족부가 외측으로 휘어 있고, ② 후방에서 보면 뒤꿈치가 외반되어 있으며, 후방에서 외측 발가락이 여러 개 보이는 too many toes sign도 있다. ③ 뒤꿈치를 들어올리면 내반된다.

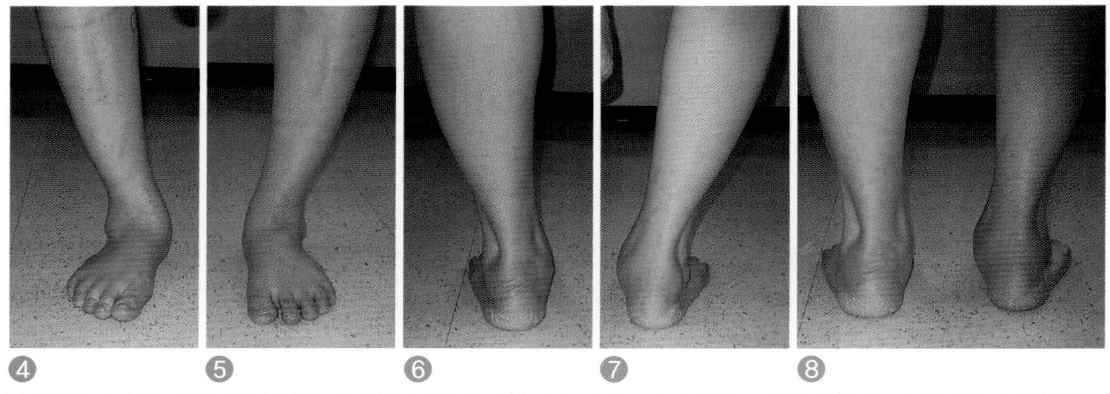

④, ⑤ 앞에서 본 모양인데 환측(④)이 건측(⑤)에 비하여 족관절 내과를 중심으로 불룩하게 부어 있는 것을 볼 수 있다. ⑥, ⑦ 후방에서 본 모양인데 마찬가지로 환측(⑦)이 불룩하다. 두 발로 서 있는 상태(⑧)에서 환측이 부어 있고 전족부가 좀 더 외측을 향하고 있다.

그림 9-9

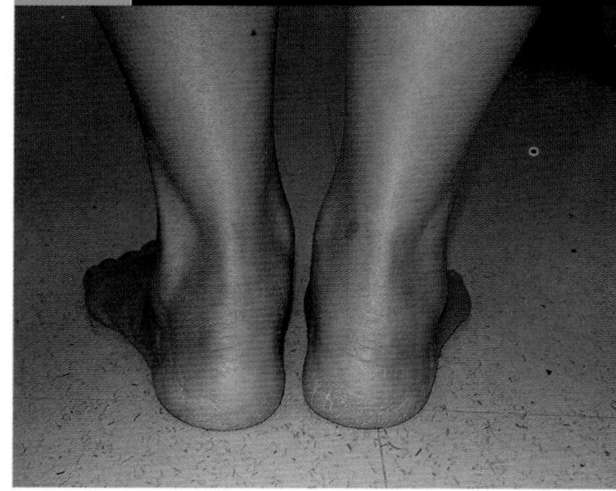

Too many toes sign. 사진에서 우측 발의 발가락은 거의 보이지 않지만 좌측 발의 발가락은 여러 개가 보인다.

그림 9-10

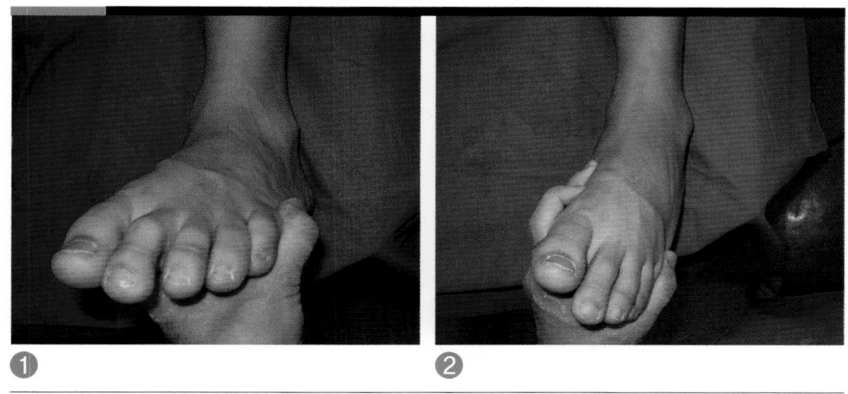

비골 경직성 편평족(Peroneal spastic flatfoot). 비골건의 경축에 의하여 발이 외반되어 있고(①), 내번이 심하게 제한되어 있는 모양을(②) 보여 주는 사진.

Coleman block test가 고안되었다.[66] reverse Coleman block test는 제1 중족골두 아래를 받쳐 올리고 체중 부하를 시켜 후족부의 유연성을 검사하는 것인데, 제1 중족골두 아래에 6mm부터 24mm 두께의 다양한 받침을 놓고 체중 부하를 시켰을 때 후족부가 중립 위치로 돌아올 경우 내측주 변형이 후족부 외반의 원인이라는 것을 알 수 있다. 또한 제1 중족골두 아래에 블록을 받치고 체중 부하 측면 방사선을 촬영하면 내측주를 구성하는 관절 중에서 어느 곳에 불안정성이 있는지를 확인할 수 있다.

라) 전신적인 유연성 검사

전신적인 유연성이 있을 경우 편평족의 유발 요인이 될 수 있다. 주관절, 슬관절의 과신전, 중족 족지 관절의 과신전, 엄지손가락이 전박에 닿을 수 있는지, 허리를 굽혀서 손바닥이 바닥에 닿을 수 있는지 등을 검사한다. 반면 전신적인 유연성이 있을 경우 체중 부하시 중족부의 폭은 넓어지지만, 후족부의 외반 위치에는 영향을 미치지 않는다는 보고도 있다.[35]

마) 운동 범위 검사

① 거골하 관절의 운동

외번, 내번을 검사하는데 고정된 변형이 있는 경우에는 거골하 관절의 운동이 제한되며, 내번과 외번 중에서 특히 내번이 제한된다 그림 9-10. (검사 방법은 총론의 진찰편을 참고한다.)

그림 9-11

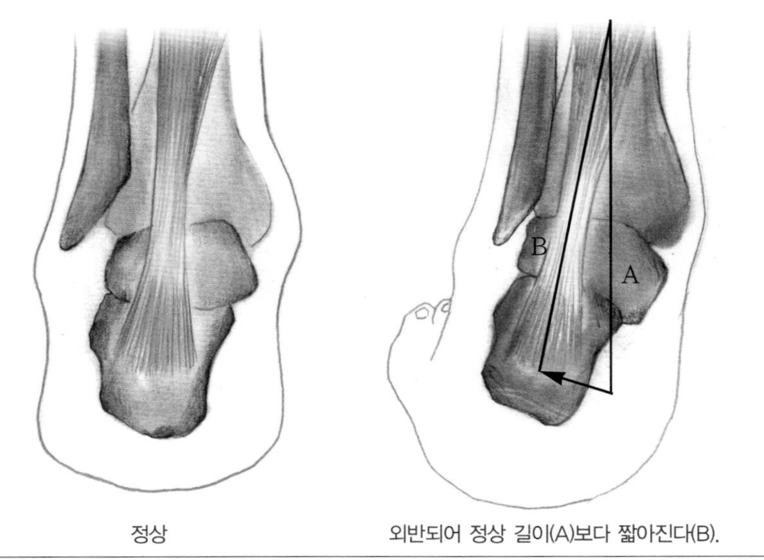

종골이 외반 변형된 경우에 아킬레스건이 짧아지는 것을 보여 주는 그림.

② 족관절의 배굴

아킬레스건의 단축 여부를 알기 위하여 슬관절을 굴곡시킨 상태와 신전시킨 상태에서 족관절의 배굴 운동 범위를 측정한다. 심한 편평족에서는 슬관절 신전 상태에서 약 20° 의 첨족이 있다.

종골이 외번된 상태에서는 하퇴 삼두근과 종골 사이가 짧아진 상태인데 그림 9-11, 아킬레스건이 단축되어 있더라도 외번된 상태에서는 발목 관절의 배굴이 상당히 일어날 수 있으므로, 발이 외번되지 않은 중립 위치에서 발목 관절의 배굴을 검사하는 것이 중요하다.

심한 정도의 편평족이 지속되면 후족부의 외반 변형 때문에 전족부가 발의 종축에 대하여 외회전되어 회외 변형을 일으킨다. 이때 뒤꿈치를 중립위로 하면 발은 회외되어 있다. 즉 뒤꿈치가 중립인 상태에서 배굴 운동 범위를 검사하면 되는데, 고정된 변형이 있는 경우에는 전족부가 회외된 상태, 즉 발이 내번된 상태에서 발목을 배굴시켜야 한다 그림 9-12.

발을 내번시키고 외측에서 발의 외측연과 하퇴부의 종축과의 각도를 측정하는데 이때 전경골근이 이완되어 있는가를 확인하면서 발을 배굴시킨다. 발을 강하게 배굴시키면 환자가 반사적으로 더욱 강하게 전경골근을 수축하므로 발을 부드럽게 배굴시켜서 전경골근이 이완된 상태에서 배굴되는 각도를 측정한다. 족관절의 배굴 운동 범위를 측정할 때 전경골근이 수

그림 9-12

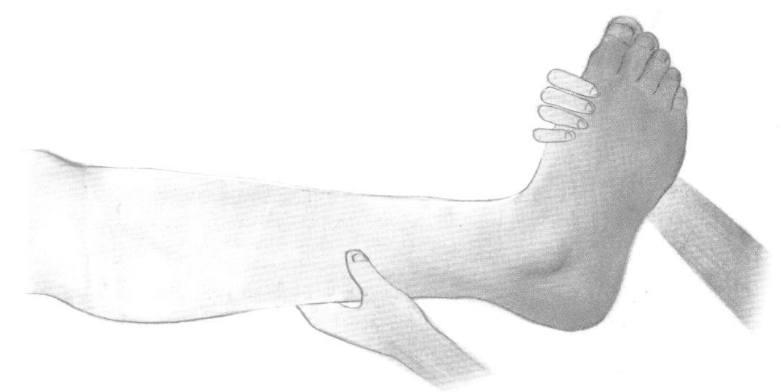

후족부에 외반 변형이 있는 경우에는 발을 내번하여야 후족부가 중립위가 되므로 발을 내번한 상태에서 발목을 배굴시킨다.

그림 9-13 편평족 환자의 신발 모양

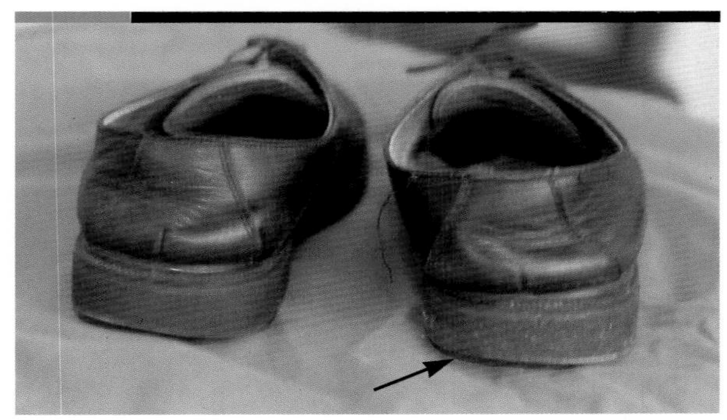

신발 뒷굽의 내측이 닳아 있고(화살표) 뒤축 월형이 찌그러진 모양.

축하면 자연히 하퇴 삼두근이 이완되어서 족관절 배굴 운동 범위가 정상인 것처럼 측정되므로 이 과정이 중요한 이유이다. 편평족에서 아킬레스건의 단축이 중요한 이유는 보행 주기 중 입각기에서 뒤꿈치가 닿은 후 전경골근이 작용하지 않는 상태에서 점차적으로 족관절의 배굴이 일어나는데, 이때 아킬레스건이 단축되어 있으면 뒤꿈치를 외반시키고, 발의 종아치를 낮아지게 하기 때문이다. 그러므로 전경골근이 이완된 상태에서 충분한 배굴이 되는지 아닌지를 검사하여야 한다.

바) 신발 검사

신발 바닥의 안쪽이 바깥쪽보다 더 닳는 편이며, 뒤축 월형(counter)이 찌그러진다 그림 9-13 . 신발 뒷굽 바닥의 안쪽이 더 닳은 것만 보아도 심한 편평족이라는 것을 알 수 있다.

(3) 치료

가) 비수술적 치료의 원칙

변형이 고정되지 않은 경우에는 변형 교정을 목적으로 비수술적 치료를 할 수 있으나 고정된 변형이 있는 경우에는 변형이 있는 채로 가능한 한 정상적인 활동을 할 수 있도록 하는 것이 비수술적 치료의 원칙이다.

3~4세에 아치가 나타나기 시작하므로 그 이전에는 치료가 필요하지 않다고 하기도 하지만 어린 나이에서는 발에 지방이 많고 관절도 유연하므로 보조기로 원하는 교정 효과를 얻기 어렵기도 하다. 뒤꿈치가 중립 위치로 유지되도록 하는 것이 목적이지만 보조기만으로 편평족을 중립위로 유지할 수는 없으며 심한 변형을 완화시켜서 기능을 향상하려는 것이 비수술적 치료의 목표이다.

나) 비수술적 치료의 효과

보조적인 삽입물을 이용한 치료가 효과가 있는 것인지에 대하여 수많은 논란이 있다.[49)]효과는 교정 효과와 증세를 완화시키는 효과로 구분할 수 있는데, 증세를 완화시키는 효과란 당장 통증을 감소시키는 것 이외에 장기적으로 다른 증세가 발생하는 것을 방지하는 효과를 포함한다. Wenger 등의[63)] 연구에 의하면 어떠한 보조구를 사용하더라도 자연 경과에 변화를 주지 못한다고 한다. 그러나 Bleck과 Berzins는[9)] UCBL 보조구나 Helfet heel seat가[30)] 교정 효과가 있다고 보고하였다.

소아의 편평족에 대하여 여러 가지의 수술 방법이 있으며, 여러 저자들이 수술적인 치료에 대하여 보고한 것을 보면 수술할 정도로 심한 변형이 있다는 의미인데, 이러한 경우에 변형을 교정하지는 못하더라도 증세의 완화와 호전을 위하여 비수술적인 치료를 해볼 수 있을 것이다.

Giannini는[23)] 60% 정도는 비수술적 치료에 효과가 좋다고 하였는데, 4세 이후에 치료를 시작하며 가볍고 딱딱한 교정 안창으로 후족부를 안정시킨다. 교정 안창은 체중 부하를 하지 않고 뒤꿈치를 약간 내반되게 하여 석고로 본을 떠서 만든다. 신발의 뒷부분은 내측이 짜부라지지 않도록 딱딱한 물질로 하는 것이 중요하다. 이러한 삽입물은 하루 종일 신발 안에 넣어 착용하며 적어도 2년은 착용한다.

Bordelon에[11)] 의하면 1년에 5° 정도 교정된다고 하지만 확실하지 않다. 2~3년 후에 전혀

그림 9-14

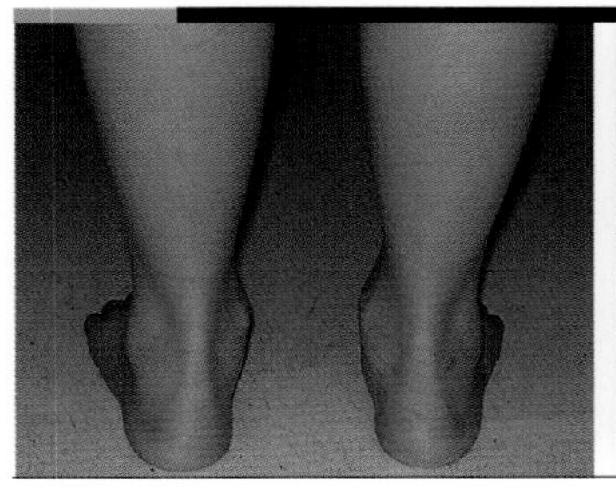
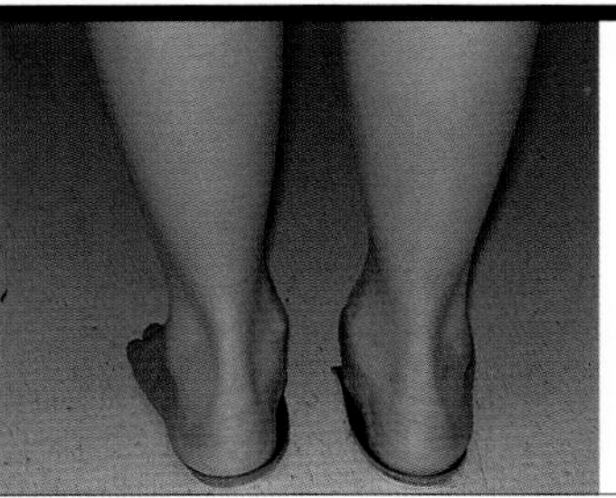

좌측 사진은 교정 안창을 하지 않은 상태이며 후족부의 외반을 볼 수 있다. 우측 사진은 교정 안창 위에 올라서면 후족부의 외반이 일부 교정된 것을 알 수 있다.

효과가 없으면 그만두지만 효과가 있으면 계속 착용한다.

다) 비수술적 치료의 시기

1세에 시작하여야 한다는 저자와,[9] 4세가 되기 전에는 아치가 없어서 편평족인지 아닌지가 불분명하므로 4세 이후에 하여야 한다는 저자가[23] 있다. 너무 어린 아이는 발에 피하 지방이 많아서 맞춤 교정 안창(custom made insole)을 하더라도 교정된 위치에 유지하기가 힘들기 때문에 적어도 3~4세 이후에 착용시키는 것이 좋다.

Wenger 등의[63] 연구는 6세 이전에 치료를 시작한 편평족을 대상으로 하였고, 3년간 적극적인 비수술적인 치료를 한 경우를 대상으로 하였는데, 교정 안창을 이용한 치료가 의미가 없다고 결론지었다. 또한 그 이상의 나이에서는 어린이들이 교정 안창을 착용하지 않으므로 이러한 치료가 불가능하다고 하였다. 그러나 편평족에 의한 증세는 체중도 무거워지고, 운동량도 더 많은 10세 이후에 나타날 가능성이 높다. 그러므로 10세 이후에 교정이 되지는 않는다고 하더라도, 증세의 완화를 위한 교정 안창 처방조차 의미가 없다고 단정하는 것은 옳지 않다고 판단된다.

편평족이 있다고 일률적으로 교정 안창을 처방하면 상당수의 어린이가 교정 안창을 착용하지 않을 수도 있지만 그중 증세가 심하여 운동 능력의 제한이 심한 어린이라면 교정 안창을 착용할 가능성도 있으며, 그런 경우에 그것이 편평족을 호전시키지는 못하더라도 증세를 완화시키고 편평족이 악화되는 것을 방지하는 효과는 있을 수도 있다고 생각된다.

라) 비수술적 치료의 방법

① 신발 변형 및 보조기를 이용한 치료 그림 9-14

여러 가지의 신발 변형이 있는데 견고한 내측 연장 월형(firm extended medial counter), 강철 허리쇠(steel shank), 토마스 굽(Thomas heel), 내측 후족부 쐐기 등이 대표적인 방법이다. 보조기는 신발 안에 교정 안창을 하는 것인데 발바닥 중 내측을 받쳐 주어서 후족부 외반을 방지하고 아치를 유지하기 위하여 착용한다. 어린이에게 일정한 신발만 신게 하기는 어려우며 대개는 교정 안창을 운동화 속에 착용하도록 하지만, 그에 더하여 신발 변형을 할 수도 있다.

② 운동 요법

운동 요법은 근력 강화 운동과 아킬레스건 스트레칭으로 나눌 수 있다. Basmajian 등의[6] 연구 결과에 따르면, 가만히 서 있는 상태에서는 내재근이 작용하지 않으므로 운동 요법이 효과가 없다고 하지만, 사실 보행시에는 근육 및 족저 근막이 아치를 유지하고 뒤꿈치의 외반을 방지하기 위하여 큰 역할을 하고 있으므로 근육 운동이 효과가 없다고 단정적으로 주장할 수는 없을 것이다. 단지 그 운동의 효과와 아치의 교정 정도와의 관계를 연구한 논문이 없으며, 아치 교정에는 다른 요소들이 관여하므로 앞으로 연구하기도 어려울 것이다. 실제 치료에서는 내재근 및 후방 경골근건의 강화 운동이 도움이 될 수 있을 것이다.

아킬레스건의 스트레칭도 역시 마찬가지로 어느 정도 효과가 있는지는 알기 어려우나 상당수에서 발목 관절의 배굴 제한, 즉 아킬레스건의 단축이 있으므로 당연히 아킬레스건의 신장 운동이 필요하다 그림 9-15.

마) 수술적 치료

여러 가지 수술 방법들이 고안되어 시행되었으나, 유연성 편평족에서 수술적 치료를 하여야 하는 적응증 및 수술적 치료의 효과에 대하여 다양한 의견이 있다.[38,50] 수술적 치료가 필요할 정도로 심한 변형이 있다면 후족부의 유합술을 하거나[18] 종골의 절골술이 필요한 경우가 많다. 종골 절골술 중에서 내측 전위절골술은 후족부의 외반을 감소시키지만 아치 교정 효과가 미미하며 편평족과 통증성 부주상골이 동반된 경우 중에서 전족부의 외전 변형이 심하지 않은 경우 등에서 선택적으로 사용한다. 전방 종골 절골술(anterior calcaneal osteotomy)을 하여 외측주(lateral column)를 연장시키는 수술은[48] 전족부의 외전과 후족부의 외반을 교정하는 효과가 있다

그림 9-15 내재근 강화 운동(①, ②) 및 아킬레스건 스트레칭(③, ④)

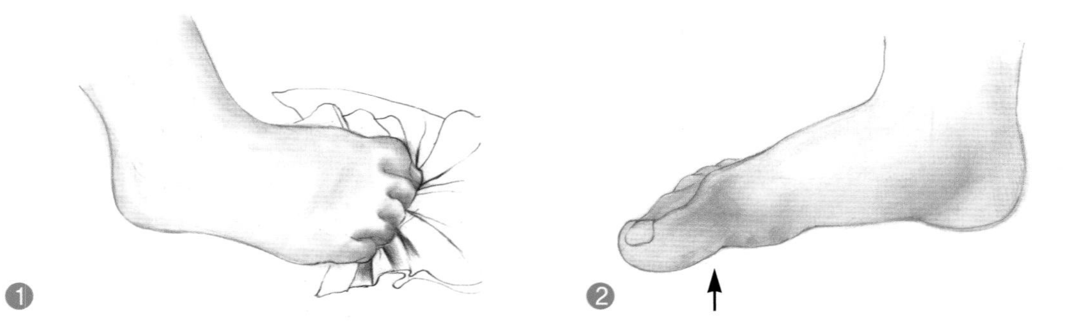

①은 수건을 당기는 운동이며 ②는 바닥에 발가락 끝을 댄채로 중족 족지 관절을 바닥으로부터 밀어 올리는 운동이다.

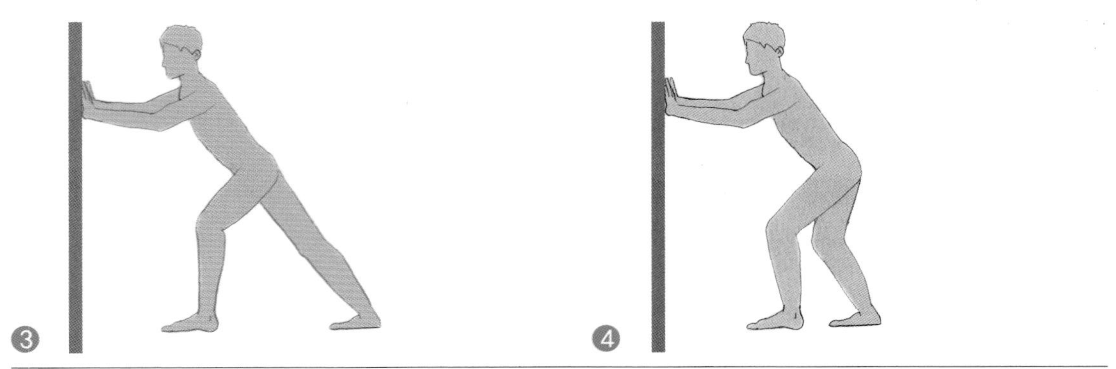

아킬레스건 스트레칭은 슬관절을 신전하여 비복근과 가자미근을 모두 스트레칭하는 방법(③)과 슬관절을 굴곡하여 가자미근만 스트레칭하는 방법(④)을 병행한다.

관절 제동술(arthroereisis)

관절 제동술이란 정상적인 거골-종골 간의 운동을 방지하는 방법인데, 족근동에 이물질을 끼워 넣어서 종골이 외회전되는 것을 방지한다.

족근동은 정상적으로 관절이 있는 곳이 아니며, 공간의 모양이 외측은 넓고 내측으로 좁아지므로 물체를 끼워 넣기 어렵게 생겨 있지만 관절 제동술을 하고 몇 주가 지나면 물체 주변에 섬유화가 되어서 이물체가 족근동에서 안정적으로 유지된다. 여러 가지 기구를 사용하는데 모두 의료보험 적용이 안 되므로 사용하기 어렵다. 가장 저렴한 기구는 전방 십자 인대 등을 재건할 때 사용하는 간섭 나사인데, 흡수성 간섭 나사를 사용하면 족근동에 장기적으로 이물이 있기 때문에 발생할지도 모를 합병증을 방지하는 데 좋을 것으로 생각한다. 그러나 관절 제동술의 적응증과 관절 제동술의 효과와 부작용에 대한 의심스러운 점들 때문에 흔히 사

그림 9-16

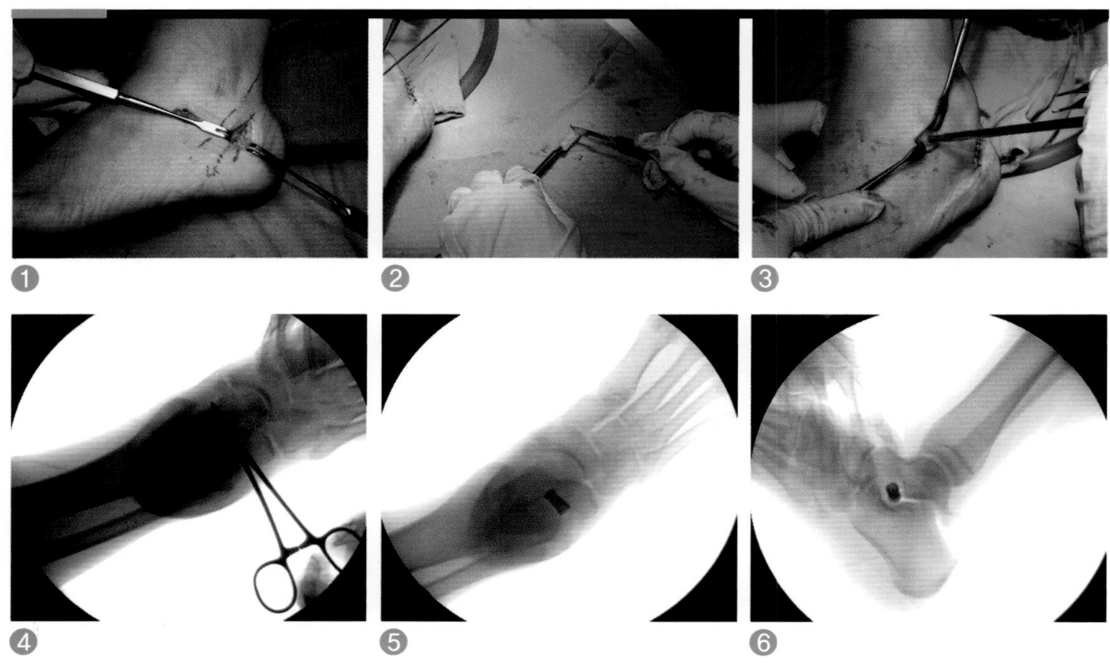

① 종골 절골을 하기 위하여 비골건 후하방에서 종골을 노출하는 모양. 족근동에 관절 제동술을 하기 위한 짧은 절개선도 보인다. ② 무릎 관절의 인대 고정에 사용하는 흡수성 간섭 나사를 짧게 자르는 모양. ③ 족근동에 흡수성 간섭 나사를 삽입하고 있다. ④ 족근동에 나사를 삽입할 위치가 적당한 지를 확인하는 방사선상. ⑤, ⑥ Kalix기구를 이용한 관절 제동술을 한 후의 방사선상.

용하는 방법은 아니다.

저자는 소아의 경우 뼈와 관절을 수술하지 않으면서 비복근막 절개와 동시에 할 수 있는 수술 방법이라고 생각하여 심한 편평족의 소아에게 사용하며, 성인에게도 다른 방법으로 교정이 부족한 경우에 다른 수술 방법에 병행하여 시행한다 그림 9-16 .

수술 방법

족근동에 2cm 종절개한다. 절개선이 작으므로 방향은 중요하지 않다. 족근동의 바로 하방에는 비복 신경과 단비골건이 지나가고 있으므로 주의하여야 한다. 피하 조직을 박리한 후에 모기 지혈 겸자를 이용하여 신전건 지대의 섬유들을 박리하여 족근동의 깊은 곳으로 공간을 만들어 간다. 이때 거골-종골 골간 인대의 후방으로 들어가면 거골하 관절 안으로 들어가므로 혹시 거골하 관절의 안쪽으로 박리하고 있는가를 확인해 가면서 내측으로 벌려 들어간다. 굽은 모기 지혈 겸자를 이용하여 거골두의 후방을 지나서 재거돌기 쪽으로 점점 내측으로 들어가면 후족부 내측에서 모기 지혈 겸자의 끝이 만져진다. 이 상태에서 발을 외번시키려고 하면 족근동에 있는 모기 지혈 겸자 때문에 외번이 방지된다.

어떤 기구를 사용하는가에 따라서 약간씩 차이가 있지만 전방 십자 인대 고정에 사용하는 간섭 나사를 사용하는 경우를 설명한다. 족근동에 만들어 놓은 공간에 적당한 크기의 dilator를 넣어서 dilator에 의하여 어느 정도 외번이 제한되는가를 검사한다. 7~8mm 크기의 dilator로 먼저 시작하는데 족근동이 뚜렷한 형태의 공간이 아니므로 이 부분은 경험적으로 적당한가 아닌가를 검토한다. 가장 중요한 것은 전혀 외번이 안 될 정도로 큰 나사를 끼워 넣지 않는 것이다. 5° 정도의 외번이 가능한 정도가 좋은데 대개 지름 9~10mm의 나사를 약 15mm 길이로 짧게 잘라서 삽입하면 된다.

이와 같은 흡수성 나사의 문제점은 관절 제동술 후에 통증이 있어서 나사를 제거하려고 할 때 부스러져서 나사가 일부 족근동에 남게 되는 것이다.

(4) 성인의 유연성 편평족

성인의 유연성 편평족은 소아 편평족이 있었던 사람에서 변형이 개선되지 않고 남은 것이다. 성인의 경우 발목부터 발바닥 부위까지 다양한 부위의 통증을 호소하기도 하고, 불안정성, 피로감 및 일상생활의 제한을 호소하기도 한다. 처음 나타나는 증상은 주로 달리기나 걷기 등을 할 때 악화되는 발바닥, 뒷꿈치 및 발의 외측 부위 통증이다. 아킬레스건의 단축이 흔하며, 중등도 이상의 편평족에서는 슬관절, 고관절 및 척추의 통증이 동반될 수도 있다고 한다. Kosashvili 등은[41] 중등도 및 고도의 편평족 환자에게서 슬관절 및 요추부 통증을 호소하는 환자의 비율이 정상에 비해 2배라고 하였다.

편평족이 있는 성인이 외상을 입을 빈도가 정상인보다 높다는 보고가 있으나[43] 11~15세 사이의 청소년 시기에는 편평족이라고 하더라도 운동 능력이 저하되지 않는다는 보고도 있다.[61]

진찰 소견상 족근동, 발바닥, 뒤꿈치, 후방 경골근건 등의 압통이 있을 수 있다.

치료를 결정하기 위해 증상의 기간, 전신 질환 유무(류머티스성 관절염, 혈청 음성 면역질환 등), 활동 정도, 외상의 병력 등을 자세히 물어본다. 증상이 있을 경우 먼저 체중 감소, 신발 변형 및 교정 안창(insole), 보조기 등을 한다. 교정 안창은 증상을 완화시키는 목적으로 사용하며 발의 형태를 변화시키기 어렵다. 교정 안창을 착용하기 전과 착용한 후의 보행 패턴에 차이가 없다는 보고가 있다.[42]

다. 후방 경골근건의 기능 장애(Posterior Tibial Tendon Dysfunction)

동양인이 서양인에 비하여 후방 경골근건의 기능 장애의 빈도가 낮은데, 그 이유에 대하여는 밝혀진 바가 없다. 후방 경골근건 기능 장애의 발생 빈도에 차이가 있는지, 또는 빈도는 큰 차이가 없더라도 건 자체의 변화 및 그에 따른 2차적인 변화가 심하게 진행하는 비율이 낮아서 큰 문제가 되지 않는 것인지에 대하여도 밝혀진 바가 없다. 서양인은 체중이 극도로 비만인 사람이 많은데 비만이 후방 경골근건의 기능 장애와 그에 의한 2차적인 변화들을 악화시키는 중요한 요소일 것이다.

또 한 가지 불분명한 문제는 유연성 편평족과 후방 경골근건의 기능 장애와의 관계이다. 유연성 편평족이 후방 경골근건의 기능 장애를 일으키는 한 가지 요소라면, 유연성 편평족에 대하여 좀 더 적극적인 치료가 필요할 것이라고 생각하는데, 생체 역학적인 관점에서 보더라도 유연성 편평족이 있는 경우 후방 경골근건에 스트레스가 증가할 것이다.

(1) 후방 경골근건의 해부학 및 기능

가) 후방 경골근건의 기시 및 부착부

하퇴부 근위 1/3의 경골, 비골, 골간 막(interosseous membrane)에서 시작하여 주상골의 결절 및 설상골들과 제2, 제3, 제4 중족골의 기저부에 부착한다 그림 9-17. 그러나 후방 경골근건의 대부분이 주상골에 부착하는 경우도 있으며, 이 경우에는 부주상골 절제 후에 부착부에서 건이 분리되면 족관절 근위부까지 건이 당겨 올라간다.

나) 후방 경골근건의 기능

후방 경골근건의 정상 활주 범위(excursion)는 2cm이며, 거골하 관절을 내번시키고 전족부를 내전하며 후족부를 안정시키고 발의 아치를 유지하는 중요한 역할을 한다. 거골하 관절이 외번되어 있는 상태에서는 발이 전체적으로 유연하고, 거골하 관절이 내번되면 발이 견고한 지렛대가 된다.

후방 경골근이 수축하면 거골하 관절을 내번시켜서 발이 견고한 지렛대(rigid lever)가 되므로 추진(push-off)을 할 수 있게 된다.

그림 9-17 후방 경골근건 부착부

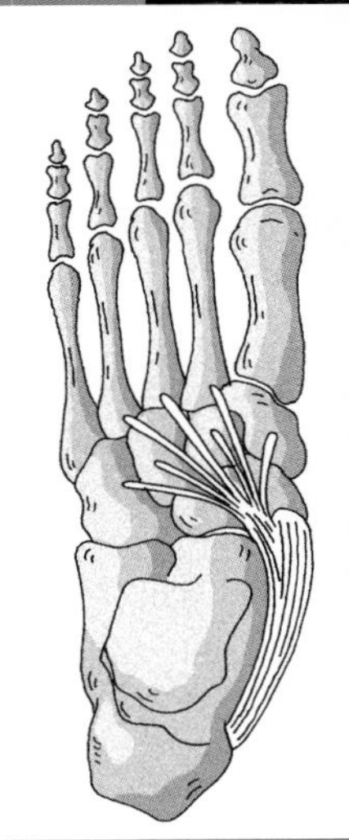

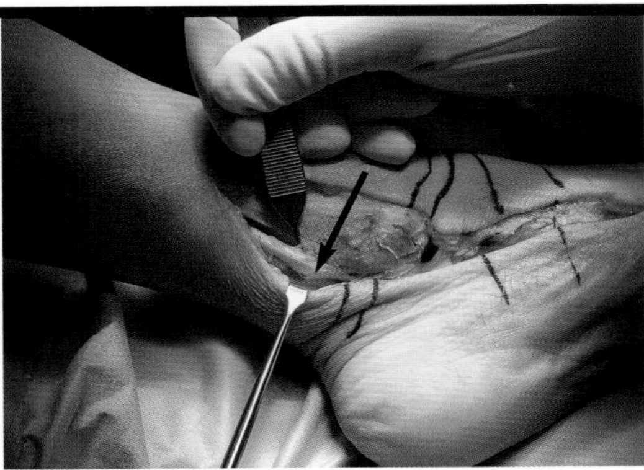

후방 경골근건은 좌측의 그림처럼 여러 개의 뼈에 부착하지만 주된 부착부는 주상골 결절이다. 후방 경골근건이 주로 부주상골에만 부착하는 경우도 있는데 이 경우에 부주상골 절제 후에 후방 경골근건이 근위부로 올라갈 수 있다. 부주상골 절제 후에 후방 경골근건이 족관절 근위부로 당겨 올라가서 내과의 후방에 유착된 사진(화살표).

그림 9-18

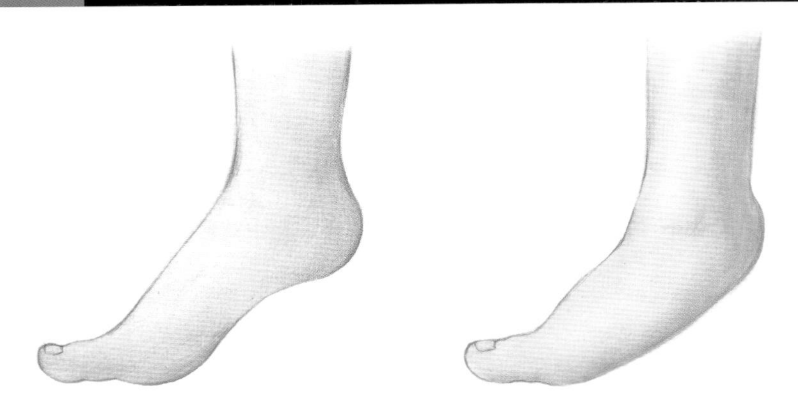

정상

후방 경골근건 기능 상실로 뒤꿈치를 들어 올릴 때 발의 중간에서 변형이 발생한다.

다) 후방 경골근건 기능 상실의 결과

정상에서는 후방 경골근건이 수축하여 발이 견고한 지렛대가 되며 아킬레스건과 더불어 중족골두를 작용점으로 힘이 작용하여 발 전체를 들어 올린다. 그러나 후방 경골근건이 기능을 상실하면 발이 유연하므로, 아킬레스건이 수축하여도 발 전체가 들리지 않고 발의 중간에서 꺾어진다 그림 9-18.

그림 9-19

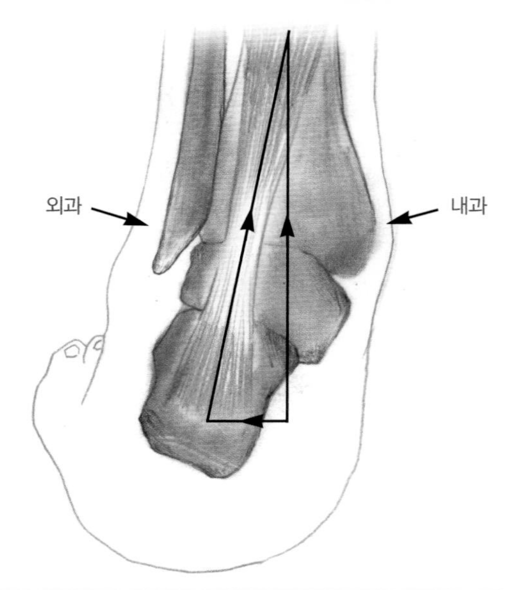

외번된 상태에서는 아킬레스건이 외번건으로 작용한다는(←) 그림.

그림 9-20

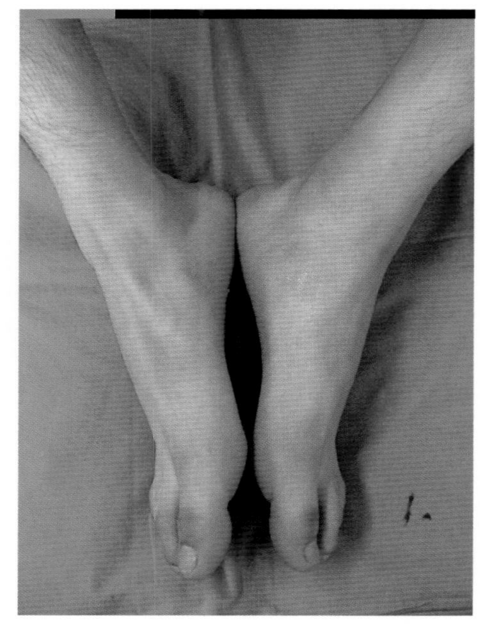

후방 경골근건의 건초염으로 사진의 우측 하퇴부 내측과 족관절 내과 후방에 광범위 부종이 있다.

거주상 관절이거나, 주상-설상 관절이거나 발의 중간에서 배굴이 발생하면 아치가 낮아진다.

수평면에서 보면 발을 외전, 외번하는 비골건은 정상적으로 작용하고 전족부를 내번, 내전시키는 후방 경골근건은 기능이 상실되어 전족부가 외전되고 뒤꿈치는 외반된다. 또한 뒤꿈치가 외반된 상태에서는 아킬레스건이 외번건으로 작용하여 후방 경골근건 기능 상실에 의한 변형을 악화시키는 요인이 된다 그림 9-19 .

(2) 후방 경골근건 기능 장애의 원인

가) 퇴행성 파열

비만인 중년 여성에 많다는 사실과 전신적 질환(고혈압, 당뇨, 통풍 등)과 연관된 것으로 미루어 볼 때 퇴행성 변화가 원인일 가능성이 높다.

나) 염증성 건초염 그림 9-20

류머티스성 관절염이나 혈청 음성 관절염 등에서 발생한다.

그림 9-21

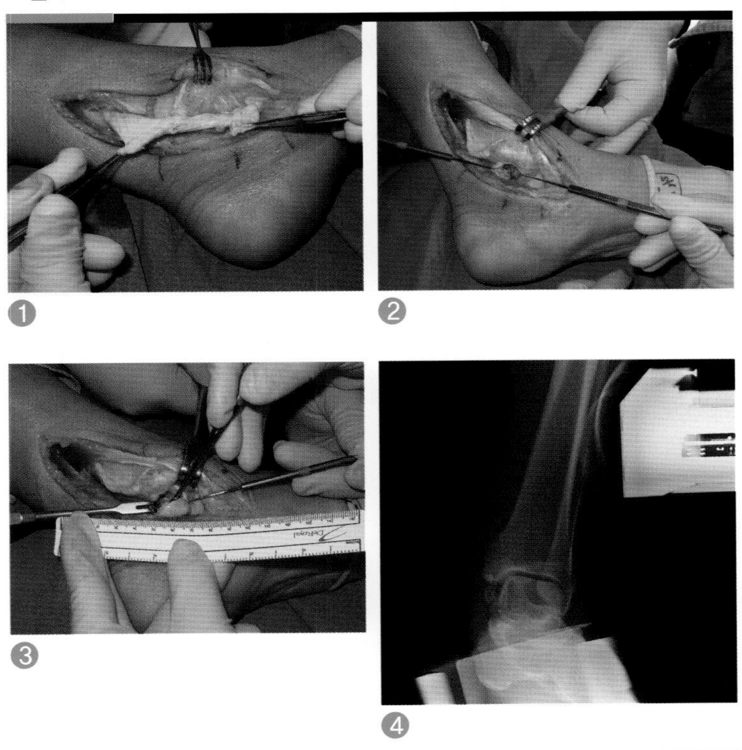

후방 경골근건이 족관절 내과의 견열 골절편에 마멸되어서 심한 건손상이 발생한 수술장 사진. ① 후방 경골근건이 퇴행성 변화와 파열을 일으킨 모양. ② 후방 경골근건의 아래에 삼각 인대가 갈라진 틈으로 골절편이 보인다. ③ 박리해 낸 골절편의 크기. ④ 수술 전 방사선상에 내과 아래에 큰 내과하 부골(os subtibiale)이 보인다.

다) 급성 외상성

열상이나 족관절의 골절과 동반되어 발생한 예들이 보고되어 있다.

라) 혈액 순환과의 관련성

족관절 내과의 원위 1~1.5cm로부터 원위부로 1cm 정도 구간이 혈액 순환이 적은 부분이다.

마) 기계적인 원인

내측과를 돌아가는 부분에서 아주 예리하게 굽어지기 때문에 기계적으로 마멸될 가능성이 있으며, 그것이 후방 경골근건 기능 장애의 한 가지 원인이라는 설이 있다. 특히 족관절 내과의 견열 골절편이 있는 경우는 그에 의한 건손상을 고려해야 한다 그림 9-21 .

그림 9-22

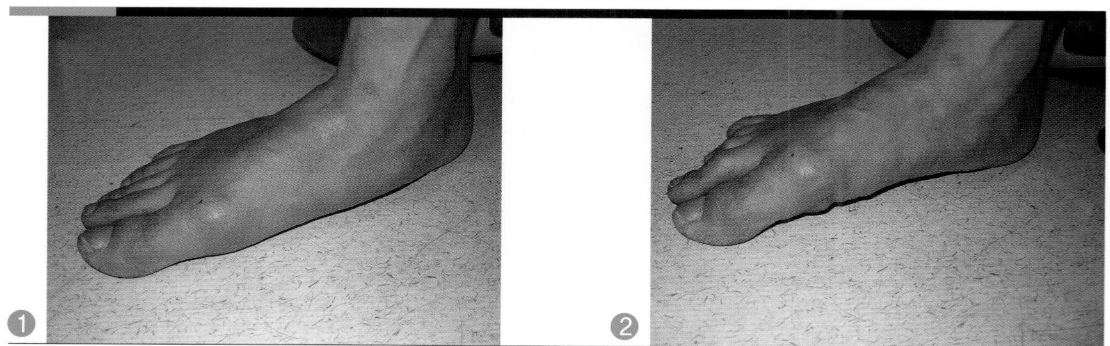

① 발바닥이 바닥에 평평하게 닿도록 디디고 선 모양. ② 발을 디딜 때 통증성 부주상골이나 후방 경골근건 퇴행성 병변 때문에 내측에 통증이 생기거나, 외측에 비골과 종골 또는 거골과 종골 사이의 충돌 증상에 의하여 외측에 통증이 생기면 통증을 감소시키기 위해서 제1 족지를 굴곡시킨다. 발의 내측이 들리면서 증상이 완화된다.

그림 9-23

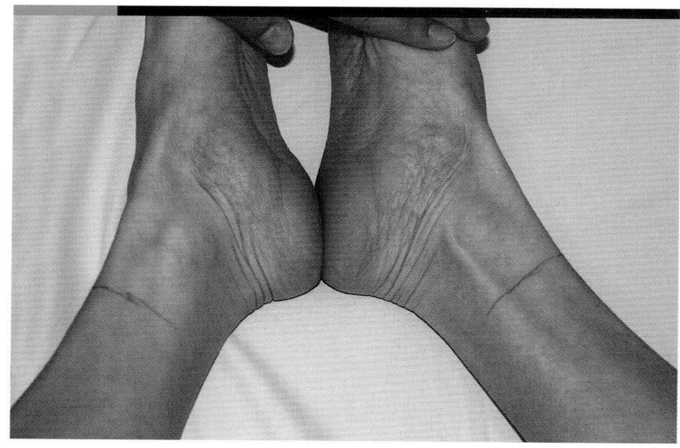

발을 족저 굴곡하고 외전시킨 상태에서 내전하게 하면 사진의 좌측 발에는 내과 후방에 건이 보이지 않고, 우측 발에는 내과의 후방에서 하퇴부로 이어지는 후방 경골근건이 잘 보인다.

(3) 병력

대개 편측성으로 발생하며, 만성적으로 점차 증세가 진행한다. 쉽게 피로하며 보행 및 운동 장애가 있고 처음에는 내측에 증세가 있으나, 후족부의 외반에 의하여 종골과 족관절의 외과가 충돌하여, 내측의 증세가 없어지고 외측으로 증세가 옮겨간다 그림 9-22 .

(4) 진찰

가) 후방 경골근건 근력 검사 그림 9-23

발을 족저 굴곡, 외번시키고, 전족부를 외전시킨 상태에서 발의 내측에 손을 대고 저항을 준 상태에서 발을 내번시키도록 하여, 저항을 이겨 내는 근력의 정도를 검사하고 내과의 후하

그림 9-24

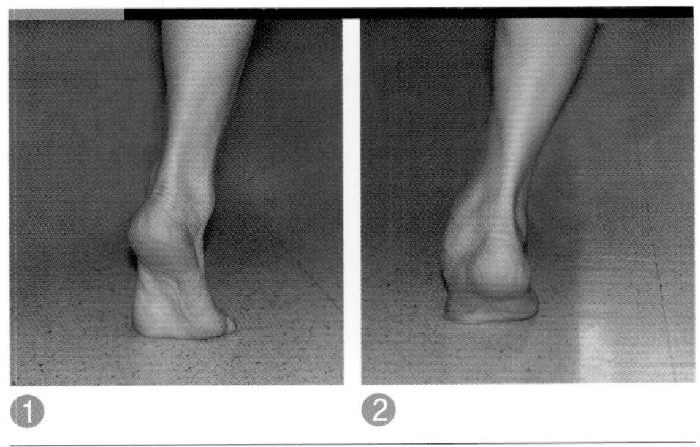

① 정상적인 뒤꿈치 들림으로, 뒤꿈치가 들리면서 내번된다. ② 뒤꿈치는 들리지만 정상보다 높이가 낮으며, 뒤꿈치가 중립 위치에 있다.

방에서 후방 경골근건이 뚜렷하게 만져지는가를 검사한다. 발을 이와 같은 위치에서 검사하지 않고 중립 위치 또는 내번된 위치에서 발을 능동적으로 내번하게 하면 전방 경골근이 작용하여 후방 경골근의 근력을 정확히 평가하기 어렵다.

나) 뒤꿈치 올림 검사(Heel raise test)

후방 경골근건의 심한 기능 상실이 있으면 뒤꿈치를 들어 올리지 못한다. 그러나 경미한 이상이 있는 경우에는 뒤꿈치를 들어 올릴 수 있으므로 후방 경골근건의 이상이 있는지 감별하기 어렵다. 후방 경골근건은 뒤꿈치를 들면서 내번시키므로 뒤꿈치가 들릴 때 뒤꿈치의 내번이 일어나는지를 잘 관찰해야 한다 그림 9-24 .

또한 후방 경골근건에 아주 경미한 이상이 있는 경우에는 한두 번 정도는 뒤꿈치를 잘 들 수 있고, 뒤꿈치의 내번이 일어나기도 한다. 그러므로 후방 경골근건의 기능 장애가 의심스러운 경우에는 여러 번 반복적으로 뒤꿈치를 들게 하여 정상 발과 차이가 있는가를 관찰한다.

한 번에 양쪽 뒤꿈치를 동시에 들어올리는 양지 뒤꿈치 거상(double-limb heel raise)과 한 발은 무릎을 굽혀서 들어 올린 상태에서 다른 한 발로 체중을 다 들어 올리는 단지 뒤꿈치 거상(single-limb heel raise)으로 나눌 수 있는데, 건초염이나 부분 파열 등의 경미한 이상이 있을 경우에는 양 발을 들어 올리는 검사에서는 정상 소견을 보일 수 있다. 한 발로 들어 올리는 경우에는 정상인도 벽에 손을 대지 않으면 불안정하여 발을 들어 올리지 못할 때가 있다. 벽을 향하여 선 채로 양 손을 벽에다 대거나 환자 이외의 다른 사람이 환자의 양손을 잡아 준 상태에서 균형을 잡도록 하고 들어 올리게 한다.

뒤꿈치 올림 검사에서는 뒤꿈치를 들 때나 내릴 때나 슬관절이 신전된 상태에서 해야 한다. 무릎을 굽힌 상태에서 뒤꿈치를 들게 하면 무릎이 펴지는 반동으로 뒤꿈치가 들릴 수 있으므로 주의한다.

다) 후방 경골근건의 부종 및 압통 검사

후방 경골근건의 주행을 따라 부종 및 압통이 있는가를 검사한다.[17]

라) 족근동의 압통 검사

후방 경골근건의 기능 장애가 진행하여 외측에서 비골단과 종골, 또는 거골의 외측 돌기와 종골이 충돌하여 외측의 증세를 일으킬 때 족근동 부위에 압통이 나타난다.

마) 운동 범위 검사

내번 운동이 제한되어 있는가 하는 것이 고정된 변형이 있는지를 알아보는 데 중요하다. 내번 운동이 제한되어 있다는 것은 후족부의 고정된 외반 변형이 있다는 의미이며, 관절 유합술이 필요할 가능성이 높다. 편평족이 오래 경과하면 전족부가 후족부에 대하여 고정된 회외 변형을 일으키는데, 뒤꿈치를 중립위로 한 상태에서 전족부의 고정된 회외 변형이 있는지를 검사하는 것이 중요하다. 고정된 변형이 있는 경우에는 삼중 관절 유합술이 필요하므로 중요한 진찰 소견이다 그림 9-25 .

(5) 분류

가) Johnson의 임상적 분류[34]

① 제1기는 경도의 퇴행성 변화와 근력 약화가 있으며, 뒤꿈치 올림 검사에 정상이다.

② 제2기는 건 파열이 있지만 유연한 편평 외반 변형이 있는 상태이고, 발을 뒤에서 보았을 때 정상보다 더 많은 발가락이 보이는 too many toes sign이 나타난다.

제2기에서는 후족부를 중립위로 교정하는 것이 가능하다. 제2기를 전족부의 변형 교정 가능성에 따라 분류하여, 전족부가 정상으로 교정 가능한 상태, 전족부에 20° 미만의 고정된 회외 변형이 있는 경우, 20° 이상의 변형이 있는 경우로 세분하기도 한다. 후족부에는 고정된 변

그림 9-25

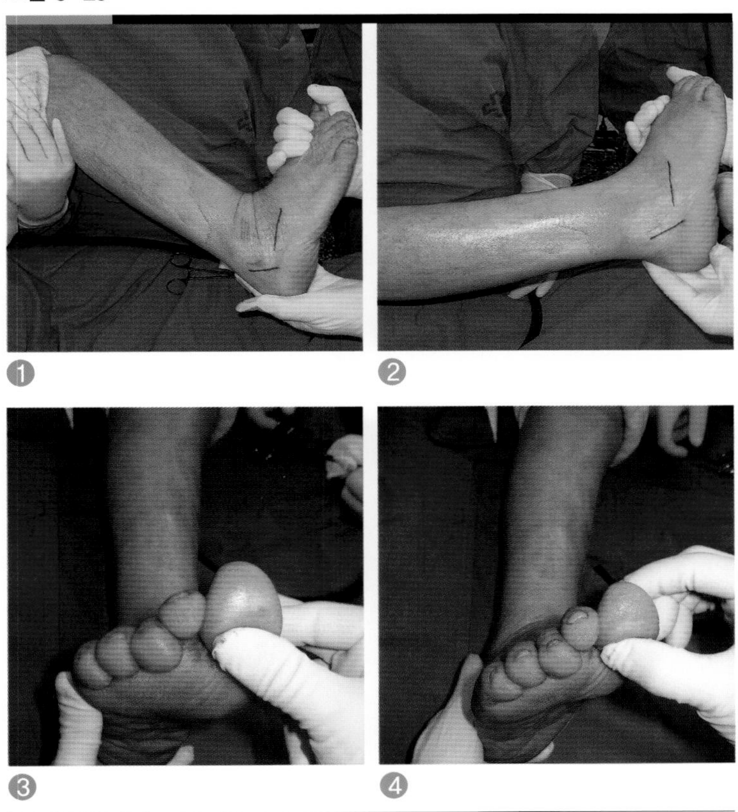

① 슬관절의 위치에 따라서 족관절 배굴 각도가 다른 것을 보여 주는 사진. 이때 뒤꿈치는 중립 위치에 있는 상태로 배굴시켜야 한다. 슬관절을 90° 굴곡한 상태에서는 15° 정도 배굴되는 사진. ② 슬관절을 신전한 상태에서는 약 20°의 첨족이 있다. ③ 뒤꿈치가 외반된 상태에서는 전족부가 바닥에 평평하게 닿을 수 있으나 ④ 뒤꿈치를 중립 위치로 하면 전족부의 내측이 들리면서 회외된 변형을 보여주는 사진.

형이 없더라도 전족부에는 고정된 변형이 있는 경우가 있으므로 이와 같이 분류하는 것이 필요하다.

전족부의 변형이 교정 가능하다면 전족부에 대한 수술적 치료가 필요없지만 전족부에 고정된 변형이 있다면 후족부의 수술에 추가하여 전족부 변형을 교정하기 위한 추가적인 수술이 필요하므로 이와 같이 세분한다.

③ 제3기에는 고정된 편평족 변형이 있으므로 후족부가 중립위로 교정되지 않으며 체중부하를 하지 않은 상태에서도 종아치가 소실되어 있다.

④ 제4기에는 족관절의 외반 변형이 있으며, 족관절의 퇴행성 관절염이 유발된다.

제2기에서 전족부의 고정된 회외 변형이 있는 경우에는 내측 설상골 배부 개방성 쐐기 절골술, 주상-설상 관절 유합술 또는 중족-설상 관절 유합술이 필요한 경우가 많다.

그림 9-26

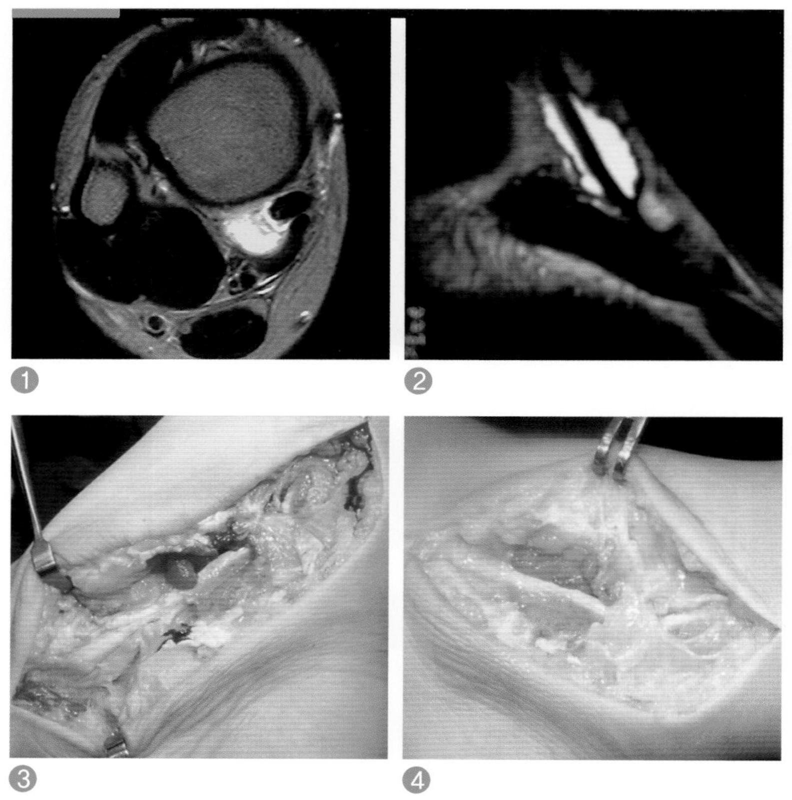

①, ② 후방 경골근건의 건초 내에 액체가 있으며, 건 내에 고신호 강도의 틈새가 보인다. ③, ④ 수술 소견상 후방 경골근 건초의 활막 증식이 있고 건의 종파열이 관찰되었다.

나) Conti 등의 MRI 분류[13]

MRI에서는 수술 시야에서도 알기 어려운 후방 경골근건 내의 퇴행성 변화를 알 수 있다 그림 9-26.

① 제1형은 건 내에 1~2개의 미세한 종방향의 틈이 있다.

② 제2형에서는 종방향의 틈이 넓어지고 건 자체의 퇴행성 변화가 발생한다.

③ 제3형에서는 건의 전반적인 부종과 퇴행성 변화가 있다.

(6) 치료

가) 비수술적 치료

안정 및 투약, 그리고 후방 경골근건에 가해지는 힘을 감소시키기 위한 보조구를 착용하거나 석고 고정을 한다.

1) 휴식 및 목발 보행, 2) 비스테로이드성 소염 진통제, 3) 건초 내에 스테로이드 주사(건 파열을 일으킬 가능성이 있으므로 거의 사용하지 않는다.), 4) 석고 고정, 5) 발바닥 내측을 4~8mm 정도 올림, 6) 등자 보조기(stirrup brace, Air-cast), 7) UCBL(University of California Biomechanics Laboratory) 보조기, 8) 족관절-족부 보조기(ankle foot orthosis) 등이 사용되고 있다.

Alvarez 등은[1] 1기 또는 2기 후방 경골근건의 기능 장애시에 보조기와 함께 적절한 재활 운동을 하면 비교적 만족스러운 증상 호전을 보일 수 있다고 하였다. 그러므로 고령이고 전신 상태가 수술하기에 위험성이 있는 환자에게는 비수술적인 치료를 해도 좋다. 그러나 우리나라에서는 실내에서 신발을 벗고 생활하기 때문에 교정 안창을 착용하고 지내기 어려우므로 후방 경골근건 기능 부전이 2기 이상인 활동적인 환자에게는 수술적 치료가 좋다.

나) 수술적 치료

통증 완화, 편평족의 악화 방지, 발의 힘과 조절 기능의 향상,[2,3] 부드러운 발을 유지하는 것이 수술적 치료의 목표이다. 가능한 한 거골하 운동을 제한하는 관절 유합술을 하지 않고 변형을 교정하는 것이 바람직하다. 외측주 연장술의 방법 중 종골-입방골 간에 골이식을 하여 신연 유합술(distraction arthrodesis)을 하여도 거골하 관절의 운동은 30% 정도만 감소하고[16] 제1 중족 설상 관절의 유합술도 거골하 관절의 운동에 영향을 미치지 않으므로 이 방법들과 절골술, 건이전술을 필요에 따라서 병행하여 치료하는 것이 바람직하다.[26] 건이전술은 장족지 굴근건 이전술이 널리 알려져 있으나 전방 경골건을 이용하는 방법도 있다.[40]

후족부가 중립인 상태에서 첨족이 있는 경우에 아킬레스건 연장술이나 비복근 후퇴술(Gastrocnemius recession)을 하는데, 슬관절 신전 상태에서는 첨족 변형이 있으나 슬관절을 90° 굴곡하면 정상적인 배굴이 가능한 경우(Silverskiöld 검사 양성)에 비복근 후퇴술을 한다.

① 장족지 굴곡근건 이전술 그림 9-27

거골하 관절의 운동이 정상인 경우, 즉 관절의 고정된 변형이 없는 경우가 대상이다. 후방 경골근건의 근력을 대치할 만한 근육을 찾기가 어렵다. 그중 장족지 굴곡근건이 주로 사용되는데 장무지 굴곡근건을 사용하여 이전술을 시행한 보고도 있다. 장무지 굴곡근건이 더 강하기는 하지만, 장무지 굴곡근건을 사용하면 이식건이 후방 경골 신경과 동맥을 지나가게 되며,

그림 9-27

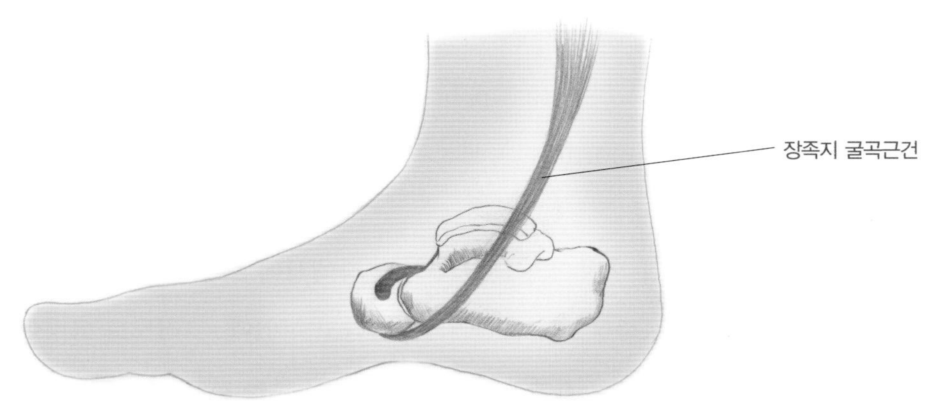

장족지 굴곡근건을 주상골에 이전한다.

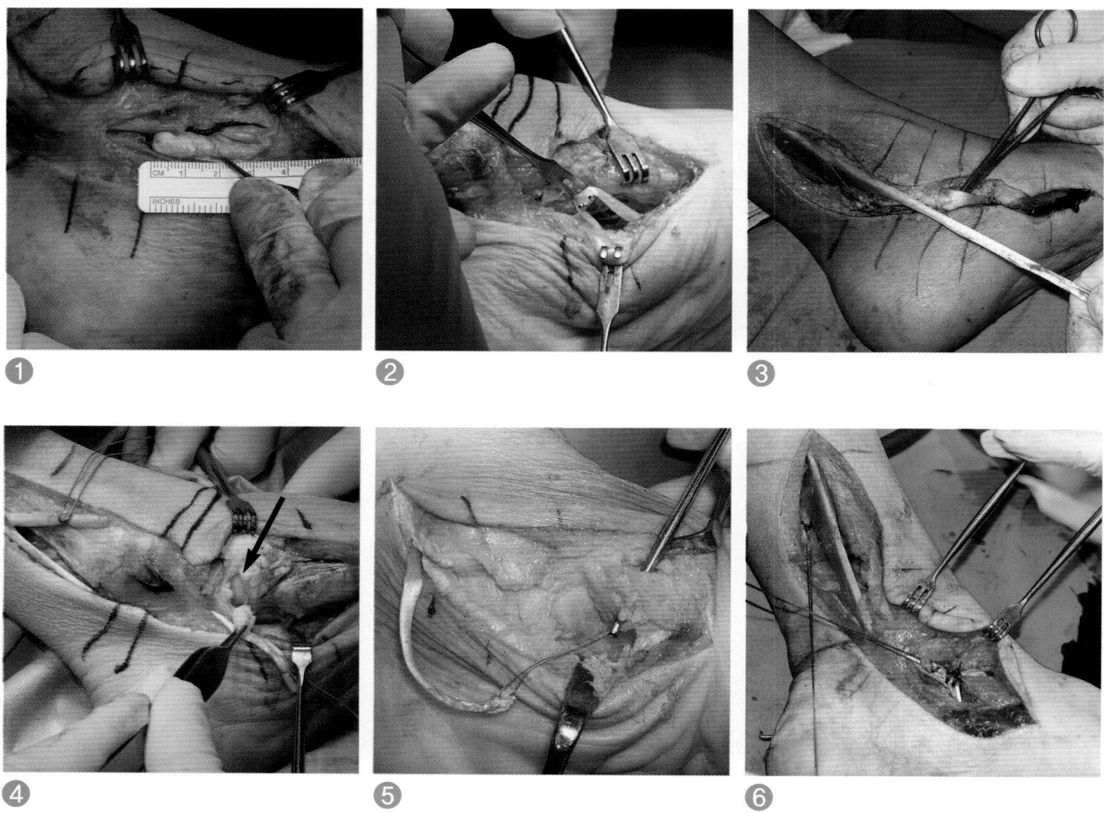

① 주상골 부착부의 약 3cm 근위부에서 파열된 후방 경골근건이 보인다. ② 족저부에서 장족지 굴곡근건을 찾아 낸다. ③ 장족지 굴곡근건은 후방 경골근건보다 훨씬 가늘다. ④ 스프링 인대가 파열되고 늘어나서, 늘어난 부분을 절제하고 봉합하는 모양. ⑤ 주상골에 장족지 굴곡근건을 통과시킨다. ⑥ 주상골을 빠져나온 장족지 굴곡근건을 봉합한 모양.

그림 9-28

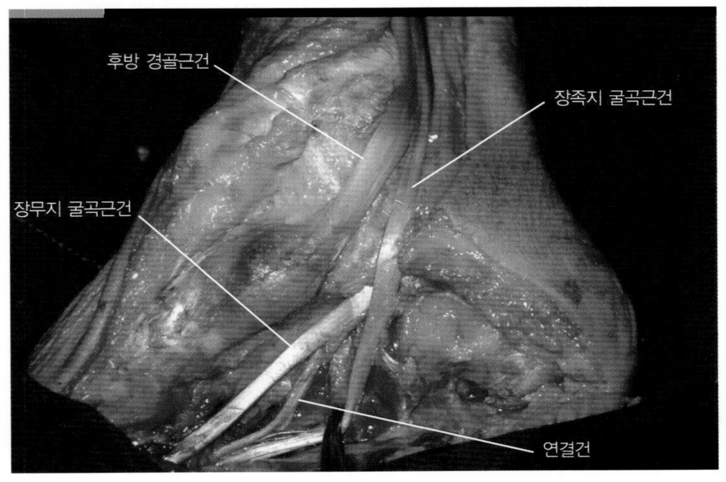

족관절 및 족부 내측에서 본 사진으로 장무지 굴곡근건과 장족지 굴곡근건, 그리고 장무지 굴곡근건에서 장족지 굴곡근건으로 향하는 연결건이 보인다.

장족지 굴곡근건이 후방 경골근건과 더 가깝다.[62] 장족지 굴곡근건을 이전시키더라도 족저부에서 장무지 굴곡근건으로부터 장족지 신전근건으로 향하는 건의 분지가 있어서 족지 굴곡이 가능한 것도 장족지 굴곡근건을 이식에 사용하는 한 가지 이유이다 그림 9-28. 아래의 설명은 주상골에 구멍을 뚫어서 이식하는 방법이며, 구멍을 뚫지 않고 앵커만을 이용하여 고정하는 방법, 구멍을 뚫어서 건을 고정하면서 앵커를 보조적으로 사용하는 방법들이 보고되어 있다. 어떤 방법이든지 수술장에서 견고한 고정을 하고 조기 운동이 가능하도록 하는 것이 좋을 것이다.

1. 족관절 내과에서 주상골을 지나서 무지 외전근의 상부를 따라 절개한다.
2. 무지 외전근을 발바닥 쪽으로 당기고 장족지 굴곡근건과 장무지 굴곡근건을 노출시킨다.
3. Master Knot of Henry를 절개한다.
4. 장족지 굴곡근건과 장무지 굴곡근건을 봉합하지 않아도 장무지 굴곡근건에서 장족지 굴곡근건으로 향하는 연결건이 있어서 족지 굴곡이 가능하므로 저자는 봉합하지 않는다. 장족지 굴곡근건과 장무지 굴곡근건을 봉합하더라도 수술 후 발가락을 움직이면 봉합한 부위가 파열될 가능성이 높은 것도 봉합하지 않는 이유이다.
5. 후방 경골근건의 건초가 깨끗하면 장족지 굴곡근건을 그곳을 통과하게 하여 빼내며, 반흔이 많아서 깨끗하지 않으면 장족지 굴곡근건의 건초 내에 그대로 둔다.

6. 주상골의 발등 쪽에서 발바닥 쪽으로 드릴 구멍을 뚫는다. 이때 구멍이 원래 후방 경골 근건의 부착 위치와 가깝게 내측에 만들어야 하지만, 너무 내측으로 오면 구멍 내측의 뼈가 조금밖에 남지 않으므로 주의해야 한다.

7. 장족지 굴곡근건을 발바닥에서 발등 쪽으로 구멍을 통하여 빼낸다.

② 내측 전위 종골 절골술(medial displacement calcaneal osteotomy)[29]

1. 종골의 외측면에 발바닥 면과 45° 방향으로, 비골근건의 2cm 후방을 따라 절개한다. 이때 비복 신경을 주의해야 하는데 대개는 비골근건과 절개선 사이에 비복 신경이 주행한다. 비복 신경을 손상하지 않도록 피하 조직을 모기 지혈 겸자로 벌린다.

2. 절골술을 할 방향을 따라서 종골의 골막을 절개한다. 예정한 절골선의 배부와 발바닥 쪽 끝 부분에서 절골선과 직각으로 골막을 1cm 정도 절개한다.

3. 큐렛이나 골막 거상기(periosteal elevator)를 이용하여 종골의 배부 및 족저부를 노출시킨 후 배부와 족저부에 작은 호만 견인기나 Freer 골막 거상기를 넣어서 절골시 연부 조직이 손상되지 않도록 한다.

4. 거골하 관절의 1cm 후방에서 공기톱으로 절골하는데, 종골의 외측면에 대하여 수직이 되게 하며 발바닥과 약 45° 각도를 이루도록 절골한다 그림 9-29 . 내측 피질골을 절골할 때 경골 신경 및 혈관들을 손상하지 않도록 주의해야 한다.

5. 절골면 사이에 lamina spreader를 삽입하여 벌리면 일부 절골이 덜 된 부분이 분리되면서 내측의 연부 조직이 늘어난다.

6. 원위 골편을 내측으로 10mm 이상 전위시킨다. 이때 내측 전위만을 하며 외반이나 내반이 되지 않도록 주의한다. 내반시키면 종골과 발바닥의 접촉면이 적어져서 통증을 일으킬 가능성이 있고, 고정이 불안정한 단점이 있다.

7. 한두 개의 K-강선으로 임시 고정을 한 후 길이가 55~60mm이고 지름이 6.5mm 또는 7.0mm인 유관 나사(cannulated screw)로 고정한다. 전위시키고 나서 외측으로 돌출된 근위부 골편의 외측연이 신발이나 비골건과 마찰하여 증세를 일으킬 가능성이 있으므로 impactor로 납작하게 찌그러뜨린다.

수술 후 외측 족부에 통증이 종종 나타날 수 있으므로 전족부 외측 압력 증가에 의한 통증을 방지하기 위하여 1cm 내측 전위 및 0.5cm 상방 전위 절골술을 하는 것이 좋다는 보고가[37]

그림 9-29

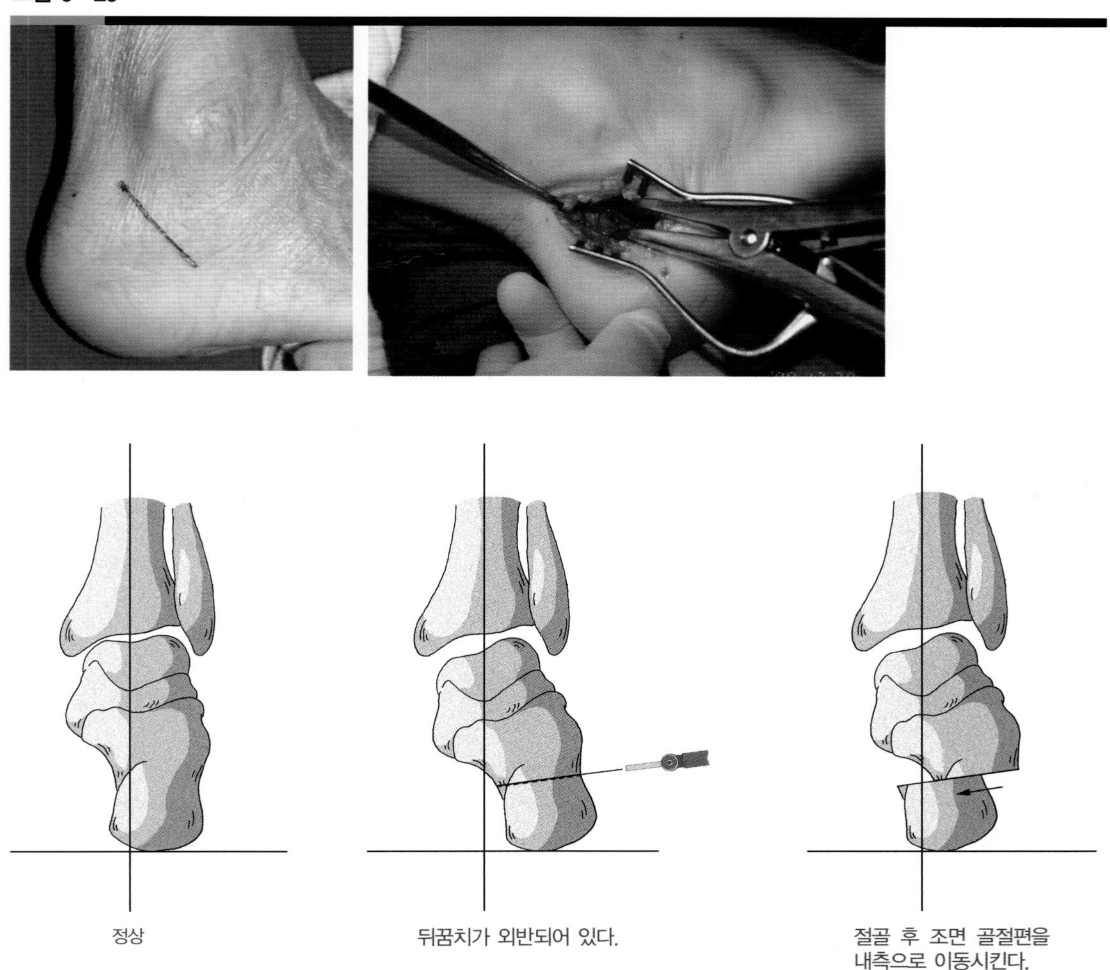

발바닥과 45° 각도로 절골한다. 절골 후 절골면 사이를 lamina spreader로 벌려서 내측의 연부 조직이 이완되도록 하여야 큰 전위가 가능하다.

있으나 편평족에서는 이미 종골 피치 각도가 감소되어 있으므로 상방 전위를 할 필요는 없다. 저자의 경우는 외측 수술 부위의 통증이 1년 정도 지속되는 경우는 있으나 전족부 외측의 통증은 문제되지 않았다.

③ **외측주 연장술(lateral column lengthening)** 그림 9-30 그림 9-31

편평 외반족에서는 발의 외측주가 내측에 비하여 짧아져 있으므로, 외측을 연장하여 교정하려는 수술이다.[48] 종골을 절골하여 연장할지, 종입방 관절을 벌려서 연장할지가 가장 문제인데, 절골하여 연장하면 종입방 관절의 아탈구에 의한 통증과 종입방 관절에 압박력이 생겨

그림 9-30 외측주 연장술

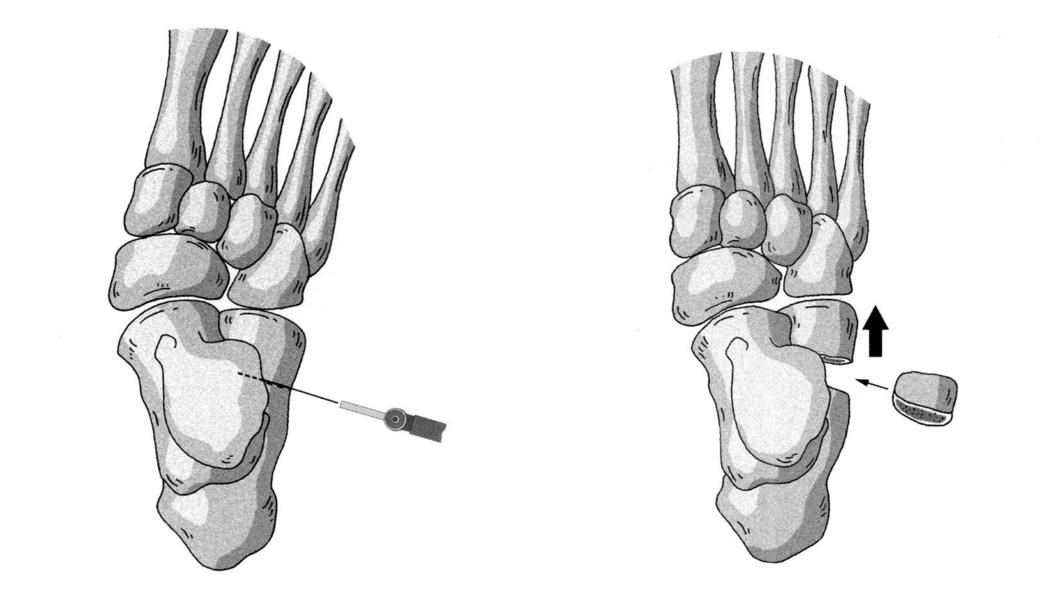

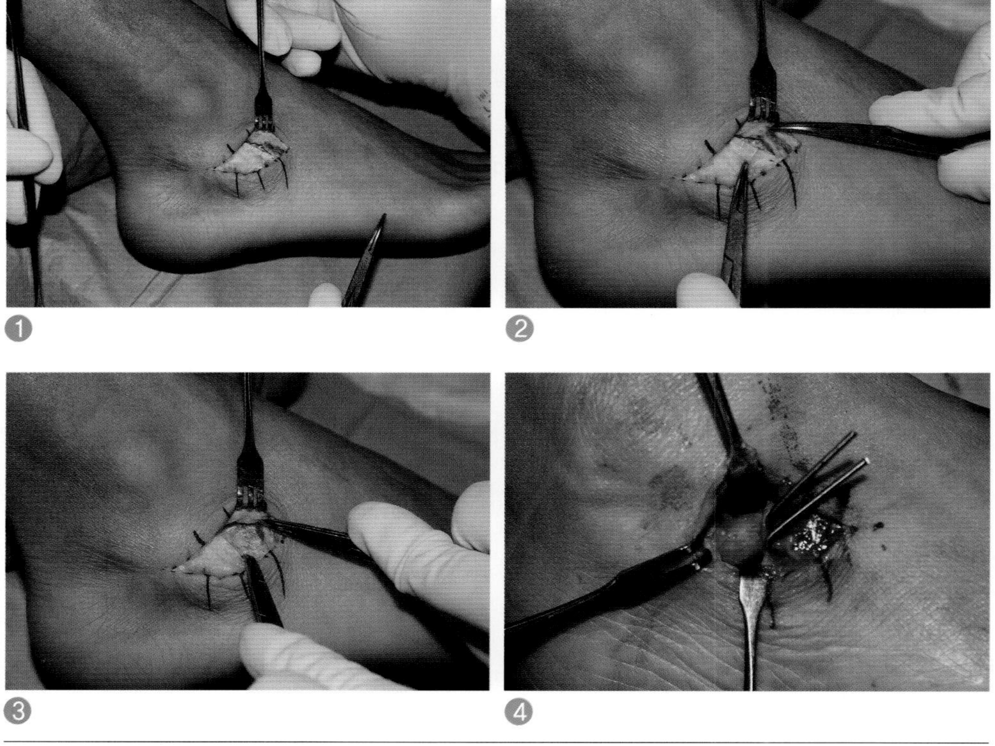

①, ② 단비골건과 단족지 신전근 사이로 박리하는 모양. ③ 종골을 노출하고 위, 아래를 견인하여 절골할 준비를 한다. ④ 절골하기 전에 종골 전방에 강선을 삽입하여 종입방 관절을 고정한 후에 절골하고 이식골을 삽입한 상태.

그림 9-31

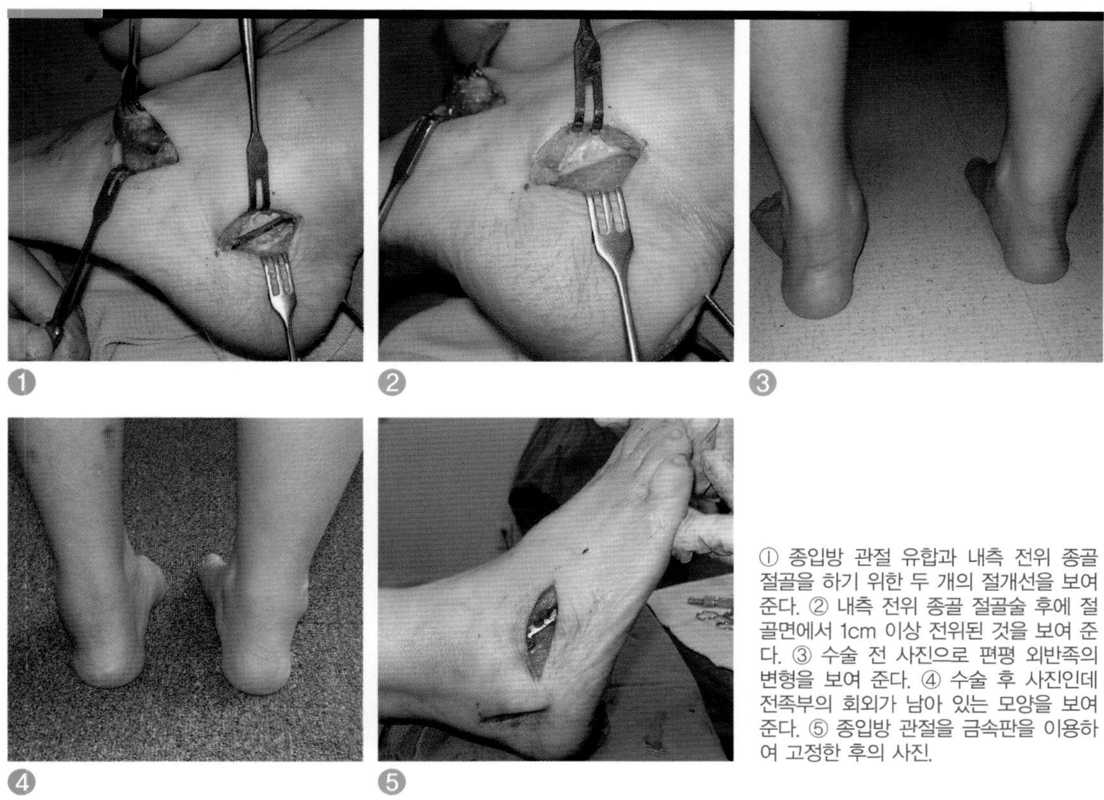

① 종입방 관절 유합과 내측 전위 종골 절골을 하기 위한 두 개의 절개선을 보여 준다. ② 내측 전위 종골 절골술 후에 절골면에서 1cm 이상 전위된 것을 보여 준다. ③ 수술 전 사진으로 편평 외반족의 변형을 보여 준다. ④ 수술 후 사진인데 전족부의 회외가 남아 있는 모양을 보여 준다. ⑤ 종입방 관절을 금속판을 이용하여 고정한 후의 사진.

서 통증이 발생하고 퇴행성 관절염이 발생할 가능성이 있다는 것이 문제이다.[14] 종입방 관절을 벌려서 연장 후 고정하면 정상적인 거골하 관절 운동이 일부 제한되는 것이 가장 큰 문제이다. 어느 방법을 사용하든지 종골 내측 전위 절골술에 비하여 전족부의 외전과 종아치의 개선 효과가 뚜렷하다.[10] 후족부가 내반되는 것은 발바닥의 인대들이 팽팽해지기 때문인 것으로 이해되고 있다. Dumontier 등은[20] 전방 종골 절골에 의한 외측주 연장술 후에 CT를 이용한 3차원 전위 양상을 측정한 결과, 후족부보다는 전족부와 중족부의 교정에 의해서 임상적으로 후족부가 내전되어 보이는 것이라고 하였다. 절골술의 위치는 전방 관절면과 중간 관절면 사이가 일반적인데, 전방 관절면과 중간 관절면이 한 개의 관절면으로 되어 있는 경우도 있으며, 절골 후에 절골면을 벌리면 거골측 관절면과 다소 상합성을 상실할 가능성이 있다. 또한 절골술의 전방 골편이 작으므로 부서지지 않도록 주의해야 하는데 절골면 중에서 족근동에 인접한 부위에 강한 피질골이 있어서 이곳에 lamina spreader와 같은 기구를 넣어서 벌린다. 절골면의 하방은 강도가 약하여 벌리면 뼈가 감입되어서 벌려지지도 않고 찌그러지기만 하므로 주의해야 한다. 강한 피질골이 있는 상방에 이식골을 삽입하여 벌어진 간격을 잘 유지하도록 하여야 한다.

동종골을 이용하여도 문제가 없다고 하지만[19] 강도가 약한 동종골을 이용하면 수술 후 유합되는 동안에 일부 흡수되면서 교정이 일부 상실될 수 있다. 동종골을 이용하려면 피질골이 견고하고, 피질골 사이에 해면골이 꽉 들어차 있는 것을 이용하기를 권장한다.

절골면을 벌리면 종입방 관절에서 종골이 상방으로 전위되면서 일부 아탈구되는 현상이 발생하는데 이를 방지하기 위하여 입방골과 종골 전방 골편을 통과하여 강선 고정을 한 후에 절골면을 벌리도록 하지만, 실제로 아탈구를 방지할 수 있는가는 의심스럽다.

중간 관절면과 후방 관절면 사이로 절골하는 방법도 보고되어 있으나 오직 한 병원에서만 사용하는 방법이어서 효과에 대하여 판단하기 어렵다. 나이가 적은 경우에는 족부의 여러 관절이 유연하므로 절골에 의하여 연장하는 것을 권장하는 편이고, 나이가 많아지면 편평족에 의하여 관절들에 이미 고정된 변형이 있을 가능성이 높으므로 유합술을 통하여 연장하는 것이 좋다.

㉠ 수술 방법(종골 절골술 방법)

1. 종입방 관절을 촉지하여 관절면에서 2cm 후방에 중심을 두고 단비골건의 상방을 따라서 종입방 관절에서 시작하여 약 4cm 종절개한다.

2. 피하 지방을 벌릴 때 비복 신경이 손상되지 않도록 주의한다.

3. 근막을 절개하면 단족지 신전근이 나타난다. 단족지 신전근과 단비골근건 사이로 절개하여 상방은 단족지 신전근을 종골에서 박리하여 들어 올린다. 하방으로는 단비골근건의 심부로 박리하여 종골의 하방에 호만 견인기를 건다. 종입방 관절면에서 1.5cm 후방에서 발바닥에 수직 방향으로 절골면을 가상하고, 그 가상면에서 종골 상방을 따라서 모기 지혈 겸자를 넣으면 종골의 내측에 도달하는데 그곳이 전방관절면과 중간 관절면 사이에 해당한다.

4. 공기톱을 이용하여 절골하는데 표면에서 약 2cm 절골 후에 작은 절골도를 이용하여 나머지 부분을 절골한다.

5. lamina spreader 또는 절골면의 전방과 후방에 핀을 박고 핀을 걸어서 벌리는 기구를 이용하여 절골면을 벌린다. 이때 lamina spreader가 상방의 강한 피질골에 걸쳐 있어야 하며 하방에 대고서 벌리면 뼈가 무너지면서 벌어지지 않는다. 이때 전족부를 회내시킨 상태에서

벌려야 절골술 완성 후에 전족부의 수술이 추가적으로 필요한 경우가 적다. 이 과정에서 종입방 관절의 아탈구를 방지하기 위하여 강선 고정을 한다.

6. 약 1cm 폭의 이식골을 준비하여 lamina spreader로 벌려놓은 틈에 끼워 넣는다. lamina spreader를 얕게 걸어서 피질골의 표층 부분에 힘을 받도록 하고 lamina spreader보다 깊은 곳의 피질골 사이에 이식골이 들어가서 절골면의 피질골 사이에서 강하게 버텨 주어야 lamina spreader를 빼고 나머지 빈 곳에 골이식을 할 수 있다.

7. 저자는 변형이 심한 뇌성마비에서는, 비골건의 경축(spasticity)이 변형을 일으키는 원인이기도 하므로, 충분히 외측 연장을 하기 위하여 비골건을 연장하지만 뇌성마비가 아닌 경우에는 비골건을 연장하지 않는다. 그러나 비골건보다 바닥 쪽의 근육이나 근막 등이 팽팽하여 외측주 연장이 제한될 경우에는 수술칼을 이용하여 절개하여 충분한 교정을 얻도록 한다.

8. 수술 후 6주간 체중 부하를 금지하며, 방사선 촬영 후 골유합을 확인하고 체중 부하를 허용한다.

Ⓛ 수술 방법(종입방 관절 유합을 통한 외측주 연장) 그림 9-31

절골술을 이용한 외측주 연장과 비슷하지만 관절면에는 강한 연골하골이 있으므로 절골술에 비하여 관절을 벌리는 과정이 편리하다. 그러나 관절 유합이므로 유합면을 세밀하게 준비하지 않으면 불유합의 가능성이 있다. 또한 거골하 관절 운동의 제한이 발생한다는 점도 유합술의 문제점이다. 수술 후 6주간 체중 부하를 금지하고 그 후 약 4~6주간 추가적인 고정이 필요하다.

외측주 연장술 후 발바닥 외측의 통증이 발생할 수 있다. Ellis 등은[22] 편평족 환자의 외측주 연장술 후 발바닥 외측의 통증이 발생한 경우를 확인하였고, 이는 수술 후 발바닥 외측의 압력이 높아진 것이 원인이라는 추측을 하였다. 이들이 연구한 결과에 따르면 외측주 연장술 후 발바닥 외측의 통증이 없는 환자에 비해, 통증이 있는 환자에서 외측 중족부 족저 압력(lateral midfoot plantar pressure)이 높게 나타났음을 확인할 수 있었고, 수술 전후의 방사선학적 지표(radiographic parameters)는 양 군에서 비슷한 결과를 보였다. 발바닥 외측의 압력의 증가는 방사선학적으로 예측하기 어렵기 때문에, 이것을 해결하기 위해서는 수술장에서 발바닥 외측의 압력이 높지 않도록 적절하게 조정하는 것이 중요하다. Tien 등은[60] 절골술과 종입방 관절 유합 방법으로 외측주 연장술을 시행하였을 경우 전족부의 외측 압력 부하의 증가를 비교하였다. 결과적으로 절골술이나 종입방 관절 유합 방법이나 모두 전족부 내측(제1, 제2 중족골두)에서의 압력 부하 감소는 비슷하게 나타났으나, 종입방 관절 유합 방법에서 전족부 외측의 압력 부하 증가가 현저하게 높게 나타났다. 이는 절골술의 경우 종입방 관절에서 움직임이 발생하여 압력이 적게 증가하게 되는 것 같다고 설명하였다. 이들은 이러한 문제점을 해결하기 위해 외측주 연장술을 시행할 경우 내측주 고정술(medial column fusion)이나 내측 설상골 족저 굴곡 배부 개방성 쐐기 절골술(plantarflexion dorsal open wedge osteotomy) 등의 수술을 함께 하는 것을 고려할 필요가 있다고 하였다. 저자의 경험으로는 종골의 전방 절골술이거나 종입방 관절 유합술이거나 과도하게 벌리면 전족부가 회외되어서 족부 외측에 체중 부하가 치우친다. 어떤 경우든지 외측주 연장 후에 전족부가 뚜렷하게 회외되어서 내측부로는 체중 부하를 하지 않고 주로 외측에 체중 부하가 될 가능성이 있다면 내측주 고정술이나 내측 설상골의 족저 굴곡 배부 개방성 쐐기 절골술을 하여야 한다.

외측주 연장을 할 때 기억해야 할 점

1. 편평족의 교정 효과가 크다.
2. 전족부의 외전이 뚜렷한 경우가 좋은 적응증이다.
3. 절골면 또는 종입방 관절을 벌릴 때 전족부를 회내된 상태로 유지시키더라도 외측주 연장 후에 전족부의 회외 변형에 대한 추가적인 수술을 해야 할 가능성이 높다.
4. 절골술 후에 과도하게 연장하면 종입방 관절의 퇴행성 관절염이 발생한다.

④ 관절 유합술 그림 9-32

건이전술이나 절골술만으로는 후족부의 고정된 변형을 교정할 수 없을 때 관절 유합술이 필요하다.[18] 편평족이 점차 진행하면 외측주 연장술과 종골 내측 전위 절골술을 동시에 하더라도 변형을 교정할 수 없는 상태가 된다. 주변의 모든 연부 조직이 늘어나 있어서 절골술 등으로 변형을 상당히 교정하더라도 체중 부하를 하면 변형이 재발한다. 방사선 지표만으로 어떤 경우에 삼중 유합술이 필요한지에 대하여 경계선이 있는 것은 아니지만 족저부가 호상족 변형(recurvatum)을 일으킨 정도라면 삼중 유합술의 적응증일 것이다.

거골하 관절만 유합하여 내번과 외번 운동을 일부 보존하려고 할 수도 있으나 그런 정도라면 외측주 연장술과 종골 내측 전위 절골술, 또는 관절 제동술을 병합하여 좋은 결과를 얻

그림 9-32

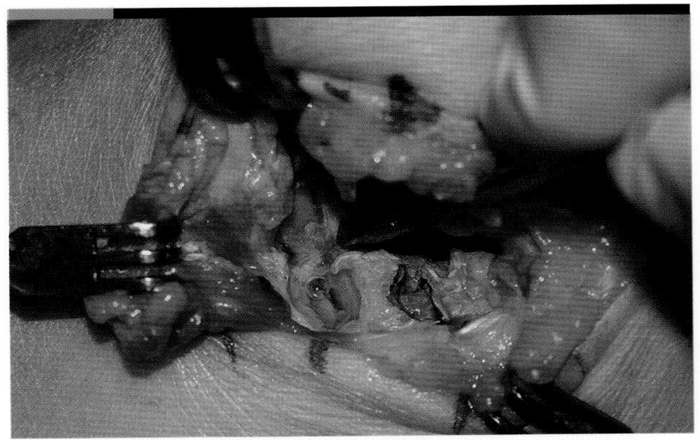

삼중 유합술 도중에 거골, 종골, 주상골, 입방골의 네 뼈가 만나는 곳을 보여 주는 사진. 이곳이 유합되면 삼중 유합이 된다.

을 수 있다. 또한 전족부의 고정된 회외 변형은 거골하 관절 유합술만으로 교정되지 않으므로 설상골의 족저 굴곡 배부 개방 절골술이나 중족 설상 관절 유합술 등의 추가적인 수술이 필요하다. 거주상 관절을 고정하면 삼중 유합술과 마찬가지로 거골하 관절 운동이 전혀 안 된다.

거골하 관절만을 유합하면 상당한 정도의 내번-외번 운동이 가능하지만,[16] 후족부의 외반을 교정한 후 전족부가 회외되어 있으면 환자가 발의 외측연으로만 체중 부하를 하게 되므로, 전족부의 고정된 변형이 있으면 삼중 유합술을 하여야 한다.[39]

편평족에 대하여 삼중 유합술을 할 때 변형을 교정하면, 종골과 입방골 사이, 그리고 거골과 종골 사이에 빈틈이 발생한다. 이런 현상을 없애기 위해서는 내측에서 쐐기를 떼어 내면 되지만, 발을 짧게 하지 않고 가능하면 해부학적인 위치에서 고정하려고 한다면 외측에 이식골을 삽입하는 방법이 더 좋을 것이다.

저자에 따라서는 삼중 유합술과 동시에 외측주 연장술을 하면 이러한 문제점을 해결할 수 있다고 한다.[33] 그러나 실제로 외측에 넓은 공간이 발생하는 경우는 드물다. 또한 삼중 유합 후 입방골 아래에 과도한 압력이 가해지는 것을 방지하려면 입방골을 발등 쪽으로 밀어 올리면서 유합한는 것이 좋다는 보고가 있다.[27] 심한 외반 변형을 교정할 때 일반적인 외측 도달법을 이용하면 변형 교정 후 외측이 벌어지므로 피부를 봉합할 수 없는 경우가 있다. 그러므로 심한 변형에는 내측 도달법을 이용한 삼중 유합술을 고려해야 한다.

편평족으로 인한 가장 심한 변형은 족관절의 외반 변형에 의하여 족관절에 심한 퇴행성 관절염이 발생하는 것이다. 족관절의 외반 변형은 삼중 유합술 또는 삼중 유합술과 외측주 연

그림 9-33

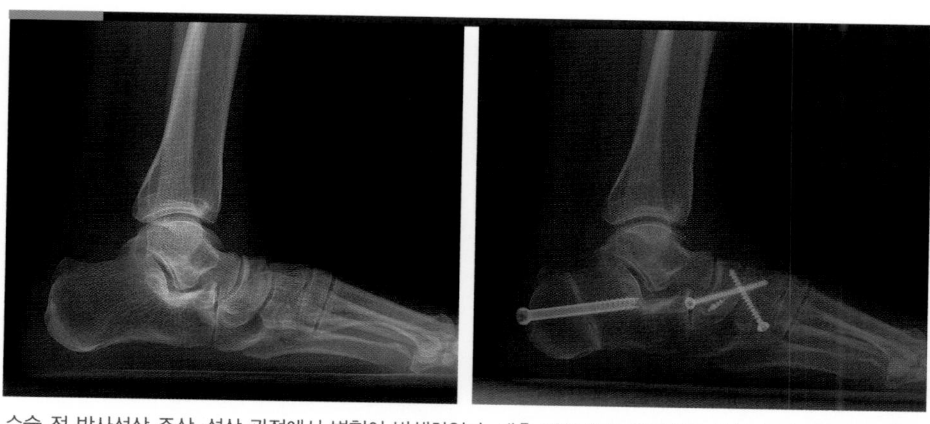

수술 전 방사선상 주상-설상 관절에서 변형이 발생하였다. 내측 전위 종골 절골술과 주상-설상 관절 유합술을 동시에 시행하였다.

장술을 하여서 발 변형을 완전히 교정하더라도 교정하기 어려운 경우가 있다. 삼각 인대 재건에 여러 가지 방법이 제시되고 있으나[21] 장기적이고 안정적인 결과를 얻을 수 있는 방법은 아직 보고되지 않았다. 진행된 발목 관절염이 있을 경우에 발목 관절을 고정하거나 관절 치환술을 해야 하는데 발목 관절을 고정하면 이미 발의 변형을 교정하기 위해서 삼중 유합을 한 상태이므로 발과 발목이 전혀 움직여지지 않아서 심한 장애가 발생한다. 관절 치환은 외반 불안정을 해결해야 하는데, 삼각 인대가 늘어난 정도라면 약간 두꺼운 인서트를 삽입하여 안정적인 관절로 회복시킬 수 있으나 삼각 인대가 전혀 기능을 하지 못하는 경우에는 삼각 인대 재건술도 고려해야 한다.

⑤ 제1 중족 설상 관절 유합술

전족부가 회외되어 있으므로 전족부의 변형을 교정하기 위하여 제1 중족 설상 관절에서 제1 중족골을 족저 굴곡하여 고정하기도 한다.

내측주 유합술(arthrodesis of the medial column) 그림 9-33

주상골, 설상골, 제1 중족골로 이어지는 내측주를 유합하는 것인데, 가장 침강이 심한 관절을 고정하며 여러 관절에서 침강이 발생하면 모두 고정하는 경우도 있지만 고정하는 관절이 많을수록 발이 강직되므로 가능하면 여러 관절을 고정하지 말아야 한다. 종아치를 회복하고 전족부 외전, 회외 변형을 교정하기 위하여 내측 전위 종골 절골술과 병행해서 시행할 수

그림 9-34

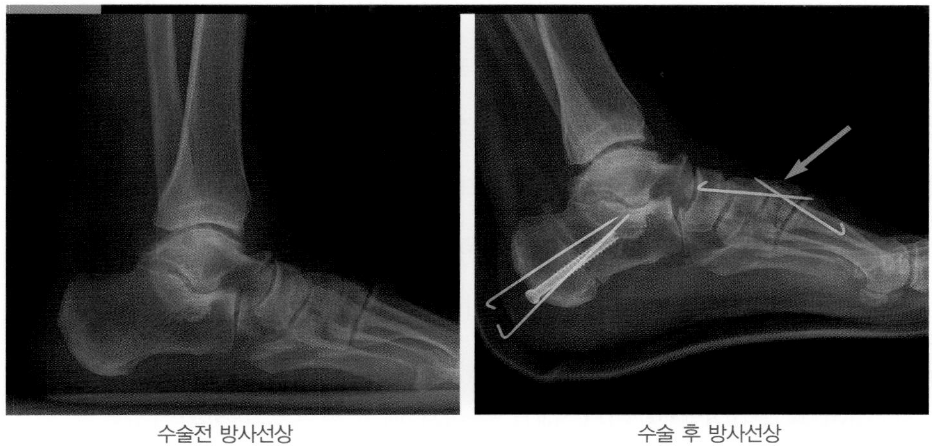

수술전 방사선상　　수술 후 방사선상

내측 전위 종골 절골술과 내측 설상골 절골술(화살표)을 한 예.

있다. 특히 거주상 관절의 변형은 경미하고 주상-설상 관절에서 가라앉음(sagging)이 심할 때 변형이 있는 부위에서 교정한다는 기본적인 원칙에 맞는 수술 방법이다. 유합을 하더라도 운동 범위 감소가 적다는 것이 장점이다. 그러나 뼈들이 작기 때문에 유합면이 좁아서 고정과 유합이 어렵고, 유합되더라도 거주상 관절에서 가라앉음이 발생하여 좋아치가 유지되기 어려운 경우들이 있다.

최근 중족부 고정에 사용하는 다양한 금속판이 출시되어 고정력도 강해지고 이로 인해 유합 성공률과 수술 후 비체중 부하 기간의 단축 등이 예상되지만 국내에 아직 이런 금속판이 도입되지 않았고, 금속판과 피부 사이에 연부 조직이 적기 때문에 유합된 후에 금속을 제거해야 할 가능성도 높다. 저자는 주상-설상 관절에서만 뚜렷한 가라앉음이 있는 극소수의 편평족만 이 수술의 대상이라는 점을 강조한다.

⑥ 내측 설상골 배부 개방성 쐐기 절골술(Medial cuneiform dorsal open wedge)

후족부의 변형 교정만으로는 전족부의 고정된 회외 변형이 교정되지 않기 때문에[31] 후족부 교정 후 전족부의 회외 변형이 있을 때 유합술을 하지 않으면서 회외 변형을 교정하려는 목적으로 시행한다.[8,44,45]

내측 설상골 절골술 그림 9-34

장무지 신전근건의 내측을 따라 3cm 종절개한다. 내측 설상골을 노출하고, 제1 중족 설상 관절에서 약 7mm 근위부에 강선을 삽입하고 영상 증폭 장치로 확인하여 강선을 삽입한 부위가 제2 중족 설상 관절에 해당하는가를 본다. 제2 중족 설상 관절면에 해당하는 부위에서 내측 설상골을 배부에서 공기톱으로 절골한다. 바닥 쪽의 피질골을 완전히 절골하지 않은 상태에서 약 10mm 폭의 작고 얇은 절골도를 절골면에 끼워 넣은 후에 절골면을 벌리고 벌어진 틈에 lamina spreader를 삽입하여 더 벌린다. 이때 원위골편이 부서질 가능성이 있으므로 원위골편의 피질골이 잘 유지되는가를 관찰하면서 조금씩 힘을 주면서 벌려야 한다. 대부분 5mm 이상 벌려야 하며, 벌린 틈에 골이식을 한다. 배부 폐쇄성 쐐기 절골술은 안정적이므로 견고하게 고정하지 않아도 체중 부하가 가능하지만 배부 개방성 쐐기 절골술은 배부가 좁아지려는 경향이 있는 아주 불안정한 절골술이므로 강한 피질골이 있는 뼈를 이식하고 고정 후에도 불안정하므로 수술 후 6주간 체중 부하를 금지한다.

라. 선천성 족근 결합(Congenital Tarsal Coalition)

강직성 편평족(rigid flatfoot)이라고도 하지만 족근 결합이 있으면 모두 편평족인 것은 아니며, 선천성 족근 결합 이외에도 강직성 편평족의 원인은 여러 가지가 있다. 류머티스성 관절염도 강직성 편평족을 일으킬 수 있으며, 외상성 편평족들도 대부분 강직성 편평족이다. 특히 종주상 결합인 경우에는 아치가 약간 낮고 후족부가 약간 외반되어 있더라도, 운동 제한이 별로 없고 증세가 심하지 않아 방사선 촬영을 하기 전에는 모를 수도 있다. 또한 족근 결합과 비골근의 경련이 항상 동반되는 것은 아니다. 발을 내번할 때 통증이 있으면 통증을 방지하기 위하여 비골근이 반사적으로 수축한 상태가 지속되어 비골근 경련이 발생하며, 비골근 경련이 병의 원인은 아니다. 류머티스성 관절염, 골연골 골절, 거골하 관절의 염증, 종양 등 어떤 원인이든지 거골하 관절의 운동 제한이 있는 경우에는 비골근의 경련이 나타날 수 있다. 외반 위치에서 거골하 관절 및 거종 골간 인대가 이완되므로 어떤 원인이든지 거골하 관절의 통증을 유발하는 질환이 있는 경우에는, 비골근이 반사적으로 수축하며, 시간이 경과하면서 이 위치에서 고정된다. 족근 결합의 원인은 원시 간엽 조직(primitive mesenchyme)이 정상적으로 분할되지 못한 것이라는 설과, 부골(accessory ossicle, os calcaneus secundarius, os sustentaculum)이 유합되어 발생한다고 하는 설이 있다. 후자의 가설은 성장 과정에서 부골이 두 뼈 사이를 결합되게 한다는 설로 태아의 경우에도 골결합이 있는 것을 설명할 수 없으므로 전자의 가설이 타당성이 있는 것으로 받아들여지고 있다.

족근 결합의 빈도는 1% 정도라고 알려져 있으나, 증세가 없어서 병원에 오지 않으며 환자 자신도 알지 못하고 지내는 경우가 많으므로 실제로는 빈도가 훨씬 높을 것이다. 상염색체 우성(autosomal dominant) 유전을 하고 대부분에서 발현되기는 하지만, 결합이 나타나는 부위는 일정하지 않다. 가장 흔한 거골-종골 간, 종골-주상골 간에 생기는 경우에 50% 정도가 양측성이다. 또한 다른 선천적인 기형과 동반되어서 나타나는 경우도 있다.

동양에서는 족근 결합의 종류가 서양과는 다를 가능성이 있다. Kumai 등은[5] 거종 결합이 가장 흔하고 그 다음으로는 주설상 결합(naviculocuneiform coalition)이 흔하며, 종주상 결합은 약 10%의 낮은 빈도로 나타난다고 하였다. 저자의 경험으로도 우리나라에서는 거종 골결합이 대부분이고, 종주상 골결합의 빈도가 서양의 보고에 비하여 훨씬 낮다. 결합이라고 하여 모두 뼈 조직으로 연결되어 있는 것은 아니며, 섬유성, 연골성, 골성 결합으로 구분할 수 있다. 섬유성 결합인 경우에 진단이 어렵지만 섬유성 또는 연골성 결합이더라도 CT상에서 관절의 형태가 정상적이 아니므로 비정상적인 형태와 불규칙하고 협소한 관절면 등의 소견으로 진단 가능하다. 관절 주변의 뼈 모양은 정상적이지만 섬유성으로 결합되어 운동이 제한된 경우를 상상할 수는 있으나 그런 경우를 선천성 거종 결합이라고 진단하고 수술할 수는 없다.

골성 결합이 진행되면서 운동이 제한되어 증세가 생기는데, 실제로는 골성 결합이 아닌 섬유성이나 연골성 결합인 경우에 증세를 일으키는 경우가 많으며 완전히 결합되지 않고 미세한 운동이 있기 때문에 증세가 발생하는 것이라고 생각한다.

거골하 관절 운동이 제한되지만 발목 관절에서 내번 외번 운동이 발생하므로 진찰 소견상 운동 제한이 있는지를 알기는 어렵다. 발목 관절에서 내번 외번 운동이 많으면 발목 관절이 구형 관절(ball and socket joint) 모양으로 변형되기도 한다. 그러나 골결합이 있더라도 대부분은 발목 관절의 형태가 정상적이므로 구형 관절이 아니라고 하여서 골결합이 아니라고 판단하면 안 된다. 대개 골결합이 일어나는 시기가 체중이 증가하고 과격한 운동을 많이 하게 되는 시기이므로, 체중 및 운동량 증가와 증세와 관계가 있을 것으로 사료된다. 때로는 전방 경골근 및 후방 경골근이 경직되어 내반 변형을 일으키기도 한다.

족근 결합이 있는 모든 예에서 수술이 필요한 것은 아니다. 20대가 될 때까지 별 증세가 없이 지낸다면 그 후 계속 증세가 없거나, 경미한 증세만 있는 상태에서 지낼 가능성이 있다. Leonard의[47] 보고에 의하면 족근 결합이 있는 사람 중 76%는 증세가 없었다.

Hetsroni 등은[4] 종주상 결합 및 거종 결합이 있는 환자에서 절제 수술을 한 경우와 하지 않은 경우를 비교하여 절제 수술을 시행한 경우 수술을 시행하지 않는 환자에 비해 기능이 좋고, 수동적 거골하 관절 운동 범위도 증가한다고 하였다.

(1) 종주상 결합(Calcaneonavicular Coalition)

8~12세가 될 때까지는 증세가 별로 없으나, 연골이 골화되면서 발이 강직되고 활동 능력이 제한을 받게 된다. 뼈, 연골, 섬유 조직에 의한 것으로 구분할 수 있으며, 연골이나 섬유 조직에 의한 불완전 결합인 경우에 증세가 더 심한 편이다. 45° 내측 사면 촬영에서 가장 잘 보인다.

때로는 결합은 아니지만, 종골의 전방에서 주상골을 향하여 뼈가 길게 나와 있어서 종주상 결합처럼 보이기도 하는데, 이것을 가성 결합(peudocoalition)이라고 하며, 거골하 관절의 운동 및 여러 각도에서 촬영한 사진으로 감별한다.

결합인 경우 대개 1~1.2cm 폭으로 1~2cm 길이의 골교(bone bridge)가 있으며, 불완전 결합인 경우에는 뼈로 연결되어 있지는 않으나, 마주 닿아 있는 뼈의 경계가 불규칙하며 뚜렷하지 않다. 종골의 전내측과 주상골이 아주 가깝고 서로 마주 보는 면이 부드러운 곡선을 이루지 않고, 평평한 경우에는 종주상 결합일 가능성이 높다. 거골두가 작고 덜 자란 것처럼 보일 수 있다. 거종 결합에서 흔한 거골두 배부의 부리 모양 골극(beaking)은 흔하지 않다.

가) 치료 그림 9-35

활동을 감소시키고, 증세가 있을 때마다 4~6주간 석고 고정을 할 수 있다. 수술적 방법은 1) 결합 부위를 절제한 후 결합이 있던 부위에 지방이나 근육(단족지 신근)을 넣어 주는 방법 그림 9-35 , 2) 거골하 관절 유합술, 3) 삼중 유합술, 4) 절골술 등의 치료 방법이 있으며, 최근에는 관절경을 이용하여 종주상 결합을 제거하는 술식이 보고되기도 하였다.[8]

절제 수술 후 운동 범위가 증가하기는 하지만, 정상에 미치지는 못한다. 성인에게서 발견된 경우, 또는 주위의 관절에 퇴행성 변화가 있는 경우에는 삼중 유합술이 좋다. 그러나 성인이라도 절제술로 좋아질 가능성이 전혀 없는 것이 아니므로, 일단 절제 수술을 시행해 본 후

그림 9-35

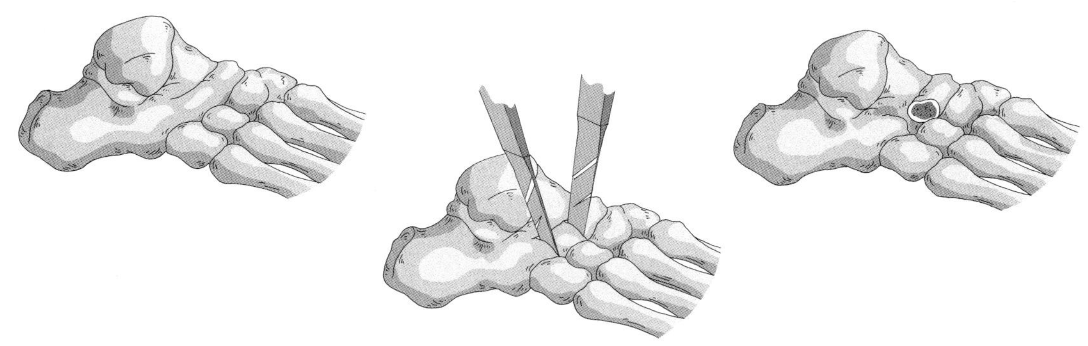

종주상 결합을 절제하는 모양을 도식화한 그림.

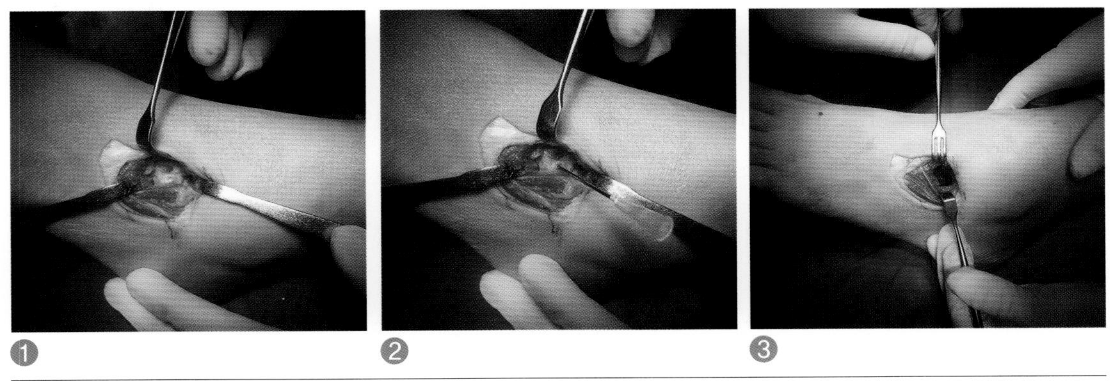

① 종주상 결합 부위를 노출한다. ② 절제할 부위를 확인하기 위하여 종주상 결합 부위에 18G 주사침을 삽입하고 방사선 촬영을 한다. ③ 결합 부위를 절제한 후의 사진.

에 결과가 좋지 않으면, 삼중 유합술을 할 수도 있다.

나) 수술 방법

종골 전방돌기를 중심으로, 종골에서 주상골을 향하는 방향으로 약 4cm 사선형 절개를 한다. 피하 조직을 절개한 후에 단족지 신근이 나타나는데 단족지 신근의 중앙 부분을 근육 방향을 따라서 모기 지혈겸자를 이용하여 발등 쪽과 발바닥 쪽으로 가른다. 족근동 쪽으로 가면서 기시부에서 단족지 신근을 일부 들어 올리면서 단족지 신근을 위아래로 당기면 바로 종주상 골결합 부위가 나타난다. 어느 부분을 절제하여야 할지 잘 알 수 없으므로 골결합이라고 판단되는 부위에 강선을 삽입하고 영상 증폭 장치를 이용하여 절제 부위를 가늠한다. 공기톱이나 절골도를 이용하여 절제하는데 표면에서는 약 1.5cm 길이를 절제하고 깊은 부분은 약

1cm를 절제한다. 방사선상에는 좁게 보이므로 조금만 뼈를 절제하여도 될 것 같지만 실상은 상당히 깊은 부분까지 뼈가 이어져 있다.

종골과 주상골 사이의 골교(bone bridge)는 거골두의 하방과 관절을 이루고 있으므로 절제한 후에 일부 관절면이 손상되고, 움직이지 않던 부분의 운동이 생기므로 장기간 통증이 있는 경우가 흔하다. 통증이 심하면 삼중 유합술이 필요한 경우도 있을 것이다. 절제한 후에 처음 도달시에 박리한 단족지 신근을 일부 실로 꿰어서 직침에 끼운 후에 골결합을 절제한 틈새를 통하여 내측으로 빼내어서 다시 유합되는 것을 방지하는 방법도 있으나 저자는 이런 방법을 이용하지 않고 절제면에 bone wax를 바르고 수술을 마친다.

(2) 거종 결합(Talocalcaneal Coalition)

종주상 결합보다 늦게 12~16세에 골화되므로 더 늦은 시기에 진단된다. 증세는 종주상 결합과 유사하다. 진찰 소견상 종주상 결합보다 거골하 관절 운동이 심하게 제한된 편이지만 발목 관절에서 내번, 외번이 많이 일어나는 경우에는 운동이 제한되었는지를 알기 어려운 경우가 많다.

가) 방사선 소견

Harris가[3] 축상을 촬영하여 중간 관절의 결합을 볼 수 있다고 하였는데, 이 방법을 후상방 사면 촬영이라고 하였다. 환자가 카세트 위에 올라서서 무릎을 굽히고, 방사선 빔이 카세트에 대하여 30~40° 정도 경사지게 뒤꿈치로 들어가게 한다.

축상(axial view)에서 결합된 부분이 보일 수도 있으나, 잘 보이지 않는 경우들이 있다. 이러한 경우에는 거골 종골 결합에서 나타나는 2차적인 징후들이 도움이 된다. 2차적인 소견들은 1) 거골두의 배부에서 부리 모양의 골극(beaking), 2) 거골 외측 돌기가 넓어지고, 둥그렇게 되고, 3) 측면상에서 후방 거종골 관절 간격이 좁아짐 및 중간 거종골 관절의 소실, 4) C 징후(C sign, 측면상에서 재거 돌기(sustentaculum)와 연결골(bar)의 골음영이 이어져서 반원 모양으로 보임) 그림 9-36 등이 있는데 항상 이러한 소견이 모두 보이는 것은 아니다. 이상과 같은 교과서적인 소견 이외에 저자는 족관절 통증이 있는 환자에게 흔히 촬영하는 5) 족관절 전후면상에서 거골 내측 하방이 정상에 비하여 크게 돌출되어 있는 소견이 중요하다고 생각한다 그림 9-37. 거종 결합은 중간 거종 관절에서 주로 일어나는데 측면 방사선상에서 종골 전

그림 9-36 C 징후

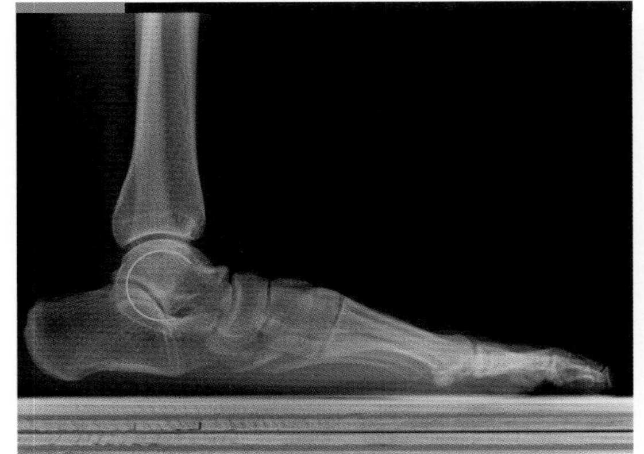

그림 9-37

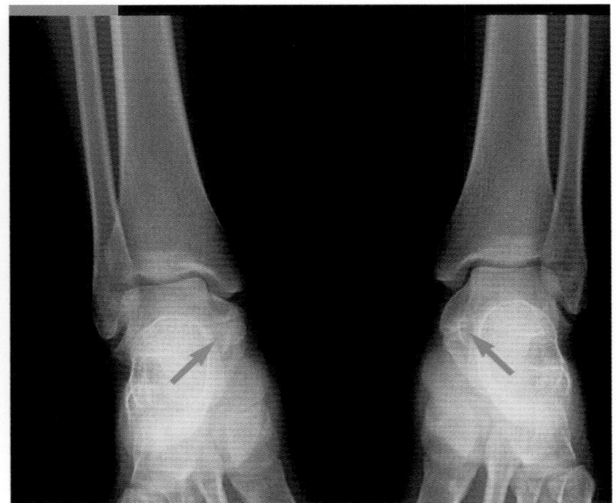

전후면상에서 거골 내측 하방이 크게 돌출되어 있다.

방 돌기의 상방이 불룩한 humpback sign이 보인다면 후방 거종 관절의 족근 결합을 의심해 볼 수 있다.[11)]

거골 배부의 부리 모양 골극(beaking)은 거골이 반복적으로 약간 거상(elevation)되어 생긴다고 하기도 하고, 주상골의 배부가 충돌하여 생긴다고도 한다. 부리 모양 골극이 있더라도 거주상 관절의 퇴행성 관절염이라고 간주되지는 않는다. 족관절이 구형 관절(ball and socket)의 모양을 보이기도 하는데, 거골하 관절의 운동 제한에 의하여 족관절에서 내번, 외번 운동이 일어나서 2차적으로 나타나는 변화이다. 측면 단층 촬영을 하기도 하는데, CT가 진단에 가장 좋다. MRI는 섬유성 유합도 볼 수 있는 장점이 있다. CT에서는 재거 돌기가 후방으로 길게 연장되어 있고, 중간 관절이 불규칙하며 관절 간격이 좁은 것을 알 수 있다. 또한 관절면 중에서 어느 정도가 결합되어 있는가를 판단할 수 있으므로 CT는 골결합의 진단과 치료에 필수적이다.

반복적인 발목 염좌나 발목의 전방부 또는 전외측에 통증이 있으면서 거종 관절 운동 범위에 제한이 있고, 단순 방사선이나 CT 등의 검사에서 거종 결합에 대한 명백한 소견을 발견하지 못할 경우 거종 관절의 관절 섬유화(arthrofibrosis)를 의심해 볼 필요가 있다.[2)] 그러나 실제로 섬유성 거종 골결합이나 관절 섬유화라는 형태로 운동 제한이 있다면 진단도 어렵고 수술을 결정하기는 더욱 어렵다. 비수술적 치료로 석고, 보조기 및 스테로이드 주사 등을 할 수 있다.

나) 치료

증세가 있더라도 특별한 치료가 필요없는 경우가 많다. 성장기에 내측을 지지할 목적으로 3~8mm의 내측 뒤꿈치 쐐기(medial heel wedge), 토마스 굽(Thomas heel), 내측 연장 뒤꿈치 월형(extended medial heel counter), 종아치 지지대(arch support), UCBL 보조기 등을 하여 외반이 되지 않도록 한다. 비골근의 경련은 4~6주간 단하지 보행 석고를 하여 치료하기도 한다.

비수술적 요법으로 효과가 없으면 수술 대상이 된다 그림 9-38. 수술 방법은 결합 부위를 절제하고 지방(fat)이나 장무지 굴근건을 삽입하거나,[6] 또는 단순히 절제만 하는 방법, 절골술,[1] 유합술 등의 방법이 있다. 이 중 절골술은 외반을 교정하기 위한 종골 절골술을 말하는데, 외반 변형에 의한 증세가 있을 때 사용한다.

유합술은 삼중 유합술과 거골하 관절의 유합술을 할 수 있는데, Mann과 Baumgarten은[9]

그림 9-38 거종 결합 절제술

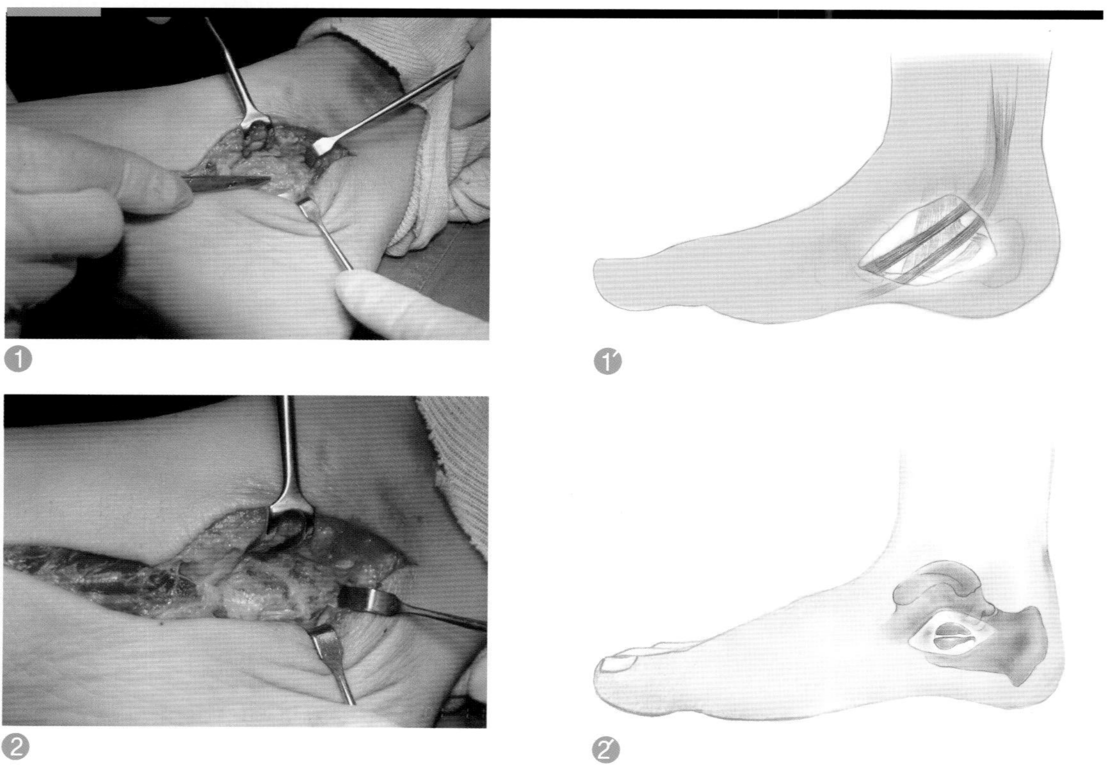

②에서는 결합부를 절제해 들어가면서 거골과 종골 사이의 연골이 나타나기 시작하는 것을 볼 수 있다.
거종 결합 부위의 위 · 아래로 장족지 굴근건, 장무지 굴근건이 지나간다(①, ①′).
거골하 관절의 중간 관절면의 결합 부위 절제 후에 거골과 종골의 중간 관절면 연골이 보인다(②, ②′).

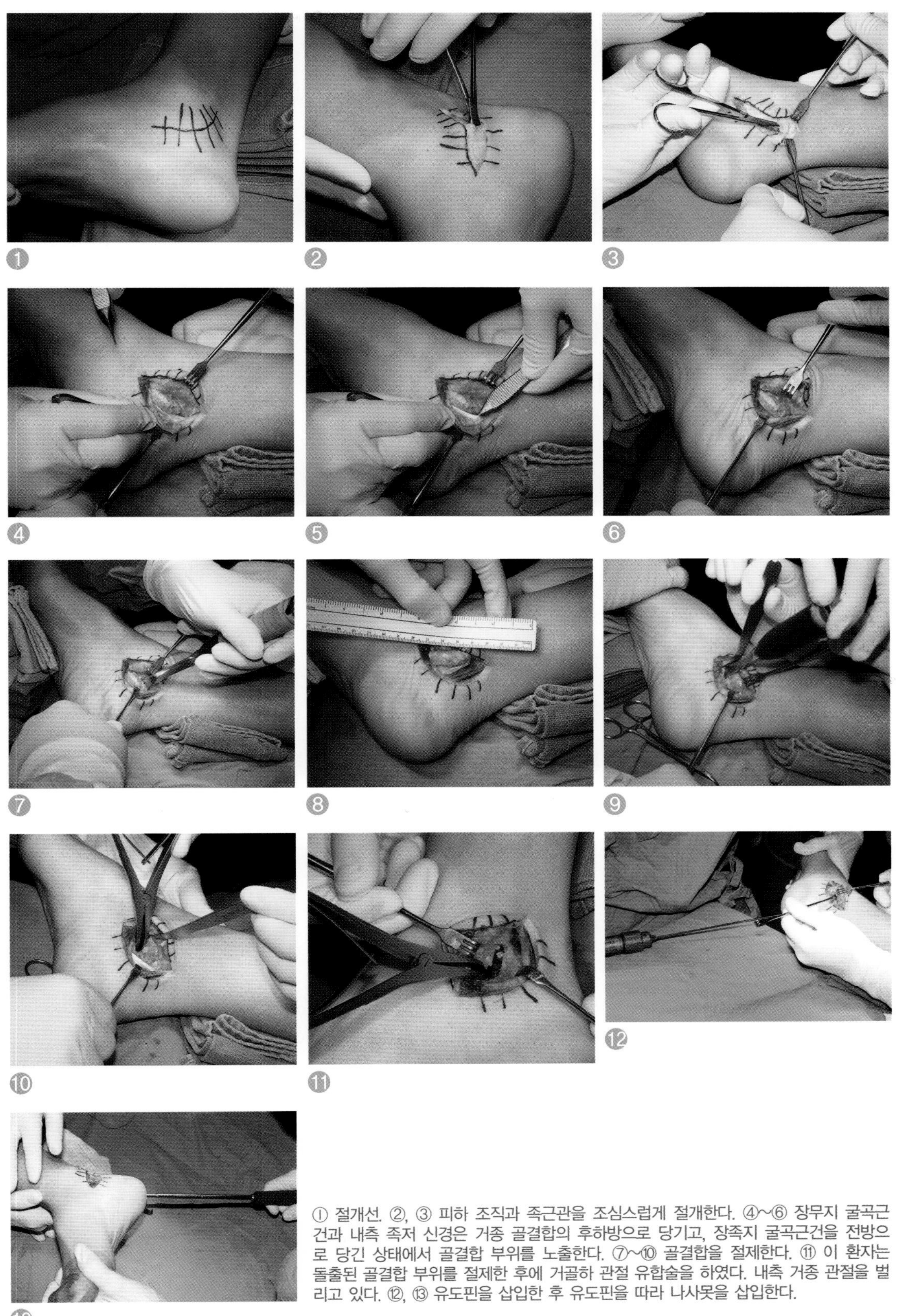

① 절개선. ②, ③ 피하 조직과 족근관을 조심스럽게 절개한다. ④~⑥ 장무지 굴곡근 건과 내측 족저 신경은 거종 골결합의 후하방으로 당기고, 장족지 굴곡근건을 전방으로 당긴 상태에서 골결합 부위를 노출한다. ⑦~⑩ 골결합을 절제한다. ⑪ 이 환자는 돌출된 골결합 부위를 절제한 후에 거골하 관절 유합술을 하였다. 내측 거종 관절을 벌리고 있다. ⑫, ⑬ 유도핀을 삽입한 후 유도핀을 따라 나사못을 삽입한다.

거골하 관절 유합술이 훨씬 간단한 수술이고 합병증도 적으며, 유합 후에도 중족근 관절(midtarsal joint)에서 50% 정도의 운동이 가능하고, 추후에 만약 심한 관절염이 발생한다면 그때 삼중 유합술을 시행하여도 되므로 거골하 관절만 유합하는 것이 좋다고 하였다.

거골두에 새부리 모양 골극이 있더라도 퇴행성 관절염의 소견으로 간주되지 않으므로, 이 소견에 근거하여 유합술을 하여야 하는 것은 아니다. 9~12세의 어린 나이에서는 절제술을 하는 경우가 많은데 길이가 2~3cm 이하이고, 중간 관절면(midfacet)에만 국한된 경우가 적응증이다. 또 다른 저자에 의하면 후방 관절면의 50% 이상을 포함한 경우 예후가 나빴다고 한다.[10)]

다) 수술 방법

거종 골결합이 있는 부분이 돌출되어 있는데 그곳이 재거돌기에 해당하며, 그 위로 내측 족저신경이 주행한다. 돌출부보다 약 1cm 후하방을 절개한다. 돌출부의 바로 위 또는 약간 발등 쪽으로 장족지 굴곡근건이 지나가고, 돌출부의 하방으로는 장무지 굴곡근건이 지나간다. 돌출부를 노출하려면 장족지 굴곡근건을 발등 쪽으로 당기고, 내측 족저신경과 장무지 굴곡근건은 후하방으로 당겨야 하므로 장무지 굴곡근건을 따라서 절개한다. 내과와 뒤꿈치 사이의 중앙 부분에서 근위부로 하퇴부의 축에 평행하게 약 5cm를 연장하고, 원위부로는 재거돌기와 종골 내측돌기의 중간 부분, 즉 재거돌기의 약 1cm 후하방을 지나는 부분으로 절개하면 장무지 굴곡근건 위에 절개선이 놓이며 수술에 편리하다. 피하 조직보다 깊이 해부할 때 돌출부에 의하여 팽팽해진 내측 족저신경이 바로 아래에 있으므로 조금씩 주의하여 절개한다. 점차 깊이 도달하여 장족지 굴곡근건, 장무지 굴곡근건, 내측 족저신경을 당기면 돌출부가 노출된다. 대부분 관절을 알 수 있으나 관절 부분을 잘 알 수 없는 경우에는 절골도 또는 론저를 이용하여 돌출부를 일부 절제하면 관절이 노출된다. 그래도 관절면을 잘 알 수 없는 경우에는 관절이라고 판단되는 부위에 18G 주사침이나 강선을 삽입하고 방사선으로 확인한다. 중간 관절을 절제할 때 붙어 있는 부분보다 더 많이 정상 부분이 절제되기 쉬우므로 정상 연골이 노출되면 더 이상 절제하지 않도록 주의하여야 한다. 중간 관절이 결합된 부분을 절제하면 후방으로는 정상 연골이 노출되므로 알기 쉽지만 전방은 바로 족근관이므로 경계를 알기 어려운 경우가 있다. 뒤꿈치를 잡고 관절을 움직여 보면 전방 경계도 알 수 있고, 충분히 절제가 되었는지, 어느 정도 운동이 가능한지를 알 수 있다. 절제한 표면에 bone wax를 바르고 수술을 마친다. 장무지 굴곡근건이 절제면 중 후방의 거칠고 뾰족한 뼈 위에 놓이게 되는데 이로 인하여 장무지 굴곡근건이 뾰족한 뼈에 자극되어 수술 후 증상을 일으킬 가능성이 있다. 수술 후 엄지발가락을 움직일 때 통증을 호소하는 경우가 많으므로 장무지 굴곡건의 경로를 따라서 뼈를 부드럽게 다듬는다.

수술 후 약 4주간 석고 고정을 하는 것을 권하는 저자가 많지만 1~2주 경과 후에 고정을 제거하고 운동을 허용해도 된다.

(3) 주설상 결합(Naviculocuneiform Coalition)

Kumai 등은[5] 주설상 결합이 거종 결합 다음으로 흔하며, 전체 증례 중 30%를 차지할 만큼 흔하다고 하였다. 서양의 보고는 흔하지 않은 것으로 보아 진단이 간과되었거나 인종적인 차이로 인하여 빈도 차이가 있을 가능성이 있다. 주설상 결합이 있어도 거골하 관절의 운동 제한이 없으므로 강직성 편평족의 원인이 아니며, 그 중요성은 거종 결합이나 종주상 결합에 비하여 적은 편이다. 주 증세는 주설상 관절 내측 족저부의 둔한 통증인데, 장시간의 보행이나 운동에 의하여 증세가 발현되거나 악화되며, 휴식하면 호전된다. 증세가 전혀 없이 외상이나 다른 부위의 통증으로 방사선 촬영을 하다가 우연히 발견되는 경우가 흔하다. 보존적인 요법으로 호전되는 경우도 있으며 호전되지 않는 경우에는 수술적인 절제술이나 유합술을 시행한다.

(4) 기타

이외에 다양한 골결합이 있는데 그중에는 제1 중족 설상 관절의 골결합, 설상골간의 골결합 등이 보고되어 있다.

REFERENCES

1. **Alvarez RG, Marini A, Schmitt C, Saltzman CL** | Stage I and II posterior tibial tendon dysfunction treated by a structured nonoperative management protocol: an orthosis and exercise program. Foot Ankle Int, 27-1:2-8,2006.
2. **Arangio GA, Chopra V, Voloshin A, Salathe EP** | A biomechanical analysis of the effect of lateral column lengthening calcaneal osteotomy on the flat foot. Clin Biomech (Bristol, Avon), 22(4):472-7, 2007.
3. **Arangio GA, Salathe EP** | A biomechanical analysis of posterior tibial tendon dysfunction, medial displacement calcaneal osteotomy and flexor digitorum longus transfer in adult acquired flat foot. Clin Biomech (Bristol, Avon), 24(4):385-90, 2009.
4. **Arangio GA, Wasser T, Rogman A** | Radiographic comparison of standing medial cuneiform arch height in adults with and without acquired flatfoot deformity. Foot Ankle Int,27-8:636-8, 2006.
5. **Aronson J, Nunley J, Frankovitch K** | Lateral talocalcaneal angle in assessment of subtalar valgus: follow-up of seventy Grice-Green arthrodeses. Foot Ankle, 4-2:56-63, 1983.
6. **Basmajian JV, Stecko G** | The Role of Muscles in Arch Support of the Foot. J Bone Joint Surg Am, 45:1184-90,1963.
7. **Benedetti MG, Ceccarelli F, Berti L, Luciani D, Catani F, Boschi M, Giannini S** | Diagnosis of flexible flatfoot in children: a systematic clinical approach. Orthopedics, 34(2):94, 2011.
8. **Benthien RA, Parks BG, Guyton GP, Schon LC** | Lateral column calcaneal lengthening, flexor digitorum longus transfer, and opening wedge medial cuneiform osteotomy for flexible flatfoot: a biomechanical study. Foot Ankle Int, 28(1):70-7, 2007.
9. **Bleck EE, Berzins UJ** | Conservative management of pes valgus with plantar flexed talus, flexible. Clin Orthop Relat Res, 122:85-94, 1977.
10. **Bolt PM, Coy S, Toolan BC** | A comparison of lateral column lengthening and medial translational osteotomy of the calcaneus for the reconstruction of adult acquired flatfoot. Foot Ankle Int, 28(11):1115-23, 2007.
11. **Bordelon RL** | Hypermobile flatfoot in children. Comprehension, evaluation, and treatment. Clin Orthop Relat Res, 181:7-14,1983.
12. **Chi TD, Toolan BC, Sangeorzan BJ, Hansen ST, Jr** | The lateral column lengthening and medial column stabilization procedures. Clin Orthop Relat Res, 365:81-90, 1999.
13. **Conti S, Michelson J, Jahss M** | Clinical significance of magnetic resonance imaging in preoperative planning for reconstruction of posterior tibial tendon ruptures. Foot Ankle, 13-4:208-14, 1992.
14. **Cooper PS, Nowak MD, Shaer J** | Calcaneocuboid joint pressures with lateral column lengthening (Evans) procedure. Foot Ankle Int, 18-4:199-205, 1997.
15. **Coughlin MJ, Kaz A** | Correlation of Harris mats, physical exam, pictures, and radiographic measurements in adult flatfoot deformity. Foot Ankle Int, 30(7):604-12, 2009.
16. **Deland JT, Otis JC, Lee KT, Kenneally SM** | Lateral column lengthening with

calcaneocuboid fusion: range of motion in the triple joint complex. Foot Ankle Int, 16-11:729-33, 1995.

17. **DeOrio JK, Shapiro SA, McNeil RB, Stansel J** | Validity of the posterior tibial edema sign in posterior tibial tendon dysfunction. Foot Ankle Int ,32(2):189-92, 2011.
18. **Dogan A, Zorer G, Mumcuoglu EI, Akman EY** | A comparison of two different techniques in the surgical treatment of flexible pes planovalgus: calcaneal lengthening and extra-articular subtalar arthrodesis. J Pediatr Orthop B, 18(4):167-75, 2009.
19. **Dolan CM, Henning JA, Anderson JG, et al.** | Randomized prospective study comparing tri-cortical iliac crest autograft to allograft in the lateral column lengthening component for operative correction of adult acquired flatfoot deformity. Foot Ankle Int, 28(1):8-12, 2007.
20. **Dumontier TA, Falicov A, Mosca V, Sangeorzan B** | Calcaneal lengthening: investigation of deformity correction in a cadaver flatfoot model. Foot Ankle Int, 26-2:166-70, 2005.
21. **Ellis SJ, Williams BR, Wagshul AD, Pavlov H, Deland JT** | Deltoid ligament reconstruction with peroneus longus autograft in flatfoot deformity. Foot Ankle Int, 31(9):781-9, 2010.
22. **Ellis SJ, Yu JC, Johnson AH, Elliott A, O'Malley M, Deland J** | Plantar pressures in patients with and without lateral foot pain after lateral column lengthening. J Bone Joint Surg Am, 92(1):81-91, 2010.
23. **Giannini S** | Kenneth A. Johnson Memorial Lecture. Operative treatment of the flatfoot: why and how. Foot Ankle Int, 19-1:52-8, 1998.
24. **Gluck GS, Heckman DS, Parekh SG** | Tendon disorders of the foot and ankle, part 3: the posterior tibial tendon. Am J Sports Med, 38(10):2133-44, 2010.
25. **Gould N** | Graphing the adult foot and ankle. Foot Ankle, 2-4:213-9, 1982.
26. **Haddad SL, Myerson MS, Younger A, Anderson RB, Davis WH, Manoli A 2nd** | Symposium: Adult acquired flatfoot deformity. Foot Ankle Int, 32(1):95-111, 2011.
27. **Haddad SL** | Surgical strategies: use of the cuboid osteotomy in combination with the triple arthrodesis with lateral column overload. Foot Ankle Int, 30(9):904-11, 2009.
28. **Hadfield M, Snyder J, Liacouras P, Owen J, Wayne J, Adelaar R** | The effects of a medializing calcaneal osteotomy with and without superior translation on Achilles tendon elongation and plantar foot pressures. Foot Ankle Int, 26-5:365-70, 2005.
29. **Harris RI, Beath T** | Hypermobile flat-foot with short tendo achillis. J Bone Joint Surg Am, 30A-1:116-40, 1948.
30. **Helfet AJ** | A new way of treating flat feet in children. Lancet,270-6911:262-4, 1956.
31. **Hirose CB, Johnson JE** | Plantarflexion opening wedge medial cuneiform osteotomy for correction of fixed forefoot varus associated with flatfoot deformity. Foot Ankle Int,25-8:568-74, 2004.
32. **Jack EA** | Naviculo-cuneiform fusion in the treatment of flat foot. J Bone Joint Surg Br,35-B-1:75-82, 1953.
33. **Horton GA, Olney BW** | Triple arthrodesis with lateral column lengthening for treatment

of severe planovalgus deformity. Foot Ankle Int,16-7:395-400, 1995.

34. **Johnson KA, Strom DE** | Tibialis posterior tendon dysfunction. Clin Orthop Relat Res,239-239:196-206, 1989.

35. **Kanatli U, Gozil R, Besli K, Yetkin H, Bolukbasi S** | The relationship between the hindfoot angle and the medial longitudinal arch of the foot. Foot Ankle Int,27-8:623-7, 2006.

36. **Kelikian A, Mosca V, Schoenhaus HD, Winson I, Weil L Jr** | When to operate on pediatric flatfoot. Foot Ankle Spec, 4(2):112-9, 2011.

37. **King DM, Toolan BC** | Associated deformities and hypermobility in hallux valgus: an investigation with weightbearing radiographs. Foot Ankle Int, 25-4:251-5, 2004.

38. **Kitaoka HB, Lundberg A, Luo ZP, An KN** | Kinematics of the normal arch of the foot and ankle under physiologic loading. Foot Ankle Int,16-8:492-9, 1995.

39. **Kitaoka HB, Patzer GL** | Subtalar arthrodesis for posterior tibial tendon dysfunction and pes planus. Clin Orthop Relat Res, 345:187-94, 1997.

40. **Knupp M, Hintermann B** | The Cobb procedure for treatment of acquired flatfoot deformity associated with stage II insufficiency of the posterior tibial tendon. Foot Ankle Int, 28(4):416-21, 2007.

41. **Kosashvili Y, Fridman T, Backstein D, Safir O, Bar Ziv Y** | The correlation between pes planus and anterior knee or intermittent low back pain. Foot Ankle Int, 29(9):910-3, 2008.

42. **Kulcu DG, Yavuzer G, Sarmer S, Ergin S** | Immediate effects of silicone insoles on gait pattern in patients with flexible flatfoot. Foot Ankle Int,28-10:1053-6, 2007.

43. **Levy JC, Mizel MS, Wilson LS, et al.** | Incidence of foot and ankle injuries in West Point cadets with pes planus compared to the general cadet population. Foot Ankle Int, 27(12):1060-4, 2006.

44. **Logel KJ, Parks BG, Schon LC** | Calcaneocuboid distraction arthrodesis and first metatarsocuneiform arthrodesis for correction of acquired flatfoot deformity in a cadaver model. Foot Ankle Int, 28(4):435-40, 2007.

45. **Lutz M, Myerson M** | Radiographic analysis of an opening wedge osteotomy of the medial cuneiform. Foot Ankle Int, 32(3):278-87, 2011.

46. **Mann R, Inman VT** | Phasic Activity of Intrinsic Muscles of the Foot. J Bone Joint Surg Am,46:469-81, 1964.

47. **Moraleda L, Mubarak SJ** | Flexible flatfoot: differences in the relative alignment of each segment of the foot between symptomatic and asymptomatic patients. J Pediatr Orthop, 31(4):421-8, 2011.

48. **Mosca VS** | Flexible flatfoot and skewfoot. Instr Course Lect,45:347-54, 1996.

49. **Murley GS, Landorf KB, Menz HB** | Do foot orthoses change lower limb muscle activity in flat-arched feet towards a pattern observed in normal-arched feet? Clin Biomech (Bristol, Avon), 25(7):728-36, 2010.

50. **Oh I, Williams BR, Ellis SJ, Kwon DJ, Deland JT** | Reconstruction of the symptomatic idiopathic flatfoot in adolescents and young adults. Foot Ankle Int, 32(3):225-32, 2011.

51. **Ouzounian TJ, Shereff MJ** | In vitro determination of midfoot motion. Foot Ankle,10-3:140-6, 1989.
52. **Parsons S, Naim S, Richards PJ, McBride D** | Correction and prevention of deformity in type II tibialis posterior dysfunction. Clin Orthop Relat Res, 468(4):1025-32, 2010.
53. **Pedowitz WJ, Kovatis P** | Flatfoot in the Adult. J Am Acad Orthop Surg,3-5:293-302, 1995.
54. **Pehlivan O, Cilli F, Mahirogullari M, Karabudak O, Koksal O** | Radiographic correlation of symptomatic and asymptomatic flexible flatfoot in young male adults. Int Orthop, 33(2):447-50, 2009.
55. **Richardson EG** | Pes planus. In Canaly ST(ed) : Campbell's operative orthopaedics, ed 10. St. Louis, Mosby 1712-45, 2003.
56. **Sangeorzan BJ, Mosca V, Hansen ST, Jr** | Effect of calcaneal lengthening on relationships among the hindfoot, midfoot, and forefoot. Foot Ankle,14-3:136-41,1993.
57. **Simon SR, Mann RA, Hagy JL, Larsen LJ** | Role of the posterior calf muscles in normal gait. J Bone Joint Surg Am,60-4:465-72, 1978.
58. **Staheli LT, Chew DE, Corbett M** | The longitudinal arch. A survey of eight hundred and eighty-two feet in normal children and adults. J Bone Joint Surg Am,69-3:426-8, 1987.
59. **Thordarson DB, Schmotzer H, Chon J, Peters J** | Dynamic support of the human longitudinal arch. A biomechanical evaluation. Clin Orthop Relat Res,316:165-72, 1995.
60. **Tien TR, Parks BG, Guyton GP** | Plantar pressures in the forefoot after lateral column lengthening: a cadaver study comparing the Evans osteotomy and calcaneocuboid fusion. Foot Ankle Int, 26-7:520-5, 2005.
61. **Tudor A, Ruzic L, Sestan B, Sirola L, Prpic T** | Flat-footedness is not a disadvantage for athletic performance in children aged 11 to 15 years. Pediatrics, 123(3):e386-92, 2009.
62. **Wapner KL, Hecht PJ, Shea JR, Allardyce TJ** | Anatomy of second muscular layer of the foot: considerations for tendon selection in transfer for Achilles and posterior tibial tendon reconstruction. Foot Ankle Int,15-8:420-3, 1994.
63. **Wenger DR, Mauldin D, Speck G, Morgan D, Lieber RL** | Corrective shoes and inserts as treatment for flexible flatfoot in infants and children. J Bone Joint Surg Am,71-6:800-10, 1989.
64. **Wright DG, Desai SM, Henderson WH** | Action of the Subtalar and Ankle-Joint Complex during the Stance Phase of Walking. J Bone Joint Surg Am,46:361-82, 1964.
65. **Wong YS** | Influence of the abductor hallucis muscle on the medial arch of the foot: a kinematic and anatomical cadaver study. Foot Ankle Int, 28-5:617-20, 2007.
66. **Wood EV, Syed A, Geary NP** | Clinical tip: the reverse coleman block test radiograph. Foot Ankle Int, 30-7:708-10, 2009.

Tarsal coalition

1. **Cain TJ, Hyman S** | Peroneal spastic flat foot. Its treatment by osteotomy of the os calcis. J Bone Joint Surg Br,60-B-4:527-9, 1978.

2. **El Rassi G, Riddle EC, Kumar SJ** | Arthrofibrosis involving the middle facet of the talocalcaneal joint in children and adolescents. J Bone Joint Surg Am,87:2227–31, 2005.
3. **Harris RI** | Rigid valgus foot due to talocalcaneal bridge. J Bone Joint Surg Am,37-A-1:169–83, 1955.
4. **Hetsroni I, Nyska M, Mann G, Rozenfeld G, Ayalon M** | Subtalar kinematics following resection of tarsal coalition. Foot Ankle Int,29–11:1088–94, 2008.
5. **Kumai T, Tanaka Y, Takakura Y, Tamai S** | Isolated first naviculocuneiform joint coalition. Foot Ankle Int,17–10:635–40, 1996.
6. **Kumar SJ, Guille JT, Lee MS, Couto JC** | Osseous and non-osseous coalition of the middle facet of the talocalcaneal joint. J Bone Joint Surg Am,74–4:529–35, 1992.
7. **Leonard MA** | The inheritance of tarsal coalition and its relationship to spastic flat foot. J Bone Joint Surg Br,56B–3:520–6, 1974.
8. **Lui TH** | Arthroscopic resection of the calcaneonavicular coalition or the "too long" anterior process of the calcaneus. Arthroscopy,22–8:903 e1–4, 2004.
9. **Mann RA, Baumgarten M** | Subtalar fusion for isolated subtalar disorders. Preliminary report. Clin Orthop Relat Res,226:260–5, 1988.
10. **Scranton PE, Jr** | Treatment of symptomatic talocalcaneal coalition. J Bone Joint Surg Am,69–4:533–9, 1987.
11. **Staser J, Karmazyn B, Lubicky J** | Radiographic diagnosis of posterior facet talocalcaneal coalition. Pediatr Radiol,37–1:79–81, 2007.

10. 건 질환
Disorders of Tendons

가. 총론

건 손상 중에서 후방 경골근건의 기능 장애는 편평족편에서 기술하였고, 아킬레스건 손상은 별도로 기술하였다. 후방 경골근건과 아킬레스건 이외에 관심의 대상이 되고 있는 건은 비골건이므로 비골건의 손상을 가장 먼저 기술하였으며, 기타 건 손상에 전방 경골근건과 장무지 굴곡근건의 손상에 대하여 기술하였다. 기타 건 손상에 대한 보고는 많지 않은 편인데 그 이유는 파열에 의하여 심각한 장애를 초래하는 경우가 적기 때문인 것으로 생각된다.

작은 족지의 중족 족지 관절의 신전 변형에 대한 수술적 치료 방법 중에 장족지 신전근건을 절단하기도 하고, 갈퀴 족지의 수술적 치료 방법 중에 장족지 굴곡근건을 절단하기도 하는 등 손에서는 전혀 생각할 수도 없는 건을 희생하는 방법으로 치료하여도 별 문제가 없기 때문에 족부의 건 손상에 대한 관심이 별로 없는 편이다. 그러나 질병을 치료하기 위하여 건을 절단하고 건 절단에 의하여 발생하는 경미한 이상을 당연한 것으로 받아들이는 것과 정상인이 건 파열을 당한 경우를 동일하게 생각할 수는 없으며, 장기적인 문제점들이 우려되므로 가능하다면 파열된 건이 해부학적인 기능을 할 수 있도록 봉합하고 재건하려는 것이 현재의 경향이다.

(1) 건 병증의 기초 과학

건증은 반복적인 작은 외상, 연령 증가 등에 의해서 건의 퇴행성 변화와 위축이 발생하는 비염증성 질환이다. 건 섬유가 퇴행성 변화를 일으키고 위축되지만 실제 두께는 두꺼워진다.

건증에 대한 영상 진단 방법은 초음파 검사와 MRI가 있다.

건 병증은 과도하게 사용하여 발생한다. 과사용을 하면 건을 보호하기 위해서 재생하는 방향으로 변화가 일어나기도 하지만 퇴행성 변화를 일으키기도 하는데 퇴행성 변화는 apoptosis와 MMP가 유리되어 발생한다. 재생성 변화보다 퇴행성 변화가 더 크면 세포외 기질이 파괴되고 건세포가 죽는다. 건이 비정상적으로 약해지고 통증이 생기면서 파열되기 쉽다.[2)]

(2) 건 병증의 치료 방법

건증의 기본적인 치료 방법은 휴식, 비스테로이드성 소염 진통제, 국소 스테로이드 주사 요법 등이었다. 그러나 이와 같은 치료 방법은 건증이 염증성 질환이라는 가정 하에 하는 것이며 건증은 염증 변화가 아니기 때문에 염증을 조절하려는 기존의 치료 방법은 별 효과가 없다.

건 병증에서 나타나는 조직학적 변화는 콜라겐 섬유의 퇴행성 변화와 분해, 세포수의 증가 등이며 염증성 변화는 별로 없다. 육안 소견상에는 건의 비후가 있고, 기능 상실과 통증이 발생한다.

건을 과사용하면 MMP의 생산, 건세포의 apoptosis, 건의 연골양 변화(chondroid metaplasia)가 발생하며, IGF 1과 NOS와 같은 보호 인자가 나타난다. 이런 생화학적인 변화가 대부분은 병적이고 건의 퇴행성 변화를 일으키지만 일부는 건에 이롭고 건을 보호하는 인자이다. 건 병증은 건을 보호하고 재생시키는 변화와 과사용에 의한 퇴행성 변화와의 불균형에 의하여 발생한다.[2)]

가) 비스테로이드성 소염 진통제

1~2주 동안의 단기간에는 건 병증에 의한 통증에 효과적이다. 특히 견관절의 점액낭염이나 건증에 효과가 있지만 아킬레스건증에 대하여는 별 효과가 없다. 오래된 질환이고 증상이 심한 경우에는 스테로이드 주사든 비스테로이드성 소염 진통제이든 효과가 적다. 비스테로이드성 소염 진통제를 장기간 국소 도포하거나 투약한다고 해서 효과가 있다고 할 만한 근거가 별로 없다. 그래서 장기간 사용하면 부작용만 증가하므로 권장할 만하지 않다.

나) 물리 요법

냉 · 온찜질, 초음파 치료 등 다양한 물리 요법을 치료에 이용하고 있으나 근본적으로 건증을 치료하는 효과가 있는가에 대하여는 의문이 있다.

다) 원심성 근력 운동

기존의 근육 운동 방법은 근력 운동을 하면서 근육의 길이가 짧아지는 방향으로 운동하는 것만을 강조하였다. 그러나 건 손상은 근육의 길이가 늘어나면서 근육이 작용하는 상태에서 흔히 발생한다는 이론에서 원심성 근력 운동을 하게 되었고, 그 결과가 상당히 좋다고 보고되었다.[1,4,7)]

전문적인 운동선수가 아닌 운동하는 일반인의 아킬레스건염에 대하여 효과가 있다고 보고되었다. 원심성 근력 운동을 한 경우는 82%가 호전되었고 중심성 근력 운동을 한 경우에는 36%가 호전되었다.[4)] 또한 초음파 검사 및 MRI상에서도 건이 얇아지고 정상화되는 소견을 나타냈다.[5] 또한 부착부 아킬레스건염보다는 비부착부 아킬레스건염에서 효과가 좋다.

특히 아킬레스건과 슬개건 등에 대한 원심성 근력 운동의 효과가 많이 연구되었다. 대표적인 아킬레스건의 원심성 근력 운동은 다음과 같다.

계단 모서리에 뒤꿈치를 공중에 띄운 상태로 선 후 뒤꿈치를 들어 올린다. 그리고 한쪽 발은 앞으로 들어 올리고 한 발만 바닥에 닿아 있는 상태에서 뒤꿈치를 내린다. 몸무게를 지탱하기 위하여 하퇴 삼두근이 수축하며, 뒤꿈치가 아래로 내려가면서 근육은 수축한 상태에서 늘어난다. 이와 같은 운동 15회를 1세트라고 하며 한 번에 2세트를 한다. 하루에 두 차례 하고, 12주간 지속한다. 하루에 총 60회를 하는데 통증이 발생하지 않고 잘할 수 있게 되면, 2kg 정도의 물건을 넣은 배낭을 메고 하며 점점 그 무게를 늘린다. 또는 횟수를 하루 3세트까지 늘릴 수 있다.

(3) 혈소판 풍부 자가 혈장을 이용한 건 병증의 치료

혈소판 풍부 자가 혈장(이하 혈장)은 1970년대부터 사용되었으며, 이 혈장에는 인체 조직의 재생에 필요한 성장 인자가 농축되어 있다.

역사적으로 어떤 질환에 대하여 새로운 치료법이 나오면 실제로 그 치료법에 대한 과학적인 근거가 부족한데도 불구하고 의사도 환자도 그 새로운 치료법에 열광하는 경우가 있다. 그러나 혈소판 풍부 자가 혈장이 건 병증에 뚜렷한 효과가 있다는 확증이 아직 부족하다.[3,6]

가) 혈소판 풍부 자가 혈장의 정의

혈소판은 말초 혈액에 있는 작고 핵이 없는 구조물로 혈액의 응고가 기본적인 기능이다. 혈소판은 창상 치유를 시작하고 규제하는 다양한 단백질, 사이토카인 등을 포함하고 있다. 정상 혈액의 경우 혈소판은 1cc 당 15~35만 개이다. 혈소판 풍부 자가 혈장은 cc 당 100만 개 이상의 혈소판을 포함하며, 조직의 치유를 촉진한다. 성장 인자 농도가 보통 혈장의 3~5배이다.

나) 혈소판 풍부 자가 혈장 내에 있는 생활성 인자들(bioactive factors in PRP)

혈소판 내의 α-granule에는 다양한 성장 인자와 사이토카인이 있고 이것들이 조직 재생을 증진한다. 기본적인 사이토카인에는 TGF-β, PDGF, IGF-II, FGF, epidermal growth factor, VEGF, endothelial cell growth factor 등이 있다. 이런 사이토카인들이 세포 증식,

주화성(chemotaxis), 세포 분화, 혈관 생성 등에 중요한 역할을 한다. 혈소판 풍부 자가 혈장의 특별한 가치는 이런 자연적인 사이토카인들이 정상적인 생리적 비율대로 있다는 것이다. 이와 대조적으로 외부로부터의 사이토카인, 예를 들면 골형성 단백질(BMP)은 recombinant 기술로 합성되어서 매개체를 통하여 대용량으로 공급할 수 있다. 인체 조직의 재생은 고도로 복합적인 과정이며, BMP와 같은 한 가지 사이토카인을 대량으로 주입하는 것은 생리적으로 다양한 인자가 적절히 배합된 것에 비하여 효과가 제한적일 가능성이 있다.

혈소판 내의 α-granule에는 여러 가지의 생활성 인자(serotonin, histamine, dopamine, calcium, adenosine)들이 포함되어 있다. 이런 요소들도 조직 재생에 중요한 기능을 한다. 조직 재생은 염증, 증식, 재조형(remodeling)의 3단계로 이루어지는데, 염증기는 조직 손상 후에 발생하며, 혈소판이 자극되어 응집되고 성장 인자와 사이토카인, 혈액 응고 인자들을 분비한다. 히스타민과 세로토닌 등이 혈소판에서 분비되어 모세혈관 투과성을 증진시키고, 염증 세포들이 손상 부위로 이동하게 하며 대식 세포(macrophage)를 활성화한다. 응고된 혈액 자체가 조직 재생에서 세포들이 들러붙을 수 있고, 조직 재생 과정을 시작할 수 있는 기질로 작용한다.

다) 혈소판 풍부 자가 혈장의 생성(Formulation of Protein Rich Plasma)

혈소판 풍부 자가 혈장은 혈액 응고가 되지 않은 혈액으로부터 만들어진다. 혈액이 응고되면 혈소판이 응고된 덩어리의 일부가 되므로 혈소판 풍부 자가 혈장을 만들 수 없다. 그러므로 혈소판 풍부 자가 혈장을 만드는 것은 citrate를 첨가하여 이온화된 calcium과 결합하여 혈액 응고 과정을 방지한다. 그리고 한 번 또는 두 번 원심 분리를 한다. 첫번째 원심 분리 과정에서 적혈구와 백혈구를 혈장과 혈소판에서 분리한다. 두 번째 원심 분리에서 혈소판과 혈장을 분리한다. 그다음에 원하는 곳으로 운반하기 위하여 응고를 시키는데 그 한 가지 예가 bovine thrombin이다. 그래서 응고 과정이 활성화된다. 응고 과정이 활성화되면 α-granule에서 성장 인자가 유리되는데 이 과정을 degranulation이라고 한다.

저장된 성장 인자의 약 70%가 10분 내에 배출되며 1시간 내에 모든 성장 인자가 배출된다. 그리고 혈소판이 살아 있는 동안 소량의 성장 인자가 지속적으로 생성된다. Bovine thrombin을 사용하면 이에 대한 항체가 생길 수 있다. 그런데 이것은 드물지만 심각한 합병증이며 immune mediated coagulopathy를 초래할 수있다.

성장 인자의 배출을 지연시키기 위하여 platelet rich fibrin matrix를 만들 수 있다.

이 과정은 $CaCl_2$를 첨가하여 프로트롬빈으로부터 자가 트롬빈을 만드는 것이다. 두 번째 원심 분리를 할 때 $CaCl_2$를 첨가하면 dense fibrin matrix가 만들어진다. 그래서 혈소판이 fibrin matrix 내에 갇히게 된다. 이 과정에서는 소량의 트롬빈이 생성되므로 혈소판이 소량만 활성화된다. 그래서 성장 인자가 7일 동안 서서히 유리된다. 또한 fibrin matrix는 세포 이동과 새로운 기질 형성을 하기 위한 전도성의 틀(conductive scaffold)로 작용하여 재생을 촉진한다. 혈소판을 활성화하기 위한 다른 방법은 1형 콜라겐을 이용하는 것이다. 또한 1형 콜라겐으로부터 만들어진 응고는 bovine thrombin으로부터 만들어진 것에 비하여 줄어드는 정도가 적다.

정상 조직 내의 콜라겐이 혈소판을 활성화할 수 있는지에 대하여는 더 연구가 필요하다. 조직의 콜라겐이 혈소판을 활성화할 수 있다면 비활성화된 혈소판 풍부 자가 혈장을 조직에 주사한 후에 점차적으로 서서히 성장 인자가 배출될 것이다.

라) 연부 조직에 대한 PRP의 효과 (effect of PRP on soft tissues)

현재 임상적으로 다양한 만성 건증(chronic tendinopathy)에 사용되고 있는데 주관절 외상과염, 아킬레스건증, 족저 근막염, 슬개건증 등에 이용한 보고들이 있다. 급성 건 및 근육 손상에 대하여 이용한 보고들도 있다. 예를 들어 근육 손상에 대한 혈소판 풍부 자가 혈장 사용은 근육 조직의 재생이 정상적인 근육이 아니라 섬유 조직으로 대치될 가능성에 대한 염려가 있다는 가설이 있는데, 이는 혈소판 풍부 자가 혈장을 근육에 주사한 후에 나타나는 TGF-β의 증가에 따른 가정적인 합병증이다. 근육을 이용한 실험실 연구에서 TGF-β가 섬유화를 일으킨다는 보고가 있기 때문이다. 만약 근육에 섬유화가 일어난다면 재발성 손상의 가능성이 높아질 것이다. 그래서 근육 손상 부위에 혈소판 풍부 자가 혈장을 주입할 때는 이런 가능성을 생각해 봐야 한다.

마) 기타

수술 도중에 사용하는 경우 슬관절 치환술시에 출혈을 감소시키고 창상 치유를 촉진한다는 보고들이 있다. 또 전방 십자 인대 재건, 급성 아킬레스건 파열, 어깨의 회전 근개 봉합, 급성 연골 손상의 치료, 불유합과 골결손 부위의 재생이나 골관절염에 대한 이용이 보고되어 있다.

나. 비골건 손상(Disorders of Peroneal Tendons)

(1) 비골건의 건초염 및 파열

비골건의 손상 중 아탈구와 탈구 등은 드물게 보고되어 있으나, 마멸에 의한 파열(attritional rupture)은 최근에 들어서 그 중요성이 부각되고 빈도도 높다고 한다.[10,12,15)]

가) 해부학 및 분류

비골건의 손상은 부위에 따라 비골 결절(peroneal tubercle)보다 근위부의 족관절 외과를 돌아가는 부분과 비골 결절 원위부의 병변으로 구분할 수 있는데, 근위부에서는 단비골건의 병변이 흔하고, 원위부에서는 장비골건의 병변이 흔하다 그림 10-1 .

① 단비골건(Peroneus Brevis Tendon)

근건 이행 부위(musculotendinous junction)가 길고, 족관절 외과보다 원위부까지 근육이 부착되어 있는 경우도 흔하다. 가장 강한 외전근이며 족관절을 배굴시키고, 발을 외번시키는 작용도 한다. 특히 입각기의 마지막 부분에서 발을 안정시키는 역할을 한다.

단비골건 이상의 원인은 1) 비골구(fibular groove) 내에서 장비골건과 외과 사이에 끼어

그림 10-1 비골건 손상 부위

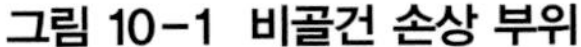

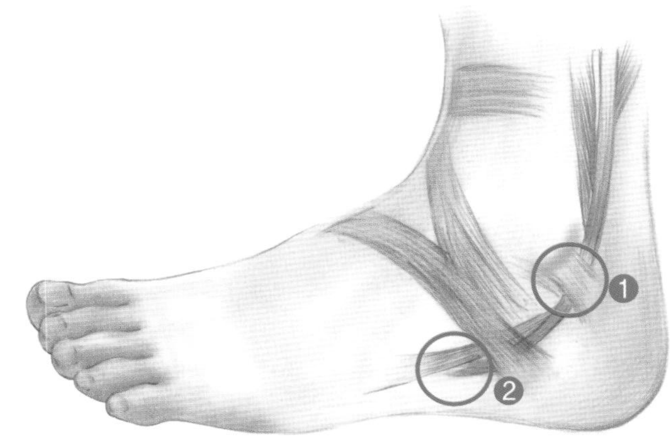

근위부(①)에서는 단비골건의 손상이 많고 원위부(②)에서는 장비골건의 손상이 많다.

그림 10-2

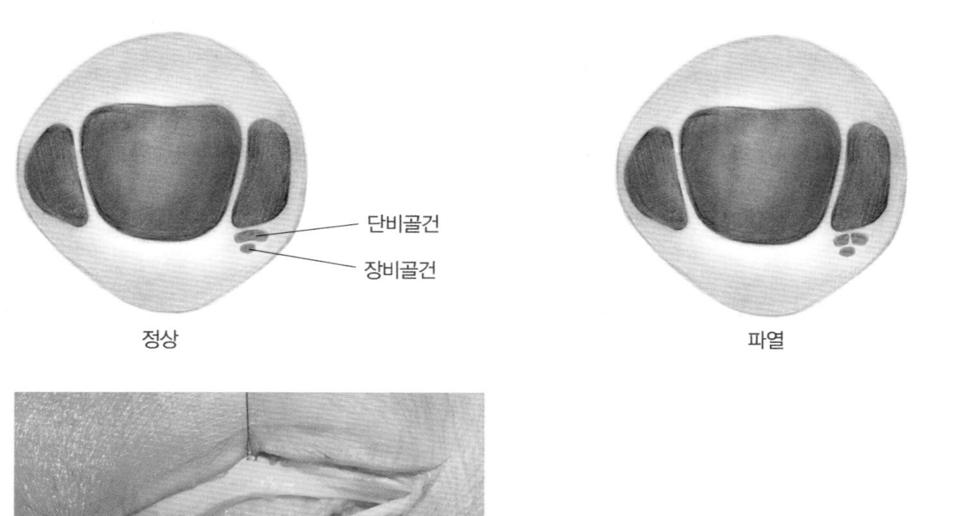

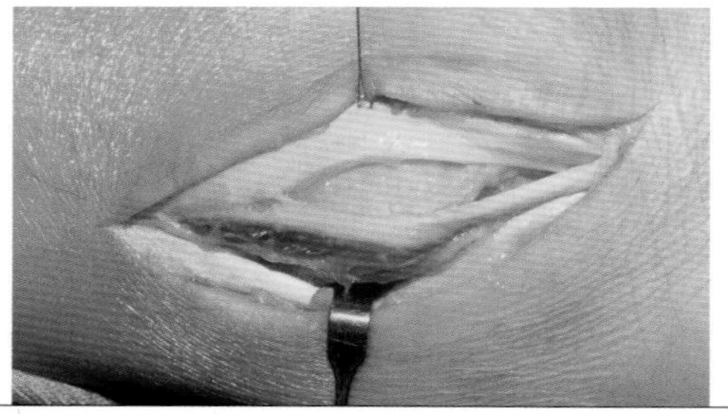

족관절 부위에서 단비골건이 장비골건에 눌리면서 파열되는 것을 도식화한 그림과 수술장 사진.

압박됨 그림 10-2,[14] 2) 아탈구(비골구가 얕거나, 뒤꿈치가 외반되어 있거나 건의 부착 부위가 외측으로 치우쳐 있는 경우에는 아탈구가 일어날 수 있는데, 아탈구가 단비골건 종파열의 원인이 되기도 한다.),[4,14] 3) 족관절의 불안정성,[10,12,15] 4) 과사용(overuse) 등이 있다.

특히 과사용은 무용수, 달리기 선수, 경보 선수 등에게 많이 나타난다. 나이가 들면서 건의 혈액 순환이 나빠져 퇴행성 변화를 일으킬 가능성이 있으나 실제로는 혈액 순환이 나빠지지는 않는다고 한다.[13]

파열의 길이 및 정도는 다양하며, 외과의 원위부로부터 시작되며 건의 깊은 쪽, 즉 외과의 후방과 접촉하는 부위에서부터 시작된다.

② 장비골건(Peroneus Longus Tendon)

제1 중족골두를 족저 굴곡시키고 발을 회내 외반(pronation, valgus)시키고, 족관절을 족저 굴곡시킨다. 급성 파열인 경우에는 비부골(os peroneum)의 골절이 동반되는 경우도 있다.[6,9]

장비골건 내의 종자골을 비부골이라고 하며, 방사선상 이 뼈가 보이지 않더라도 골화되지 않은 연골 또는 섬유 연골의 형태로 항상 존재한다고 하는데, 방사선 소견상에서는 26% 정도 나타나고, 그중 24% 정도는 두 개 이상의 조각으로 되어 있다.[6] 주위의 족저 근막, 입방골, 제 5 중족골 기저부, 단비골건 등과 연결되어 있으므로 골절이 되더라도 전위가 별로 없는 경우가 대부분이지만, 골편이 점차 근위부로 전위되기도 한다. 비부골이 있거나 없거나 치료 및 예후에는 큰 관계가 없다.[9]

Sobel은 비부골 부위의 통증을 통증성 비부골 증후군(painful os peroneum syndrome)이라고 하였다. 비부골 부위의 통증의 원인에는 1) 급성 골절, 2) 가골에 의한 협착성 장비골건 건초염(stenosing peroneus longus tenosynovitis), 3) 비부골의 근위 또는 원위부에서 장비골건의 부분 파열, 마멸 또는 파열, 4) 거대 비골 결절(peroneal tubercle)에 장비골건이 마멸되거나 비부골의 충돌(impingement) 등이 있다.[16]

나) 진단

병력상 외상이 있었는지, 족관절의 재발성 염좌나 불안정성이 있는지를 알아본다. 족관절 외과의 후방에서 족저부 외측에 이르는 비골건의 경로를 따라 압통 및 부종이 있는지를 본다. 압통이 있는 부위는 파열이나 활막염이 있는 부위인데, 특히 상방 및 하방 비골 지대(peroneal retinaculum)에서 나타나며 장비골건이 족저부로 들어가는 입방골의 바닥 부분에 압통이 있을 수도 있다. 건초염에 의하여 염발음(crepitus)이 있을 수도 있으며, 건초는 매우 두꺼워지고 건의 운동이 제한되어 비골건의 경련이 발생하기도 한다.

이와 같은 국소 부위의 이상 소견 이외에 서 있는 상태에서 발 전체의 모양을 잘 관찰한다. 종아치의 높이와 뒤꿈치의 내반, 외반의 유무를 관찰한다. 요족 내반(cavovarus) 변형이 있는 경우에는 비골건의 손상 가능성이 높기 때문이다. 비골 신경 마비나 요추부 신경근 병증(lumbar radiculopathy) 등에 의한 증세가 있는지를 검사해 보아야 한다. 건의 퇴행성 변화를 일으킬 수 있는 전신적인 질환(류머티스성 관절염, 혈청 음성 척추 관절병증, 통풍 등)이 있는지도 검사한다. 비골건이 완전히 파열되지 않은 경우에는 근력이 거의 정상적이다.

비부골의 견열 골절은 단순 방사선 촬영으로 알 수 있으며,[17] 이외에 골 주사 검사, 건 조영술(tenogram), MRI 등이 진단에 도움이 될 수 있다. 또한 종골의 축상(axial view)을 촬영하여 종골 외측 벽의 골극이나 종골의 부정 유합 등이 있는지를 검사한다. MRI가 진단에 필수적인 것은 아니지만, 활막염만 있는 경우와 건의 파열이 있는 경우를 감별하거나, 수술 전에

그림 10-3 비부골(Os peroneum)

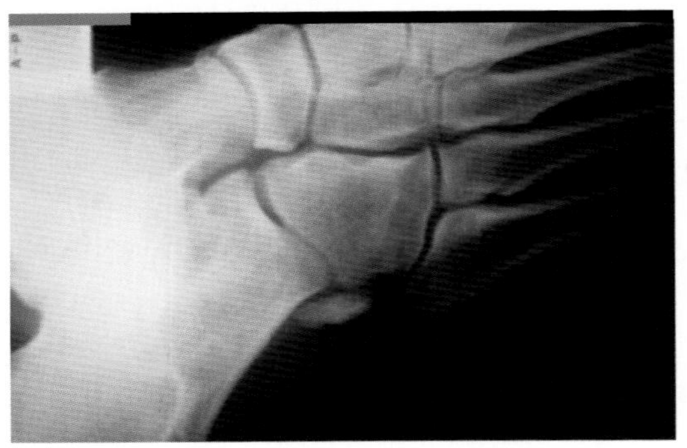

비부골의 형태는 다양하며 이 사진과 같이 골절 후에 커진 경우에 증세의 원인이 될 수 있다.

단비골건의 근육 부분이 외과의 원위부까지 연장되어 있는지, 제4 비골건(peroneus quartus) 등의 해부학적 변형이 있는지를 진단하는 데 도움이 될 수 있다.[11]

제4 비골건이란 단비골근에서 시작하여 종골에 부착하는 별도의 건을 말하는데, 이와 같은 별개의 건이 있는 경우에는 상방 비골 지대 부위에서 협착에 의한 증세를 유발할 수 있으므로 중요한 의미가 있다.

이외에도 다양한 해부학적 변형이 있을 수 있다.[8] 그러나 MRI상 위음성(false negative)인 경우도 있으며, 이러한 경우에 MRI 소견만을 근거로 보존적인 치료를 지속하면 수술적 치료가 지연되어 활동 장애의 기간이 길어질 수도 있다. 또한 사체 해부 결과에 의하면 정상인의 상당수에서 종파열의 소견을 보이므로,[1] 종파열이 반드시 증세를 일으키거나, 반드시 치료를 요하는 질환은 아니라고 생각되므로 MRI 소견만으로 수술 여부를 결정하기는 어려울 것이다.

비부골에 의한 증세는 1) 장비골건 및 단비골건 경로의 부종 및 압통, 2) 제1열(first ray)을 족저 굴곡할 때, 또는 보행시 뒤꿈치 들림(heel off) 때, 족저부 외측의 통증, 3) 자갈 위를 걷는 듯한 느낌 등이 있을 수 있다. 자갈 위를 걷는 듯한 느낌은 비부골과 입방골 간의 관계가 정상이 아니기 때문일 가능성이 있다 그림 10-3.

다) 치료

비골건 이상에 의한 경미한 증세는 비스테로이드성 소염 진통제를 투여하거나, 4~6주간 석고 고정을 할 수 있으며, 운동 전에 준비 운동으로 warm-up과 스트레칭을 하여 치료한다. air cast와 같은 족관절 보조대를 착용하여 과도한 내번을 방지하고, 비골건에 가해지는 스트

그림 10-4

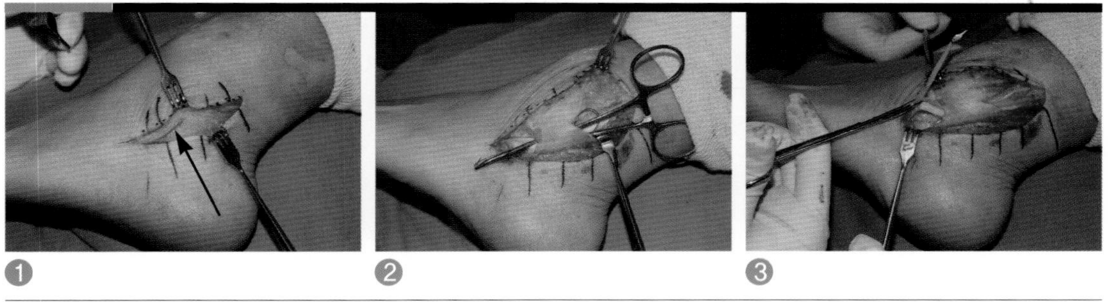

① 비골건을 노출시키는 절개선은 비복신경에 주의해야 하는데 혈관이(화살표) 보이면 바로 거기에 신경이 있다. ② 비골 지대를 절개하지 않고 파열된 건을 비골 지대 아래로 통과시키고 있다. ③ 비골 지대 원위부에서 파열된 부분을 절제하였다.

그림 10-5

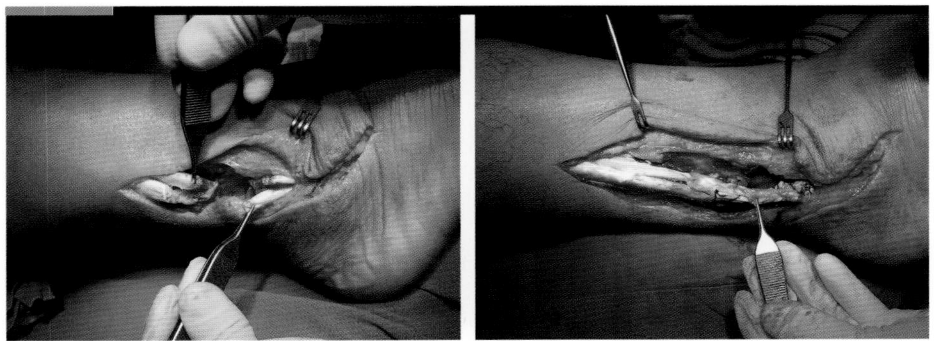

진구성 장비골건 및 단비골건 파열. 두 개의 건을 연결할 수 없어서 장비골건을 절제하여 단비골건의 근위단과 원위단 사이를 연결하였다.

레스를 감소시킨다. 목이 높은 농구화도 족관절을 보호하는 데 유용하다.

Sammarco는 완전 파열이 있더라도 증세와 기능 장애가 없으면 수술이 필요없다고 하였는데, 급성 파열을 조기에 진단한 경우에는 봉합하는 것이 좋다고 생각된다. 수술시에는 항상 비골건의 혈류가 지나가는 건막과 건 사이의 연부 조직을 가능한 한 보존하도록 주의를 기울여야 한다 그림 10-4.

완전 파열 후 시일이 경과하여 일차 봉합이 불가능한 경우의 치료 방법은 1) 증세가 없는 경우에는 그대로 두고 재활 운동으로 회복시킬 수도 있고, 2) 족저근(plantaris)이나 단비골건의 1/2을 이용하여 건이식을 하여 중간 결손 부위를 재건하거나, 3) 두 개의 비골건 중 파열되지 않은 건에 파열된 건의 근위단을 봉합할 수도 있고 그림 10-5,[3,17,18] 4) 종골의 외측부에 부착시키는 방법도 있다.[9]

두 개의 건 중에서 단비골건이 파열되고 장비골건이 정상인 경우에 단비골건의 근위단을 장비골건에 봉합하면, 단비골건의 운동 범위(excursion)가 길지 않으므로 정상적인 장비골건의 운동마저 제한될 위험성이 있다. 종골의 외측부에 부착시키는 이유는 정상적인 기능을 기대하지는 못하지만, 족관절 외측의 불안정성을 감소시키는 역할과 외번 기능을 기대하기 때문이다. 장비골건은 단비골건과 달리 제1 중족골을 족저 굴곡시키는 역할이 있다. 그러므로 장비골건의 기능을 회복시키지 않는 경우에는 장기 추시상에서 배부 건막류(dorsal bunion)가 발생할 가능성이 있으며 이러한 가능성에 대하여 환자에게 미리 설명해 주어야 한다. 완전 파열인 경우에는 수술 후 6주간 고정하며, 종파열인 경우에는 4주 이내로 고정하고, 조기에 재활 운동을 시작한다.

① 활막염

보존적인 방법으로 증세가 호전되지 않은 경우에는 건활막 절제술(tenosynovectomy)을 시행한다. 수술 소견은 다양하며, 맑은 액체가 있고 건은 정상인 경우도 있고, 비골건에 작은 파열이 있는 경우도 있다. 더 심한 경우는 활막이 두꺼워져서 섬유화된 경우도 있다.[5)]

㉠ 비골건 활막 절제술의 술기

1. 외과의 10~12cm 근위부에서부터 비골의 1cm 후방을 따라서 절개를 하여 비골의 원위단의 1cm 아래를 지나서 제5 중족골 기저부를 향하여 3~4cm 더 절개한다.

2. 근위부에서 비골건의 활막을 열고 건을 상방 비골 지대(superior peroneal retinaculum) 부위까지 따라 가면서 관찰한다. 이 구조물의 근위 및 원위부에서 건이 정상적인 것처럼 보이면 상방 비골 지대를 1cm 이하만 절개한다. 만약 이 지대와 활막이 두꺼워져 보이고, 건의 운동을 방해한다고 판단되면 상방 비골 지대를 모두 절개하고 하방 비골 지대 부위를 관찰한다. 활막염은 이 두 개의 비골 지대를 모두 절개하여야 하는 경우는 거의 없다.

3. 비골에서 상방 비골 지대로 향하며, 장단비골건을 분리하고 있는 격벽(septum)을 주의해서 보면 별도의 구획 내에 부비골건(accessory peroneal tendon)이 있는 경우도 있다. 이 격벽을 절개하고 별도의 부비골건이 있는지를 잘 살펴본다.

4. 활막이 건의 운동을 방해하는 경우에는 비골 지대를 봉합하지 않는다. 발이 약간 족저 굴곡, 외반된 상태에서 단하지 석고 고정을 한다.

㉡ 수술 후 처치

3주간 체중 부하를 하지 않도록 한다. 그 후에 3주간 체중 부하 석고 고정을 한다. 그리고 air cast와 같은 족관절 보조대를 4~6주간 착용하며 족관절의 족저 굴곡과 외번, 그리고 제1열의 족저 굴곡 운동을 시킨다. 이와 같이 수술 후 처치를 하면 상방 비골 지대를 절개하더라도 비골건의 아탈구가 발생하지 않는다.

② 비골건의 파열

㉠ 비골건의 봉합 및 재건 술기

1. 비골의 중앙부보다 후방에 곡선의 7cm 절개를 한다.

2. 단비골건이 일부 아탈구되는 경우에는 종파열이 발생하는 원인이 되므로 상방 비골 지대가 제기능을 하는지를 잘 관찰한다.

3. 비골 활막이 비골에 부착되는 부분을 깨끗하게 절개한다. 비골건에 대한 수술을 할 때는 비골건에 가는 혈액 순환의 손상을 주지 않기 위하여 활막 조직을 손상하지 않도록 주의하여야 한다.

4. 장비골건을 근위부로 당기면 장비골건이 팽팽해져 단비골건을 압박하며, 종파열된 단비골건의 전방 부분의 아탈구가 일어날 수 있다.

5. 단비골건을 관찰하고 마멸이나 파열이 되어 있으면 퇴행성 변화가 있는 부분을 변연절제(debridement)한 후 건을 봉합하고 관(tube)형으로 만든다 그림 10-6.

6. 만약 단비골건의 근육 부분이 원위부까지 있어서 비골구(fibular groove) 내에서 협착되는 것 같으면, 비골건이 움직일 수 있는 공간을 확보하기 위하여 근육 부분을 절제할 수 있다. 만약 비정상적인 제4 비골건(peroneus quartus)이 비골구 내에서 협착의 원인인 것으로 보일 때는 그 건을 제거한다. 이러한 비정상적인 구조물을 확인하여 제거하지 않으면 병목 현상이 발생하여 협착에 의한 증세가 발생한다.

7. 다른 수술 방법으로는 1) 단비골건의 퇴행성 변화가 심한 경우에는 질환이 있는 단비골건의 일부를 절제하고 근위단과 원위단을 장비골건에 봉합하는 방법, 2) 단비골건의 두꺼워진 부분만을 절제하는 방법(이 경우에는 건의 연속성이 유지된다), 3) 종파열되어 갈라진 단비골건 중 좁은 부분을 족관절의 외측 불안정성을 재건하는 데 이용하는 방법, 4) 장단비골건이 모두 파열된 경우에 장무지 굴곡건을 이전하여 재건하는 방법 등이 있다. 수지의 굴곡건 이식과

그림 10-6

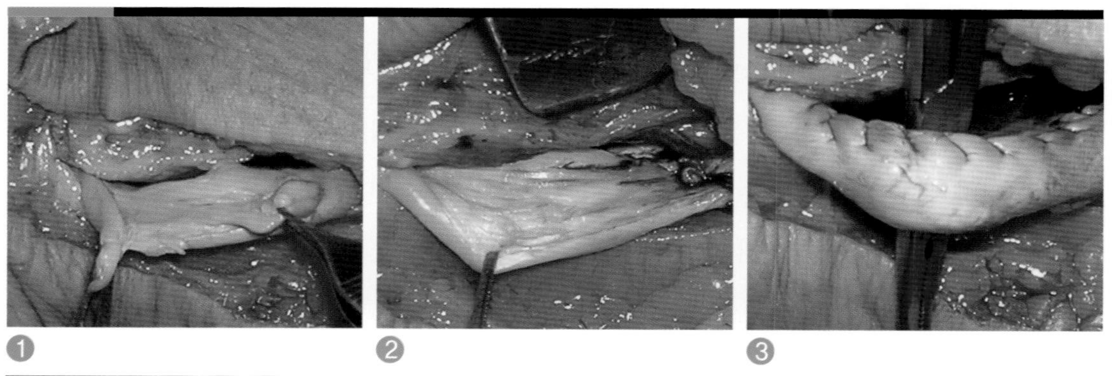

건이 복합 파열된 부분을(①) 변연 절제하여 매끈하게 정리한 후(②) 동그랗게 관형으로 봉합하였다(③).

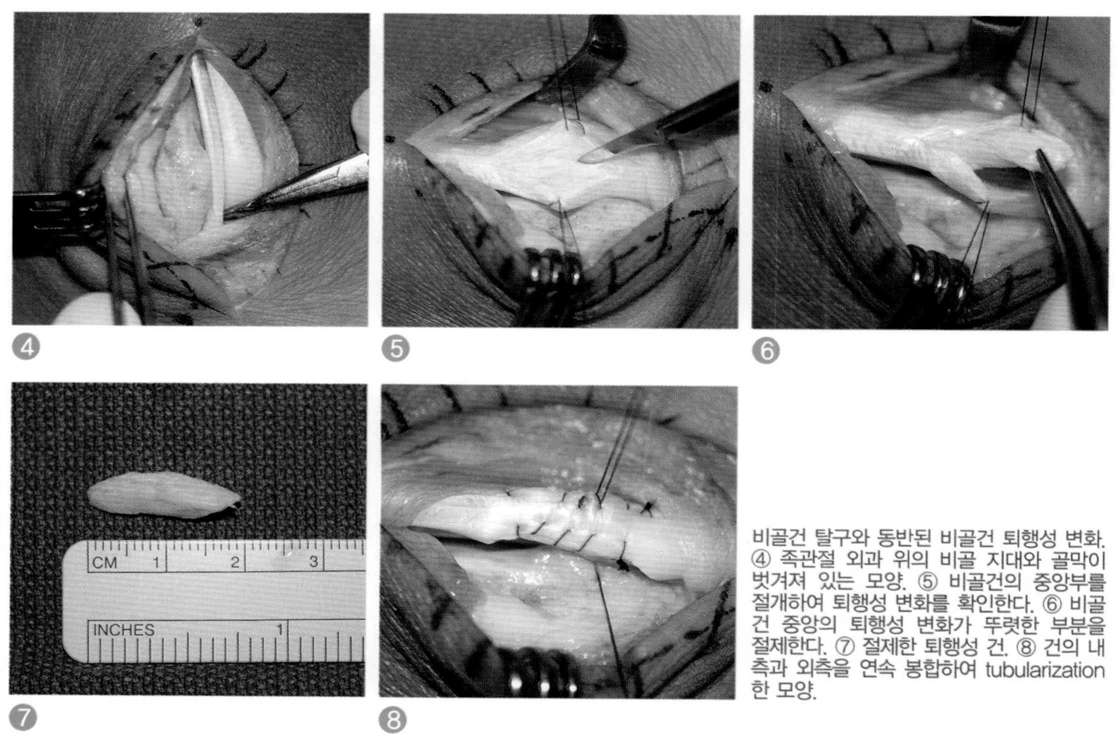

비골건 탈구와 동반된 비골건 퇴행성 변화. ④ 족관절 외과 위의 비골 지대와 골막이 벗겨져 있는 모양. ⑤ 비골건의 중앙부를 절개하여 퇴행성 변화를 확인한다. ⑥ 비골건 중앙의 퇴행성 변화가 뚜렷한 부분을 절제한다. ⑦ 절제한 퇴행성 건. ⑧ 건의 내측과 외측을 연속 봉합하여 tubularization 한 모양.

같은 방법으로 수술할 경우에는 Hunter rod를 삽입하여 1차 수술 후 2차에 이식 건을 사용하는 방법도 있으나 거의 사용되지 않는 방법이다.

8. 상방 비골 지대를 부착시킬 부위의 뼈를 갈아서 준비한다. 상방 비골 지대를 anchor를 이용하여 재건하거나 골막에 봉합한다. 이 절개를 원위부로 연장하면 전방 거비 인대와 종비 인대를 재건할 수 있다.[12] 외측 인대의 불안정성이 동반된 경우에 불안정성을 치료하지 않고

비골건에 대한 수술만 하면 수술 후에 불안정성 때문에 문제가 생길 수 있으며 비골건 손상이 재발할 수 있다.

㉡ 수술 후 처치

2주간 체중 부하를 하지 않는다. 2주 경과 후에는 1개월간 단하지 보행 석고를 한다. 그리고 air cast와 같은 보조대를 한 달간 하고 그 후에 비골근 강화 훈련을 한다. 종파열만 있는 경우에는 고정 기간을 4주 이내로 하고 재활의 시기를 앞당긴다.

③ 비부골에 의한 통증의 치료

다음과 같은 여러 가지의 방법 중에 선택적인 치료를 한다.

㉠ 비부골을 절제하고 장비골건을 재건하는 방법

㉡ 비부골과 퇴행성 변화를 일으킨 장비골건을 절제하고 장비골건의 남은 부분을 단비골건에 봉합하는 방법은 제1 중족골두의 배부 건막류(dorsal bunion)를 일으킬 가능성이 있으나 아직은 이에 대한 보고가 없다.

㉢ 비부골의 급성 손상시에 1개월 이내인 경우에는 한 달 정도의 석고 고정을 해 볼 만하다. 만성적인 경우에도 일단 보존적인 치료를 해 볼 수 있다.

㉣ 비골 결절이 너무 커서 비골건이 마찰되어 증세를 일으킨 경우에는 이것을 절제하여 좋은 결과를 얻을 수 있다.

(2) 비골건의 전위

비골건이 비골구로부터 아탈구나 탈구되는 손상 기전은 대개 족관절이 배굴되어 있는 상태에서 비골건이 강하게 수축하는 것으로서 스키 손상이 흔하다.[2] 다른 저자는 족저 굴곡, 외번 손상이라고도 한다. 드물게는 종외반족(calcaneovalgus)과 연관되어 선천적인 탈구가 보고되어 있다.[7]

계단을 올라갈 때 족관절의 외측에서 툭 하는 소리(popping, clicking)가 나고, 진찰할 때 검사자가 발을 내번, 족저 굴곡을 시키고 환자가 이에 저항하여 배굴, 외번, 외회전할 때, 비골건이 아탈구나 탈구가 되면서 이와 같이 툭 하는 소리가 발생하는 것을 보고 알 수 있다. 또한 검사자가 비골구의 전방에 손을 대고 있는 상태에서 발을 돌려보게 하면 유발될 수도 있다.

장비골건 및 단비골건은 원위 비골 후방에서 상방 비골 지대라는 심부 근막에 의해 싸여 있으며, 이는 족관절 외과의 후면에서 기시하여 종골의 외측면에 부착한다. 상방 비골 지대는 족관절 외과의 끝에서 약 3.5cm 근위부까지 넓은 부위에 걸쳐 기시하고 있으며, 종골의 후외측 및 아킬레스건 주변의 심부 근막에 부착한다. 상방 비골 지대는 비골건의 탈구를 방지하는 일차적인 구조물이다.

신속하고 적절한 치료를 하여 재발성 불안정성의 발생을 방지함으로써, 이로 인한 비골건의 손상, 파열을 예방할 수 있다. 급성 비골건 탈구시에는 고정 등의 비수술적인 치료를 시도해 볼 수 있다. 그러나 비수술적인 치료는 재발률이 높으며, 특히 비골건에 비교적 큰 힘이 가해지는 운동선수의 경우는 더욱 그러하다. 따라서 활동량이 많은 사람에게서 발생한 급성 비골건 탈구나 만성 재발성 탈구는 수술적 치료를 하는 것이 좋다.

초기에 발견하지 못한 경우에는 만성적인 장애를 일으킬 수 있다.[2)] 급성 상방 비골 지대 손상에서 상방 비골 지대의 비골 부착 부위에서 얇은 뼈가 견열되는 경우에는 단순 방사선 소견으로도 진단이 가능하다.

치료는 손상의 정도와 뼈와 연부 조직의 해부학적 구조에 따라 결정한다. 급성 탈구에서는 상방 비골 지대를 봉합하고 4주간 체중 부하를 하지 않는 석고 고정을 한다. 그 후 2~3주간 체중 부하 석고 고정을 한다. 석고를 제거한 후에 운동 범위를 회복하는 운동과 근력 강화 운동을 한다.

만성적인 재발성 탈구는 증세가 있는 경우에 수술적으로 치료하는데 재발성 탈구를 일으키는 해부학적 요인은 상방 비골 지대의 기능 저하, 비골구가 얕거나 원위 비골의 후면이 오히려 볼록하여 비골구로서의 기능을 할 수 없는 경우 등이 있다.

저자의 경험으로는 비골구가 오목하게 생겨서 비골건이 탈구되지 않고 원래 위치를 유지하는 것이 아니라 상방 비골 지대가 탈구를 방지하는 주 역할을 한다. 수술 전의 CT나 MRI상에 비골구가 깊지 않으면 비골구를 깊게 하는 수술을 해야 하는가에 대하여 의문이 있는데 대부분에서는 상방 비골 지대를 잘 부착시키면 탈구가 치료된다. 주된 병리 소견은 상방 비골 지대가 비골 쪽에 부착하는 부분에서 골막과 함께 벗겨져서 족관절 외과위에 비골건이 탈구되어 있을 만한 공간이 발생하는 것이 원인이므로 외측과에서 벗겨 올려진 골막과 상방 비골 지대 복합체를 뼈에 잘 부착시키는 것이 수술적 치료의 기본이다.

수술 방법은 1) 상방 비골 지대 부위의 골막을 재부착시키거나 골막 재부착 후 주변 연부 조직으로 보강하는 방법, 2) 비골구를 깊게 하는 방법, 3) 다른 건을 이용한 성형술, 4) 골 블록

그림 10-7

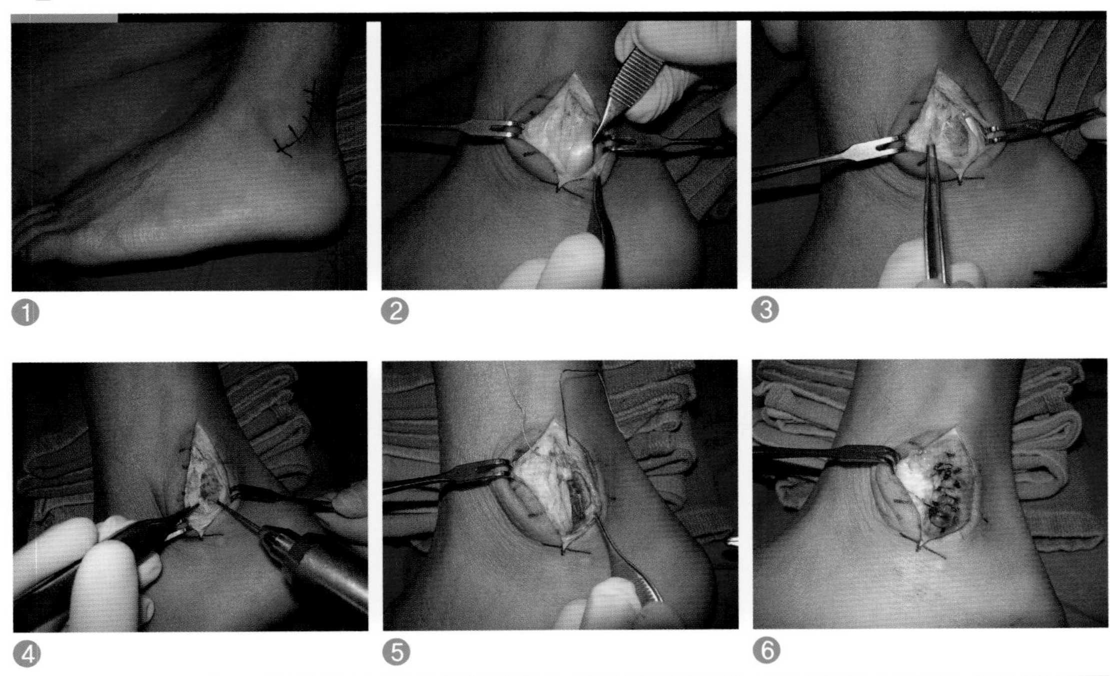

① 비골단의 약 2cm 전방에서 비골의 후연을 따라서 J 모양으로 절개한다. ② 비골 지대가 족관절 외과에서 들려 있고 그곳으로 비골건이 탈구되는 모양. ③ 비골 지대가 뼈에 잘 부착되도록 하기 위하여 족관절 외과에 구멍을 뚫어서 출혈되도록 한다. ④ 비골 하방에서 후방으로 이행하는 부위에 앵커를 삽입하기 위하여 지름 1.4mm 강선으로 구멍을 뚫는다. ⑤ 앵커를 삽입하고 비골건 지대를 그곳에 봉합한 후에 다른 부분을 봉합한다. 이곳만 봉합하여도 비골건은 탈구되지 않는다. ⑥ 봉합이 완료된 모양.

방법, 5) 재통로화(종비 인대를 절개하고 비골건을 종비 인대의 안쪽으로 위치하게 하는 Sarmiento와 Wolf의 방법)의 다섯 가지로 구분할 수 있다.

이 중 1) 방법과 2) 방법을 흔히 사용하는데 대부분은 1) 방법만으로도 괜찮다. 단순히 상방 비골 지대만 재건하여서는 안정적인 상태를 유지할 수 없다고 판단되는 경우에는 2) 방법을 사용한다.

가) 수술 방법 (상방 비골 지대 복원술) 그림 10-7

환자를 수술대 위에 측와위로 눕히고, 비골건의 주행 경로를 따라 족관절 외과 모서리에서부터 상방으로 5cm 가량 피부 절개를 한다. 피부 절개를 할 때 비복신경을 손상하지 않도록 주의한다.

대부분은 상방 비골 지대가 매우 헐거워져 있었으며, 이것이 족관절 외과 위에 들려 있어서 공간이 발생한다.

그림 10-8 비골건 탈구와 종파열이 복합된 예

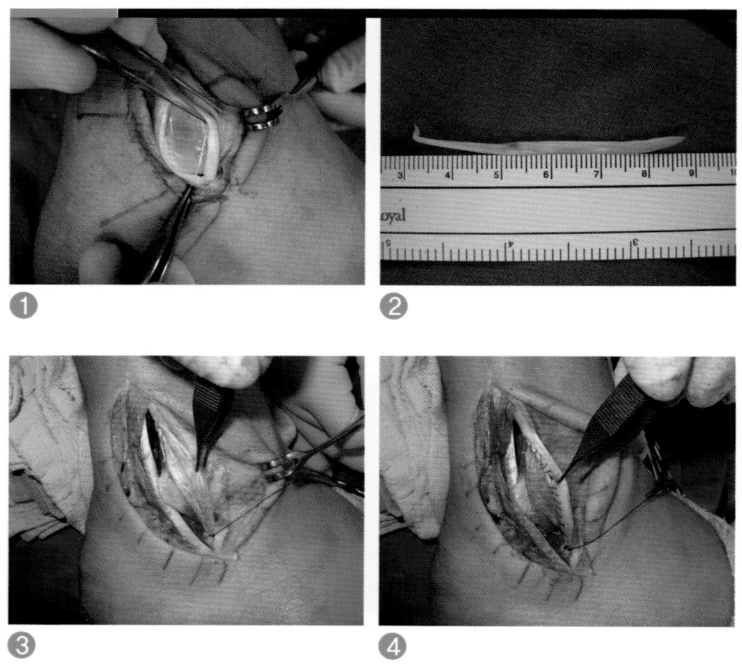

① 비골건이 종파열되었다. ② 절제한 비골건. ③ 비골건이 부분 종파열된 다른 환자의 수술장 사진. ④ 종파열을 봉합한 후 비골 지대를 봉합한다.

비골건의 부분 파열이 있는 경우에는 파열 부위를 다듬고 봉합한다 그림 10-8. 비골 지대가 뼈에 잘 부착되도록 하기 위해 족관절 외과의 외측면을 소파하여 출혈을 유도한다. 지름 2.8mm의 봉합 나사(anchor) 한 개를 족관절 외과 후외측에 삽입하고, 2-0 비흡수성 봉합사로 상방 비골 지대를 외과에 부착하여 비골건 탈구가 발생할 공간을 폐쇄한다. 절개한 상방 비골 지대를 2-0 흡수성 봉합사를 이용하여 '바지 위의 조끼(pants over vest)' 형태로 겹쳐지게 봉합한 후, 족관절 외과 위의 공간이 완전히 폐쇄되었는지 확인한다. 족관절 배굴 및 내번하여 비골건이 탈구되지 않음을 확인한다.

수술 후 처치

수술한 다음날부터 부분 체중 부하를 허용하고, 수술 후 3~4일경 단하지 보행 석고를 착용하여 6주간 유지한다. 단하지 보행 석고를 제거한 후 6~8주 동안 재활 운동을 한다. 재활 운동 시작 후에는 일상생활을 허용하고, 수술 후 3~4개월 후부터는 점진적으로 스포츠 활동도 허용한다.

그림 10-9 비골건 탈구에서 비골구를 깊게 하는 수술 방법

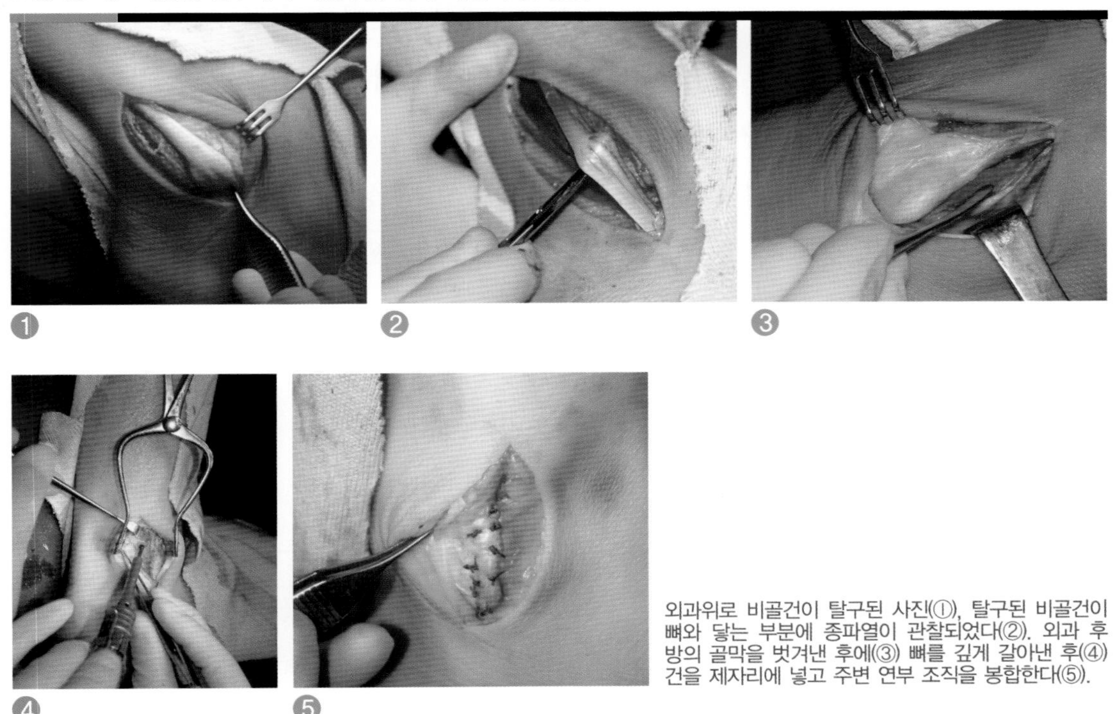

외과위로 비골건이 탈구된 사진(①), 탈구된 비골건이 뼈와 닿는 부분에 종파열이 관찰되었다(②). 외과 후방의 골막을 벗겨낸 후에(③) 뼈를 깊게 갈아낸 후(④) 건을 제자리에 넣고 주변 연부 조직을 봉합한다(⑤).

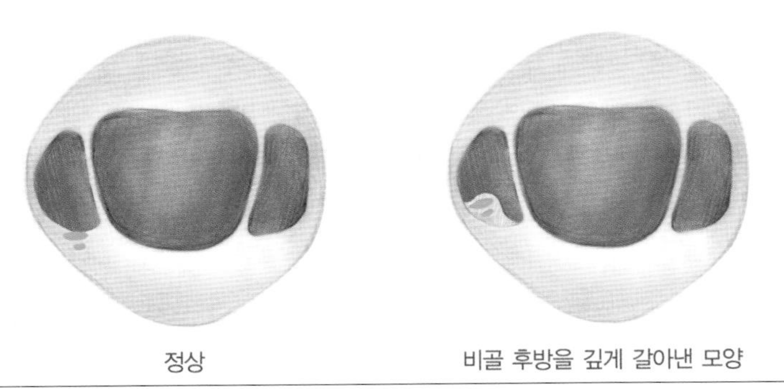

나) 수술 방법(비골구 심화, Deepening of Fibular Groove) 그림 10-9

① 비골구의 표면을 갈아 내는 방법

비골건의 주행을 따라 족관절 외과의 후방에 J자형의 절개를 한다. 비골건은 외과의 전방으로 당겨 낸다. 길이 3cm, 폭 1cm 정도의 골 골막판(osteoperiosteal flap)을 족관절 외과의 후내측에서 들어올리는데, 이 판의 후내측연은 경첩(hinge)처럼 붙어 있도록 한다. 이 판을 후방으로 젖힌 후에 비골의 후방에서 해면골을 파내어 비골구를 6~9mm 깊게 한다. 비골건이 외과의 후방에서 전방으로 방향을 바꾸는 모서리 부분을 깊게 갈아내는 것이 가장 중요하다. 이 부분을 갈아 내지 않으면 그보다 근위부를 깊게 하더라도 건이 탈구되는 것을 방지할 수 없다. 젖혔던 골 골막판을 제자리에 올려놓으면 비골구가 깊어지고, 건과 닿는 면은 부드러운 채로 유지된다. 그러나 실제로는 벗겨 놓은 골막판이 원 상태처럼 부드럽게 놓이기는 어려우므로 아래의 골수강 소파 방법이 고안되었다. 이 상태에서 비골건이 제자리에 안정적으로 놓여 있어야 하며, 아탈구나 탈구되려는 경향이 없어야 한다.

② 비골구의 골수강 소파 및 피질골 찌그러뜨림 그림 10-10

비골단에 1.6mm K-강선으로 근위부를 향하여 천공한다. 2.0~2.4mm S-pin으로 구멍을 넓힌다. 작은 큐렛을 넣어서 골수강을 파낸다. 특히 비골건과 마주하는 외측면 쪽으로 뼈를 많이 긁어내서 비골건과 닿는 면의 피질골이 얇아지도록 한다. 비골구의 표면을 갈아 내는 방법과 마찬가지로 비골구의 후하방 모서리 쪽을 충분히 긁어내야 한다. 비골구에 거즈를 놓고, 그 위에 지름 6~8mm의 압박 도구(impactor)를 대고 망치로 찌그려뜨려서 비골구를 깊게 한다. 비골구의 표면을 갈아 내는 방법과 다른 점은 비골건이 활주하는 표면을 직접 갈아 내지 않기 때문에 부드러운 표면이 유지된다는 것이다.

만약 상방 비골 지대가 재건할 수 있을 정도로 튼튼하면 건 위에 봉합하여 제기능을 하도록 하지만, 상방 비골 지대가 얇아져서 약해 보이는 경우에는 외과의 외측면에서 1cm×1cm 정도의 골막판(periosteal flap)을 들어 올려서 상방 비골 지대를 재건하도록 한다.

(3) 비골건 건막 내 아탈구

건이 비골구 밖으로 탈구되지는 않지만 건막 내에서 장비골건과 단비골건이 서로 엇갈리면서 탄발음과 통증이 발생한다. 환자가 이상을 호소하지만 의사가 진찰로 알기 어려우며 초음파 검사를 하여서 진단한다. 대부분은 통증이 경미하며 아탈구가 있어도 수술이 필요하지 않은 경우도 많다.

(4) 거대 비골 결절

거대 비골 결절이 있는 경우가 많지만 증상이 있는 경우는 드물다. 대부분 운동선수에게서 증상이 발생하며, 거대 비골 결절의 위아래를 지나가는 단비골건과 장비골건이 거대 비골

그림 10-10 비골구의 골수강 소파 및 피질골 찌그러뜨림

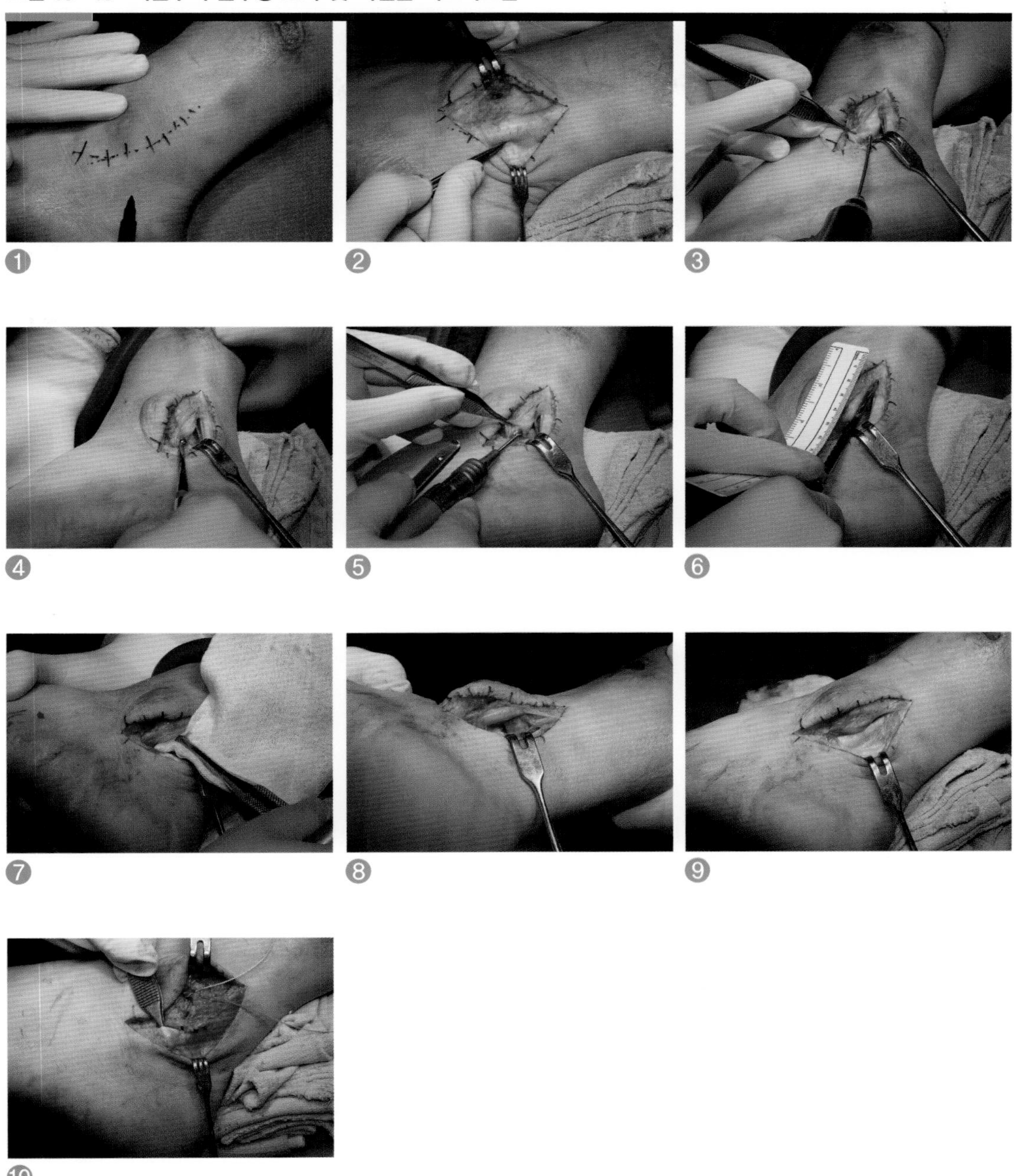

① 비골단의 전방 2cm에서 족관절 외과의 후연을 따라서 J 모양의 절개를 한다. ② 비골건이 탈구되지만 비골 지대가 족관절 외과에서 들리지 않아서 비골건이 주행하는 통로를 넓혀야 한다고 판단한다. ③ 비골단에서 근위부를 향하여 강선으로 구멍을 뚫는다. ④ 구멍을 큐렛을 이용하여 넓힌다. ⑤ Burr를 이용하여 넓힌다. ⑥ 큐렛으로 5~6cm 근위부까지 골수강을 파내는 것을 보여 주고 있다. ⑦ 비골구에 거즈를 놓고 impactor를 이용하여 비골의 후방 골피질을 찌그러뜨리는 모양. ⑧ 비골구가 앞으로 찌그러져 들어가서 넓어진 모양. ⑨ 비골건이 편안하게 놓이는 모양. ⑩ 신전건 지대 봉합.

그림 10-11 거대 비골 결절 절제

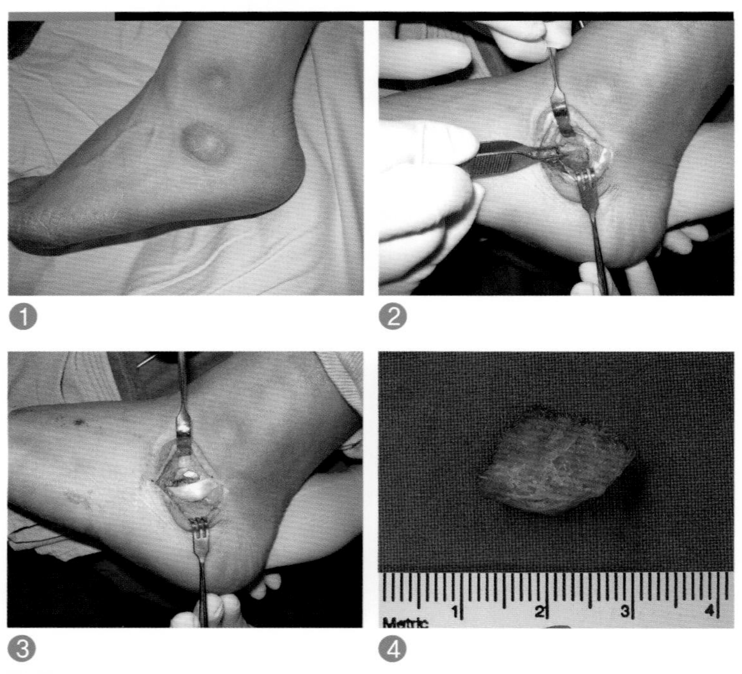

① 거대 비골 결절 부위의 굳은살. ② 비골 결절을 노출하여 절골도를 이용하여 절제할 준비를 한다. ③ 비골 결절 절제 후 결절을 덮고 있던 골막을 다시 봉합한 후 비골건이 편안하게 놓인 모양. ④ 절제한 비골 결절.

결절과 마찰하여 증상을 일으키고 심한 경우에는 불규칙하게 표면이 파열된다. 수술 전에 CT를 하면 정확한 모양을 알 수 있다.

수술 방법 그림 10-11

비골건을 따라 절개하여 피하조직에서 하방으로 비복 신경을 당긴 후에 거대 비골 결절에 도달한다. 비골 결절 위의 하방 비골 지대를 절개하고 단비골건과 장비골건을 각각 위아래로 견인한 상태에서 거대 비골 결절의 상방을 따라서 비골 결절 위의 골막을 절개한다. 얇은 골막 거상기로 비골 결절에서 골막을 벗겨낸 후에, 절골도를 이용하여 결절을 절제한다. Bone wax를 바르고 골막을 원위치로 봉합한다. 이때 골막이 일부 찢어지는 경우가 있지만 예후에 큰 문제는 없다.

하방 비골 지대는 봉합하지 않아도 되며 봉합할 경우에는 비골건이 지나가는 공간이 좁아지지 않도록 주의하여야 한다. 수술 후 약 3~4주간 고정한 후에 운동을 시작한다. 대부분 예후가 좋은 수술이므로 증세가 뚜렷한 경우에는 수술을 권한다.

다. 기타 건 손상

(1) 장무지 굴곡근건 손상(Disorders of Flexor Hallucis Longus Tendon)

장무지 굴곡근건은 여러 가지 관(tunnel)과 활차(pulley)를 통과하여 주행하므로 다른 굴근건에 비하여 이상이 발생할 가능성이 높다. 협착성 건초염, 건의 퇴행성 변화 및 결절(nodule), 부분 파열 및 파열 등이 발생할 수 있다.

가) 해부학

거골 후방 돌기의 내측 및 외측 결절 사이의 구(groove)를 지나서 내측으로 주행한다 그림 10-12. 족저부에서는 장족지 굴곡근건과 교차하며 주상골 아랫부분에서 master knot of Henry에 의해 장족지 굴곡근건과 묶여 있다. master knot of Henry의 바로 원위부에서 장족지 굴곡근건으로 가는 연결건(interconnecting tendon)이 갈라져 나간다. 그리고 단무지 굴곡근건의 양측 두와 양측 종자골(sesamoid) 사이의 섬유-골 관(fibro-osseous tunnel)을 통과한다. 드물지만 장무지 굴곡근건에서 장족지 굴골근건으로 향하는 건의 분지와는 반대로 장족지 굴곡근건에서 장무지 굴곡근건으로 향하는 연결 분지가 존재하는 경우도 있다.

나) 협착성 활막염과 후방 충돌 증후군(Stenosing Tenosynovitis of the Flexor Hallucis Longus Tendon and Posterior Impingement Syndrome)

그림 10-12 장무지 굴곡근건의 주행 경로

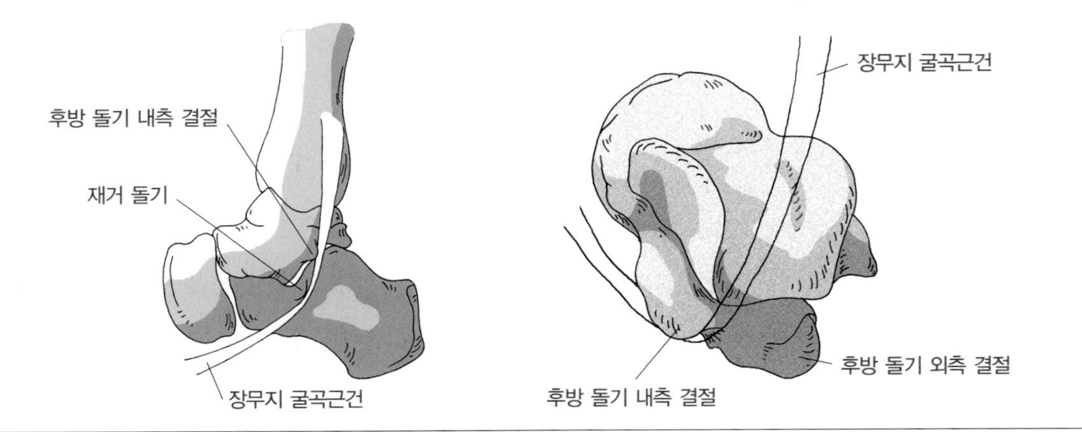

이 두 가지 질환은 모두 무용수들에게서 잘 발생하며 감별 진단이 중요하므로 이 부분에서 함께 기술하였다. 장무지 굴곡근건은 두 부분에서 협착을 일으킬 수 있는데, 그중 근위부는 족관절의 후방에서 종골의 재거 돌기(sustentaculum tali)에 이르는 부분이며, 원위부는 종자골 사이를 주행하는 부분이다.[3] 근위부의 협착성 활막염은 종골 골절 등과 같은 외상에 의하여 장무지 굴곡근건의 활막이 손상당한 후에 반흔이 생성되어 발생할 수도 있으나 대부분은 발레 무용수에게서 발생한 예들이 보고되어 있다. 발레 무용수에게서 특징적으로 발생하는 것을 무용수 건염(dancer tendinitis)이라고도 하는데 후족부의 후방 충돌 증후군과 동시에 존재하기도 한다. Hamilton 등은[4] 41예 중 26예에서 두 가지 질환이 동반되어 있었다고 하였으나, Kolettis 등은[5] 두 질환이 동반된 예가 없다고 하였다. 두 질환 모두 발끝으로 서는 동작(demi pointe 또는 en pointe)과 연관이 있다. 협착성 활막염은 발바닥이 지면과 닿아 있는 상태에서 발끝으로 서는 동작으로 이행하는 releve라는 과정이 반복되어 발생하며, 후방 충돌 증후군은 발끝으로 서 있는 상태에서 종골과 경골 사이에 있는 조직이 압박되어 발생한다. 두 질환 모두 비수술적인 방법으로 치료할 수 있으므로 보통 사람들은 큰 문제가 되지 않는다. 그러나 발레 무용수나 운동선수들은 원인이 되는 운동을 지속해야 하므로 치유가 어렵고 수술을 해야 하는 경우들이 있게 된다.

원위부의 협착성 활막염은 발레와 관계가 없으며, 조깅이나 크로스컨트리 스키 등과 같은 운동 또는 종자골 골절 후에 발생할 수도 있다.

① 임상적 소견

장무지 굴곡근건의 협착성 활막염에서는 족관절 후내측의 통증과 부종이 있으며, 무지의 운동시에 방아쇠 현상(triggering)과 염발음이 있는 경우가 흔하다. 족관절을 족배 굴곡한 상태에서 무지의 신전이 제한되는데, 이러한 현상을 기능적인 무지 강직증(functional hallux rigidus)이라고도 한다. 후방 경골근의 건염과 혼동하기 쉽다. 근건 이행부의 만성적 염증과 비후에 의하여 발생하며 비정상적인 근육이 존재하여 발생할 수도 있다.

후방 충돌 증후군은 발을 최대한 족저 굴곡할 때 증세가 발현되며, 족관절을 배굴하고 족무지를 운동하는 데는 전혀 장애가 없다는 점이 장무지 굴곡근건의 활막염과 상이한 점이다. 후방 충돌 증후군은 삼각 부골(os trigonum)이나 거골 후방 돌기의 외측 결절(lateral tubercle of posterior process)과 연관되어 있는 경우가 흔한데, 이 뼈의 크기와 증세가 일정

그림 10-13 후방 충돌 증후군

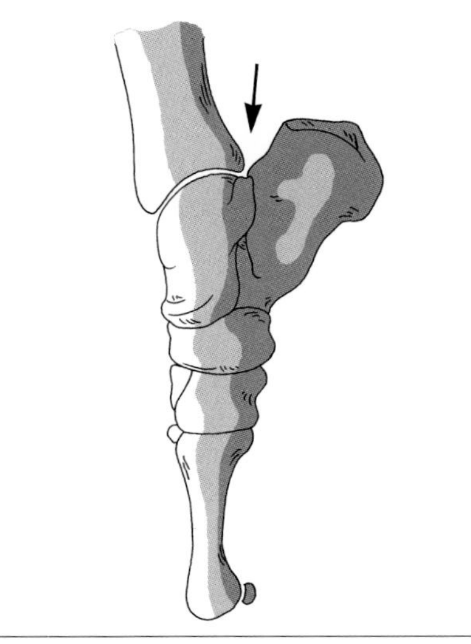

경골 후방과 종골 사이에 충돌이 발생한다.

한 상관관계가 있는 것은 아니며, 후방 거비 인대(posterior talofibular ligament) 및 후방 관절낭 등의 연부 조직이 종골과 경골 사이에서 압박되어 증세가 발생하는 원인이 되기도 한다 그림 10-13. 진단은 대개 임상적인 방법으로 가능하며, 골 주사 검사나 CT 등은 다른 병변이 의심스러운 경우에 사용할 수 있다. 그러나 정상인도 골 주사 검사상 삼각 부골 부위에 열소(hot uptake)가 있는 경우가 있다는 점을 참고하여야 한다. 활막염의 진단에는 MRI가 도움이 되기는 하지만 정상인 경우에도 건 주위에 액체가 고여 있을 수 있으므로 임상적인 진단이 중요하다고 하겠다.

원위부의 협착성 활막염에서는 제1 중족골두 족저부의 종자골 부위에 통증이 있으며, 부종 및 국소 열감이 있을 수 있다.

② 치료

무용수나 전문적인 운동선수는 수술에 의하여 증세가 악화될 가능성이 있으므로 어떤 수술이거나 수술적 요법을 선택할 경우에는 보존적인 치료를 충분히 한 후에 선택적으로 수술을 결정하게 된다. 비수술적인 치료는 활동을 조절하여 증세를 일으킬 수 있는 동작을 삼가며, 비스테로이드성 소염 진통제를 투여하고, 물리 요법이 사용된다. 후방 충돌 증후군에는 스테로이드를 사용하기도 하지만 장무지 굴곡근건의 활막염에는 사용하지 않는데, 그 이유는 건 파열의 원인이 될 수 있기 때문이다. 후방 충돌 증후군의 진단 목적으로 국소 마취제를 주사하기도 하는데 아킬레스건의 외측에서 주사한다.

3개월 이상 비수술적 치료를 하여도 증세가 호전되지 않는 경우에 수술 적응증이 된다. 양측이 모두 심한 증세를 보이는 경우는 흔하지 않으며, 심한 쪽을 수술한 후 회복 기간 동안에 덜 심한 쪽의 비수술적인 치료에 의하여 호전될 수 있으므로 양측을 동시에 수술하는 경우는 드물다.

원위부 활막염에서는 활막 내에 22게이지 주사침으로 1% 리도카인을 주입하여 유착을 박리하는 방법이 사용될 수 있으며, 효과가 없는 경우에는 건박리술을 한다.

수술시에는 내측 도달법을 이용하여 장무지 굴곡근건과 후방 충돌 증후군을 동시에 치료한다. 그러나 외측 도달법으로 거골 후방 돌기의 외측 결절에 도달하는 것이 용이하므로 후방 충돌 증후군만 문제되는 경우에는 외측 도달법을 사용한다. 특히 족관절 외측 인대의 불안정성이 있는 경우에는 완전히 족저 굴곡하고 발끝으로 서면 거골이 전방으로 전위되며 경골과 종골이 충돌하게 되므로 족관절 불안정성이 있는 경우에는 인대 재건술을 병행하여야 한다.

평균적으로 수술 후 3~6개월에 완전히 정상적인 활동을 하게 된다.

저자는 장무지 굴곡근건의 증상은 뚜렷하지 않고 발을 족저 굴곡할 때 발목 뒤쪽의 증상만 뚜렷한 후방 충돌 증후군은 대부분 거골하 관절경하에서 원인이 되는 삼각 부골을 절제한다. 관절경하에서 후방 충돌 증후군의 원인이 되는 삼각 부골을 절제한 경우에는 수술 후 두 달 이내에 정상적인 운동으로 복귀할 수 있다.

③ 수술 기법

장무지 굴곡근건의 활막염과 후방 충돌 증후군이 동반된 경우에는 내측 도달법을 이용하여 수술하고 후방 충돌 증후군만 있는 경우에는 외측 도달법을 사용한다.

㉠ 내측 도달법

신경과 혈관을 따라 내과의 후방에 4cm를 절개한다. 신경과 혈관을 후방으로 견인하고 제1 족지를 움직여 보면서 건을 확인하여 건이 지나가는 관(tunnel)을 절개한다. 원위부로는 재거 돌기까지 건을 유리한다. 제1 족지를 움직여 보면서 운동이 완전히 자유로워졌는지를 확인한다. 건을 후방으로 당기고 나서 삼각 부골을 절제한다. 족관절을 완전히 족저 굴곡시킨 상태에서 경골과 종골 사이에 압박되는 구조물을 모두 절제한다.

㉡ 외측 도달법

비골근의 후방 경계를 따라 절개하고 족관절을 약간 족배 굴곡한 상태에서 관절낭을 절개한 후에 거골 후방 돌기의 외측 돌기 또는 삼각 부골을 절제한다. 외측 도달법을 이용하면 삼각 부골 절제는 쉽지만 장무지 굴곡근건에 대한 수술이 어렵다.

㉢ 관절경적 절제술

거골하 관절의 중간 삽입구로 보면서 후외측 삽입구로 기구를 넣어서 절제하거나, 후외측과 후내측 삽입구를 만들어 절제한다. 거골하 관절경에서 자세히 수술 방법을 기술하였다.

나) 제1 중족골두 아래에서 장무지 굴곡근건의 협착성 활막염(Stenosing Tenosynovitis of Flexor Hallucis Longus under the First Metatarsal Head)

종자골의 병변과 감별이 어렵지만 종자골보다는 내외측 종자골 사이에 압통이 심하고 제1 족지를 배굴할 때 장무지 굴곡근건이 종자골 사이의 좁은 공간을 지나가므로 통증이 발생한다.

내측 종자골의 내측으로 절개하고 족지의 근위 굴곡 주름의 바로 근위부에서 횡방향으로 절개한다. 내측 종자골의 내측을 지나가는 내측 피부 신경을 박리하여 내측으로 당긴 후에 내측 종자골 위로 피판을 들어 올리고 장무지 굴곡근건에 도달한다. 장무지 굴곡근건 위에 덮여 있고 양측 종자골에 부착되어 있는 횡방향의 활차(pulley)를 절개하면 장무지 굴곡근건이 노출된다. 장무지 굴곡근건의 병변을 확인하고 심하게 두꺼운 부분을 일부 절제하지만 심하지 않으면 장무지 굴곡근건이 부드럽게 움직이는지 확인하고 수술을 마친다.

다) 장무지 굴곡근건의 개방창에 의한 파열

종래에는 열상에 의한 파열인 경우에는 봉합을 하지 않아도 된다고 하였으나 최근에는 이러한 개념이 바뀌어 좀 더 적극적인 치료를 하는 경향이다.[2] 봉합하지 않으면 추진력이 감소하고, 굴곡 기능 및 감아올림 기전의 감소에 의한 장기적인 문제점이 발생할 가능성에 대한 우려가 커지고 있다. 장무지 굴곡근건과 단무지 굴곡근건이 동시에 파열된 경우에 중증 변형이 발생한다. 또한 족지 신경이 동반 손상되었는지도 주의해서 검사해야 한다.

라) 장무지 굴곡근건의 비외상성 파열

부분 파열과 완전 파열의 보고가 있으나 드문 질환이다.[1] 부분 파열은 master knot of Henry 부위에 압통이 있고, 무지를 수동적으로 신전시키면 통증이 유발된다. MRI에서도 부분 파열을 명확히 알기 어려우므로 임상적인 진단이 중요하다. 치료시에 장무지 굴곡근건에서 장족지 굴곡근건으로 향하는 연결 분지를 절단하고 파열 부위를 봉합한다.

완전 파열은 마라톤 선수에게 발생할 수 있다. 대부분은 원위지골에 부착하는 부위의 바로 근위부 또는 종자골 사이에서 발생한다. 또한 재거 돌기의 하방이나 거골의 후방에서 파열될 가능성이 있다. 원위부에서 파열된 경우에는 봉합 후 조기 운동을 권장한다. 또는 파열의 원위부를 단무지 굴곡근에 봉합할 수도 있다. 근위부 파열인 경우에는 파열 근위부가 수축되어 근위부로 당겨 올라가므로, 근위부로 탐색하여 근위단을 장족지 굴곡근건에 봉합하고 원위단은 원위단대로 장족지 굴곡근건에 봉합하여 기능을 하도록 할 수도 있다.

(2) 전방 경골근건 파열(Anterior Tibial Tendon Rupture)[6]

전방 경골근건은 주된 족배 굴곡 및 내번근으로 작용하며 정상적인 활동에 필수적인 근육이다. 아무 질병 없이 저절로 파열되는 경우는 드물며, 당뇨병, 통풍, 류머티스성 관절염, 스테로이드 주사, psoriasis 등이 동반되는 경우들이 보고되어 있다. 비골 신경 마비나 요추 제5 신경의 마비 등에 의한 마비 증상인지 건 자체의 파열인지를 감별하여야 한다.

특별한 외상 없이 발생하는 경우도 있고, 외상이 있더라도 경미하며, 통증이 단시간에 소실되므로 비골 신경 마비 등과 같은 다른 질환으로 판단하기 쉽다. 장거리 육상 선수는 파열보다는 활막염이 발생하는 경우가 많다.

건이 파열되는 부위는 부착부로부터 1~2.5cm 근위부이며, 크게 다음의 두 가지로 구분된다. 1) 활동이 적은 고령의 환자에게는 외상과 관계없이 발생하며, 수개월 간 통증 없이 진행하는 족수 보행을 주소로 내원하는 경우가 흔하다. 이러한 환자는 보조기 치료 또는 전혀 치료를 하지 않아도 기능상 큰 문제가 없기 때문에 재건하지 않아도 된다는 의견도 있으나 저자는 능동적인 족배 굴곡이 기능에 중요하므로 전방 경골근건 재건 수술을 하여야 한다고 생각한다. 2) 외상성 파열로서, 손상 전에 활동적인 사람에게 발생한다. 그러나 외상의 정도는

그림 10-14 전방 경골근건 골화 및 파열에 대한 장무지 신전근건 이전술

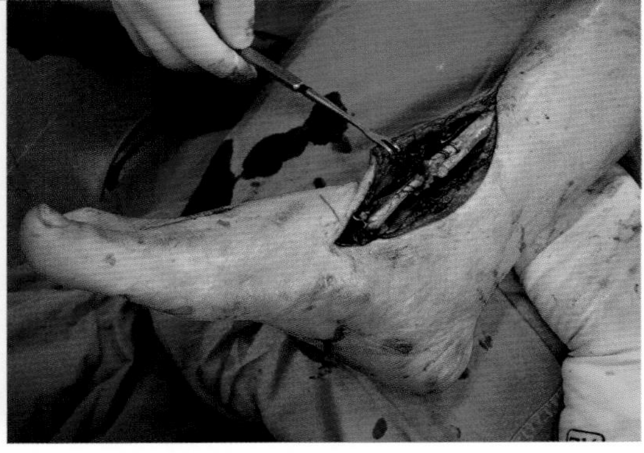

경미한 경우가 많다. 이와 같은 경우에는 활동적인 생활로 복귀하기 위하여 수술적 치료가 필요하다. 임상적인 소견으로 진단이 가능하다. 급성 통증이 발생하는 경우가 적고, 통증이 있더라도 급속히 소실되므로 환자가 파열 후 오랫동안 의사를 찾지 않는 경우가 흔하다.

이학적 소견상 족지 신전근건들이 보상적으로 작용하여 능동적으로 족관절의 배굴이 가능하지만 보행시에는 족수 보행(dropfoot gait)이 나타난다. 결손 부위를 촉지할 수도 있으나 만성적인 경우에는 늘어난 위치에서 반흔 조직에 의하여 연결되어 결손 부위가 없다. 활막염의 경우는 염발음(crepitance)이 있는 경우가 흔하다. 과도한 운동에 의하여 활막염이 발생한 경우에는 대부분 운동을 하지 않고 4~5일 경과하면 증상이 없어진다.

전방 경골근건의 퇴행성 변화 또는 통풍에 의한 요산 결정체 침착으로 파열되거나 간과된 파열인 경우에는 직접 봉합이 불가능하므로 재건술이 필요한데 장무지 신전근건을 이용한 재건술의 결과가 좋다.

장무지 신전근건을 중족 족지 관절의 근위부에서 절단하여 전방 경골근건의 부착부에 봉합하고 다시 되감아 올려서 전경골근건의 근위부에 봉합한다 그림 10-14.

장무지 신전근건을 절단한 원위부는 단무지 신전근건에 봉합하거나, 제2 족지 신전근건에 봉합하는 등의 다양한 방법을 이용한다.

(3) 부건들

다양한 부건들이 있으나 대부분 증상을 일으키지는 않는다. 좁은 공간을 지나갈 때 협착되어 증상을 일으킬 때는 수술하여 제거한다.

그림 10-15

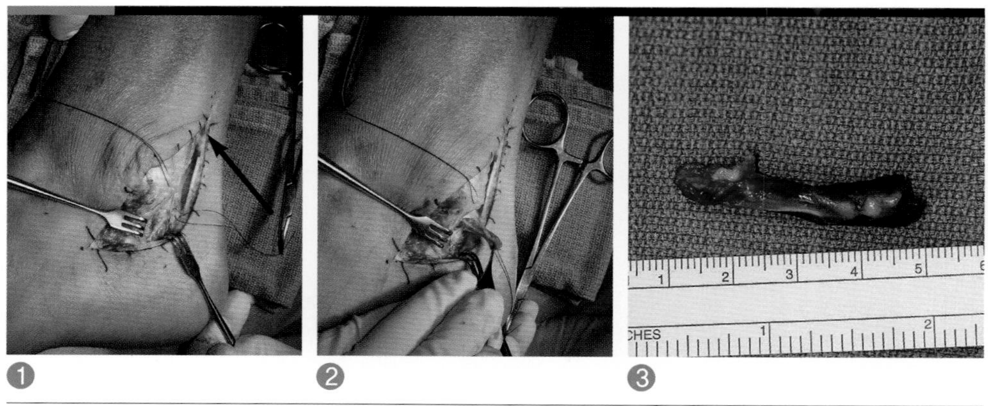

부비골근을 절제하는 모양. ① 정상 비골건보다 깊은 곳에 종골의 외측 벽에 부착하는 부비골근(제4 비골근)이 보인다. ② 부비골근을 종골에서부터 근위부의 단비골건에서 시작하는 부위까지 박리한다. ③ 절제한 부비골근.

부비골근건(accessory peroneal tendon)

부비골근건은 장, 단 비골근건, 제3 비골건(peroneus tertius) 이외의 비골근건이라는 의미에서 제4 비골근건(peroneus quartus)이라고도 한다 그림 10-15. 부건 중에서 흔한 편이지만 증상을 일으키는 경우는 드물다.

대부분 단비골근에서 시작하여 종골의 외측벽, 종비 인대의 종골 부착 부위 근처에 부착한다. 상방 비골건 지대 안에 근육이 한 개 있어서 협착에 의한 증상이 있는 경우도 있다. 대부분은 다른 수술 중에 우연히 발견된다. MRI에 부비골근건이 보이더라도 증상이 없다면 수술할 필요가 없다. 절제할 경우에는 종골 부착부에서부터 상방 비골건 지대보다 근위부의 근육 부분까지 절제한다. 외측 불안정증을 수술할 때 부비골근건이 길고 큰 경우에는 절제한 부비골근건을 인대 재건에 이용할 수도 있다.

(4) 족지 굴곡근건의 파열

족지 굴곡근건의 파열은 외상성인 경우와 비외상성으로 구분할 수 있다. 어느 건이든지 열상에 의하여 깨끗하게 절단된 경우에는 봉합을 고려한다. 그러나 건을 봉합한 후에는 유착에 의한 운동 제한이 건의 기능 상실보다 더 클 수도 있으므로 수술 전 환자와 충분히 상의한 후에 봉합 여부를 결정하여야 한다.

비외상성 파열은 대부분 수술하지 않는 경우가 많으며 환자가 특별한 이상이라고 생각하지 않고 의사를 찾아오지 않는 경우도 많다. 작은 족지에서 두 개의 굴곡근건이 모두 파열되

그림 10-16 간과된 장족지 굴곡근건 및 단족지 굴곡근건의 동시 파열

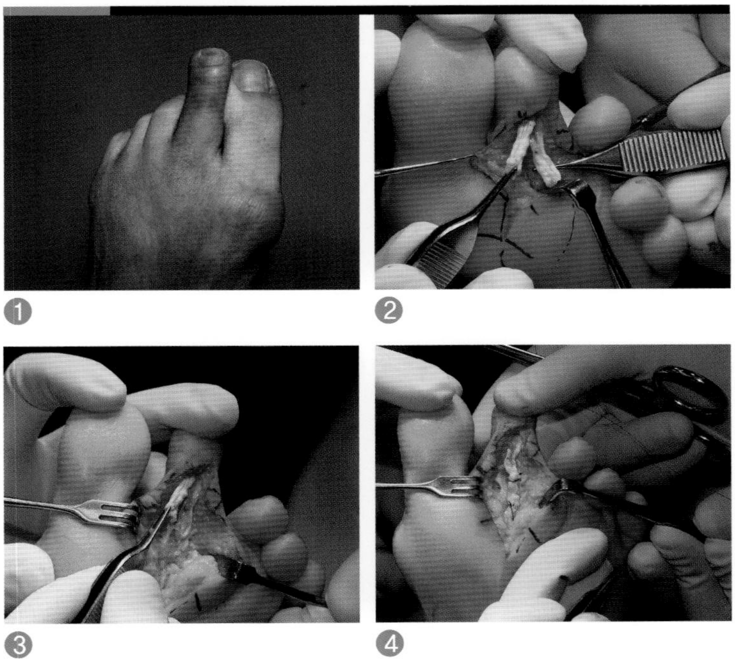

①
②
③
④

① 장족지 굴곡근건이 두 개 다 파열되어 발가락이 들리는 모양. ② 중족 족지 관절 부위에서 파열된 장·단 족지 굴곡근건. ③ 장족지 굴곡근건을 원위부에서 끊어서 ④ 단족지 굴곡근건의 근위단과 족장판을 연결하여 신전 변형을 방지한다.

면 발가락이 들려서 신발을 신을 때 불편할 수 있다 그림 10-16. 외상성으로 근위지골의 골절에 동반되어 장·단 족지 굴곡근건이 동시에 파열되거나 비외상성으로 중족골두 아래에서 마찰에 의한 만성적인 압력으로 두 개의 건이 동시에 파열되면 파열된 건에 부종이 발생하여 발가락이 붓고 통증이 지속된다. 건을 봉합하기 어려우므로 장·단 족지 굴곡근건 중 장족지 굴곡근건을 일부 절제하여 단족지 굴곡근건의 원위단을 중족 족지 관절의 족장판(plantar plate)에 건고정(tenodesis)하거나 근위부의 건조직에 봉합하는 방법으로 수술한다. 너무 짧은 위치에서 봉합하면 배굴이 전혀 안 되고, 너무 늘어지게 봉합하면 발가락이 들리는 현상을 방지하지 못하므로 중족 족지 관절이 발바닥과 평행한 중립 위치에서 봉합하면 30° 정도의 배굴이 가능하다.

(5) 장무지 신전근건 파열

장무지 신전근건이 파열되었을 경우 비수술적인 방법으로 좋은 결과를 얻었다는 보고도 있지만 수술적 치료를 한다. 봉합을 하기 어려운 경우는 다른 건을 이용하여 재건하는데, 단

그림 10-17 장무지 신전근건 간과된 파열

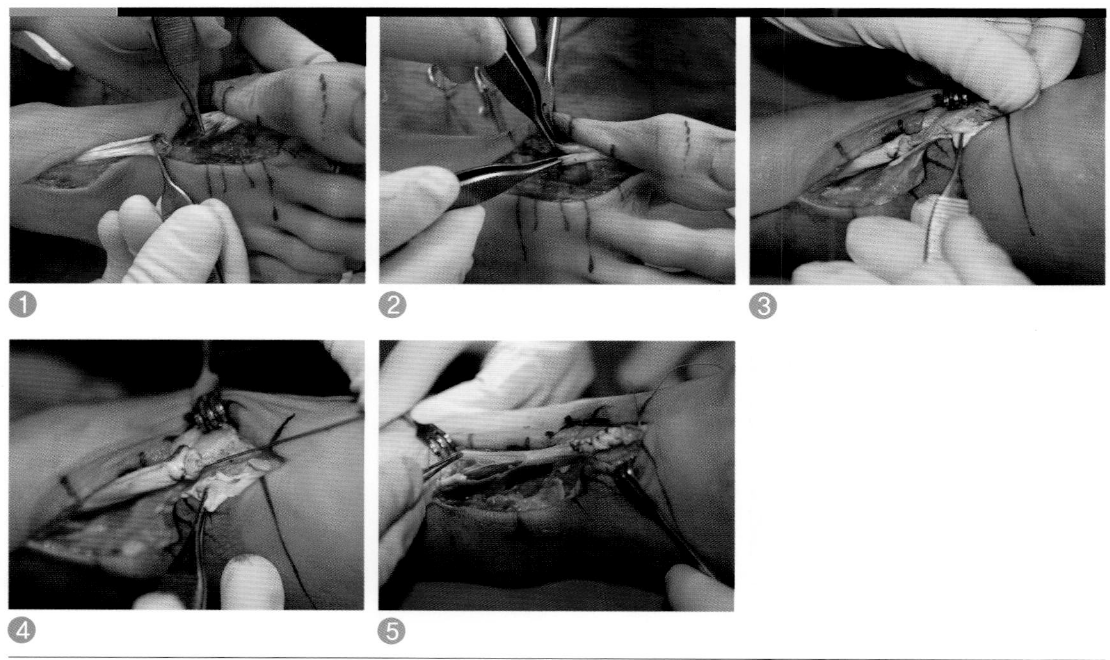

① 반복적인 직접 충격에 의하여 발생한 장무지 신전근건 파열. ② 장무지 신전근건의 원위부를 반으로 갈라서 재건하였다. ③ 장무지 신전근건 봉합 후 재파열된 모양. ④ 파열단을 단단 봉합하면 다시 벌어질 가능성이 높다. ⑤ 파열 부위보다 근위부의 건을 Z 성형술하여 연장한 후 파열 부위를 단단 봉합한다.

무지 신전근건,[2] 반건양근건,[12] 장 장근건(palmaris longus tendon)[1]의 자가 이식술, 대퇴근막 동종 이식건 이식술,[20] 제3 비골근건(peroneus tertius tendon) 이전술[10] 등의 다양한 재건술이 보고되어 있다 그림 10-17 .

장무지 신전근건은 피하 조직 층이 매우 얇은 발등 부위를 지나가기 때문에 봉합 후 신발을 신을 때 반흔 부위가 눌려 통증이 발생할 수 있다. 이를 예방하기 위해 중족 설상 관절 부위에 반흔이 남지 않도록 주의하여 수술을 한다.

또한 봉합시에 유착이 매우 잘 일어나는데, 이를 예방하기 위해 가동성 부목(dynamic splint)의 개념을 적용하여 재활 치료를 한다. 즉, 수술 후 2~3일 경과하여 급성 통증이 가라앉으면 족무지를 능동적으로 굴곡하여 장무지 신전근건이 활주하게 하지만, 능동적인 배굴을 하지 않도록 한다.

(6) 후방 경골근건 탈구 그림 10-18 그림 10-19

족관절 골절과 동반되지 않고 후방 경골근건이 탈구되는 경우는 드물다. 대부분 족관절

그림 10-18

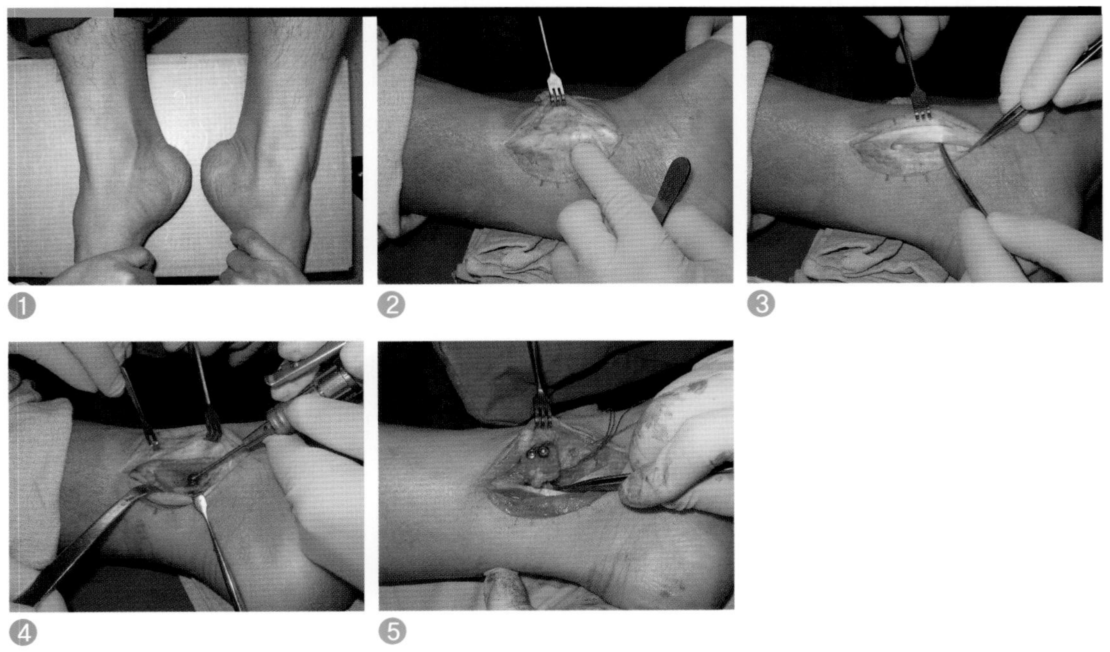

후방 경골근건 탈구에 대하여 bone block을 한 수술 사진. ①, ② 후방 경골근건이 탈구되었다. ③, ④ 후방 경골근건을 내과 위로 탈구시킨 후 내과 후방을 Burr로 갈아서 깊게 한다. ⑤ 후방 경골근건의 정복이 유지되지 않아서 장골이식을 하여 탈구를 방지한다.

그림 10-19

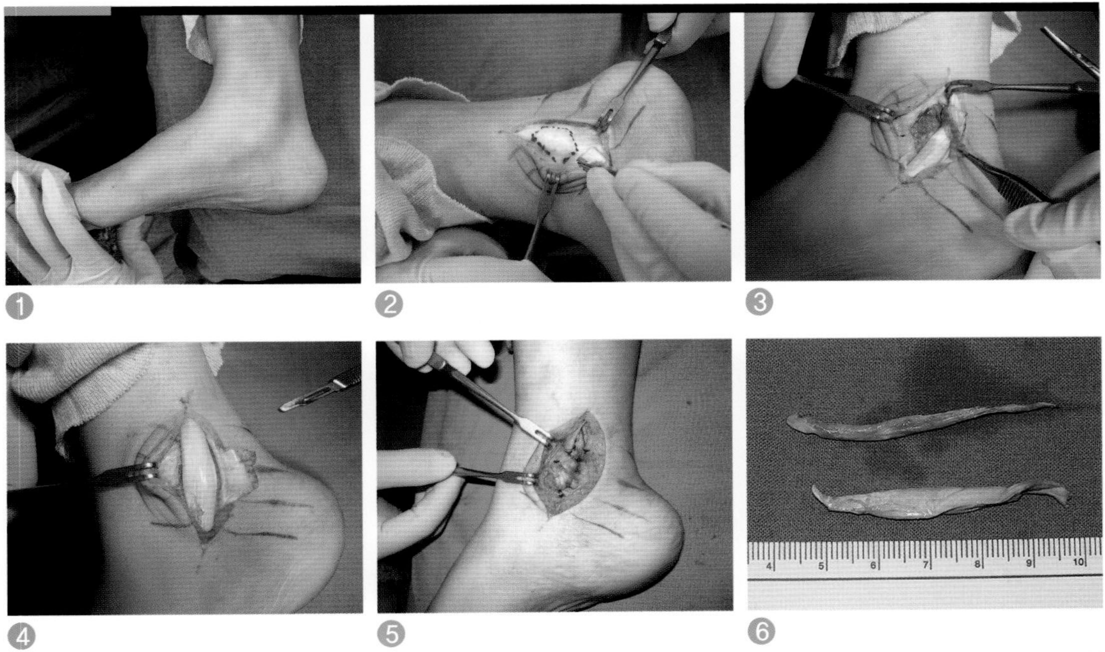

후방 경골근건 탈구에 대하여 연부 조직 재건으로 수술하는 사진. ① 후방 경골근건이 탈구되었다. ②, ③ 족관절 내과에서 후방 경골근건 위를 지나가는 굴곡건 지대를 박리하여 건을 노출한다. ④ 후방 경골근건이 일부 퇴행성 변화를 보인다. ⑤ 건을 변연 절제 후에 굴곡건 지대를 봉합한다. ⑥ 절제한 건.

염좌, 거골하 관절 탈구, 건초염 등으로 진단하기 쉽다. 비수술적인 방법으로 치료되지 않으므로 수술이 필요하다. 후방 경골근건이 지나가는 내과 후방의 구(groove)가 얕은 경우, 후방 경골근건을 구에 밀착시키는 지대(retinaculum)가 파열된 경우, 굴곡건 지대의 파열 등이 후방 경골건 탈구의 원인으로 알려져 있다. 초음파 검사, CT, MRI 등이 진단에 도움이 되는데 건의 상태, 후방 경골근건 구의 깊이와 넓이, 굴곡건 지대의 파열 등을 관찰한다. 단순 방사선상에 내과의 후방에서 얇은 골편이 관찰되기도 한다. 수술 방법은 비골건 탈구에 대한 수술 방법과 마찬가지로 탈구의 원인인 구조물을 정상 상태로 회복하는 것인데, 굴곡건 지대 봉합 또는 재건, 후방 경골근건 구를 깊게 하는 방법, bone block을 붙이는 방법 등이 있다.

REFERENCES

총론

1. **Alfredson H, Pietila T, Jonsson P, Lorentzon R** | Heavy-load eccentric calf muscle training for the treatment of chronic Achilles tendinosis. Am J Sports Med, 26:360-366, 1998.
2. **Andres BM, Murrell GA** | Molecular and clinical developments in tendinopathy. Clin Orthop Relat Res, 466:1519-1520, 2008.
3. **Foster TE, Puskas BL, Mandelbaum BR, et al.** | Platelet-rich plasma: from basic science to clinical applications.Am J Sports Med, 37(11):2259-72, 2009.
4. **Mafi N, Lorentzon R, Alfredson H** | Superior short-term results with eccentric calf muscle training compared to concentric training in a randomized prospective multicenter study on patients with chronic Achilles tendinosis. Knee Surg Sports Traumatol Arthrosc, 9:42-47, 2001.
5. **Ohberg L, Lorentzon R, Alfredson H** | Eccentric training in patients with chronic Achilles tendinosis: normalised tendon structure and decreased thickness at follow up. Br J Sports Med, 38:8-11, 2004.
6. **Schepull T, Kvist J, Norrman H, et al.** | Autologous platelets have no effect on the healing of human achilles tendon ruptures: a randomized single-blind study. Am J Sports Med, 39(1):38-47, 2011
7. **Silbernagel KG, Thomee R, Thomee P, Karlsson J** | Eccentric overload training for patients with chronic Achilles tendon pain? a randomised controlled study with reliability testing of the evaluation methods. Scand J Med Sci Sports, 11:197-206, 2001.

비골건 손상

1. **Davis WH, Sobel M, Deland J, Bohne WH and Patel MB** | The superior peroneal retinaculum: An anatomic study. Foot Ankle Int, 15, 271-275, 1994.
2. **Eckert WR and Davis EA** | Acute rupture of the peroneal retinaculum. J Bone Joint Surg, 58-A:670-673, 1976.
3. **Evans JD** | Subcutaneous rupture of the tendon of peroneus longus. J Bone Joint Surg, 48-B:507-509, 1966.
4. **Larsen E** | Longitudinal rupture of the peroneus brevis tendon. J Bone Joint Surg, 69-B:340-341, 1987.
5. **Parvin RW and Ford LT** | Stenosing tenosynovitis of the common peroneal tendon sheath. J Bone Joint Surg, 38-A:1352-1357, 1956.
6. **Peacock KC, Resnick EJ and Thoder JJ** | Fracture of the os peroneum with rupture of the peroneus longus tendon. Clin Orthop, 202: 223-226, 1986.
7. **Purnell ML, Drummond DS, Engber WD and Breed AL** | Congenital dislocation of the peroneal tendons in the calcaneovalgus foot. J Bone Joint Surg, 65-B:316-319, 1983.
8. **Regan TP and Hughston JC** | Chronic ankle sprain secondary to anomalous peroneal tendon. Clin Orthop, 123:52-54, 1977.
9. **Sammarco GJ** | Peroneus longus tendon tears : Acute and chronic. Foot Ankle, 16: 245-253, 1995.

10. **Sammarco GJ and Diraimondo CV** | Chronic peroneus brevis tendon lesions. Foot Ankle, 9:163–170, 1989.
11. **Sobel M, Bohne WH and Markisz JA** | Cadaver correlation of peroneal tendon changes with magnetic resonance imaging. Foot Ankle, 11:384–388, 1991.
12. **Sobel M and Geppert MJ** | Repair of concomitant lateral ankle ligament instability and peroneus brevis splits through a modified Brostrom Gould. Foot Ankle, 13:224–225, 1992.
13. **Sobel M, Geppert MJ, Hannafin JA, Bohne WH and Arnoczky SP** | Microvascular anatomy of the peroneal tendons. Foot Ankle, 13:469–472, 1992.
14. **Sobel M, Geppert MJ, Olson EJ, Bohne WH and Steven P** | The dynamics of peroneus brevis tendon splits: A proposed mechanism, technique of diagnosis, and classification of injury. Foot Ankle, 13:413–422, 1992.
15. **Sobel M, Geppert MJ and Warren RF** | Chronic ankle instability as a cause of peroneal tendon injury. Clin Orthop, 296:187–191, 1993.
16. **Sobel M, Pavlov H, Geppert MJ, Thompson FM and Dicario EF** | Painful os peroneum syndrome: A spectrum of conditions responsible for plantar lateral foot pain. Foot Ankle Int, 15:112–124, 1994.
17. **Thompson FM and Patterson AH** | Rupture of the peroneus longus tendon. J Bone Joint Surg, 71–A:293–295, 1989.
18. **Webster FS** | Peroneal tenosynovitis with pseudotumor. J Bone Joint Surg, 50–A:153–157, 1968.

기타 건 손상

1. **Boruta PM, Beauperthuy GD** | Partial tear of the flexor hallucis longus at the knot of Henry: Presentation of three cases. Foot Ankle Int, 18:243–246, 1997.
2. **Floyd DW, Heckman JD, Rockwood CA** | Tendon lacerations in the foot. Foot Ankle, 4:8–14, 1983.
3. **Gould N** | Stenosing tenosynovitis of the flexor hallucis longus tendon at the great toe. Foot Ankle, 2:46–48, 1981.
4. **Hamilton WG, Geppert MJ, Thompson FM** | Pain in the posterior aspect of the ankle in dancers: Differential diagnosis and operative treatment. J Bone Joint Surg, 78–A:1491–1500, 1996.
5. **Kolettis GJ, Micheli LJ, Klein JD** | Release of the flexor hallucis longus tendon in ballet dancers. J Bone Joint Surg, 78–A:1386–1390, 1996.
6. **Ouzounian TJ, Anderson R** | Anterior tibial tendon rupture. Foot Ankle Int, 16:406–410, 1995.

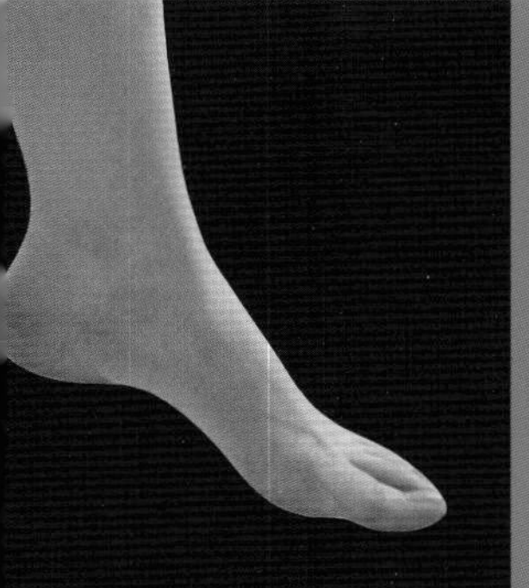

11. 아킬레스건 질환
Disorders of Achilles Tendon and Posterior Heel

가. 총론

아킬레스건의 질환은 아킬레스건 및 부착부의 질환과 아킬레스건 부착부 주변의 질환군으로 구분할 수 있다 그림 11-1. 아킬레스건의 질환을 비부착부와 부착부의 질환으로 구분하는 이유는 두 질환 사이에 발생 연령, 운동의 정도, 수술 방법, 예후 등에 차이가 있기 때문인데, 특히 수술 방법과 예후에 차이가 많다. 비수술적인 요법은 아킬레스건에 가해지는 스트레스를 줄이려는 목적으로 시행하므로 그 내용이 비슷하다.

뒤꿈치 후방의 통증을 일으키는 질환군은 아킬레스건 건골 접합부(tendon enthesis)의 질환뿐만 아니라, 후종골 점액낭염(retrocalcaneal bursitis), Haglund 변형, 외막 점액낭염(adventitial bursitis) 등으로 구분할 수 있다.

뒤꿈치 후방의 질환군은 한 가지만 따로 존재하기도 하지만, 대부분 두 가지 이상의 병변이 동시에 존재한다.

아킬레스건 질환의 진단과 치료 경과에 따른 건의 변화를 알기 위하여 초음파가 흔히 이용되므로 기본적인 초음파 진단 방법과 초음파 영상에 대한 판독 능력이 필요하다.

나. 해부학

(1) 아킬레스건

비복근(gastrocnemius muscle)은 내측두와 외측두의 두 개의 근육으로 이루어져 있는데 이 두 가지 근육들이 중앙으로 모여 건이음새(tendinous raphe)로 합쳐진 후 넓어져서 근육의 앞쪽에 있는 건막이 된다. 내측두의 근육이 더 원위부까지 연장되어 있다. 가자미근(soleus muscle)은 근육 후방의 넓은 건막에 부착한다. 가자미근의 후방 건막과 비복근의 전방 건막(aponeurosis)은 짧은 거리를 평행하게 주행하다 좁아지고 두꺼워지면서 합쳐져서 아킬레스건을 형성한다. 아킬레스건은 길이가 약 15cm이며, 비복근의 근육이 끝나는 부분에서 시작하여 거의 족관절 부분까지 가자미근의 근섬유가 붙어 있다. 원위부로 가면서 약 90° 회전하여, 대개 비복근에서 시작된 부분은 외측으로 부착하고 가자미근에서 시작된 부분은 주로 내측에 부착한다 그림 11-2. 종골의 약 4cm 상방에서 좁아지고 동그랗게 되며 그 이하 부위에서 다시

그림 11-1 아킬레스건 부착부 주변의 다양한 질환들

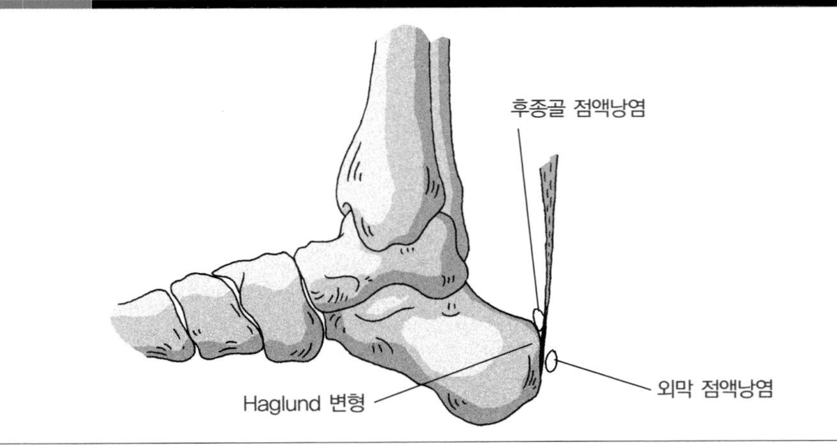

그림 11-2 아킬레스건 부착부의 단면을 도식화한 그림

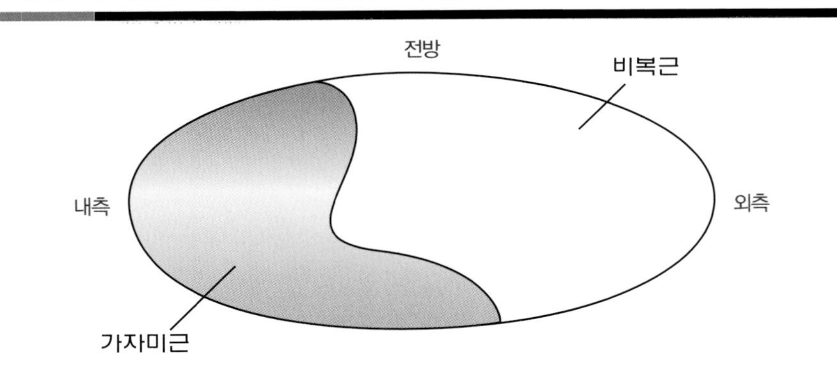

넓어진다. Cummins 등에[6] 의하면 건의 회전이 개인마다 다르다고 한다. 또한 비복근과 가자미근에서 시작된 건섬유가 아킬레스건에서 차지하는 비율과 길이도 사람에 따라 다르다.

(2) 부건(Paratendon or Paratenon)

내층(visceral layer)과 외층(parietal layer)으로 구성되어 있다. 활액 세포가 없으며 2~3cm 정도 늘어날 수 있어서 아킬레스건이 부드럽게 활주할 수 있도록 한다.

(3) 부착 부위 및 후종골 점액낭(Retrocalcaneal Bursa)

가) 부착 부위

종골의 가장 높은 부위의 1cm 하방에서부터 원위부로 2cm 길이에 걸쳐서 부착되어 있는데, 내측에 더 길게 부착되어 있다. 건골 접합부(enthesis)는 섬유 연골로 구성되어 있으며 석회화된 부분도 있다.

나) 후종골 점액낭

말굽 모양이며 중앙부에서 길이가 약 2cm, 폭이 약 1cm 정도의 크기이다.[8] 후종골 점액낭 이외에 건과 피부 사이에 다른 점액낭이 존재하기도 하는데 표재성 점액낭(pretendon bursa) 또는 외막 점액낭(adventitial bursa)이라고 한다.

다) Haglund 변형

종골 조면 상외방의 뼈가 돌출된 부분인데, 같은 정도로 돌출되어 있더라도 증세를 일으키는 경우가 있고, 증세가 전혀 없는 경우도 있다. 돌출되어 증세의 원인이 될 때 이런 명칭을 붙인다.

(4) 혈액 순환

Lagergren과 Lindholm은[18] 근위부와 원위부에서 건 내 혈액 순환이 활발하고 아킬레스건의 양끝으로부터 멀어질수록 혈관의 수와 혈관이 차지하는 면적이 좁으므로, 즉 종골 부착 부위의 3~5cm 근위부에서 혈액 순환이 비교적 잘 안 되므로 이 부위에서 아킬레스건의 퇴행성 변화나 파열이 흔하다고 하였다. 그러나 다른 저자들은 특별히 그 부위에 혈액 순환이 잘 안 되는 것은 아니라고 한다.[4] 부건을 통하여 아킬레스건에 혈액이 공급되며, 수술시에 부건을 다 벗겨 내면 혈액 순환계가 손상되고 건의 손상을 가져올 수도 있으므로 수술시에 아킬레스건 전방의 부건 및 지방 조직을 보존하는 것이 중요하다.[22]

(5) 기능적 해부학

연령 및 기능적인 능력과 체격에 따라 아킬레스건의 형태가 변한다. 활동이 많고 운동량이 많은 경우에는 아킬레스건의 폭이 더 넓으며, 노년층의 경우도 운동을 규칙적으로 많이 하는 사람이 아킬레스건의 폭이 넓다. 또한 키, 발 크기, 하퇴부 근육의 단면적 등이 아킬레스건의

그림 11-3

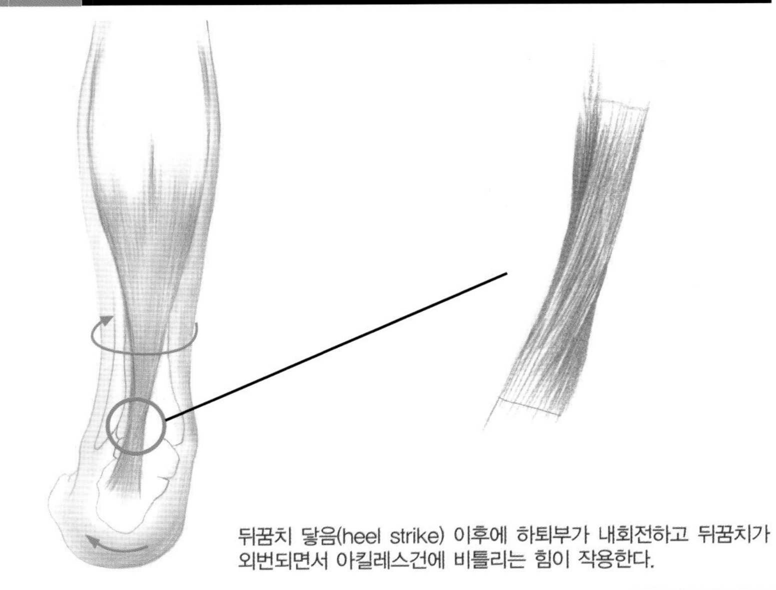

뒤꿈치 닿음(heel strike) 이후에 하퇴부가 내회전하고 뒤꿈치가 외번되면서 아킬레스건에 비틀리는 힘이 작용한다.

두께와 관계가 있다고 하는데, 동양인은 서양인에 비하여 체구가 작으므로 아킬레스건의 폭도 좁을 것이다.

비복근은 보행, 달리기, 점프시에 추진(propulsion)하는 힘을 제공한다. 비복근은 슬관절보다 근위부에 부착되어 있으므로 단하지 석고 고정을 하더라도 운동이 가능하지만, 가자미근은 전혀 운동이 되지 않으므로 석고 고정을 하면 조기에 심하게 위축된다.[22]

천천히 걸을 때도 체중의 3.5배의 힘이 가해지며 달릴 때는 체중의 6~12.5배의 힘이 가해진다.[16] 근전도 검사 결과에 의하면, 달리기에서 가장 활동이 많은 부분은 비복근의 내측두(medial head)라고 한다. 보행 주기 중 뒤꿈치 닿음 이후에는 하퇴부가 내회전되고 뒤꿈치가 외번되고 입각기의 후반에는 하퇴부가 외회전되고 뒤꿈치가 내번되는데, 이러한 과정에서 아킬레스건에는 건을 비트는 힘이 가해지며 이로 인해 건섬유들에 비균질적인 회전력이 가해지고, 이것이 많이 달리는 사람에게서 아킬레스건의 문제가 흔히 발생하는 원인이 될 수 있다 그림 11-3 .[21]

스포츠 의학 문헌에서는 뒤꿈치가 외번되는 것을 회내라는 용어를 사용하는 경우가 많은데, 원래 정확한 의미의 회내와는 다르지만 널리 관용적으로 사용되고 있다.(진찰 검사편 참고)

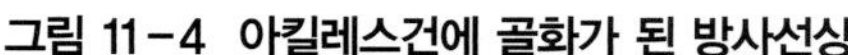

그림 11-4 아킬레스건에 골화가 된 방사선상

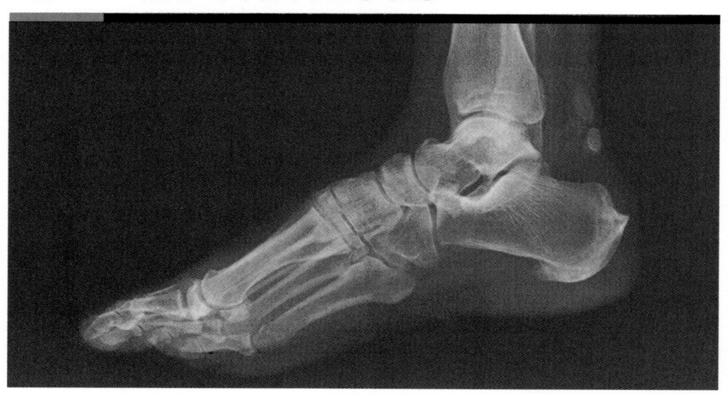

개개인에 따라 회내의 정도가 다르며 회내의 정도가 클수록 아킬레스건에 가해지는 비틀림 힘이 커지고 증세를 일으키는 원인이 되므로, 신발 교정이나 교정 안창을 이용하여 회내를 감소시키는 치료를 한다.[14,21] 그러나 정상적인 회내가 되어야 발이 지면에 잘 적응하여 충격 흡수가 되므로 누구에게나 회내를 감소시키기 위한 신발 교정이나 교정 안창이 필요한 것은 아니다.

아킬레스건에 가해지는 힘은 슬관절의 위치와도 관계가 있으며, 슬관절을 신전하면 비복근에 늘어나는 힘이 가해지기 때문에 아킬레스건의 장력이 증가한다. 그러나 발목 관절을 20~25° 족저 굴곡한 상태에서는 슬관절의 위치에 관계없이 아킬레스건의 장력이 현저히 감소한다.[7] 그러므로 아킬레스건염에서 뒤꿈치 높임을 하면 발목 관절에서 족저 굴곡되어 아킬레스건에 가해지는 힘이 감소하여 치료에 도움이 된다. 또한 아킬레스건 파열을 치료할 때 장하지 석고 고정을 하지 않고 단하지 석고 고정을 하여 발만 족저 굴곡해도 된다.

(6) 병리 해부(Pathologic Anatomy)

아킬레스건의 병적인 상태는 1) 건 자체의 질환인 건증(tendinosis)과 2) 부건의 질환인 부건염(paratendinitis 또는 paratenonitis), 그리고 3) 부착부의 이상으로 구분할 수 있다.

아킬레스건증이란 건 자체의 퇴행성 변화가 있고 염증성 변화는 별로 없는 상태이다. 콜라겐의 섬유소양 또는 점액종성 변성(fibrinoid and myxomatous degeneration), 섬유화, 그리고 이소성 골화 등이 나타난다 그림 11-4.

이소성 골화는 남성이 두 배 더 많다. 골화 부위에 증세가 없으면 치료가 필요없다. 갑자기 통증이 발생할 때는 이소성 골화의 골절이 있는 경우도 있으며, 건 파열을 막기 위해, 또는 절제와 동시에 파열된 섬유를 봉합하기 위해, 또는 증세를 없애기 위해 절제한다.[20)]

부건(paratenon)은 염증 반응이 일어나기 쉬우며 병리 소견상 섬유 혈관 결합 조직(fibrovascular connective tissue)이 증식하여 두꺼워지며 염증 세포의 침윤이 많다. 새로 생긴 모세혈관 벽에 퇴행성 변화가 있어 내강(lumen)이 막히고 내피 세포의 투과성이 증가하고 섬유소양 삼출액에 의하여 부건의 내층과 외층이 유착된다.

아킬레스건 부착부의 이상은 반복적이고 강한 배굴 운동에 의하여 후종골 점액낭과 건골 접합부에 병리적인 변화가 일어나는 것을 말한다. 골극이 생기기도 하는데 이것은 부착부 중에서 가장 뒤, 그리고 가장 아랫부분에 생기며 종골에서 건으로 향한다.

가) 아킬레스건 질환의 진단

① 초음파 검사

족부 족관절 부위의 건들은 대부분 피부에서 가까운 곳에 위치하므로 초음파 검사를 하기 쉬우며, 7~12 MHz의 고주파수 프로브를 이용한다. 건의 중간 부위에서는 건의 방향을 따라서 평행하게 건섬유가 보이는 것이 정상 초음파 소견이다. 건이나 근막이 뼈에 부착하는 부위에서는 방향이 변화하기 때문에 정상적인 근막이나 건이라도 건섬유가 없어지고 저에코 소견(검은색으로 보임.)을 보일 수 있는데 이를 이방성(물체의 성질이 방향에 따라 다름, anisotrophy)이라고 한다. 프로브가 건섬유의 주행 방향에 평행하지 않을 때 이런 현상이 나타나므로, 부착부에서는 프로브를 건섬유의 방향과 일치시키기 위하여 약간 움직이면 저에코 소견으로 보이던 부위에서 건섬유가 보인다. 프로브의 방향을 건섬유에 일치시킨 후에도 저에코 소견을 보인다면 건이나 근막의 퇴행성 변화가 있는 것이다.

② 아킬레스건

아킬레스건은 복와위에서 검사한다. 일정한 위치를 유지하여야 환자 간의 비교, 또는 다른 시점에서 시행한 검사와 비교할 수 있어서 저자는 항상 족관절이 90°인 상태에서 검사한다. 프로브를 아킬레스건 방향으로 위치시키는 장축(long axis) 스캔과 아킬레스건 방향과 직각이 되도록 하여 아킬레스건의 단면을 검사하는 단축(short axis) 스캔을 한다. 부착부에서 근건 이행부까지 검사하는데, 아킬레스 부착부 건염인 경우에는 부착부를 중심으로 근위부로 적당한 구간을 검사한다. 초음파 검사 후에 저장된 초음파 영상을 볼 때, 부착부나 건골 접합부가 보이는 경우에는 어느 부위인지를 알기 쉽지만 종골보다 근위부의 아킬레스건만 보이고 종골이 보이지 않는 부위에서는 아킬레스건 부착부보다 얼마나 근위부를 검사하였는지를 알기 어렵다. 항상 화면의 오른쪽에 검사하는 부분 중에서 원위부가 위치하도록 한다. 비복근의 근육 파열이나 족저근(plantaris) 파열은 부착부보다 상당히 근위부에서도 발생하며 근육의 배열 상태, 근육과 건이 붙어 있는 상태 등으로 위치를 알 수 있다. 아킬레스건 질환은 부착부에서 10cm 이내의 구간에 발생하므로 부착부에서부터 검사하고 점차 근위부로 가면서 검사한다. 종골이 보이지 않을 정도의 근위부를 스캔한 경우에는 프로브의 중심부가 아킬레스건 부착부에서 몇 cm인지를 화면에 기록한다. 다른 방법으로는 분할 화면 영상(split screen image)에서 두 화면의 영상을 이어 붙이면 종골에서부터 종방향으로 어떤 부위에서 어느 정도가 비정상적인지를 알 수도 있다. 평평하지 않은 부위에는 피부와 프로브 사이에 빈 공간이 생겨서 영상을 볼 수 없으므로 피부 표면에 충분히 젤을 발라서 좋은 영상을 얻도록 한다.

아킬레스건은 체중이 무겁고 체격이 크면 더 두꺼운 편인데 정상 두께는 5~6mm이다.

하퇴부의 종축 방향으로 평행하게 주행하던 건섬유들이 아킬레스건의 부착부에서 방향을 바꾸면서 사선 방향으로(oblique direction) 뼈에 부착하는데, 이 부위에서 이방성에 의하여 정상적인 건에서도 저에코(hypoechoic) 소견을 나타내는 경우가 많으므로 방향을 섬유결에 잘 맞추어서 저에코 부분이 정상인지 아닌지를 관찰한다.

장축 스캔에서 건의 두께가 실제보다 넓어보일 수 있으므로 단축 스캔을 하여야 한다고 하는데 저자는 별 차이가 없다고 판단한다. 단축 스캔에서는 아킬레스건의 단면에서 건의 두께와 저에코 영역 부위를 판단하기 쉽다. 장축 스캔에서는 섬유가 배열된 소견을 잘 볼 수 있으며 병변의 길이를 판단하기 좋다.

나) 아킬레스건염; 비부착부, 부착부

아킬레스건 부착부에 두 개의 점액낭이 있다. 한 가지는 건부착부의 뼈와 피하조직 사이에 있는 외막 점액낭(adventitious bursa)이고 또 하나는 후종골 점액낭이다. 외막 점액낭은 정상에서는 보이지 않지만 후종골 점액낭은 정상에서도 보이며 지름이 2mm 이하인 경우에는 정상이다. 부건염(paratendinitis)은 건이 정상이고, 건 주위의 부종과 유착, 건의 외연의 불규칙함, 아킬레스건 전방 지방 패드의 비균질성(heterogenous appearance) 등이 주 소견이다.

그림 11-5

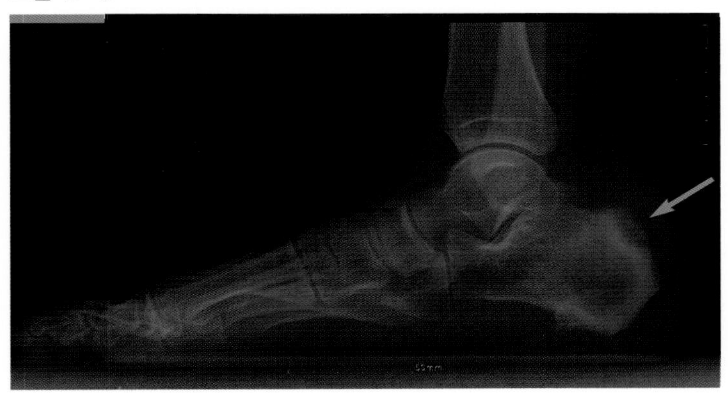

강직성 척추염 환자에서 아킬레스건 부착부 주변에 골침식의 소견이 있다.

건염에서는 건이 비후되고, 건이 하얗게 균질적인 에코 소견에서 건 섬유 사이에 저에코의 검은 영역이 섞여 있는 불규칙한 소견으로 바뀐다.

아킬레스건이 두껍더라도 일부에만 퇴행성 변화가 있다면 전혀 증상이 없을 수도 있으므로 초음파 소견만으로 건의 기능을 판단하기는 어렵다. 그러나 증상이 있더라도 초음파 소견상 정상이거나 비정상 부분이 작다면 비수술적 요법으로 치료가 잘되며, 증상이 없더라도 비정상적 소견이 있는 부위가 넓다면 건파열의 가능성이 높아지므로 초음파 소견이 예후나 건파열의 가능성 등을 판단하는데 도움이 된다.

초음파 소견상 건증의 정도와 건 주변과 건 내에서 보이는 혈관의 숫자를 연관시키려는 보고들이 있다. 그러나 혈관이 많으면 퇴행성 변화가 많은지, 혈관이 퇴행성 변화의 원인인지, 퇴행성 변화를 치유하기 위한 생체 반응인지 등은 알 수 없다. 혈관이 많으면 통증은 있지만 혈관이 많다고 해서 예후가 나쁘지는 않다.

아킬레스건 내의 석회화는 부착부에서 흔하지만, 아킬레스건 자체의 석회화, 골화 등도 보고되어 있다. 석회화는 방사선상에 보이지 않더라도 초음파 영상에서는 뚜렷이 보이는 경우가 흔하다.

아킬레스건 부착부 건염에서 뼈의 침식이 관찰될 경우에는 혈청 음성 척추 관절병증(seronegative spondyloarthropathy)을 의심해야 한다 그림 11-5.

다) 아킬레스건 파열

아킬레스건 파열은 진찰 소견으로 진단이 가능하며, 초음파 검사를 해도 파열 전에 퇴행성 변화가 있었는지를 알기는 어렵다.

아킬레스건 파열에서 초음파 검사가 가장 유용하게 쓰이는 것은 발목을 어느 정도 족저 굴곡하면 파열된 건의 양 끝이 서로 접촉하게 되는가를 보는 것이며, 조금만 족저 굴곡하여도 파열단이 서로 밀착한다면 비수술적인 요법을 이용하거나 비교적 봉합 강도가 약한 최소 절개 방법으로 수술하여도 될 가능성이 높을 것이다.

또한 치료 도중에 재파열되었는지, 또는 건의 양 끝이 서로 밀착한 상태로 잘 유지되고 있는지를 알아볼 수 있다.

만성 파열, 또는 간과된 파열에서는 파열단 사이에 반흔이 생겨서 초음파상으로 파열단 사이의 간격을 알기 어렵다.

다. 비부착부 아킬레스건염(Non-insertional Achilles Tendinitis)

부착부 건염과 비부착부 건염을 구분하지 않은 문헌들이 많은데, 달리기를 하는 사람의 6.5~18% 정도에서 비부착부 건염이 발생한다. 발레, 축구, 농구, 테니스 그리고 주말 운동을 하는 중년층에게도 잘 생기는데, 달리기나 점프 등에 의한 과사용이 그 원인인 것 같다.

Kvist와 Kvist는[17] 아킬레스건 환자 5명 중 4명은 비부착부 건염이라고 하였으며, Schepsis에 의하면 환자의 80% 정도는 달리기가 원인이었고 90% 정도가 비부착부 건염이었는데, 이들은 부착부 건염군에 비하여 평균 연령이 10세 정도 낮았다고 한다. 부착부 건염은 운동을 덜 하고 나이가 많고 체중도 더 무거운 사람에게 발생한다.

Puddu 등은[24] 비부착부 아킬레스건염을 부건염, 부건염과 건증, 건증의 세 가지로 분류하였다.

부건염은 건을 싸고 있는 막인 부건에 염증이 있는 것이며, 부건염과 건증은 부건의 염증과 건의 퇴행성 변화가 동반되는 것이며, 건증은 염증 반응은 없고 퇴행 변화를 일으킨 것을 말한다.

비부착부 아킬레스건염은 부착 부위에서 2~6cm 근위부에 주로 발생하며, 병리 소견은 반복적인 미세 손상에 의한 콜라겐의 퇴행성 변화, 섬유화 등이며 건 내에 이소성 골형성을 일으키기도 한다.[3,20] 대개는 과사용 증후군으로서 운동 강도, 달리기를 하는 표면 및 신발 등과 관계되어 발병한다.

(1) 진단

급성인 경우에 부착 부위의 3~5cm 근위부에 통증, 부종, 국소열, 압통이 나타나는데 국소열은 뚜렷하지 않다. 건증에서는 건 자체가 두꺼워지며 부건염에서는 건 주변의 염증 때문에 건보다 넓은 부위의 부종이 있을 수 있다.

Johnston 등은[13] 증상이 발현된 후 6주 이상 경과된 경우를 만성, 그 이하인 경우를 급성이라고 하였는데, 급성인 경우에는 90% 이상이 수술하지 않고 치료될 수 있으므로 이러한 구분이 중요하다.

급성 부건염에서는 압통과 넓은 부위의 부종이 있으며 엄지와 검지로 건을 잡고 문지르면 통증이 악화되며 피부와 건 사이에서 염발음(crepitus)이 느껴지고 두꺼워진 부분을 촉지할 수 있다.

건증만 있을 때는 통증이 없거나 통증이 있더라도 미약한 통증이 간헐적으로 나타나므로 오랫동안 증세 없이 퇴행성 변화가 진행될 수도 있다.

만성 건증에서는 통증 및 건의 비후가 있으며 추진기(push-off)에 근력 약화가 뚜렷하다. 건의 기능이 약화되고 건이 늘어나서 발목 관절의 배굴 범위가 증가될 수도 있다. 또한 아킬레스건의 부분 또는 완전 파열이 일어나기도 한다.

발목을 움직일 때 아킬레스건의 결절성 경화된 부분이 근위부와 원위부로 움직이면 건증이고, 움직이지 않으면 부건염이기 때문에 두 가지를 구분하는 검사법으로 알려져 있고 painful arc sign이라고 한다.

가) 단순 방사선 검사

아킬레스건 질환이 있는 경우에는 아킬레스건 전방의 Kager 삼각이 작아지거나 흐려지거나 없어지므로, 단순 방사선상만으로도 아킬레스건 병변의 유무를 알 수 있는 경우가 대부분이다 그림 11-6.

그러나 단순 방사선 소견으로는 건 손상의 정도를 판단할 수 없으므로 초음파 검사나 MRI 검사를 한다.

그림 11-6

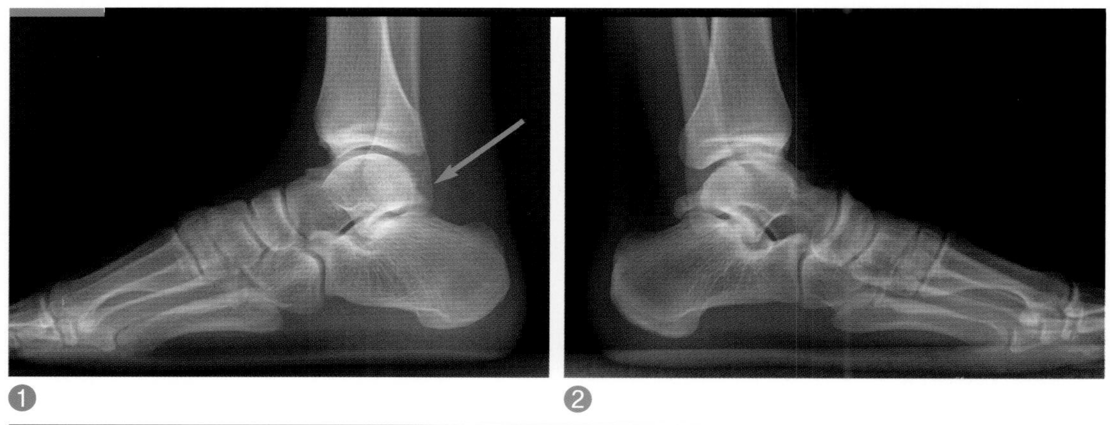

① 단순 방사선상에서 Kager 삼각이 흐려진 사진. ② 정상 Kager 삼각이 보이는 사진.

그림 11-7

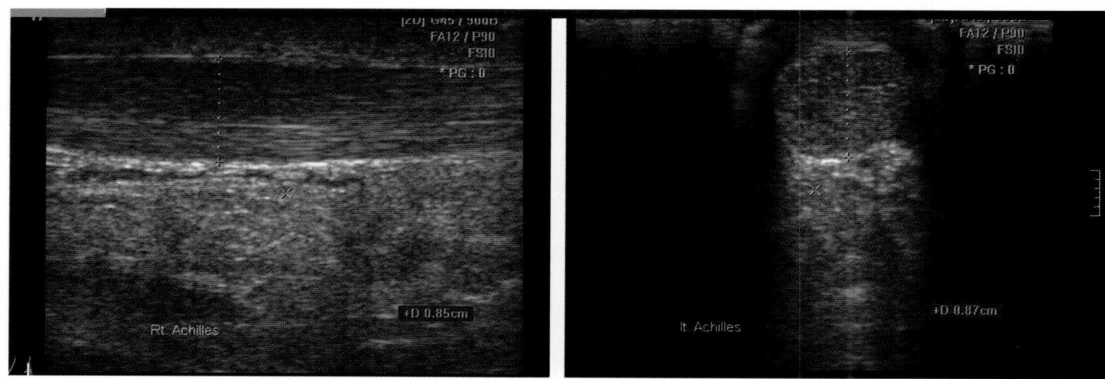

아킬레스건증의 초음파 검사 소견. 좌측은 장축 스캔, 우측은 단축 스캔인데 건이 두꺼워지고 표면쪽 50% 이상에 저에코 소견이 있다. 단축 스캔에서 아킬레스건의 단면은 타원형이어야 하는데 동그란 모양이므로 상당히 두꺼워졌다는 것을 알 수 있다.

나) 초음파 검사 그림 11-7

초음파 검사를 하면 건의 퇴행성 변화의 정도를 알 수 있다. 아킬레스건의 퇴행성 변화가 발생하면 건의 두께가 두꺼워지고, 건섬유가 잘 보이지 않으며, 저에코 부위가 늘어난다.

종방향과 횡방향으로 스캔하여 건의 석회화, 건섬유의 성상, 건의 두께, 혈관 분포 등을 관찰한다.

다) MRI

MRI상 건이 두꺼워지는데 퇴행성 변화가 있는 부분이 정상 건의 신호 강도와 마찬가지로

그림 11-8

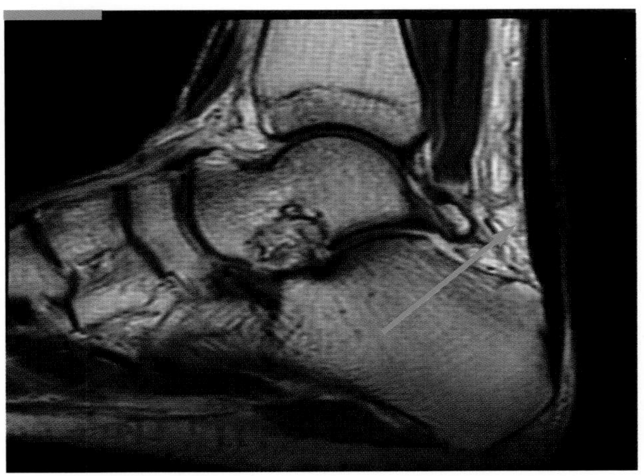

아킬레스건증의 MRI 소견. 아킬레스건이 두꺼워지고 저신호 강도로 검게 보인다. 신호 강도만으로는 정상과 구분이 되지 않는다.

저신호 강도로 검게 보이는 경우도 많다 그림 11-8. 퇴행성 변화가 있는 부분이 검은 부분 내에 신호 강도가 증가된 흰 부분으로 보이는 경우도 있고, 건 내에 갈라진 틈이나 낭종성 변화가 있을 때 증가된 신호 강도로 나타나기도 한다. 축상에서는 아킬레스건의 전면이 오목한 모양을 보이는 것이 정상인데, 건증이 있을 때에는 건의 전면이 불룩해지므로 단면이 원형 또는 타원형으로 보인다.

(2) 치료

가) 비수술적 치료

아킬레스건증은 대부분 비수술적인 방법으로 치료되는 경우가 많다. 그러나 운동선수는 과사용에 의하여 아킬레스건증이 발생하는데 지속적으로 과사용을 하여야 하므로 어떤 방법으로 치료하더라도 아킬레스건증이 발생하기 전 상태로 회복되지 않는 경우도 많다.

심한 아킬레스건증은 운동선수에게 선수 생활에 영향을 미칠 수 있는 가장 치명적인 병변 중 한 가지이다.

① 활동 조절

달리기를 하는 사람은 달리는 거리를 줄이거나, 달리기를 완전히 중지하도록 한다. 간격 훈련(interval training)을 중지하고, 오르막이나 횡경사면(banked surface), 딱딱한 표면 등

그림 11-9 아킬레스건 스트레칭 방법

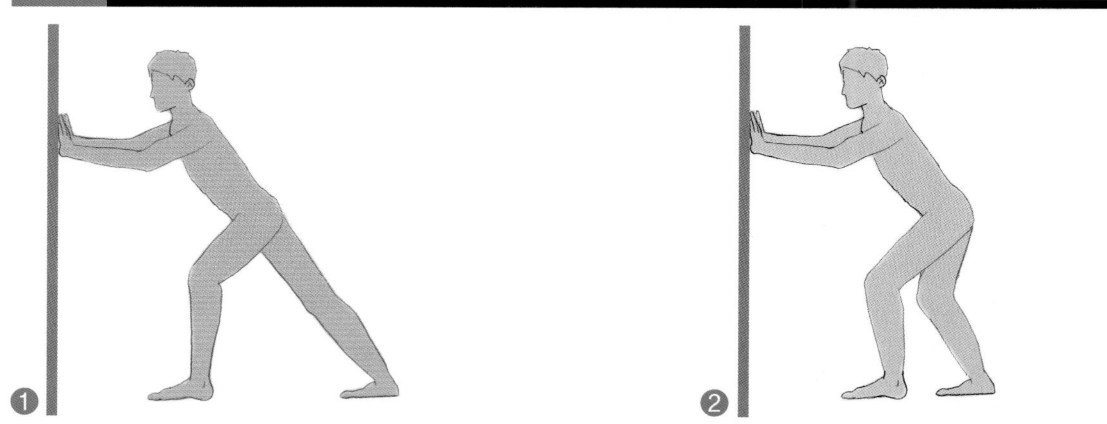

① 슬관절을 신전한 상태에서는 비복근과 가자미근이 모두 스트레칭된다. ② 슬관절을 굽히면 가자미근만 스트레칭된다.

과 같이 아킬레스건에 무리가 되는 표면에서 달리지 말고, 부드럽고 평탄한 표면에서 달리게 한다.

② 신발 교정

뒤꿈치를 높이면 아킬레스건에 가해지는 스트레스가 감소한다. 아킬레스건 질환에서는 굽을 높이는 것이 치료 효과가 있으므로, 뒤꿈치를 2~3cm 정도 높게 한다. 둥근 바닥(rocker sole)을 붙인 walking boot를 6주 정도 착용하기도 한다.

회복기에는 운동량을 점차 증가시키는데, 특히 뒤꿈치의 외반, 즉 회내(pronation)가 심한 경우에는 회내를 감소시키기 위하여 삽입물을 사용하기도 한다.[21] 이때는 반경성 삽입물(semirigid insert)을 사용하며, 전혀 회내되지 않도록 하는 것보다는 좀 부족한 정도로 교정을 하여야 환자가 삽입물에 적응하기가 좋다.

③ 운동 요법

슬관절 신전 상태에서 10° 이상 배굴되지 않을 때 아킬레스의 단축이 있다고 하는데, 아킬레스건 질환이 있는 경우에 통증과 부종이 심한 급성기가 경과한 후에 아킬레스건의 신장(stretching) 운동이 필요하다 그림 11-9 .

또한 밤에 발이 족저 굴곡되어 아킬레스건이 단축된 상태로 유지되는 것을 방지하기 위하여 야간 부목을 사용하기도 한다. 증세에 따라 근력 강화 운동을 한다. 그 후에는 달리기의 거리와 강도를 높여 가다가 통증이 나타나면 다시 통증이 없을 정도까지 운동의 정도를 감소시킨다.

원심성 근력 운동(eccentric loading)

계단 모서리에 서서 뒤꿈치가 공중에 떠 있는 상태에서 두 발로 뒤꿈치를 들어 올린다. 그리고 한쪽 발은 앞으로 들어 올리고 한쪽 앞꿈치만 바닥에 닿아 있는 상태에서 뒤꿈치를 내린다. 몸무게를 지탱하기 위하여 하퇴 삼두근이 수축하며, 뒤꿈치가 아래로 내려가면서 근육은 수축한 상태에서 늘어난다.

이와 같은 운동 15회를 1세트라고 하며 한 번에 2세트를 한다. 하루에 두 차례하고, 12주간 지속한다. 하루에 총 60회를 하는데 통증이 발생하지 않고 잘할 수 있게 되면, 2kg 정도의 물건을 넣은 배낭을 메고 하며, 점점 무게를 늘려가거나, 또는 횟수를 하루 세 차례까지 늘려갈 수 있다. 이 방법으로 대부분의 환자에게서 건손상 이전의 상태까지 회복할 수 있다는 보고가 있으나,[1,28] 저자의 경험으로 운동선수는 이와 같은 원심성 근력 운동을 하여도 건손상을 입기 전 상태로 복귀하는 비율이 낮다.

④ 물리 요법

냉찜질, 초음파, 전기 치료 등을 할 수 있다. 신장 운동을 하기 전에는 온찜질로 부드럽게 한 후 운동을 하고, 운동 후에는 냉찜질을 하여 부종을 감소시키는 온-냉 요법을 하기도 한다.

⑤ 투약

증세와 부종이 있는 경우에 비스테로이드성 소염제를 사용한다.

⑥ 국소 스테로이드

스테로이드를 건 내에 주사하면 파열의 위험성이 증가하므로 절대로 건 내에 주사하면 안 된다 그림 11-10.

건 주변에 주사하더라도 치유를 지연시키고 파열될 가능성이 있으므로 주사하지 않는 것이 좋은데, 만약 건 주위에 주사한 경우에는 최소 2주 이상 고정하는 것이 좋다.

그림 11-10

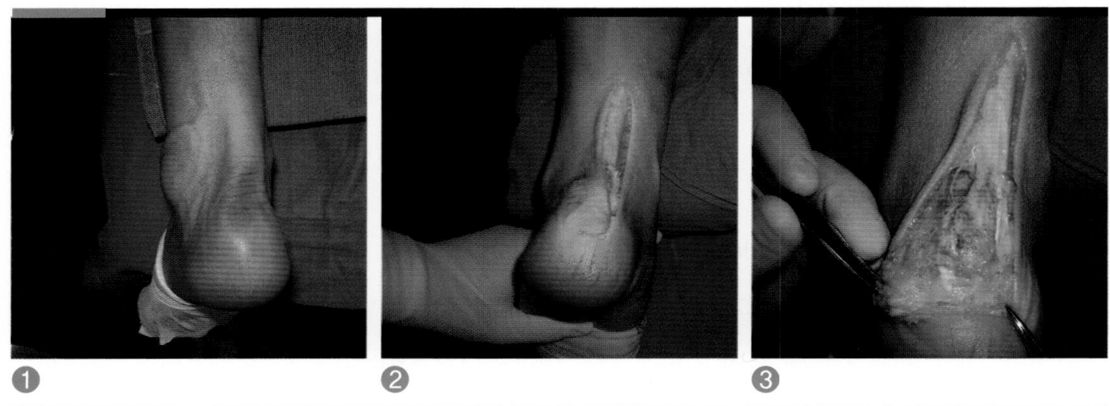

① 스테로이드 주사 후 피하 지방 위축. ② 엘절개. ③ 건 변연 절제하는 사진. 흰 스테로이드 침착이 보인다.

⑦ 유착 박리

잘 치료되지 않는 부건염에서 부건과 건 사이에 15cc 정도의 국소 마취제를 급속히 주입하여 유착을 박리하는 효과를 얻기도 한다.[14)]

⑧ 혈소판 풍부 자가 혈장(platelet rich plasma, PRP), 체외 충격파 요법(extracorporeal shock wave therapy, ESWT)

이 두 가지 치료 방법은 최근에 국내에서 널리 이용되는 경향이지만 기존의 방법들보다 효과가 우월하다는 근거가 부족하다.[15,32)]

⑨ 경화제(polydocanol) 주사

건증에서는 건 내와 건 주변의 신생 혈관이 증식하는데 이 신생 혈관을 경화시키면 증상이 호전된다는 것이다. 여기에 사용되는 약제가 polydocanol인데 우리나라에서 구할 수 없고 미국에서도 사용되지 않는 약제라서 저자는 경험이 없다. 유럽의 일부 센터에서 사용하여 좋은 결과를 얻었다고 하지만 광범위하게 사용되지는 않고 있다. 이 치료 방법의 이론적 배경은 신생 혈관을 따라서 신경이 증식하며 이 신경들이 통증의 원인이라는 것이다.[2,29)]

⑩ 건 내 고삼투압 포도당 주사 (intra-tendinous injection of hyperosmolar dextrose)

고삼투압 포도당은 프롤로 치료법에 사용하는 것이며 건 내에서 국소 부위 염증과 치유 반응을 촉진시키기 위해 사용한 보고들이 있으나 과학적 연구는 부족하다.

⑪ phenol 을 사용한 보고도 있다.

나) 수술적 치료

비수술적 치료를 6~12주 정도 한 후 호전되지 않으면 수술하는 저자도 있고,[17] 6개월 이상 비수술적인 요법을 해 보고 수술하는 저자도[13,14] 있다. 비수술적 요법 도중에 증세가 악화되거나 전혀 호전되지 않는다면 좀 더 조기에 수술을 하고, 증세가 호전되면 좀 더 장기간 비수술적 요법을 하여야 할 것이다.

부건염에서는 건과 부건 사이의 유착을 풀어 주거나 두꺼워진 부건을 제거할 수 있다. 부건염을 수술할 때는 특히 아킬레스건 전방의 부건 및 지방 조직에 손상을 주지 않도록 주의하며 건으로 향하는 혈류를 보존하도록 하여야 한다.[14] 아래에 기술한 부건 박리술에서는 오히려 건 전방의 부건을 박리하여 혈관을 차단하여야 한다고 하는데 어느 것이 더 좋은 방법인가에 대해서는 추후 연구 결과를 기다려야 할 것이다. 부건염만 있는 경우에는 수술 후 조기에 운동을 하는데, 바로 운동을 시키는 저자도 있고,[17] 수술 후 10일간 체중 부하를 하지 않고 중립 위치에서 부목을 한 다음에 운동을 시키는 저자도 있다.[14,22]

그 후에 점차로 운동량을 늘리는데 처음에는 뒤꿈치 높임(heel lift)을 하고 운동한다. 수술 결과는 부건염만 있는 경우가 건증이 동반될 때보다 더 좋다. Nelen 등에[23] 의하면 부건염만 있던 경우에는 86%에서 좋은 결과를 얻었으나, 건증이 동반된 경우에는 73%에서 좋은 결과를 얻었다고 하였다.

① 변연 절제술

만성 건증에 대한 수술은 부건의 변연 절제술과 건의 퇴행성 괴사 조직을 절제하는 것이다. 이러한 수술의 정도에 대하여 저자들마다 상이한 의견을 제시하고 있다. 광범위한 부건의 유리술 및 절제를 하는 저자들이[17,23,26,27] 있는 반면에 3~5cm의 작은 절개를 하고 제한된 수술을 하여 좋은 결과를 얻었다는 보고도 있다.[11] 건 자체의 퇴행성 변화가 심하지 않은 경우에는 변연 절제 후에 여러 곳에 5mm 길이의 짧은 종절개를 하여 건의 재혈관화(revascularization)를 자극하여 치유를 촉진시키는 방법을 사용하기도 한다.[22] 다섯 곳 정도에 11번 수술칼을 찔러 넣은 후 발목을 족배 굴곡 및 족저 굴곡시키면 건이 일부 절개된다. 그러나 이와 같은 경피적 건 절개술은 길이가 2.5cm 이하이고 경계가 뚜렷한 결절성 병변에 해당하는 치료법인데 아킬레스건증 중에서 이 정도로 범위가 작고 경계가 뚜렷한 경우는 적다.

건의 퇴행성 병변 부위를 절제하고, 4-0 봉합사로 연속 봉합하여 결손 부위를 처리한다. 심하게 퇴행성 변화가 있어서 정상 힘줄과 다르고 흰 참치살처럼 물렁물렁하고 힘줄의 결이 없는 부분은 절제하지만, 정상은 아니지만 퇴행성 변화가 심하지 않은 경우에 어디까지 절제하여야 할지를 알 수 없는 경우도 있다. 병변 부위가 2cm 이하인 경우에는 병변 부위를 절제하지 않고 족저근건(plantaris tendon)을 병변 부위의 주변으로 꿰어서 염증성 치유 반응을 일으켜 치료하기도 한다.[31] 광범위한 퇴행성 변화가 있는 경우에는 건의 대부분을 절제하여야 하고, 50% 이상 절제한 경우에는 다른 조직을 이용하여 보강하여야 한다 그림 11-11. 단비골건이나 장족지 굴곡근건을 이용한 보고가 있으나 주로 장무지 굴곡근건을 사용하는데, 장무지 굴곡근건은 아킬레스건과 가까운 위치에 있을 뿐만 아니라, 이전하여도 기능 장애가 적고, 아킬레스건에 장무지 굴곡근건의 근육 부분이 닿게 되므로, 혈액 순환에 도움이 되어 건의 재생을 촉진할 수 있다는 등의 여러 가지 장점이 있다. 넓은 부위에 퇴행성 변화가 있는 경우에는 수술 후 6개월~1년이 경과하여야 완전한 회복이 가능하다.

장무지 굴곡근건 이전술의 결과에 대한 문헌은 대부분 전문적인 운동선수가 아닌 일반 사람들에 대한 것이며 전문적인 운동선수에게 장무지 굴곡근건 이전술을 한 결과에 대하여는 거의 보고가 없으므로 운동선수에게 광범위한 건증이 있을 때 광범위 변연 절제 후에 건이전술을 한 결과에 대하여는 알기 어렵다. 정상적인 제1 족지 기능을 보존하기 위하여 동종건 이식도 고려해 보아야 하지만 수술 후 재활, 예후 등에 대하여 알 수 없다. 저자는 광범위 변연 절제가 필요할 정도의 심한 아킬레스건증이라면 운동선수의 경우 은퇴할 각오로 수술에 임하여야 한다고 판단한다.

② 부건 박리술

상기한 수술과는 전혀 다른 아킬레스건과 아킬레스건의 부건 사이를 박리하는 수술 방법이 제시되었다.[2] 아킬레스건 자체에서는 통증을 거의 느끼지 못하며 아킬레스건에 신생 혈관이 증가하면서 신경이 혈관을 따라 증식하여 통증의 원인이 된다는 이론에 의한 수술 방법이다.[2,29]

그림 11-11

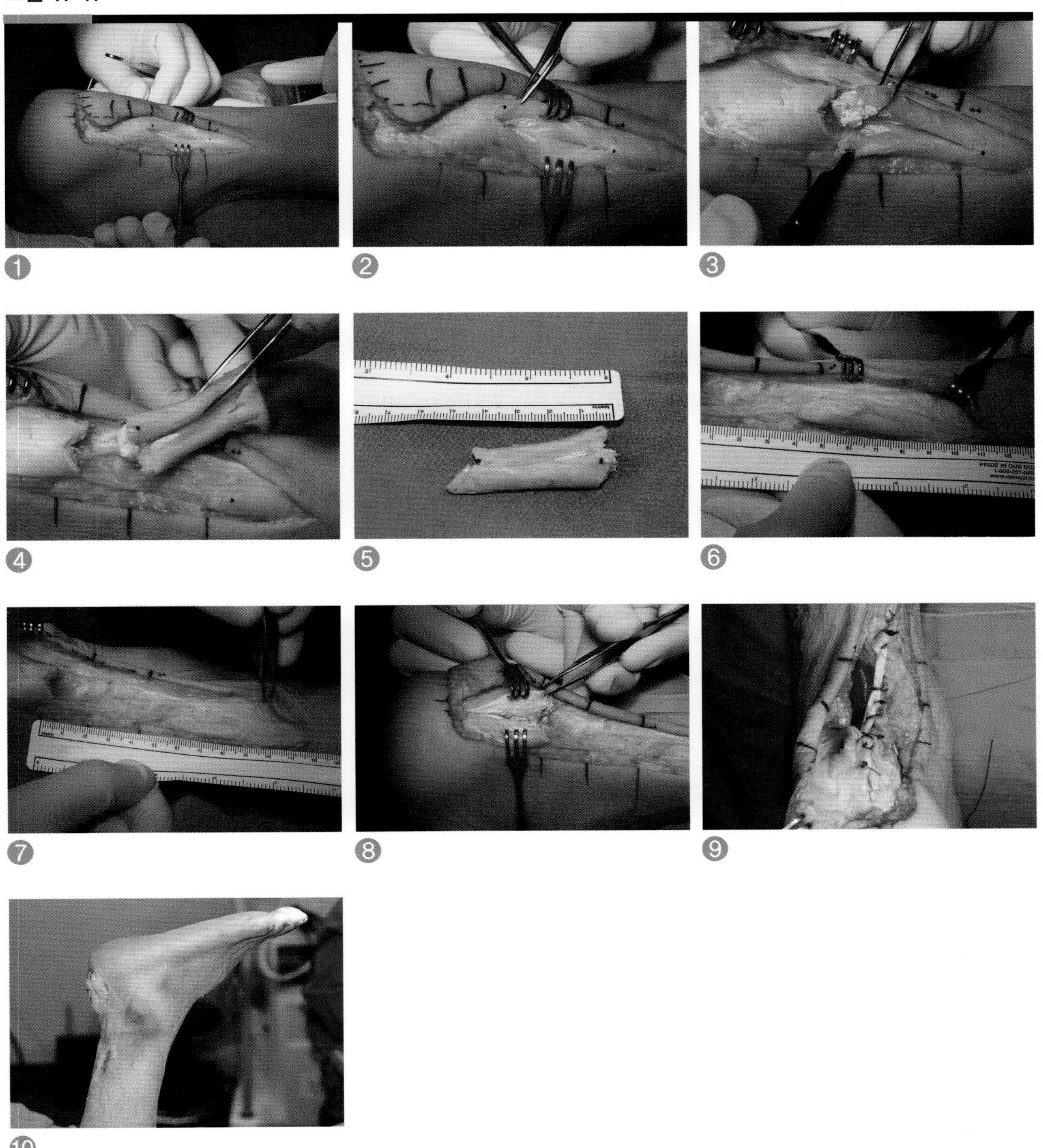

아킬레스건증에 대한 변연 절제술 및 장무지 굴곡근건 이전술. 퇴행 변화가 가장 심한 부분을 절제하고 안을 보니 스테로이드로 추정되는 결정체가 있었다. 심한 부분은 건증이 있으면서 일부 늘어났다고 판단하였다. ①~⑥ 다 절제하기는 아까워서 조금씩 절제하면서 보니 부착부도 퇴행성 변화가 심하여(⑧) 약 10cm 이상 결손이 생겼다(⑦). 장무지 굴곡근건을 이전하였다(⑨). 슬관절을 90° 굴곡한 상태에서 20° 정도 족저굴곡된 상태에서 장무지 굴곡근건을 부착한 후의 사진(⑩).

③ 비복건 연장술[9)]

아킬레스건에 가해지는 장력을 감소시키려는 수술 방법인데, 운동선수의 경우는 근력 약화의 가능성이 있어서 시행하기 어렵다.

라. 부착부 아킬레스건염

이 질환은 마멸성 손상(attritional condition) 또는 건골 접합부증(enthesopathy)이다. 아킬레스건이 퇴행성 변화를 일으킨 부분은 비부착부 건염 때의 건증에서 보는 것과 비슷한 소견을 보인다.

부착 부위의 아킬레스건 내에 뼈가 생성되기도 하는데 넓은 판처럼 골화가 생기며, 종골과 연결되지 않은 뼈 조각이 아킬레스건 내에 있을 수도 있다. 악화시키는 요인으로는 장시간 서 있거나 걷는 것, 언덕을 올라가는 것, 딱딱한 바닥에서 달리는 것 등이 있고, 장거리 달리기를 할 때 달리는 거리나 달리는 표면, 달리는 방법 등이 갑자기 변한 경우에도 증세가 발생할 수 있다. 그러나 반드시 운동을 하는 사람에게만 발생하는 것은 아니며 일상생활만 하는 사람에게서도 발생한다.

부착부 건염을 연령에 따라 구분하기도 한다. 20~30대에서는 운동에 의한 과사용이 가장 흔한 원인이며, 45세 이상 군에서는 운동을 별로 하지 않고 과체중인 사람이 많으며 당뇨병, 고혈압 등의 다른 질환이 있는 환자가 많다. 이와 같이 두 군으로 구분하는 이유는 젊은 연령층에서는 과사용에 의한 것이므로 비수술적 요법으로 치유될 수도 있으며 일부 비정상적인 건을 절제하면 되지만 중년층 이상에서는 건의 광범위한 퇴행성 변화가 있는 경우가 많으므로, 비정상적인 부분을 절제한 후 장무지 굴곡근건 이전술을 하여 치유를 촉진시키는 것이 좋을 경우가 많기 때문이다.

아킬레스건 부착부 통증뿐 아니라 뒤꿈치 바닥의 통증이 있을 때는 항상 척추 관절병증(spondyloarthropathy)을 고려해야 한다. 특히 아침에 일어나서 허리가 아프고, 증상이 더 심한 경우, 양측성인 경우 등에서 척추 관절병증을 고려해야 한다.

HLA B-27 항원이 있는지를 반드시 검사하는데, HLA B-27 항원이 있다고 모두 척추 관절병증인 것은 아니지만 척추 관절병증 환자의 거의 대부분은 HLA B-27 항원이 양성이므로

그림 11-12 부착부 건염

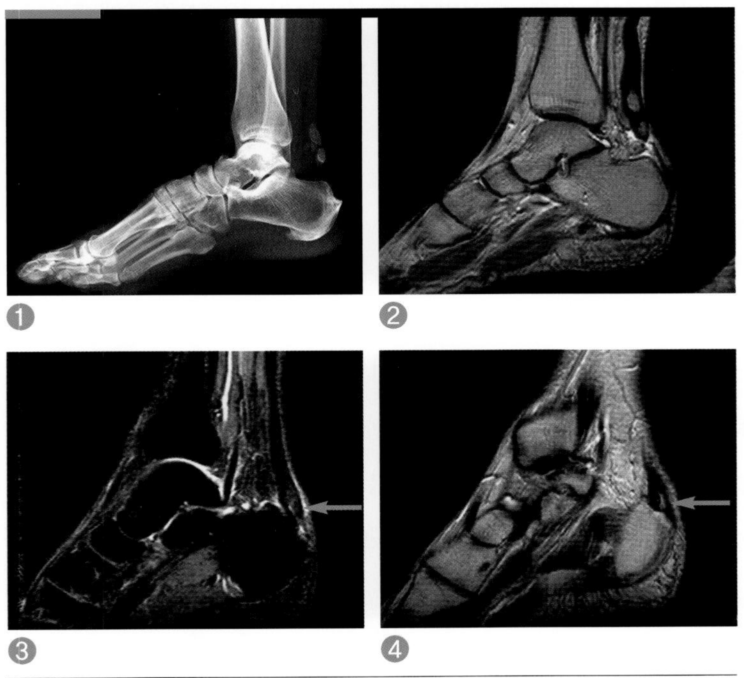

아킬레스건 원위부 및 부착부가 골화되고 부착부에서 파열된 사진(①,②). 다른 증례인데 부착부에서 건이 비후되고 아킬레스건 및 후종골 점액낭 부위에 신호 강도가 증가되어 있는 소견을 보인다(③,④).

필수적인 검사이다.

(1) 방사선 소견 그림 11-12

단순 방사선상에 아킬레스건 전방의 Kager 삼각이 검은 음영으로 보이는 것이 정상이지만 부착부 건염이 있을 때는 대개 Kager 삼각이 뿌옇게 되어서 보이지 않는다.

골화된 소견이 있는 경우가 흔하다. 또한 종골 후상방의 골돌출부가 커서 증상을 일으킬 만한지 살펴본다. 방사선상에서 어느 정도로 뼈가 돌출되면 반드시 증세가 있다고 할 수는 없으나 돌출부가 크다면 건과 뼈의 충돌에 의하여 증세가 발생할 가능성이 크다. 아킬레스건 부착부에 골극처럼 보이는 뼈가 있을 때, 방사선상으로 골극의 크기를 잘 알 수 없으며 작은 골극인 것처럼 보이더라도 실제로는 건의 중앙부를 가로질러 넓은 면을 이루고 있는 경우가 많다. 또한 측면상에서 부착 부위의 골극처럼 보이더라도 사면 촬영상에는 여러 개의 뼈 조각이 보일 수도 있다.

초음파 검사에서 방사선상에 보이지 않던 작은 석회화가 보이는 경우가 흔하며 아킬레스건 부착부가 두껍다. 강직성 척추염과 같은 척추 관절병증에서는 부착부의 피질골에 침식이 발생하는 경우가 많다. 정상에서도 후종골 점액낭이 보이는 경우가 있지만 2mm 이상으로 크게 보이는 경우에는 후종골 점액낭염이라고 할 수 있다.

(2) 치료

가) 비수술적 치료

비부착부 건염의 치료와 비슷하다. 부드러운 표면에서 뛰도록 하며, 오르막에서 달리는 것을 삼가고, 통증을 일으키지 않을 정도로 거리를 줄인다. 통증이 없어질 때까지 달리기를 중지하고 교차 훈련(cross training)을 하는 것도 좋은 방법이다. 아킬레스건에 가해지는 충격 부하(impact loading)를 감소시키고, 전신적인 상태를 유지하기 위해 수영, 자전거 타기, 수중 달리기, 열린 사슬 운동형 들어 올리기(open chain kinetic type weight lifting)를 한다. 아픈 부위를 패딩하여 신발에 마주쳐서 생기는 통증을 없애 준다.

원심성 근력 운동(eccentric loading)

비부착부 건증에서는 원심성 근력 운동이 효과적이지만 부착부 건염에서는 효과가 적다. 원심성 근력 운동을 약간 변형하여 계단 끝에 서서 하지 않고 평평한 바닥에 서서 운동하여서 발목이 중립위 이상으로 족배 굴곡되지 않도록 한다. 족배 굴곡되면 부착부가 종골에 충돌하여 건염을 악화시키기 때문이다

나) 수술적 치료

수술은 1) 후종골 점액낭 절제, 2) 돌출된 종골의 후외측 뼈 절제 그림 11-13, 3) 골화되고 퇴행성 변화가 있는 건의 변연 절제술 등을 한다. 수술시 도달법은 내측 도달법, 외측 도달법, 양측 도달법, J모양 도달법 등의 다양한 도달법이 있으나, Myerson은[22] 중앙 종절개를 이용한 도달법이 가장 좋다고 하였다. 중앙 종절개의 장점은 병변 부위가 잘 보이며 건의 파열된 부위를 처리하고 골극을 절제하기가 쉽다는 점이며, 단점은 창상 치유에 문제가 있을 수 있고, 뒤꿈치 바로 뒤에 반흔이 생겨서 통증 때문에 신발을 신는 데 문제가 있을 수 있다는 것이다. 그러나 실제로 창상 치유에 문제가 있거나 신발 신는 데 문제가 되는 경우는 거의 없다. 통증이 가장 심한 부위가 중앙 부위가 아닐 경우에는 내측이나 외측 절개선을 사용하여 도달

그림 11-13

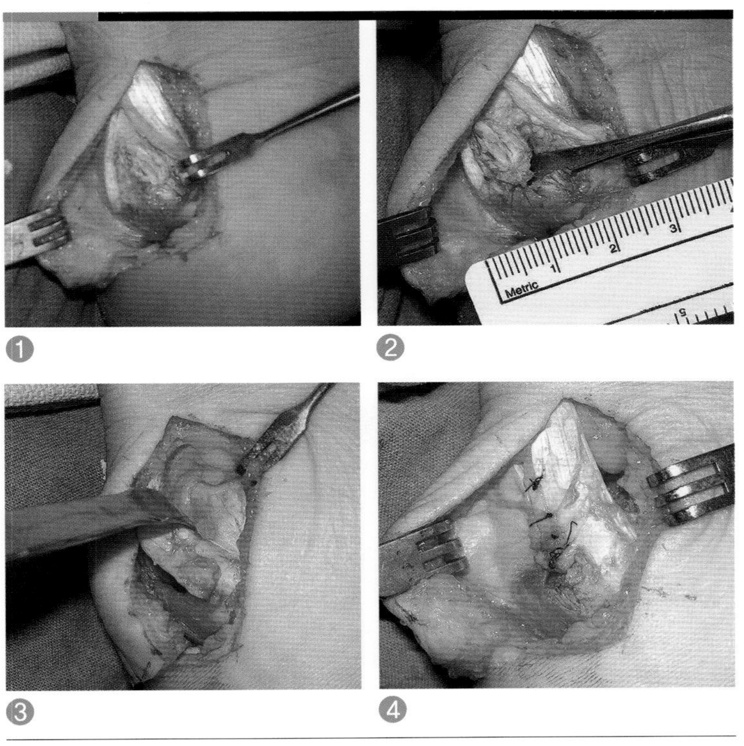

부착부 골화에 대하여 뼈를 절제하고(①~③), 건 손상이 많지 않아서 장무지 굴곡근건 이전술 등의 추가적인 수술을 하지 않고 그대로 둔 예(④).

하는 것이 더 좋을 수도 있다. 건의 병변은 경미하고 아킬레스건 전방의 뼈와 아킬레스건의 충돌에 의한 증상인 경우에는 주로 증상이 있는 쪽을 절개하고 건을 손상하지 않으면서 뼈를 절제할 수 있다. 그러나 대부분의 경우에는 건의 퇴행성 병변이 동반되므로 중앙 절개를 하는 경우가 많다.

실험상으로는 아킬레스건의 75%를 떼어 내도 체중의 3배 정도의 힘이 가해지기 전에는 부착부에서 파열되지 않는다고 하지만, 이것은 아킬레스건이 정상인 경우이다. 아킬레스건을 1/2 이상 절제하였거나, 중앙 부위를 절제한 경우에는 건을 뼈에 고정하는 간섭 나사(interference screw) 또는 앵커(anchor)와 2번 정도의 굵은 실로 건을 재부착하는 것이 좋다. 앵커를 사용하지 않고, 종골에 구멍을 뚫고, 직침을 이용하여 바닥으로 건을 꿴 실을 빼내서 단추를 대고 고정하는 방법을 사용할 수도 있다.

건을 절제한 부위가 넓어서 아킬레스건의 끝과 종골 사이의 간격이 큰 경우에는, 아킬레스건을 뼈에 직접 부착할 수 없으므로 건의 근위부에서 V-Y 근건 연장술을 한 후에 건을 뼈

그림 11-14

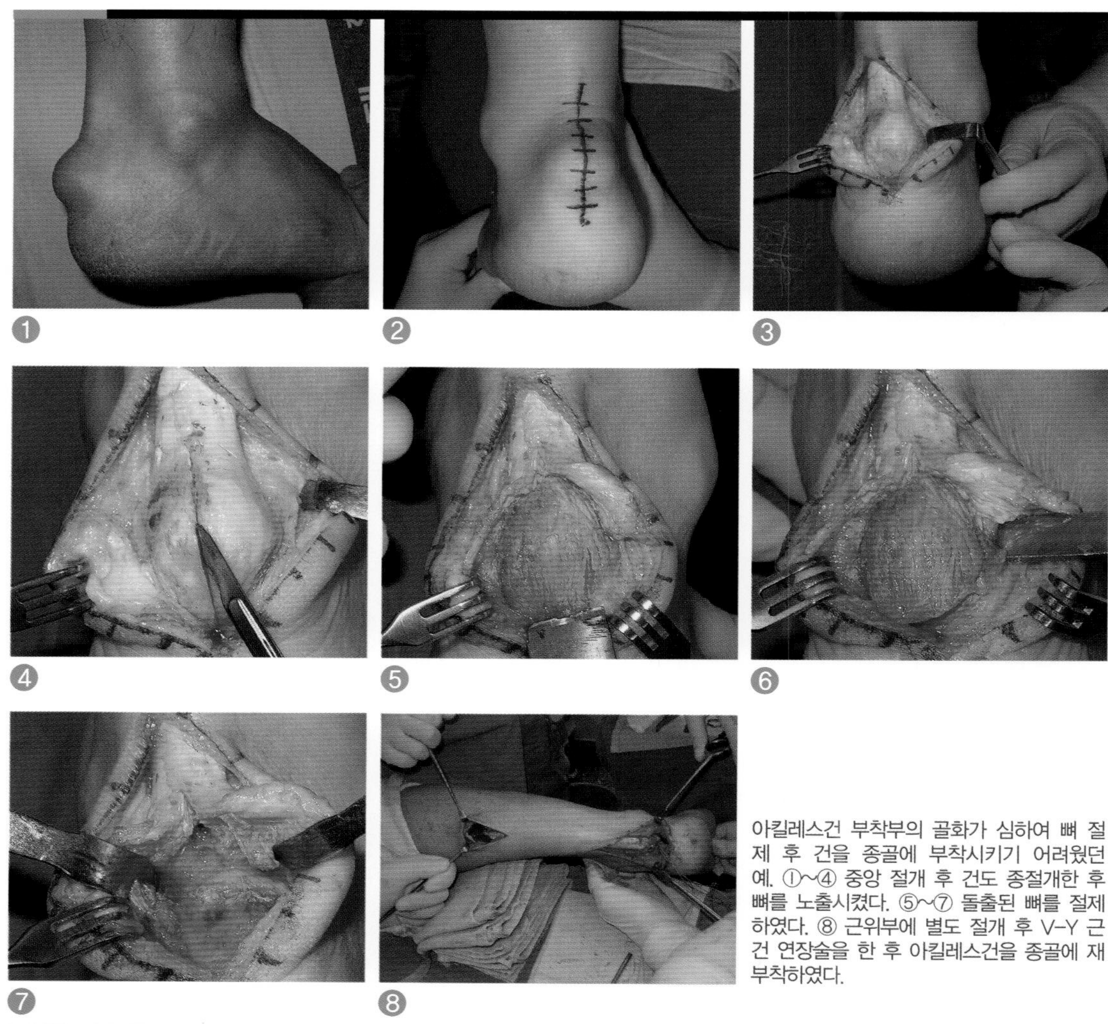

아킬레스건 부착부의 골화가 심하여 뼈 절제 후 건을 종골에 부착시키기 어려웠던 예. ①~④ 중앙 절개 후 건도 종절개한 후 뼈를 노출시켰다. ⑤~⑦ 돌출된 뼈를 절제하였다. ⑧ 근위부에 별도 절개 후 V-Y 근건 연장술을 한 후 아킬레스건을 종골에 재부착하였다.

에 부착한다 그림 11-14. 퇴행성 변화가 심한 경우에는 변연 절제 후에 V-Y 근건 연장술을 하더라도, 아킬레스건을 뼈에 재부착할 수가 없으며, 이런 경우에는 장무지 굴곡근건을 이전하여야 한다.

창상이 치유될 때까지 기다린 후 체중 부하를 허용하는데 건을 절제한 정도에 따라 4~8주 사이에서 고정 기간을 증감한다. 건을 재부착한 경우에는 약간 첨족 위치에서 단하지 석고 고정을 하여 6주 정도 경과한 후, 뒤꿈치 높임(heel lift)을 1~2개월 한다. 견고하게 고정이 된 경우에는 2주 정도 경과한 후에 창상이 치유되면, 20° 정도 족저 굴곡한 상태로 보조기를 하여 배굴을 방지한 채로 체중 부하를 허용한다. 변연 절제만 한 경우에는 뒤꿈치 높임을 하고 보행 보조기(walking brace)를 한다. 수술 후 완전히 회복되는 데 1년이 걸리기도 한다. 50세 이상인 경우에 건의 퇴행성 변화가 심한 경우가 많다.

혈청 음성 척추 관절병증(seronegative spondyloarthropathy)과 동반된 부착부 건염에서는 대부분 수술을 하지 않고 약물 요법으로 치료한다.

마. 뒤꿈치 후방의 질환(Retrocalcaneal Bursitis and Haglund Deformity) 그림 11-15

뒤꿈치 후방의 질환은 아킬레스건 부착부 건염과 동반되는 경우가 흔하며, 아킬레스 부착부 건염은 전혀 없이 점액낭염이나 골돌출부를 절제하여야 할 경우는 드물다. 치료도 부착부 건염의 치료와 같으나 관절경 하에서 점액낭과 골돌출부를 절제하는 방법을 사용할 수 있다는 점이 다르다. 관절경 하에서 절제한 경우에 최종적인 결과는 관절경을 이용하지 않는 기존의 절개법으로 치료한 결과와 차이가 없으나 회복이 빠르므로 수술 후 4~8주에 원래 하던 운동으로 복귀할 수 있다고 한다. 저자는 뒤꿈치 후방에 대한 수술을 할 때 관절경적 방법을 사용하지 않고 개방하여 수술한다.

Jones[14)]는 후종골 점액낭염 환자의 조직 검사 소견상 항상 아킬레스건 부착부의 염증 소견이 있다고 하였다. 대개 규칙적인 운동을 하지 않다가 주말에만 운동을 하는 사람 또는 전

그림 11-15 하글룬드 변형과 후종골 점액낭염

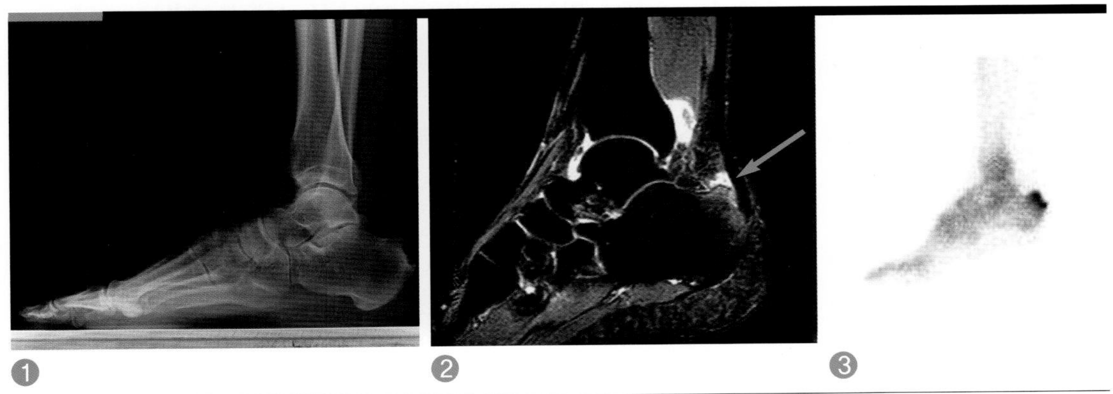

단순 방사선상 종골 후상방이 돌출되고(①) MRI상 신호 강도의 변화와 후종골 점액낭(②)이 관찰된다. 골 주사 검사상에도 변화가 나타난다(③).

그림 11-16 하글룬드 변형의 측정 방법

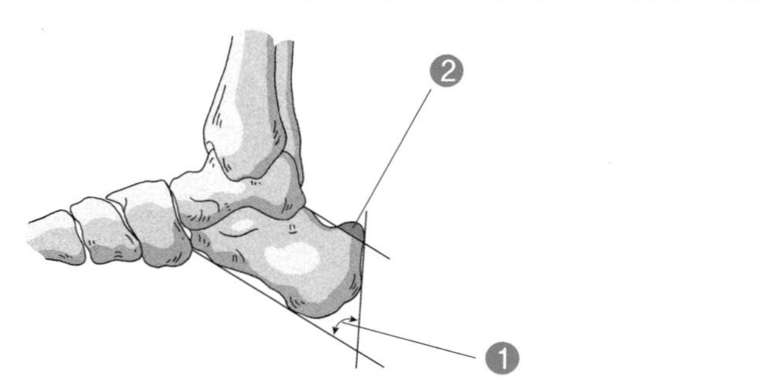

하글룬드 변형이 돌출될수록 각도(①)가 커지고, 선 위로 돌출된 부분(②)이 커진다고 하지만 큰 의미가 없다.

혀 운동을 하지 않는 중년의 비만인 사람에게 많이 발생한다. 직업적으로 오래 서 있거나 많이 걷는 사람이 많은데, 많이 걷지도 않고 주로 앉아서 일하면서 비만인 환자에게서 발생한 질환을 치료하기가 더 어렵다. 건의 내외측으로 부종이 있고 발목을 움직이면 통증이 심해진다. 특히 수동적으로 족관절을 배굴시키면 통증이 발생하며 건의 내외측 및 전방에 압통이 있다. 방사선 소견상 측면상에서 종골 조면의 상방이 돌출된 하글룬드 변형을 보이지만, 뚜렷하게 돌출된 변형이 없으면서 후종골 점액낭염이 발생하는 경우들도 있다.

여러 가지 방사선상 측정 방법으로 골돌출부의 크기와 증세와의 연관성 및 수술 정도를 결정하려고 하지만 특별히 의의 있는 각도나 선이 없다 그림 11-16.[22] 후족부의 내반과 동반되는 경우가 많으며, 이러한 경우에는 아킬레스건과 종골 사이에 전단력이 증가하여 이러한 질환을 일으키는 원인이 된다.[14] 특히 양측성이고 잘 치유되지 않는 경우에는 전신적인 염증성 질환과 연관되어 있는 경우가 많으므로 주의하여 검사하여야 한다.

혈청 음성 척추 관절병증에서는 초음파 검사상 아킬레스건이 종골에 부착하는 부위에 뼈가 침식된 소견, 건의 비후와 저에코 소견 등이 나타나며, 척추 및 다른 관절의 통증, 뻣뻣한 느낌, 혈액 검사상 HLA B-27 양성 소견 등이 나타난다 그림 11-17.

(1) 비수술적 치료

부착부 건염의 치료와 비슷하다. 안정, 얼음 찜질, 뒤꿈치 높임(heel lift) 등과 뒤꿈치가 터진 신발(open back shoe)이 도움이 될 수 있다.

뒤꿈치를 높이면 바닥면과 종골의 피치각이 감소되어서 신발 뒤축의 월형(counter)과 뒤

그림 11-17

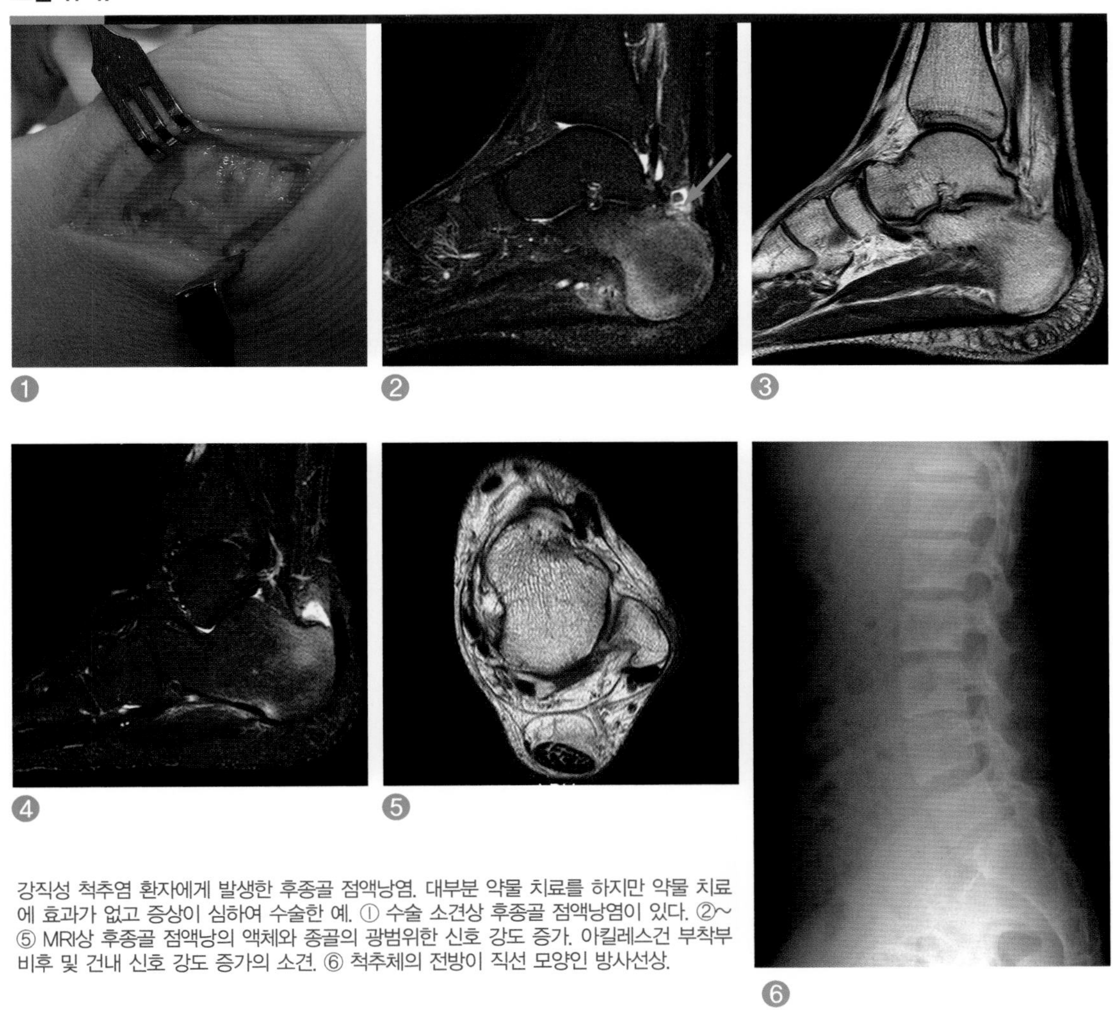

강직성 척추염 환자에게 발생한 후종골 점액낭염. 대부분 약물 치료를 하지만 약물 치료에 효과가 없고 증상이 심하여 수술한 예. ① 수술 소견상 후종골 점액낭염이 있다. ②~⑤ MRI상 후종골 점액낭의 액체와 종골의 광범위한 신호 강도 증가. 아킬레스건 부착부 비후 및 건내 신호 강도 증가의 소견. ⑥ 척추체의 전방이 직선 모양인 방사선상.

꿈치가 닿지 않도록 하는 효과를 얻는 것이다.[12)]

스테로이드 주사를 아킬레스건 부착부의 전방, 후종골 점액낭 부위에 사용할 수 있다고 하지만 저자는 아킬레스건 근처에는 스테로이드를 사용하지 않는다. 스테로이드 주사에 의하여 건파열의 위험이 증가하므로 여러 번 주사하면 안 되며, 한 번 주사하더라도 건에 스테로이드가 주입되지 않도록 주의하고, 주사 후에 2주 정도 건을 보호하기 위하여 고정을 하여야 한다.

(2) 수술적 치료

그림 11-18 종골 폐쇄성 쐐기 절골술

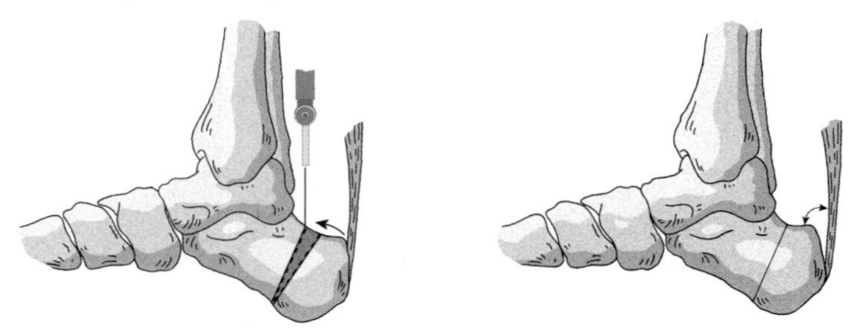

절골술 후 아킬레스건 전방에 공간이 생겨서 직접적 마찰과 압박이 없어진다.

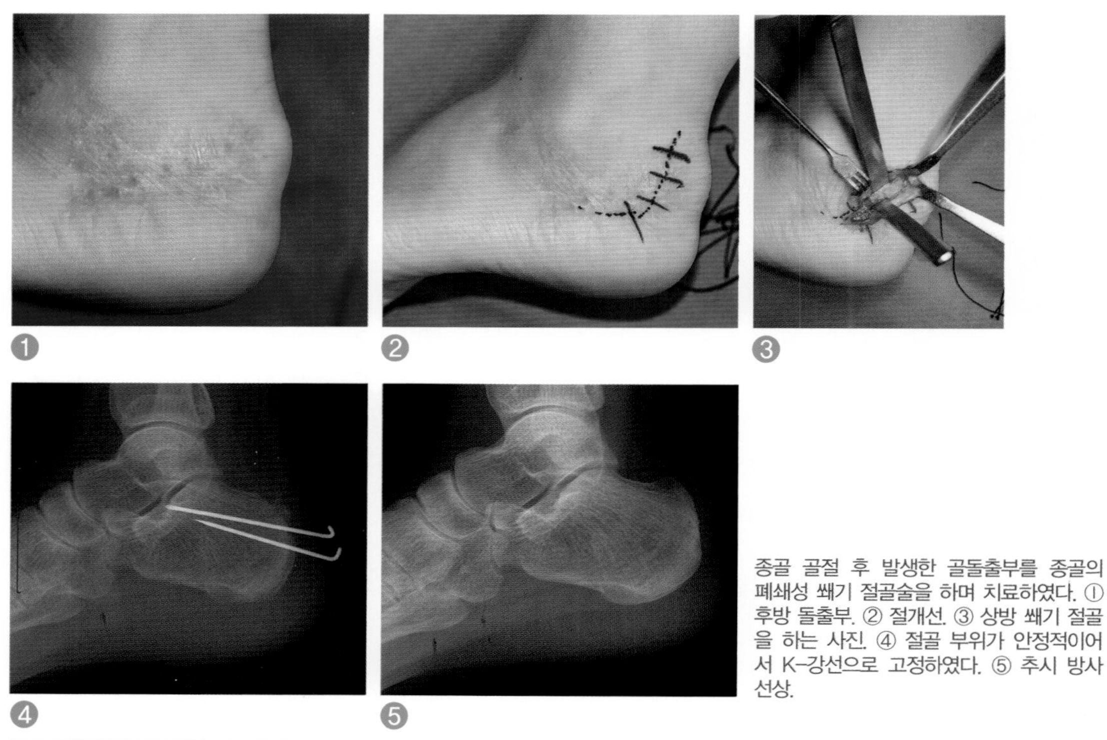

종골 골절 후 발생한 골돌출부를 종골의 폐쇄성 쐐기 절골술을 하며 치료하였다. ① 후방 돌출부. ② 절개선. ③ 상방 쐐기 절골을 하는 사진. ④ 절골 부위가 안정적이어서 K-강선으로 고정하였다. ⑤ 추시 방사선상.

수술적 치료의 방법은 1) 점액낭만 절제하는 방법, 2) 종골 후상방의 돌출된 뼈 및 점액낭을 제거하는 방법, 3) 종골 배부의 폐쇄성 쐐기 절골술 등이 있다 그림 11-18 . 이 중 종골 후상방의 뼈를 절제하는 방법이 가장 널리 사용되고 있다.

수술에는 여러 가지의 절개 방법을 사용하는데, 어떻게 절개하든지 병변 부위를 충분히 잘 노출시켜 확인하는 것이 중요하다.[22] 내측이든 외측이든 한 개의 종절개를 사용하여 수술하면 절제가 불완전하여 재발하는 원인이 될 수 있다. 그러므로 한 개의 종절개를 사용할 때

그림 11-19

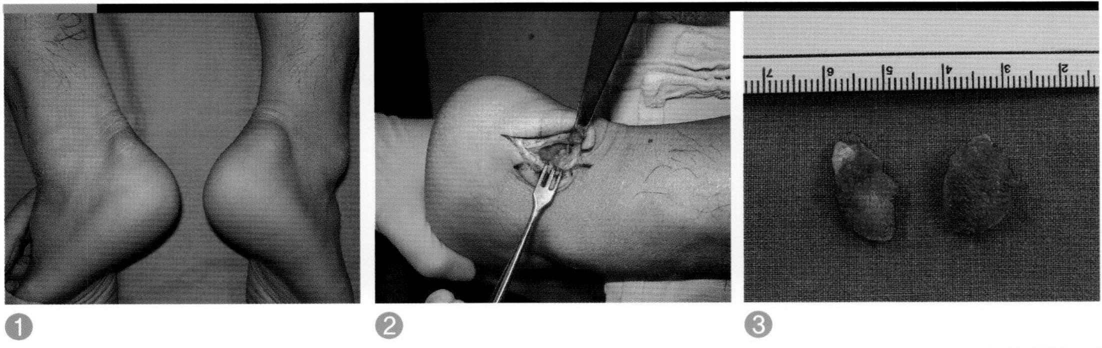

주로 후외측 뼈가 돌출되어 발생한 외막 점액낭염을 후외측 도달하여 절제한 사진.

는 중앙 도달법을 하게 된다. 그러나 하글룬드 변형은 아킬레스건염과는 동반되지 않으며, 주로 외측으로 돌출되어 있으므로 외측 종절개만을 사용한다는 저자도 있으며 내측이나 외측 중에 한쪽에만 증상이 있으면 그곳만 절개하고 수술한다.[22] 수술 후 고정 기간은 돌출된 뼈를 절제하고 건의 퇴행된 부분을 변연 절제하는 동안에 건의 부착부에 가해진 손상의 정도에 따라 증감시키는데, 4~6주간 단하지 석고나 보조기를 하여 점차 활동을 증가시킨다.

종골 배부의 폐쇄성 쐐기 절골술도 돌출된 부분이 아킬레스건에 닿지 않도록 하는 것이며, 수술 중에 족저부의 골피질이 완전히 절골되지 않도록 하여야 한다.[30] 절골면이 너무 앞쪽인 경우에는 거골하 관절이 손상될 위험이 있으며 너무 뒤쪽인 경우는 아킬레스건의 부착부를 다칠 위험이 있다. 또한 절골술에 의하여 지방 패드가 전위되고, 종골 조면이 상방으로 전위되어 절골 부위의 족저부에서 뼈가 약간 돌출되면 증세가 유발되며 치료가 곤란하다. 수술 결과가 만족스럽지 못하다는 저자도 있으나,[30] 불충분하게 절제하거나 비복신경 분지를 손상하지 않으면 결과가 좋다는 저자도 있다.[22]

바. 외막 점액낭염(Adventitial Bursitis) 그림 11-19

여자의 pump형 신발(보통 여성의 편안한 외출화를 말하는데, 앞이 뾰족하고 얇은 뒷굽이 있다.)과 연관되어 발생하므로 pump bump라고도 한다. 연부 조직뿐만 아니라 뼈도 자극에 의하여 커질 수 있다.[8] 국소 부위 압통 및 부종이 있지만 뒤꿈치 부분의 다른 질환들과는 관계가 없다. 치료는 압력을 제거해 주는 것이 좋은데, 다른 질환처럼 반드시 뒷굽을 높여서 아킬레스건에 가해지는 스트레스를 감소시키는 것이 아니고, 닿지 않도록 하기만 하면 된다. 수술이 필요한 경우는 드물지만 수술시에는 원인이 되는 돌출부와 점액낭을 절제한다.

저자의 의견

아킬레스건과 그 주변의 퇴행성 및 염증성 병변들은 병변이 발생한 후 오래 경과하지 않았고, 경미한 경우에 예후가 좋다. 아킬레스건증, 부건염 및 부착부 주변의 병변들은 발생 연령, 발생 원인 등에 대한 설명들은 별로 중요하지 않다. 어느 것도 직접적인 치료에 별 도움이 되지 않기 때문이다.

운동선수가 아닌 일반인은 비수술적인 방법으로 치료하여 잘 낫지 않을 때 수술하면 일상생활과 가벼운 운동에 별 문제가 없을 정도로 회복할 수 있다. 그러나 전문적인 운동선수는 대부분 과사용 때문에 발생하므로 치료가 어렵다. 비수술적인 방법들, 뒤꿈치 높임, 스트레칭, 원심성 근력 운동 등의 일반적인 치료 방법으로 호전되었다가도 정상적인 훈련이나 게임에 복귀하면 증상이 재발하기 쉽다.

이와 같은 비수술적인 방법으로 치유되지 않으면 체외 충격파 요법이나 혈소판 풍부 자가 혈장(platelet rich plasma)으로 치료해 볼 수 있다. 체외 충격파는 시술시에 통증이 심한 편이고 효과가 불확실하다. 혈소판 풍부 자가 혈장을 주입하면 증상이 호전되지만 초음파 검사상 건의 두께나 저에코 부위가 감소하지는 않으며, 훈련에 복귀하면 증상이 재발하기 쉽다. 과사용이 원인이 되어서 발생한 질병을 과사용을 하여도 괜찮은 상태로 만든다는 것은 불가능하다고 판단한다. 결국 아킬레스건 질환이 있는 대부분의 운동선수는 아픈 것을 참으면서 운동을 할 수 있으면 다행이지만 점프력과 지구력 등 모든 운동 능력이 저하되므로 운동에 심각한 장애를 느낀다.

아킬레스건 질환이 호전되지 않으면 전문적인 운동에서 은퇴할 수밖에 없는데 이런 경우에 수술을 고려한다. 수술 후에 선수가 경기에 복귀할 수 있을지를 예측할 수 없으며 수술 후 회복 기간이 길기 때문에 쉽게 수술을 결정하기 어렵다. 수술을 한다면 변연 절제술을 하거나 변연 절제술 후에 남은 건이 50% 이하일 경우에는 장무지 굴곡근건 이전술을 한다.

최근에 보고된 아킬레스건을 부건으로부터 박리하는 수술 방법은[2)] 건을 손상하지 않으며 회복이 빠르다고 하므로 시도해 볼 만한 방법이라고 생각한다.

사. 아킬레스건 파열

아킬레스건 파열은 흔하지는 않으나 점차 증가하는 추세이다. 여성보다 남성에서 많이 발생한다. 아킬레스건 손상은 열상과 직접적인 외상 없이 하퇴 삼두근의 갑작스런 수축을 견뎌내지 못하여 파열되는 간접 손상으로 나눌 수 있다. 간접 손상은 아킬레스건의 퇴행성 변화에 의하여 격렬한 운동을 하지 않은 상태에서 파열되는 경우도 있으나, 아킬레스건의 퇴행성 변화 없이 비활동적인 사람이 갑자기 격렬한 운동을 할 때 발생하는 경우가 많다. 파열 부위는 종골 부착부보다 2~6cm 근위부에서 흔하다.

스테로이드 그림 11-20, 여드름 치료제인 isotretinoin 그리고 fluoroquinolone 항생제 등을 사용하면 아킬레스건 파열의 빈도가 증가하고 전신적인 염증성 질환, 자가 면역 질환 등이 있는 경우에도 아킬레스건 파열이 증가한다고 한다. 또한 나이가 들면서 혈액 순환이 잘 안 되는 것이 파열의 원인이라고 하기도 한다.[17]

아킬레스건에서 발생하는 에너지의 10%는 아킬레스건 내부에 열로 방출되며, 운동을 하면 특히 건 중심부의 온도가 상승하여 건 세포(tenocyte)가 죽고 이것이 건의 퇴행성 변화를 유발하여 파열의 원인이 될 수 있다. 특히 혈액 순환이 나쁜 경우에는 열이 잘 방출되지 않으므로 이러한 변화를 유발할 가능성이 높다.

또한 보행 주기 중 뒤꿈치 닿음 시기에 발이 과도하게 회내되면서 아킬레스건이 갑자기

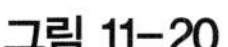
그림 11-20

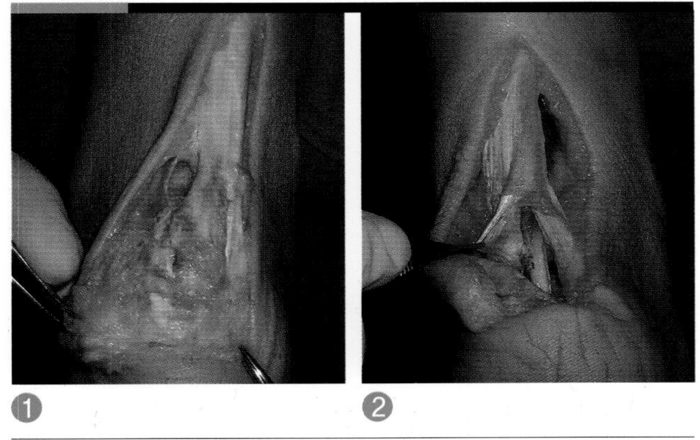

아킬레스건 부착부 건염에 대하여 스테로이드 주사 후 부착부에서 파열된 사진. ① 부착부 주변에 흰 결정체들이 보인다. ② 스테로이드 결정체와 아킬레스건을 변연 절제하고 장무지 굴곡근건 이전술을 하였다.

그림 11-21 아킬레스건 파열을 진단하는 방법

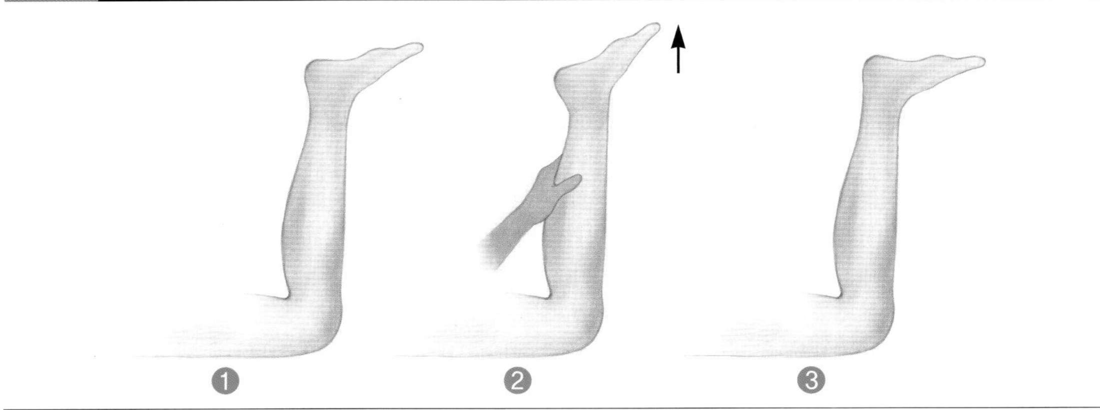

정상인 경우 복와위에서 슬관절을 90° 굴곡하면 발이 15~20° 족저 굴곡된 상태에 있다(①). 톰슨 압착 검사를 하면 발이 족저 굴곡되며(②), 이와 같이 족저 굴곡되지 않으면 파열을 의심한다. 슬관절 굴곡 검사에서 아킬레스건이 파열되면 발이 족저 굴곡되지 않고 중립위에 있다(③).

비틀려지므로 건 내의 미세 파열을 발생시킨다는 기계적인 가설도 있다.[17]

부착부 파열이나 부착부에서 뼈를 일부 포함하여 파열되는 경우 등은 대개 파열 전에 부착부 건염의 증상이 있으며 60세 이상인 경우가 많다.

(1) 병력

가장 흔한 손상 기전은 슬관절을 신전한 채, 전족부에 체중을 싣고 갑자기 추진(push-off)할 때 발생한다. 이러한 기전은 점프를 하거나 갑자기 뛰어나갈 때 작용한다. 이외에도 높은 곳에서 추락할 때 발이 족저 굴곡된 상태에서 착지하면서 갑자기 족배 굴곡되어서 파열되는 경우도 있다.

급성 파열시에는 갑작스런 통증과 마치 돌에 맞거나 발로 차인 것 같은 느낌이 있으며, 환자는 대개 파열시에 소리가 들렸다고 한다.

(2) 진찰 소견

파열된 부분의 근위단과 원위단 사이가 벌어져서 피부가 움푹 들어가는데 이와 같은 소견이 뚜렷하지 않을 때 다음과 같은 검사들을 하여 진단한다 그림 11-21.

가) 톰슨 압착 검사(Thompson Squeeze Test)[28]

정상에서는 하퇴부의 중간 부위에서 종아리 근육을 엄지와 나머지 손가락 사이에 잡고 압착하면 족관절에서 발이 족저 굴곡되는데 아킬레스건이 파열된 경우에는 이러한 족저 굴곡이 일어나지 않는다. 이 경우를 톰슨 압착 검사 양성이라고 한다.

나) 슬관절 굴곡 검사

환자를 침상에 엎드리게 하여 복와위로 위치시킨 상태에서 슬관절을 굴곡하게 하여, 슬관절이 90° 굴곡된 상태에서 발이 중립위에 있거나 약간 배굴되면 파열되었다고 판단한다.

다) 바늘 검사(Obrian's Needle Test)[23)]

아킬레스건 부착부의 10cm 근위부에 주사침을 삽입하여 주사침의 끝이 아킬레스건 내에 위치하도록 한다. 발목 관절을 움직여 보아 배굴시에 주사침이 원위부를 향하면 주사침이 건을 따라 움직인다는 의미이므로 건이 파열되지 않은 것이고, 주사침이 근위부를 향하면 주사침이 건과 관계없이 피부가 당겨지는 대로 움직여지는 것이므로 파열되었다고 판단한다.

라) 혈압계 검사

환자를 복와위로 위치시키고 하퇴부의 중앙에 혈압계 cuff를 감는다. 발이 족저 굴곡된 상태에서 압력을 100mmHg까지 높인다. 그리고 발을 족배 굴곡시키는데, 이때 압력이 140mmHg 정도까지 상승하면 아킬레스건이 파열되지 않은 것이고, 압력이 100mmHg 근처에서 변화가 없으면 파열되었다고 판단한다. 건이 파열되지 않았다면 발을 족저 굴곡할 때 혈압계 cuff보다 근위부의 근육이 cuff 아래로 들어가면서 압력이 높아지는 것이 정상이기 때문이다.

(3) 검사 소견

가) 단순 방사선 소견

발목 관절의 측면상에서 아킬레스건의 전방에 방사선 투과성이 있는 삼각형의 공간이 있다. 이 공간을 Kager 삼각(Kager's triangle)이라고 하는데 심부 굴곡근건의 후면과 종골의 상방, 그리고 아킬레스건 사이의 공간이다 그림 11-6.[8)] 아킬레스건이 파열되면 이 공간의 모양이 변형되거나 없어진다.

나) 초음파 소견 및 자기 공명 영상

초음파 및 MRI 검사로 완전 파열인가 부분 파열인가를 알 수 있으며, 파열단 사이의 벌어진 틈이 얼마인지를 알 수도 있으나 대개는 병력과 진찰 소견만으로도 진단하는 데 전혀 문제가 없다. 그러나 비수술적인 요법으로 치료할 경우에는 초음파 검사를 하여 족저 굴곡을 어느 정도 하면 파열단이 서로 닿는가를 보아서 비수술적 요법으로 가능한지를 결정하는 데 사용한다.

아킬레스건 파열 후에 MRI를 하더라도 파열에 의한 부종과 아킬레스건의 심한 변형 때문에 파열 전에 퇴행성 변화가 있었는지를 판단하는 데 별 도움이 되지 않는다. 그러나 부분 파열에서 파열의 정도와 퇴행성 변화의 동반 여부를 알기 위한 목적 등으로 MRI를 이용하기도 한다.

(4) 치료

아킬레스건 파열에 대한 치료는 수술적인 방법이 당연한 것으로 알려져 왔었는데, 1972년 Lea와 Smith의[13] 논문 이후로 비수술적인 방법도 널리 사용하게 되었다. 그러나 수술 결과에 대한 연구에서는[10] 수술에 의하여 좋은 결과를 얻을 수 있다고 하며, 비수술적인 방법으로 치료한 연구에서는 수술을 하지 않고도 좋은 결과를 얻을 수 있다고 주장하는 등 어느 방법을 사용하든 좋은 결과를 얻을 수 있다는 주장을 했다. 수술을 하든지, 비수술적인 방법으로 치료하든지, 석고 고정 여부, 석고 고정의 방법(단하지 또는 장하지), 체중 부하 여부, 관절 운동 여부 등의 방법이 다르기 때문에 치료 결과가 수술 여부에 의한 것이라고만 판단하기가 어렵다. 이상적인 치료 방법은 정상적인 강도와 운동 범위를 회복할 수 있게 하면서도, 고정 기간이 짧고, 조기에 정상적인 활동을 할 수 있게 하는 방법일 것이다. 저자는 비수술적인 방법으로 치료하지 않고 수술적으로 치료한다. 비수술적인 방법으로 치료하려면 환자를 자주 추시하고, 환자가 의사의 말을 잘 이해하고 지시에 잘 따라 주어야 한다. 환자가 의사의 지시를 잘 따르지 않아서 재파열이 되더라도 재파열이 되면 의사와 환자 사이에 분쟁이 생길 수 있다는 점도 비수술적인 치료를 하지 않는 이유이다. 그러나 의사가 개개인의 환자에게 좀 더 많은 시간을 내서 치료할 수 있고, 환자가 의사의 지시를 잘 따를 수 있는 사람이라면 비수술적인 치료 방법으로도 수술적인 방법에 못지않은 결과를 얻을 수 있다는 점이 여러 문헌에 보고되어 있다.[32]

그림 11-22 급성 아킬레스건 파열에 대한 개방성 수술 사진

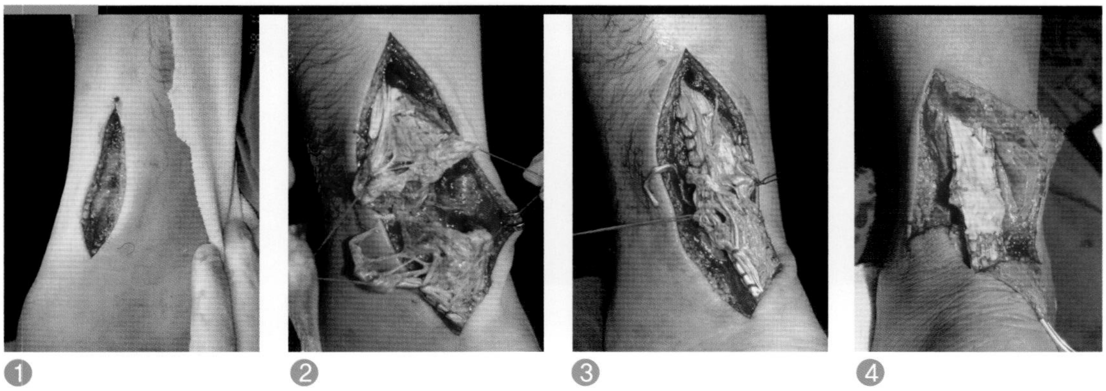

① ② ③ ④

아킬레스건의 내측면을 따라 절개한다(①). 아킬레스건 파열단은 대개 상당히 갈래갈래 불규칙하다(②). locking suture를 하고(③), 족저근(plantaris)을 펴서 봉합하였다(④).

아킬레스건 파열에 대한 치료는 개방성 수술 방법, 경피적 수술 방법, 그리고 비수술적인 방법으로 구분할 수 있다. 또한 파열 부위만 짧게 절개하고, Achillon이라는 기구를 이용하여 봉합하는 소절개(mini-open) 방법도 있다.[3] 이 방법을 이용하면 절개선이 짧고 비복 신경 손상도 방지하는 장점이 있다.

저자는 경피적인 방법이나 Achillon을 이용하는 방법보다는 개방성 수술 방법을 사용한다. 경피적인 방법이나 기구를 이용하여 작은 절개선을 통하여 수술하는 방법은 수술 반흔이 짧다는 것이 가장 큰 장점이지만, 봉합 강도가 약하고, 파열단이 서로 맞닿는 면에서의 처리가 부정확하다. 개방성 수술 방법의 가장 큰 단점은 하퇴부에 긴 절개선 때문에 외관상 보기 흉한 반흔이 남는 것인데, 개방성 수술을 하더라도 Achillon을 이용하는 수술 방법처럼 파열된 근위단과 원위단에 봉합사를 꿰어서 당기면서 봉합하면 5cm 정도의 작은 절개만으로 봉합이 가능한 경우가 많다.

가) 개방성 수술 방법 그림 11-22

비수술적인 방법으로도 상당히 좋은 결과들이 보고되고 있으므로[21,22,25,27] 수술적인 치료를 할 경우에는 조기에 회복시키는 것이 당연한 과제이다. 견고하게 봉합하고 정확히 장력을 맞춘 후, 조기에 운동 및 체중 부하를 할 수 있다면 근력도 정상적으로 회복될 것이다. 수술 후에 조기 운동을 시켜서 치료한 저자들이 사용한 봉합 방법은 여러 가지가 있는데,[24] 실험적인 연구 결과에 의하면 Krackow의[12] 봉합 방법이 Bunnell이나 Kessler 봉합 방법에 비하여

그림 11-23 아킬레스건 봉합시 발목의 위치 결정

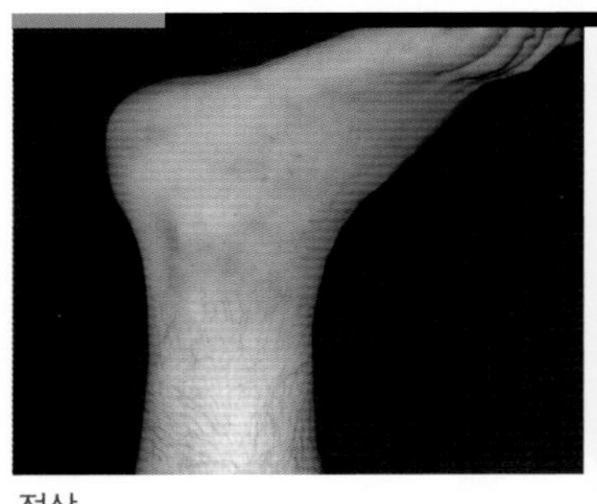
정상

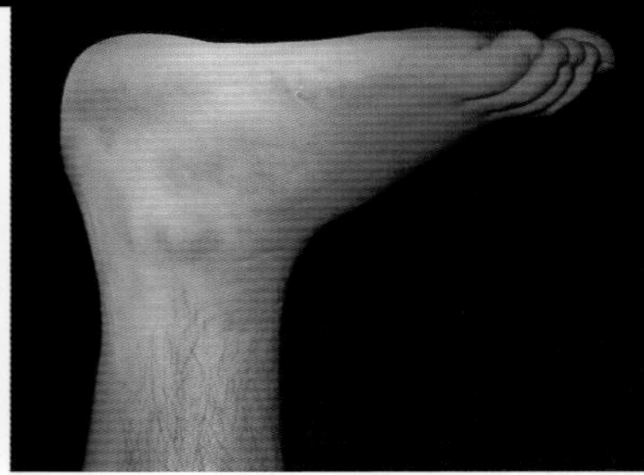
파열된 경우

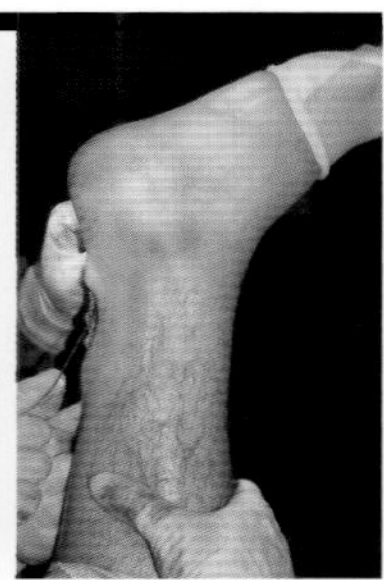
봉합한 후 정상만큼 족저 굴곡된 상태에서 묶는다.

더 강한 장력을 견딜 수 있다고 한다.[31] 파열단이 걸레 끝처럼 되므로 수술장에서 원래의 길이대로 복원한다는 것은 어렵다. 그러나 정상의 경우 복와위에서 슬관절을 90° 굴곡한 상태에서 족관절이 15° 정도 족저 굴곡되어 있으므로, 정상측 족관절과 비교하여, 정상측과 비슷한 정도로 족저 굴곡된 상태가 되도록 봉합한다 그림 11-23.

다른 건을 이용하여 보강하는 술식을 사용하기도 한다. 보강 술식에 이용되는 구조물에는 족저건,[15] 비골건 및 비복근의 근막[14] 등이 있는데 이러한 보강 술식을 하는 것이 별다른 장점이 있다는 근거는 없다.

절개는 아킬레스건의 내측연에 하는 것이 좋다. 중앙을 따라 절개하면 반흔에 의해 유착되기 쉽고, 봉합 부위가 벌어지면 아킬레스건이 바로 노출되므로 중대한 문제가 발생하기 쉽다 그림 11-24.

열상에 의한 아킬레스건 손상의 치료는 파열단이 깨끗하다는 점이 치료하는 데 도움이 되지만 조금이라도 벌어지면 건과 건 사이에 간격이 생겨서 반흔으로 이어지므로 좀 더 강한 힘에 견딜 수 있도록 강한 봉합을 하여 파열단이 전혀 벌어지지 않도록 하여야 한다 그림 11-25.

수술 후 일반적으로 4~6주간 석고 고정을 하는데, 전혀 고정을 하지 않고, 족관절의 운동을 자유롭게 허용하는 의사도 있고,[20] 기능적 보조기(functional brace)를 하고 족저 굴곡은 허용하고 족배 굴곡을 하지 못하게 하는 방법을 사용하기도 한다.[7]

나) 경피적인 봉합 방법 그림 11-26

개방성 봉합 방법과 비수술적인 치료의 중간 정도의 치료 방법이다.[13] 이 방법은 반흔이 적으며 치유 후에 아킬레스건의 두께가 개방성으로 봉합한 방법에 비하여 얇다는 장점이 있

그림 11-24 중앙 절개 후에 감염된 사진

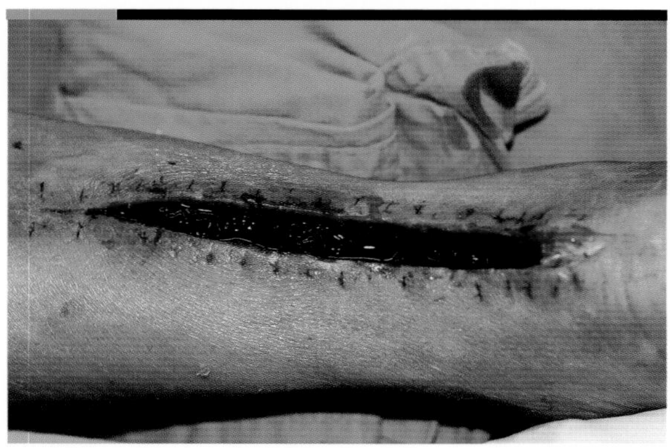

그림 11-25

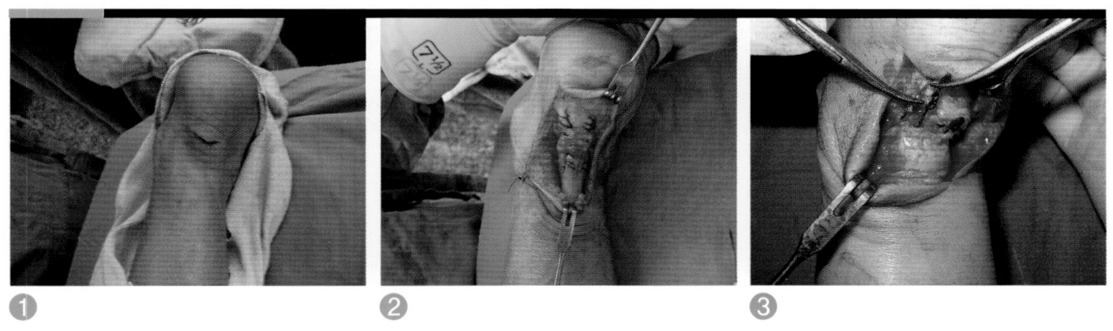

① 열상에 의한 아킬레스건 절단. ② 아킬레스건을 단단 봉합하였다. ③ 봉합 부위가 벌어져서 재봉합했다.

그림 11-26

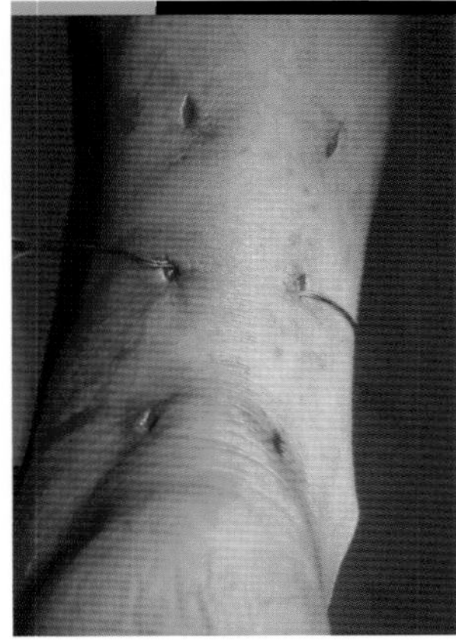

경피적 봉합 방법으로 봉합한 후 발생한 짧은 피부 절개선들.

그림 11-27 아킬레스건 파열에 대한 Achillon을 이용한 봉합 방법

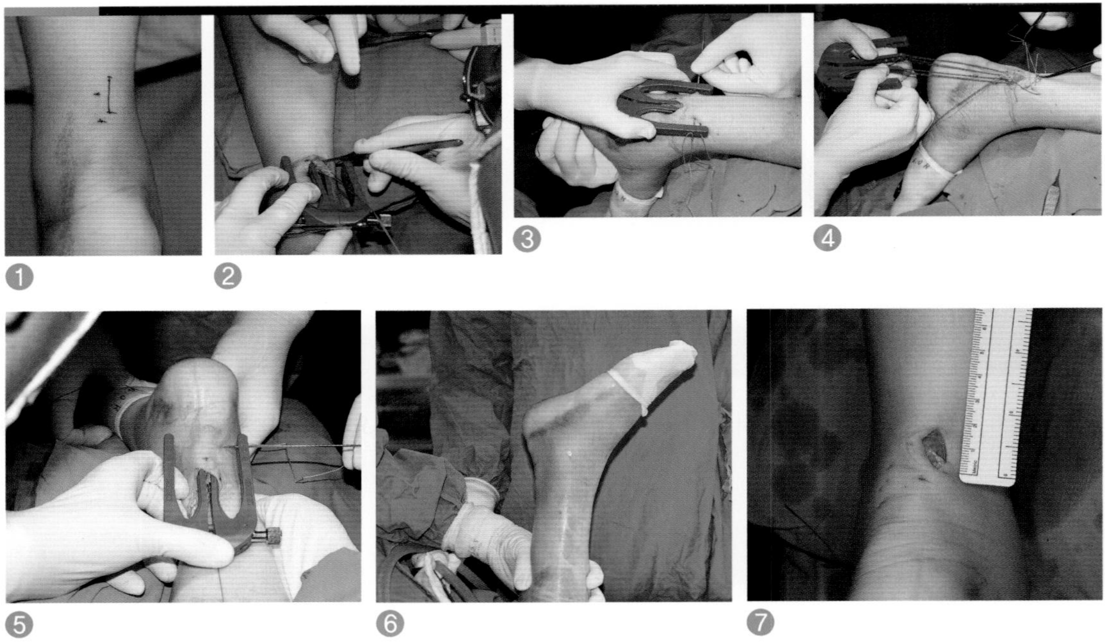

① 2~3cm 정도의 짧은 절개를 한다. ② 근위부 파열단에 2-0 봉합사를 꿰어서 당겨 내리면서 Achillon을 건 주변으로 밀어 넣는다. ③ 봉합사를 통과시킨다. ④ Achillon을 빼낸다. ⑤ 같은 방법으로 원위부 파열단에 봉합사를 꿴다. ⑥ 정상측보다 좀 더 족저 굴곡된 상태에서 봉합사를 결찰한다. ⑦ 아킬레스건 봉합이 끝난 상태에서 피부 절개의 길이를 보여 준다.

으나 개방성 봉합을 한 경우에 비하여 재파열의 빈도가 높다는 보고와 비복 신경이 같이 봉합되는 경우가 있다는 보고들이 있다.[6] 비복 신경은 발바닥에서 10cm 근위부 이하에서는 아킬레스건으로부터 멀어지므로 포착될 가능성이 감소하지만 발바닥에서 약 10cm 근위부까지는 아킬레스건의 외측연을 따라서 주행하므로 경피적인 봉합시에 봉합사와 건 사이에 포착될 가능성이 높다.

다) Achillon을 이용한 봉합 방법 그림 11-27

파열 부위를 2cm 정도 절개 후 Achillon이라는 기구를 넣어서 봉합하는 방법인데, 봉합사가 건을 강하게 꿰지 못하므로 봉합 후 약간 느슨해질 것이라고 예상하여 정상보다 좀 더 단축된 상태에서 결찰하는 것이 좋다. 파열단이 맞닿는 부위에서 근위부 건 섬유와 원위부 건 섬유의 처리가 부정확하여 봉합 부위에서 건이 뭉쳐지는 문제가 있다. 봉합사가 건을 횡으로 통과한 상태에서 근위부와 원위부를 묶는 것이므로 봉합사가 건을 붙잡는 힘이 약하여 봉합 후 연결 부위가 느슨하게 될 가능성이 높으므로 개방성 수술 방법에 비하여 좀 더 단축하여 정상 건의 장력보다 더 팽팽한 상태로 결찰하는 것이 좋다. 수술 후 처치도 개방성 봉합보다는 경피적 봉합이나 비수술적 치료에 준하여 천천히 중립위로 이행하는 것이 좋다.

Achillon과 유사한 기구를 이용하여 작은 절개를 통해서 수술하는 방법이 최고 기량을 내는 운동선수에게 효과적이라는 보고가 있다.[19)]

라) 비수술적 치료

비수술적인 방법으로 치료할 경우에는 족관절을 족저 굴곡하여야 파열단이 서로 닿게 되므로, 처음에는 족관절을 족저 굴곡 상태로 고정하는 것이 필요하다. 20° 정도의 족저 굴곡을 한 채로 배굴을 제한하면 환자들이 잘 견딜 수 있으나 초음파 검사를 하여 20° 이상의 족저 굴곡을 하여야 파열단이 닿는다면 비수술적인 방법으로 치료할 수 없다.

또한 치유되는 도중에도 파열 부위의 재생 조직이 견딜 수 있는 장력 이상의 큰 힘이 가해지면 파열될 것이다. 그러므로 비수술적인 치료 방법이 수술적인 방법에 비하여 회복 과정이 지연될 개연성이 있다.

어떤 환자가 비수술적인 치료 방법으로 치료가 가능한지를 알기 위하여 초음파 검사가 유용하다. 초음파 검사상 족저 굴곡을 하여도 파열단이 서로 닿지 않는다면 비수술적인 치료가 불가능할 것이다.[24)] 비수술적인 치료 방법의 가장 큰 문제점으로 지적되는 것은 수술적인 방법에 비하여 재파열의 가능성이 높다는 것이며,[5)] 수술적인 봉합술만큼 건의 정확한 길이를 유지하기 어렵고, 늘어난 상태에서 치유될 가능성이 높으므로 근력이 약화될 수 있다는 것이다.[4,8,11)] 그러나 보통 사람이 일상생활 및 가벼운 운동을 하는 데에는 수술적 방법에 비하여 근력 약화가 뚜렷하지 않다는 보고들도 많다.[9,21,22,25,27,32)]

결론적으로 비수술적 치료 방법으로도 대부분의 환자가 좋은 결과를 얻을 수 있으나 치료 도중에 환자의 상태에 따라 세심한 주의를 기울여야 하고 환자도 의사의 지시를 잘 따라야 하므로 수술적인 방법에 비하여 더 어려운 방법일 수 있다.

(5) 비복근 손상

대부분은 비복근 내측두의 손상이며 tennis leg라고도 한다. 주로 근육과 건 연결 부위의 근위부에서 파열된다. 대부분은 비수술적인 방법으로 치료하지만 비복근의 완전 파열에 대하여 수술적인 봉합이 필요하다고 하는 저자들도 있다. 20~30° 족저 굴곡 상태에서 4주간 고

그림 11-28 진구성 아킬레스건 파열의 수술 방법들

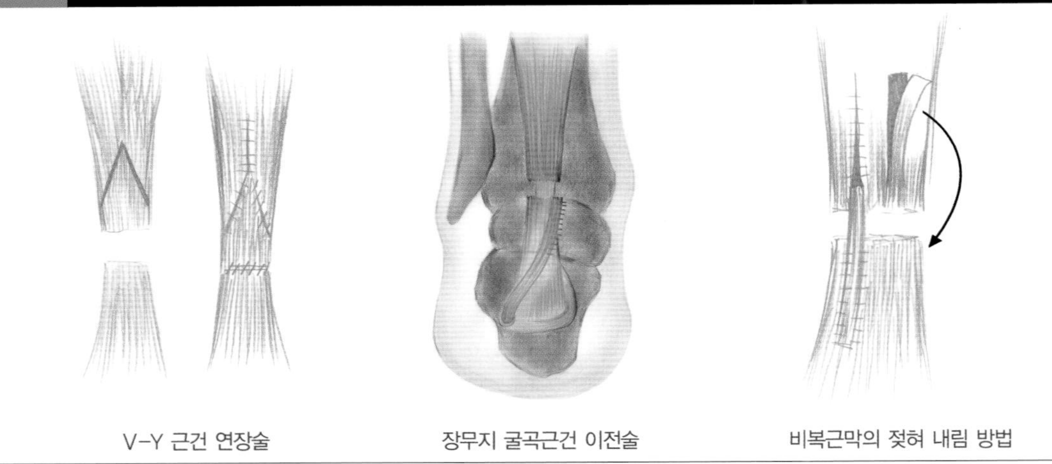

V-Y 근건 연장술　　장무지 굴곡근건 이전술　　비복근막의 젖혀 내림 방법

정하는데, 발끝으로 설 수 없으면 수술해야 한다고도 하며, 젊고 활동적인 사람에게는 수술을 권하기도 한다.

(6) 진구성 아킬레스건 파열

아킬레스건이 파열되더라도 족지 굴곡근과 후방 경골근, 비골근 등에 의하여 족저 굴곡이 가능하므로 아킬레스건 파열이 간과되는 경우들이 있다. 수상 후 10일 정도 경과하면 파열된 건 사이의 틈새에 섬유성 반흔이 차게 되는데 이러한 반흔은 정상건과 같은 수축성이 없으며, 섬유 모세포들이 종방향으로 재배열되지도 않는다. 그러나 수상 후 4주 경과한 예에서도 파열단끼리 봉합이 가능한 경우가 많다. 보행시에 파행이 있으며 달리기, 점프, 등산 등의 운동을 할 수 없게 된다. 만성 파열의 치료에는 여러 가지의 수술 방법들이 시도되었으며, 이 중에는 자기 건이식이나 합성 물질을 이용한 이식 수술도 포함되어 있다.

Bugg와 Boyd는 장경대(iliotibial band)의 여러 가닥을 이용하였으며, Bosworth는 근위 아킬레스건으로부터 일부를 뒤집어 내려서 사용하였고, Lynn은 족저건을 이용하여 봉합 부위를 보강하였고, Maffulli는[18] 단비골건을 이전하였다. 탄소 섬유 등의 여러 가지의 합성 물질을 이용한 보고들도 있다. Mann 등은 장족지 굴곡근건을 이용한 방법을 보고하였으며 Wapner 등은[27] 장무지 굴곡근건을 이용한 방법을 보고하였는데, 현재 가장 많이 사용되는 방법 중의 한 가지이다. 파열된 건 사이의 거리, 환자의 연령, 파열로부터 경과된 시간, 운동 정도 등을 고려하여 어떤 방법으로 재건할지를 결정한다 그림 11-28.

가) 수술 방법

수술 전에 파열단 사이의 간격을 진찰 소견, 초음파 검사, 자기 공명 영상 등을 이용하여 미리 판단하고 수술 방법을 예정하는 것이 좋지만, 파열 후 기간이 경과하면 파열단 사이에 반흔이 생겨서 이런 검사 방법을 사용하여도 정확한 간격을 예측하기 어려우며 수술장에서 수술 방법을 결정하게 된다.

복와위에서 두 다리를 다 소독하여 수술중에 정상측의 슬관절을 굴곡한 상태에서 발이 어느 정도 족저 굴곡되어 있는가에 의하여 정상측 아킬레스건의 장력을 알아볼 수 있도록 준비하는 것이 좋다.

진구성 파열을 재건할 때, 급성 파열을 봉합할 때처럼 족관절을 족저 굴곡한 상태에서 봉합하면 근육들이 이미 오랫동안 짧아져 있는 상태이므로 잘 늘어나지지 않아서 족관절의 배굴 제한이 발생할 가능성이 높다. 그래서 수술 후 족관절이 중립인 상태에서 고정하는 것이 좋다는 설도 있으나 중립위에서 고정하면 근력이 약해질 가능성이 높다. 오래되었더라도 수술 후에 근육이 조금은 늘어나므로 10~15° 족저 굴곡한 위치에서 고정하는 것이 더 좋다. 파열 후 장기간 경과하여 하퇴 삼두근의 위축이 심하고 전혀 유동성이 없을 경우에는 아킬레스건은 봉합하지 않고 장무지 굴곡근건 이전술을 한다.

파열단 사이의 간격에 따라 간격이 짧아서 단단 봉합이 가능한 경우에는 족저 굴곡 위치로 고정하지만, 다른 경우에는 중립위에서 고정하는 것이 좋다는[11] 주장도 있다. 그러나 단단 봉합이 불가능하여 다른 구조물로 재건술을 시행한 경우에도 10~15° 정도 족저 굴곡한 상태에서 봉합하면 대개 시간이 경과하면서 중립 위치 이상으로 배굴이 가능하며 족저 굴곡하는 근력의 약화를 피할 수 있다.

파열단 사이의 간격이 1~2cm인 경우에는 족관절을 족저 굴곡한 상태에서 단단 봉합이 가능한데, 접촉이 잘 되지 않는 경우에는 근위부 건에 봉합을 한 후에 약 10kg의 힘을 가하여 10분간 근위부를 당기거나, 봉합사의 끝에 추를 연결하여 수술대의 끝으로 늘어뜨려서 오래 견인하면 2cm 정도의 길이를 얻을 수 있다.[8]

파열단 사이의 간격이 2cm 이상이어서 단단 봉합이 어려운 경우에는 여러 가지의 재건 방법이 있는데 건이식이 필요한 경우에는 Wapner 등이[30] 소개한 장무지 굴곡근건 이전술이 널리 사용되고 있다. 장무지 굴곡근건은 장족지 굴곡근건이나 비골건에 비하여 강하며 운동 범위도 이전에 적합하다. 또한 장무지 굴곡근건의 작용 방향이나 건의 위치가 아킬레스건을

그림 11-29 장무지 굴곡근건 이전술

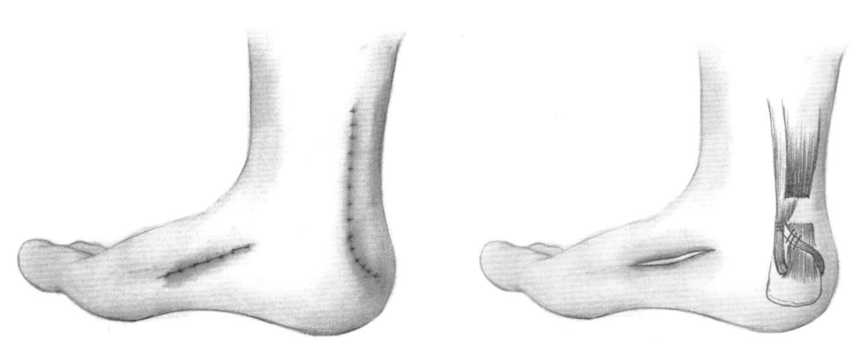

대치하기에 가장 좋은 위치에 있다.

파열단 사이의 간격이 5cm 이상인 경우에는 장무지 굴곡근건 이전술 및 다른 방법을 병행하며 V-Y 근건 연장술도 그중 한 가지 방법이다.[1] 이상과 같이 파열단 사이의 간격에 따라서 다른 수술 방법을 사용하기도 하지만 파열 후의 시간에 따라 다른 치료 방법을 사용하기도 한다.[2]

파열 후 6개월 이내인 경우에는 어떤 방법을 이용하든지 건의 연속성만 회복하면 되므로 V-Y 근건 연장술이나 젖혀 내림(turndown) 방법으로 이어주면 된다. 그러나 6개월 이상 경과한 경우에는 하퇴 삼두근이 짧아져서 기능이 정상으로 회복되기 어려우므로 장무지 굴곡근건 이전술이 필요하다.

장무지 굴곡근건 이전술을 할 때 족저부에 별도의 절개를 하지 않고 후방 절개를 통하여 보이는 부분에서 절단하여 아킬레스건의 정상 부착 부위의 바로 앞에 anchor를 이용하여 고정하기도 한다. 장무지 굴곡근건을 이전하더라도 대부분은 제1 족지 원위지절의 과신전 변형이 발생하지 않는다는 것이 일반적 의견이지만 장시간 경과하면 제1 족지 신전 변형이 발생할 수도 있다.

수술 기법(장무지 굴곡근건 이전술) 그림 11-29

복와위나 측와위에서 수술한다. 측와위로 수술할 경우에는 수술할 쪽이 아래에 위치하도록 한다. 측와위는 족저부에서 장무지 굴곡근건을 박리하기는 좋지만 아킬레스건에 대한 주 수술을 하기에는 불편하기 때문에 저자는 복와위를 선호한다. 거주상 관절에서 제1 중족골의

그림 11-30

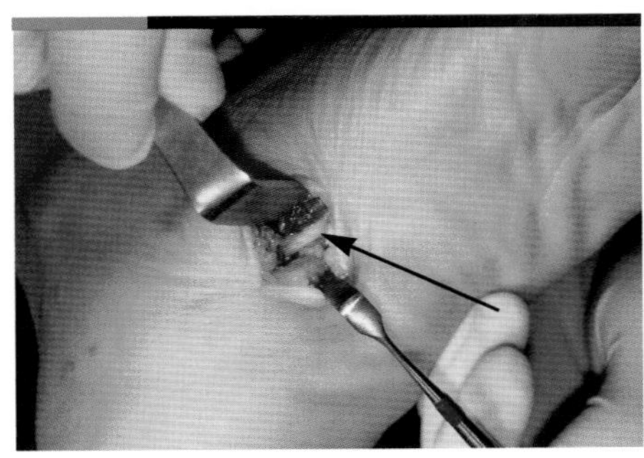

무지 외전근을 통과하여 바닥 쪽으로 주행하는 내측 족저 신경.

중간 부위까지 절개한다. 무지 외전근을 족저부로 당겨 내리면 장무지 굴곡근건과 장족지 굴곡근건이 노출된다. 이들 중 장무지 굴곡근건이 더 내측에 위치해 있다. 해부학적으로 이 두 개의 건이 있는 층은 발바닥의 2번째 층으로서 건의 내측 지방 조직 내에 있는 내측 족저 신경(medial plantar nerve)의 내측 분지를 주의하여야 하는데 모기 지혈 겸자로 지방 조직을 벌리면 신경을 손상하지 않는다 그림 11-30.

장무지 굴곡근건을 절단하려고 하는 부위의 근위부와 원위부에 실을 꿰어 놓는다. 근위부의 실은 건을 발목 위로 빼낼 때 사용하며, 원위부의 실은 절단 후에 장무지 굴곡근건의 원위단을 장족지 굴곡근건에 봉합하여 건고정술(tenodesis)을 한다. 장무지 굴곡근건의 원위단을 장족지 굴곡근건에 고정하지 않을 경우에는 절단 원위부에 실을 꿰어 놓지 않아도 된다. 건고정을 할 때 족관절 및 족지의 위치가 중립인 위치에서 장무지 굴곡근건의 원위단을 장족지 굴곡근건에 봉합하는데, 봉합 후에 무지의 운동 범위를 검사하여 무지가 완전히 배굴되지 않으면 결찰을 풀고 다시 봉합하여야 한다. 장족지 굴곡근이 수축할 때 장무지 굴곡근건도 동시에 당겨지도록 하기 위해서 봉합하는 것인데 이 봉합을 하지 않더라도 큰 문제는 없으므로 견고하게 고정할 필요가 없고 근처에 있도록 하여 반흔으로 치유되는 정도를 기대한다고 생각한다. 근위부의 장무지 굴곡근건과 장족지 굴곡근건이 교차하는 master knot of Henry 부분에서 장족지 굴곡근건과 장무지 굴곡근건을 연결하는 건을 절단하여 장무지 굴곡근건의 근위단이 발목 뒤의 아킬레스건 재건할 부위로 당겨질 수 있도록 한다.

아킬레스건의 내측연을 따라 두 번째 절개를 한다. 아킬레스건의 근건 이행부(musculoten-dinous junction)에서 부착부보다 2cm 원위부까지 절개한다. 하퇴부의 심부 후방 구획을 열고 장무지 굴곡근건을 노출시킨다 그림 11-31.

아킬레스건의 전방에 근막이 있는데 이것이 하퇴부 후방의 천부 후방 구획과 심부 후방

그림 11-31 장무지 굴곡근건의 노출

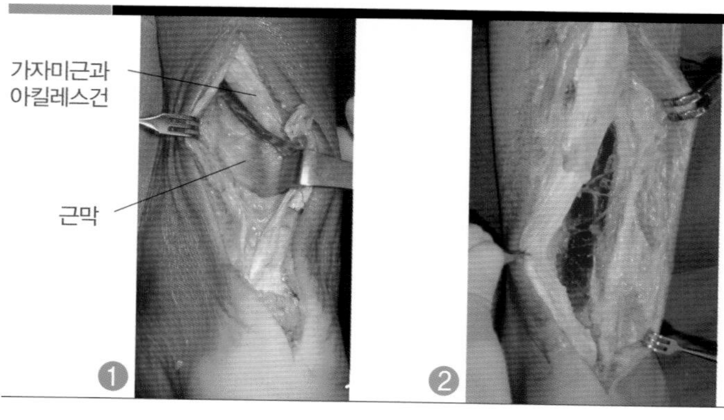

아킬레스건의 전방에 근막이 있는데(①), 이 근막을 절개하면 장무지 굴곡근이 노출된다(②).

구획을 구분하는 막이다. 이 막을 종방향으로 절개하면 바로 앞에 있는 장무지 굴곡근건이 쉽게 노출된다. 아킬레스건 부착 부위의 약 1cm 원위부에서, 종골의 후방에서 1.5cm 전방 부위에, 내측에서 외측을 향하여 3.2~4.5mm 드릴로 천공을 한다. 저자는 지름 3.2mm의 드릴로 천공한 후 작은 큐렛을 이용하여 구멍을 넓히는 방법을 사용한다.

천공 부위는 너무 근위부이거나 너무 후방으로 가면 구멍과 종골의 표면 사이의 거리가 짧아지므로 구멍과 표면 사이의 뼈가 터져 나가서 구멍이 제 역할을 못할 가능성이 있으므로 구멍과 표면 사이에 1cm 정도는 간격이 있을 수 있는 부위에서 천공하고, 외측은 아킬레스건 부착부의 외측연 바로 전방으로 나오도록 뚫는 것이 좋다. 이 부위에서 비복 신경은 상당히 앞에 있으므로 손상되지 않는다. 드릴 끝이 뼈를 뚫고 나오면 바로 그 부분에 피부 절개를 하고 드릴 끝이 나오도록 한다. 큐렛으로 양쪽 입구에서 건이 통과할 수 있을만큼 구멍을 넓힌다. 내측에서 외측으로 장무지 굴곡근건을 빼낸다. 장무지 굴곡근건을 아킬레스건 속으로 원위부에서 근위부를 향하여 꿰어간다. 장무지 굴곡근건을 길게 떼더라도 원위부 파열단 이상 근위부로 길게 가기 어렵다. 장무지 굴곡근의 근육 부분을 아킬레스건의 근위부와 원위부에 2-0 봉합사로 봉합한다. 이때 anchor나 간섭 나사를 이용하여 더 견고한 고정을 할 수 있다. 봉합한 후에 운동을 시켜 보아서 중립위보다 더 배굴시켜도 봉합 부위가 파열되지 않는지를 잘 살펴본다. 수술 후 처치는 급성 아킬레스건 파열 수술 후의 치료와 비슷하다.

장무지 굴곡근건을 파열된 아킬레스건의 원위단에 봉합한 후에 파열된 아킬레스건의 근위단과 장무지 굴곡근건을 봉합할지가 문제이다. 파열된 후 오래 경과하여 비복근과 가자미근이 전혀 기능하지 못한다면 봉합할 필요가 없을 것이다그림 11-32.

그림 11-32 아킬레스건 진구성 파열에 대한 다양한 수술 예

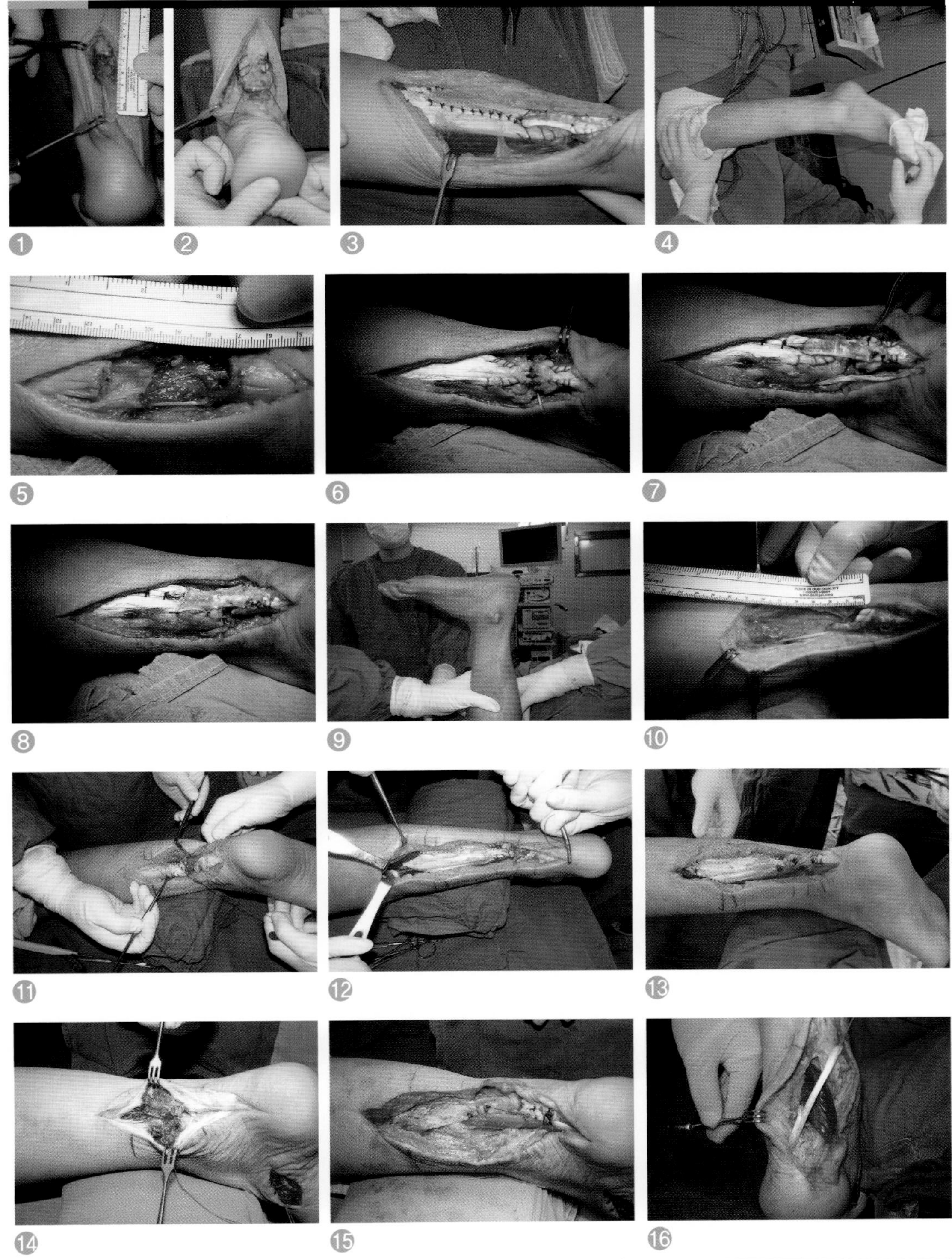

①~④ 약 5cm 센티갭, 근육이 잘 늘어난다. 과도한 첨족이 되도록 당겨 내리고 V-Y 연장해서 단단 봉합한 후에 비복근막을 젖혀 내려 봉합 부위 보강하였다. ⑤ 반흔 절제 후 4cm의 갭이 있는 다른 예. ⑥ 단단 봉합하였으나 벌어지려는 경향이 있다. ⑦ 비복근막을 젖혀 내려서 봉합 부위 보강. ⑧ 추가로 족장근도 봉합하였다. ⑨ 또 다른 예. 수술 전에 슬관절 굴곡 상태에서 족관절이 90° 이어서 아킬레스건이 늘어났다는 것을 알 수 있다. ⑩ 6cm의 갭이 있다. ⑪ 발을 최대한 족저 굴곡해도 단단 봉합이 불가능하다. ⑫, ⑬ V-Y 연장하여 단단 봉합 후 족장근으로 보강하였다. ⑭, ⑮ 장무지 굴곡근건을 이전하였다. ⑯ 또 다른 예. 장무지 굴곡근건을 제1족지에서 절단하면 상당히 긴 건을 얻을 수 있다.

그림 11-33 아킬레스건 봉합 후 감염

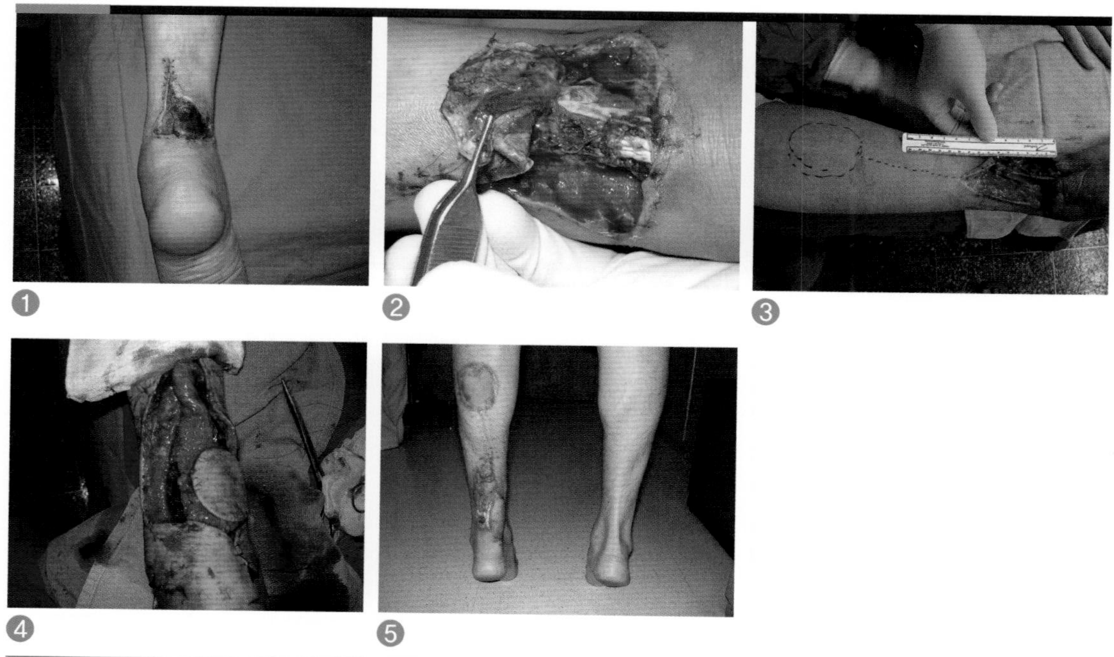

① 피부의 괴사가 있다. ② 괴사된 피부를 젖히니 아킬레스건 주변에 감염 및 괴사된 조직이 보인다. ③ 변연 절제. ④ 동시에 역행성 복재 동맥 피판술과 장무지 굴곡근건 이전술을 한다. ⑤ 수술 후 1년.

아킬레스건 감염

아킬레스건 파열을 봉합한 후에 감염되면 아킬레스건보다 표층의 연부 조직이 얇거나, 변연 절제 후에 아킬레스건이 노출되기 때문에 치유가 어렵다.

변연 절제 후에 결손 부위를 피판술을 하여서 염증을 치유한 후에 아킬레스건 결손 부위에 대한 치료를 하는 것이 가장 원칙적인 치료 방법이지만 감염 정도가 심하지 않은 경우에는 변연 절제와 동시에 장무지 굴곡근건 이전술 또는 변연 절제와 피판술, 장무지 굴곡근건 이전술을 동시에 시행할 수도 있다 그림 11-33.

REFERENCES

1. **Alfredson H, et al.** | Heavy-load eccentric calf muscle training for the treatment of chronic Achilles tendinosis. Am J Sports Med, 26:360–366, 1998.
2. **Alfredson H.** | Ultrasound and Doppler-guided mini-surgery to treat midportion Achilles tendinosis: results of a large material and a randomised study comparing two scraping techniques. Br J Sports Med. 45(5):407–10, 2011.
3. **Astrom M, Rausing A** | Chronic Achilles tendinopathy. a survey of surgical and histopathologic findings. Clin Orthop, 316:151–161, 1995.
4. **Astrom M, Westlin N** | Blood flow in chronic Achilles tendinopathy. Clin Orthop, 308:166–172, 1994.
5. **Chao W, Deland JT, Bates JE et al.** | Achilles tendon insertion: An in vitro anatomic study. Foot Ankle Int, 18:81–84, 1997.
6. **Cummins EJ, Anson BJ, Carr BW, Wright RR** | The structure of the calcaneal tendon(of Achilles) in relation to orthopedic surgery. Surg Gyn Obst, 83:107–116, 1946.
7. **Davis WL, Singerman R, Labropoulos PA, Victoroff B** | Effect of ankle and knee position on tension in the Achilles tendon. Foot Ankle Int, 20:126–131, 1999.
8. **DiGiovanni and Gould** | Achilles tendinitis and posterior heel disorders. Foot Ankle Clinics, 2:411– 428, 1997.
9. **Duthon VB, Lbbeke A, Duc SR, Stern R, Assal M.** | Noninsertional achilles tendinopathy treated with gastrocnemius lengthening. Foot Ankle Int, 32(4):375–9. 2011.
10. **Frey C, Rosenberg Z, Shereff MJ, Kim H** | The retrocalcaneal bursa: anatomy and bursography. Foot Ankle, 13:203–207, 1992.
11. **Haims AH, Schweitzer ME, Patel RS, Hecht P and Wapner KL** | MR imaging of the Achilles tendon: Overlap of findings in symptomatic and asymptomatic individuals. Skeletal Radiol, 29:640–645, 2000.
12. **Heneghan MA and Pavlov H** | The haglund painful heel syndrome. Clin Orthop, 187:228–234, 1984.
13. **Johnston E, Scranton P, Pfeffer GB** | Chronic disorders of the Achilles tendon: Results of conservative and surgical treatments. Foot Ankle Int, 18:570–574, 1997.
14. **Jones DC** | Ahilles tendon problems in runners. ICL,AAOS, 47:419–427, 1998.
15. **de Jonge S, de Vos RJ, Weir A, van Schie HT, Bierma-Zeinstra SM, Verhaar JA, Weinans H, Tol JL.** | One-year Follow-up of Platelet-Rich Plasma Treatment in Chronic Achilles Tendinopathy: A Double-Blind Randomized Placebo-Controlled Trial. Am J Sports Med. 2011 May 21. [Epub ahead of print]
16. **Kader, et al.** | Achilles tendinopathy: some aspects of basic sciene and clinical management. Br J Sports Med, 36:239–249, 2002.
17. **Kvist H and Kvist M** | The operative treatment of chronic calcaneal paratenonitis. J Bone Joint Surg, 62-B:353–357, 1980.
18. **Lagergren C, Lindholm A** | Vascular distribution in the Achilles tendon: an angiographic and microangiographic study. Acta Chir Scand, 116:491, 1958.
19. **Leach RE, Schepsis AA, Takai H** | Long-term results of surgical management of Achilles tendinitis in runners. Clin Orthop, 282:208–212, 1992.

20. **Lotke PA** | Ossification of the Achilles tendon. report of seven cases. J Bone Joint Surg, 52-A:157-160, 1970.
21. **Mohr RN** | Achilles tendonitis. rationale for use and application of orthotics. Foot Ankle Clinics, 2:439-456, 1997.
22. **Myerson MS and McGarvy W** | Disorders of the Achilles tendon insertion and Achilles tendinitis. ICL,AAOS, 48:211-218, 1999.
23. **Nelen G, Martens M, Burssens A** | Surgical treatment of chronic Achilles tendinitis. Am J Sports Med, 17:754-759, 1989.
24. **Puddu G, Ippolito E, Postacchini F** | A classification of Achilles tendon disease. Am J Sports Med, 4:145, 1976.
25. **Schatzker J, Branemark P** | Intravital observations on the microvascular anatomy and microcirculation of the tendon. Acta Orthop Scand(suppl), 126, 1969.
26. **Schepsis AA and Leach RE** | Surgical management of Achilles tendinitis. Am J Sports Med, 15:308-315, 1987.
27. **Schepsis AA, Wagner C, Leach RE** | Surgical management of Achilles tendon overuse injuries: a long-term follow-up study. Am J Sports Med, 22:611, 1994.
28. **Silbernagel KG, Brorsson A, Lundberg M.** | The majority of patients with Achilles tendinopathy recover fully when treated with exercise alone: a 5-year follow-up. Am J Sports Med, 39(3):607-13, 2011.
29. **van Sterkenburg MN, van Dijk CN.** | Mid-portion Achilles tendinopathy: why painful? An evidence-based philosophy. Knee Surg Sports Traumatol Arthrosc. 2011 May 13. [Epub ahead of print]
30. **Taylor GJ** | Prominence of the calcaneus: Is operation justified? J Bone Joint Surg, 68-B:467-470, 1986.
31. **Teitz CC, Garrett WE, Miniaci A, Lee MH, Mann RA** | Tendon problems in athletic individuals. ICL, AAOS 46:569-582, 1997.
32. **de Vos RJ, Weir A, Tol JL, Verhaar JA, Weinans H, van Schie HT** | No effects of PRP on ultrasonographic tendon structure and neovascularisation in chronic midportion Achilles tendinopathy. Br J Sports Med, 45(5):387-92, 2011.

아킬레스건 파열

1. **Abraham E, Pankovich AM** | Neglected rupture of the Achilles tendon: treatment by V-Y tendinous flap. J Bone Joint Surg, 57-A:253, 1975.
2. **Anderson RB** | Achilles tendon rupture. Chronic rupture. AAOS ICL, 2004.
3. **Assal M, Jung M, Stern R, et al.** | Limited open repair of Achilles tendon ruptures. J Bone Joint Surg, 84-A:161-170, 2002.
4. **Beskin JL. Sanders RA, Hunter SC and Hughston JL** | Surgical repair of Achilles tendon ruptures. Am J Sports Med, 15:1-8, 1987.
5. **Bhandari, et al.** | Treatment of acute Achilles tendon ruptures. A systematic overview and metaanalysis. Clin Orthop, 400:190-200, 2002.
6. **Bradley JP and Tibone JE** | Percutaneous and open surgical repairs of Achilles tendon

ruptures. Am J Sports Med, 18:188–195, 1990.

7. **Carter JR, Fowler PJ and Blokker C** | Functional postoperative treatment of Achilles tendon repair. Am J Sports Med, 20:459–462, 1992.
8. **Cetti R and Andersen I** | Roentgenographic diagnoses of ruptured Achilles tendons. Clin Orthop, 286:215–221, 1993.
9. **Cetti R, Christensen SE, Ejsted R, Jensen NM, Jorgensen U** | Operative versus nonoperative treatment of Achilles tendon rupture. Am J Sports Med, 21:791–799, 1993.
10. **Inglis AE, Sculco TP** | Surgical repair of ruptures of the tendo Achillis. Clin Orthop, 156:160, 1981.
11. **Kann JN and Myerson MS** | Surgical management of chronic ruptures of the Achilles tendon. Foot Ankle Clinics. 2:535–545, 1997.
12. **Krackow KA, Thomas SC, Jones LC** | A new stitch for ligament–tendon fixation. J Bone Joint Surg, 68–A:764, 1986.
13. **Lea RB, Smith L** | Non–surgical treatment of tendo Achillis rupture. J Bone Joint Surg, 54–A:1398, 1972.
14. **Lindholm A** | A new method of operation in subcutaneous rupture of the Achilles tendon. Acta Chir Scand, 117:261, 1959.
15. **Lynn TA** | Repair of the torn Achilles tendon, using the plantaris tendon as a reinforcing membrane. J Bone Joint Surg, 48–A:268, 1966.
16. **Ma GWC, Griffith TG** | Percutaneous repair of acute closed ruptured Achilles tendon. Clin Orthop, 128:247–255, 1977.
17. **Maffulli N** | Current concepts review. J. Bone Joint Surg, 81–A:1019–1036, 1999.
18. **Maffulli N, Spiezia F, Longo UG, Denaro V.** | Less–invasive reconstruction of chronic achilles tendon ruptures using a peroneus brevis tendon transfer. Am J Sports Med, 38(11):2304–12, 2010.
19. **Maffulli N, Longo UG, Maffulli GD, Khanna A, Denaro V.** | Achilles tendon ruptures in elite athletes. Foot Ankle Int, 32(1):9–15, 2011.
20. **Manadelbaum BR, Myerson MS and Foster R** | Achilles tendon ruptures, a new method of repair, early rage of motion and functional rehabilitation. Am J Sports Med, 23(4):392–395, 1995.
21. **McComis GP, Nawocienski DA and DeHaven KE** | Funtional bracing for rupture of the Achilles tendon. J Bone Joint Surg, 79–A:1799–1808, 1997.
22. **Nistor L, Goteborg** | Surgical and non–surgical treatment of Achilles tendon rupture. J Bone Joint Surg, 63–A:394–399, 1981.
23. **O'Brien T** | The needle test for complete rupture of the Achilles tendon. J Bone Joint Surg, 66–A:1099–1101, 1984.
24. **Pajala A, et al.** | Rerupture and deep infection following treatment of total Achilles tendon rupture. J Bone J Surg, 84–A:2016–2021, 2002.
25. **Saleh M, Senior R, Mac Farlane A** | The sheffield splint for controlled early mobilization after rupture of the calcaneal tendon. J Bone Joint Surg, 74–B:206–209, 1992.
26. **Schepull T, Kvist J, Norrman H, Trinks M, Berlin G, Aspenberg P.** | Autologous

platelets have no effect on the healing of human achilles tendon ruptures: a randomized single-blind study. Am J Sports Med, 39(1):38–47, 2011.

27. **Thermann H, Zwipp H, Tscherne H** | Functional treatment of acute Achilles tendon rupture– A prospectively randomized study. Orthop. Trans, 16:729, 1992.
28. **Thompson TC** | A test for rupture of the tendo Achillis. Acta Orthop Scand, 32:461–465, 1962.
29. **Troop RL, Losse GM, Lane JG, Robertson DB, Hastigs PS and Howard MZ** | Early motion after repair of Achilles tendon rupture. Foot Ankle Int, 16:705–709, 1995.
30. **Wapner KL, Pavlock GS, Heckt PJ, Naselli F, Walther R** | Repair of chronic Achilles tendon rupture with flexor hallucis longus tendon transfer. Foot Ankle, 14:443–449, 1993.
31. **Watson TW, Jurist KA, Yang KH, Shen KL** | The Strength of Achilles tendon repair: An in vitro study of the biomechanical behavior in human cadaver tendons. Foot Ankle Int, 16:191–195, 1995.
32. **Willits K, Amendola A, Bryant D, Mohtadi NG, Giffin JR, Fowler P, Kean CO, Kirkley A.** | Operative versus nonoperative treatment of acute Achilles tendon ruptures: a multicenter randomized trial using accelerated functional rehabilitation. J Bone Joint Surg Am, 92(17):2767–75, 2010.

12. 뒤꿈치 통증 증후군
Heel Pain Syndrome

가. 해부학
나. 원인
다. 진단
라. 방사선 검사
마. 치료

가. 해부학

족저 근막은 중앙부에서 가장 두껍고 튼튼하다. 근위부는 종골의 내측 결절에 부착되어 있으며 좁고 원위부로 가면서 얇아지며, 각각의 발가락으로 가는 부분으로 나누어진다 그림 12-1.

신경 포착이 뒤꿈치 통증의 원인일 수 있는데 Baxter는 이 신경을 외측 족저 신경의 제1 분지라고 하였다 그림 12-2. 다른 저자들[6,14]의 해부학적 연구에 의하면 이 신경이 외측 족저 신경에서 분지하지 않고 경골 신경으로부터 직접 분지하는 경우들도 있으며, 내측 종골 신경(medial calcaneal nerve) 또는 종골 신경의 분지로 설명하는 저자도[6,13] 있다.

뒤꿈치 피부로 가는 신경을 내측 종골 신경 또는 종골 신경이라고 하고, 소지 외전근 지배 신경(nerve to abductor digiti quinti) 즉 외측 족저 신경의 제1 분지를 하방 종골 신경(inferior calcaneal nerve)이라고 한 저자도[12] 있다. 이 신경이 반드시 외측 족저 신경에서 갈라진 것이 아니므로 외측 족저 신경의 제1 분지라는 명칭보다는 소지 외전근 지배 신경이라고 하는 것이 더 적절하다.

내측 종골 신경은 내측 족저 신경에서 분지하는 경우가 가장 많지만 경골 신경이나 외측 족저 신경에서 분지하기도 한다.[6,13] 내측 종골 신경은 한 개의 신경인 경우도 있으나 2~4개의 분지가 있는 경우도 있으며 뒤꿈치 부위를 수술할 때 손상되기 쉽다.

소지 외전근 지배 신경은 감각 신경과 운동 신경이 혼합된 신경으로, 종골의 골막과 장족저 인대(long plantar ligament)의 감각 섬유와 족저 방형근(quadratus plantae)과 단족지 굴곡근(flexor digitorum brevis)과 소지 외전근의 운동 신경 섬유로 구성되어 있다.

저자는 이 수술의 포착 증세를 의심하여 수술한 경험이 없는데 진단이 애매하고, 수술 후의 호전 가능성에 대하여 확신하지 못하기 때문이다.

나. 원인

뒤꿈치 통증의 원인은 매우 다양하며 특정 환자에게서 주원인이 무엇인지 알기 어려운 경우가 많기 때문에 특정한 병명 대신에 증세를 병명으로 사용하는 경우가 흔하다 표 12-1.

교과서에서조차 통증성 뒤꿈치(painful heel)라는 용어를 사용하기도 하는데 이를 건 및

그림 12-1 족저 근막

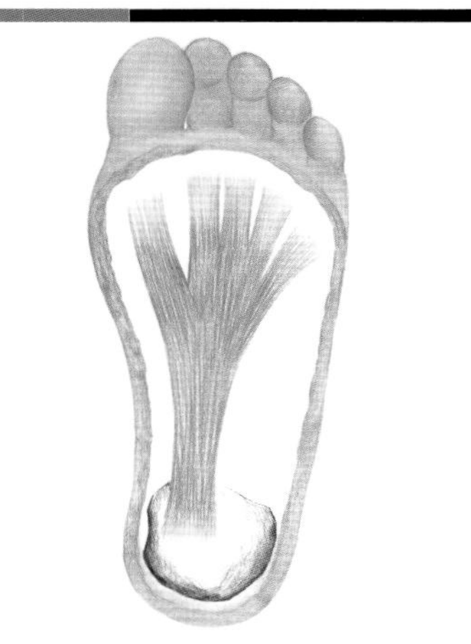

그림 12-2 신경 포착에 의한 뒤꿈치 통증

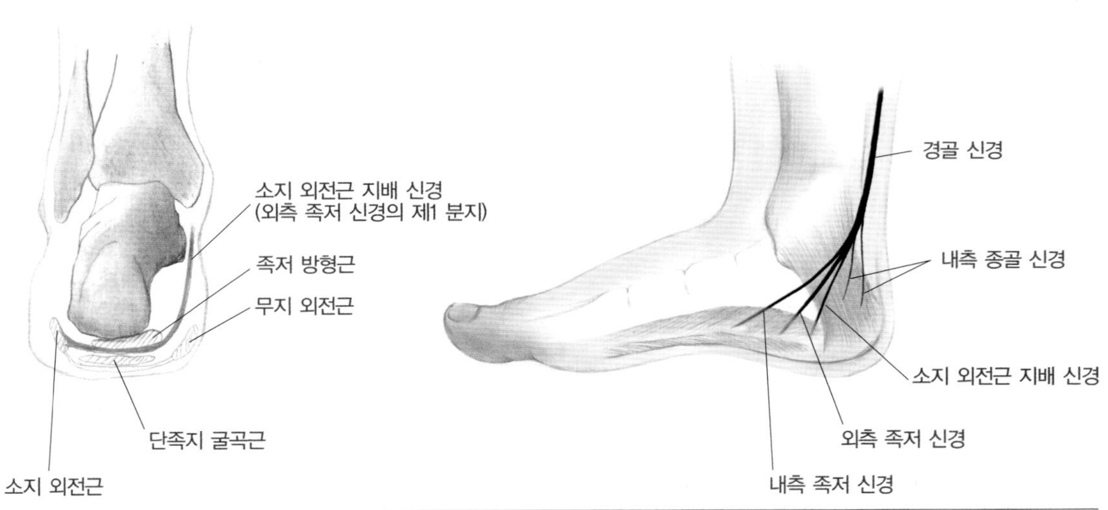

표 12-1 뒤꿈치 통증 증후군의 원인

1. 족저 근막에 가해지는 과도한 스트레스
가. 인장력(tension force)이 가해짐 : 족관절 배굴 제한, 편평족
나. 뒤꿈치 바닥에 압력 증가 : 요족
다. 뒤꿈치 지방 패드(fat pad) 위축
2. 신경원성(neurogenic)
가. 소지 외전근 지배 신경 포착
나. 내측 종골 신경 : 다른 수술시 신경 손상에 의한 경우가 흔함

근막의 질환에 포함시킨 곳도 있고, 건 및 근막의 질환과 별도로 기타 질환 중의 하나에 포함시킨 곳도 있다. 또한 말초 신경 질환 중 하나로서 족저 신경의 포착이라는 제목하에 이 질환을 기술한 곳도 있다. 신경 포착이 뒤꿈치 통증의 원인 중 한 가지인 것 같기는 하지만 전체 뒤꿈치 통증에서 신경 포착이 어느 정도 중요한 역할을 하는지에 대하여는 잘 알려져 있지 않다. 저자는 외측 족저 신경 제1 분지의 포착을 의심하여 수술한 경험이 없다. 그러나 종골 골절 후에 뒤꿈치 바닥의 통증을 호소하는 예에서 수술하여 수술장 소견상에 외측 족저 신경이 반흔에 의하여 종골에 협착된 경우를 경험한 바가 있다. 신경 포착이 증상의 원인이라고 판단하여 수술 결정을 하기는 어렵지만 여러 가지 다른 원인에 의한 뒤꿈치 통증을 제외하고 신경 포착밖에는 생각할 수 없다면 환자와 충분히 상의한 후에 시험 절개를 할 수도 있을 것이라고 생각한다.

1) 족저 근막에 가해지는 반복적인 과도한 인장(tension) 스트레스에 의하여 염증성 변화가 생기고 섬유화와 퇴행성 변화를 발생시키며 이러한 것이 증세의 원인이 될 수 있다. 특히 족관절의 배굴 운동 범위가 제한되어 있는 경우에는 조기에 뒤꿈치 들림(heel off)이 일어나고, 제1 중족 족지 관절의 과도한 배굴이 일어난다. 따라서 과도한 감아올림 기전(windlass mechanism)이 작용하여 뒤꿈치 통증의 원인이 된다. 그러므로 뒤꿈치 통증을 치료할 때는 아킬레스건의 스트레칭이 필요하다.

2) 뒤꿈치가 외번되면 아치가 낮아지고, 아치가 낮아지면 족저 근막이 신장되므로 족저 근막의 염증과 퇴행성 변화가 유발될 수 있다는 설이 있으며, 이와 같은 가설에 근거하여 뒤꿈치가 내번된 위치에서 UCBL(University of California Biomechanics Laboratory) 보조기를 제작하게 되었고, 그 보조기를 사용하여 치료한 결과 좋은 결과를 얻을 수 있었다고 한다.[2] 그러나 뒤꿈치 통증 환자 중에는 종아치가 정상이거나 정상보다 높은 경우도 많다.

3) 직접적인 반복적 충격 : 뒤꿈치 닿음(heel strike) 시기에 가해지는 충격과 입각기에서 지속적으로 과도한 압력이 가해지는 것이 원인일 수 있다. 특히 중년이고, 비만이며 평소에 운동을 하지 않으며, 딱딱한 바닥에서 오래 서 있는 사람들에게 이와 같은 원인으로 통증이 발생할 가능성이 높다.

4) 족저 근막은 보행 주기 중 입각기(stance phase)에 길이가 9~12% 정도 늘어나는데, 입각기의 초기에는 발의 내재근들이 수축하여 족저 근막이 갑자기 늘어나는 것을 방지한다. 발이 피로한 경우에는 내재근들이 제대로 작용하지 못하여 과도한 스트레스가 가해지고 미세

파열이 발생할 가능성이 있다.

5) 발목을 족저 굴곡하는 근력이 약한 것이 원인이라는 설이 있다. 족저 굴곡력이 약하면 추진기(push-off)에 추진력이 약하므로 그만큼 족저 근막에도 스트레스가 증가한다는 설이다.[10]

6) 신경원성 : 내측 종골 신경이 증세의 원인이라는 설과 소지 외전근 지배 신경의 포착에 의한 것이라는 설이 있으며, 이외에도 내측 족저 신경, 외측 족저 신경 등 내측의 모든 신경이 원인일 가능성이 있다.[6,13]

7) 류머티스성 관절염, 혈청 음성 척추 관절병증 등에 의한 뒤꿈치 통증을 반드시 생각해야 한다. 다발성으로 통증이 있을 때, 허리나 골반 부위의 통증이 있을 때, 아침에 일어나서 몸이 뻣뻣하고, 통증이 오래 지속될 때 등에서는 HLA B27 항원을 검사한다. HLA B27이 양성이면 혈청 음성 척추 관절병증이라고 할 수는 없지만 혈청 음성 척추 관절병증에서는 대부분 HLA B27이 양성이므로 감별 진단에 중요한 검사이다.

다. 진단

대부분은 급성 외상성으로 발생하는 것이 아니라 점진적으로 증세가 발현된다. 내측 결절 부위에 증세가 국한되어 나타나며 체중 부하시에 증세가 있는데, 아침에 자고 일어나거나 오래 앉아 있다가 처음 디딜 때 특히 증세가 심하고, 몇 발자국을 떼고 나면 증세가 경감된다. 잠을 자거나 앉아 있을 때는 족저 근막이 짧아진 상태에 있는데, 발을 디디면 갑자기 족저 근막이 늘어나면서 증세가 유발되는 것이다.

점차 증세가 악화되면 좀 더 넓은 부위에 통증이 있으며, 오래 서 있거나 걸으면 점차 증세가 심해진다. 달리기나 점프 후에 갑자기 통증이 생기는 경우는 급성 파열을 의심해 보아야 하는데, 이때는 심한 국소 압통과 부종이 있다.

20~30%에서 양측성으로 발병하며, 양측성일 경우에는 홍반성 낭창(systemic lupus erythematosus), 통풍성 관절염, 강직성 척추염, Reiter 증후군 등 건골 결합부(enthesis)의 질환을 일으킬 수 있는 다른 질환들도 진단에 고려해야 한다. 여자인 경우에는 특히 류머티스성 관절염을 감별하여야 한다.

그림 12-3 뒤꿈치 통증에서 압통이 있는 부위

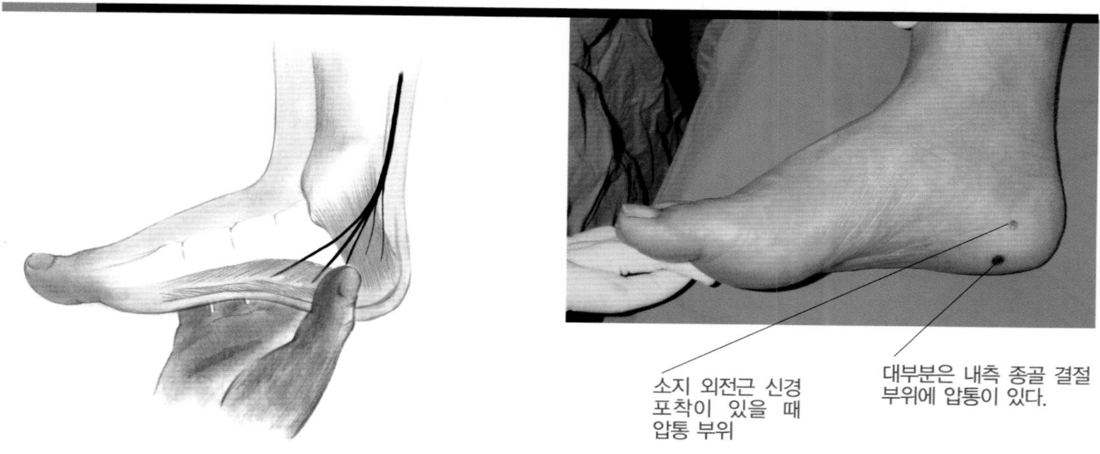

소지 외전근 지배 신경이 무지 외전근의 내측에서 포착되는 부위에 압통.

진찰 소견상 국소 압통이 있으며, 국소 부종이 있는 경우도 있다 그림 12-3. 족저 근막을 수동적으로 신장시키거나, 뒤꿈치를 들고 발끝으로 서게 하면 증세가 악화될 수 있다.

족저 근막을 수동적으로 신장시켜서 증세가 발현되는가를 검사하는 것을 감아올림(windlass) 검사라고[9] 하는데, 이때 제1 족지의 지절은 굴곡이 가능하도록 하여 장무지 굴곡근건에 의한 운동 제한이 없도록 하고 검사한다. 이 검사에서 양성인 경우가 적으므로 진단적 가치가 낮은 검사법이지만 양성인 경우에는 족저 근막염이라고 진단할 수 있다.

소지 외전근 신경이 포착되어 증세가 발생한 경우 가장 압통이 심한 부위는 내측 종골 결절(medial calcaneal tubercle)이 아니고 그보다 좀 내측의 무지 외전근의 하연(inferior border of abductor hallucis)인데,[1] 두 곳에 모두 압통이 있고 통증의 정도가 비슷한 경우가 많으므로 실제로 이 신경이 압박되는 것이 주된 증세의 원인인가를 알기 어렵다.

신경 포착에서 전기 진단 검사가 진단에 별 역할을 하지 못한다. 그러나 법적인 문제가 있어서 진찰 소견이나 환자가 말하는 증세를 다 믿을 수가 없을 경우 또는 요추부에서 신경이 압박된 경우, 근육병증(myopathy), 말초 신경병증 등이 의심될 경우에도 전기 진단 검사가 도움이 된다.

감별 진단에는 다음과 같은 것들이 있다.

1) 종골의 피로 골절은 종골 몸체의 후방에 주로 발생하며 종골의 바닥 부분뿐만 아니라, 내측 및 외측 면에도 통증과 압통이 있다는 점이 다르다. 뒤꿈치의 내측과 외측을 동시에 압박

하여 통증이 발생하면 피로 골절을 의심한다.

2) 뒤꿈치 족저부 지방 패드(fat pad)의 위축이 있으면 검사자의 손가락으로 환자의 뒤꿈치를 누를 때 바로 뼈가 만져진다.

3) 족근관 증후군(tarsal tunnel syndrome)은 지지는 듯한 통증과 원위부 또는 근위부로 방사통이 있으며 감각 및 운동 신경의 마비가 있을 수 있다.

4) 위에 언급한 전신적인 염증성 질환들은 혈액 검사와 진찰 소견 등으로 감별한다.

5) 고령의 동맥 경화가 있는 환자는 활동시에 뒤꿈치에 화끈거리고 지지는 듯한 통증이 있을 수 있으므로 주의하여야 한다.

라. 방사선 검사

대부분에서 방사선 검사상 특이 소견이 없거나 수평 방향의 골극이 관찰된다 그림 12-4. 이 골극의 중요성에 대하여는 어떤 저자는 골극이 증세의 원인이 된다고 하고 어떤 저자는 관계가 없다고 하는데, 현재는 대개 관계가 없다고 받아들여지고 있다. 수평 방향의 골극과 수직 방향의 골극으로 구분하여 수직 방향의 골극이 통증의 원인이 된다는 주장도 있으나 특별한 외상이 없이 수직 방향의 골극이 생기는 경우는 거의 없으므로 형태로 통증의 원인인지 아닌지를 알기는 어렵다. 해부학적인 연구에 의하면 골극은 족저 근막의 기시부에서 발생하는 것이 아니라 단족지 굴곡근의 기시부에서 발생한다고 하여 더욱 더 이것이 증세의 원인이 아니라는 근거가 되고 있다. 피로 골절이 의심될 때는 골 주사 검사가 진단에 도움이 되는데, 피로

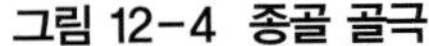

그림 12-4 종골 골극

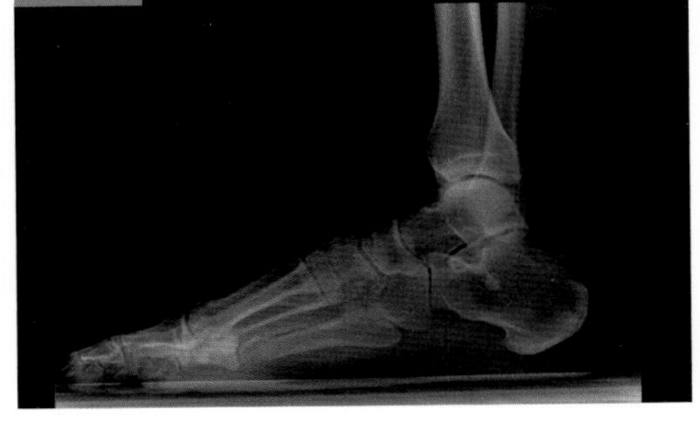

골극이 있으며 전체적으로 바닥이 크게 돌출되어 있는 방사선상.

골절이 아니더라도 족저 근막과 내재근이 부착된 부위의 염증성 반응으로 골 주사 검사상 종골의 하방에 동위 원소의 흡수가 증가될 수도 있다. 이외에 초음파 검사와 MRI 검사를 하면[3] 족저 근막이 두꺼워진 정도를 알 수 있고 진단에 도움이 되지만 임상적으로 진단이 뚜렷한 경우에는 이와 같은 검사를 할 필요가 없다.

마. 치료

(1) 비수술적 치료

대개 6개월 이상 스트레칭 등의 비수술적인 치료를 해야 하며 90% 이상 좋은 결과를 얻을 수 있다. 점차적으로 서서히 회복되므로 환자나 의사 모두 인내심이 필요하다. 증세가 없어진 후에 활동을 점차적으로 늘려 재발에 주의하여야 한다. 조기 진단 및 치료가 중요하며, 증세가 오래될수록 이러한 비수술적인 치료가 성공할 가능성이 적어진다 표 12-2.

편평족이 심하여 족저 근막이 과도하게 늘어나는 경우, 요족이 있어서 뒤꿈치 바닥에 압력이 높은 경우 등에서는 교정 안창을 하여 2~4주 정도에 좋은 결과를 얻기도 한다.

원인에 대하여는 논란이 많으나 비수술적 치료 방법에 대하여는 논란이 적은 편이다. 장거리 육상 선수는 훈련 방법이 잘못되어 있지 않은지를 살펴본다. 갑자기 달리는 거리를 증가시키거나 오르막을 많이 달리면 발병의 원인이 될 수 있으며 운동화가 많이 닳아서 스트레스가

표 12-2 족저 근막염의 보존적 치료

1	운동량 및 방법 조절 : 직접적인 충격이나 갑작스러운 운동량 증가, 오르막 달리기 등을 삼가함
2	스트레칭 : 아킬레스건(비복근, 가자미근), 내재근, 족저 근막
3	근력 강화 : 발목의 족저 굴곡근, 내재근
4	보조기 : 뒤꿈치 컵, 뒤꿈치 패드, 전 접촉 교정 안창(total contact orthosis)
5	고정 : 부목, 석고 고정
6	투약(비스테로이드성 소염 진통제), 물리 요법
7	스테로이드 국소 주사 요법(족저 근막 파열의 위험성)
8	체외 충격파 요법
9	prolotherapy
10	혈소판 풍부 자가 혈장(platelet rich plasma)

그림 12-5 족저 근막 스트레칭

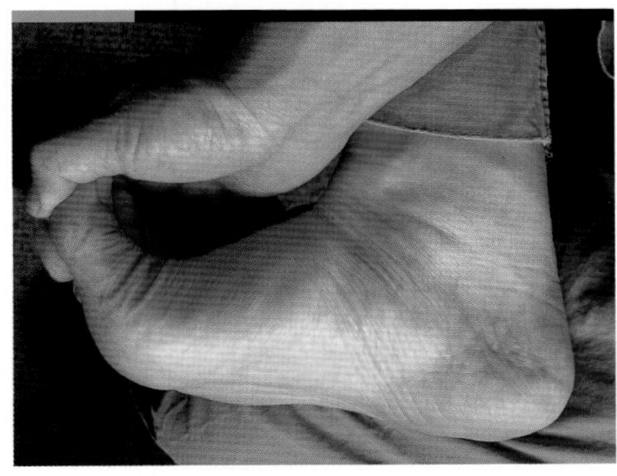

족저 근막 스트레칭을 할 때 제1 중족 족지 관절을 과도하게 배굴시키면 관절 통증의 원인이 되므로 45° 정도만 배굴시킨다. 발목을 배굴시켜 동시에 아킬레스건도 스트레칭한다.

그림 12-6 아킬레스건 스트레칭

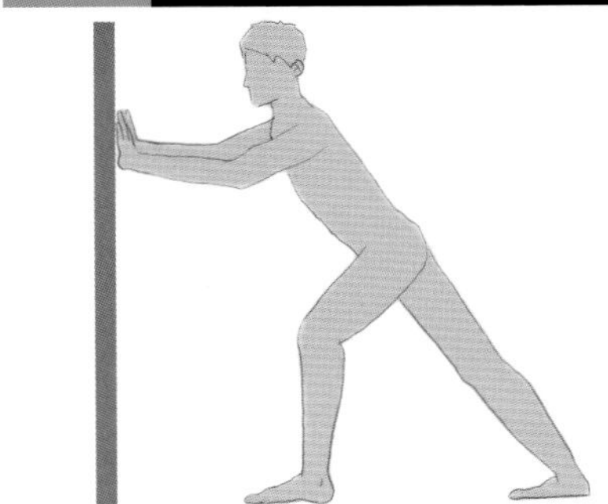

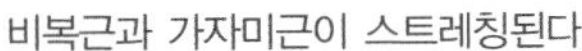

비복근과 가자미근이 스트레칭된다.

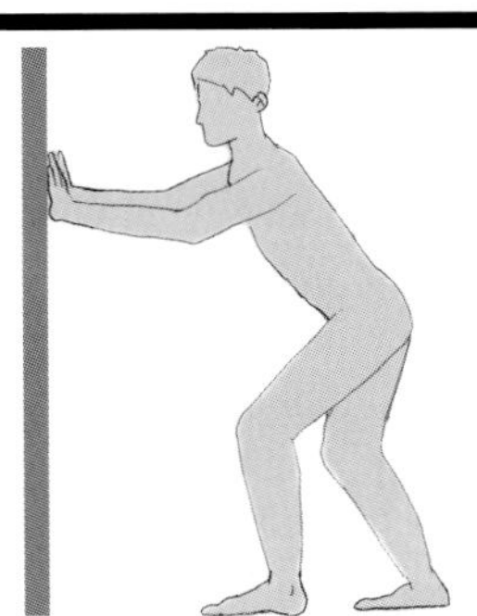

가자미근만 스트레칭된다.

증가하여 발병할 수도 있다. 이런 경우에는 이런 요소들을 교정하고 점프를 감소시키거나 중지하여야 하며, 자전거 타기나 수영 등의 대체 운동을 하도록 하여야 한다. 종래의 아킬레스건 스트레칭도 중요하지만 앉아서 손으로 발가락을 배굴시켜서 족저 근막을 직접적으로 신장시키는 운동이 더 효과적이다 그림 12-5.[8)]

아킬레스건이 단축되어 있으면 발목 관절의 배굴이 제한되며 추진기에 그만큼 중족 족지 관절의 배굴이 더 많아야 하므로 족저 근막에 가해지는 스트레스가 클 것이다. 그러므로 아킬레스건의 스트레칭도 반드시 필요한 운동이다. 아킬레스건은 비복근과 가자미근으로 이루어져 있으므로 두 가지를 모두 스트레칭하여야 한다 그림 12-6. 굴곡근의 근력을 강화하는 운동이 필요하다고 하는 저자도 있다.[12)] 내재근의 근력을 강화하면 족저 근막에 가해지는 신장력을 분산시키는 효과가 있을 것으로 생각되므로 내재근의 강화 운동도 좋을 것이다.

보조기 중에서는 뒤꿈치 컵(heel cup)이 가장 널리 사용된다. 뒤꿈치 컵 중 딱딱한 플라스틱 제품은 뒤꿈치 연부 조직을 감싸서 뒤꿈치에 가해지는 충격을 감소시킬 목적으로 사용되며, 고무 제품은 연부 조직을 감싸면서 쿠션 역할도 하도록 한다.[21] 국소 부위에 한정된 통증을 경감시키기 위하여 뒤꿈치 패드에 아픈 부위를 옴폭 들어가게 하여 국소의 압력을 감소시켜 주기도 한다. Mizel 등은[16] 투약이나 스트레칭을 하지 않고 신발 변형을 하여 치료하였다고 하였다. 신발 바닥에 연장 허리쇠(extended shank)와 둥근 바닥(rocker sole)을 부착하여 중족 족지 관절의 배굴이 일어나지 않도록 하며 쉽게 전진하도록 하였다. 이외에 발목 관절이 중립이거나 약간 배굴된 상태로 단하지 석고 고정을 하여 86% 정도 호전되었다는 저자도 있고,[23] 야간에만 5° 정도 배굴 위치로 부목을 착용하여 호전되었다는 보고도[16] 있다.

부목을 이용하는 방법은 아킬레스건이나 족저 근막이 단축되지 않은 상태에서 유지되도록 하려는 것이 목적이며, 석고 고정은 보행시에 감아올림 기전(windlass mechanism)이 작용하지 않도록 하여 족저 근막 기시부에 인장력이 가해지는 것을 방지한다. 맞춤 교정 안창(custom made orthosis)의 효과에 대하여는 논란이[18] 있다.

저자는 종아치가 낮은 경우에는 내측 종아치를 받쳐 주어서 아치가 낮아지면서 족저 근막이 늘어나는 것을 방지할 목적으로, 종아치가 높은 경우에는 뒤꿈치에 가해지는 압력을 감소시킬 목적으로 맞춤 교정 안창을 처방하는데, 발에 맞추어서 비슷한 형태의 안창이 되지만 편평족인 경우에는 뒤꿈치 내측까지 연장하여 내측 받침(posting)을 하는 것이 좋고, 요족인 경우에는 발 모양대로 하는 것이 좋다. 뒤꿈치 지방 패드의 위축에 대하여도 뒤꿈치에 가해지는 압력을 감소시키기 위하여 안창을 처방한다. 비스테로이드성 소염 진통제는 부종이 동반된 급성기에 효과가 있으며 2~3주간 사용한다. 만성 예에서는 별 효과가 없는 것 같다. 여러 가지 물리 요법의 효과는 뚜렷하지 않다.

스테로이드는 다른 방법들에 반응하지 않을 경우에 사용할 수 있다.[4] 2회 이상 사용하면 족저 근막의 급성 파열 가능성이 높아지며 뒤꿈치 지방 패드의 위축을 일으킬 수 있다.

테이핑은 여러 가지 방법이 있으나 피부와 잘 접착되지 않고 불편하여 잘 사용하지 않는다. 임시로 아치를 지지하거나 뒤꿈치 패드를 유지하기 위해 사용한다.

환자들이 오랫동안 스트레칭을 하거나 야간 부목을 사용하는 방법들을 잘 지키지 않고, 여러 가지 방법으로 치료하여도 호전과 악화가 반복되는 경우가 흔하며, 생활에 큰 장애가 있는 것은 아니지만 정상적인 활동에는 제한이 있는 경우가 많다. 수술적 치료의 여러 가지 문제점 때문에 수술하지 않고 치료할 수 있는 다양한 방법들이 끊임없이 개발되고 있다.

그림 12-7 족저 근막 절제 후 중족부 외측에 발생한 통증

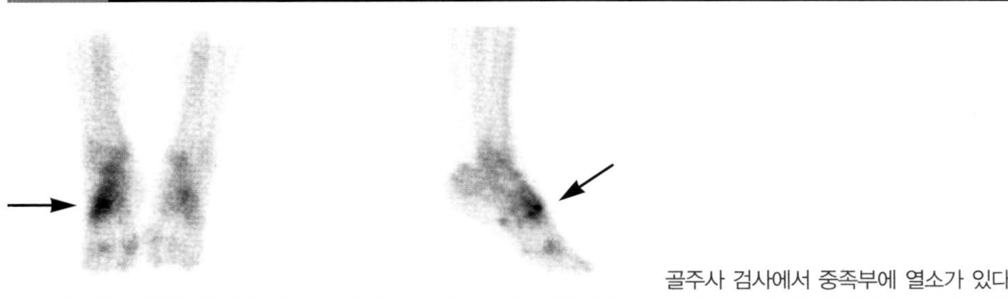

골주사 검사에서 중족부에 열소가 있다.

가) 체외 충격파 요법(ESWT, Extracorporeal Shock Wave Therapy)

확실한 효과가 있는지에 대하여는 논란이 있으나 수술하지 않고 치료할 수 있는 방법 중 한 가지이기 때문에 흔히 이용되고 있다.[17] 2000년 미국 FDA에서 6개월 이상 지속되며 다른 비수술적인 치료에 반응하지 않는 경우에 사용할 수 있는 치료법으로 인정받았다. 고에너지 방법과 저에너지 방법이 있는데, 고에너지 방법은 통증과 국소에 신경학적인 증세를 호소하는 경우가 있고, 저에너지 방법은 외래에서 할 수 있으며 부작용이 거의 없다. 잘 낫지 않는 족저 근막염에 효과적이라는 보고들이 있으나,[11,15] 장기적으로 효과가 유지되는지는 불분명하다.

나) 족저 근막 파열의 치료

족저 근막 파열은 대부분 족저 근막염이 있어서 국소 스테로이드 주사 요법을 시행받은 환자에게 발생한다. 통증이 심하고 족저부에 피하 출혈과 부종의 소견이 있다. 제1 족지를 배굴하고 족저 근막을 촉지하면서 건측과 비교한다. 단하지 보행 석고를 하고 평균 4주 정도 고정한다. 증세가 소실된 후에 내재근 강화 훈련을 하고 교정 안창을 하고 바닥이 딱딱한 신발을 신는다. 후유증으로 외측 통증이 발생하는데, 종입방 관절 중심으로 골 주사 검사상 열소(hot uptake)가 발생하고 MRI상 골수 부종의 소견이 있다 그림 12-7. 입방골의 피로 골절이 발생하기도 한다. 증세가 재발하면 다시 석고 고정을 한다.

(2) 수술적 치료

여러 가지 수술 방법이 있는데 모든 저자들이 자기의 수술 방법으로 좋은 결과를 얻었다고 하므로 어느 방법이 과연 더 우수한 결과를 얻을 수 있는 방법인지를 알기가 어렵다. 어떤

수술을 하든지 수술 후의 회복 기간 동안 체중 부하를 덜하게 되고, 상당 기간 환자 자신도 운동을 중단하고 조심스럽게 의사의 지시에 따르기 때문에 증세가 좋아지는 것인지도 모른다. 족저 근막의 내측에서 1×1cm 정도를 절제하는 방법이 흔히 사용되며, 소지 외전근 지배 신경이 포착되었다고 의심되는 경우에는 무지 외전근의 심부 건막도 유리한다.[19] 골극이 증세의 원인은 아닐지라도 수술 후 방사선상에서 골극이 보이면 환자가 불만스럽게 생각할 수도 있고, 골극과 증세를 연관지어서 생각하여 증세를 호소할 가능성도 있으므로 절제하기도 한다. 그러나 골극을 제거하면 그 부위의 뼈에서 출혈이 있고, 그에 따라서 혈종, 반흔이 발생할 가능성이 있으므로 골극을 절제하지 않는 저자도 있다.[7] 저자는 족저 근막 절제술을 거의 하지 않으나 수술적 치료를 한다면 내시경적 절개술로 좋은 결과를 얻을 수 있다는 보고들로 미루어 볼 때 족저 근막을 절제하지 않고 전체 폭의 내측 1/2~2/3를 절개하는 것이 좋을 것이라고 생각한다.

뒤꿈치와 발 중앙의 부드러운 피부의 경계 부위에서 내측에 발바닥과 평행한 방향의 절개를 하거나 사선형 절개를 하고 도달한다. 수술 후 2~3주간 연부 조직이 치유될 동안 체중 부하를 하지 않는 석고나 보조기를 사용한다. 그 후 점차 스트레칭과 근력 강화 운동을 한다. 수술 후 적어도 3개월은 달리기나 점프를 하지 않는다.

관절경적 족저 근막 절개술(Endoscopic Plantar Fascia Release)

관절경적 족저 근막 절개술은 개방성 절제술에 비하여 연부 조직 손상이 적은 방법이다. 그러나 해부학적인 위치를 잘 알지 않으면 신경 손상을 유발할 수 있다. 족저 근막을 절제하지 않고 내측 1/2~2/3 정도를 절개한다.

내측과 외측에 두 개의 삽입구를 만들거나 내측에 한 개의 삽입구를 만든다. 내측 삽입구를 족관절 중립 위치에서 내과의 후연을 발바닥까지 연장하면 발바닥 중앙 부위의 피부와 뒤꿈치 피부의 경계부에 닿으며 종골의 내측 돌기의 바로 앞쪽이다. 발바닥의 바로 상방에 작은 절개를 하고 지혈 겸자로 피하 조직을 벌린다. 족저 근막에 닿으면 족저 근막의 바닥 쪽 면을 따라서 박리한다. 내측 삽입구로 끝이 뭉툭한 obturator를 외측으로 넣으면 외측 피부가 들리는데 그곳을 절개하면 외측 삽입구가 된다. 이곳을 이용하여 관절경으로 보면서 기구들을 넣어서 족저 근막을 절개하면 단족지 굴곡근이 절개한 근막 사이로 불룩하게 나오는 것을 볼 수 있다.

REFERENCES

1. **Baxter DE and Pfeffer GB** | Treatment of chronic heel pain by surgical release of the first branch of the lateral plantar nerve. Clin Orthop, 279:229–236, 1992.
2. **Campbell JW, Inman VT** | Treatment of plantar fasciitis and calcaneal spurs with the UCBL shoe insert. Clin Orthop, 103:57–62, 1974.
3. **Chimutengwende-Gordon M, O'Donnell P, Singh D.** | Magnetic resonance imaging in plantar heel pain. Foot Ankle Int, 31(10):865–70, 2010.
4. **Crawford F, Atkins D, Young P, Edwards J** | Steroid injection for heel pain: Evidence of short-term effectiveness: A randomized controlled trial. Rheumatology, 38:974–977, 1999.
5. **Davies MS, Wiess GA, Saxby TS** | Plantar fasciitis: How successful is surgical intervention? Foot Ankle Int, 20:803–807, 1999.
6. **Dellon AL, Kim J and Spaulding CM** | Variations in the origin of the medial calcaneal nerve. J Am Podiatr Med Assoc, 92:97–101, 2002.
7. **DiGiovanni BF, Gould JS** | Tarsal tunnel syndrome and related entities. Foot Ankle Clinics, 3:405–426, 1998.
8. **DiGiovanni BF, Nawoczenski DA, Lintal ME, Moore EA, Murray JC, Wilding GE, Baumhauer JF** | Tissue-specific plantar fascia-strengthening exercise enhances outcomes in patients with chronic heel pain. J Bone Joint Surg, 85-A:1270–7, 2003.
9. **Garceau DD, et al.** | The association between diagnosis of plantar fasciitis and windlass test results. Foot Ankle Int, 24:251–255, 2003.
10. **Gefen A** | The in vivo elastic properties of the plantar fascia during the contact phase of walking. Foot Ankle Int, 24:238–244, 2003.
11. **Gerdesmeyer L, Frey C, Vester J, et al.** | Radial extracorporeal shock wave therapy is safe and effective in the treatment of chronic recalcitrant plantar fasciitis: results of a confirmatory randomized placebo-controlled multicenter study. Am J Sports Med, 36(11):2100–9, 2008.
12. **Kibler, et al.** | Functional biomechanical deficits in running athletes with plantar fasciitis. Am J Sports Med, 19:66–71, 1991.
13. **Kim J and Dellon AL** | Neuromas of the calcaneal nerve. Foot Ankle Int, 22:890–894, 2001.
14. **Louisia S and Masquelet AC** | The medial and inferior calcaneal nerves:an anatomic study. Surg Radiol Anat, 21:169–173, 1999.
15. **Metzner G, Dohnalek C, Aigner E.** | High-energy Extracorporeal Shock-Wave Therapy (ESWT) for the treatment of chronic plantar fasciitis Foot Ankle Int. 2010 Sep;31(9):790–6.
16. **Mizel MS, Marymont JV, Trepman E** | Treatment of plantar fasciitis with a night splint and shoe modification consisting of a steel shank and anterior rocker bottom. Foot Ankle Int, 17:732–735, 1996.
17. **Ogden JA, Alvarez R, Cross GL, Marlow M** | Shock wave therapy for chronic proximal plantar fasciitis. Clin Orthop, 387:47–59, 2001.
18. **Pfeffer G, Bacchetti P, Deland J, et al.** | Comparison of custom and prefabricated orthoses in the initial treatment of proximal plantar fasciitis. Foot Ankle Int, 20:214–221, 1999.
19. **Sammarco GJ, Helfrey RB** | Surgical treatment of recalcitrant plantar fasciitis. Foot Ankle Int, 17:520–526, 1996.

20. **Schepsis AA, Leach RE, Gorzyca J** | Plantar fasciitis. etiology, treatment, surgical results and review of the literature. Clin Orthop, 266:185–196, 1991.
21. **Snook GA and Chrisman OD** | The management of subcalcaneal pain. Clin Orthop, 82:163–168, 1972.
22. **Thordarson DB, Kumar PJ, Hedman TP, et al.** | Effect of partial versus complete plantar fasciotomy on the windlass mechanism. Foot Ankle Int, 18:16–20, 1997.
23. **Tisdel CL, Harper MC** | Chronic plantar heel pain: Treatment with a short leg walking cast. Foot Ankle Int, 17:41–42, 1996.

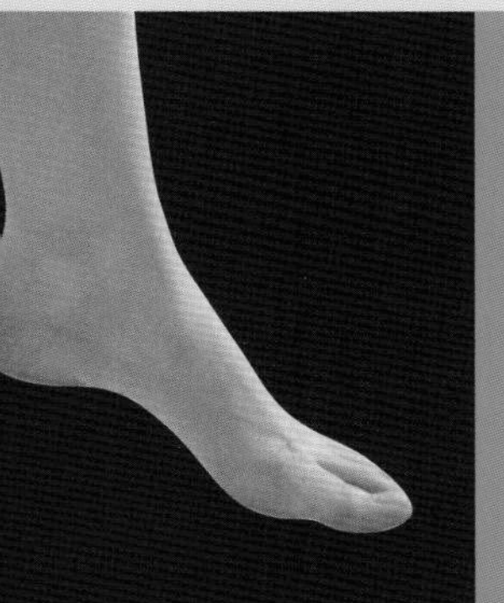

13. 족관절 인대 손상
Ligamentous Injuries of the Ankle

가. 해부학

나. 병력 및 임상 소견

다. 방사선 소견

라. 치료

마. 하방 신전건 지대 손상

바. 거골하 관절의 인대 손상

사. 원위 경비 인대 결합 손상

아. 삼각 인대 손상

자. 종입방 관절 인대 손상

차. 족관절 외측의 낭종성 병변

가. 해부학

(1) 전방 거비 인대(Anterior Talofibular Ligament)

전방 거비 인대는 비골단의 바로 근위부에서 기시하여 거골 체부의 바로 앞에 부착된다. 두께는 얇고 폭은 6~8mm, 길이는 약 2cm이다.[2)]

발의 종축 방향으로 위치하고 있으므로 족관절이 중립인 위치에서는 족관절의 내반에 대하여 저항하는 힘이 약하다.

그러나 족관절이 족저 굴곡된 상태에서는 족관절의 내번에 대하여 일차적으로 저항하는 구조물이다 그림 13-1 .

(2) 종비 인대(Calcaneofibular Ligament)

종비 인대는 비골 끝의 바로 앞에서 시작되어 후하방으로 향해 있다. 종골의 외측에 부착하며, 전방 거비 인대보다 단면이 두껍고 단면의 폭은 4~8mm이다. 서 있는 자세에서는 이완된 상태로 있으며, 종골이 완전히 회외(supination)되면 팽팽해져서 내전(adduction)을 방지한다. 발이 족저 굴곡되어 있을 때는 비골과 약 90°를 이루므로 족관절의 내전이나 거골하 관절의 내번(inversion)을 방지하는 역할을 하지 못한다.[2)] 종비 인대만의 단독 파열이 있는 것인지에 대한 논란도 있으며 실험상에서 종비 인대를 절단하여도 족관절의 심각한 불안정성을 초래하지는 않는다고 한다. 그러나 종비 인대는 족관절과 거골하 관절의 두 관절을 지나서 부착되므로 거골하 관절의 안정성에 중요하다.

(3) 후방 거비 인대(Posterior Talofibular Ligament)

외측의 세 인대 중 가장 강력한 인대지만 임상적인 중요성은 잘 알려지지 않았다. 전방은 비골의 와(fossa)에 부착하고, 후방은 거골 후방 돌기의 외측 결절에 부착한다.

(4) 외측 거종 인대(Lateral Talocalcaneal Ligament)

전방 거비 인대와 종비 인대 사이에 위치하고 있으며 그 두 인대와 서로 혼합되어 있다. 그러나 전방 거비 인대와 종비 인대 사이에 특별히 외측 거종 인대라고 할 만한 구조물이 없는 경우도 있다.[4,21)]

그림 13-1

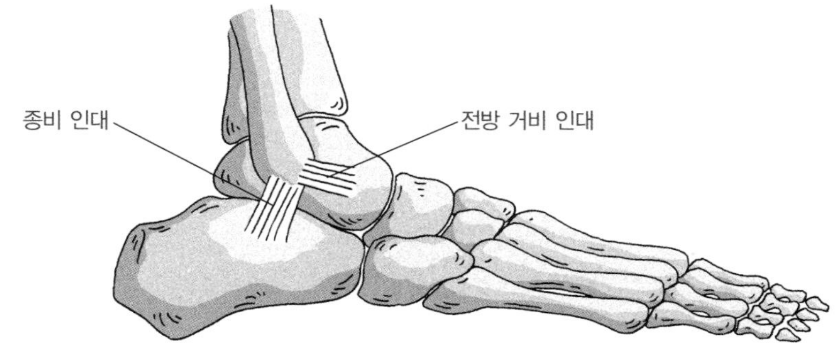

전방 거비 인대와 종비 인대는 각각 다른 위치에서 팽팽해져서 족관절의 안정성을 부여한다.

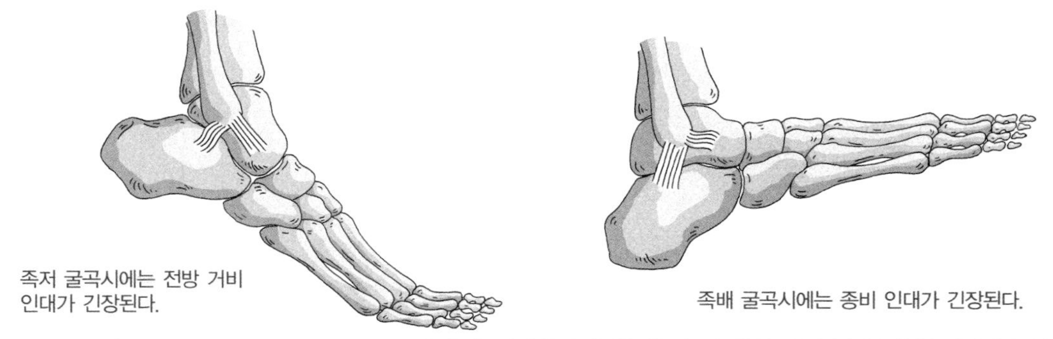

족저 굴곡시에는 전방 거비 인대가 긴장된다.

족배 굴곡시에는 종비 인대가 긴장된다.

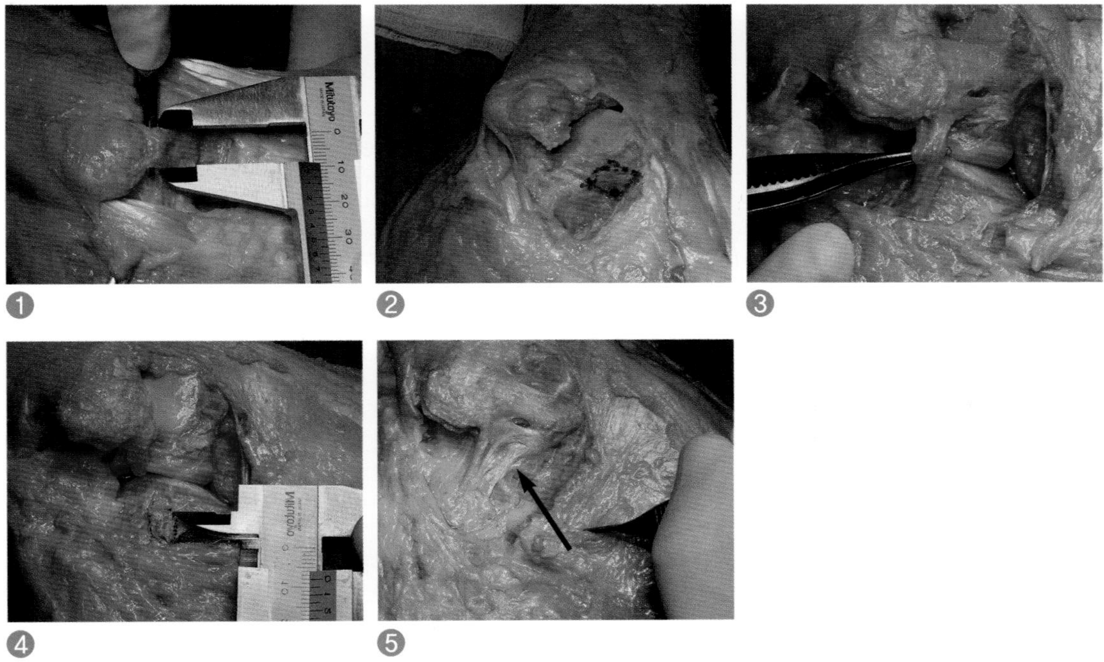

절단 표본에서 인대를 박리한 사진들. ① 전방 거비 인대가 비골 끝에서 약 6mm 근위부에서부터 약 10mm 폭으로 부착되어 있다. 비골건 바로 후하방에 비복 신경이 보이고 깊은 부분에는 종비 인대가 부착한다. ② 전방 거비 인대 거골측 부착부가 4각형 모양으로 외측 관절면의 바로 전방임을 보여 준다. ③ 종비 인대가 비골 끝의 바로 앞과 종골의 후방 관절면의 후하방에 부착되어 있다. ④ 종골측 부착부에서 인대를 절제하고 부착부만 표시한 사진. 이 표본에서 부착부의 길이가 약 6mm이다. ⑤ 이 표본은 종비 인대가 조금 작으며 전거비 인대와 종비 인대 사이에 거골과 종골의 외측에 부착된 외측 거종 인대가 보인다. 외측 거종 인대는 있는 경우도 있고 없는 경우도 있다.

(5) 삼각 인대(Deltoid Ligament)

내측을 안정시키며 다섯 부분으로 구분한다. 심부 삼각 인대가 가장 중요한데 심부 삼각 인대의 한쪽 끝은 족관절 내과의 중앙과 후방에, 다른 쪽 끝은 거골 체부 내측에 부착되어 있다. 천부는 경주상골 부분(tibionavcular), 전방 경거골 부분(anterior tibiotalar), 경종골 부분(tibiocalcaneal), 후방 경거골 부분(posterior tibiotalar)으로 구분된다.

(6) 원위 경골 및 비골을 결합하고 있는 인대

경비골 골간막과 원위 경비 결합을 이루는 인대에 의하여 경골과 비골 사이의 안정성이 유지된다.

원위 경비 인대 결합은 전방 원위 경비 인대, 후방 원위 경비 인대, 골간 인대 등 세 가지 인대로 구성되어 있다.

각 인대가 경비골 안정성에 기여하는 정도는 전방 경비 인대가 35%, 후방 경비 인대가 40%, 골간 인대가 22%라는 연구 결과가 있으며, 세 가지 인대 중 두 가지가 파열되면 인대 결합의 불안정성이 심해진다고 한다.[40]

가) 전방 원위 경비 인대

경골 원위부 전외측에 있는 결절(Tillaux-Chaput tubercle)에서 45° 방향으로 원위 외측으로 향하여 비골에 부착한다. 폭이 20mm이고 길이는 20~30mm이다. 여러 개의 근속(fascicle)으로 되어 있는 경우가 있는데 가장 원위 근속이 거골의 외측 원개와 충돌을 일으키는 경우가 있다. 경비 인대 손상에서 가장 흔히 손상되는 구조물이다.

나) 후방 원위 경비 인대

두 부분으로 구성된다. 천층은 경골의 후외 결절에서부터 원위 비골의 후방에 부착하고, 심층은 횡경비 인대(transverse tibiofibular ligament)라고 하며, 천층의 전방에 있고, 견관절의 labrum과 비슷한 기능을 하며, 경골-거골 관절의 일부를 형성한다. 경골의 내측에서 시작하여 수평으로 비골의 후방에 부착한다. 관절경에 대한 문헌에서는 이 부분을 과간 인대(intermalleolar ligament)라고 한다. 후방 경비 인대는 강하고 탄력이 있어서 잘 손상되지 않는다.

다) 골간 인대

경골과 비골 사이에 족관절 관절면 0.5cm 상방에서부터 2cm 상방까지 있으며, 족관절에서 상방으로 1cm 정도까지 올라가 있는 활막와(synovial recess)를 둘러싸고 있다. 짧지만 경비 인대 결합에서 중요한 역할을 한다. 상부에서 골간막과 연결되는데 골간막은 얇아서 별 역할을 하지 못한다.

라) 골성 안정성

경골의 비골와(fibular notch)에 비골이 위치하여 안정성이 있는데, 25% 정도는 비골와가 움푹하게 들어간 것이 아니라 반대로 불룩한 모양을 하고 있다. 정상에서 경골과 비골 사이에는 세 방향에서 운동이 일어나는데 최대 족저 굴곡에서 최대 배굴할 때 양측과간 거리(intermalleolar distance)가 1.5mm 넓어지며, 거골이 경골에 대하여 5~6° 회전하고 이 중 약 50%는 경비 관절에서 발생한다. Scranton은[48] 입각기(stance phase) 때 비골이 원위부로 2.4mm 내려간다고 하였다.

만성적 불안정성이 있는 환자는 족관절 격자에서 비골이 정상보다 후방에 위치하여서 내반하는 힘이 가해질 때 거골이 벌어지는 것을 외측에서 막아줄 구조물이 없어지므로 관절 불안정성을 유발한다는 보고도 있다.[47]

나. 병력 및 임상 소견

병력상 내번 손상인지, 외회전 손상인지를 정확하게 물어본다. 대개는 환자가 손상 당시 발이 꺾인 모양을 기억하지만, 계단에서 굴렀다든가 하는 심한 손상인 경우에는 잘 기억하지 못하는 경우도 많다. 내번 손상인 경우에는 외측 인대 염좌의 가능성이 높고, 외회전 손상인 경우에는 족관절 골절이나 원위 경비 인대 결합(distal tibiofibular syndesmosis)의 손상 가능성이 높다. 압통이 있는 부위를 잘 검사해 보아야 하는데, 상당수가 외측은 물론이고 내측, 즉 족관절 내과의 전방에 통증을 호소하며 압통이 있다 그림 13-2 .

통증 및 압통의 부위와 정도가 손상의 정도와 상관 관계가 있지만, 아주 심하여 전혀 체중부하를 할 수 없을 정도의 통증을 호소하다가도 2~3일 경과 후 거의 정상적인 회복을 보이는

그림 13-2

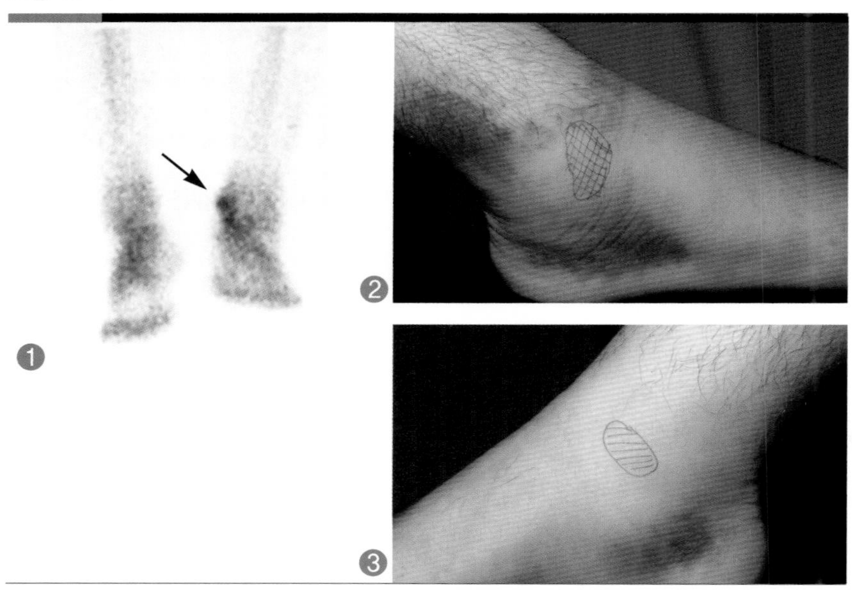

골 주사 검사상 내과와 그에 마주하는 거골에 열소(hot uptake)가 관찰되어 거골과 내과가 충돌하여 증세를 일으킬 가능성이 있음을 보여 준다(①). 염좌 후 발목의 외측(②)뿐만 아니라 내측에도(빗금 친 부분)(③) 압통이 있는 경우가 흔하다.

경우도 있으며, 처음에는 통증이 아주 심하지 않지만 장기적으로 족관절의 통증을 호소하는 경우도 있다. 그러므로 van Dijk 등은[11] 손상 후 약 5일 경과 후에 진찰하는 것이 더 정확하다고 하였다. 내측 통증은 거골과 족관절 내과의 앞쪽이 충돌하여 발생할 가능성이 높은데, van Dijk 등은[10] 관절경 소견상 내과의 손상을 보고하였다. 저자는 급성 손상 후 통증과 부종이 심한 상태에서는 어느 부위를 만져도 통증이 심하기 때문에 진찰이 어렵다고 판단하며, 부목 고정하고 약 5~7일 후에 다시 진찰한다. 운동선수의 경우는 손상의 정도를 좀 더 빨리 정확히 알고, 연골 손상이나 골수 부종 등을 알기 위하여 MRI를 하기도 한다. 일주일 정도 지나서 한 발로 서고 걸을 때 별 불편함이 없을 정도라면 심각한 인대 손상은 아닐 것이고, 일주일 이상 경과하여도 디딜 수 없고 부종이 뚜렷하다면 심각한 인대 손상뿐만 아니라 다른 손상일 가능성도 있으므로 좀 더 검사를 진행하는 것이 좋다. 내번되면서 충돌에 의한 관절 내측의 연골 손상이 발생할 가능성도 있으나, 내측 통증과 부종이 동반될 경우에는 외회전 손상에 의한 삼각 인대 파열이나, 기존에 있던 경골측 및 거골측 골극이 충돌하면서 골극 사이에 활막이 끼어 들어 가서 부종과 통증이 발생하는 경우가 많다. 족관절이 아닌 부위의 통증과 압통이 뚜렷하다면 해당 부위의 견열 골절이나 인대 파열을 의심해야 한다.

재발성 염좌 환자는 발목을 삐끗할 때는 증세가 있으나 몇 시간 또는 1~2일 후에는 증세가 없어지는 경우가 많다. 그러나 항상 통증이 동반되는 경우도 있다. 불안정성은 기계적인 불안정성(mechanical instability)과 기능적인 불안정성(functional instability)으로 구분한다. 족관절에서 거골이 정상적인 범위 이상으로 전위가 일어나는 경우를 기계적인 불안정성이라고 하며, 기계적인 불안정성 여부에 관계없이 자주 삐끗거리는 증세와 불안정한 느낌이 있는 경우를 기능적인 불안정성이라고 한다. 단지 기계적 불안정성만으로 만성적인 증세를 일으키는 경우는 드물며, 기계적 불안정성과 기능적 불안정성이 동반되어 있고 증세가 보존적 치료에 의하여 호전되지 않으면 수술적 치료의 적응이 된다. 기계적 불안정성이 있는 환자의 81%는 기능적 불안정성이 있으며, 기능적 불안정성이 있는 환자 중 41%가 기계적 불안정성이 있다는 보고가 있다.[16)]

다. 방사선 소견

(1) 단순 방사선 소견

정상인 경우가 대부분이지만, 비골 원위단의 전하방에 작은 골편이 있는 경우가 많은데 단순 방사선상으로 급성 골절인지, 오래된 골절인지를 감별하기 어렵다.[31)] 대부분 견열 골절에 의하여 생긴 것이지만 비골하 부골이라는 용어를 사용한다. 비골하 부골이 잘 보이지 않는 경우가 있어서 비골하 부골을 잘 보기 위한 방사선 촬영 방법도 제시되어 있으나 대부분 기존의 단순 방사선상으로 관찰된다. 그러나 실제 크기는 방사선상에서 보이는 것보다 더 큰 경우가 많다.

(2) 스트레스 촬영

전방 당김 검사(anterior drawer test)와 내반 스트레스 검사(varus stress test)를 시행한다. 저자에 따라서 스트레스 검사의 방법과 판정 기준에 차이가 있으며 스트레스 검사 결과만으로 수술 여부를 결정하기는 어렵다. 실제로 족관절의 불안정성이란 거골의 회전 불안정성(rotational instability)이며 거골 체부의 전외측이 족관절 격자(ankle mortise)에서 빠져나오는 것이므로, 내반 스트레스 검사나 전방 당김 검사와 같이 한 평면에서 거골의 전위를 검사하

그림 13-3

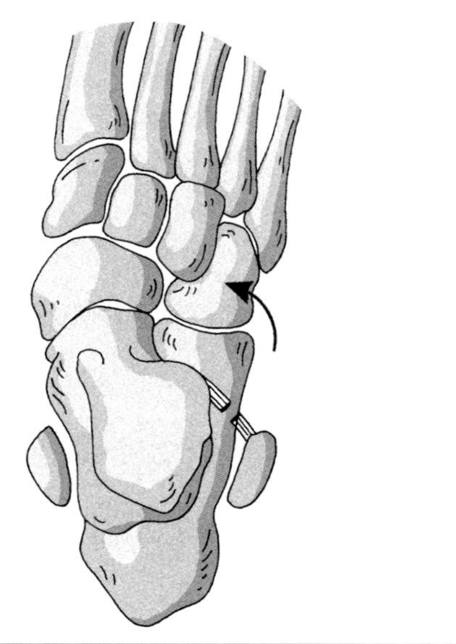

전방 거비 인대가 파열되면 거골의 전외측 회전 불안정성이 발생한다.

는 방법으로는 실제의 상황을 충분히 반영하지 못한다 그림 13-3. 또한 스트레스 검사 결과의 정상 범위에 대하여 저자마다 차이가 있고, 정상치와 비정상치가 겹쳐지는 범위가 있으므로 이러한 검사의 유용성에 대한 의문이 있다. 전방 당김 검사는 뒤꿈치를 손바닥으로 잡고 전방으로 당기고, 경골을 후방으로 미는 방식으로 시행하거나 발을 앞으로 당겨서 하며, 측면상(lateral view)에서 거골이 전방으로 전위되는 정도를 측정하는데, 경골 관절면의 후방 끝과 거골 관절면 사이의 가장 가까운 곳의 거리를 측정하는 것이 일반적이다 그림 13-4. Telos라는 기구를 사용하면 일정한 힘을 가할 수 있으므로 불안정성의 정도를 판단하기 좋다.

족관절이 약간 족저 굴곡되어 있는 상태에서[29] 전방 당김 검사를 하면, 거골이 경골 천장(tibial plafond)과 충돌되지 않으면서 전방 전위가 일어날 수 있으므로 약 10° 족저 굴곡한 위치가 적당하다. 족배 굴곡 상태에서는 전방 거비 인대가 파열되더라도 거골이 전방으로 전위될 수 없으며, 10° 이상 족저 굴곡 상태에서는 거골의 전방 전위보다는 하방 전위가 발생하게 되어 불안정성의 정도를 판단하기 어렵다. 건측과 비교하여 3mm 이상 더 전위되거나, 전위의 절대치가 10mm 이상인 경우에 불안정성이 있다고 판단한다. 내반 스트레스 검사는 건측과 비교하여 3° 이상 차이가 있거나 절대치가 9° 이상일 때 불안정성이라고 판단한다.[37] Cox

그림 13-4

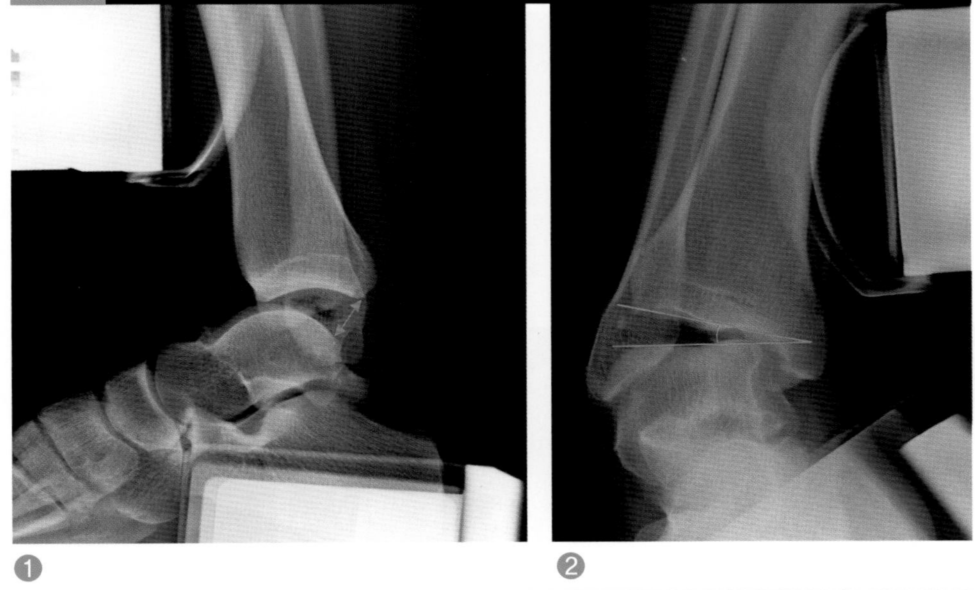

전방 당김 검사상 거골이 전방으로 전위되고(①), 내반 스트레스 검사상 외측 관절 간격이 많이 벌어지는 것을 알 수 있다(②). 전방 당김 검사에서는 경골의 후연과 거골 사이의 가장 짧은 거리를 측정하여 표시한다. 내반 스트레스 검사는 경골의 관절면과 거골의 관절면 사이의 각도를 측정한다.

와 Hewes는[8] 정상에서는 5° 이상의 거골 경사는 일어나지 않는다고 하였다. 그러나 정상에서도 21°의 거골 경사(talar tilt)를 보이는 경우와 양측의 차이가 10° 이상인 경우도 있다고 하므로,[46] 이러한 스트레스 검사의 결과만으로 수술 여부를 결정하는 것은 아니며, 환자의 병력과 증세를 참고하여 결정한다.

Chrisman과 Snook은[6] 재발성 염좌와 삐끗거림 그리고 내번시에 족관절의 전외측에 피부가 함몰되는 소견이 방사선상보다 진단에 더욱 중요하다고 하였다.

양측에 비슷한 정도의 불안정성이 있지만 한쪽에만 증상이 있는 경우도 많아서, 스트레스 촬영을 근거로 수술을 결정하기 어려우므로 저자는 급성 손상이거나 만성 손상이거나 수술 결정을 위하여 스트레스 촬영을 하지 않으며 증상, 병력 그리고 진찰 소견을 근거로 수술 결정을 한다. 급성 손상에서 스트레스 촬영을 하면 통증이 있고 부분 파열되어서 남아 있는 인대조차 파열시킬 위험성이 있으므로 스트레스 촬영을 하지 않는다.

그러나 수술하기로 결정한 환자가 입원한 경우에 객관적인 근거로 삼기 위하여 스트레스 촬영을 한다. 또한 수술 후 6개월 이상 경과한 상태에서 수술 후 안정성을 수술 전과 비교하기 위하여 스트레스 촬영을 한다.

그림 13-5

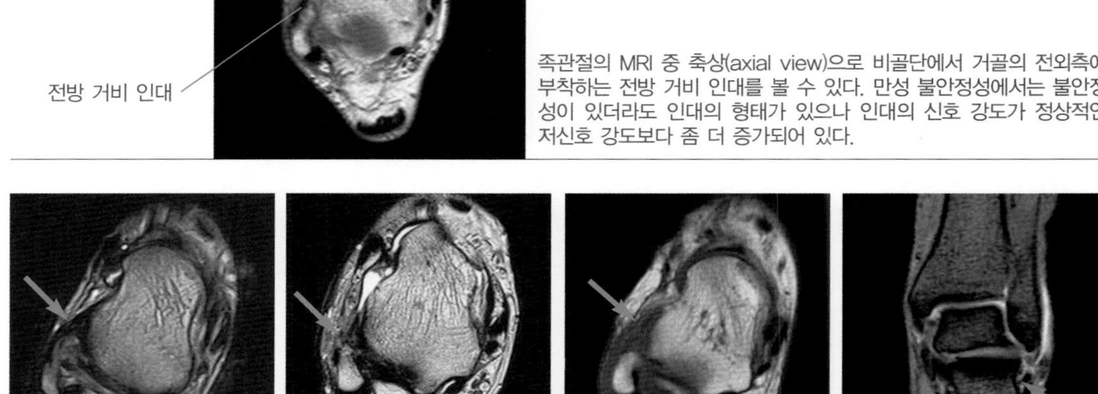

족관절의 MRI 중 축상(axial view)으로 비골단에서 거골의 전외측에 부착하는 전방 거비 인대를 볼 수 있다. 만성 불안정성에서는 불안정성이 있더라도 인대의 형태가 있으나 인대의 신호 강도가 정상적인 저신호 강도보다 좀 더 증가되어 있다.

① 외측과의 하단 부분과 거골의 전외측을 연결하는 전방 거비 인대가 두꺼워져 있고 외측과와 거골 사이를 저신호 강도의 반흔이 채우고 있다. ② 전방 거비 인대의 신호 강도가 증가하여 회색빛이고, 전방 거비 인대의 외측과 부착부와 거골 부착부에서 인대가 고신호 강도를 보이는 갭이 관찰된다. ③ 외측과 하단의 전방과 외측에 정상보다 신호 강도가 증가하여 뿌옇게 된 반흔이 가득 차 있는 소견. ④ 비골단과 종골 사이를 잇는 종비 인대의 종골측 부착부가 신호 강도가 높은 흰색으로 대치되어 종골 부착부 파열 소견을 보인다.

(3) 관절 조영술

관절 조영술을 이용하여 인대 파열을 진단하는 저자들의 보고가 있으나, 관절 조영술은 다음과 같은 문제점들이 있다. 1) 정상에서도 비골 건초와 족관절에 교통이 있을 수 있다. 2) 완전 파열되더라도 혈종이나 응고된 혈액에 의하여 조영제가 누출되지 않을 수 있다. 3) 조영술을 하여도 전방 손상과 후방 손상을 구분할 수 없다. 4) 손상 후 1주 이상 경과된 경우에는 신빙도가 낮다.

(4) MRI 그림 13-5

MRI에서 인대의 상태를 잘 관찰할 수 있는데 전방 거비 인대가 족관절면보다 1cm 이상 하방에서 비골단의 바로 상방에까지 존재하므로 그 부위에서 인대 상태를 잘 관찰한다.

인대의 신호 강도, 두께, 형태 등을 관찰하여 인대 상태를 판단하는데, 검은색의 저신호 강도이고, 두께는 2mm 정도이다. 전방 거비 인대의 형태는 직선이다.

급성 파열에서는 주변에 부종이 많고 완전히 파열된 부분을 볼 수 있다. 그러나 만성 파열에서는 신호 강도가 증가하여 옅은 검은색 또는 회색으로 나타난다.

두께는 반흔에 의하여 정상보다 두껍게 보이는 경우와 인대가 거의 없어져서 형태를 찾을 수 없는 경우가 있으므로 다양한 두께로 보일 수 있다.

형태는 직선 중에서 일부분이 더 두껍거나, 인대의 외연이 불분명하여서 어디까지를 인대라고 해야 할지 모를 경우가 있다. 약간 굽은 형태, 늘어진 형태로 나타나기도 하고 비골과 거골 사이로 끼어 들어가서 반흔이 되어 있기도 하다. 전방 거비 인대가 더 뚜렷하게 잘 보이며, 종비 인대는 관상면에서 보이지만 전방 거비 인대에 비하여 덜 뚜렷한 경우가 많다.

종비 인대는 족관절을 배굴하면 팽팽해지면서 직선이 되므로 초음파 검사를 할 때는 발을 배굴하여 직선으로 보일 수 있으나 MRI는 대개 발이 약간 족저 굴곡한 상태에서 하므로 종비 인대가 비골건의 내측에 굽어 있는 형태로 보인다.

MRI는 인대의 치료 방법을 결정하는데 참고적인 자료이며, 인대 파열 또는 인대의 상태를 진단하기 위한 목적과 더불어 비골건 손상이나 거골 원개(talar dome)의 골연골 병변(osteochondral lesion)과 같은 단순 방사선 소견상 잘 알 수 없는 손상을 감별 진단하기 위하여 촬영하는 경우가 많다.

라. 치료

(1) 비수술적인 치료

비수술적인 치료 방법은 급성 염좌의 치료와 만성 불안정성에 대한 치료로 구분할 수 있으나, 급성과 만성기에 동일한 부분이 많으므로 먼저 급성 염좌의 치료에 대하여 기술하였고, 급성 염좌의 치료에 기술하지 않은 부분만을 만성 불안정성의 비수술적 치료에 별도로 기술하였다.

가) 급성 염좌의 비수술적인 치료

Smith는[49] 족관절이 중립위 이상 배굴된 상태에서는 거골이 전방으로 전위되지 않으며, 전방 거비 인대의 파열된 부분이 서로 닿아 있다고 하였고, 거골이 아탈구되지 않은 상태에서는 파열된 인대의 양쪽 끝 부분 사이에 틈새가 없다고 하였다. 즉, 중립 위치에서 고정하면 인대가 늘어나지 않은 원래 길이로 치유될 수 있으므로 비수술적 치료로도 좋은 결과를 얻을 수 있다는 의미이다.

비수술적인 치료 방법은 고정(immobilization)과 기능적인 치료(functional treatment)로 나눌 수 있다. 고정하는 방법과 기능적인 치료 방법 사이에 장기적인 추시상 별 차이가 없으며, 오히려 기능적인 치료를 한 경우에 회복 기간이 더 짧고, 환자도 편하므로 주로 기능적인 치료를 한다.[15,26,28,34,39,42,43]

그러나 통증과 부종이 심한 경우나 기능적인 치료 과정을 잘 따르지 않는 환자에게는 석고 고정도 좋은 치료 방법이다. 저자는 급성 염좌에 대하여 부목 고정을 한 후 5~7일 경과 후에 다시 진찰하여서 한발로 잘 서고, 부종도 경미한 경우에는 기능적 치료로 이행하고, 수상 후 5~7일 경과하였는데도 잘 서지 못하고 부종이 심하면 좀 더 고정하는 경우가 많다. 또한 이런 환자는 MRI를 하여서 동반 손상 여부 및 인대 파열의 정도를 자세히 검사한다.

고정 방법 중 가장 많이 사용되는 것이 단하지 보행 석고이다. 체중 부하를 하여도 인대의 파열단이 벌어지지 않으므로 자유로운 체중 부하를 허용한다. 과거에는 3~4주 정도 고정하여 치료하여 왔으나 석고 고정한 상태에서 통증 없이 걸을 수 있는 정도가 되면 석고를 제거하고 기능적인 치료를 하는 것이 좋다. 진찰 소견상 불안정성의 정도가 심하여 거의 탈구될 정도의 심한 인대 손상에는 6주 정도 석고 고정을 하는 것이 좋다.

기능적인 치료시에는 상당한 운동을 허용하면서도 인대를 외부에서 지지하고 보호하기 위하여 테이핑을 하거나 보조기를 이용하여 보호한다 그림 13-6 .[23]

테이핑이 내번 운동을 제한하는 데 효과적이라는 보고도 많지만,[38] 10분간 운동한 후에는 테이핑에 의한 지지 효과가 40% 정도 감소한다는 보고가[17,44] 있다. 또한 테이핑이 운동 기술에 영향이 없다는 보고가 있기도 하고 수직 및 수평 점프 능력에 장애가 된다는 보고도 있다. 보조기는 여러 가지가 개발되어 사용되고 있는데, 이런 보조기들 중 양쪽에 딱딱한 버팀대가 있는 air cast와 같은 반경성(semirigid) 보조기가 내번을 제한하는 효과가 크다.[14] 보조기가 테이핑과 차이가 없다는 보고와 보조기가 테이핑에 비하여 더 효과적이라는 보고들이 있다. 또한 보조기를 한 군이 테이핑을 한 군에 비하여 인대 손상이 적다는 보고도 있다. 현재는 테이핑보다는 보조기가 더 널리 사용되는 경향인데, 보조기는[19] 개인이 독자적으로 착용할 수 있고, 테이핑에 따르는 피부 부작용이 없으며, 반복적으로 사용할 수 있으므로 결국은 경제적

그림 13-6

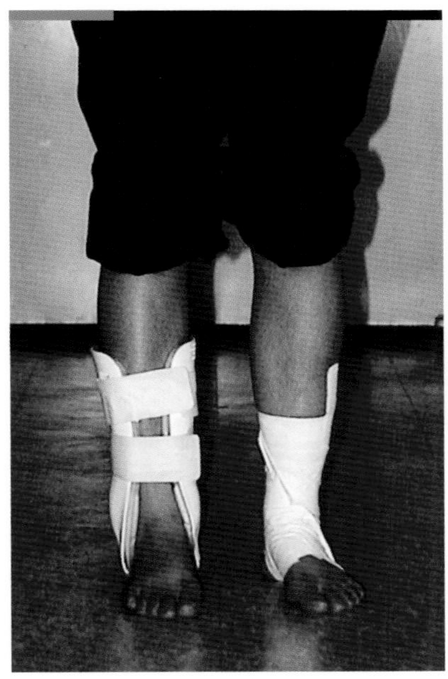

테이핑(우측)과 air cast 보조기(좌측)를 한 모양. 테이핑은 open weave type과 closed weave type으로 구분하는데 closed weave type에서는 발목의 앞쪽까지 테이핑을 하여 발목의 배굴과 족저 굴곡이 제한된다.

그림 13-7

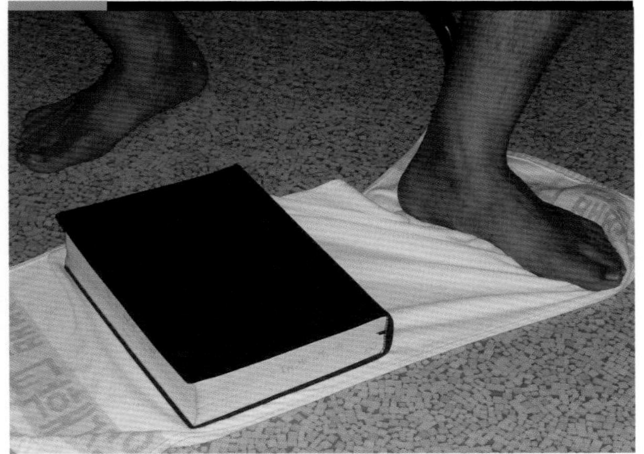

수건 위에 무거운 물체를 얹어 놓고 외측으로 당기는 방법. 이때 중립위에서 바닥에 발바닥이 전부 닿아 있는 상태로 발을 외회전한다.

이라는 장점이 있다.

기능적인 치료의 1단계는 통증과 부종이 많은 급성기의 치료로서 영어의 머리글자만을 모아 PRICE(protection, rest, ice, compression, elevation)라는 치료를 한다. 대개 손상 후 수일 동안이 이 시기에 해당한다.

2단계에서는 통증과 부종이 감소한 후, 비골건 강화 운동 및 관절 운동을 한다. 비골근은 전방 거비 인대와 종비 인대의 중앙으로 주행하므로, 발이 내반되는 순간 비골근이 수축하면 인대의 불안정성을 보완하는 역할을 할 수 있다. 족관절의 족배 굴곡 운동을 하도록 하며, 손상된 인대의 치유를 저해하는 족저 굴곡 및 내번 운동을 금지한다.

비골건 강화 운동은 벽이나 견고한 물체에 발의 외측을 대고 외번하는 힘을 가하는 방법과 수건과 같은 천을 펴놓고 그 위에 무거운 물체를 얹은 후 한쪽 끝을 발을 외번시키면서 당기는 방법이 있다 그림 13-7.

양쪽 무릎 사이에 두 주먹을 끼고서 그것을 기점으로 발을 외측으로 회전시키는 방법은 특별한 도구 없이 어디에서나 할 수 있고, 작은 힘을 가하므로 운동 범위 회복과 외번 근력의

그림 13-8

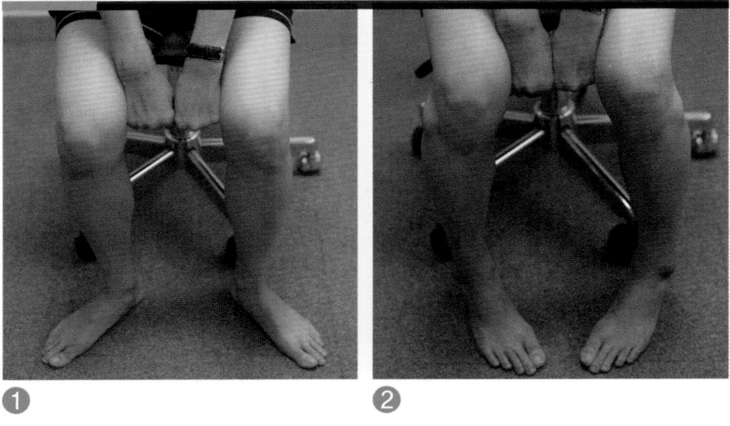

무릎이 90° 굴곡된 상태에서, 두 발을 어깨 간격만큼 벌리고, 무릎 사이에 두 주먹을 끼고 무릎을 안정하게 한 상태에서 발을 바닥에 붙인 채로 외회전시키는 방법(①). 만성 불안정성에서는 내회전과 외회전 운동을 동시에 하며(②) 이 경우에는 wiper(차의 앞유리 닦는 장치) 운동이라는 명칭을 쓰기도 한다.

그림 13-9 테라 밴드를 이용한 운동 방법

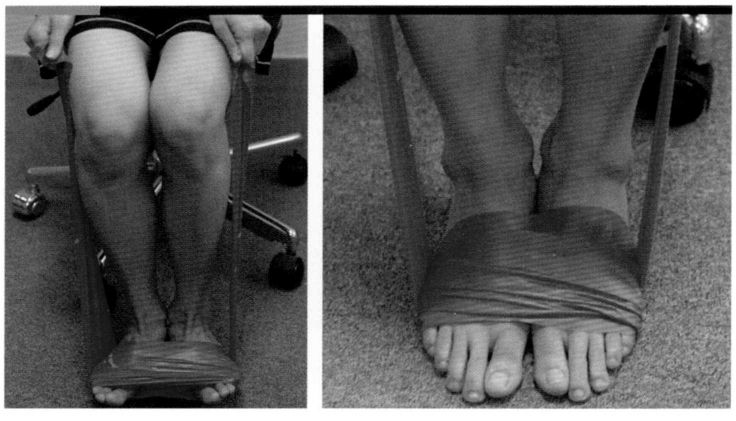

두 발이 서로 닿은 상태에서 발바닥이 지면과 닿아 있도록 한 상태로 운동하므로 발이 내번될 염려가 없다. 보통 사진과 같이 검은색 밴드를 2회 감아서 운동하도록 하며, 근력이 강해진 후에는 한 번 더 감으면 더 강한 저항이 가해진다.

회복에 도움이 된다 그림 13-8 . 테라 밴드(thera band)는 색깔에 따라서 강도가 다른데 보통은 흑갈색 밴드를 이용하면 좋으며 근력이 강해지면 다른 색의 강한 밴드를 이용하여 운동한다 그림 13-9 . 이와 같은 운동을 할 때 내번 상태에서 힘을 주면 파열된 인대에 늘어나는 힘이 가해지므로 내번 상태가 아닌 중립 상태에서 힘을 주도록 주의하여야 한다.

3단계는 고유 수용 감각(proprioception)을 회복하기 위한 재활을 한다. 눈을 감고 한 발

그림 13-10 한 발로 서는 운동 방법

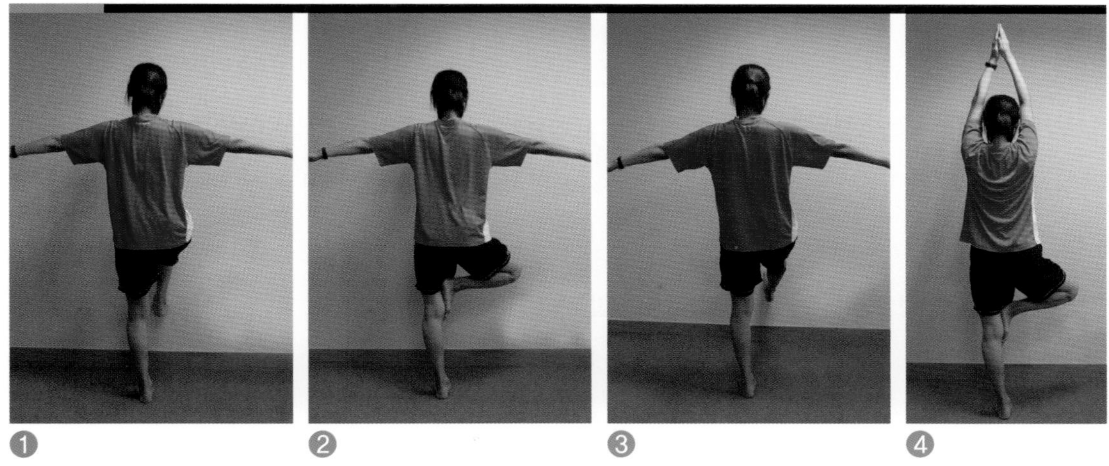

들고 있는 발이 지면에 닿아 있는 다리에 닿지 않도록 한다. 처음에는 눈을 뜬 채로 서고 잘 되면 눈을 감고 한다(①). 들어 올린 발을 반대쪽 다리의 대퇴부 내측에 닿도록 들어 올린다(②). 한 발로 선 채로 들어 올린 다리를 걷는 모양으로 앞뒤로 운동하도록 하는데 이때 대퇴부도 앞뒤로 움직이도록 한다(③). ②상태에서 양팔을 머리 위로 들어 올린다(④).

로 서는 연습, 그리고 기울어진 판 위에서 서는 연습을 한다 그림 13-10 . 모든 운동은 처음에는 눈을 뜬 상태로 한 후에 균형이 잘 잡히면 눈을 감고 하도록 한다. 한 발로 서는 연습을 할 때는 보조기를 착용한 상태에서 하는 것이 좋다. 갑자기 내번되면 치유되던 인대가 재파열될 가능성이 높다.

Freeman은[16] 롬버그 검사(Romberg test)를 변형하여 고유 수용 감각을 검사하였다. 눈을 뜨고 정상측 다리로 서고 환측은 들게 하고, 다음은 같은 동작을 눈을 감고 한다. 그리고 환측에도 같은 검사를 하였다. 그리고 정상측의 안정성과 환측의 안정성을 비교하여 그 차이를 고유 수용 감각의 이상이라고 판단하였다. Freeman은[16] 이와 같은 고유 수용 감각의 이상이 있는 환자의 고유 수용 감각을 회복시키기 위한 운동을 조화 운동(coordination exercise)이라고 하였으며, 급성 염좌뿐만 아니라 만성 기능적 불안정성이 있는 환자에게 다음과 같은 방법으로 조화 운동을 하여야 한다고 하였다. 두 가지 형태의 판에서 한 다리로 균형을 잡고 서는 훈련을 한다. 1) 시소형의 판을 사용하여 시소의 양 끝이 바닥에 닿지 않도록 균형을 잡고 서는 연습을 한다. 2) 바닥에 반구를 부착하여 어느 방향으로든 움직일 수 있는 판을 사용하여 그 위에서 균형을 잡는 연습을 한다. 이러한 조화 운동은 급성 염좌인 경우에는 통증이 충분히 감소한 후, 하루에 50분간 하도록 하였다.

그 다음에는 선 채로 뒤꿈치를 들 때 발이 내측이나 외측으로 넘어지려는 경향이 없을 때까지 근력 운동과 고유 수용 감각 훈련을 하는 것이 좋다. 비골근의 근력이 충분히 회복되지 않은 경우에는 뒤꿈치를 들어 올릴 때 발목이 내전(adduction)되는 경향이 있다.

비수술적 치료의 결과는 만족스러우나, 10~20% 정도에서 만성 불안정성이 발생한다. 족관절 염좌는 발생 빈도가 매우 높으므로 10%라도 상당히 많은 환자가 만성 불안정성이 된다.

나) 만성 불안정성에 대한 비수술적 치료 방법

여성은 신발의 뒷굽을 낮고 넓게 하는 것이 중요하며, 남녀 모두 뒤축에 외측 쐐기를 하면 증세가 호전될 수 있다. 스포츠 활동을 할 때 테이핑이나 보조기의 효과에 대하여도 논란이 있다. 급성기에서와 마찬가지로 수개월간 근력 강화 운동과 고유 수용 감각을 훈련하여 치료한다.

(2) 수술적인 치료

급성기에는 대부분 수술하지 않지만 큰 견열 골절이 있으면서 심한 불안정성이 있는 경우나, 심하고 재발성 손상인 경우에는 수술을 고려한다. 또한 정상급 운동선수의 경우는 수술적인 치료를 고려해 본다고 하는 저자들이 있는데, 수술적 치료의 결과가 비수술적인 치료의 결과보다 좋다고 단언할 수 없으므로 주의해서 결정해야 한다. 저자는 정상급 운동선수라도 비수술적 치료를 하면서 기능과 통증 및 부종의 정도가 호전되어 가면 점점 재활 강도를 높여가는 방법으로 치료하며 정상급 운동선수이기 때문에 처음부터 인대 봉합을 하지는 않는다. 그러나 뚜렷한 연골 조각이 있거나 과거부터 골극이나 삼각 부골의 증상이 심하여 기능 장애가 있던 선수라면 이런 복합적인 문제를 해결하기 위한 과정으로 인대 봉합을 하기도 한다. Kannus와 Renstrom은[28] 기능적 치료를 해야 하는 이유로서 1) 추후에 불안정성이 있어서 수술을 하더라도 처음에 수술한 것만큼의 결과를 얻을 수 있다, 2) 기능적인 치료는 수술에 의한 합병증이나 연부 조직 손상을 방지할 수 있다, 3) 치료비가 적다는 점 등을 들었다.

비수술적인 치료에도 불구하고 지속적인 증세가 있고 만성적인 기계적 불안정성과 기능적 불안정성이 동반될 때 수술의 적응증이 된다. 족관절이 아니라 거골하 관절 불안정성이 증세의 원인일 가능성을 생각해야 한다. Harrington은[22] 족관절의 불안정성에 의하여 유발된 30예의 퇴행성 관절염 환자를 보고한 바 있는데 그림 13-11, 족관절 퇴행성 관절염 환자 중 상당수는 만성 불안정성이 원인이다. 그러나 상당수의 운동선수가 심한 불안정성에도 불구하고

그림 13-11

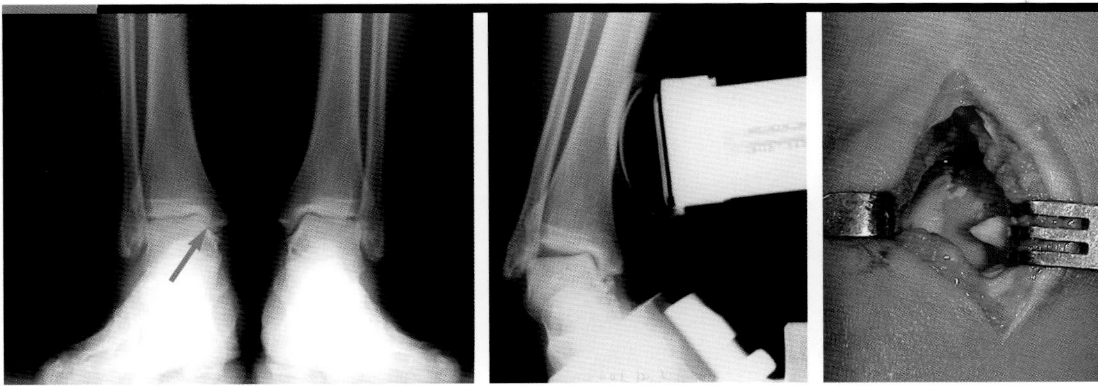

전후면상에서 우측 족관절의 내과와 거골 사이의 간격이 소실되어 있으며, 내반 스트레스 검사상 불안정성이 있다. 수술 소견은 내과의 앞쪽을 절개하고 거골을 노출시켰는데 거골 내측의 연골이 대부분 소실된 모양을 볼 수 있다.

최상의 기량으로 선수 생활을 하고 있으며, 퇴행성 관절염을 일으킨 환자 중에서 운동선수를 하였던 경우가 드물기 때문에 저자는 만성적인 불안정성이 있다면 퇴행성 관절염을 방지하기 위하여 인대 재건이 필수적이라는 의견에 반대한다.

수술 방법은 해부학적인 재건 방법과 비해부학적인 재건 방법으로 구분된다. 최근에는 경피적인 방법으로 수술하려는 시도를 하고 있다.[32]

인대를 해부학적으로 봉합한다면 재건(reconstruction)이라기보다는 봉합(repair)이라는 용어가 적당하지만 해부학적으로 봉합하더라도 그 방법이 파열단을 찾아서 봉합하는 것과는 다르므로 영어권의 문헌에서 repair라는 용어와 reconstruction이라는 용어가 혼용되고 있다. 해부학적인 재건 방법은 봉합하는 변형 브로스트롬 방법과 다른 구조물을 이용하여 인대를 재건하는 방법의 두 가지가 있다. 해부학적인 재건 방법은 브로스트롬에 의해 그 효과가 발표되었는데 그 이후에 Gould가 신전건 지대를 이용하여 보강하는 변형 술식을 사용하였고 현재 널리 사용되고 있는 방법이다 그림 13-14.

여러 가지 다양한 비해부학적인 재건 방법이 있는데 수술 방법이 여러 가지라는 것은 이상적인 수술 방법이 없다는 뜻이기도 하다. Colville 등은[7] 비해부학적인 방법은 정상적인 전방 거비 인대 및 종비 인대와 다른 위치로 재건하므로 수술 후 불안정성이 재발하거나 내번 운동의 제한을 초래할 수 있다고 하였다.

비해부학적인 재건 방법은 1) Evans 수술 방법 등과 같이 단비골건으로 비골과 제5 중족골을 이어서 내번을 방지하는 수술 방법, 2) Watson-Jones의 전방 거비 인대를 재건하여 내

그림 13-12 다양한 비해부학적 수술 방법들

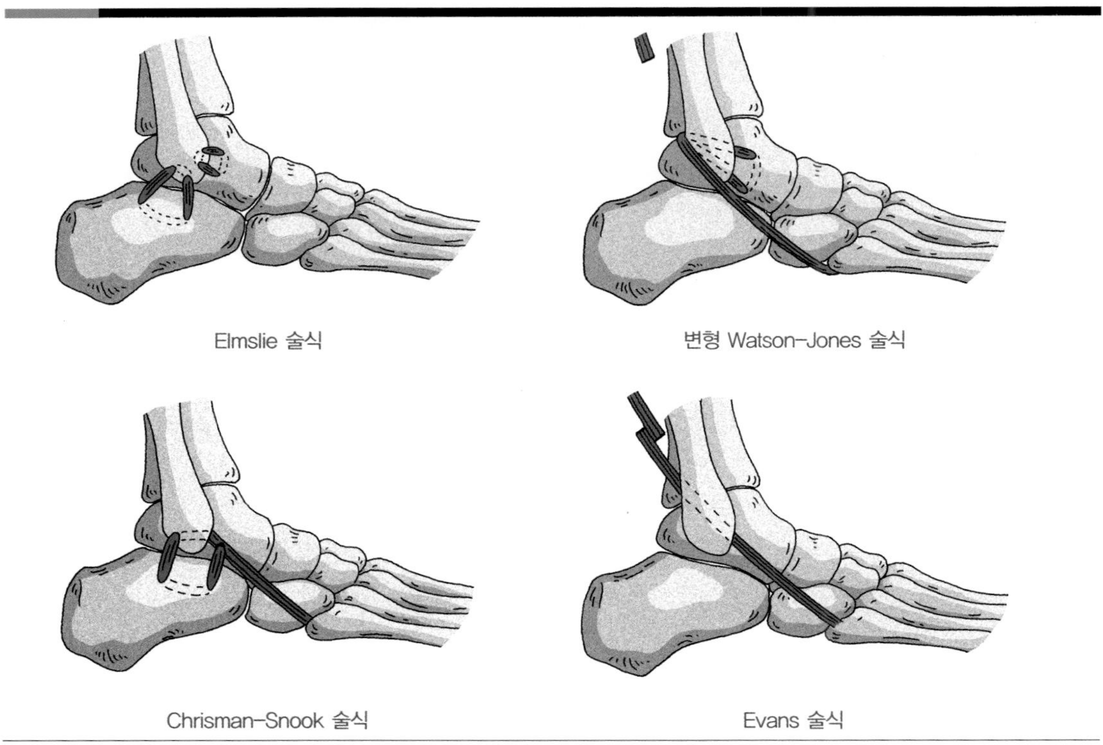

번을 방지하는 방법, 3) Elmslie 방법(fascia lata 이용)과 Chrisman과 Snook의 방법(단비골건의 일부 이용)에서와 같이 전방 거비 인대와 종비 인대를 모두 재건하는 방법 등으로 분류할 수 있다 그림 13-12.

경도의 불안정성이나 봉합한 후에 강한 외력에 견딜수 있을 정도로 인대가 남아 있는 경우에는 남아 있는 인대를 봉합하고 보강하는 변형 브로스트롬 수술 방법이 널리 이용되고 있다. 변형 브로스트롬 수술 방법은 반흔화된 인대를 단축 봉합하고 그 위에 하방 신전건 지대를 당겨 봉합하여 보강하는 방법인데, 하방 신전건 지대를 박리하지 않고, 정상적인 하방 신전건 지대의 근위연(proximal margin)만을, 족관절 외과에까지 당겨 붙이는 것은 불가능하며, 하방 신전건 지대를 당겨서 봉합하려면 하방 신전건 지대의 원위부를 따라서 하방 신전건 지대를 박리하여야 한다. 그러나 하방 신전건 지대를 박리하려면 절개선이 크고 연부 조직을 더 많이 해부하여야 하므로 대부분 하방 신전건 지대의 근위부와 주변의 반흔 조직 또는 심부 근막을 당겨 붙이면서 하방 신전건 지대를 이용한 변형 브로스트롬 술식을 했다고 생각한다. 그러므로 상당수의 변형 브로스트롬 수술 후에, 수술 시야에서 괜찮아 보이지만 수술 후 내번 운동을 하면 봉합 부위가 늘어나서, 당겨 붙인 하방 신전건 지대의 근위부가 안정성에 큰 기여를 하기는 어렵다고 판단한다. 그러므로 남아 있는 전방 거비 인대나 종비 인대가 인대로서 역할을 하기 어려운 반흔 조직이거나 너무 얇은 경우에는 하방 신전건 지대를 좀 더 박리하여 실제적인 역할을 할 수 있도록 해야 하며, 족관절 외과의 골막이나 다른 건을 이용한 보강이 필요할 것이다.

때로는 외측 인대 파열시에 하방 신전건 지대도 손상 받아서 늘어나 있는 경우들이 있는데, 이 경우에는 늘어난 하방 신전건 지대를 외과에 당겨 붙일 수 있으며 이로 인하여 외측 인대가 보강되는 것은 물론이고, 하방 신전건 지대가 당겨져서 하방 신전건 지대의 이완으로 인한 거골하 관절과 중간 족근 관절의 불안정도 호전되는 효과를 기대할 수 있다.

불안정성의 정도가 심하고 인대가 모두 반흔으로 되어, 봉합할 만한 인대 조직이 없는 경우에는 다른 구조물을 이용하는 재건술을 하는데, 새로 재건하는 인대의 경로가 해부학적인 경로를 따라서 재건되는 경우와 비해부학적인 경로를 통하여 재건되는 방법으로 구분된다. 정상적인 인대 부착부와 경로, 인대가 작용하는 위치 등에 대하여 잘 알지 못하여 적당한 위치에서 인대를 재건하면 될 것으로 생각하여 여러 가지 비해부학적인 인대 재건술을 하였으나 비해부학적 재건술 후에 재건된 인대는 튼튼하지만 불안정성과 통증이 발생하는 예들이 있어서 해부학적인 경로를 통한 재건술이 좋다는 점을 강조한다. 수술 전에 남아 있는 인대의 강도를 알기 어려운 경우가 많기 때문에 기존의 인대를 봉합하고, 보강하는 방법으로 수술을 해야 할지, 다른 구조물을 이용한 재건술을 해야 할지 알기 어려운 경우들이 많다. 저자는 다음과 같은 소견들로 변형 브로스트롬 수술을 할지, 다른 구조물을 이용한 재건술을 할지 결정한다.

1. 수술 전 내반 스트레스 방사선상 건측에 비교하여 10° 이상 차이가 날 경우, 전방 스트레스상 5mm 이상 차이가 날 경우, 거골 원개의 정상 부분이 경골의 전방 경계보다 더 전방으로 빠져나올 때: 이와 같은 스트레스 방사선상 소견은 참고적인 것이며, 이 정도의 심한 소견이 있으면 재건술을 하지만 이보다 경미한 소견이더라도 아래에 기술한 다른 소견들이 합당하면 재건술을 한다. 스트레스 방사선상은 환자가 힘을 주는 정도, 스트레스 방사선을 촬영하기 위하여 발에 스트레스를 가할 때의 사소한 차이점들에 의하여 실제 불안정한 정도를 잘 반영하지 못하는 경우들이 많다.

2. 수술 전 MRI상에 전거비 인대와 종비 인대가 뚜렷하게 그려지지 않거나, 두꺼우면서

그림 13-13 변형 브로스트롬 술식에서 사용하는 절개 방법들

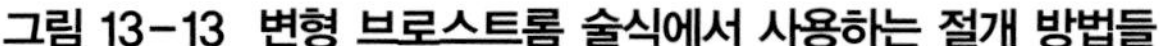

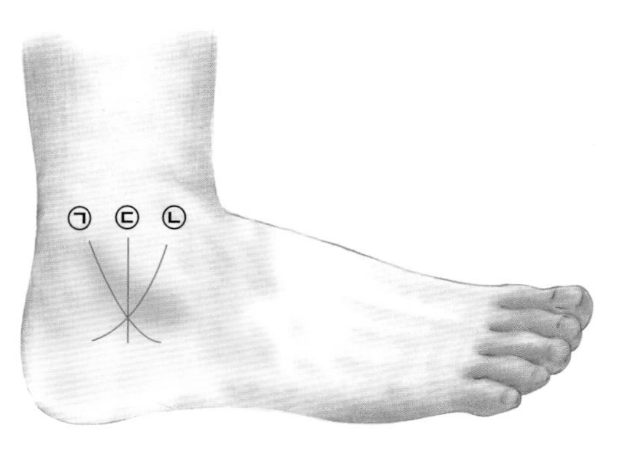

MRI 신호 강도가 정상과는 다른 중등도의 신호 강도로 변하여 반흔화된 소견이 뚜렷하면서 병력과 스트레스 방사선 촬영상에 불안정성이 뚜렷할 때

3. 수술장 소견상 인대 구조물이 너무 얇아서 봉합하기 어렵거나, 두껍지만 거의 대부분이 반흔화되어 있으며 수술 시야에서 인대를 노출한 후 내반 스트레스와 전방 스트레스를 해보면 족관절 외과와 거골 사이가 움푹 들어갈 정도로 불안정성이 심할 때

가) 변형 브로스트롬 술식

수상 후 수년이 경과한 만성 불안정성이 있는 경우에도 원래의 인대 구조물을 찾아내 봉합할 수 있고, 그 결과가 만족스럽다는[2] 연구 결과에 기초한 것으로서 여러 술자들 간에 다소간의 차이는 있으나 대체적으로 결과가 양호하고, 수술시 다른 건을 이용하지 않으며, 수술 후 운동 범위도 거의 정상적으로 회복된다는 등의 장점이 있어 가장 널리 사용되는 수술 방법이다. 종비 인대는 봉합하지 않고 전방 거비 인대만 봉합하여도 된다는 보고가 있으나,[36] 저자는 봉합 가능한 모든 인대를 봉합하는 것이 좋다고 판단한다.

① 수술 절개의 위치

크게 세 가지 방법으로 구분된다 그림 13-13.

㉠ 외과의 후방을 따라 절개하는 방법

비골건의 이상 유무를 확인하고, 필요한 경우에는 비골건에 대한 수술을 동시에 할 수도

그림 13-14

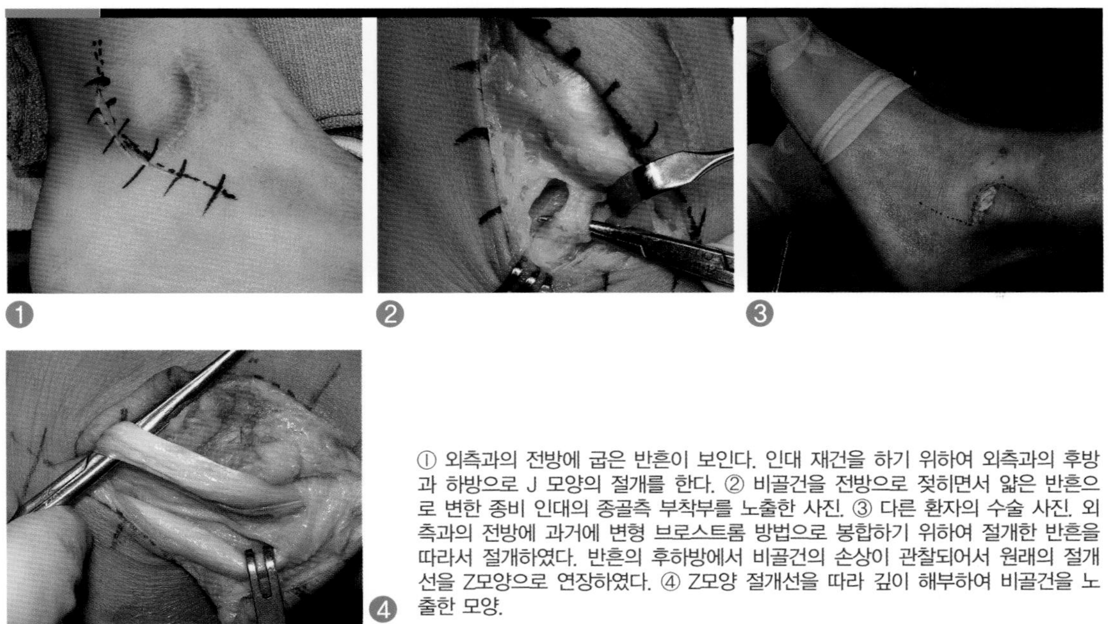

① 외측과의 전방에 굽은 반흔이 보인다. 인대 재건을 하기 위하여 외측과의 후방과 하방으로 J 모양의 절개를 한다. ② 비골건을 전방으로 젖히면서 얇은 반흔으로 변한 종비 인대의 종골측 부착부를 노출한 사진. ③ 다른 환자의 수술 사진. 외측과의 전방에 과거에 변형 브로스트롬 방법으로 봉합하기 위하여 절개한 반흔을 따라서 절개하였다. 반흔의 후하방에서 비골건의 손상이 관찰되어서 원래의 절개선을 Z모양으로 연장하였다. ④ Z모양 절개선을 따라 깊이 해부하여 비골건을 노출한 모양.

있으며, 전방의 피판을 젖히고 전방 거비 인대 및 종비 인대를 재건할 수 있다.

ⓛ 외과의 전방 및 하방을 따라 절개하여 인대만을 봉합하는 방법

절개의 후하방에서 비골건이 보이기는 하지만 비골건 이상이 발견되어 비골건에 대한 수술이 필요할 경우에 곤란하다. 그러나 피부 주름을 따라서 절개하므로 반흔이 얇고, 최소한의 절개로 인대를 봉합하기에 유리하다.

ⓒ 외과 중앙에 종절개하는 방법

관절의 전방과 비골건을 동시에 노출시키는 데 편리하다. 그러나 ⓛ 방법보다 좀 더 길게 절개하여야 인대에 도달할 수 있다.

수술 전에 비골건의 이상이 의심될 경우에는 ㉠ 방법으로 절개하고, 그렇지 않은 경우에는 ⓛ 방법으로 절개한다. 외과 중앙에 종절개하는 ⓒ 방법은 비골건 이상이 발견되면 필요한 만큼, 필요한 방향으로 절개선을 연장하여 비골건에 대한 수술을 할 수 있다. 외과 위에 절개하므로 재건시 외과의 골막을 원하는 만큼 박리하여 사용하기 편리하다. ⓛ 방법으로 절개한 후에 절개선의 하방에서 비골건의 이상 소견이 발견될 때는 그 절개선의 하방을 연장하더라도 비골건을 길게 노출하기 어려우므로, 사진과 같이 Z모양의 절개선으로 연장하여 비골건 병변을 처리할 수 있다 그림 13-14. 처음 수술을 할 때, 외과의 전연을 따라서 절개를 하였다가,

불안정성이 재발하여 추후에 재건술이나 비골건에 대한 수술이 필요하게 되어서, 외과의 후방을 따라서 J 모양의 절개를 하여도 두 절개선 사이에 피부 괴사가 발생하지 않는다.

② 인대 재건의 방법

㉠ 술식

파열된 인대를 찾아서 외과 부착 부위에서 약 3~4mm를 남기고 절단한 후, 원위부를 비골에 부착시키고, 근위부를 그 위에 겹쳐서 봉합하는 방법이 일반적이다. 그러나 수술장 소견상 어디를 절개해야 가장 이상적인 부위일지 알기 어려운 경우도 많으므로 외과의 앞쪽 경계부를 따라서 절개한다는 생각으로 하는 것이 좋다.

각각의 인대를 구분하여 박리하지 않고 관절낭 위의 지방 조직까지 포함하여 절개한 후, 인대와 관절낭 및 지방 조직을 모두 한 층으로 겹쳐 봉합하는 방법이 있다. 대부분 신전건 지대를 재건된 인대 위에 덧붙여 보강하는 Gould의 변형 방법을[18] 시행하고 있으나, 관절의 경직을 초래할 가능성이 있으므로 술자에 따라 선택적으로 사용하기도 한다.

전문 운동선수가 아니면 운동 범위가 약간 제한되더라도 그로 인한 운동 장애를 호소하지 않으므로 더 강하게 봉합하기 위하여 신전건 지대를 보강하는 것이 좋다. 신전건 지대를 당겨 봉합하려면 신전건 지대의 원위부를 따라서 박리하여야 외과에 당겨 봉합할 수 있다. 남아 있는 인대가 약하다고 판단하거나, 좀 더 강한 봉합이 필요하면 신전건 지대를 박리하여 당겨 붙이고, 남아 있는 원래의 전방 거비 인대와 종비 인대가 괜찮다고 판단하면 신전건 지대의 근위부와 주변의 반흔 조직을 당겨 봉합한다.

㉡ 수술 후 처치

4~6주간 단하지 석고 고정을 한다. 체중 부하를 허용하는 것에 대해서는 저자마다 의견이 다르다. Smith 등의 연구에 의하면 족관절이 중립인 상태에서는 거비 인대의 파열단이 가까운 위치에 있으며 거골이 전방으로 전위되지 않는다고 하는데, 이 실험 결과로 본다면 체중 부하를 하더라도 문제가 없을 것으로 생각된다.

석고 제거 후에는 앞에 비수술적 치료에서 기술한 바와 같은 재활 과정을 거치게 되며, 약 3개월 간 보행시에 air cast와 같은 보조기를 사용하여 보호하며, 수술 후 6개월까지는 격심한 운동시에 착용하도록 하는 것이 일반적이다.

그림 13-15 변형 브로스트롬 수술 방법

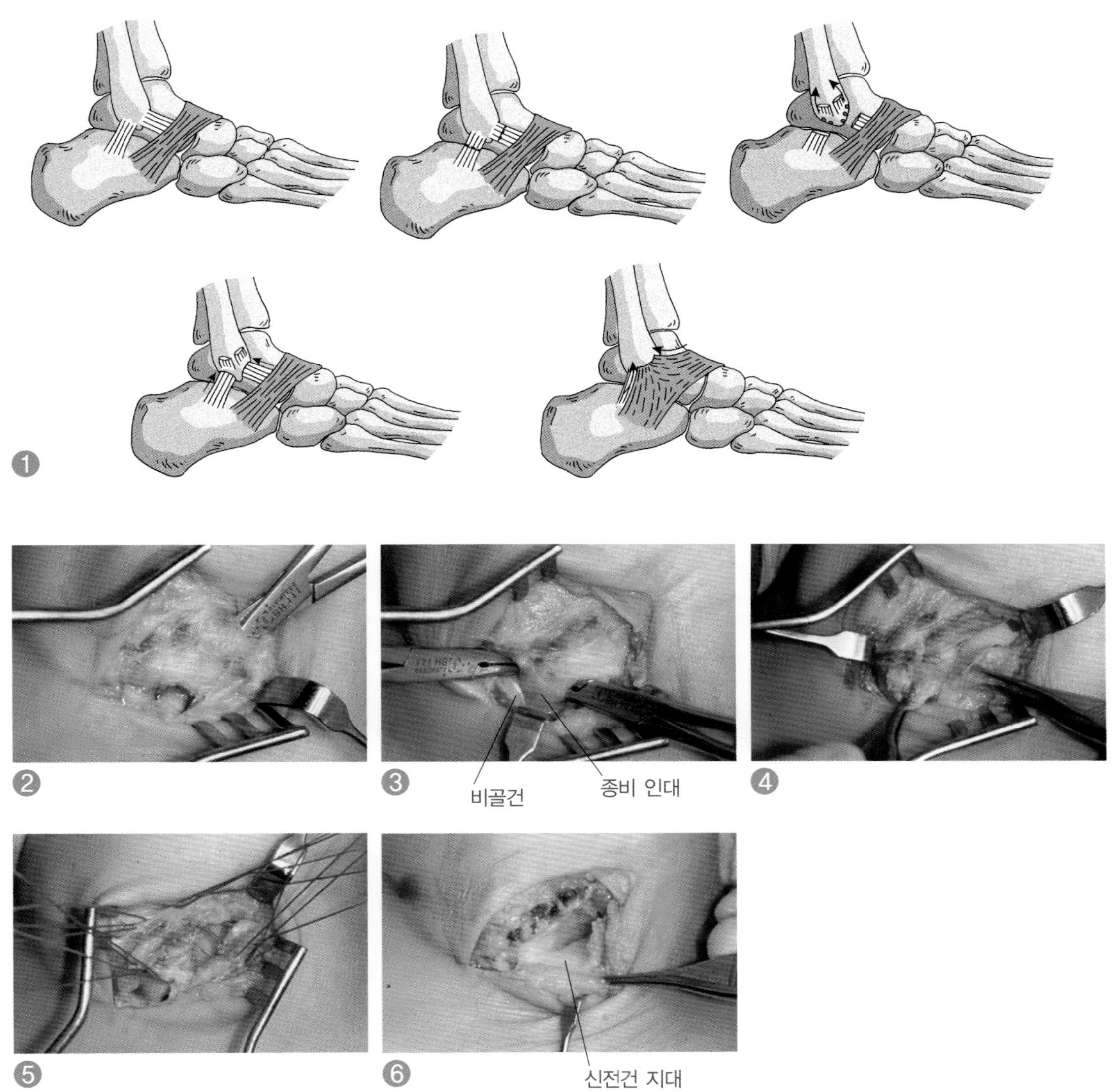

① 뼈에 인대를 부착시키는 방법은 구멍을 뚫어서 고정하기도 하고, anchor를 사용할 수도 있다. ② 반흔화된 전방 거비 인대. 인대의 형태는 있으나 정상적으로 반짝거리고 결이 있는 인대가 아니라 반흔화되어 있다. ③ 반흔화된 종비 인대. 종비 인대의 바로 후방에 비골건이 보인다. ④ 반흔화된 두 인대를 외과에서 절단한 모양. ⑤ 뼈에 구멍을 뚫고 그곳을 2-0 비흡수성 봉합사를 통과시킨 후 인대의 원위부에 꿰어서 결찰할 준비가 된 상태이다. 후방에서부터 전방으로 결찰해 간다. ⑥ 인대를 결찰한 후에 신전건 지대를 들어 올린 모양이다. 이것을 봉합 부위 위에 덧붙여 봉합한다.

③ 변형 수술 기법 그림 13-15

㉠ 술식

외과의 하연을 따라서 비골건이 노출되는 부위까지 곡선 절개를 한다. 천비골 신경(superficial peroneal nerve)의 외측 분지인 중간 배측 피부 신경(intermediate dorsal

그림 13-16

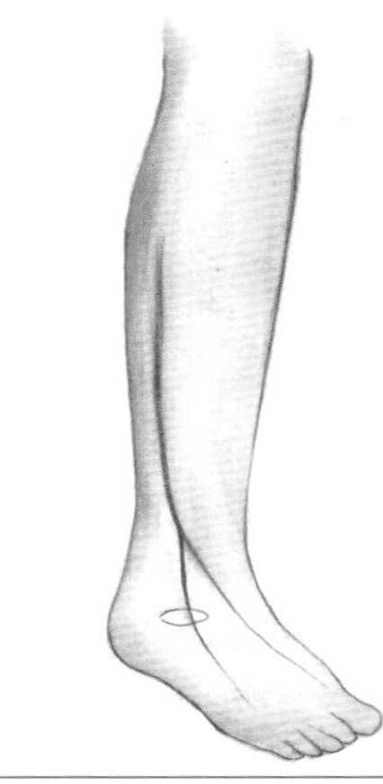

천비골 신경의 분지가 손상되지 않도록 주의한다.

cutaneous nerve)을 다치지 않도록 주의한다 그림 13-16. 이 신경은 전방 거비 인대의 거골측 부착부 근처를 지나간다. 절개선의 하방에서는 비골건 부위에서 비복 신경이 손상되지 않도록 주의한다.

신전건 지대를 찾아서 유동성이 있게 박리하여 둔다. 신전건 지대가 파열되어 반흔이 되어 있는 경우에는 신전건 지대를 분명하게 박리하기 어렵다. 그러나 대개는 절개선 원위부의 지방 조직 내에 딱딱한 섬유 조직이 있으므로 이것을 당겨서 보강하는 데 사용할 수 있다. 인대가 여러 번 파열되면서 얇아져서, 남아 있는 인대 조직이 인대 역할을 하기에는 부족하게 보이는데도 불구하고 해부학적 봉합을 하려고 할 때는 외과 위의 골막을 폭이 약 10mm, 길이 15~20mm로 벗겨서 인대 위에 덧붙여 봉합하면 좋다.

외과에 아주 가깝게 절개하여야 인대를 외과에 봉합하기 좋다. 인대의 중간을 절개하면 반흔과 반흔을 봉합해야 하므로 봉합 후 결찰할 때 힘을 주어 결찰하기 어렵고, 단축도 어려운 경우가 많으므로 주의한다. 약해진 전방 거비 인대를 박리하는데 대개는 전방 관절낭의 두꺼운 부분이 바로 이 인대이다.

인대가 정상은 아니더라도 단단한 반흔 조직으로 변해 있는 경우에는 반흔에 봉합사를 꿰고 강하게 당겨도 괜찮으므로 단순 봉합 방법으로 봉합한다. 그러나 반흔이 얇고 늘어져 있어서 단절 봉합(interrupt suture)하면 봉합사가 인대 반흔의 결을 찢고 인대 반흔으로부터 빠져나와서 힘을 견딜 수 없는 경우가 있다. 이 경우에는 교차(crisscross)하게 실을 꿰거나 locking을 해야 한다.

그림 13-17

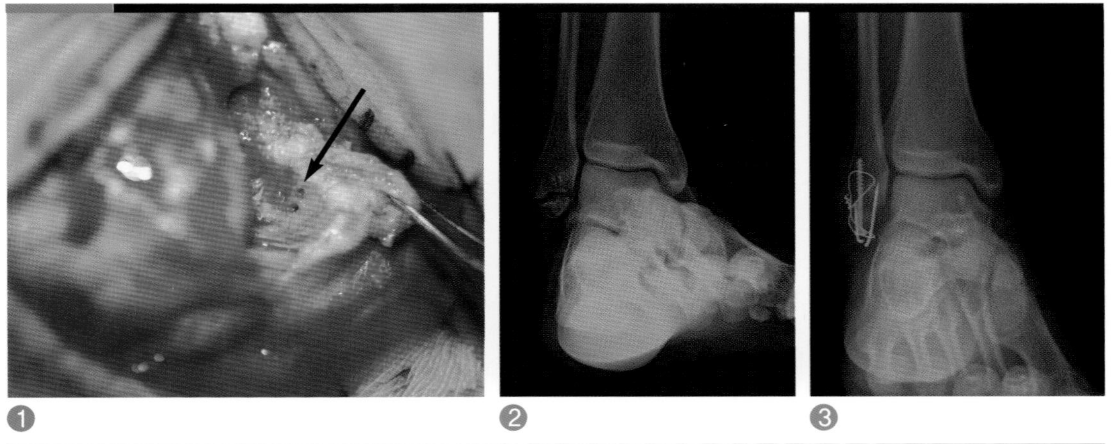

① 비골하 부골을 외측과에 고정하기 전에 지혈대를 감압하여 출혈이 되도록 하여 비골하 부골에 혈액 순환이 되는가를 확인한다(화살표). 여러 개의 천공을 하여 출혈이 되는 표면을 만든다. ② 수술 전 격자상 비골단에 큰 골절편이 보인다. ③ 수술 후 방사선상.

비골단 부위에서 비골건보다 깊은 부위에서 종비 인대를 찾아낸다. 종비 인대가 종골 부착부에서 파열되는 경우도 있으므로 필요한 경우에는 종골측을 노출한다. 관절 내 유리체, 연부 조직 포착(impingement), 연골 손상 등이 있는가를 살펴본다. 족관절을 외반으로 유지한 채로 인대를 봉합한다. 지나치게 너덜거리는 부분을 절제한 후 비흡수성 봉합사로 단단 봉합하거나, 겹쳐서 봉합하거나 또는 비골에 천공을 하여 부착시킨다. 비골에 anchor를 사용하면 부착하기 쉽다. 종비 인대가 종골 부착부에서 파열된 경우에는 비골건의 후하방으로 도달하여 부착 부위를 준비한다.

인대를 부착할 부위의 피질골을 작은 론저로 뜯어내거나 작은 절골도를 이용하여 표면을 깎아서 뼈에서 출혈이 되도록 한다. 작은 수건 겸자(towel clip)와 지름 1.4mm K-강선을 이용하여 구멍을 뚫는다. 봉합 후에 족관절을 움직여 보아서 족배 굴곡이나 족저 굴곡의 심한 제한이 있는가를 본다. 비골의 골막으로 봉합 부위를 보강할 경우에는 골막을 젖혀 내려서 주로 전방 거비 인대를 보강한다. 그리고 미리 박리해 둔 신전건 지대를 인대 봉합 부위 위에 2-0 정도의 봉합사를 이용하여 봉합한다. 신전건 지대는 종골에 부착하므로 거골하 관절의 안정성에도 중요한 역할을 한다. 그러므로 신전건 지대를 이용하여 보강하는 것은 미리 봉합한 인대 봉합 부위를 보강하는 역할 이외에 거골하 관절의 안정성에도 도움이 된다.

인대 파열시 견열 골절이 된 경우에는 골절편이 크면 나사못을 이용하여 고정하고, 골절편이 작으면 절제한다 그림 13-17 . 족관절이 중립위인 상태에서 수술 절개를 봉합한다.

㉡ 수술 후 처치

수술 후 처음 4~7일 간 목발을 사용하고 부종이 감소하면 중립위에서 단하지 보행 석고를 하고 환자가 할 수 있는 만큼 체중 부하를 하도록 허용한다. 4주간 고정 후 석고를 제거하고 그 후 8주간 보조기를 착용한다. 저자는 대개 등자 보조기(stirrup brace, 예를 들면 air cast)를 사용한다.

석고를 제거한 후, 2~3일간 발목의 배굴 운동을 한다. 그 후 각 방향의 근력 운동과 고유수용 감각 운동을 한다. 내번, 족저 굴곡 방향은 발목을 중립위에 두고 저항을 이기는 운동만 하며, 중립위 이상 내번 족저 굴곡하지 않도록 한다. 외번 족배 굴곡 방향은 운동 범위와 근력을 동시에 향상시켜야 한다. 수술 후 8~12주에 비골 근력이 충분히 회복되고, 눈을 감고 한 발로 30초 이상 안정적으로 설 수 있다면 달리기를 비롯하여 점차 고강도 운동으로 진행한다.

나) 비해부학적 재건술

단비골건 등의 다른 구조물을 이용하여 해부학적인 인대의 방향과 다른 방향으로 재건하는 방법이다. 재건된 인대의 부착 부위가 정상적인 인대의 부착 부위 및 주행 방향과 다르므로 운동 제한이 발생하기 쉽다 그림 13-18.

브로스트롬은[3] 해부학적인 재건술을 하여 예후가 좋지 않은 경우를 제시하였는데 표 13-1, 이러한 경우들이 비해부학적인 재건술의 적응증이 될 것이다.

이러한 수술 방법들은 전방 거비 인대만을 재건하는 방법과 전방 거비 인대와 종비 인대를 모두 재건하는 방법으로 나누며, 이 중 후자에 해당하는 것이 Chrisman과 Snook의 수술 방법이다.

Chrisman과 Snook 수술시에는 중립위에서는 전방 거비 인대가 족저 굴곡한 위치에서는 종비 인대가 팽팽하지 않도록 주의하여야 한다 그림 13-19. 정상 전방 거비 인대는 중립 위치에서는 느슨하고 족저 굴곡한 위치에서 팽팽하며, 정상 종비 인대는 중립위 이상 배굴할 때 긴장되며, 족저 굴곡하면 이완된다.

① 변형 Chrisman-Snook의 수술 방법 그림 13-20

비골건의 근건 이행부(musculotendinous junction)에서 제5 중족골의 기저부까지 비골건을 따라서 긴 곡선 절개를 한다. 비복 신경을 손상하지 않도록 주의한다. 상방 비골건 지대

그림 13-18

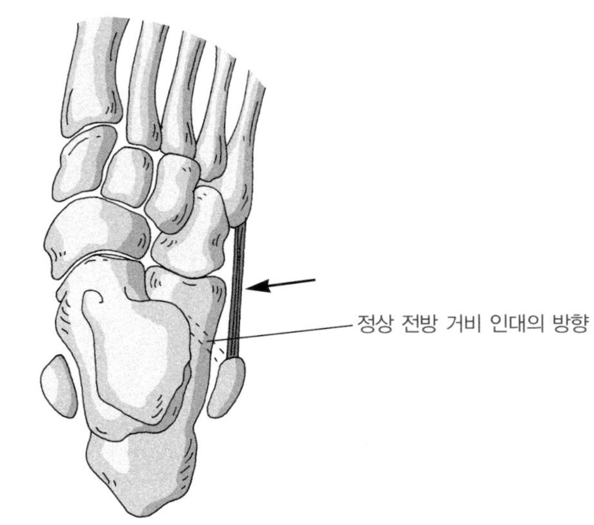

Chrisman-Snook 방법으로 재건한 전방 거비 인대(화살표)는 발의 수평면에서 보면 정상적인 인대의 방향과 다르다.

표 13-1

해부학적인 인대 재건술 후 예후가 나쁜 경우
(1) 염좌 후 10년 이상 경과한 경우
(2) 과도한 비만
(3) 후족부의 내반

그림 13-19 변형 Chrisman-Snook 수술 방법

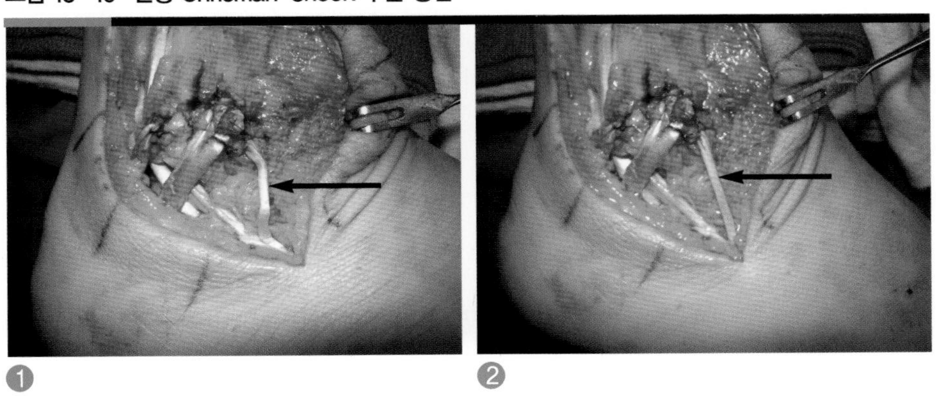

① 족관절을 배굴한 상태에서는 전방 거비 인대가 접힐 정도로 느슨하게 봉합한다. ② 족관절을 족저 굴곡하면 전방 거비 인대가 팽팽해진다.

그림 13-20

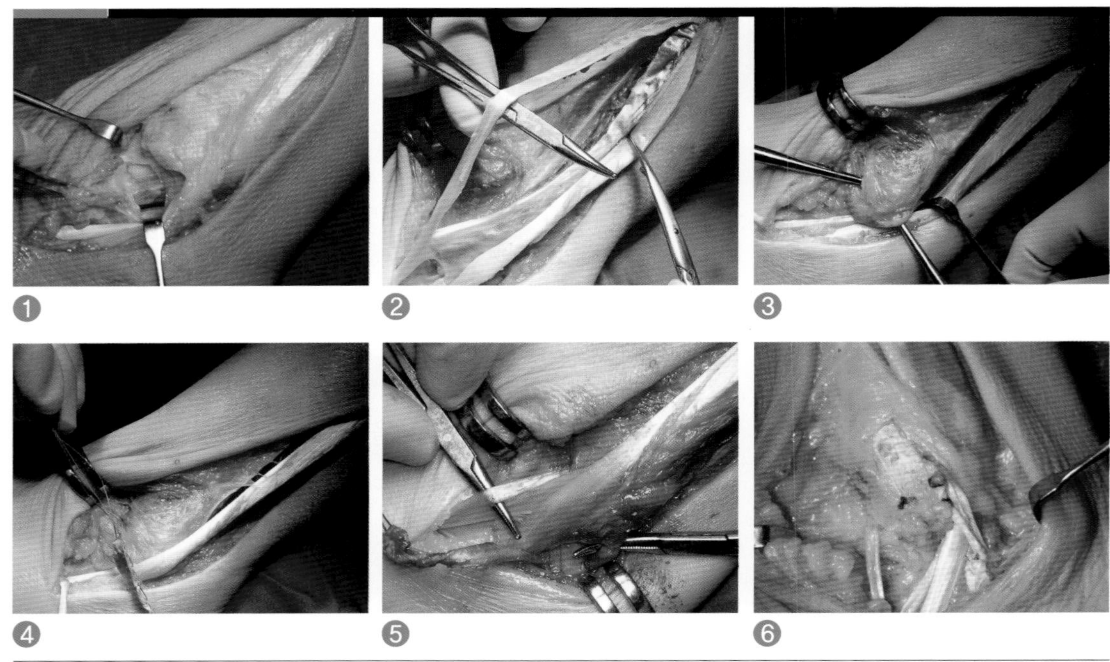

관절낭이라고 할 만한 구조물이 없는 증례(①). 단비골건을 반으로 가른다(②). 비골에 구멍을 뚫고(③), 전방에서 후방으로 통과시킨다(④). 종골에 구멍을 뚫고 건을 후방에서 전방으로 통과시킨다(⑤). 종골의 터널을 빠져 나온 후 남은 건을 길이가 되는 만큼 비골의 전방 또는 후방에 봉합한다(⑥).

(superior peroneal retinaculum)를 절개한다. 장비골건을 젖히고, 단비골건을 비골구(peroneal groove)에서 노출시킨다. 단비골건을 제5 중족골 기저부에 부착하는 곳부터 1/2로 갈라서 근건 이행부까지 근위부로 갈라나간다. 비골건이 제5 중족골에 부착하는 부위는 그대로 두고, 근위부인 근건 이행부에서 인대 재건에 사용할 부분을 절단한다. 전방 거비 인대 비골측 부착부의 바로 근위부에서 전후 방향으로 비골에 지름 약 3~4mm의 천공을 한다. 절단한 단비골건을 이 구멍을 통하여 전방에서 후방으로 빼낸다. 그리고 족관절을 중립위로 하고 발을 약간 외번시킨다. 그 상태에서 이전 건을 팽팽하게 당기고 구멍의 앞부분에 있는 골막 조직에 봉합한다. 이 부분이 전방 거비 인대의 역할을 하는 부분이다. 원래의 전방 거비 인대의 잔존 부분을 이식 건에 봉합한다.

장비골건과 단비골건의 나머지 1/2 부분을 비골구 내에 원위치시키고 이식 건을 그 위로 지나가게 하여 탈구를 방지한다. 다음은 종골의 외측면을 노출시킨다. 종비 인대가 부착하는 부위에 골 능선(ridge)이 있는데, 이 골 능선의 전방과 후방에 비골에 천공한 것과 같이 지름 약 3mm 정도의 천공을 한다. 그리고 두 구멍 사이가 서로 연결되도록 큐렛을 이용하여 뼈를 긁어낸다. 이 터널을 통과하여 이식 건을 후방에서 전방으로 빼낸다.

비골에서 종골로 향하는 부분은 종비 인대의 역할을 한다. 만약 건이 짧은 경우에는 종골의 외측에서 내측으로 관통하는 구멍을 뚫고 내측에 수술칼로 짧게 구멍을 낸 후에, 이 구멍을 통하여 이식 건을 종골의 외측에서 내측으로 통과시킨다.

종골에 건을 부착시키는 방법은 이와 같이 터널을 뚫는 방법 이외에도 간편하게 나사못과 와셔(washer)를 이용하여 부착하거나 anchor를 이용하는 방법이 있다. 건의 길이가 충분하다면 종골의 외측 벽의 터널을 통과시킨 건을 제5 중족골에 단비골건의 부착부에 봉합하거나, 비골에 만든 구멍 중 앞 쪽 구멍 주변에 봉합하여 족관절 외측을 더 보강한다.

② 수술 후 처치

수술 후 6주간 단하지 보행 석고를 하고, 그 후 3개월간 등자 보조기를 사용한다. 그리고 외측의 쐐기(lateral wedge)나 목이 높은 테니스 신발과 같은 것으로 추가적으로 3개월간 보호한다.

③ 수술의 금기증

인대 재건술만으로 결과가 좋지 않거나, 활동이 많지 않은 경우, 전신 상태가 수술 및 마취를 견뎌 낼 수 없는 경우에는 인대 재건술을 하지 않는 것이 좋다. 다음과 같은 경우들이 이에 해당한다.

㉠ 인대 손상 이외의 원인으로 불안정성이 있을 때: 과도한 유연성, 족근 결합, 신경 근육성 질환(예, 샤코 마리병), 신경 질환(뇌 손상, 추간판 탈출증 등), 후족부의 내반 변형(종골의 쐐기 절골술과 동시에 재건술을 시행할 수 있다.)

㉡ 나이가 많고 비활동적인 사람

㉢ 마취나 수술에 문제가 있는 환자

㉣ 반사성 교감 신경 이영양증(reflex sympathetic dystrophy)의 병력이 있는 환자

㉤ 진행된 퇴행성 관절염

④ 합병증

㉠ 신경 손상 : 비복 신경(sural nerve), 천부 비골 신경(superficial peroneal nerve) 등

ⓛ 운동 제한 : 과도하게 팽팽하게 봉합하면 내번이 제한된다.

다) 해부학적 재건술 그림 13-21

해부학적인 재건술에서 외측과 부분에 인대 부착부를 만드는 방법에는 외측과에 한 개의 터널을 만드는 방법과 두 개의 터널을 만드는 방법이 있다. 외측과의 끝에서 시작하여 전방으로 6mm까지 종비 인대가 부착되어 있고, 종비 인대가 끝나는 점에서 12mm 정도까지 전방거비 인대가 부착되어 있다.

그러므로 터널을 한 개 만들려면 두 인대의 경계 부위인 외측과의 끝에서 6mm에 만들어야 한다. 한 개의 터널을 통하여 두 개의 인대를 고정해야 하므로 지름 5~6mm의 천공을 한다. 두 개의 터널을 만들려면 두 개의 터널 사이의 뼈가 유지되도록 하여야 하므로 종비 인대의 부착부 중에서 가장 후방에, 전방 거비 인대의 부착부 중에서 가장 전상방에 터널을 만든다. 터널의 지름은 각각 한 개의 인대만 고정하면 되므로 3mm 전후의 천공을 한다.

전방 거비 인대를 재건할 곳은 비골단의 15mm 근위부에 중심을 두고 뚫고, 종비 인대는 비골단의 3mm 전방에 중심을 둔다. 3.2mm 드릴비트로 구멍을 뚫으면 두 개의 구멍 사이에는 약 8mm의 간격이 생긴다. 비골 표면에서 6mm 정도 내측에 만들어서 비골 터널의 표면측이 파열되지 않도록 한다.

동종건이나, hamstring, 제4 족지의 장족지 신전건,[1)] 장비골건의 건부분을 이용하는데, 이식건을 4mm 두께로 만들어 사용한다.

장비골건을 이용할 때는 비골단에서 약 10cm 상방에 4cm 종절개를 한 후에 장비골건의 건 부분의 1/2을 절제하여 사용하는데 피부를 4cm 절개하면 약 7cm의 건을 채취할 수 있다 그림 13-22. 더 긴 이식 건이 필요하면 피부 절개를 더 길게 하여야 한다. 전방 거비 인대나 종비 인대만 재건할 경우에는 5~7cm의 이식 건이 필요하며, 두 가지 건을 재건할 경우에는 더 길게 12cm 정도를 채취하여야 한다.

건을 뼈에 고정하는 방법 중에서는 간섭 나사를 이용하는 방법이 간편하고 고정이 견고하다. 거골측은 가이드 핀을 박고, 6mm 리머로 약 1.5cm 깊이로 확공한 후에 4.7~5.2mm 간섭 나사(interference screw)를 사용하는 것이 좋다. 종골측은 5mm 리머로 내측을 관통하도록 확공한 후에 지름 6mm 정도 크기의 나사를 사용한다. 거골은 뼈가 딱딱하므로 나사보다 1mm 이상 크게 천공하여야 한다.

그림 13-21 장비골건을 이용한 외측 인대 재건술

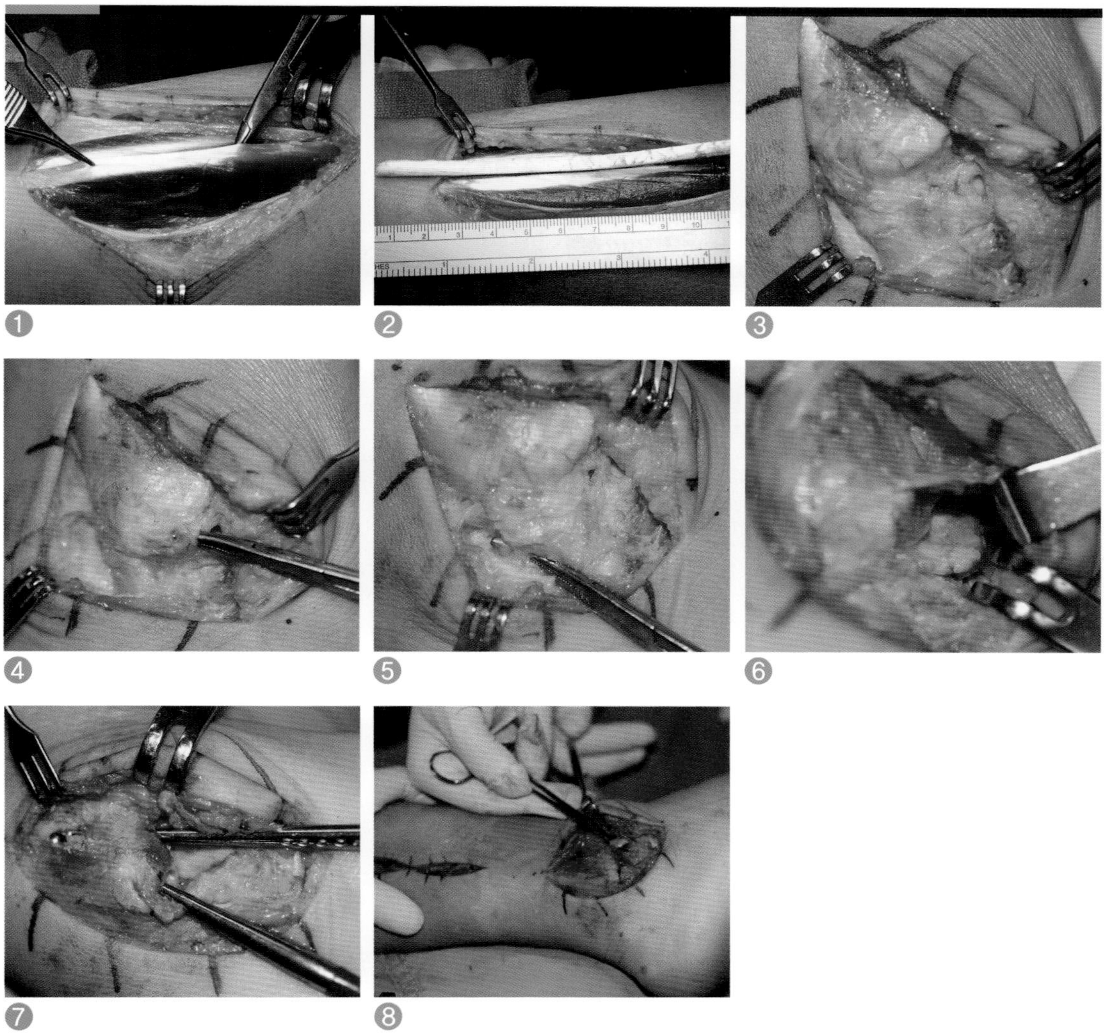

① 하퇴부 외측에 종절개를 하면 바로 노출되는 것이 장비골건이다. ② 장비골건을 1/2로 갈라서 약 12cm를 채취하였다. ③ 외측 인대가 모두 반흔으로 대치되어서 인대 재건술이 필요한 상태이다. ④ 전방 거비 인대 부분이 반흔임을 보여 준다. ⑤ 종비 인대의 종골 부착부도 반흔이다. ⑥ 비골과 거골 외측 관절면의 앞 부분에 골극이 많다. ⑦ 비골단 15mm 전방에 중심을 두고 전방 거비 인대를 재건하기 위한 터널을 만들고, 비골단의 3mm 전방에 중심을 두고 종비 인대를 재건하기 위한 터널을 만든 후에 각각의 터널에 큐렛을 넣어서 촬영한 사진. ⑧ 장비골건을 이용하여 재건한 전방 거비 인대를 보여 준다.

그림 13-22

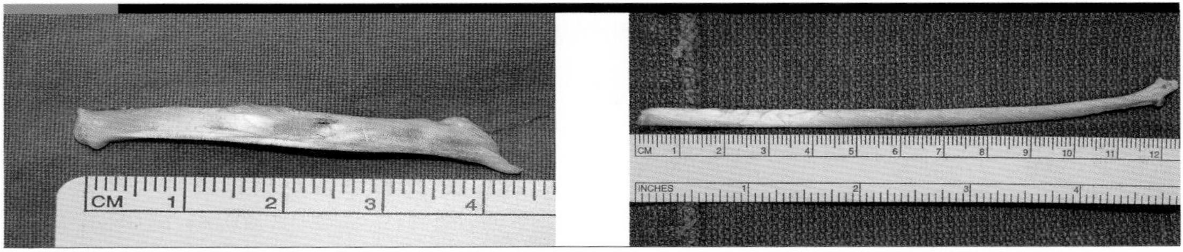

이식하기 위하여 채취한 장비골건의 사진인데 좌측은 4cm, 우측은 12cm이다. 전방 거비 인대만 재건할 경우에는 짧게 채취한다.

그림 13-23

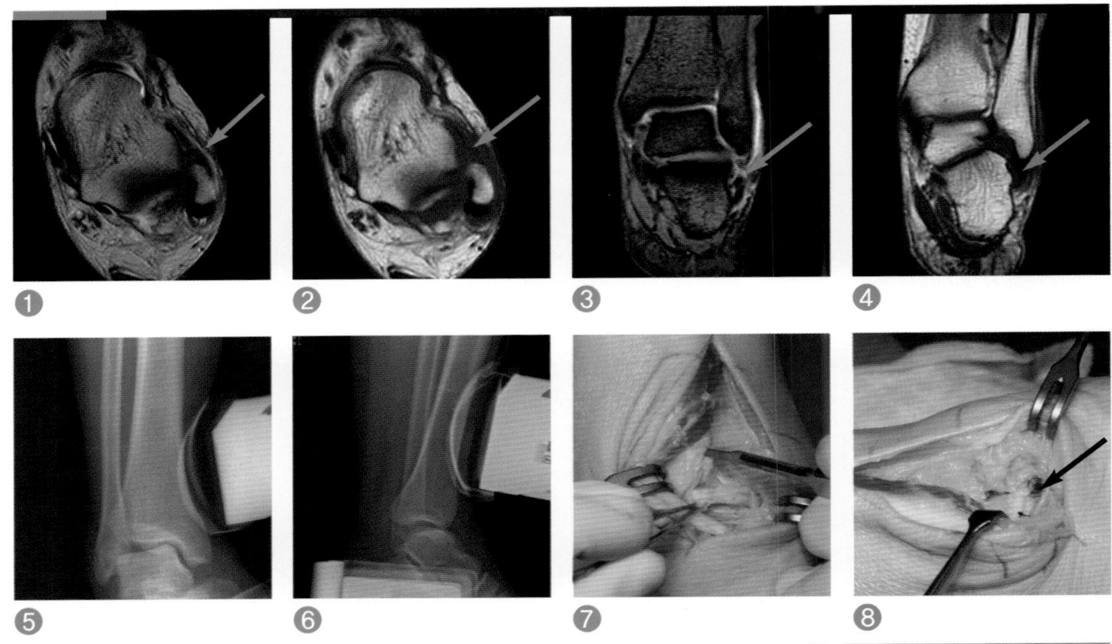

①, ② 전방 거비 인대가 두껍게 재건된 반흔 조직으로 보인다. ③, ④ 종비 인대의 종골측 부착부에 신호 강도가 증가되어 갭이 있음을 알 수 있다. ⑤, ⑥ 스트레스 방사선상에서 불안정성이 있다. ⑦, ⑧ 종비 인대를 재건하고 흡수성 간섭 나사로 고정하였다.

족관절 인대 재건술 후 합병증

1. 불안정성의 재발 그림 13-23

2. 종비 인대 불안정성의 간과에 의한 통증

종비 인대의 종골 부착부에 통증과 압통이 발생하는 경우가 있다.

3. 과도 단축에 의한 통증 그림 13-24

과도하게 단축하면 내번 운동이 심하게 제한되어 거골하 관절을 유합한 것과 비슷하다.

4. 감염 그림 13-25

5. 비해부학적인 경로에 의한 강직 및 통증

정상보다 더 두껍고 강한 인대로 재건하더라도 해부학적인 경로와 다른 경로로 재건하면 수술 후 강직과 통증의 원인이 될 뿐만 아니라 불안정성이 치료되지 않을 수도 있다 그림 13-26.

6. 재건을 하기 위한 큰 뼈 터널에 의한 통증

정상보다 큰 동종건을 뼈에 통과시켜 고정하기 위하여 큰 구멍을 뚫거나 동종건의 움직임에 의한 골흡수에 의해서 비골이나 거골에 큰 골 결손이 생기면 통증의 원인이 되며 피로 골절의 가능성이 있다 그림 13-27.

그림 13-24 과도한 단축과 두꺼운 반흔에 의한 통증과 운동 제한이 발생한 예

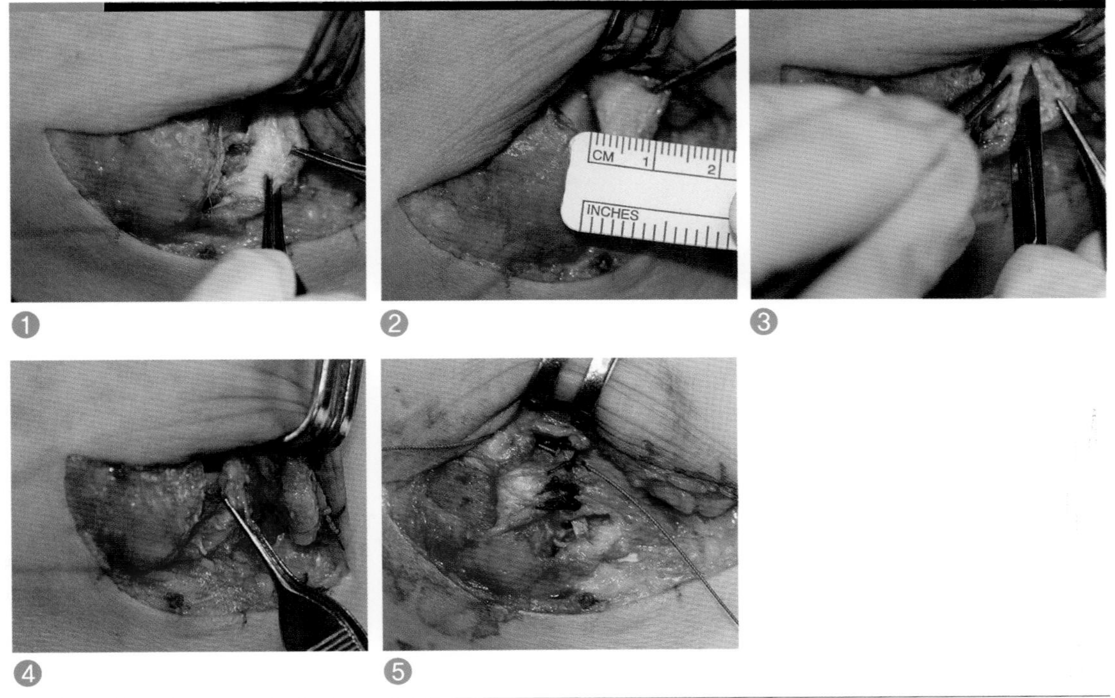

①, ② 재건한 전방 거비 인대를 노출하고 절개하여 정상보다 훨씬 두껍게 재건되었음을 알 수 있다. ③ 재건한 전방 거비 인대를 반으로 갈라서 얇게 하는 장면. ④ 발을 약간 내번하여 재건한 전방 거비 인대가 약간 벌어지도록 하였다. ⑤ 외측과와 전방 거비 인대 사이의 간격을 외측과의 골막을 젖혀 내려서 연결하였다.

그림 13-25

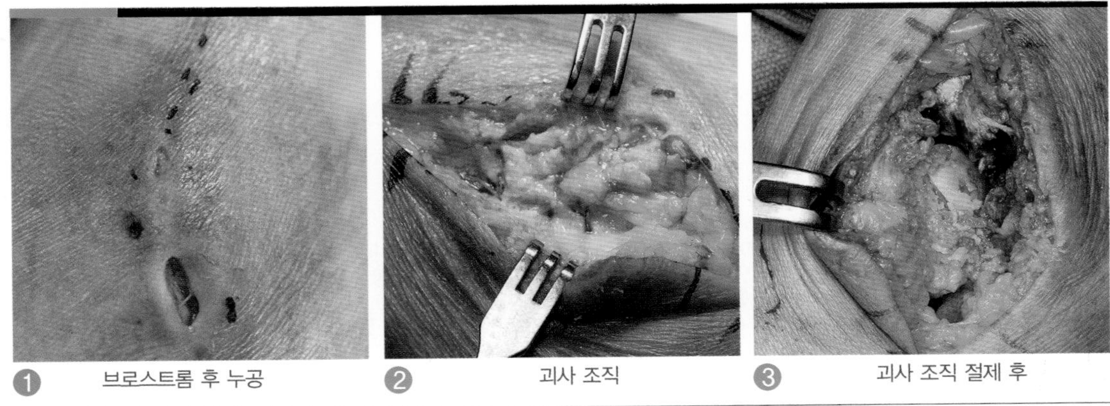

인대 재건술 후에 관절낭을 개방하였던 부위가 완전히 봉합되지 않아서 누공이 발생하여 감염되었던 예. ① 절개 부위로 누공이 발생하였다. ② 원래 수술 절개 부위를 절개한 후에 피하 조직 및 인대가 심하게 괴사되었다는 것을 알 수 있다. ③ 괴사된 인대를 변연 절제한 후에 관절낭에 커다란 결손 부위가 발생하였다.

그림 13-26 인대 재건술 후에 발생한 불안정성

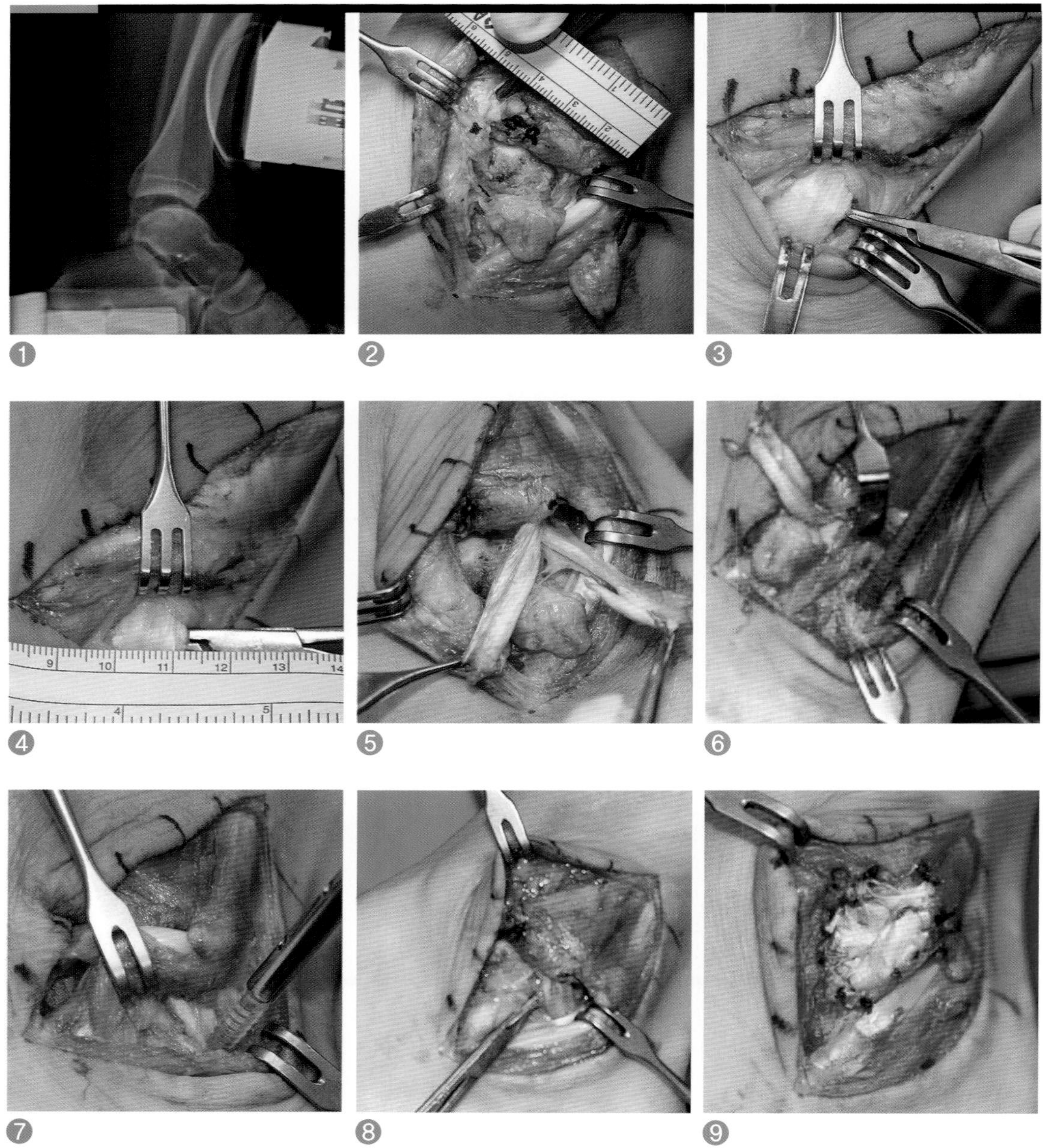

① 방사선상 전방 당김 검사에서 불안정성이 있다. ② 전방 거비 인대를 비골단에서 약 2.5cm 전방에 중심을 두고 재건하였던 사진. 정상보다 근위부이므로 강한 인대 조직이 재건되었지만 전방 불안정성을 교정하지 못한다. ③, ④ 동종건을 이용하여 해부학적인 인대보다 2배 이상 두껍게 재건된 종비 인대. ⑤ 재건된 종비 인대를 1/2로 가른 모양. ⑥ 반으로 가른 재건한 종비 인대의 후방 부분을 정상적인 종비 인대의 종골 부착부에 부착하기 위하여 리머로 천공하는 모양. ⑦ 흡수성 간섭 나사를 이용하여 종비 인대를 종골에 부착하였다. ⑧ 재건한 종비 인대가 견고하게 고정되었는가를 모기 지혈 겸자로 당기면서 확인하였다. ⑨ 반으로 가른 종비 인대의 전방 부분을 펴서 주변의 신전건 지대 등에 봉합하여 전방 불안정성을 교정하려고 하였다.

그림 13-27 동종건을 이용한 인대 재건술을 할 때 비골과 거골에 너무 큰 골 결손이 발생하였던 예

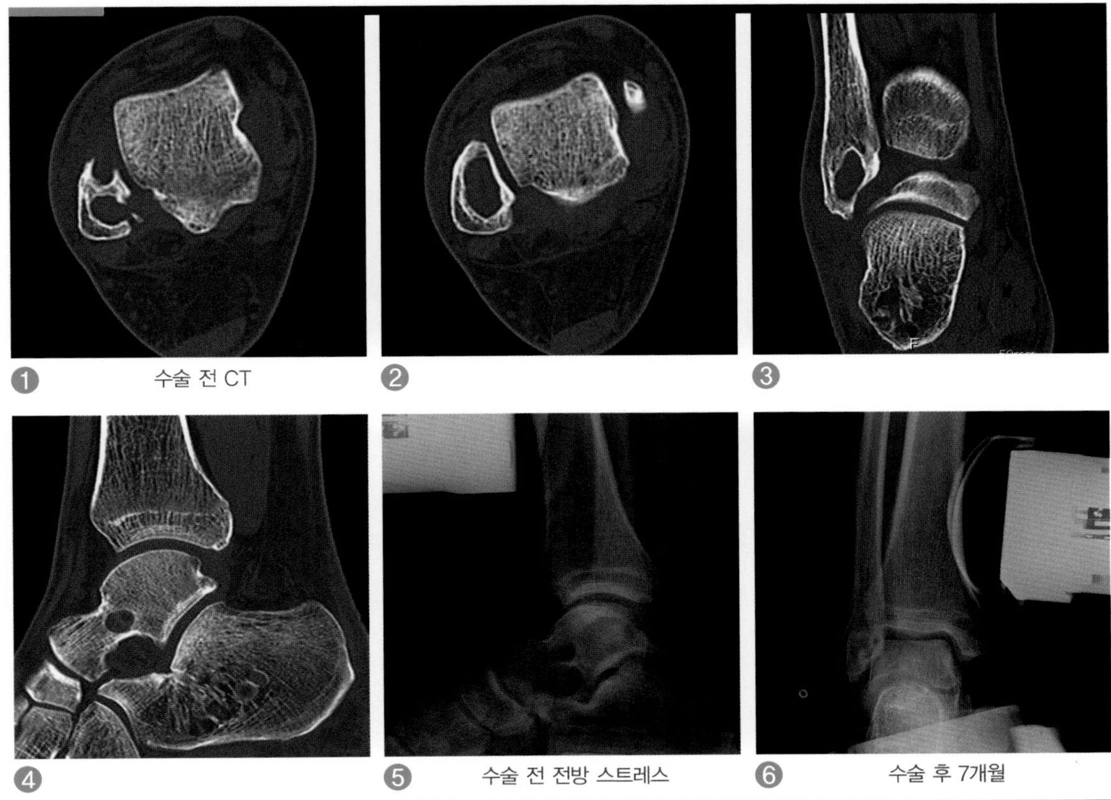

①~④ 동종건으로 재건한 환자에서 통증이 발생하여 전산화 단층 촬영을 하였더니 비골과 거골에 큰 골 결손 부위가 발견되었다. ⑤ 스트레스 방사선상에서 불안정성은 없는 것을 확인하였다. 이 환자에 대한 재수술에서 이식한 동종건을 얇게 하고, 골 결손 부위에 자가 장골 이식을 하였다. ⑥ 내반 스트레스 상에서 동종건을 얇게 한 후에도 불안정성이 발생하지 않았음을 보여 준다. 거골과 비골 골 결손 부위에 골이식을 하였다.

마. 하방 신전건 지대 손상

족관절 인대 손상에서 하방 신전건 지대 손상의 중요성에 대하여는 알려진 바가 없다. 저자는 브로스트롬 수술에서 하방 신전건 지대를 이용하여 봉합한 인대를 보강하는 방법이 널리 이용되고 있다는 점에서 하방 신전건 지대가 족관절 또는 족부의 안정성과 연관성이 있다고 생각한다. 향후에 이에 관한 연구가 진행되겠지만 저자의 증례를 보면 하방 신전건 지대를 단축하여 중간 족근 관절에서 발의 내전을 제한하여 장족지 신근건 탈구를 치료한 경험이 있다. 또한 족관절 인대 손상에 대한 수술을 할 때 하방 신전건 지대가 파열되어서 전방 거비 인대와 혼동한 경우가 있었는데 파열된 신전건 지대의 두께로 미루어 볼 때 하방 신전건 지대가

그림 13-28

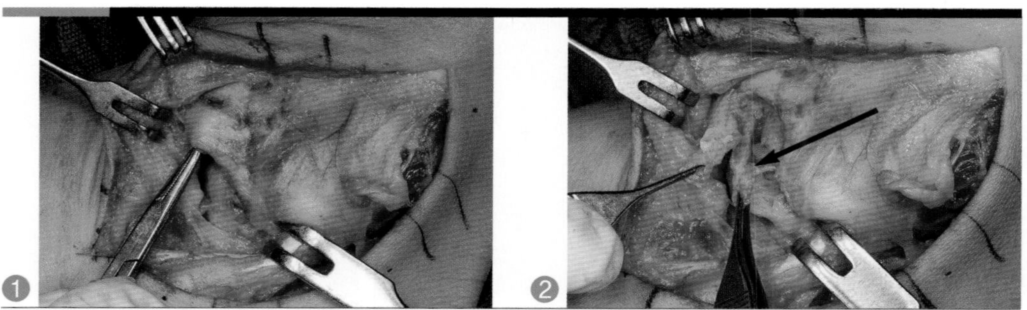

① 전방 거비 인대처럼 보이는 구조물을 forceps로 들어 올리고 내측으로 따라가면서 박리해 보니 거골에 부착하지 않고 내측으로 연장되는 하방 신전건 지대임을 알 수 있다. ② 하방 신전건 지대보다 더 깊은 곳에 전방 거비 인대의 파열된 부분(화살표)을 확인할 수 있었다.

안정성에 상당히 중요한 역할을 할 것이라고 생각한다 그림 13-28. 하방 신전건 지대 손상이란 하방 신전건 지대가 늘어나서 족관절 불안정의 주원인인 경우를 말한다. 이에 더하여 장족지 신전근건의 탈구나 제3 비골근의 비후에 의한 탄발음이 보고되어 있다.

바. 거골하 관절의 인대 손상

거골하 관절은 해부학적인 소견이 임상의에게 익숙하지 않으며, 그 관절에 발생하는 질환에 대한 진단 및 치료가 애매한 관절이다. 그러나 상당수의 연구 논문들이 발표되고 있으므로 그 논점을 간략하게 기술하고자 한다.

거골하 관절의 인대는 경부 인대(cervical ligament), 골간 인대(interosseous ligament), 거종 인대(talocalcaneal ligament), 종비 인대 등이 있으며 하방 신전건 지대(inferior extensor retinaculum)가 거골하 관절의 안정성에 중요한 역할을 한다 그림 13-29.[21]

거골하 관절의 불안정성이 상당수 환자에게 나타나는 증세의 원인일 것으로 추측하지만, 과연 거골하 관절의 불안정성이라는 질환이 있는지에 의문을 가지는 의사도 있다. 왜냐 하면 거골하 관절 불안정성의 정도를 판단할 수 없으므로, 진단, 치료 방법 및 결과 판정도 불확실할 수밖에 없기 때문이다.

방사선적인 진단 방법으로는 족부를 45° 내회전한 상태에서 내반 스트레스 검사를 하여 거골과 종골 사이의 전위 또는 각형성을 검사하는 방법이 있다.[43] 그러나 그러한 전위와 각형

그림 13-29 거골하 관절의 인대

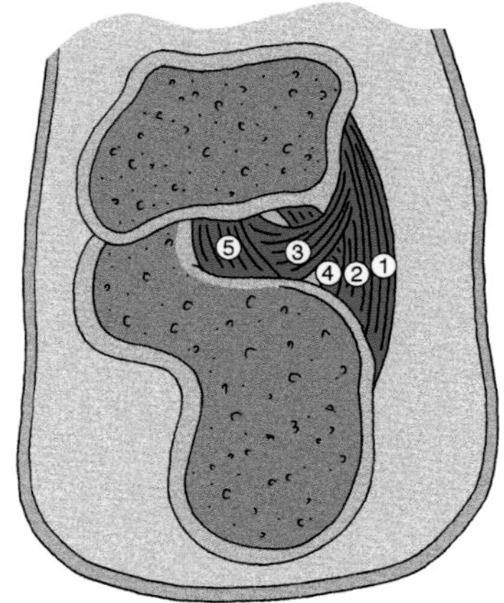

신전건 지대의 내측, 중간, 외측 부분(① ② ③), 경부 인대(④), 골간 인대(⑤).

성이 거골하 관절의 후방 관절면이 굽어 있기 때문에 생기는 허상이라는 보고가 있다.[25] 또한 Kato와[30] Ishii 등의[27] 스트레스 검사 방법이 있다.

거골하 관절의 불안정성과 족근동 증후군(sinus tarsi syndrome)의 관계에 대하여도 논란이 많은데, 앞으로 풀어내야 할 과제이다. 족근동 증후군이란 한 가지 질환이 아니라 거골하 관절의 활막염에서부터 거종 골간 인대(talocalcaneal interosseous ligament)의 파열에 이르는 다양한 거골하 관절의 병변을 의미한다는 주장이 일본 의사들의 거골하 관절경 소견을 근거로 한 연구들에서 주장되고 있으나, 아직 미확인된 분야이다. 거골하 관절의 불안정성은 종비 인대의 재건으로 치료될 수 있다고 하기도 하지만, 저자에 따라서는 골간 인대(interosseous ligament)를 해부학적으로 재건해야 한다고 하기도 한다. 슬관절의 전방 십자인대의 재건술처럼 거골하 관절의 내시경적인 방법으로 거종 골간 인대를 재건하는 방법을 시행하는 시술자도 있다.[52]

사. 원위 경비 인대 결합 손상(Distal Tibiofibular Syndesmosis Injury)

발목의 손상은 크게 내번 손상과 외회전 손상으로 구분할 수 있다. 내번 손상에서는 전방 거비 인대나 종비 인대가 손상되는데, 이것을 흔히 족관절 염좌라고 한다. 외회전 손상에서는 주로 골절이 발생하며, 골절과 동반되어 발생하는 인대 손상에 내과 골절 대신에 삼각 인대의 파열과 경비 인대 결합의 인대 손상이 있다. 이 중 경비 인대 결합의 손상은 골절 없이 인대 손상만 발생할 수도 있고 골절과 동반되어 발생하기도 한다. 흔히 경험하는 내번 손상에 의한 발목 염좌와 외회전에 의한 경비 인대 결합의 손상은 부위가 유사하지만 발생 기전이 반대이므로 진찰 소견이 다르며, 경과와 예후가 다르므로 정확한 진단을 하여야 한다.

경비 인대 결합 손상은 치료하기 어려운 손상 중의 한 가지이며 지속적인 운동 장애의 원인이다. 또한 발목 염좌 후에 만성적인 증세를 일으킬 가능성이 높다.

경비 인대의 이개란 Bonnin에 의하면 "원위 경비 관절에서 경골과 비골을 이어 주는 인대가 조금이라도 헐거워진 상태이며, 반드시 두 뼈 사이가 넓게 벌어진 경우만을 지칭하는 것은 아니다."라고 하였다. 그러나 경골과 비골 사이가 조금이라도 넓어진 경우에는 모두 수술을 해야 한다는 의미는 아니다. 발목 염좌로 내원하는 환자 중 1~18%가 경비 인대 결합 손상인데, 전문적인 운동선수일수록 발목 염좌 중 경비 인대 결합의 손상률이 높다.

(1) 손상 기전

외회전이 주된 손상 기전이다. 외전에 의하여 경비 인대 결합의 손상이 발생할 수도 있으나 이 경우에는 경비 인대 결합의 손상 전에 삼각 인대의 파열 또는 내과의 골절이 발생한다. 외회전력이 가해지면 전방 거비 인대가 파열된 후 골간 인대가 파열되고, 그 다음에 골간막이 파열되는데 후방 경비 인대까지 파열되는 경우는 드물다. Maissonneuve 골절은 비골의 근위부 골절인데 강한 외회전력에 의하여 발생한다. O'Donoghue는 과도한 배굴에 의하여 경비 인대 결합의 염좌가 발생한다고 하였다.

(2) 진단

경비 인대 결합의 손상이 있으면 발목 전외측의 경비 인대 결합부에 통증을 호소한다. 일반적으로 전방 거비 인대의 염좌보다 통증과 압통의 부위가 뚜렷하며, 전방 거비 인대나 종비 인대 부위에는 압통이 거의 없다. 비골의 원위부로부터 근위부까지 촉지하여 Maissonneuve 골절이 있는가를 확인한다.

Squeeze 검사는 하퇴부의 중앙부에서 경골과 비골의 간격이 좁아지도록 압박하면 원위 경비 인대 결합부의 통증이 발생하는 것이다 그림 13-30. Teize 등의 생역학적 검사에 의하면

그림 13-30

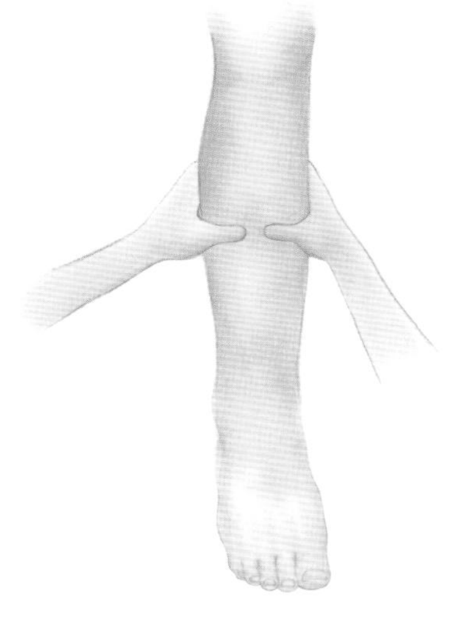

squeeze 검사

그림 13-31

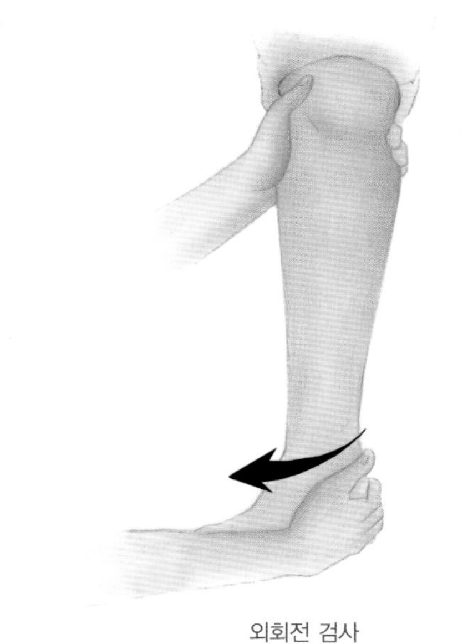

외회전 검사

그림 13-32 관절경에서 본 이개

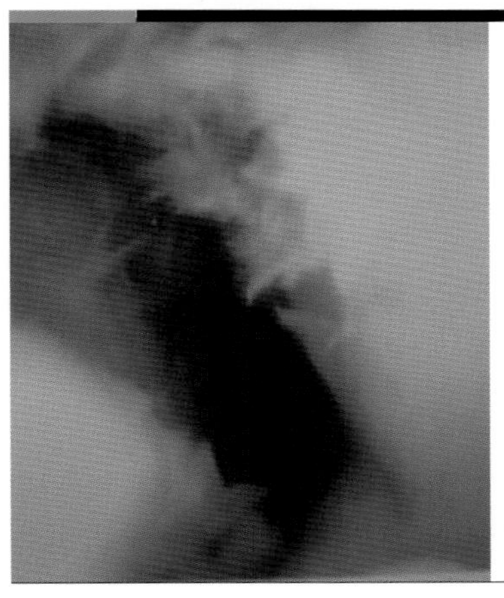

비골(좌측)과 경골(우측) 사이에 정상적인 골간 인대와 활막이 모두 파열되어 빈틈이 보인다.
(Dr. Amendola의 증례)

하퇴부 중간보다 근위부에서 경골과 비골을 압박하면 전방 경비 인대를 벌어지게 하여 통증이 발생한다.

외회전 검사는 누구나 하기 쉽고 검사 결과의 신뢰도가 높다. 슬관절을 90° 굴곡하고 발을 외회전시킨다. 경비 인대 결합이 손상된 경우에 경비 인대 결합부에 통증이 발생한다 그림 13-31. 이와 같은 진찰 소견 이외에 관절경 검사상 이개를 확인할 수 있다 그림 13-32.

표 13-2

인대 결합 손상을 진단하는 방사선적 기준	
1. 경골 비골 간 간격(tibiofibular clear space) (전후방 및 격자상)	6mm 이상
2. 경골 비골 겹침(overlap) (전후방상)	6mm 미만
경골 비골 겹침 (격자상)	1mm 미만
경골 비골 겹침/비골폭	24% 미만
경골 비골 간 간격/비골폭	44% 이상
3. 내측 빈 공간(medial clear space)	건측보다 넓어짐

방사선상에서 경골의 전방 결절로부터 견열 골절이 발생할 수 있다. 만성적인 외회전 염좌에서는 경비 인대 결합의 골화가 있을 수 있다. 경골과 비골 사이의 관계를 평가하는 데 세 가지의 중요한 기준이 있다 표 13-2 . 그 중 한 가지는 내측 빈 공간(medial clear space)이 넓어지는 것인데, 정상에서 이 간격은 2~4mm이다.

방사선상으로 정상이더라도 이개가 의심되면 외회전 스트레스 촬영을 한다. 그러나 스트레스 촬영을 하더라도 나타나지 않는 위음성인 경우도 많으며, CT 촬영이나 MRI 검사도 도움이 된다.[11]

(3) 치료

급성기에 다른 염좌와 마찬가지로 PRICE(protection, rest, ice, compression, elevation)를 한다. 단하지 석고를 하고 이개가 있는가를 확인할 때까지 일단 체중 부하를 금지한다.

가) 이개가 없는 경우

안정적인 손상이므로 대증 요법을 한다. 환자가 할 수 있는 만큼 체중 부하를 허용한다.

나) 잠재적인 이개가 있는 경우

이개를 잠재성(latent) 이개와 명백한(frank) 이개로 구분하기도 한다.[13] 스트레스 촬영상 이개가 있으나, 스트레스를 가하지 않으면 정상인 경우가 잠재성 이개이다. 잠재성 이개이고 CT나 MRI에서도 정상이면 수술을 하지 않는다는 의사들도 많지만 손상 정도를 파악하는데는 관절경 검사가 정확하다. 관절경 검사상 2mm 정도만 벌어지더라도 나사못으로 고정하기도 하지만, 저자는 관절경하에서 외회전 스트레스를 가하여 경골과 비골 사이의 벌어지는 틈새가 4mm 이상일 경우에만 고정한다. 나사못 고정을 하지 않은 경우에 4주간 체중 부하를 금지하고 석고 고정한다. 4주 경과 후 점차 체중 부하를 하여 8주가 되면 전체중 부하를 허용한다. 나사못 고정을 한 경우에는 수술 후 바로 부분 체중 부하를 허용하며 수술 후 3개월에 나사못을 제거한다.

다) 뚜렷한 이개가 있는 경우

수술적 치료를 하는데, 관절경하에서 경골과 비골 사이에 손상된 연부 조직이나 작은 골절편을 절제한 후에 나사못으로 고정한다. 경골로부터 큰 골편이 견열된 경우에는 고정한다. 정복되지 않는 경우에는 벌어진 틈에 정복을 방해하는 구조물이 있는가를 확인한다. 내측 빈 공간(medial clear space)이 계속 넓어진 채로 정복되지 않으면 내측에 별도의 절개를 하고 사이에 끼어 있는 조직을 꺼낸다. 내측 인대에 봉합사를 끼워 놓고 묶지 않은 상태로 둔다. 먼저 이개를 정복하고 고정한 후에 내측 인대에 끼워 놓은 실을 묶는다.

비골이 완전히 골절되지는 않고 유연성 변형(plastic deformation)되어 있는 경우가 있다. 이때는 경비 인대 결합을 고정하기 전에 먼저 유연성 변형을 교정해야 하는데, 비골의 근위부에서 절골술을 하는 것이 좋다고 한다. 원위부 절골술을 하면 원위 골편이 불안정해진다.

족관절면의 2~3cm 근위부에서 횡방향으로 나사를 삽입한다. 저자는 지름 4.5mm 나사못을 주로 사용한다. 족관절을 배굴한 상태에서 고정하면 과도한 조임을 피할 수 있다고 하였으나 발목 위치와 과도한 조임과는 관계가 없다고 한다.[50]

나사못이 경골의 외측 피질골만 통과하게 하여 3피질골을 고정하는 것과 경골의 내측 피질골까지 통과하여 4피질골을 고정하는 것 중 어떤 것이 좋다는 확증은 없지만, 체격이 크거나 골다공증이 있어서 고정력이 약할 우려가 있는 경우에는 4피질골을 고정하는 것이 좋을 것이다.

저자는 대부분 4피질골을 고정하는데 이는 3피질골을 고정한 후에 고정력이 의심스러운 경우가 있기 때문이다. 골다공증이 있는 경우에는 나사못을 조여 들어갈 때 나사못의 머리 부분이 뼈를 파고 들어가기도 하는데, 이런 경우에는 금속판을 대고 나사못을 고정하는 것이 좋다. 금속판을 대고 고정하면 지름 3.5mm 나사못을 삽입해야 한다.

(4) 수술 후 처치

처음부터 부분 체중 부하를 허용한다. 10~12주에 나사못을 제거하고 전체중 부하 보행을 할 수 있다.

체중이 100kg 이상이거나 처음에 진단하지 못하여 오래 경과한 후 고정한 예에서는 나사못을 더 오래 둔다. 나사못을 제거해야 하기 때문에 흡수성 나사못을 사용하기도 한다.

급성기가 지나서 이개를 발견하였을 경우는 어느 시기든 이개를 정복하고 나사못으로 고정해야 한다. 만성적 이개를 고정한 후에 다시 벌어지는 경우가 많으므로 처음부터 이식 건을 이용하여 재건할 수도 있다. 족저건(plantaris)이나 제2, 제3 족지 신전건 또는 반건양근건(semitendinosus), 또는 박근(gracilis)을 이용할 수 있다.

이개를 정복하여 고정할 수 없는 경우에는 경골과 비골 사이에 골유합(synostosis)을 시킬 수도 있다.[41] 경골과 비골이 닿는 부분을 burr 등을 이용하여 약간 갈아 내고 뼈를 이식하고 비골에서 경골을 향하여 두 개의 나사를 삽입한다. 4피질골을 통과하여 고정하며 6주간 또는 골유합이 될 때까지 고정한다. 이개가 된 후 3개월 이상 경과한 예에서는 관절면의 변화가 발생할 수 있다.

(5) 만성적 이개의 치료

비골의 골절과 동반되어 있고 만성적인 이개가 있는 경우에 손상 후 얼마나 지났는가 보다는 족관절의 퇴행성 관절염이 있는가 하는 것이 예후에 중요하다. 오래 되었더라도 퇴행성 관절염이 없다면 이개를 정복한 후에 예후가 좋다. 그러나 이개를 정복한 후에도 정복이 부족하거나 거골이 족관절 격자 내에서 외측 전위된 상태, 또는 경사진 상태로 남아 있으면 퇴행성 관절염이 발생한다. 비골의 골절과 동반된 이개에 대하여는 비골 골절 부위에서 길이가 단축되고 외회전된 상태에서 유합되어 있다. 치료는 비골 절골술을 하여 연장하고 내회전시킨다. 인대 결합 부위의 반흔을 제거하고 필요한 경우에는 내측도 절개를 하여 관절 내의 반흔을 제거한다. 저자에 따라서 늘어나서 치유되어 있는 전방 경비 인대를 다시 부착시키기도 하고 하지 않기도 한다. 재건한 인대를 부착할 때는 anchor 또는 나사못을 이용한다.

두 개의 4.5mm 피질골 나사못을 횡으로 삽입하여 고정한다. 부분 나사가 있는 나사못(partially threaded screw)을 이용하여 lag screw로 사용하기도 하지만 경골과 비골을 정복한 상태를 그대로 고정하는 것이므로 완전 나사로 된 나사못을 사용하는 편이다. 특히 만성적

이개에서는 고정이 견고하지 않으면 다시 이개가 발생할 가능성이 있으므로 두 개의 나사못을 4피질골을 통과하도록 삽입하여 고정한다. 두 개의 나사못으로 고정하여 정복된 상태를 유지하여도 나사못 제거 후에는 이개가 재발하는 경우가 많다. 그러므로 처음부터 이식 건을 이용하여 재건하거나 경비 인대 결합을 유합하는 것을 고려해야 한다.

비골의 골절 없이 인대 손상만으로 이개가 발생할 수도 있으며, 이 경우에 비골의 절골술은 하지 않고 나머지 부분은 동일한 방법으로 수술한다. 경골과 비골 사이에 lamina spreader를 넣고 반흔을 제거한다. 내측도 필요한 경우에는 별도의 절개를 하고 반흔을 제거한다.

발을 최대한 배굴한 상태에서 큰 정복 클램프(reduction clamp)의 한쪽 끝은 내과에, 다른 한쪽 끝은 외과에 놓고서 이개를 보면서 조이면 정복되는 것을 볼 수 있다. 두 개의 나사못을 평행하게 삽입한 후 클램프를 제거하고 방사선상으로 확인한다. 그 후에 늘어나고 반흔으로 치유된 전방 경비 인대를 일부 절제하여 길이를 맞춘 후 경골에 부착한다.

아. 삼각 인대 손상

삼각 인대는 족관절 골절에서 파열되는 경우가 흔하며, 족관절 골절에서 삼각 인대가 파열되었을 때 삼각 인대를 봉합하여야 한다는 문헌도 많고, 삼각 인대를 봉합하지 않아도 괜찮다는 문헌도 많다. 저자는 골절에 동반된 삼각 인대 파열을 봉합한다. 심부 삼각 인대를 봉합할 수는 없으므로 관절의 전내측을 절개하고, 파열된 인대 중 천부 삼각 인대를 비흡수성 봉합사를 이용하여 봉합한다.

골절이 없이 발생하는 삼각 인대 파열이 문제가 되는 것은 경비 인대 결합 손상이나 후족부 외반이 있을 경우이다. 후족부의 선열이 정상인데 삼각 인대의 불안정을 치료해야 할 경우는 드물고, 수술적인 재건도 어렵다. 외반 족관절 퇴행성 관절염에서 삼각 인대의 부전이 발생하는데 어떤 방법으로 치료하든지, 선열을 교정하여 족관절에서 거골을 외반시키는 힘을 제거하고, 중립위로 만들어 주어야 한다.

선열을 교정한 후에도 족관절의 외반이 남아 있다면 삼각 인대를 재건하여야 하는데, 삼각 인대는 한 가지 인대가 아니고 내측의 광범위한 인대를 모두 재건하기도 어렵다. 저자는 내측 및 외측 인대의 다면 불안정성(multiplane instability)을 동종건을 이용하여 재건한 바 있는데 삼각 인대 중에서도 심부 삼각 인대가 안정성에 중요하다는 의미이다.

외상에 의한 삼각 인대 파열이 아니라 후경골근건 기능 이상에 의한 편평외반족의 말기에 발생한 족관절의 외반에 대한 치료에서 삼각 인대 재건이 중요한 의미가 있다. 족관절 외반에 대한 치료에 대하여는 발목 관절염의 치료와 편평족편을 참고하기 바란다.

운동선수의 경우 관절 내측 인대가 일부 또는 상당한 부분이 파열되는 경우가 있으나 선열만 정상이라면 삼각 인대를 봉합하거나 재건해야 할 경우는 드물다. 그러나 외측 염좌에 비하여 장기간 통증, 부종이 있을 수 있다는 점을 환자에게 설명하는 것은 중요하다.

경골하 부골(os subtibiale)

삼각 인대 손상과 연관되어서 가장 흔히 수술을 하여야 하는 것이 경골하 부골인데 족관절 외과 하단의 비골하 부골과 마찬가지로 대부분은 외상성으로 발생한 견열골절이다. 골절편이 있더라도 증상이 없는 경우가 많지만 증상이 있는 경우에는 골절편을 절제한다. 골편이 큰 경우에는 고정할 수도 있지만, 크기가 작아서 견고한 고정이 어렵고, 골편의 혈액 순환이 충분하지 못하여 불유합의 가능성이 높다.

경골하 부골이 통증을 일으키는 경우에는 후족부에 외반이 있어서 지속적으로 경골하 부골을 족관절 내과에서 벌리려는 힘이 작용하는 경우가 많다. 이와 같은 경우에는 내측에 아치 서포트를 하는 비수술적 방법으로 치료한다. 증상이 지속되어 경골하 부골에 대한 수술을 할 경우에는 후족부 선열도 교정해야 할 가능성이 있다.

자. 종입방 관절 인대 손상

족관절 염좌와 마찬가지로 내번 손상에 의하여 발생한다. 종입방 관절의 염좌에 대하여 별도의 기술이나 연구 논문이 있는 것은 아니다. 저자의 견해로는 족관절 염좌보다 회복이 늦는 경우는 많지만, 재발성 염좌를 일으키지는 않는 것 같다. 종입방 관절의 염좌와 유사한 것으로서 발레 무용수에게 나타나는 입방골의 아탈구에 의한 잠김(locking)이 보고되어 있다. 그러나 종입방 관절 불안정성이라는 진단에 대한 정의, 병태 생리, 예후 등이 잘 알려져 있지

그림 13-33 족부 내전 스트레스 방사선상에서 종입방 관절 불안정성이 있는 예

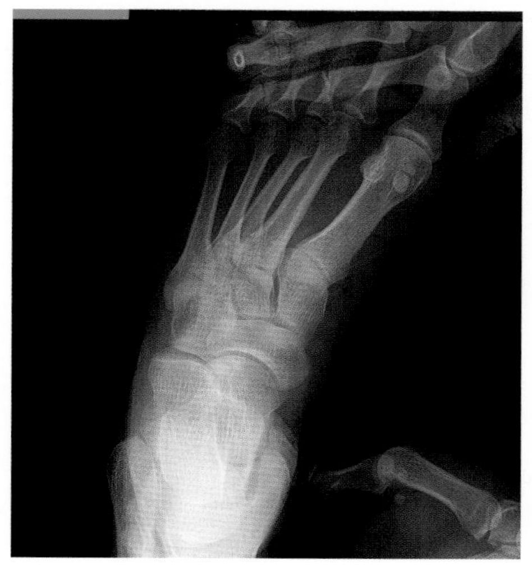

종입방 관절에서 입방골이 내측으로 전위되고 종입방 관절의 외측이 벌어지는 소견이 보인다.

않다. 처음에 물리 치료사들에 의해 보고되었으나, 일반 사람이나 다른 운동선수에게서는 보고된 바가 없다. 종입방 관절은 방사선 소견상으로 경미한 탈구를 찾아내기 어려우므로 확실히 진단하기는 어려우며 단지 진찰 소견상으로 그런 질환이 의심될 뿐이다. 족부 전후면 내전 스트레스 방사선상을 촬영하여 종입방 관절에서 입방골의 내측 전위과 입방골과 종골 관절면 사이의 각도 등으로 이 질환을 의심한다 그림 13-33. 일반 사람에게서 발생되는 염좌는 잠김 현상이 나타나지는 않으나 경과가 긴 편이다. 치료는 족관절 염좌와 비슷하며, 특히 전방 돌기(anterior process)의 골절이 있는지를 잘 살펴보아야 한다.

차. 족관절 외측의 낭종성 병변

(1) 염좌 후에 발생한 족관절 누공(fistula) 그림 13-34

대개는 석고 고정하여서 치유가 가능하지만 비수술적 방법으로 치유되지 않으면 수술하여 봉합한다. 원인에 상관없이 대부분 결과가 좋다. 활액막 누공이 점액낭염과 다른 점은 외과를 중심으로 넓은 부위의 부종이 있으며 외상 후에 발생하며 활동 정도에 따라 크기가 변한다는 것이다. 누공이 의심되면 6주간 단하지 석고 고정을 한다. 석고 고정으로 치유되지 않으면 수술적인 봉합이 필요하다고 석고하기 전에 미리 환자에게 설명하여야 한다. 체중 부하를

그림 13-34

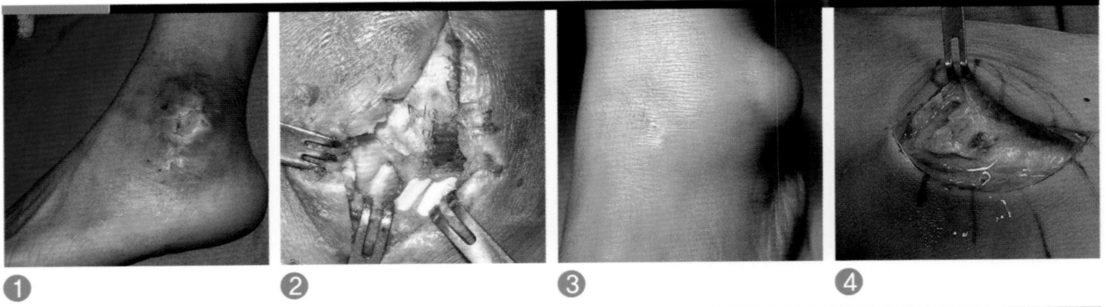

족관절 인대 손상에 대하여 브로스트롬 방법으로 재건한 후 발생한 족관절 누공. ① 수술 부위가 치유되지 않은 상태. ② 피부를 절개하여 보니 관절낭이 터져서 관절액이 나오는 사진. ③, ④ 족관절 염좌 후 수술하지 않았는데 인대 파열 부위를 통해 누공이 발생한 예.

그림 13-35

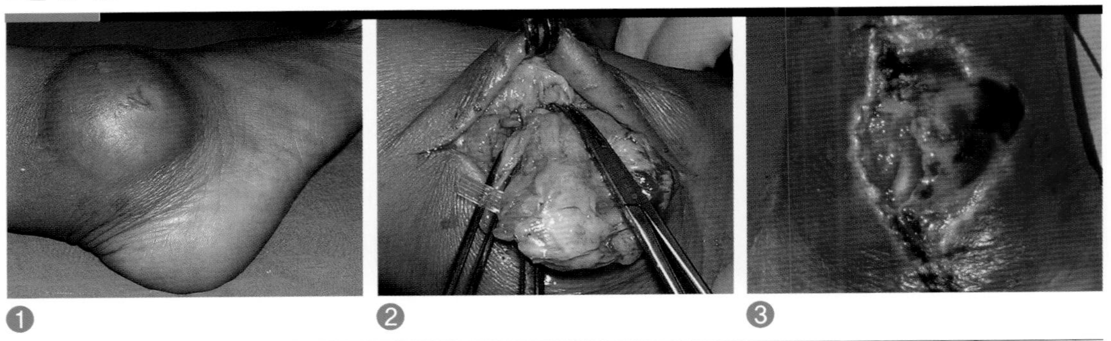

①, ② 족관절 외과 점액낭염을 절제하는 사진. ③ 족관절 점액낭 절제 후에 발생한 피부 괴사.

하면 강한 압력으로 관절액을 관절 밖으로 밀어내는 효과가 있으므로 체중 부하를 하지 않는 편이 안전하다.

(2) 족관절 외과의 점액낭염 그림 13-35

족관절 외과 부위의 부종이나 낭종은 대부분 점액낭염인데 점액낭은 활액막 세포로 피복되어 있으며 신체 일부가 외부와 직접 맞닿는 부위에서 마찰을 줄여 주는 역할을 한다. 점액낭은 만성적인 압력이 있는 상태에서 병적으로 변해 낭벽이 두꺼워지고 확장되고 염증이 생긴다. 발목을 내전하여 앉는 책상다리 자세에서 발목 관절 외과가 바닥에 닿는 경우 점액낭염이 잘 생긴다. 외과의 점액낭염은 앞에 기술한 누공에 의한 낭종과 구분하여야 한다. 대부분은 외과가 외부와 마찰되어서 발생하지만 직접적인 외상 이후에 혈액이 고여서 발생하기도

그림 13-36

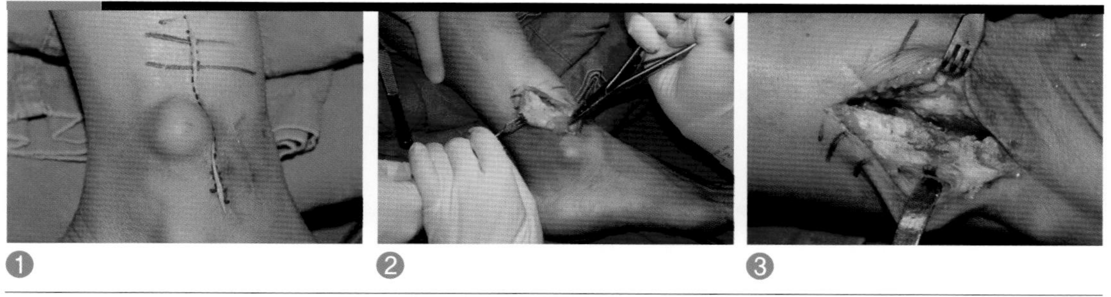

원위 경비 인대 결합에서 발생한 갱그리온. ① 원위 경비 인대 결합보다 상당히 근위부에 낭종성 종괴가 있다. ② 갱그리온을 따라서 원위부로 해부한다. ③ 원위 경비 인대 결합에서 발생하여 갱그리온 절제시 인대를 상당 부분 절제하였다.

한다. 대부분은 증세가 없으므로 치료가 필요하지 않으며 자극을 주지 않는 것이 좋다. 흡입(aspiration) 후에 스테로이드를 주사하기도 하는데 잘 낫지 않는 경우도 많다. 외관상 흉하고 약간 불편한 증세가 있어서 절제를 하는 경우도 있는데, 피부 바로 아래에 발생하므로 점액낭 절제 후에 피부가 괴사될 가능성이 있으므로 주의하여야 한다. 피부가 괴사되면 바로 골막이 노출되고 치료하기 어렵다. 피부가 너무 얇아질 정도로 피하 조직을 박리하지 않아야 한다. 피부와 족관절 외과가 잘 접착되도록 하는 것이 목적이므로, 비골의 뼈를 일부 깎아내어 출혈되는 뼈 표면과 피부와 치유가 잘되도록 하는 것도 좋은 방법이다. 광범위 괴사에서는 역행성 비복 동맥 피판술이 좋은 방법이다.

(3) 경비 인대 결합 부위 갱그리온 그림 13-36

갱그리온은 어느 부위에나 생기지만 대부분 관절 주위 연부 조직의 퇴행성 변화에 의하여 발생한다. 족관절 외측에 발생하는 낭종성 병변은 점액낭염, 누공 등이 대부분이지만 경비 인대 결합 부위의 갱그리온도 원인이 될 수 있다.

REFERENCES

1. **Ahn JH, Choy WS, Kim HY.** | Reconstruction of the lateral ankle ligament with a long extensor tendon graft of the fourth toe. Am J Sports Med, 39(3):637–44, 2011.
2. **Brostrm L** | Sprained ankles I. Anatomic lesions in recent sprains. Acta Chir Scand, 128:483–495, 1964.
3. **Brostrm L** | Sprained ankles VI. Surgical treatment of chronic ligament ruptures. Acta Chir Scand, 132:551–565, 1966.
4. **Burks RT, Morgan J** | Anatomy of the lateral ankle ligaments. Am J Sports Med, 22:72–77, 1994.
5. **Busconi BD and Pappas AM** | Chronic, painful ankle instability in skeletally immature atheletes. Ununited osteochondral fractures of the distal fibula. Am J Sports Med, 24:647–651, 1996.
6. **Chrisman OD and Snook GA** | Reconstruction of lateral ligament tears of the ankle. J Bone Joint Surg, 51–A:904–912, 1969.
7. **Colville MR, Marder RA, Zarins B** | Reconstruction of the lateral ankle ligaments. A biomechanical analysis. Am J Sports Med, 20:594–600, 1992.
8. **Cox JS and Hewes TF** | Nomal talar tilt angle. Clin Orthop, 140:37–41, 1979.
9. **DiGiovanni BF, Fraga CJ, Cohen BE, Shereff MJ** | Associated injuries found in chronic lateral ankle instability. Foot Ankle Int, 21:809–815, 2000.
10. **Van Dijk CN, Bossuyt PMM, Marti RK** | Medial ankle pain after lateral ligament rupture. J Bone Joint Surg, 78–B:562–567, 1996.
11. **Van Dijk CN, Lim LSL, Bossuyt PMM, Marti RK** | Physical examination is sufficient for the diagnosis of sprained ankles. J Bone Joint Surg, 78–B:958–962, 1996.
12. **Ebraheim NA, Lu J, Yang H, Mekhail AO, Yeasting RA** | Radiographic and CT evaluation of tibiofibular syndesmotic diastasis. Foot Ankle Int, 18:693–698, 1997.
13. **Edwards GS Jr, DeLee JC** | Ankle diastasis without fracture. Foot Ankle, 4:305–312, 1984.
14. **Eils E and Rosenbaum D** | The main function of ankle braces is to control the joint position. Foot Ankle Int, 24:263–268, 2003.
15. **Freeman MAR** | Treatment of ruptures of the lateral ligament of the ankle. J Bone Joint Surg, 47–B:661–677, 1965.
16. **Freeman MAR, Dean MRE, Hanham WF** | The etiology and prevention of functional instability of the foot. J Bone Joint Surg, 47–B:678–685, 1965.
17. **Fumich RM, Ellison AE, Guerin GJ, Grace PD** | The measured effect of taping on combined foot and ankle motion before and after exercise. Am J Sports Med, 9:165–170, 1981.
18. **Gould N, Seligson D, Gassman J** | Early and late repair of lateral ligament of the ankle. Foot Ankle, 1:84–89, 1980.
19. **Greene TA, Wight CR** | A comparative support evaluation of three ankle orthoses before, during, and after exercise. J Orthop Sports Phys Ther, 11:453–466, 1990.
20. **Haraguchi N, Kato F, Hayashi H** | New radiographic projections for avulsion fractures of the lateral malleolus. J Bone Joint Surg, 80–B:684–688, 1998.

21. **Harper MC** | The lateral ligamentous support of the subtalar joint. Foot Ankle, 11:354-358, 1991.

22. **Harrington KD** | Degenerative arthritis of the ankle secondary to long-standing lateral ligament instability. J Bone Joint Surg, 61-A:354-361, 1979.

23. **Hartsell HD, Spaulding SJ** | Effectiveness of external orthotic support on passive soft tissue resistance of the chronically unstable ankle. Foot Ankle Int, 18:144-150, 1997.

24. **Hasegawa A, Kimura M, Tomizawa S, Shirakura K** | Separated ossicles of the lateral malleolus. Clin Orthop, 330:157-165, 1996.

25. **Van Hellemondt FJ, Louwerens JWK, Sijbrandij LS, Van Gils APG** | Stress radiography and stress examination of the talocrural and subtalar joint on helical computed tomography. Foot Ankle Int, 18: 482-488, 1997.

26. **Hupperets MD, Verhagen EA, van Mechelen W.** | Effect of unsupervised home based proprioceptive training on recurrences of ankle sprain: randomised controlled trial. BMJ, 9:339:b2684, 2009.

27. **Ishii T, Miyagawa S, Fukubayashi T, Hayashi K** | Subtalar stress radiography using forced dorsiflexion and supination. J Bone Joint Surg, 78-B:56-60, 1996.

28. **Kannus P, Renstrom P** | Current concepts review treatment for acute tears of the lateral ligaments of the Ankle. J Bone Joint Surg, 73-A: 305-312, 1991.

29. **Karlsson J, Bergsten T, Lansinger O, Peterson L** | Reconstruction of the lateral ligaments of the ankle for chronic lateral instability. J Bone Joint Surg, 70-A:581-587, 1988.

30. **Kato T** | The diagnosis and treatment of instability of the subtalar joint. J Bone Joint Surg, 77-B: 400- 406, 1995.

31. **Kim BS, Choi WJ, Kim YS, Lee JW.** | The effect of an ossicle of the lateral malleolus on ligament reconstruction of chronic lateral ankle instability. Foot Ankle Int, 31(3):191-6, 2010.

32. **Klammer G, Schlewitz G, Stauffer C, Vich M, Espinosa N.** | Percutaneous lateral ankle stabilization: an anatomical investigation. Foot Ankle Int, 32(1):66-70, 2011.

33. **Komenda GA, Ferkel RD** | Arthroscopic findings associated with the unstable ankle. Foot Ank Int, 20:708-713, 1999.

34. **Kraemer R, Knobloch K.** | A soccer-specific balance training program for hamstring muscle and patellar and achilles tendon injuries: an intervention study in premier league female soccer. Am J Sports Med, 37(7):1384-93, 2009.

35. **Krips R, van Kijk CN, Halasi PT, et al.** | Long-term outcome of anatomical reconstruction versus tenodesis for the treatment of chronic anterolateral instability of the ankle joint: A multicenter study. Foot Ankle Int, 22:415-421, 2001.

36. **Lee KT, Park YU, Kim JS, Kim JB, Kim KC, Kang SK.** | Long-term results after modified Brostrom procedure without calcaneofibular ligament reconstruction. Foot Ankle Int, 32(2):153-7, 2011.

37. **Louwerens JWK, Ginai AZ, Linge BV, Snijders CJ** | Stress radiography of the talocrural and subtalar joints. Foot Ankle Int, 16:148-155, 1995.

38. **Miralles I, Monterde S, Montull S, Salvat I, Fernndez-Ballart J, Beceiro J.** | Ankle taping can improve proprioception in healthy volunteers. Foot Ankle Int, 31(12):1099-106, 2010.
39. **Noh JH, Yang BG, Yi SR, Lee SH, Song CH.** | Outcome of the functional treatment of first-time ankle inversion injury. J Orthop Sci, 15(4):524-30, 2010.
40. **Ogilvie-Harris DJ, Reed SC, Hedman TP** | Disruption of the ankle syndesmosis: biomechanical study of the ligamentous restraints. Arthroscopy, 10:558-560, 1994.
41. **Olson KM, Dairyko GH Jr, Toolan BC.** | Salvage of chronic instability of the syndesmosis with distal tibiofibular arthrodesis: functional and radiographic results. J Bone Joint Surg Am, 5;93(1):66-72, 2011.
42. **Pihlajamki H, Hietaniemi K, Paavola M, Visuri T, Mattila VM.** | Surgical versus functional treatment for acute ruptures of the lateral ligament complex of the ankle in young men: a randomized controlled trial. J Bone Joint Surg Am, 20;92(14):2367-74, 2010.
43. **Povacz P, Unger F, Miller WK, Tockner R, Resch H** | A randomized, prospective study of operative and non-operative treatment of injuries of the fibular collateral ligaments of the ankle. J Bone Joint Surg, 80-A:345-351, 1998.
44. **Rarick GL, Bigley G, Karst R, Malina RM** | The measurable support of the ankle joint by conventional methods of taping. J Bone Joint Surg, 44-A:1183-1190, 1962.
45. **Renstrom AFH** | Persistently painful sprained ankle. J Am Acad Orthop Surg, 2:270-280, 1994.
46. **Rubin G and Witten M** | The talar tilt angle and the fibular collateral ligaments. J Bone Joint Surg, 42-A:311-325, 1960.
47. **Scranton PE Jr, McDermott JE and Rogers JV** | The relationship between chronic ankle instability and variations in mortise anatomy and impingement spurs. Foot Ankle Int, 21:657-664, 2000.
48. **Scranton PE Jr, McMaster JG, Kelly E** | Dynamic fibular function: a new concept. Clin Orthop, 118:76-81, 1976.
49. **Smith RW, Reischl SF** | Treatment of ankle sprains in young athletes. Am J Sports Med, 14:465-471, 1986.
50. **Tornetta P 3rd, Spoo JE, Reynolds FA, Lee C** | Overtightening of the ankle syndesmosis: is it really possible? J Bone Joint Surg, 83-A: 489-492, 2001.
51. **Verhagen EA, Bay K.** | Optimising ankle sprain prevention: a critical review and practical appraisal of the literature. Br J Sports Med, 44(15):1082-8, 2010.
52. **宇佐見則夫** | 距骨下 関節疾患に 対する 鏡視下 手術. In 松井宣夫 編, 足関節鏡, 1st ed. 東京, メジカルビュ-社:114-120, 1999.

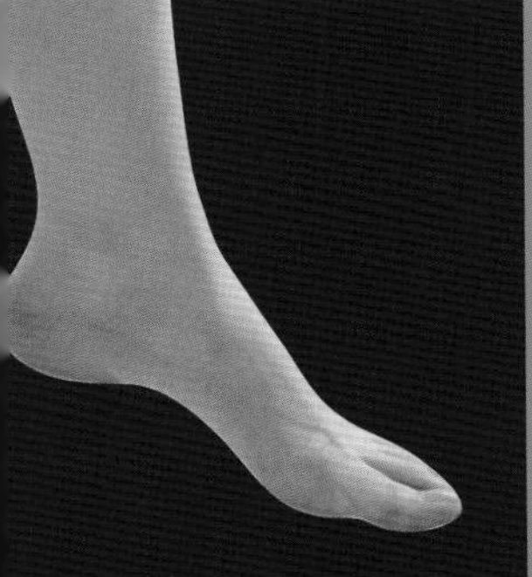

14. 관절경

Arthroscopy

가. 족관절 관절경

나. 거골하 관절 관절경

다. 기타 관절경

라. 관절경적 진단 및 치료의 적응증

가. 족관절 관절경(Ankle Arthroscopy)

(1) 환자 위치 및 견인(Distraction)

대부분 앙와위에서 한다. 수술대 끝보다 발이 15~20cm 정도 나와 있게 하거나 무릎을 90° 로 굴곡한 상태에서 발을 아래로 늘어뜨리고 하기도 한다. 저자는 lithotomy 위치를 하는 받침대를 사용하며, 이 경우 슬관절이 약 30~40° 굽혀진 상태가 된다. 어떤 위치에서 관절경을 하든 후방에 삽입구를 만들 수 있도록 발목의 후방에 공간이 있어야 한다 그림 14-1.

앙와위에서는 발이 저절로 외회전되므로 환측 둔부를 받쳐 올려서 발목이 외회전되지 않은 중립 위치에 있는 것이 좋다.

발목 관절은 관절 간격이 좁으므로 견인이 필요한 경우가 많다. 외고정 장치를 이용하여 견인하면 관절 간격을 넓게 벌릴 수 있으므로 관절경이 용이하지만, 장치하는데 시간이 걸리고 뼈와 연부 조직을 손상할 가능성이 있다. 또 과도한 견인을 하면 인대 손상의 가능성이 있고 뼈에 금속핀을 삽입하므로 수술 후 즉시 자유로운 체중 부하를 하지 못할 수도 있어서 침습적인 견인은 하지 않는 경향이다.

요즘에는 붕대를 이용하는 비침습적인 견인 방법이나 띠(strap)를 이용하는 견인 방법을 주로 사용하고 있다 그림 14-2.

저자는 허리에 끈을 매서 몸으로 발목을 견인하고 저자의 배로 발을 밀어서 배굴시키면서 관절경을 하는데 슬관절이 너무 많이 굽혀진 상태에 있으면 발목을 배굴시키기 어렵다. 허리에 띠를 매어서 환자의 발을 견인하면 수술자의 몸을 이용하여 적당하게 견인의 정도를 조절할 수 있으며, 환자 발의 위치를 원하는 상태로 안정적으로 유지할 수 있는 장점도 있다.

(2) 관절경의 삽입

대부분의 의사들이 전외측 삽입구(portal)로 10~15cc의 생리 식염수를 주입한 후에 트로카를 삽입하여 구멍을 뚫는다. 액체를 주입하면 관절 내 공간이 팽창되므로 트로카나 관절경을 삽입할 때 관절 연골 손상을 방지할 수 있는 장점이 있다.

그러나 경우에 따라서는 액체를 주입할 때 주사침이 관절 내에 있는지 아닌지 알기 어려운 경우도 있으며, 액체가 관절 밖에 주입되면 관절강이 압박되어 오히려 시야가 몹시 나쁜 경우가 있다.

그림 14-1 관절경 수술 시의 환자 위치

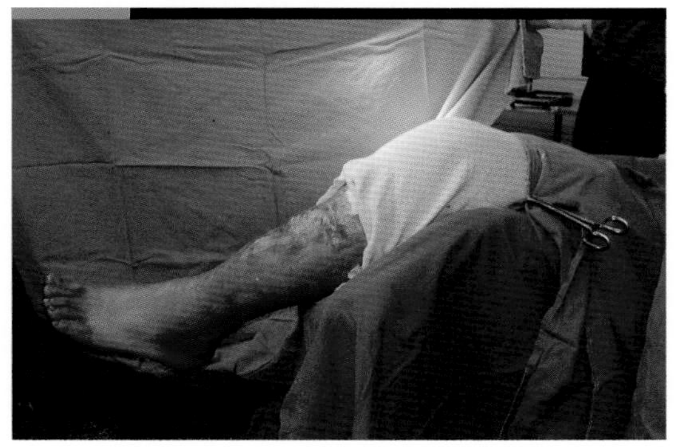

그림 14-2 다양한 견인 방법들

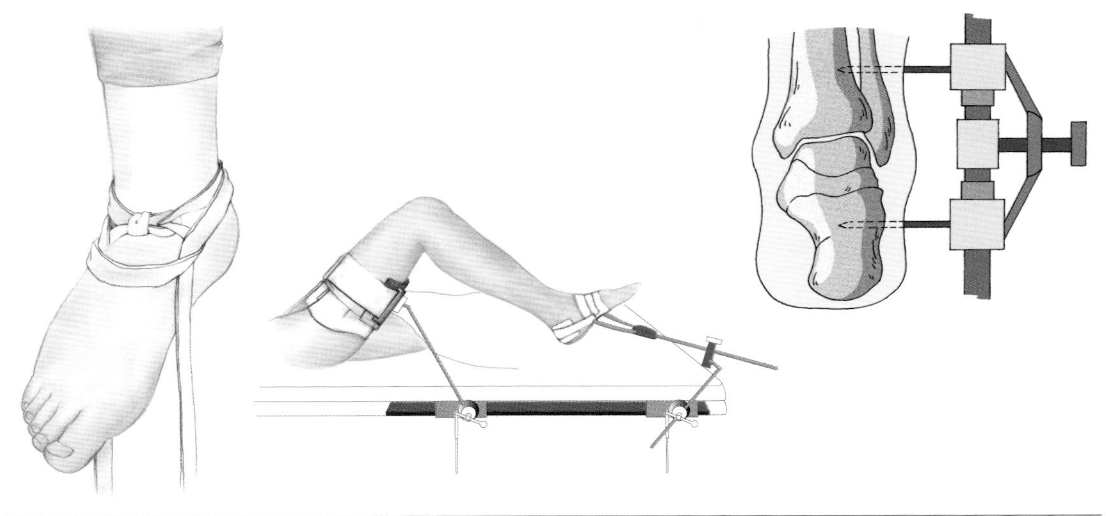

저자는 관절강 내에 액체를 주입하지 않고 관절경을 삽입한다. 관절에 미리 액체를 주입하고 관절경을 할 경우에, 액체가 관절 내에 잘 들어가지 않는 경우에는 두 가지의 가능성이 있다. 한 가지는 주사침 끝이 관절 안에 있지 않고 관절강 밖의 연부 조직에 있는 경우이고, 다른 한 가지는 관절 내부의 유착이 심하여 액체가 들어갈 공간이 없는 경우이다. 관절 밖의 피하 조직에 액체가 주입되면 그 부위가 부어오르며 주사기를 주사침으로부터 분리하여도 주사침으로 액체가 역류하지 않는다. 11번 수술칼로 피부를 3~4mm 절개한 후에 피하 조직과 관절낭을 직선 모기 지혈 겸자(straight mosquito)를 이용하여 벌린다. 관절낭을 뚫으면 저항이 갑자기 없어지므로, 관절 안에 도달하였다고 느낄 수 있다.

끝이 날카로운 트로카는 사용하지 않으며 뭉툭한 트로카를 관절 내로 삽입한 후 관절경을 삽입한다. 지름이 2.5mm, 또는 2.7mm인 관절경을 사용하는데, 저자는 과거에는 처음에 2.5mm나 2.7mm의 관절경을 삽입하여 후방 관절까지 관찰한 후, 관절의 전방에 활막이나 골극 절제를 할 경우에 4.0mm의 관절경으로 바꾸어 사용하는 경우가 많았으나 현재는 2.5mm 관절경을 이용하여 모든 수술을 한다.

견인을 하지 않는 경우에, 관절이 불안정한 경우나 유연한 경우에는 4.0mm 관절경을 경골과 거골 사이로 삽입하여 후방까지 도달할 수 있는 경우들도 있으나, 삽입이 어려운 경우도 많다. 주로 30° 관절경을 사용하는데, 70° 관절경은 골연골 병변의 후방 부위(far posterior lesion) 또는 내측구(gutter)로 확장된 병변을 보기에 좋다.

펌프를 사용하는 의사도 있고 사용하지 않는 의사도 있는데, 펌프를 사용할 때는 과도한 압력을 가하면 관절막이 파열될 위험성이 있다. 대부분 펌프를 사용하지 않아도 관절경 시술이 가능하지만, 특히 shaver와 같은 기구를 사용할 때에는 배출되는 액체의 양은 많고, 주입되는 속도는 느려서, 시야가 가려지는 경우에 펌프를 사용하여 액체를 주입하면 시야가 좋아진다. 또한 활막 증식이 있는 경우에도 펌프를 사용하여 관절을 팽창시키면 시술이 용이하다. 특히 거골하 관절은 관절강이 더 좁으므로 펌프가 필요하다.

(3) 삽입구(Portal)

일반적인 삽입구는 전방 경골근건의 내측에 전내측 삽입구, 제3 비골근의 외측에 전외측 삽입구, 그리고 아킬레스건의 외측에 후외측 삽입구 등이 있다. 먼저 전내측 삽입구로 도달하는 저자도 있고 전외측 삽입구로 도달하는 저자도 있으나 큰 차이는 없다.

전내측 삽입구로 관절경을 삽입한 후 관절경의 불빛을 이용하여 천비골 신경의 외측 분지인 중간 배측 피부 신경(intermediate dorsal cutaneous nerve)을 확인하고 외측 삽입구를 만들면 신경 손상의 가능성이 적은 장점이 있다 그림 14-3.

그러나 이와 같은 방법으로 천비골 신경의 분지가 항상 보이는 것이 아니며, 피부만 절개한 후에 벌리면서 들어가면 전외측으로 먼저 들어가도 신경 손상 가능성은 낮다. 정상적인 관절의 경우에는 내측이나 외측 모두 비슷하게 쉽게 도달할 수 있으나, 비만인 환자, 반흔이 있

그림 14-3

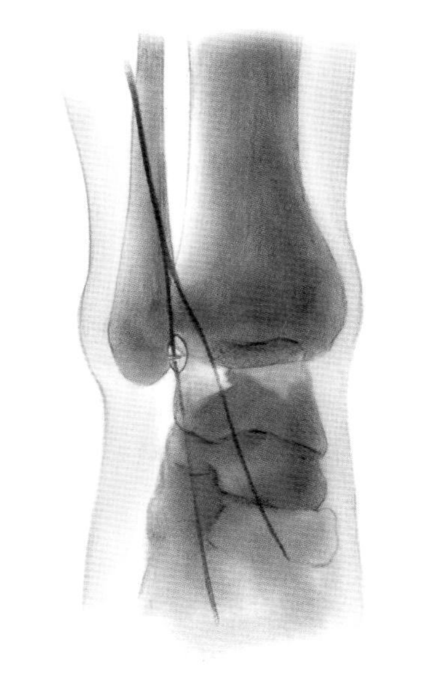

전내측으로 관절경을 삽입한 후에 관절경 불빛으로 비추어 보면 천비골 신경이 보이는 경우가 많다.

그림 14-4

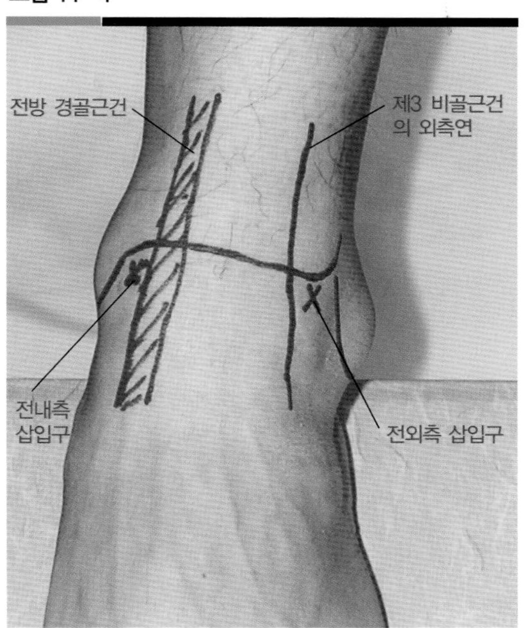

는 경우와 관절 운동이 제한된 경우에는 외측 삽입구로 도달하기가 좀 더 쉽다고 생각한다. 이때는 해부학적 구조물의 위치를 잘 알아야 한다. 처음에는 피부 위에 발목의 격자를 펜으로 그린 후에 전방 경골근건과 제3 비골근건, 천비골 신경 등이 지나가는 부위를 표시하고 삽입구를 만드는 것이 좋다그림 14-4. 외과의 끝은 내과보다 약 1.5cm 원위부에 위치하며, 약간 후방에 있다. 관절은 내과 원위단보다 약 2cm 근위부에 있다.

아킬레스건의 내측연에는 후방 경골 동맥 및 정맥, 경골 신경 등이 주행하므로 삽입구를 만들기 위험하지만 복와위에서 후방 도달을 할 경우에는 아킬레스건의 내측에 후내측 삽입구를 만든다. 아킬레스건의 외측연에는 비복 신경(sural nerve)이 있으나 족관절 부분에서는 아킬레스건으로부터 전방 1cm 정도에 위치하므로 아킬레스건의 외측연을 따라 삽입구를 만들면 신경 손상을 방지할 수 있다. 외측 삽입구는 장무지 굴곡근건과 비골근건 사이에 만든다.

가) 전외측 삽입구

발을 내번하면 대개 거골의 전외측 모서리가 만져지며 바로 그곳으로 도달하면 된다. 특히 천비골 신경의 외측 분지가 이 부위에 있으므로 주의해야 한다. 발을 내번하면 이 분지가 육안

그림 14-5

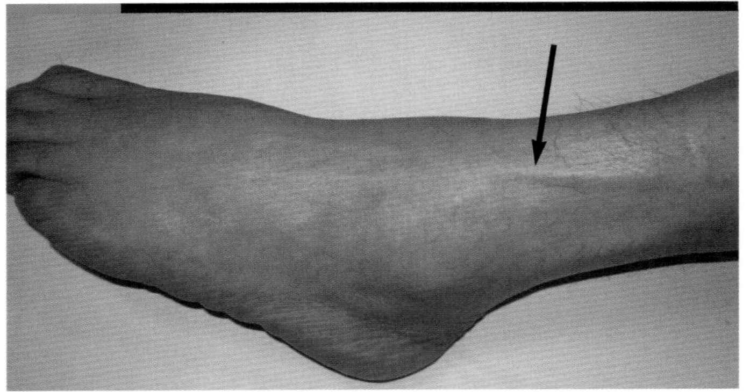

발을 내번 족저 굴곡하였더니 천비골 신경이 잘 보이는 환자 사진

으로 보이는 경우가 많다 그림 14-5. 이 신경의 바로 외측을 절개하는데 피부만 절개한 후 모기 지혈 겸자로 벌려서 관절낭에 도달한다. 천비골 신경의 손상은 삽입구를 만드는 과정뿐만 아니라 shaver나 burr 등의 기구가 관절에 들락거리는 동안, 또는 전외측의 활막 절제시에도 손상될 가능성이 높으므로 항상 주의한다.

나) 전내측 삽입구

전방 경골근건의 바로 내측에 삽입구를 만드는데 복재 신경(saphenous nerve)이 손상될 가능성이 있다. 그러나 복재 신경이 손상되더라도 신경 분포 범위가 좁으므로 별다른 증상을 호소하지 않으며, 복재 신경은 전내측 삽입구으로부터 1cm 정도 내측으로 주행하므로 손상 가능성이 낮다. 삽입구가 전방 경골근건의 내측연에서 더 내측으로 떨어진 곳에 삽입구를 만들수록 관절경을 외측으로 향하게 하려고 할 때 관절경이 내과의 전방에 부딪혀 관절경을 자유롭게 움직이기 어렵다. 외측도 마찬가지이며 가능한 한 내과와 외과로부터 간격을 두고 삽입하는 것이 좋다. 특히 골극이 있는 경우에는 관절경의 가동성이 감소하기 쉽다.

또한 경골 원위단에 골극이 있는 경우는 삽입구가 높으면, 관절경이 경골의 전방에 부딪혀 경골과 거골 사이로 들어가기 어려우므로 삽입구를 경골과 거골 사이의 관절 높이보다 낮은 곳에 만드는 것이 좋다. 경골 천장에서 내과로 이어지는 부위를 Harty notch라고 하는데, 관절 간격이 약간 넓어서 후방으로 관절경을 집어넣기 좋다.

다) 후외측 삽입구 그림 14-6

그림 14-6 후외측 삽입구

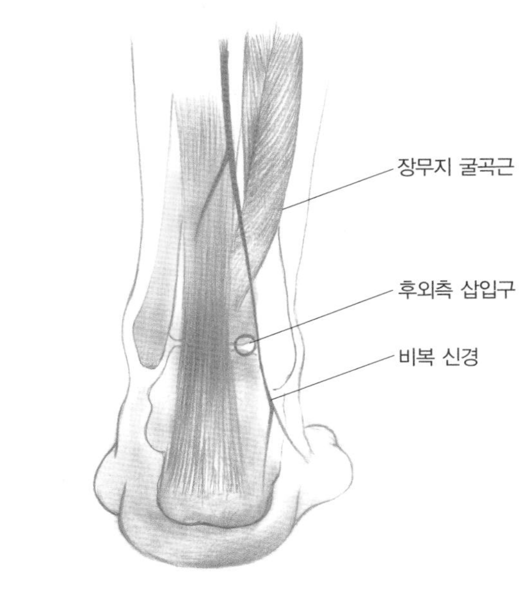

후방 관절은 전방보다 원위에 있으므로, 전방에 이미 뚫어 놓은 삽입구보다 약 5~10mm 원위부에 삽입구를 만들고 약간 상방을 향하여 들어간다. 아킬레스건의 바로 외측에 절개하고 곧은 지혈 겸자로 벌려서 비복 신경 손상을 방지한다. 가장 중요한 것은 제1 족지 또는 그보다 약간 더 내측을 향하도록 상당히 내측을 향하여 벌려 들어가야 한다는 점이다. 피부 절개 부위에서 내측을 향하지 않고 전방으로 전진하면 족관절 후외측의 후방 경비 인대들에 부딪혀서 관절 내로 들어가지 못한다. 그러나 거골 후외측의 병변을 수술할 경우에는 후방 경비 인대를 뚫고 들어갈 수도 있다. 후외측 삽입구가 반드시 필요한 경우는 후방 활막 절제가 필요한 경우인데, 화농성 관절염, 결핵성 관절염 등 염증성 관절염과 색소 융모성 활막염(pigmented villonodular synovitis) 등에서도 후외측 삽입구를 이용한 활막 절제가 필요하다. 후방에 유리체가 있는 경우에도 후외측 삽입구가 필요한 경우가 있다. 대부분은 후방에 있는 유리체를 전방으로 이동시킨 후에 관절의 전방에서 유리체를 제거하는 것이 쉽다. 관절이 상당히 유연하고 인대 손상에 의한 관절 불안정까지 동반된 경우에는 전방에서 후방으로 관절경과 기구를 삽입하여 후방 관절의 활막 절제술이나 유리체 제거가 가능하기도 하지만 아무리 유연하더라도 거골 원개의 가장 높은 부분이 관절경이나 수술 기구에 눌려서 연골이 손상되기 쉽다. 관절이 유연한 경우에는 후외측 삽입구로 관절경을 삽입한 상태에서 발목 관절의 앞부분까지 관찰

그림 14-7

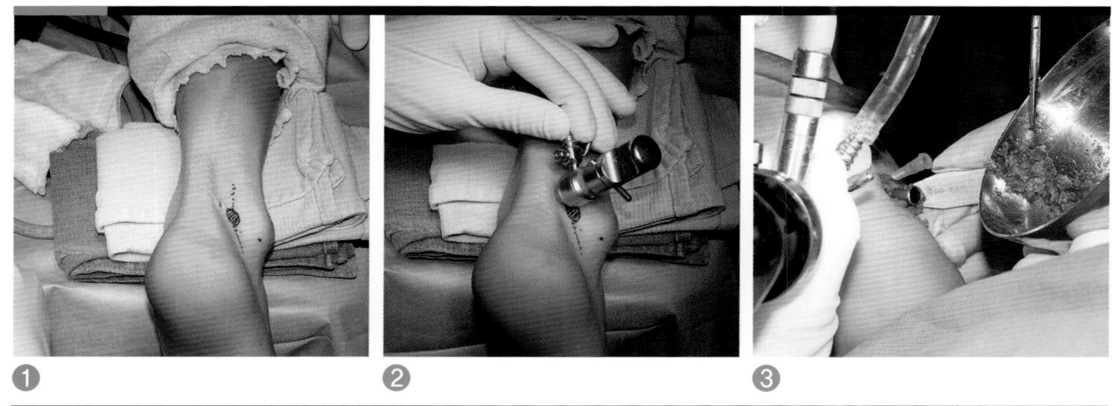

거골 후외측 낭종에 대하여 관절경하 골이식을 하는 사진. ① 복와위를 하면 발목이 저절로 배굴되는 경향이 있어서 후방 도달이 편하다. ② 먼저 후외측 삽입구로 관절에 도달한다. ③ 후내측 삽입구로 보면서 후외측 삽입구로 이식골을 넣고 있다.

할 수 있는 경우도 있으나 대개는 후방 1/2 정도를 볼 수 있다.

라) 후내측 삽입구 그림 14-7

후내측 삽입구를 사용하는 경우에는 경골 신경과 후경골 동맥 및 정맥을 손상하지 않도록 주의하여야 한다. 후내측 삽입구로 관찰하려고 할 때는 복와위(prone position)에서 하는 것이 좋다.

복와위에서는 해부학적인 위치 판단이 정확하지만 앙와위에서는 후방 구조물의 위치 판단이 부정확하여 신경 및 혈관의 손상 가능성이 있기 때문이다. 또한 복와위에서 발을 수술대 위에 걸치도록 하면 발이 저절로 배굴되므로 후방 관절이 벌어지는 효과도 있다. 그러나 복와위에서 관절경을 하면 전방을 볼 수 없으므로 전방과 후방의 병변을 동시에 관찰하고 치료할 경우에는 복와위에서 앙와위로 체위를 바꾸기 위하여 다시 수술 준비를 해야 한다는 것이 가장 큰 문제점이다.

마) 중앙 삽입구(Central Portal)

중앙 삽입구는 전방 경골건과 장무지 신전건 사이 또는 장무지 신전건과 장족지 신전건 사이에 만드는데 족배 동맥과 심부 비골 신경의 손상 가능성이 있어서 거의 사용하지 않는다. 그러나 전내측과 전외측 삽입구만으로 수술하기 어려운 경우에 사용할 수도 있는데 혈관과 신경 손상을 방지하기 위하여 모기 지혈 겸자를 이용하여 조심스럽게 벌려 들어간다.

바) 부삽입구(Accessory Portal)

전내측과 전외측에 각각 일반적인 삽입구보다 원위부에 부삽입구를 만들 수 있다. 내측에 병변이 있을 경우에 전외측으로 관절경을 삽입하고 전내측으로 기구를 삽입하여 수술하는데, 거골의 내측 관절면이나 내측 구(gutter)에 있는 병변은 전외측에서 관절경을 삽입하여 관찰하기 어렵다. 이 경우에는 70° 관절경을 이용하거나, 후외측 삽입구와 전내측 삽입구를 사용하거나, 전내측 삽입구와 부전내측 삽입구(accessory anteromedial portal)를 사용한다. 다른 예로 비골 원위단에 병변이 있는 경우에는 전외측 삽입구로 보면서 전외측 삽입구보다 원위부에 부삽입구를 만들어 기구를 삽입하여 수술한다.

(4) 기구

발목 관절에 사용하는 관절경은 길이가 짧은 것이 조작하기 용이하다. shaver는 활막, 연골을 제거할 때 사용하며, 골극을 제거할 때는 burr를 사용한다.

shaver는 앞뒤로 oscillation하여 작동시키는 경우가 많고 burr는 한 방향으로 작동시켜야 뼈가 잘 갈아지며, oscillation하면 회전 방향이 바뀔 때마다 뼈 위에서 burr가 튕겨져서 안정적으로 뼈를 갈아 낼 수 없다.

연부 조직을 제거하거나 연부 조직 내 혈관을 응고시키기 위해 전기 소작기(radiofrequency device, arthrocare)를 사용하기도 한다. 전기 소작기를 사용하는 동안 관절내 액체 온도가 상승할 수 있는데 이는 관절내 액체의 용량, 전기 소작기의 사용 시간, 관절내 액체의 유량(flow rate) 등에 의해 영향을 받을 수 있다.

족관절같이 작은 관절에서 전기 소작기를 사용할 경우에는 견관절처럼 큰 관절보다 액체의 온도가 더 쉽게 올라갈 수 있다. 45~50°C 이상에서 연골 세포의 손상이 일어나므로, 관절 내 용액의 온도를 45°C 미만으로 유지해야 한다.

Zoric 등은[51] 전기 소작기 끝에서 1, 3, 5, 10mm 위치에 탐침(probe)을 장치하여 소작기 사용시에 발생하는 열의 온도를 측정하였다. 펌프 및 흡입 장치를 사용하여 지속적으로 관절 내로 용액이 주입되는 상태를 유지하면 탐침의 거리와는 상관없이 관절 내 용액 온도가 40°C 이상 올라가지 않는다. 그러나 용액이 관절 내로 들어가지 않는 상태에서는 5초만 전기 소작기를 사용하여도 50°C를 넘는다고 보고하였다. 그러므로 열에 의한 연골 세포 손상을 방지하기 위하여 적절한 유량을 유지하여야 한다.

그림 14-8 관절경으로 관찰한 모양

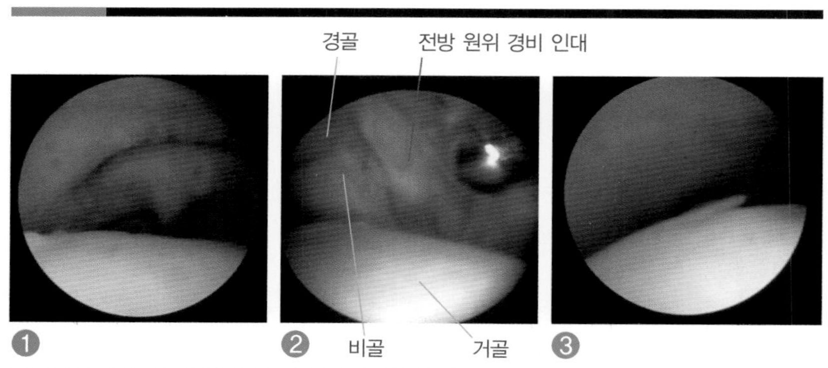

후내측(①), 전외측(②)의 관절경상, 거골 후내측의 골연골 병변(③).

(5) 진단적 족관절 관절경

Ferkel은 발목 안을 체계적으로 21곳을 관찰해야 한다고 하였는데 이를 개략적으로 정리하면 다음과 같다. 전방은 내측의 삼각 인대와 내측구, 내측 거골 원개와 경골 천장을 관찰한다. 내측 notch(notch of Harty)를 통해서 후방으로 들어갈 수 있다. 다음에 경골의 전방을 관찰하고 외측을 관찰하는데 외측의 거골, 비골 및 경골의 세 뼈가 이루는 부분을 3분 지점(trifurcation)이라고 하기도 한다 그림 14-8. 3분 지점의 전방에 전방 원위 경비 인대가 있다. 이 인대는 경골에서 비골로 향하여 가는데 관절경상 수직 띠(band)로 보인다. 관절 중앙부에서는 거골의 골연골 병변이 있는지를 잘 관찰하며, 원위 경비 관절의 활막이 정상적인가를 관찰한다. 이 부분의 활막이 증식되어 증세의 원인이 되는 경우도 있다.

후방 검사는 횡경비 인대(transverse tibiofibular ligament)와 과간 인대(intermalleolar ligament)를 관찰한다 그림 14-9. 발목 관절의 인대를 설명할 때 과간 인대에 대한 설명은 없으나 관절경상의 해부학적 소견을 설명할 때는 횡경비 인대 하방의 인대를 과간 인대라고 한다.

횡경비 인대는 경골에서 비골로 상방에서 하방으로 비스듬히 주행한다. 횡경비 인대의 바로 내측에 장무지 굴곡근건이 지나가는 관절막 주름을 볼 수 있으며 발목이 자주 손상된 경우에는 장무지 굴곡근건이 노출되어 있는 경우도 있다.

(6) 합병증

여러 가지의 경미한 합병증이 발생하며, 그 빈도는 0.5~11%까지 다양하게 보고되어 있다.

그림 14-9

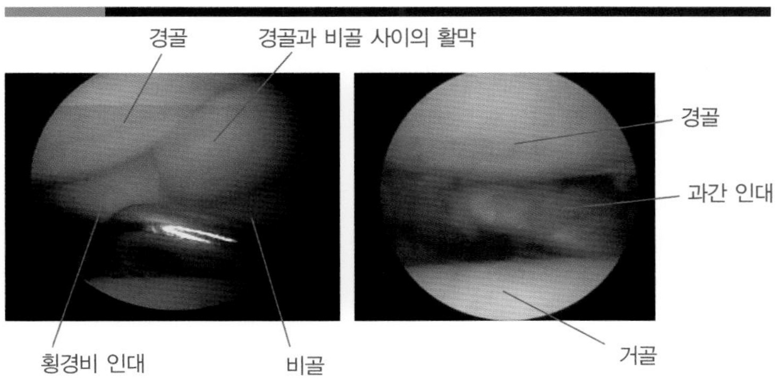

후외측에서 후방 원위 경비 인대와 횡경비 인대를 관찰할 수 있다.

가) 수술 중 합병증

① 혈관 및 신경 손상 : 신경은 특히 천비골 신경과 복재 신경(saphenous nerve)의 손상 가능성이 높다.[49] 주로 전외측 삽입구를 만드는 과정에서 천비골 신경을 다치는데, 삽입구를 만들 때 피부만 절개하고 모기 지혈 겸자로 벌리면서 관절에 도달하면 신경 손상이 발생하는 경우가 드물다.

Ucerler등은[46] 제3 비골근건(peroneus tertius)에서 천비골 신경까지 거리가 2.2mm(2.2~24.4mm)라고 하였다.

족관절 전방의 활막을 shaving하는 과정에서도 다칠 수 있으므로, 특히 관절 안으로 기구를 넣거나 관절 안에 있는 기구를 빼낼 때 shaver나 burr가 작동하지 않는 것을 확인하는 것이 중요하다.

Jang 등은[23] 관절경 수술 후 발생한 전방 경골 동맥의 가성동맥류(pseudoaneurysm)를 초음파를 이용하여 병변 부위를 확인한 후 국소 압박 요법으로 치료하였다고 보고하였다. 중앙 삽입구를 만든다면 특히 주의하여야 하며, 관절 전방의 활막을 절제할 경우에도 주의하여야 한다.

② 연골 손상 : 작은 관절경과 기구를 사용하면 연골 손상의 빈도를 감소시킬 수 있다. 전기 소작기 사용 중에는 반드시 충분한 액체가 흐르도록 하여, 낮은 온도를 유지하여야 한다. 경골 전방의 골극을 절제할 때 정상 뼈와 연골까지 과도하게 절제하는 경우도 있으므로 주의가 필요하다.

③ 건 및 인대 손상 : shaver로 과도한 활막이나 반흔 절제를 한 경우에 발생할 수 있다.

그림 14-10

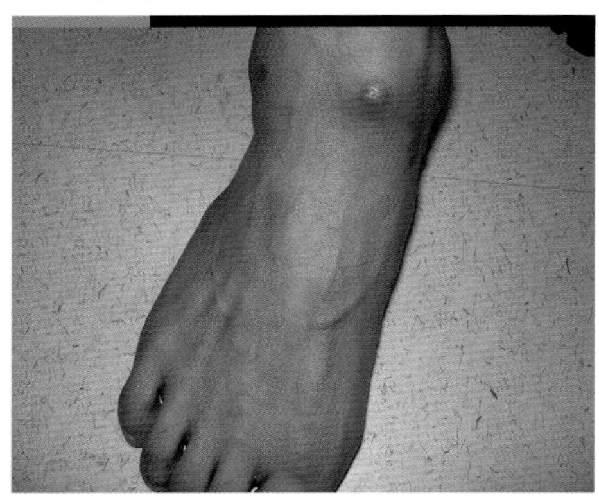

전내측 삽입구에 활막 누공이 발생하여 석고 고정 후 치유된 환자의 사진. 전내측 삽입구가 불룩한 모양.

나) 수술 후 국소 합병증

① 활막 누공(synovial fistula) : 삽입구의 치유가 늦어지고, 관절액이 고이거나 배출되는 증세가 있다 그림 14-10 . 저자는 활막 누공을 방지하기 위하여 수술 후 1주간 압박 붕대로 감고, 부목을 착용시키고 체중 부하를 금지한다. 누공이 발생하면 4~6주간 석고 고정을 하여 누공이 막히기를 기다리며, 치유되지 않고 활액이 지속적으로 유출되는 경우에는 누공을 봉합한다.

② 이외에 감염, 구획 증후군(compartment syndrome) 등의 드문 합병증이 있다.

③ 외고정 장치로 침습적 견인을 한 경우에는 핀 파손, 핀 감염, 건, 인대, 신경 등의 주변 연부 조직의 손상, 핀 삽입 부위의 피로 골절 등의 가능성이 있다.

나. 거골하 관절 관절경

대개는 지름이 2.5~2.7mm인 관절경을 사용한다. 앙와위(supine position)에서 족관절의 관절경을 할 때와 같은 위치에서 하기도 하고, 측와위나 복와위(prone position)에서 하기도 한다 그림 14-11 . 측와위에서는 발이 저절로 내번되어 외측이 벌어지는 장점이 있다. 앙와위에서 하면 환자의 위치를 바꾸지 않고 발목과 거골하 관절경을 할 수 있으나 거골하 관절경을 하기가 좀 불편하다. 복와위에서 하면 거골하 관절경과 동시에 족관절의 후방을 관찰할 수 있다. 그러나 족관절의 전방을 보기 위해서는 환자의 위치를 앙와위로 바꾸어야 한다. 측와위에

그림 14-11

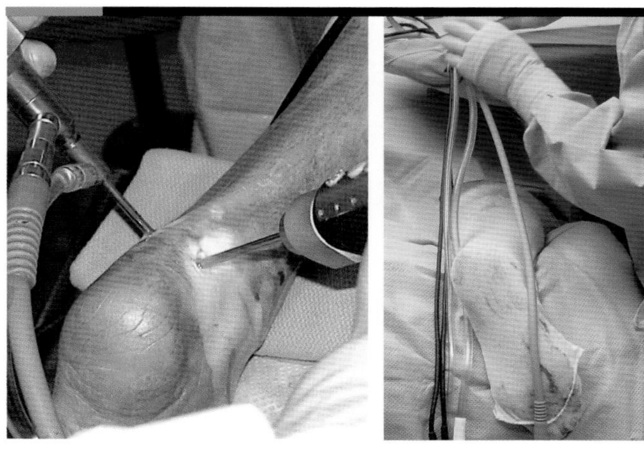

복와위에서 거골하 관절경과 발목 관절경을 하는 사진. 복와위에서 아킬레스건의 내측과 외측에 삽입구를 만들고 도달하는데, 복와위에서는 앙와위에 비하여 발목이 배굴되어 있으므로 후방을 관찰하기 용이하다. (Dr. Amendola의 증례)

그림 14-12 거골하 관절 삽입구

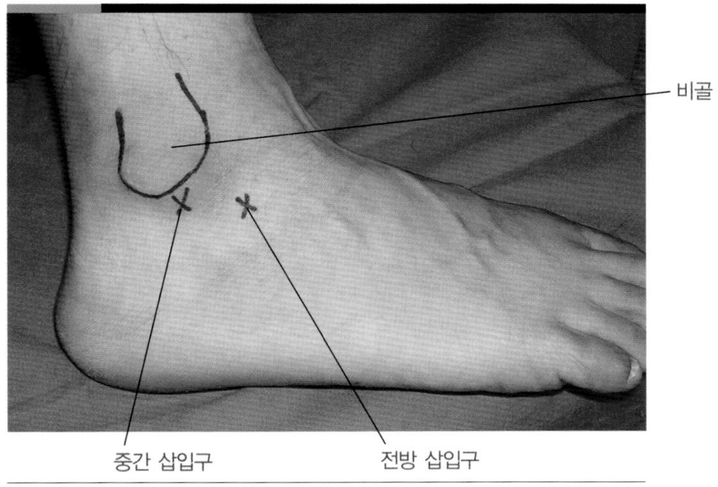

서도 족관절 관절경을 할 수가 있으나 족관절의 전방에 수술적인 조치가 필요한 경우에는 불편하다. 거골하 관절과 족관절을 동시에 관절경 검사할 때는 거골하 관절을 먼저 검사하는 것이 좋다. 한 관절에 대한 관절경을 하고 나면 주변에 부종이 생길 수가 있는데, 부종이 있는 상태에서는 거골하 관절의 삽입구를 찾기가 좀 더 어렵기 때문에 거골하 관절의 관절경을 먼저한 후에 족관절 관절경을 한다.

거골하 관절의 삽입구는 전외측(anterolateral), 중간(middle), 후외측(posterolateral), 후내측(posteromedial) 삽입구가 있으며 그림 14-12, 전외측 및 후외측 삽입구를 전방 및 후방 삽입구라고 하기도 한다. 전방 삽입구는 비골단에서 2cm 전방, 1cm 하방에 만들며, 45° 각도로 내측 후방을 향하고 약간 상방을 향하여 삽입한다. 주사침을 삽입한 후 생리 식염수를 주입하고 피부를 절개한 후 지혈 겸자로 벌려서 관절낭에 도달한다. 주사침이 관절 내에 있지 않고 관절낭 밖에 있는 상태에서 생리 식염수를 주입하면, 주입된 액체에 관절이 눌려서 관절경이 어렵기 때문에 반드시 생리 식염수를 먼저 주입해야 하는 것은 아니다. 후방 삽입구는 비골단과 같은 높이이거나 비골단보다 약간 상방에 만드는데, 족관절의 후외측 삽입구보다 5~7mm 하방이다. 족관절의 후외측 도달법과 마찬가지로 아킬레스건 외측연의 피부만 절개한 후 지혈 겸자로 벌려서 관절낭에 도달한다. 두 관절을 관찰하려고 할 때는 비골단의 상방에 7~8mm 정도를 절개하고 족관절은 절개선 중 상방에서 시작하여 상방 내측을 향하여 삽입하고, 거골하 관절은 절개선 중 하방에서 시작하여 전방을 향하여 삽입구를 만든다.

전외측 삽입구로 30° 관절경을 삽입한 후에 후방으로 전진하면 거골하 관절의 후방 관절의 후방 및 내측이 보인다. 이곳에서 장무지 굴곡근건을 싸고 있는 활막 주름(synovial fold)이 보이는데, 무지를 움직여 보면 분명히 알 수 있다. 전외측과 후외측 삽입구로 관절경과 기구를 삽입하면서 필요한 수술을 하며, 경우에 따라서 중간 삽입구를 이용한다. 중간 삽입구는 비골 원위단의 바로 앞에 만든다.

후내측 삽입구는 족관절의 후내측에 있는 경골 신경 및 후방 경골 혈관과 그 분지를 손상할 위험이 크다고 생각하여 사용하지 않는 경우가 많았으나 후내측 삽입구로 시술한 증례가 늘어 가면서 신경이나 혈관을 손상시키지 않는다고 보고되어 점차 사용이 늘고 있다. 후내측 삽입구는 아킬레스건의 내측에 만들며 내측에서 외측을 향하여 삽입한다. 먼저 후외측 삽입구를 만든 후 그곳으로 관절경을 삽입하고 아킬레스건의 내측연에서 후외측 삽입구를 통해 삽입한 관절경을 향하여 주사침을 삽입하여 관절경에 닿는 것을 확인하고 그 방향으로 삽입구를 만든다. 복와위에서는 관절경을 삽입한 후에 가장 먼저 장무지 굴곡근건을 확인하고, 장무지 굴곡근건보다 내측으로 가지 않으면 신경과 혈관의 손상을 방지할 수 있다.

삼각 부골(os trigonum)을 관절경으로 절제할 수 있다.[6] 전방 또는 중앙 삽입구로 보면서 후외측 삽입구에 기구를 삽입하여 절제할 수도 있고, 후내측과 후외측 삽입구를 이용하여 절제하기도 한다.

거골하 관절경은 활막염, 골연골 병변, 관절내 유리체, 족근동 증후군,[30] 통증성 삼각 부골, 종골 골절, 관절섬유화(arthrofibrosis)의 수술[4,31] 및 거골하 관절 유합[28] 등에 사용한다.

다. 기타 관절경

(1) 제1 중족 족지 관절 관절경

제1 중족 족지 관절 관절경의 적응증은 중족 족지 관절의 조기 퇴행성 관절염, 만성 통증, 만성 부종, 연골 연화증, 중족 골두의 골연골 병변, 관절 잠김(locking), 유리체, 활막염, 통풍성 관절염 등이다.

장무지 신전근건의 내측과 외측에 각각 배부 내측 및 배부 외측 삽입구를 만든다. 이외에 내측 중앙선(midline)에 내측 삽입구를 만들 수 있다 그림 14-13. 여러 저자들에 의해 양호한 수술 결과들이 보고되고 있지만 피부 신경 손상, 의인성 연골 손상, 기구의 파손, 국소 허혈, 감염, 수술 후 지속되는 부종, 통증 및 관절 강직 및 복합 통증 증후군 등이 발생할 수 있으므로 주의를 요한다.[10)]

그림 14-13 제1 중족 족지 관절의 관절경

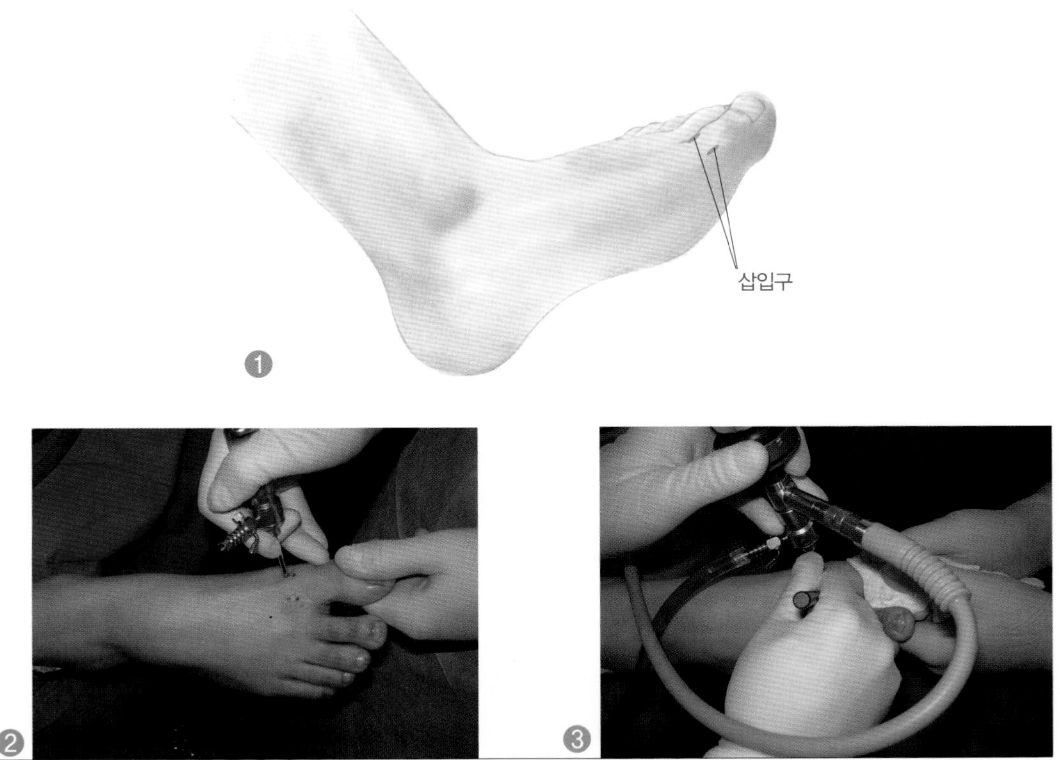

① 제1 중족 족지 관절의 삽입구. ② 장무지 신전근건의 내측과 외측에 삽입구를 만들고 있는 사진. ③ 발가락을 당기면서 관절경 수술을 하는 사진.

그림 14-14 후방 경골근건 내시경시 삽입구

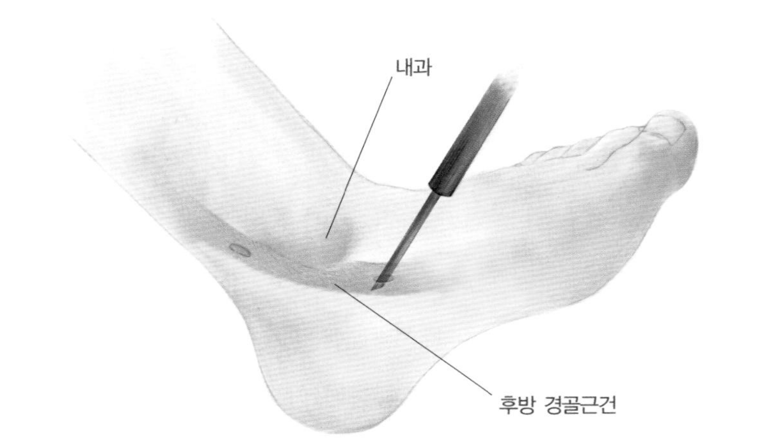

(2) 내시경적 족저 근막 절개술(Endoscopic Plantar Fascia Release)

비수술적인 방법으로 치료되지 않는 족저 근막염에 대하여 내시경하에서 족저 근막의 내측 1/2~3/4을 절개하는 방법이다. 가장 큰 합병증은 외측 족저 신경(lateral plantar nerve)을 절단하는 것이다. 족관절 중립인 상태에서 족관절 내과의 후연을 발바닥으로 연장하여 그 곳에 삽입구를 만들면 외측 족저 신경의 후방이며, 피하 조직의 바로 아래의 팽팽한 근막을 확인하여 절개하면 신경을 손상하지 않는다. 대체적으로 개방하여 근막을 일부 절개한 결과와 비슷한 결과를 보고하고 있다.

족저 근막이 종골의 내측 결절에 부착하는 부위에 압통이 있어야 하고, 국소 마취제를 주입하여 증세가 없어져야 하며, 근전도 검사와 혈액 검사상 다른 원인에 의한 뒤꿈치 통증이 아니라는 것을 확인한 후 수술을 한다.

(3) 건 내시경(Tendoscopy, tendon sheath endoscopy) 그림 14-14

후방 경골근건, 비골근건, 아킬레스건, 전방 경골근건 및 장무지 굴곡근건 등에 내시경을 삽입하여 진단하고 활막 절제 등의 간단한 수술을 한다. 1.9mm 또는 2.7mm 내시경을 사용한다.

저자는 건 내시경의 적응증이 아주 드물다고 생각한다. 활막 절제만을 해야 할 질환이 드물기 때문이고, 건 봉합과 같은 활막 절제보다 더 큰 수술을 한다면 개방성 수술을 하는 것이 더 좋다고 생각한다.

가) 후방 경골근건

근위 삽입구와 원위 삽입구를 이용한다. 근위 삽입구는 내과의 1.5~2cm 근위부에 만들고 원위 삽입구는 내과의 1.5~2cm 원위부에 만들며 후방 경골근건의 부착부에서부터 내과의 6cm 근위부까지 건을 관찰할 수 있다.

나) 비골근건

근위 삽입구는 외과의 2~2.5cm 근위부이고 원위 삽입구는 외과의 1.5~2.0cm 원위부이다. 먼저 원위 삽입구를 만들고 이곳으로 관절경을 삽입한다.

다) 아킬레스건

최근에 여러 저자들이 아킬레스건 및 후종골 점액낭, 하글룬드 변형 등을 내시경을 후방으로 삽입하여 치료하려는 시도를 하고 있다. 개방성 수술이 수술도 간편하고 연부 조직 손상이 적지만, 점차 경험이 쌓이면 관절경의 활용도가 높아질 가능성이 있다. 특히 하글룬드 변형은 내시경을 이용하여 절제할 경우에 얼마나 절제하였는지 알기 어렵기 때문에 C-arm 영상 증폭기를 사용하여야 하는데 개방하여 수술하면 쉽게 알 수 있다.

라) 장무지 굴곡근건

장무지 굴곡근건 활막염을 내시경을 사용하여 치료하기도 한다. 그러나 통증성 삼각 부골이 없이 족관절에서 종골의 재거돌기까지 협착성 건초염이 있을 때는 건막을 길게 절개하여야 하므로 관절경보다 개방성 치료가 좋다. 또한 장무지 굴곡근건에 대한 내시경 수술 후 외측 족저 신경의 손상이 보고되어 있어 주의를 요한다.[33]

라. 관절경적 진단 및 치료의 적응증

족관절과 거골하 관절의 증세를 일으키는 다양한 질환들이 있는데, 특히 방사선상 잘 보이지 않는 여러 가지 병변에서 관절경이 진단과 치료에 중요한 역할을 한다. 발목의 만성 불안정성을 수술할 때도 관절경 검사를 하여 관절 내 이상 소견을 검사하는 것이 좋다고 한

다.[8,37,45] 단순한 만성 불안정성보다 관절 내 병변이 있으면 예후가 불량하다.[20]

발목의 충돌 증후군이란 연부 조직이 경골과 거골 사이에 끼어들어가거나 전방 경비 인대의 하방 부분이 거골의 전외측과 충돌하는 연부 조직 충돌 증후군이 있고, 경골과 거골에 발생한 골극에 의한 골성 전방 충돌 증후군이 있다.

(1) 거골의 숨은 병변(Occult Lesions of the Talus)

특별한 원인 없이 통증이 있는 경우에 다음과 같은 여러 가지 질환을 의심해 보아야 하며, 종양이 아닌 경우에는 관절경 검사의 적응증이 된다.

거골에는 다양한 종양이 발생하는데 유골종(osteoid osteoma), 호산성 육아종(eosinophilic granuloma), 색소 융모 결절성 활막염(pigmented villonodular synovitis), 단순 골낭종 등도 만성적인 족관절 증세를 일으키는 원인이 된다. 외측 돌기, 후방 돌기 등의 견열 골절도 만성적인 통증을 유발할 수 있다. 골절이 의심되는 경우에는 골 주사 검사와 전산화 단층 촬영이 진단에 도움이 된다.[4]

(2) 족근동 증후군(Sinus Tarsi Syndrome)

족관절 염좌 후에 족근동의 통증이 지속되는 경우를 족근동 증후군이라고 하는데 그 원인에 대하여는 여러 가지의 주장이 있다. 거골하 관절의 인대 손상 및 불안정성, 족근동에 분포하는 신경의 손상에 의한 고유 수용 감각의 이상, 단족지 신근의 손상, 또는 외번시에 종골과 거골 외측 돌기 사이의 충돌 등 여러 가지의 원인이 주장되고 있다. 대부분은 족관절의 질환이거나 비골과 종골의 충돌, 또는 거골과 종골의 충돌, 그리고 거골과 종골 간 인대 손상이 원인이라고 생각한다.

이와 같은 질환들은 구분하기 어려우므로 뚜렷한 원인을 알 수 없고 족근동에 국소 마취제를 주사하여 증세가 소실되는 경우에 족근동 증후군이라고 진단한다.

골 주사 검사, 거골하 관절의 관절 조영술, 자기 공명 영상, 관절경 등이 진단에 이용된다. 정상적인 거골하 관절의 관절 조영술상에는 거종 골간 인대와 경부 인대(cervical ligament) 부위에 미세한 와(recess)가 있는데, 미세한 와가 보이지 않으면 이상 소견이라고 하지만 실제로 관절 조영술은 많이 사용되지 않는다. 자기 공명 영상에서 섬유화, 만성 활막염, 비특이성 염증 변화, 활액 낭종(synovial cyst) 등의 다양한 소견이 있을 수 있다. 거골하 관절에 인접한

그림 14-15

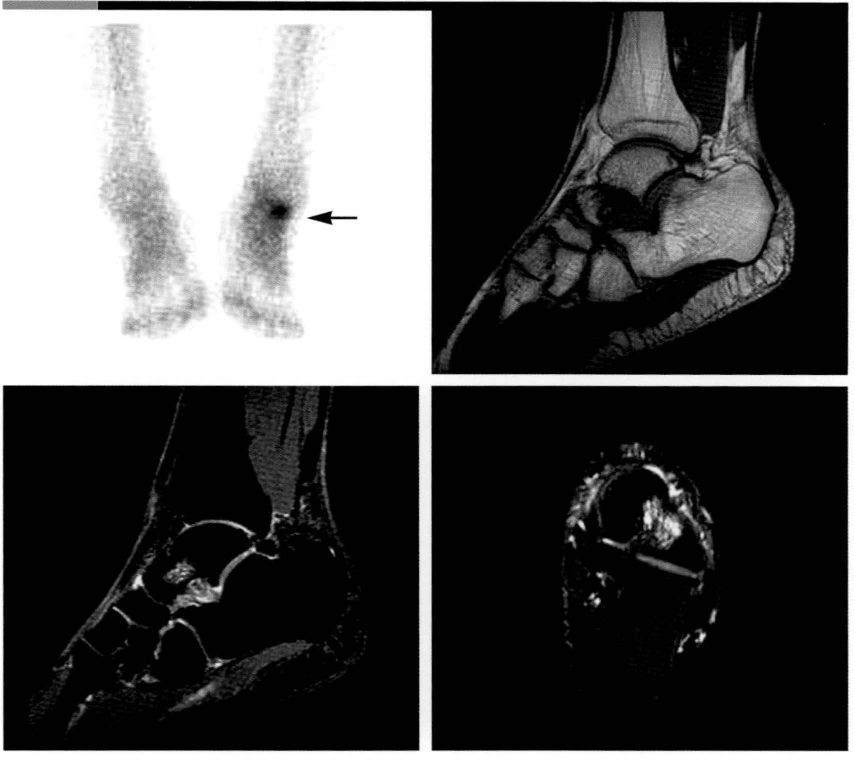

족근동 부분에 열소가 있고 MRI 검사상 거골 경부에 신호 강도의 변화가 있다. 조직 검사상 골괴사의 소견이 관찰되었다.

거골이나 종골의 골연골 병변이나 무혈성 괴사가 있는 경우도 있다 그림 14-15 . MRI를 하면 경부 인대 파열, 족근동 지방 변성, 활막 비후를 진단하는데 도움이 된다는 보고가 있다.[8] 거골하 관절의 관절경 검사상 활막염, 골간 인대 파열 등의 다양한 병변이 관찰된다. 국소 마취제와 스테로이드를 주사하여 증세가 완화되기도 하며, 이러한 방법으로 호전되지 않고 증세가 재발하는 경우에는 수술을 고려한다. 어떤 방법으로도 진단이 불분명한 경우에는 족근동 부위의 연부 조직을 절제하기도 하였으나 현재는 이런 수술을 하는 경우가 드물다. 아직도 족근동 부위 통증의 원인을 잘 알 수 없는 경우가 많으므로 여러 가지 가능성에 대하여 검토한 후, MRI를 하여서 원인을 찾아본다.

족관절의 불안정성 편에 언급한 거골하 관절이나 종입방 관절의 불안정성, 하방 신전건 지대 파열에 의한 불안정성 등도 가능성이 있다. 특별한 원인이 없다면 발목 주변의 근력과 고유 수용 감각을 증진하는 재활 운동과 1~2회 정도 국소 스테로이드 주사를 할 수 있을 것이다. 그 후에도 호전되지 않는다면 관절경 검사와 수술의 적응증이라고 생각하지만 관절경상

그림 14-16

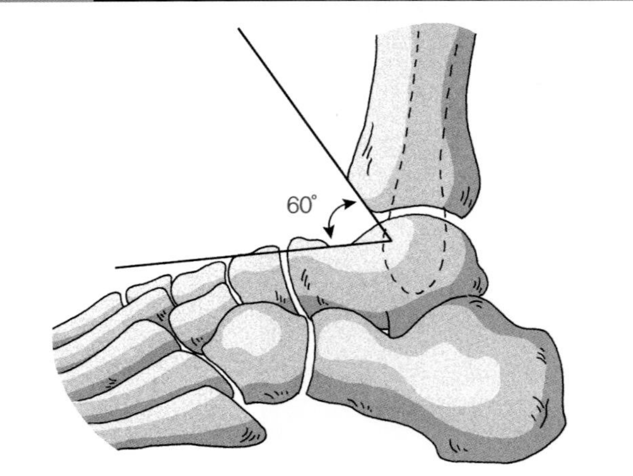

정상에서는 발목 관절의 전방이 60° 정도 벌어져 있다.

에서도 뚜렷한 이상 소견이 없을 가능성에 대하여 수술 전에 환자와 충분히 상담하여야 한다.

(3) 골성 전방 충돌 증후군(Anterior Bony Impingement Syndrome)

경골 천장의 전방 또는 그에 상응하는 거골의 배부에서 골극이 자라나서, 족관절 배굴시에 충돌 증세가 발생하는 질환이다.

가) 발생 기전 및 분류

직접 또는 간접 충격이 반복적으로 가해져서 골극이 발생한다. 축구 선수들은 발을 족저 굴곡한 상태에서 족관절 전방에 직접적인 충격이 가해져서 발생할 가능성이 높다. 과도한 족저 굴곡을 하거나 강한 회전력에 노출되는 운동선수들에게 흔한 소견이다. 그러나 운동선수가 아니라도 재발성 발목 염좌의 병력이 있는 경우에 골극이 관찰되는 경우도 흔하다. 강한 족배 굴곡시에 거골 경부와 경골 원위단이 마주쳐서 골막하 출혈과 골극이 발생하며, 이러한 손상이 반복되면 골극이 점차 커진다. 발목을 과도하게 배굴하면 통증이 나타난다. 정상인의 경우 발목 관절 전방에 경골과 거골 사이가 60° 정도의 각을 이루고 있는데 골극이 발생하면 이 각도가 감소하고 배굴이 제한된다 그림 14-16.

McDermott는 크기와 발생 부위에 따라서 다음과 같이 구분하였다 그림 14-17.

1) 1형은 방사선 소견상 3mm 이하의 골극이 있는 활막의 충돌 증후군이고 배굴하면 활막

그림 14-17

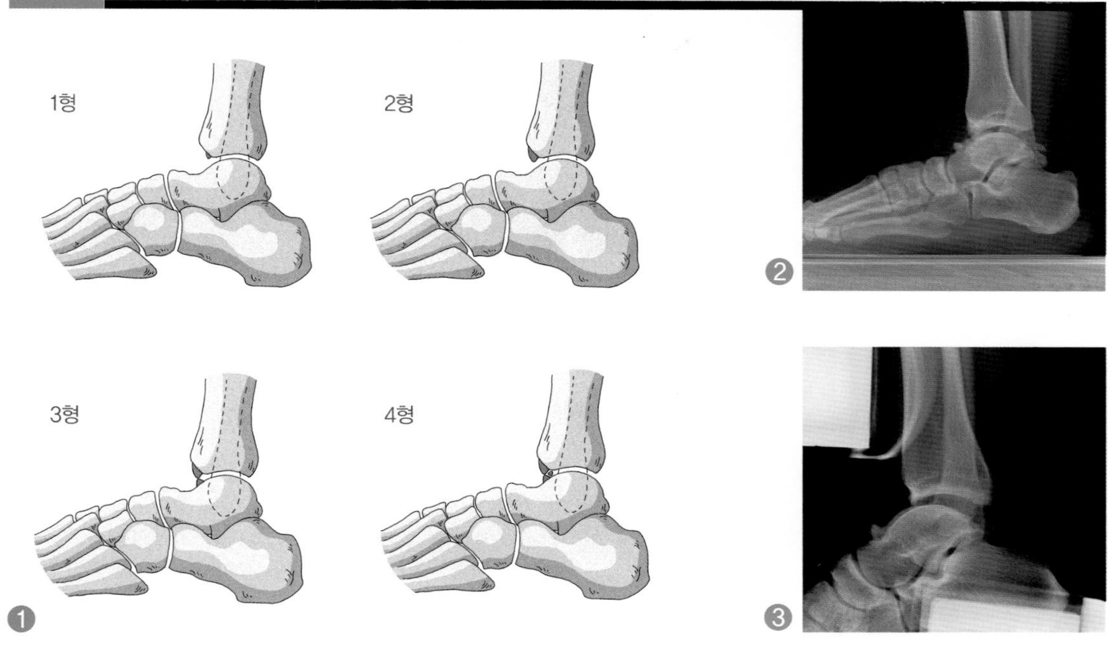

골극의 분류(①), 경골 및 거골측에 골극이 있으며(②), 전방 당김 검사상 불안정성이 있고 경골측 골극에 의하여 거골측의 연골이 손상될 가능성이 있음을 알 수 있다(③).

이 거골과 경골 사이에 끼어들면서 증세를 일으킨다. 2) 2형은 골극이 3mm 이상이고 거골의 변화가 없는 상태이다. 3) 3형은 경골의 골극이 크고, 골편이 있을 수도 있으며 거골에도 골극이 있다. 4) 4형은 경골과 거골 사이에 광범위한 관절염이 있는 경우를 말한다.

저자의 연구에[35] 의하면 경골의 골극이 3mm 이상인데, 거골에는 골극이 없는 Mcdermott 2형은 거의 없다. 또한 4형은 충돌 증후군이 아니라 퇴행성 관절염이다. McDermott 분류는 족관절의 측면 방사선상에서의 소견을 근거로 하였는데, 거골의 골극은 측면상보다는 발을 약간 내측으로 회전한 족관절 격자상이나 사면상에서 잘 보이기 때문에 실제로는 거골의 골극이 있지만 경골에만 골극이 있는 것으로 잘못 판단하기 쉽다. 그러므로 실제로는 경골에 작은 골극만 있는 1형과 경골과 거골에 골극이 있는 3형의 두 군으로 구분할 수 있다.

골극이 증세의 원인인지를 좀 더 확인하기 위하여 골 주사 검사를 하기도 하는데, 골극 부분에 흡수가 증가되어 있다고 해서 반드시 절제해야 하는 것은 아니므로 골 주사 검사가 치료 방법을 결정할 때 큰 도움이 되는 것은 아니다. 골극은 어느 곳이나 발생할 수 있지만 주로 전

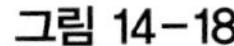

그림 14-18

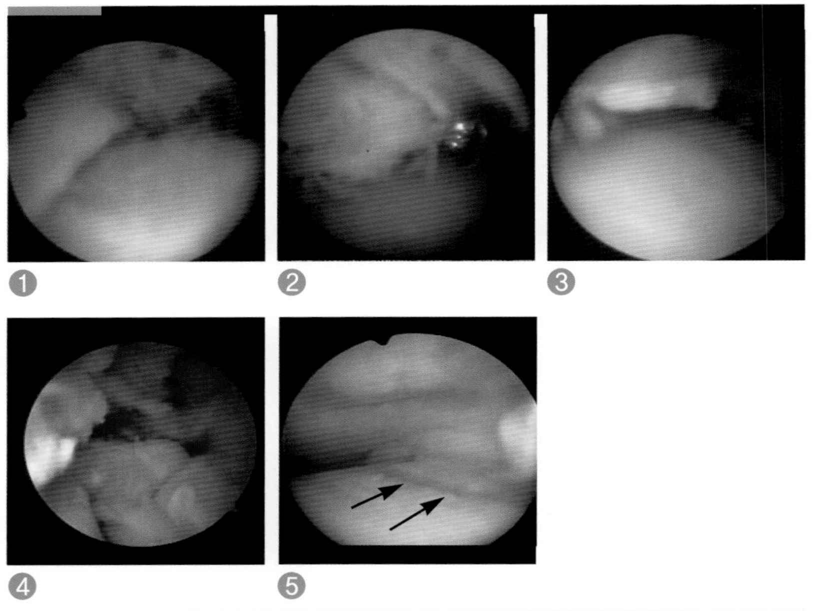

경골측의 골극을(①) burr를 이용하여 갈아 내어(②) 정상적인 연골이 나오도록 한다(③). 경골측과 거골측에 골극이 있는 증례(④), 거골 관절면에 경골 골극에 의하여 종방향으로 연골이 갈려서 패인 모양을 볼 수 있다(⑤).

내측의 충돌 증상이 흔하고 가장 먼저 발생한다.

나) 치료

3개월 이상 비수술적인 치료에 반응하지 않는 경우에는 수술하는 것이 일반적이지만 경골의 골극이나 골극에서 분리된 유리체가 연골을 손상할 가능성이 높다면 조기에 수술하는 것이 좋다 그림 14-18. 그러나 골극이 연골 손상을 일으키고 있는지를 알 수 있는 방법이 없으므로 비수술적 치료로 호전되지 않거나, 경골에서 발생한 골극이 큰 경우에는 수술하는 것이 일반적인 치료 지침이다. 특히 족관절의 불안정성과 골극이 동반된 경우에는 거골이 정상 범위보다 전방으로 전위되면서 골극과 마주쳐 연골 손상을 입을 가능성이 높으므로 조기에 골극 절제 및 인대 재건술을 하는 것이 좋다. 그러나 골극이 있더라도 전혀 증세 없이 정상 활동이 가능한 경우도 있으므로 증세가 없는 경우에도 절제하여야 하는 것은 아니다. 저자의 연구에 의하면 골극의 크기가 클수록 연골 손상의 가능성이 높으므로 측면상에서 5mm 이상의 골극이 있을 때는 조기에 수술을 하여야 할 가능성도 높다.[35)]

비수술적 치료에는 과격한 운동의 중지, 뒤꿈치를 1~3cm 높임, 비스테로이드성 소염 진

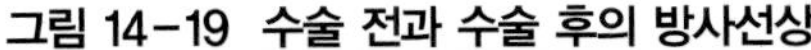

그림 14-19 수술 전과 수술 후의 방사선상

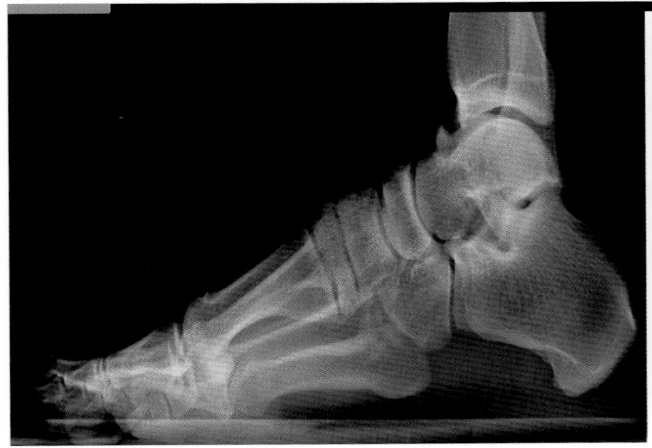

수술 전

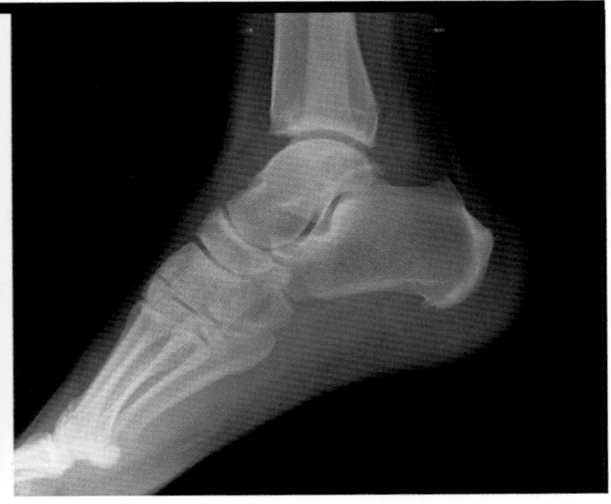

수술 후

통제 사용 등이 있으며 스테로이드를 관절 내에 주사하는 방법을 사용하기도 한다.

Scranton과 McDermott는[39] 거골의 골극은 절제하지 않아도 문제가 없다고 하였으나, 저자는 거골의 골극이 아주 작고 내과와 충돌하지 않으면 절제할 필요가 없으나 거골의 골극이 큰 경우에는 절제하여야 한다고 생각한다.

거골의 골극은 내과와 충돌하는 부위에 주로 발생하므로 거골의 골극을 절제하지 않으면 내과와 충돌하여 발생하는 증세를 치료하지 못한다. 거골의 골극과 상응하는 부위의 내과에도 골극이 있는 경우에는 양측의 골극을 동시에 절제하는 것이 좋다. 경골측의 골극은 쉽게 노출되지만, 거골측에서는 골극의 바로 원위부에 활막이 증식하여 분명하게 노출되지 않는 경우가 있는데 족관절을 배굴하면 더 잘 보인다. 개방성 수술로도 결과가 좋다는 보고와 관절경적 수술 후에 회복 기간이 짧다는 보고들이 있다. 그러나 관절경하에서 골극이 충돌하지 않고 충분히 운동이 가능할 정도로 절제하여도 방사선상에서는 부족한 경우가 많으며 골극이 재발할 가능성이 있으므로 관절경하에서 절제할 경우에는 영상 증폭기로 확인하고 충분히 절제하는 것이 좋다 그림 14-19.

저자의 경험으로는 개방성 절제를 하는가 또는 관절경하 절제를 하는가가 중요한 것이 아니고, 적절하고 충분하게 절제하였는가 하는 점이 가장 중요하다. 충분한 절제가 과도한 절제를 의미하는 것은 아니며, 경골측 골극을 너무 많이 절제하면 정상 관절면을 침범할 수 있으므로 주의한다. 개방성 절제를 하더라도 골극을 충분히 절제한 경우에는 조기에 일상 활동 및 운동 복귀가 가능하다.

골극은 관절면 쪽에 정상 연골이 없으므로 골극을 burr를 이용하여 갈아 가면서 정상적인 두꺼운 연골이 나타나는 곳까지 절제하는 것이 좋다. 그러나 정상 연골인지 골극인지 알기 어려운 경우들도 있으므로 특히 경골측의 골극을 절제할 때 정상 연골을 포함하여 절제하지 않도록 주의하여야 한다. 관절 전방 활막 절제시에는 신경과 혈관을 손상할 가능성이 있으며 활막 절제 후에는 반흔이 생겨서 증상을 일으킬 수도 있으므로, 관절 전방의 활막이 감입되지 않는 경우에는 과도한 절제를 하지 않도록 주의한다.

다) 수술 기법[39]

① 개방성 수술

증세와 방사선 소견에 따라 전내측 도달법이나 전외측 도달법을 이용하는데 전내측 도달법은 전방 경골근건의 내측으로 절개하여 도달하며, 전외측 도달법은 장족지 신전건의 외측으로 절개한 후 도달한다. 5~7mm의 절골도를 사용하여 절제한다. 관절 연골 손상을 방지하기 위하여 관절면에 얇은 Freer 골막 거상기를 넣고 골극을 절제하면 안전하다. 저자는 주로 내측 도달법으로 관절을 개방하고 경골과 거골의 골극을 절제한다.

② 관절경적 방법

보통의 삽입구로 관절경을 넣으면 관절경이 골극의 위에 놓여서 관절 내로 들어가지 못하고, 뼈와 증식된 활막만 보이고 관절면을 찾지 못하는 경우가 있다. 경골과 거골 사이의 관절을 확인하여야 수술을 진행할 수 있으므로 골극이 없을 때보다 2~3mm 낮게 삽입하는 것이 좋다.

관절경하에서 5~7mm의 절골도를 삽입하여 골극을 절제하기도 하지만 burr를 이용하는 경우가 많다. 관절경하에서는 어디까지 비정상적인 골극인가를 알기 어려워서 정상 뼈와 연골을 갈아 내는 경우가 있다 그림 14-20.

수술 후 뼈의 출혈을 감소시키기 위하여 bone wax를 바르거나 전기 소작을 하기도 한다. 관절경을 전외측 삽입구뿐만 아니라 전내측 입구로도 삽입하여 골극을 완전히 제거하였는지를 확인하고, 관절 내 유리체가 있는지 확인한다. 수술 후 1주 경과하여 체중 부하를 허용하며, 3주 정도 후에는 정상적인 보행 및 조깅이 가능하게 된다. burr를 반드시 한 방향으로 계속 돌아가도록 하여야 안정적으로 뼈를 제거할 수 있다. 골극 절제 후에 재발할 가능성을 감

그림 14-20

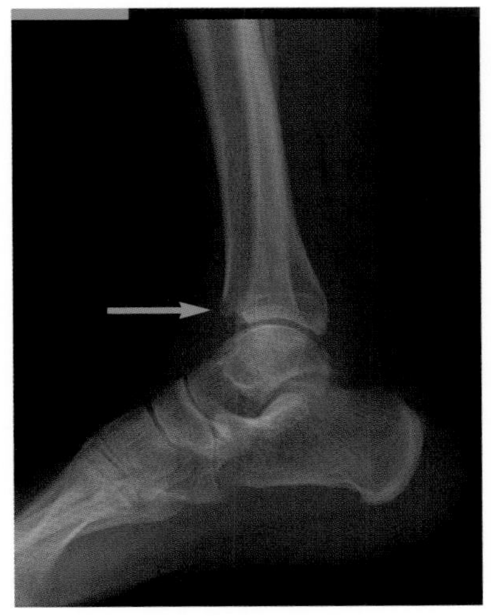

경골 전방의 골극을 과다하게 절제하여 측면상에서 정상 관절면이 일부 갈려져 나간 것을 볼 수 있다.

그림 14-21

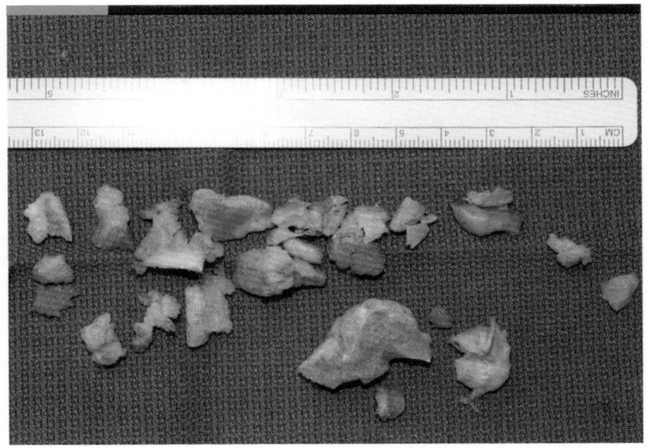

골극이 심한 환자의 한쪽 발목에서 절제한 골극들.

소시키기 위하여 절제면을 소작하는 방법을 사용하기도 한다.

골극 절제와 동시에 족관절 외측 인대 재건을 하는 경우에는, 관절경으로 골극을 절제하고 나면 주변에 부종이 생겨서 인대를 노출시키고 봉합하기 어려운 경우가 있다. 이때는 미리 외과에 절개를 하여 인대를 노출시켜 놓은 후에 관절경을 하면 좋다. 관절경에 숙달되지 않은 경우에는 경골과 거골의 골극을 모두 관절경적으로 제거하고 인대를 재건하려면 지혈대 시간 내에(1시간 30분) 하기가 어렵다. 지혈대 시간을 넘기면 지혈대를 풀고 하거나 기다렸다가 다시 지혈대를 감아야 하는데 관절경 후 부종이 있는 상태에서 지혈대를 풀고 인대 재건을 하기가 쉽지 않다. 이런 경우에는 관절경 검사를 하여 연골 상태와 관절 내 유리체가 있는지를 확인한 후에 외측 절개를 약간 전방으로 연장하여 관절을 개방한 후 경골의 골극 절제와 인대 재건술을 할 수도 있다. 거골 골극의 절제도 필요하면 내측에 별도로 절개한다. 내, 외측에 광범위한 골극이 있는 경우에는 CT를 면밀히 관찰하여 거골하 관절의 운동 제한이 있을 만한 원인을 찾아봐야 한다 그림 14-21.

(4) 연부 조직 전방 충돌 증후군(Anterior Soft Tissue Impingement Syndrome)

전방 충돌 증후군 중 뼈에 의한 충돌은 경골과 거골의 골극에 의한 것이며, 이외에 두 가지의 다른 원인에 의한 연부 조직 충돌 증후군이 있다. 한 가지는 전외측의 인대 또는 활막이

그림 14-22

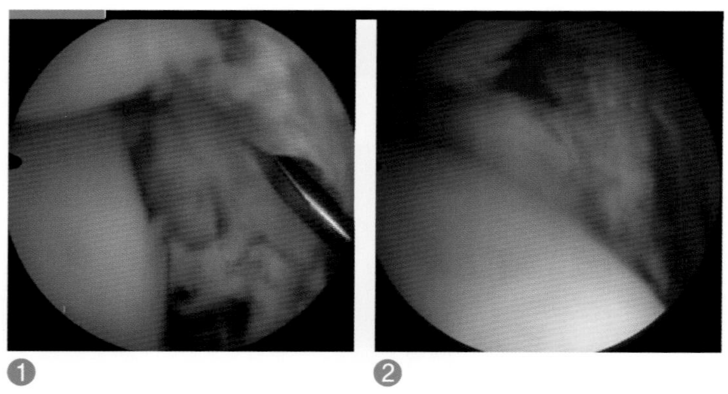

전외측에 연부 조직이 가득 차 있는데(①) 제거하고 나서 외과의 내측 관절면과 원위 경비 인대가 보인다(②).

파열된 후 반흔이 발생하거나 활막염에 의하여 증식된 활막이 경골과 거골 사이에 끼어 들어가면서 증세를 일으키는 것이며, 거골과 연부 조직이 충돌하는 부위에서 연골 연화 소견이 있다그림 14-22.[15] 다른 한 가지는 Bassett 등이[1] 보고한 전방 경비 인대의 하방 부분이 거골의 전외측과 충돌하는 것이다그림 14-23.

이 경우에는 거골 연골이 인대에 의하여 깎인 소견을 볼 수 있다. 족관절 염좌에 의하여 전방 경비 인대가 파열되어 불안정성이 발생하면 거골이 약간 전방으로 전위되면서 충돌이 발생하게 된다.

두 가지 연부 조직 충돌이 모두 족관절 염좌 후에 발생하는 경우가 흔하며 족관절의 불안정성이 동반된 경우에 불안정성을 치료하지 않고 연부 조직만 제거한 경우에는 수술 후 증세가 재발할 가능성이 있다.

가) 임상 소견

발목의 전방 통증을 호소하며 전외측에 국한된 통증, 또는 정확히 위치를 알 수 없는 통증을 호소한다. 관절 운동시에 딸깍하는 소리가 들리는 경우도 있으며, 발목 관절 전외측에 압통이 있다. 그러나 압통의 위치나 통증의 정도가 충돌 증후군에만 특징적이라고 할 만한 것은 아니며 다른 질환에서도 이 부위의 통증이 있다. 감별 진단으로 족관절 불안정성에 의한 만성 통증, 골연골 병변, 비골하 부골, 비골건 파열, 비골건의 아탈구 또는 탈구, 족근 유합, 거골하 관절 병변, 퇴행성 관절염 등이 있다.

그림 14-23

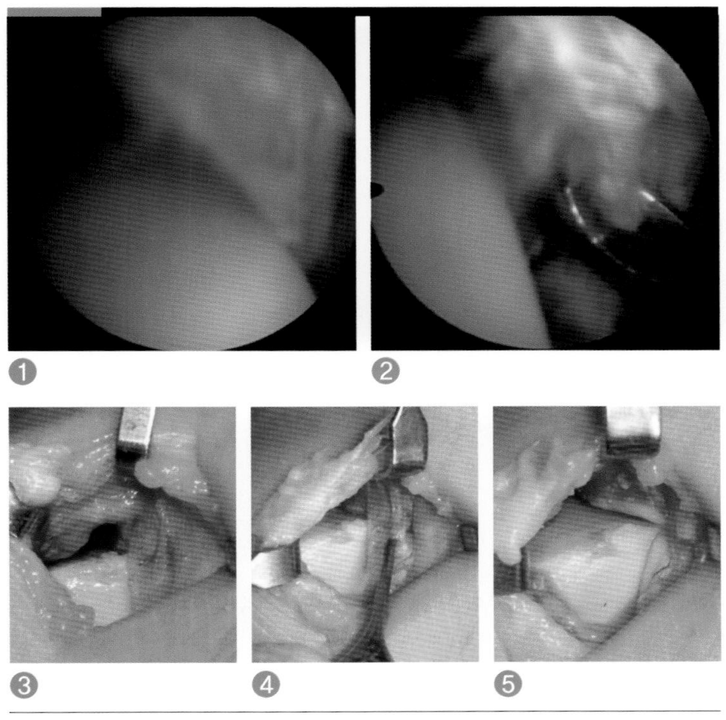

① 원위 경비 인대가 거골과 충돌하는 모양. ② 관절경하에서 가위로 인대를 끊고 절제한다. ③ 관절을 개방한 증례인데 원위 경비 인대와 거골의 관절면이 충돌하여 거골의 관절면이 일부 패인 소견이 보인다. ④ 원위 경비 인대 중 충돌의 원인이 되는 부분을 약 5mm 폭으로 절제하는 모양. ⑤ 절제 후에 관절면의 손상이 뚜렷하며 충돌이 일어나지 않음을 알 수 있다.

나) 영상 진단

단순 방사선 검사상 특이 소견이 없으며 관절경 검사로 진단한다. MRI에서 족관절 전외측 부위에 인대 손상 및 비정상적인 관절 내 연부 조직 병변을 관찰할 수 있다.[16] 그러나 MRI 소견만으로 증상이 발생할 만한 심한 연부 조직 충돌이 있는지를 판단하기 어렵다. 관절 내에 조영제를 주사하여 MRI 검사를 하는 방법과 혈관 내에 조영제를 주사하여 MRI를 하는 방법 등에 의하여 진단율을 높일 수 있다는 보고들이 있지만, 조영제에 의한 부작용 가능성과 침습적이라는 문제점이 있다.

다) 관절경 소견 및 수술

관절경으로 보면서 발목을 족배 굴곡하면 경골과 거골 사이에 활막과 반흔이 끼어들어가는 것을 관찰할 수 있으며, 해당 부위의 거골 원개에 연골 연화 소견이 보인다. 인대처럼 보이

그림 14-24

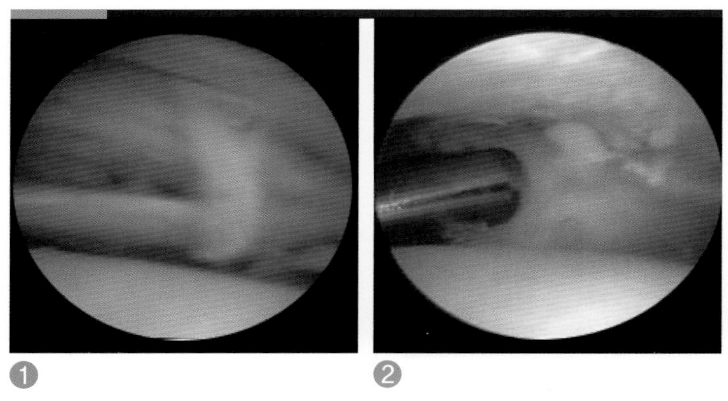

외과 골절 후 관절 내에 띠 모양의 반흔이 발생한 증례(①), 절제 후에 외과의 내측 관절면이 노출되었다(②).

는 섬유 조직의 띠(fibrous tissue band)가 있는 경우도 있다 그림 14-24. 수술 후에는 압박 드레싱을 하고 증세가 호전되는 정도에 따라서 체중 부하를 점차 허용하며 7일 후에는 압박 붕대를 제거한다. 골연골 병변 또는 원위 경비 인대 결합 손상이 동반되어 있거나, 관절경 수술 후에 다시 족관절의 내번 손상을 입을 경우 수술 후 결과가 나쁠 가능성이 있다.[47]

(5) 후방 충돌 증후군(Posterior Impingement Syndrome)

후방 거비 인대 또는 후방 경비 인대의 손상 후에 발생하는 연부 조직 충돌 증후군과 골성 후방 충돌 증후군이 있다. 연부 조직에 의한 후방 충돌 증후군은 전방 삽입구로는 치료가 어려운 경우가 많으며 후외측 삽입구를 통하여 관찰한 후에 비후된 활막 및 반흔을 제거한다.

골성 후방 충돌 증후군

삼각 부골 또는 Stieda 돌기에 의하여 후방 충돌이 발생하는 경우를 말하며 대부분은 운동선수나 발레 무용수에게 흔하게 나타난다. 축구, 농구, 배구 등 어느 운동 종목이든 발생할 수 있으며 축구는 킥을 할 때 발이 상당히 족저 굴곡되기 때문에 발생하기 쉬우며, 농구, 배구는 반복적인 점프 동작이 원인일 것으로 판단한다.

전문적인 운동선수가 아니라면 증세가 발생하더라도 원인이 되는 동작을 피하면 증상이 호전된다. 운동선수의 경우 골성 후방 충돌 증후군에 의한 증상이 있으면 일단 비수술적 요법을 하지만 치료 후에 다시 같은 동작을 반복해야 하므로 뚜렷한 증상이 있다면 수술적 치료를 권한다.

골성 후방 충돌 증후군은 관절경을 이용한 치료를 하면 재활이 빠른 편이므로 특히 관절경 치료를 권하는 질환이다. 개방하여 수술하면 후내측이나 후외측 절개를 하고 상당히 깊은 부위까지 도달하여야 하므로 연부 조직 손상이 많아서 회복 기간이 길므로 상당히 조심스럽게 수술을 권하나 관절경 수술을 하면 회복이 빠르므로 진단이 정확하다면 조기에 관절경하 수술을 권하고 있다.

족관절의 후외측 삽입구를 통해서는 수술이 불가능하며 거골하 관절경으로 제거한다. 거골하 관절의 전외측 삽입구를 뚫고 관절경을 후방으로 밀어 넣으면 쉽게 거골하 관절의 후방에 도달한다. 족근동에서 거골하 관절의 후방까지 상당히 멀다고 느끼지만 실상 전외측 삽입구에서 거골하 관절의 후방까지 거리는 3cm 정도이므로 전외측 삽입구로 넣은 관절경을 통해서 삼각 부골이 있는 부위에 쉽게 도달한다. 전외측 삽입구로 관절경을 삽입한 상태에서 후방을 보면서 아킬레스건의 바로 외측연을 손가락으로 눌렀다 뗐다 해 보면 시야에서 후외측 삽입구를 만들어야 할 부위를 쉽게 알 수 있다.

저자는 이 시점에 18게이지 주사침을 가장 적절한 점이라고 판단되는 부위를 통해서 관절 내로 밀어 넣고 기구를 조작하기에 적당한 곳으로 주사침이 들어왔는지를 확인한 다음, 주사침을 빼내고 주사침이 들어갔던 부위의 피부를 3~4mm 절개한 후 모기 지혈 겸자로 벌려 들어간다. 후외측 삽입구를 만든 후 전위측 삽입구에 들어가 있는 관절경을 약간 빼내서 비골의 원위단에 해당하는 부위를 관절 안에서 보면서 손가락으로 비골 원위단 부위를 눌렀다 뗐다 하면서 적당한 곳에 중간 삽입구를 만들 준비를 한다.

중간 삽입구는 종비 인대를 통과하거나 종비 인대와 전방 거비 인대 사이의 관절낭을 뚫고 만드는데, 비골건을 손상할 가능성이 있으므로 작은 피부 절개를 하고 모기 지혈 겸자로 벌리면서 관절 내로 도달한다. 전방 삽입구로 관절경을 삽입하고 후방을 보면서 후외측 삽입구로 삽입된 기구를 이용하여 삼각 부골을 제거할 수도 있으나 관절경을 전방 삽입구에서 중간 삽입구로 옮겨 놓으면 삼각 부골을 절제하기가 더 쉽다.

삼각 부골을 제거하기 위해서는 삼각 부골 상방에 부착되어 있는 연부 조직을 잘 제거하는 것이 중요하다. 삼각 부골의 상방을 잘 관찰할 수 있는 위치에 관절경을 두고 후방 거비 인대와 활막 또는 반흔 등을 전기 소작기를 사용하여 제거한 다음 큐렛으로 삼각 부골을 거골로부터 떼어 내는 것이 좋다. 후외측 삽입구로 삼각 부골을 빼낼 때 크기가 큰 경우라도 피부 절

그림 14-25 거골하 관절경을 통한 삼각 부골 절제술

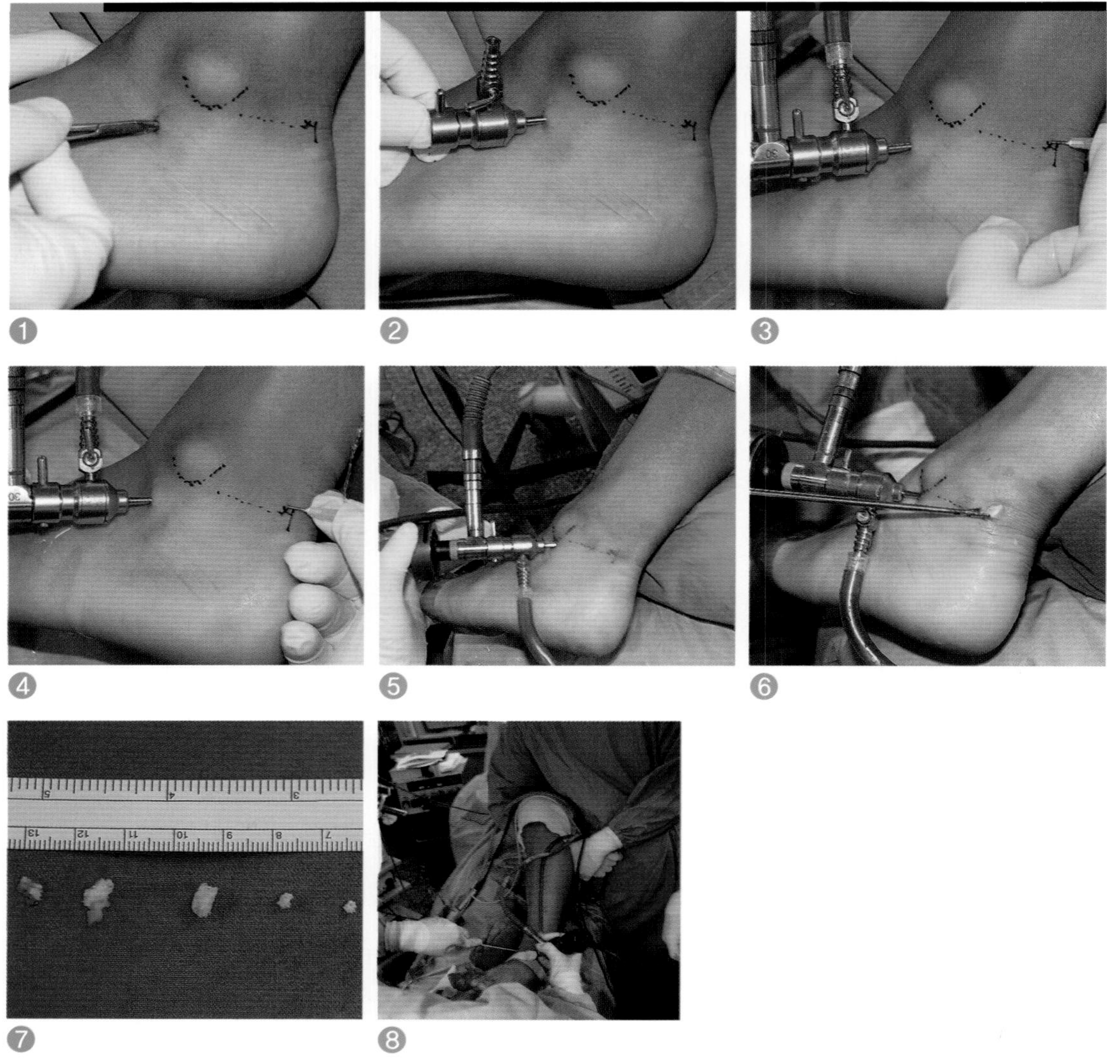

① 모기 지혈 겸자로 전외측 삽입구를 만든다. ② 전외측 삽입구로 관절경을 삽입한다. ③ 전외측 삽입구로 보면서 관절 내에 액체를 주입하고 후외측 삽입구를 만들기 위하여 18게이지 주사침을 넣는다. ④ 주사침을 통해서 관절 내의 액체가 뿜어 나온다. ⑤ 비골 아래에 외측 중앙 삽입구를 만들고 그곳으로 관절경을 넣어서 관찰한다. ⑥ 후외측 삽입구로 삼각 부골을 절제한다. ⑦ 삼각 부골이 커서 조각을 내서 절제하였다. ⑧ 거골하 관절경을 끝내고 족관절경을 하려고 할 때는 조수가 무릎 아래 팔을 걸고 당긴 상태에서 전내측과 전외측 삽입구로 족관절에 관절경과 기구를 넣어서 수술한다.

개를 조금 더 연장하면 비교적 어려움 없이 제거할 수 있다 그림 14-25.

거골하 관절의 후방 구조물을 수술하기 위해서 복와위에서 후외측 및 후내측 삽입구를 사용하기도 한다.[11] 후방 도달법은 신경, 혈관의 손상 가능성이 있고, 측와위에서 위에 기술한 방법으로 삼각 부골을 쉽게 절제할 수 있으며, 측와위에서는 체위를 바꾸지 않고도 족관절의 관절경도 가능하므로 저자는 후방 도달법을 거의 사용하지 않는다.

그림 14-26 관절 내 유리체

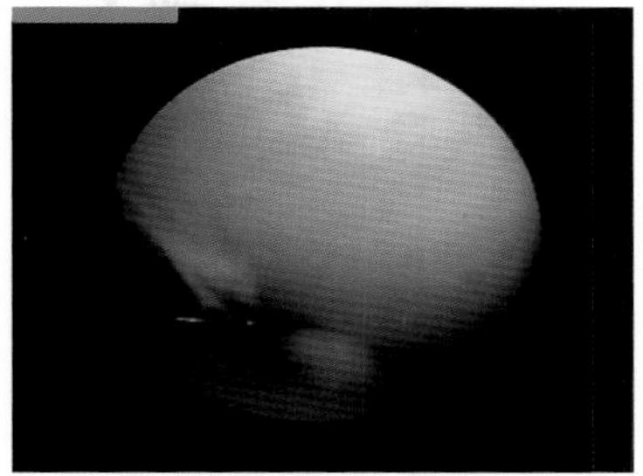

(6) 관절 내 유리체(Loose Body) 그림 14-26

대표적 증세는 갑자기 관절을 움직일 수 없는 통증이다. 인대의 석회화나 인대 속에 들어 있는 견열 골절이 단순 방사선상 관절 내 유리체처럼 보이는 경우도 있다. 방사선상에 유리체가 보이지 않는 경우도 많으며, 실제 크기는 방사선상에 보이는 것보다 더 큰 편이다.

관절 내 유리체를 움직여서 전내측이나 전외측 관절강 내에 위치시킨 후에 외부에서 주사침으로 유리체를 고정한 후 제거하기도 한다. 관절낭이나 활막에 유리체의 일부가 붙어 있는 경우에는 활막을 일부 절제한 후에 제거한다. 유리체를 꺼내다가 관절강은 빠져나왔으나 피부로는 나오지 않고 피하 조직에 끼어 있으면 찾아서 꺼내기가 어려운 경우가 있으며, 피하 조직에 들어 있는 유리체를 꺼내려고 하다가 신경 손상이 발생할 수도 있으므로 관절경 시야에서 유리체를 단단히 잡아서 관절 밖으로 꺼내는 중간에 놓치지 않도록 하는 것도 중요하다. 내측이나 외측 관절강의 가장 아래쪽으로 유리체가 가라앉은 경우에는 내측 또는 외측에 부 삽입구를 만든 후에 제거하여야 할 경우도 있다.

관절의 활막에서 다발성 연골 유리체를 생성하는 활액막 연골종증(synovial chondromatosis)에서 비후된 활막과 다발성 유리체를 제거하기 위해 관절경이 사용되고 있다. 활막을 불완전하게 제거할 경우 재발할 수 있는데, 전외측과 전내측 삽입구를 사용하는 전방 도달법만으로는 족관절 후방의 활막을 완전히 절제하기가 어렵다.

Bojanic 등은[5] 족관절의 활액막 연골종증을 수술하기 위해서 먼저 복와위에서 후내측과 후외측 삽입구를 사용하여 족관절 후방의 활막을 제거한 후, 환자의 자세를 앙와위로 바꾸어 전내측과 전외측 삽입구를 사용하여 족관절 전방의 활막을 제거하는 것을 권유하였다.

저자는 앙와위에서 전내측, 전외측, 후외측 삽입구를 이용하면 활막을 완전히 제거할 수 있으며 별도로 후내측 삽입구를 만들 필요가 없다고 생각한다.

(7) 경골 원위부의 골연골 병변(Osteochondral Lesion of the Distal Tibia)

경골 원위부의 골연골 병변은 드물다. Mologne 등은[34] 족관절 관절경을 시행한 환자 880명 중 23명(2.6%)에게서만 이러한 병변이 관찰되었다고 하였다. 거골이 경골에 비해 뼈가 밀집되어 있고 작으며 연골이 얇기 때문에 골연골 병변이 경골 원위부보다는 거골에 잘 생기는 것으로 설명할 수 있다.

경골 원위부의 골연골 병변을 일으키는 원인은 잘 알려져 있지 않지만, 발목의 염좌와 같은 외상이 관련되어 있다고 추정한다. 단순 방사선상에서는 잘 보이지 않는 경우가 많으므로 MRI를 촬영해야 한다.

Mologne 등은[34] 급성 외상에 의한 경우를 제외한 17명 중 15명의 환자에게서 관절경적 변연 절제, 다발성 천공술 및 미세 골절술을 시행하였고, 낭종성 병변이 있었던 2명에 대해서는 자가 골 이식술을 시행하였으며 17명 중 14명에게서 양호한 결과를 보였다고 하였다. 이들은 경골 원위 관절면에 접근하기 위해 전내측, 전외측 및 후외측 삽입구를 사용하여 수술하였다. 거골의 골연골 병변과 마찬가지 방법으로 치료하는데, 저자는 낭종성 병변이 큰 경우에 해면골 이식을 한다.

관절 내로 큰 구멍이 있으면 해면골 이식 후 관절 내로 이식골이 흘러내리므로 관절과 통하는 구멍을 확장하여 골이식을 하면 안 된다. 경골 전방이나 후방에서 낭종에 도달하는 구멍을 내고 그곳으로 골이식을 한다.

서로 마주 보는 곳에 경골과 거골에 모두 골연골 병변이 있는 경우를 입맞춤 병변(kissing lesion)이라고 하며, 이 경우는 골연골 병변에 대한 기존의 치료 방법들의 적응증이 아니다. 이 병변은 퇴행성 관절염에서 발생하는 낭종일 가능성도 있으므로 하지의 선열을 검토하기 위하여 하지 전장 체중 부하 방사선상과 후족부 선열상을 촬영한다. 골연골 병변 부위에 체중 부하가 집중될 정도의 부정 정렬이 있다면 선열을 교정하기 위한 과상부 절골술이나 종골 절골술 등의 적응증일 것이다.

(8) 거골의 골연골 병변(Osteochondral Lesion of the Talus)

가) 발생 기전

König가 1888년에 슬관절 내의 유리체를 뼈가 저절로 괴사된 것이라는 의미에서 박리성 골연골염(osteochondritis dissecans)이라는 용어를 사용하여 보고하였다.

1959년에 Berndt와 Harty는[3] 절단 표본을 이용하여 1예의 외측 병변과 2예의 내측 병변을 발생시켰으며, 이것이 현재까지 이 병변의 원인이 외상성이라는 근거로서 널리 인용되고 있다. 그러나 이와 같이 실험적인 방법으로 골절을 발생시킬 수 있다는 사실 때문에 모든 골연골 병변이 외상성이라는 것은 지나친 비약이라고 생각된다. 최근의 보고들 중에도 상당수의 병변은 외상과 관계없이 발생한다고 주장하고 있다. 그러므로 방사선 소견은 비슷하지만 서로 다른 원인으로 발생한 병변일 가능성이 있으므로 골연골 골절이라든지, 경연골 거골 원개 골절(transchondral talar dome fracture) 또는 박리성 골연골염이라는 명칭보다는 거골의 골연골 병변이라는 명칭이 널리 사용되고 있다.

골연골 골절은 골소주만 일부 압박되는 형태와 골연골편이 분리되는 형태가 있을 수 있다. 다른 부위에도 이러한 작은 골절이 발생할 수 있으나 관절 내에 이러한 골절이 발생하는 경우에는 그 부분에 혈액 순환이 되지 않으므로 무혈성 괴사가 발생하기 쉽다는 것이 다른 점이다. 그러나 외상과 관계없이 무혈성 괴사가 발생할 가능성도 있다.

Kelberine과 Frank는[24] 무혈성 괴사의 원인으로 혈액 순환의 차단, 과사용(overuse), 그리고 국소 부위의 압력 증가를 들었다. 외측에 비하여 거골 내측 원개(dome)에 큰 압력이 가해지므로 내측에 괴사된 골편이나 낭종성 병변이 발생할 가능성이 높으며, 이런 사실은 외상과 관계없이 또는 양측성으로 골연골 병변이 발생할 수 있는 이론적 배경이다.

나) 거골 원개 연골의 생역학

거골의 연골 두께는 여성의 경우 평균 1.11mm이고, 남성의 경우 평균 1.35mm로 다른 관절에 비해 얇다.[42] 족관절은 연골이 얇지만 관절의 상합성(congruency)이 높아서, 넓은 부위로 압력이 분산되어 단위 면적당 연골에 가해지는 스트레스가 감소한다.[41] 그러나 골절의 부정 유합 등에 의하여 관절의 접촉 면적이 감소할 경우 남은 연골에 대한 부하는 크게 증가한다. Ramsey 등은[38] 거골이 1mm 외측 전위시 42%, 2mm 전위시 58% 정도 접촉 면적이 감소한다고 하였다.

Elias 등은[14] MRI상에서 골연골 병변의 면적이 평균 0.85cm^{2}이라고 하였는데, MRI에서는 골수 부종으로 인해 병변이 크게 측정되는 경향이 있다. CT 검사를 한 52개의 골연골 병변에 대한 평균 넓이는 0.65cm^{2}이었다.[12] 평균 0.65cm^2 넓이의 골연골 병변에 대해 변연 절제술을 한 후에 남은 연골에서 15% 정도의 부하 증가를 보였으나, 정상적인 선열을 가진 족관절

그림 14-27 골연골 병변의 분류(Berndt와 Harty)

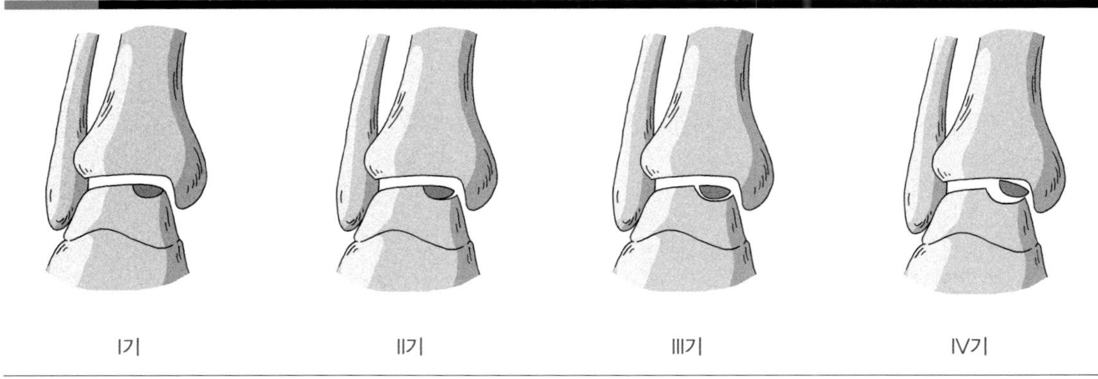

에서는 큰 문제가 없을 것이라고 추측하였다. 그렇지만 족관절의 내반 및 외반 변형이 있을 경우 거골의 일정 범위에 국소 압력이 증가한다. 즉, 내반 및 회외 변형이 있을 경우 거골의 내측에, 외반 및 회내 변형이 있을 경우 거골의 외측에 최대 압력이 가해지게 된다. 이러한 변형이 있을 경우 골연골 병변의 경과에 나쁜 영향이 있을 수 있으므로, 골연골 병변이 있는 환자에게서 족관절 및 하지의 선열을 검토하는 것이 중요하다. 특히 40세 이상의 낭종성 병변은 퇴행성 낭종일 가능성도 있으므로 족관절의 형태와 하지의 선열을 잘 검토해야 한다.

다) 분류

Berndt와 Harty는[3] 이 병변을 다음과 같이 4단계로 구분하였으며 현재까지 널리 사용되고 있는 분류 방법이다 그림 14-27. I기는 연골 하골(subchondral bone)의 작은 부분이 압박되는 것이고, II기는 골연골편이 부분적으로 분리된 상태이며, III기는 완전히 분리되기는 하지만 제 위치에 있는 상태이고, IV기는 골연골편이 전위된 상태이다.

단순 방사선 소견으로 I기를 진단하기는 어려우며, II기와 III기를 구분하기도 어렵다.[32] CT나 MRI 검사 등으로 구분하며, 관절경 시야에서 직접 골연골 병변을 움직여 보아서 안정성이 있는지를 검사하기도 한다 그림 14-28. MRI T_2 강조 영상에서 경계부가 고신호 강도의 띠로 둘러싸인 경우에 III기라는 것을 알 수 있는데, 이 고신호 강도의 띠는 관절액이거나 육아조직(granulation tissue)이다. 또한 골연골편의 두께가 내측 병변은 두껍고, 외측 병변은 얇다. 골연골편이 없고 연골편만 있는 경우는 CT에 의하여 추가적으로 얻는 정보가 없다. 연골편만 있는 경우는 Berndt와 Harty의 방법에 의한 분류법에 해당하지 않으나, 관용적으로 연

그림 14-28

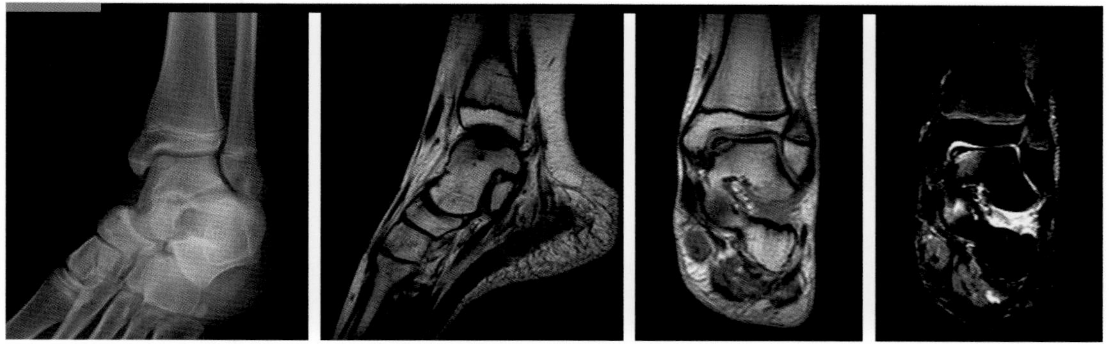

III기 골연골 병변이다. 방사선상 골연골편의 경계가 뚜렷하며 MRI상 병변 주위로 고신호 강도의 띠가 있다.

골편이 분리된 경우를 III기라고 하는 저자들이 많다.

연골편의 분리 여부는 관절경상에서 뚜렷이 알 수 있으며, MRI상으로는 고신호 강도의 띠로 둘러싸인 소견, 연골 하골에 지름 5mm 이상의 낭종성 병변이 있는 것도 연골의 불안정성을 알 수 있는 소견이다. 골연골 병변이 안정적인가 불안정한가 하는 점이 II기와 III기의 차이점이므로 매우 중요한 의미가 있다. III기에서는 골연골편이 완전히 분리되어 있으므로 자연적으로 치유될 가능성이 거의 없다. 그러나 골연골편이 완전히 분리되어 있더라도, 모든 예에서 관절 내 유리체가 되는 것은 아니므로 증상이 뚜렷하지 않다면 반드시 수술적 치료가 필요한 것은 아니다.

CT와 MRI 및 관절경 검사에 의해 골연골 병변에 대한 새로운 분류가 소개되었다. Hepple 등은[22] MRI 검사를 하여서 골연골 병변을 더 잘 이해할 수 있으므로 단순 방사선으로 분류하는 Berndt와 Harty의 방법에 보완이 필요하다고 하였다. 이들은 I기를 연골 손상만 있고 연골 하골은 정상인 경우라고 하였고, II기를 IIa, IIb로 구분하여 연골 하골의 골절 및 골수 부종이 있는 경우를 IIa, 골수 부종이 없는 경우를 IIb로 나누었다. III기와 IV기는 Berndt와 Harty 분류와 차이가 없으며, 연골 하골에 낭종(subchondral cyst)이 있는 경우를 V기라고 분류하였다.

현재 세계적으로 모든 거골의 골연골 병변을 Berndt와 Harty의 방법으로 분류하는 경향이 있지만, 저자는 이 방법으로 분류할 수 없는 병변이 많다고 생각한다. 저자가 다수의 골연골 병변들을 조직 검사한 결과 다양한 반응성 변화(골수 섬유화, 골소주의 증가 및 두꺼워짐, 미세 낭종)가 나타났으며 이 병변의 증세는 연골보다는 뼈의 이상에서 기인한다고 생각한

그림 14-29

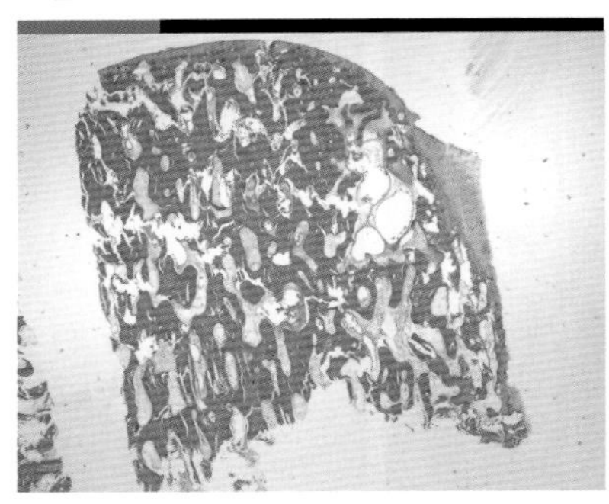

골연골 병변의 조직학적 소견. 골소주가 증가되어 있고 골수 섬유화, 미세 낭종 등의 소견이 있다.

다 그림 14-29. 연골에는 신경이 없으므로 연골의 이상만으로는 증세가 없을 것이다. 이런 병변에서 증세가 지속되고 심한 경우에는 연골과 뼈를 슬관절에서 이식하는 방법을 포함하여 다양한 치료 방법들이 있는데, 아직 골연골 병변의 원인 및 자연 경과 등에 대하여 모르는 부분이 많기 때문에 가능한 한 비수술적 치료나 수술을 하더라도 작은 수술 방법으로 환자를 치료하는 것이 좋다.

소아에게서 외상과 연관되지 않고 발생하는 골연골 병변과 성인에게서 발생하는 골연골 병변은 별개의 질환일 가능성이 높으며, 중년 이후에 발생하는 골연골 병변은 퇴행성 변화에 의한 병변일 가능성도 있다.

라) 임상 소견 및 방사선 소견

거골의 급성 골연골 병변과 만성 골연골 병변의 증상에는 차이가 있다. 골연골편이 분리되지 않은 급성 병변의 경우 외측 인대 손상으로 인한 부종과 통증 때문에 감별하기가 어렵다. 초기 방사선 소견은 큰 병변일 때를 제외하고는 정상인 경우가 많다. 인대 손상 후 4~6주가 지난 시기에도 발목의 부종, 관절 운동 제한 및 통증이 지속될 경우 골연골 병변을 의심해 보아야 한다. 잠김 증상(locking)이나 관절이 움직일 때 걸리는 느낌이 있을 경우 골연골편이 분리되었을 가능성을 생각해 볼 수 있다.

만성 골연골 병변의 증상으로는 지속적 족관절 통증이 있으며, 그에 따른 부종 및 강직이 있을 수 있다. 대부분의 경우 국소 압통과 부종이 없고, 운동 범위가 정상이다. 족관절 통증은 체중 부하 중에 발생되며, 진찰할 동안에는 잘 나타나지 않는다. 신경 말단 부위는 관절막과 활막뿐 아니라 연골 하골에도 존재하므로, 골연골 병변이 있을 경우 거골 내부의 압력 증가로

그림 14-30

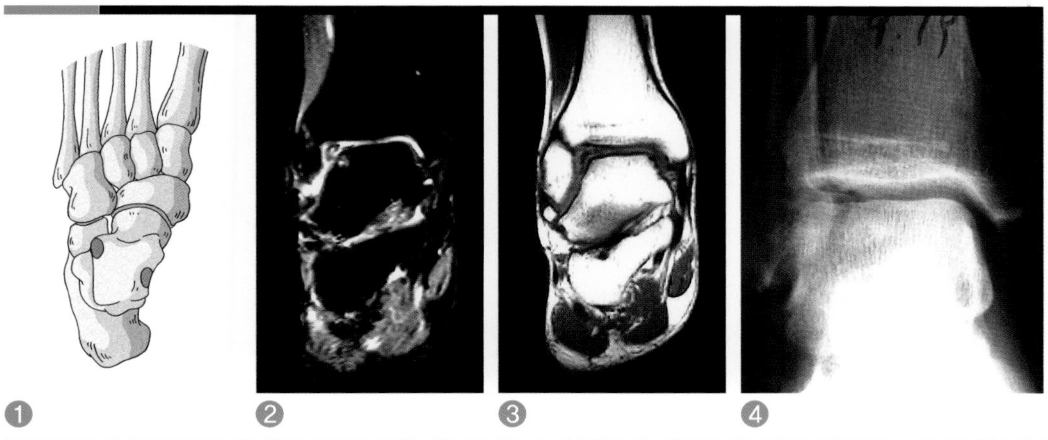

① 내측 병변은 중앙에서 후방 부위까지 발생하며 외측 병변은 전방에 발생하는 경우가 많다. ②~④ 외측에 발생한 골연골 골절의 MRI 및 단순 방사선상.

인해 통증이 발생된다고 생각할 수 있다.

내측 병변은 후방에 위치하는 경우가 많으므로 족저 굴곡한 상태에서 전후면 촬영을 하면 잘 보이고, 외측 병변은 전방에 위치하는 경우가 많으므로 족배 굴곡한 상태에서 격자상(mortise view)을 촬영하면 잘 보인다 그림 14-30.

방사선 촬영상 정상이지만 골연골 병변이 의심되는 경우에는 골 주사 검사를 할 수도 있으나 골 주사 검사를 하여도 골연골 병변의 부위와 형태 등을 알 수 없으므로 별도로 골 주사 검사를 하지 않고, MRI, CT 및 진단적 관절경 등을 시행한다.

마) 치료

급성 골절에서 전위된 작은 골연골편은 절제하고, 큰 골연골편은 정복 후 고정하는 방법으로 치료한다. 만성적인 병변은 증세가 있는 경우에 치료를 한다. Bauer 등은[2)] 20년 추시 결과 대부분의 환자는 방사선 소견상 별 변화가 없으므로 방사선상 병변이 보인다고 하여서 수술적 치료가 필요한 것은 아니라는 보고를 하였다. 외측 병변은 외상에 의해 발생하며 저절로 치유되는 경우가 드물며, 증세를 유발하는 경우가 많으므로 조기에 수술적 치료를 하는 것이 좋다. 내측 병변은 외상과 관계없는 경우가 많고, 증세를 유발하는 경우가 적고, 퇴행성 관절염을 일으키는 경우도 적으므로 증세가 뚜렷하지 않으면 수술하지 않는다. Berndt와 Harty의 분류상 I, II기에서는 증세가 있는 내, 외측 병변 모두 석고 붕대나 보조기를 사용하여 보존

그림 14-31 골연골편의 내고정

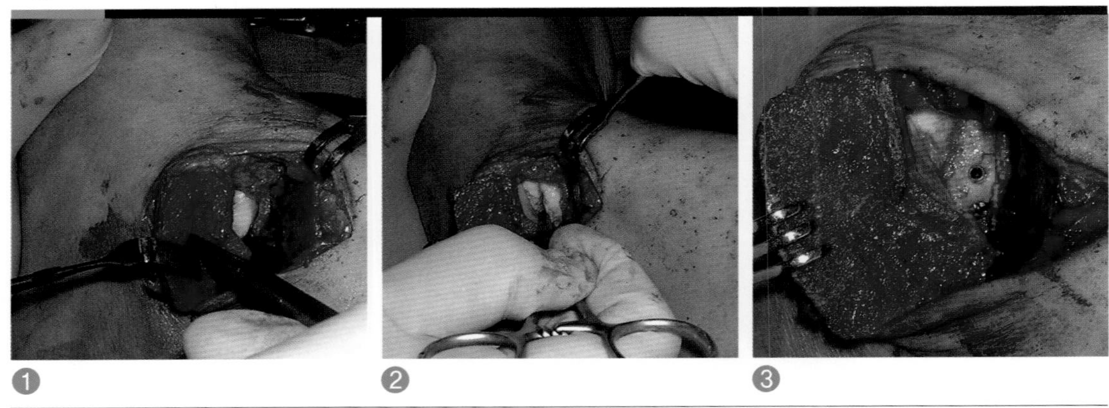

① 내과를 절골하고 병변 부위를 노출하였다. ② 골연골편이 불안정한 것을 확인하였다. ③ 골연골편을 지름 2.0mm 나사못으로 고정하였다.

적으로 치료하며, III기인 경우 내측 병변은 일단 보존적으로 치료하나, 증세가 계속될 경우에는 수술적 치료를 한다.

외측의 III기 병변 및 내외측의 IV기 병변은 처음부터 수술 대상이 된다.[1] 그러나 최근에는 점차 관절경을 이용한 치료가 발전하여 조직 손상을 적게 하면서도 수술이 가능하게 되었으므로 조기에 좀 더 적극적으로 치료한다.[17]

방사선 소견상으로는 II기이더라도 관절경하에서는 불안정한 경우도 있으므로 이러한 경우에는 III기에 준하여 치료하기도 하며, 관절경하에서 안정적인 경우라도 내과를 통과하여 천공을 하거나 거골을 통과하여 역행성으로 천공(retrograde transtalar drilling)을 하여 치유를 촉진시키는 방법이 시도되고 있다.[25]

골연골편이 큰 경우에는 고정하는 방법으로 치료할 수도 있다 그림 14-31. 방사선상으로는 정상이고 MRI상에서 신호 강도의 변화만 보이는 병변은 분류는 I기이지만 연골이 뼈에서 분리된 경우도 있으므로 지속적으로 증상이 있을 경우에는 관절경 검사 및 수술적 치료가 필요하다.

골연골 병변의 넓이가 150mm² 이상인 경우에 예후가 나쁘다는 보고도 있다.[9] 저자의 예 중에는 퇴행성 관절염이 아닌 경우에 연골 병변의 넓이가 150mm² 이상인 경우는 아주 적다.

소아의 골연골 병변 치료시에 성인과 다른 점은 예후가 더 좋은 경우가 많다는 것과 수술적 치료시에 성장판의 상태를 고려하여 성장판이 열려 있는 경우에는 성장판을 손상하지 않는 치료 방법을 고려해야 한다는 점이다.

① 다발성 천공술

주로 안정적인 골연골 병변에 시행한다. K-강선으로 약 3~4mm 간격으로 천공한다. 내측 병변은 대부분 거골 원개의 정상 부분을 포함하여 후방에 있어서, 내과를 통과하지 않고는 천공할 수 없다. 내과를 통과하여 천공하면 경골 천장의 연골이 손상되므로, 경골 천장의 연골을 손상하지 않기 위하여 족근동에서 근위부로 역행성 천공을 시도하는 방법도 있다.[44] 역행성 천공을 할 경우에는 C-arm 영상 증폭기를 보면서 족근동 부분에서 내측 병변 부위를 향하여 천공하거나, guide를 이용하여 천공하는 방법이 있다 그림 14-32. 내과를 통과하여 천공하는 방법은 경골측의 정상 관절 연골을 손상하며, 관절면에 난 구멍을 통하여 원위 경골에 낭종성 변화가 생기는 경우가 있으며, 역행성 천공은 이와 같은 문제점은 없으나 정확한 부위에 정확한 깊이만큼 천공하기 어렵다. 관절경과 영상 증폭 장치를 동시에 사용하여야 하므로 수술장이 복잡하고 수술이 번거롭다. 저자는 이와 같은 이유로 점차 다발성 천공술보다는 미세 골절술을 하게 되었다.

② 변연 절제술 및 미세 골절술

불안정성 골연골 병변에서 괴사된 골연골편을 제거하고 연골이 안정적으로 붙어 있는 부분까지 큐렛 등으로 제거한다. 급성 손상인 경우에는 골연골편을 절제한 표면에서 출혈이 되는 경우가 많으므로 반드시 미세 골절술을 하지는 않는다. 출혈이 될지 안 될지 의심스러운 경우에는 지혈대를 풀어서 출혈이 되는지를 확인하고 만약 출혈이 일어나지 않으면 미세 골절술을 시행한다. 연골 하골이 원래의 윤곽을 유지하도록 주의해야 하므로 3mm 간격으로 미세 골절한다 그림 14-33.

③ 골연골 이식술

연골 손상에 대한 치료 방법은 자가 골연골 이식술(autogenous osteochondral graft)과 같이 슬관절 내의 원위 대퇴골 관절면에서 골연골편을 이식하는 방법 그림 14-34, 동종골로부터 골연골편을 이식하는 방법 등이 있다. 자가 골연골 이식의 경우 거골의 관절면을 섬유 연골(fibrous cartilage)이 아닌 유리 연골(hyaliine cartilage)로 치유할 수 있는 장점이 있다. 골연골 병변의 크기가 매우 커서 자가 골연골 이식술을 할 수 없는 경우 동종골 이식을 고려해 볼 수 있다.

그림 14-32

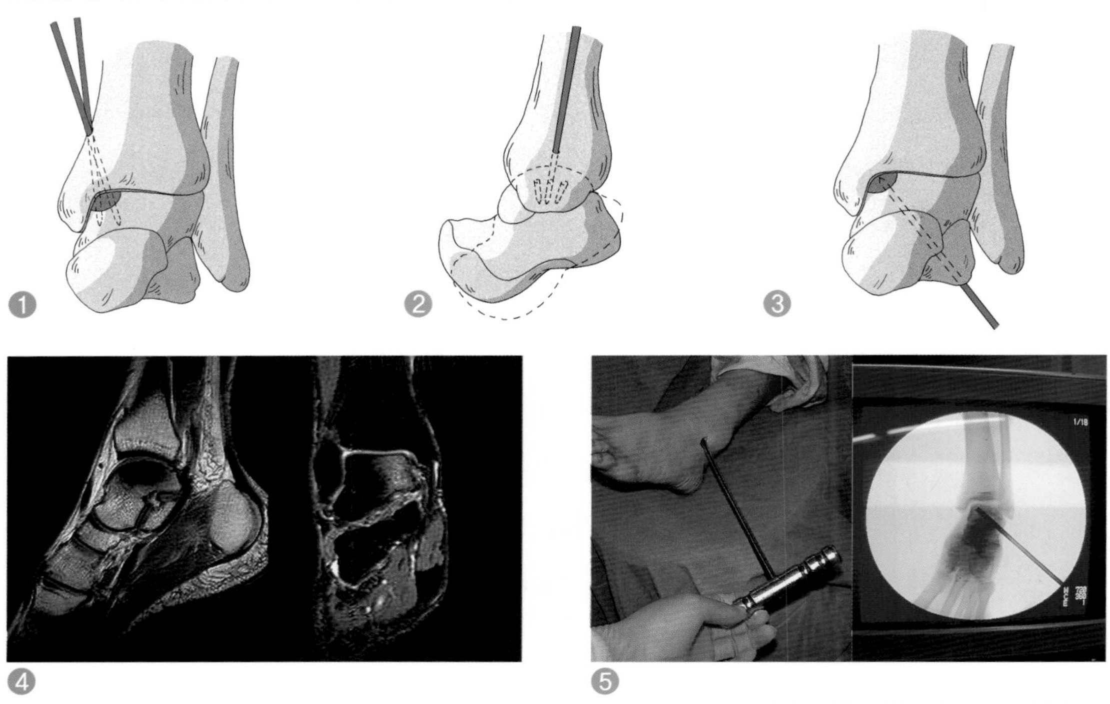

①, ② 경골을 통한 천공. 천공 후 핀을 관절면까지 뺀 후 발을 움직인 후 다시 천공하면 경골에 한 개의 구멍을 통하여 여러 곳을 천공할 수 있다. ③ 역행성 천공. ④ 관절경상 연골이 들려 있지 않아서 역행성 천공하였다. ⑤ 골조직 검사용 기구를 이용하여 역행성 천공을 하는 수술장 사진.

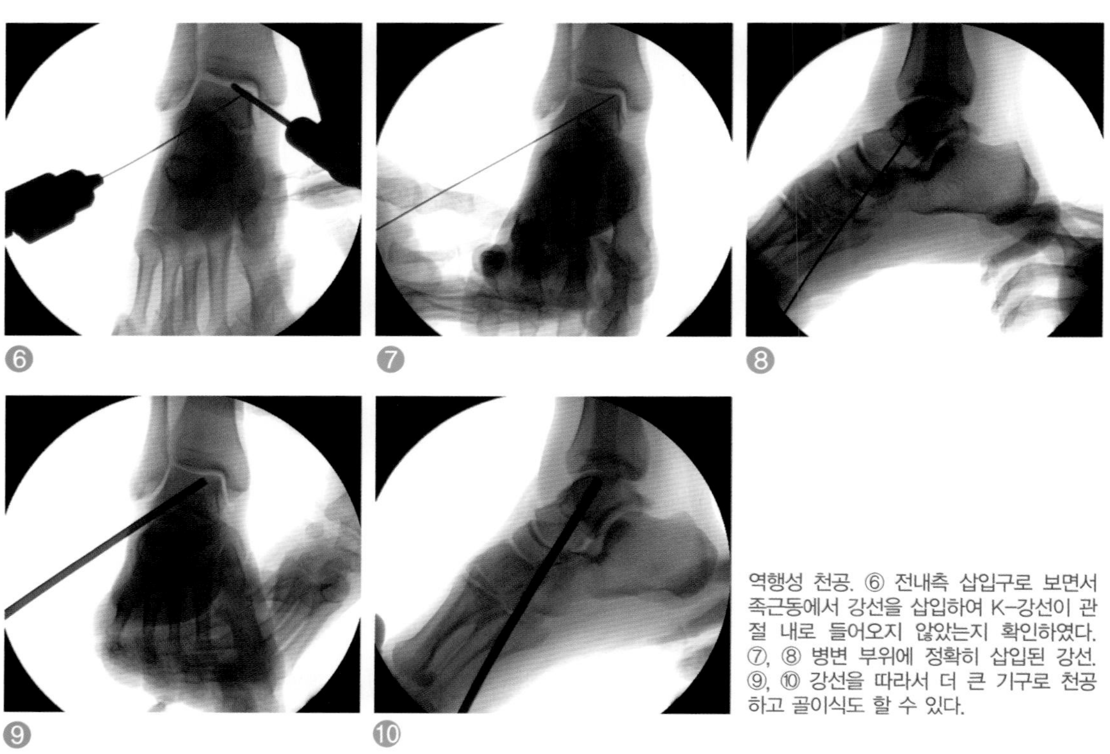

역행성 천공. ⑥ 전내측 삽입구로 보면서 족근동에서 강선을 삽입하여 K-강선이 관절 내로 들어오지 않았는지 확인하였다. ⑦, ⑧ 병변 부위에 정확히 삽입된 강선. ⑨, ⑩ 강선을 따라서 더 큰 기구로 천공하고 골이식도 할 수 있다.

그림 14-33 미세 골절술

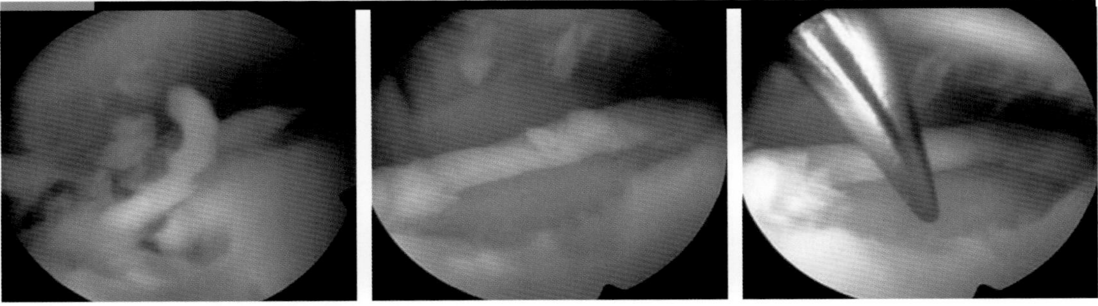

연골을 절제하고, awl을 이용하여 미세 골절하였다.

그림 14-34 자가 골연골 이식술

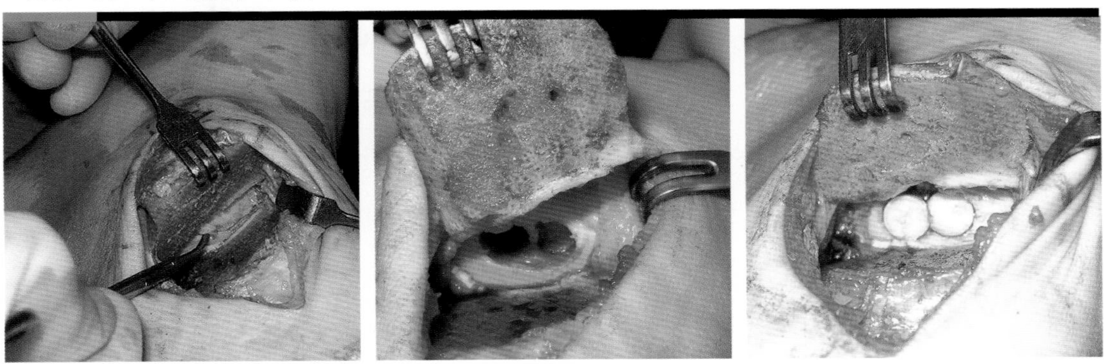

내과를 절골하고 골연골편을 절제하였다. 자가 골연골 이식술을 하였다.

미세 골절 후 연골 재생이 만족스러우며,[29] 연골 성형술, 미세 골절술과 자가 골연골 이식술의 결과가 별 차이가 없다는 보고가 있으므로 처음부터 자가 골연골 이식술을 하는 경우는 드물다.[19]

자가 골연골 이식술 수술 기법[21]

족관절을 관절경적으로 검사하여 병변의 상태와 크기를 확인한 다음에, 골연골 병변이 거골 원개의 체중 부하를 하는 부분에 위치하여 이식이 필요하다고 판단되면 개방성 수술을 한다. 외측 병변은 전외측 도달을 하지만 내측 병변은 내과의 절골술을 하여 도달한다. 거골의 표면에 수직 방향으로 깊이가 12~15mm인 구멍이 생기도록 천공을 한다. 동측의 슬관절에서 관절경적으로 이식할 골연골편을 떼어 낸다. 관형(tubular)의 특수 제작된 chisel을 이용하여 거골에 생긴 구멍에 맞는 골연골편을 떼어서 거골에 만들어진 구멍에 끼워 넣는다. 수술 후 6주간 체중 부하를 금지한다.

Arthrex사의 OATS(autogenus osteochondral graft) 기구로는 지름 10mm까지의 골연골편을 절제하고 이식할 수 있다.

슬관절에서는 관절경을 이용하여 과간 절흔(intercondylar notch) 부분의 골연골편을 절제하거나, 슬개골의 상방 외측에 2~3cm의 종절개를 한 후 골연골편을 절제한다. 거골에서 채취한 뼈를 슬관절에서 이식골을 채취한 뒤 빈 공간에 삽입하도록 되어 있다. 그러나 실제로 거골에서 절제한 병변을 슬관절에 넣는 경우는 드물다. 슬관절의 연골 중 아주 근위부에서 활막과 연결되는 부위는 관절면의 모양이 거골의 내측부와 잘 맞지 않고 그보다 약간 원위부에서 채취하면 모양이 잘 맞는다. 거골의 골연골 병변은 거골의 내측 어깨(shoulder) 부분에 걸쳐 있는 경우가 대부분이므로, 거골 원개의 관절면에 수직으로 병변을 절제하려고 하면 거골의 내측 피질골과 연골의 골절이 발생하기도 한다. 따라서 약간 기울여서 거골의 중앙 부위를 향하도록 절제하는 것이 좋다. 병변이 아주 경화되어 병변을 제거하는 기구를 망치로 쳐도 잘 들어가지 않는 경우도 흔하다. 기구로 뼈를 뗀 후 주변에 남아 있는 병변 부위를 큐렛으로 긁어내고, 주변이 경화된 경우에는 병변과 정상 부위 사이의 경계 부위를 강선 등으로 천공하여 정상 부위와 혈류가 잘 통하도록 하는 것이 좋다.

㉠ 내측 병변 도달 방법

내측 병변은 대개 중앙보다 후방에 위치하므로 내과의 일부를 절제하는 방법이나 절골술 등이 사용된다. 후방 도달법으로 거골의 후방에 대한 수술을 할 수 있다는 보고가[50] 있으나, 보이는 범위가 좁고, 보인다고 하더라도 거골 표면에 수직으로 뼈를 파내고 골연골편을 이식하기에는 공간이 좁아서 거의 사용하지 않는다. 경골의 전방을 일부 절제한 후 병변에 도달하는 방법은 병변이 전방에 있을 때 사용할 수 있다 그림 14-35. 경골의 관절면을 일부 절제하고 도달하므로 장기적으로 어떤 영향이 있는지는 알 수 없으나 체중 부하를 하는 관절면을 제거하므로 내측 관절면의 체중 부하 부위가 감소하는 데 따른 문제점이 발생할 가능성은 있다.

내과 절골술

사선형으로 도달하는 방법과 V자형 절골술, 계단식 절골술(step cut osteotomy) 등이 있는데, 사선형으로 도달하는 방법이 가장 흔히 사용된다. 일반적으로 거골의 원개와 내측 관절

그림 14-35 내과와 경골 천장의 전방을 일부 파낸 후 도달하는 방법

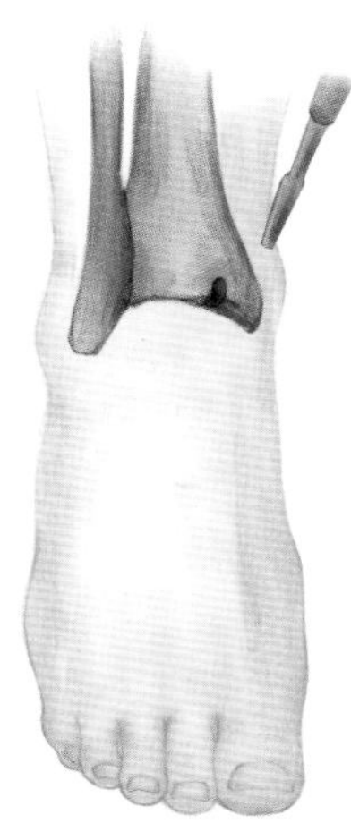

그림 14-36

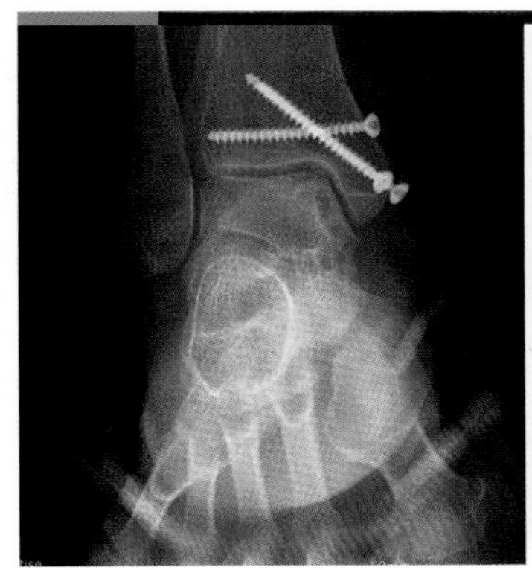

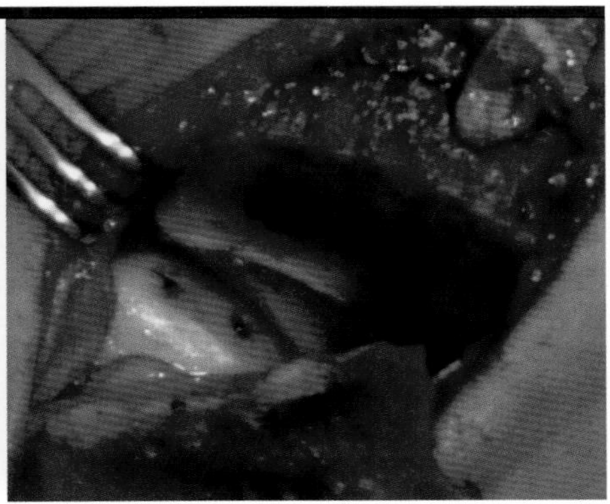

내과 절골술을 할 경우 C-arm으로 절골 부위를 확인한다. 내과를 하방으로 젖히고 거골에 필요한 수술을 한다. 이때 절골면이 손상되지 않도록 주의한다.

면 사이의 경계부, 즉 거골의 내측 어깨(medial shoulder) 부분에 절골선이 도달하도록 하여 경골 천장의 관절 연골이 손상되지 않도록 하는데, 병변이 크거나 중앙부로 치우친 경우에는 이와 같은 절골술을 하여도 병변이 완전히 노출되지 않으므로 그보다 더 외측으로 절골하기도 한다. 톱날(saw blade)의 두께가 두꺼우면 그 자체가 뼈를 많이 갈아 버리므로 얇은 톱날을 사용하며, 톱날의 떨림이 적은 톱을 사용하는 것이 좋다. 내과에 종절개를 하여 절골할 부위를 노출시킨다. 절골 예정 부위에 골막을 횡절개하고 내과의 전방, 후방에서 짧게 종절개한 후 골막을 절골선으로부터 약 3~4mm씩 근위부와 원위부로 벗긴다. 절골면에 톱날을 대고 C-arm으로 절골선을 확인한다 그림 14-36.

그림 14-37 내과 부분 절골

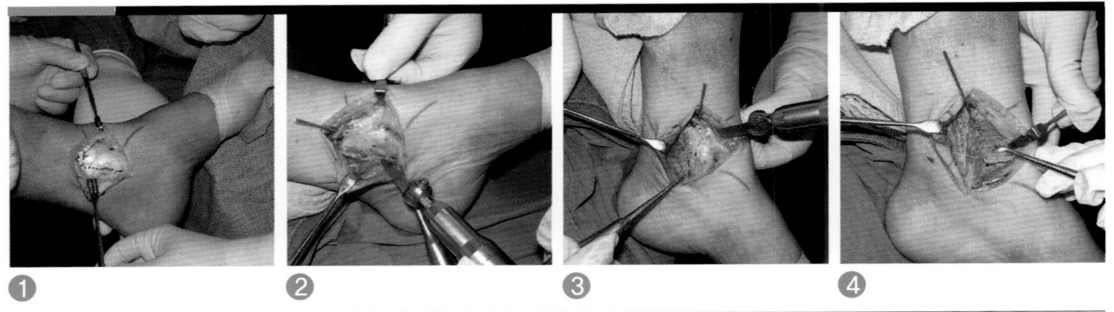

① 내과 위에 종절개하고 중앙 부위에 표시를 하고 골막과 삼각 인대를 절개한다. ② 절골 선의 가장 근위부에 강선을 삽입하여 톱날이 더 근위부의 뼈를 다치지 않게 보호한 상태에서 내과의 중앙을 따라서 절골한다. ③ 내과의 전방을 절골한다. ④ 관절면을 노출하였다.

내과의 후방에는 후방 경골근건이 뼈에 접촉하면서 지나가므로 손상하기 쉽다. 후방 경골근건과 내과 사이로 박리하여 관절강 내에 끝이 약간 굽은 얇은 Freer 골막 거상기를 집어넣어서 후방 경골근건과 거골의 관절면이 손상되지 않게 보호한다. 전방에도 관절 내에 기구를 넣어 보호한다.

절골은 3/4 정도를 톱으로 하고 나머지는 절골도(osteotome)를 이용하는 의사들이 많다. 이와 같이 절골도를 사용하는 이유는 톱날을 사용하는 경우보다 거골의 관절면 손상의 가능성이 낮기 때문이다. 그러나 절골도가 아무리 얇더라도 절골도의 두께만큼 뼈가 눌려서 납작해지며 나중에 절골술을 고정할 때 그 빈 공간만큼 불안정할 가능성이 있다.

저자는 관절 내에 Freer 골막 거상기와 같은 기구를 넣어서 보호하면서 거의 대부분을 톱으로 절골한다. 절골을 시작하기 전에 내과에 지름 4.0mm의 나사못 두 개를 삽입할 구멍을 뚫고 tapping까지 해 둔다. 구멍이 반대쪽 피질골을 통과하지 않아도 되며 길이는 대개 40~45mm의 나사못을 고정하는 데 사용한다.

사선형 절골술을 한 경우에는 수술의 마지막 부분에 내과를 고정하기 위하여 나사못을 조이면 내과가 상방으로 전위되는 경향이 있다. 그러므로 횡방향으로 나사를 삽입하여 상방으로 전위되지 않도록 할 수 있다. 절골 후 내과를 젖혀 내리려면 내과의 전방과 후방의 연부 조직을 일부 벗겨 내려야 한다. 내과를 원위부로 젖혀 내릴 때 가벼운 견인을 해야 하며, 강한 힘을 가하여 날카로운 기구를 사용하면 뼈가 부스러지며, 수술 종반에 내과를 고정할 때 골결손 부위가 많아서 불안정하며 변형된 고정이 될 가능성이 있다.

내과의 전방만을 부분 절골하여 도달할 경우도 있고 그림 14-37, 내과를 절골하지 않고 족관

그림 14-38 후내측 도달

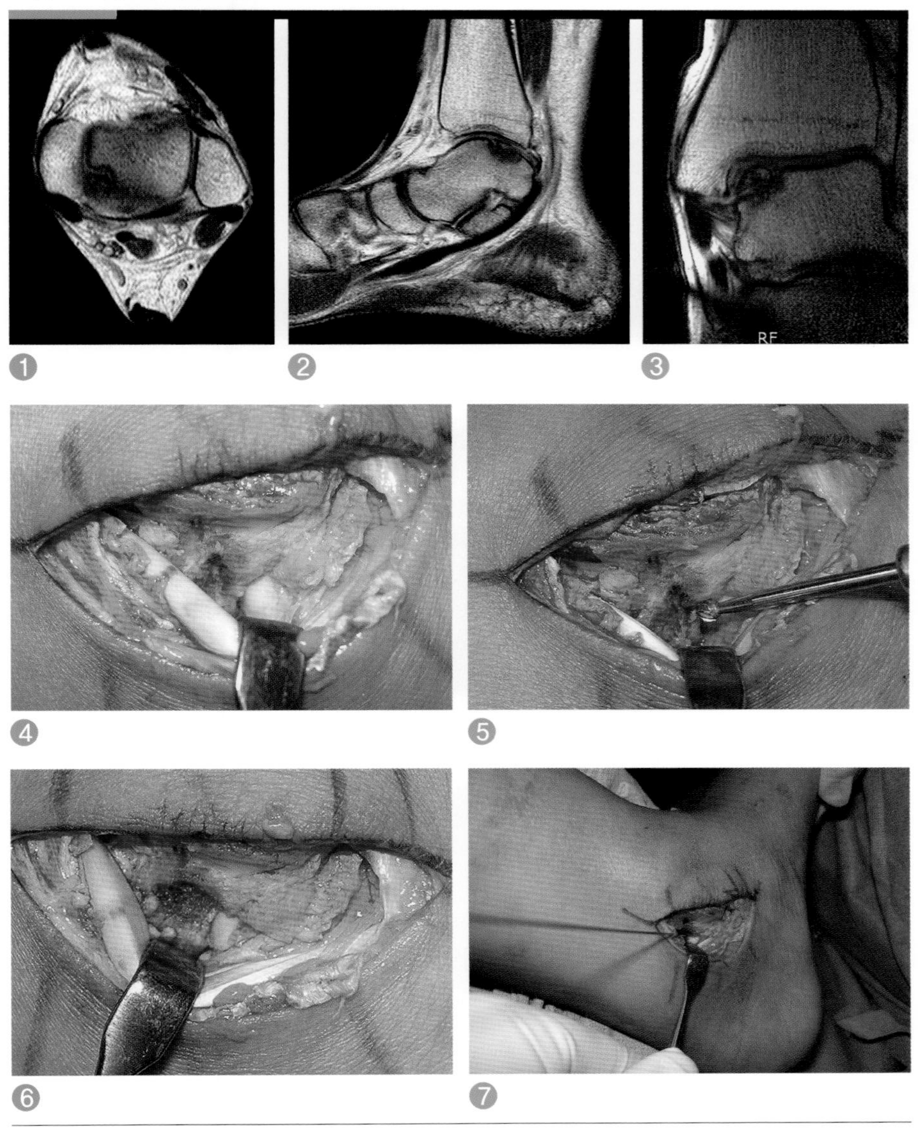

①, ②, ③ MRI상 큰 후내측 골연골편이 보인다. ④ 후방 경골근건을 후방으로 당기고 후내측 관절면에 도달하였다. ⑤ Burr를 이용하여 후내측 경골을 일부 갈아낸다. ⑥ 경골 후내측을 갈아내고 나서 거골 후내측의 관절면이 잘 보인다. ⑦ 발을 배굴하고, 골연골편에 headless screw를 삽입하기 위한 유도핀을 삽입한 상태.

절의 후내측으로 도달하여 수술할 수도 있다 그림 14-38.

㉡ 외과 절골술

외측은 전방에 병변이 있는 경우가 흔하며, 발목을 족저 굴곡하면 대개 병변 부위가 노출되므로 절골술을 하는 경우가 흔하지 않다. 그러나 절골할 경우에는 내측과 마찬가지로 거골

그림 14-39 자가 골연골 이식술을 하기 위한 비골절술

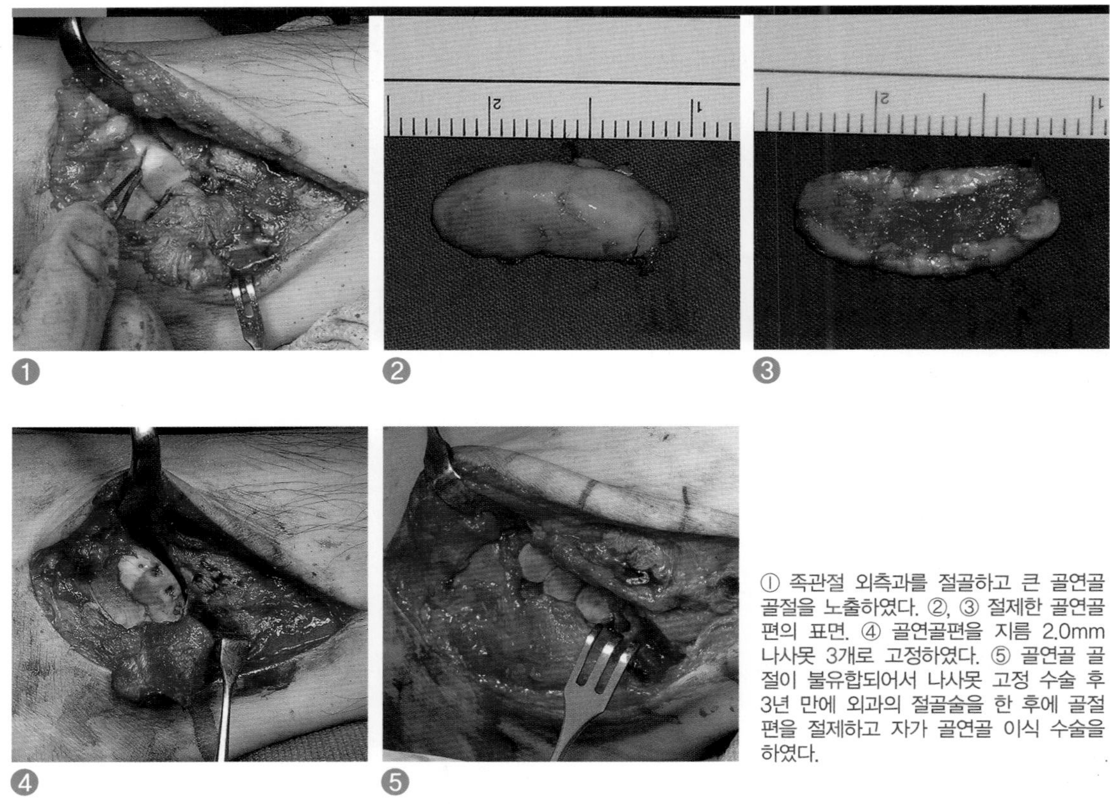

① 족관절 외측과를 절골하고 큰 골연골 골절을 노출하였다. ②, ③ 절제한 골연골편의 표면. ④ 골연골편을 지름 2.0mm 나사못 3개로 고정하였다. ⑤ 골연골 골절이 불유합되어서 나사못 고정 수술 후 3년 만에 외과의 절골술을 한 후에 골절편을 절제하고 자가 골연골 이식 수술을 하였다.

의 외측 어깨를 향하여 절골한다 그림 14-39. 후외측의 낭종성 병변은 외측과 절골술을 하지 않고 도달하는 방법을 사용할 경우도 있다 그림 14-40.

④ 해면골 이식술

낭종이 동반된 골연골 병변에서 낭종 부위에 해면골 이식을 할 수도 있는데 무릎 관절에 손상을 주지 않는다는 것이 최대 장점이다.

골이식 후에 가능하다면 원위 경골 내측에서 절제한 골막을 봉합하면 골막에서 섬유 연골이 재생된다. 거골의 연골이 얇고, 내과 절골만으로 병변 부위의 외측이 충분히 노출되지 않으므로 봉합하기 어려운 경우도 많다. 봉합하지 않고, fibrin glue를 골막 주변에 발라서 골막이 안정적으로 유지되도록 할 수도 있다. 저자의 경험으로는 낭종성 골연골 병변뿐만 아니라 골 내 갱그리온, 퇴행성 낭종 등에 대하여도 해면골 이식을 하여서 자가 골연골 이식술에 견줄 만한 좋은 결과를 얻었다.

그림 14-40

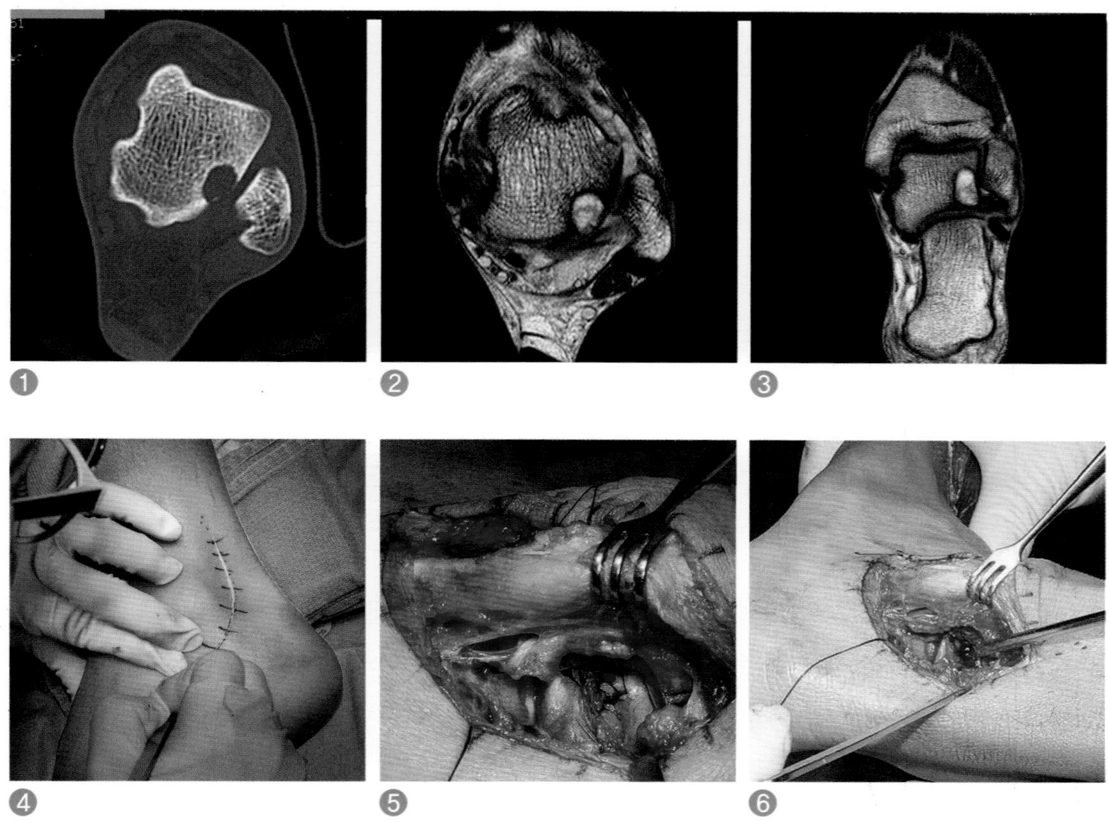

외측과를 절골하지 않고 후외측 도달하여 병변 소파 후 골이식하는 사진. ①, ②, ③ 거골 후외측에 발생한 단순 골낭종의 CT와 MRI 영상. ④ 비골의 후방을 따라서 J 모양으로 절개를 하였다. 이 환자는 동시에 비골건 수술을 하여서 절개선이 길다. ⑤ 거골 후외측을 노출하였다. ⑥ 골이식을 하였다.

⑤ 자가 연골 세포 이식술

연골을 이식하는 방법들은 모두 높은 성공률을 보고하고 있는데[36] 자가 연골 세포를 배양하여 이식하는 방법은 아직 증례가 많지 않다.

거골의 골연골 병변에서 연골 결손 부위의 넓이가 넓지 않은 경우가 많고, 두 번 수술해야 하며, 경제적인 면 등을 고려할 때 발목에서 자가 연골 세포 이식술이 필요한 적응증은 아주 드물다. 한 번에 골수에서 생성한 연골 세포를 이식하는 방법도 보고되어 있다.[18]

그러나 향후에 연골 결손 부위만큼 쉽게 재단할 수 있으며 생체에 적합한 재질에 배양한 연골 세포를 도포 또는 함입시켜서 관절경하에서 연골 이식이 가능해진다면 이 수술 방법의 적응증이 상당히 늘어날 것으로 기대한다. 유리 연골(hyaline cartilage) 세포를 배양하므로 유리 연골로의 재생을 기대하지만 상당수에서 섬유 연골로 재생된다고 보고되고 있다.[40,48]

그림 14-41

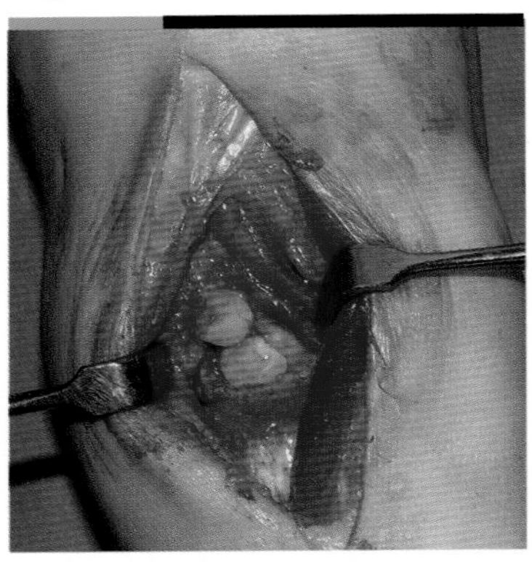

자가 연골 세포 이식술 후에 통증이 지속되어 자가 골연골 이식술을 한 예.

연골 결손 부위에 골막이나 chondroguide를 봉합하여 연골 세포가 들어갈 공간을 마련한 후에 배양한 연골 세포를 주입하는데 내과의 절골술을 하더라도 병변의 외측연에 골막을 봉합하기가 어렵다. 족관절의 연골은 두께가 얇은데 연골 세포 이식을 하면 과다 성장(hypertrophy)이 발생할 가능성이 더 많고, 그에 따라 층형성(lamination) 등의 합병증이 발생할 가능성도 높다 그림 14-41.

거골의 골연골 병변은 연골만의 이상이 아니고 연골이 flap으로 들려 있고 그 아래의 뼈가 괴사된 소견을 보이는 경우도 많은데 이와 같은 예에서 연골만을 이식하여서는 좋은 결과를 얻기 어려울 것이다. 이런 경우에는 뼈와 연골을 이식하는 방법들이 더 합리적인 치료 방법이라고 판단한다.

⑥ 기타

골연골편이 큰 경우에는 정복 후 내고정을 하는데 고정 방법으로는 피질골을 이용한 방법도 사용되고 있다. 관절경하에서 고정하는 방법도 보고되어 있다.[13] 낭종성 병변에 대하여는 천공술만을 시행하여도 낭종성 병변이 호전되는가에 대하여도 논란이 있다. 낭종성 병변 부위를 소파하고 해면골 이식을 하여도 좋은 결과를 얻는 경우가 많다 그림 14-42 그림 14-43.

그림 14-42

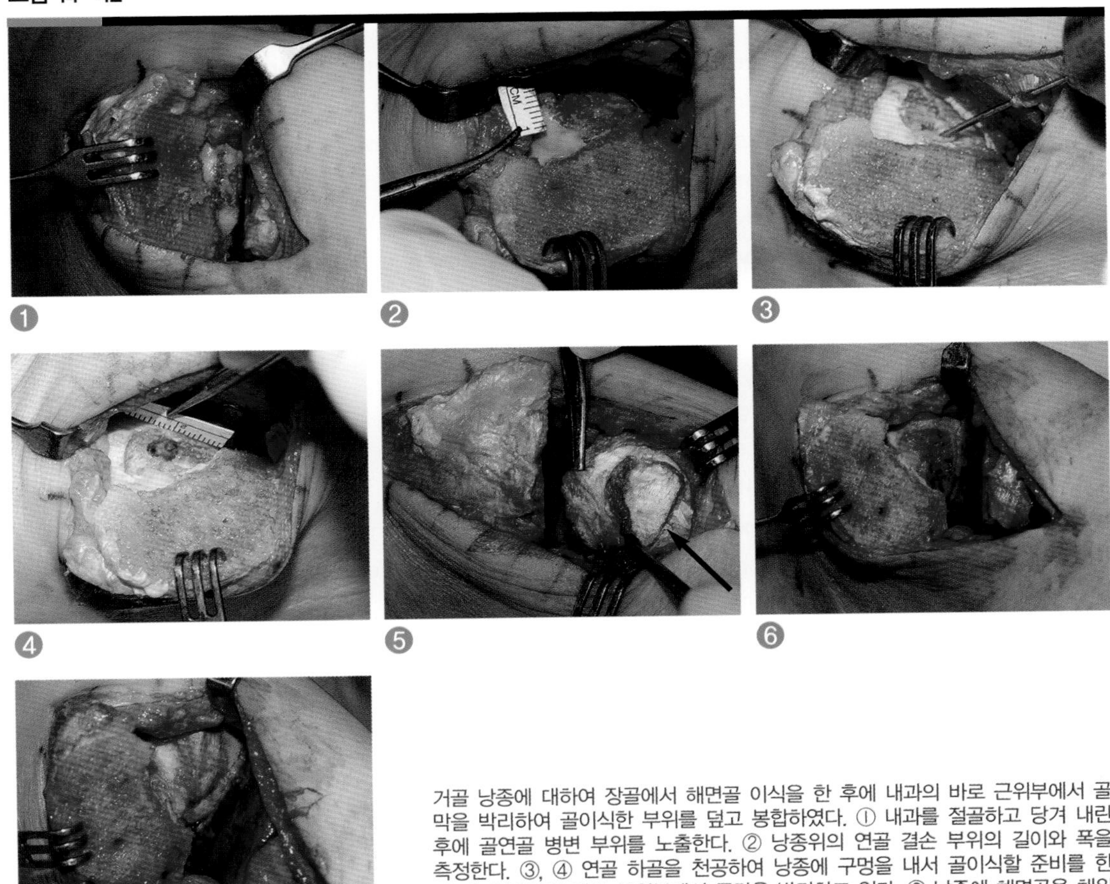

거골 낭종에 대하여 장골에서 해면골 이식을 한 후에 내과의 바로 근위부에서 골막을 박리하여 골이식한 부위를 덮고 봉합하였다. ① 내과를 절골하고 당겨 내린 후에 골연골 병변 부위를 노출한다. ② 낭종위의 연골 결손 부위의 길이와 폭을 측정한다. ③, ④ 연골 하골을 천공하여 낭종에 구멍을 내서 골이식할 준비를 한다. ⑤ 절골면의 바로 근위부에서 골막을 박리하고 있다. ⑥ 낭종에 해면골을 채워 넣은 모양. ⑦ 골막을 이식한 해면골 위에 펼친 후에 봉합한다.

그림 14-43

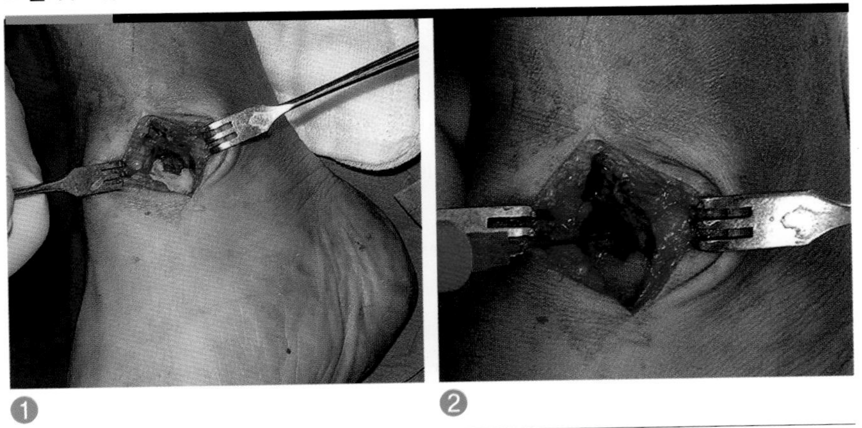

거골 내측의 낭종에 해면골 이식을 하고, 해면골이 떨어지지 않도록 fibrin glue를 뿌리는 경우도 있다. ① 전내측을 개방하고 골연골 병변을 노출한 후에 낭종을 긁어내고, 해면골을 이식한 모양. ② 이식한 해면골의 표면에 fibrin glue를 뿌리는 모양.

REFERENCES

1. **Bassett FH, 3rd, Gates HS, 3rd, Billys JB, Morris HB, Nikolaou PK** | Talar impingement by the anteroinferior tibiofibular ligament. A cause of chronic pain in the ankle after inversion sprain. J Bone Joint Surg Am, 72–1:55–9, 1990.
2. **Bauer M, Jonsson K, Linden B** | Osteochondritis dissecans of the ankle. A 20–year follow–up study. J Bone Joint Surg Br, 69–1:93–6, 1987.
3. **Berndt AL, Harty M** | Transchondral fractures (osteochondritis dissecans) of the talus. J Bone Joint Surg Am, 41–A:988–1020, 1959.
4. **Bohay DR, Manoli A, 2nd** | Occult fractures following subtalar joint injuries. Foot Ankle Int, 17–3:164–9, 1996.
5. **Bojanic I, Bergovec M, Smoljanovic T** | Combined anterior and posterior arthroscopic portals for loose body removal and synovectomy for synovial chondromatosis. Foot Ankle Int, 30–11:1120–3, 2009.
6. **Calder JD, Sexton SA, Pearce CJ** | Return to training and playing after posterior ankle arthroscopy for posterior impingement in elite professional soccer. Am J Sports Med, 38(1):120–4, 2010.
7. **Canale ST, Belding RH** | Osteochondral lesions of the talus. J Bone Joint Surg Am, 62–1:97–102, 1980.
8. **Choi WJ, Lee JW, Han SH, Kim BS, Lee SK** | Chronic lateral ankle instability: the effect of intra–articular lesions on clinical outcome. Am J Sports Med, 36(11):2167–72, 2008.
9. **Choi WJ, Park KK, Kim BS, Lee JW.** | Osteochondral lesion of the talus: is there a critical defect size for poor outcome? Am J Sports Med, 37(10):1974–80, 2009.
10. **Debnath UK, Hemmady MV, Hariharan K** | Indications for and technique of first metatarsophalangeal joint arthroscopy. Foot Ankle Int, 27–12:1049–54, 2006.
11. **van Dijk CN, de Leeuw PA, Scholten PE** | Hindfoot endoscopy for posterior ankle impingement. Surgical technique. J Bone Joint Surg Am, 91 Suppl 2:287–98, 2009.
12. **van Dijk CN, Reilingh ML, Zengerink M, van Bergen CJA** | The natural history of osteochondral lesions in the ankle. Instr Course Lect, 59:359–386, 2010.
13. **Dodd A, Simon D, Wilkinson R** | Arthroscopically assisted transfibular talar dome fixation with a headless screw. Arthroscopy, 25(7):806–9, 2009.
14. **Elias I, Zoga AC, Morrison WB, Besser MP, Schweitzer ME, Raikin SM** | Osteochondral lesions of the talus: localization and morphologic data from 424 patients using a novel anatomical grid scheme. Foot Ankle Int, 28–2:154–61, 2007.
15. **Ferkel RD, Scranton PE, Jr** | Arthroscopy of the ankle and foot. J Bone Joint Surg 75–A: 1233–42, 1993.
16. **Ferkel RD, Tyorkin M, Applegate GR, Heinen GT** | MRI evaluation of anterolateral soft tissue impingement of the ankle. Foot Ankle Int;31–8:655–61, 2010.
17. **Ferkel RD, Zanotti RM, Komenda GA, Sgaglione NA, Cheng MS, Applegate GR, Dopirak RM** | Arthroscopic treatment of chronic osteochondral lesions of the talus: long–term results. Am J Sports Med, 36(9):1750–62, 2008.
18. **Giannini S, Buda R, Vannini F, Cavallo M, Grigolo B** | One–step bone marrow–derived cell transplantation in talar osteochondral lesions. Clin Orthop Relat Res, 467(12):3307–20, 2009.

19. **Gobbi A, Francisco RA, Lubowitz JH, Allegra F, Canata G** | Osteochondral lesions of the talus: randomized controlled trial comparing chondroplasty, microfracture, and osteochondral autograft transplantation. Arthroscopy, 22(10):1085–92, 2006.
20. **Gregush RV, Ferkel RD** | Treatment of the unstable ankle with an osteochondral lesion: results and long-term follow-up. Am J Sports Med, 38(4):782–90, 2010.
21. **Hangody L, Kish G, Karpati Z, Szerb I, Eberhardt R** | Treatment of osteochondritis dissecans of the talus: use of the mosaicplasty technique—a preliminary report. Foot Ankle Int, 18–10:628–34, 1997.
22. **Hepple S, Winson IG, Glew D** | Osteochondral lesions of the talus: a revised classification. Foot Ankle Int, 20–12:789–93, 1999.
23. **Jang EC, Kwak BK, Song KS, Jung HJ, Lee JS, Yang JJ** | Pseudoaneurysm of the anterior tibial artery after ankle arthroscopy treated with ultrasound-guided compression therapy. A case report. J Bone Joint Surg Am, 90–10:2235–9, 2008.
24. **Kelberine F, Frank A** | Arthroscopic treatment of osteochondral lesions of the talar dome: a retrospective study of 48 cases. Arthroscopy, 15–1:77–84, 1999.
25. **Kumai T, Takakura Y, Higashiyama I, Tamai S** | Arthroscopic drilling for the treatment of osteochondral lesions of the talus. J Bone Joint Surg Am, 81–9:1229–35, 1999.
26. **Lee KB, Bai LB, Park JG, Song EK, Lee JJ** | Efficacy of MRI versus arthroscopy for evaluation of sinus tarsi syndrome. Foot Ankle Int, 29–11:1111–6, 2008.
27. **Lee KB, Chung JY, Song EK, Seon JK, Bai LB** | Arthroscopic release for painful subtalar stiffness after intra-articular fractures of the calcaneum. J Bone Joint Surg Br, 90–11:1457–61, 2008.
28. **Lee KB, Park CH, Seon JK, Kim MS** | Arthroscopic subtalar arthrodesis using a posterior 2-portal approach in the prone position. Arthroscopy, 26(2):230–8, 2010.
29. **Lee KB, Bai LB, Yoon TR, Jung ST, Seon JK** | Second-look arthroscopic findings and clinical outcomes after microfracture for osteochondral lesions of the talus. Am J Sports Med, 37 Suppl 1:63S–70S, 2009.
30. **Lee KB, Bai LB, Song EK, Jung ST, Kong IK** | Subtalar arthroscopy for sinus Tarsi syndrome: arthroscopic findings and clinical outcomes of 33 consecutive cases. Arthroscopy, 24(10):1130–4, 2008.
31. **Lee KB, Chung JY, Song EK, Seon JK, Bai LB** | Arthroscopic release for painful subtalar stiffness after intra-articular fractures of the calcaneum. J Bone Joint Surg 90-B: 1457–61, 2008.
32. **Lee KB, Bai LB, Park JG, Yoon TR** | A comparison of arthroscopic and MRI findings in staging of osteochondral lesions of the talus. Knee Surg Sports Traumatol Arthrosc, 16(11):1047–51, 2008.
33. **Lui TH** | Lateral plantar nerve neuropraxia after FHL tendoscopy: case report and anatomic evaluation. Foot Ankle Int;31–9:828–31, 2010.
34. **Mologne TS, Ferkel RD** | Arthroscopic treatment of osteochondral lesions of the distal tibia. Foot Ankle Int, 28–8:865–72, 2007.
35. **Moon JS, Lee K, Lee HS, Lee WC** | Cartilage lesions in anterior bony impingement of

the ankle. Arthroscopy, 26-7:984-9, 2010.

36. **Nam EK, Ferkel RD, Applegate GR** | Autologous chondrocyte implantation of the ankle: a 2- to 5-year follow-up. Am J Sports Med, 37(2):274-84, 2009.
37. **O'Neill PJ, Van Aman SE, Guyton GP** | Is MRI adequate to detect lesions in patients with ankle instability? Clin Orthop Relat Res, 468(4):1115-9, 2010.
38. **Ramsey PL, Hamilton W** | Changes in tibiotalar area of contact caused by lateral talar shift. J Bone Joint Surg Am, 58-3:356-7, 1976.
39. **Scranton PE, Jr., McDermott JE** | Anterior tibiotalar spurs: a comparison of open versus arthroscopic debridement. Foot Ankle, 13-3:125-9, 1992.
40. **Sharpe JR, Ahmed SU, Fleetcroft JP, Martin R** | The treatment of osteochondral lesions using a combination of autologous chondrocyte implantation and autograft: three-year follow-up. J Bone Joint Surg Br, 87-5:730-5, 2005.
41. **Shepherd DE, Seedhom BB** | Thickness of human articular cartilage in joints of the lower limb. Ann Rheum Dis, 58-1:27-34, 1999.
42. **Sugimoto K, Takakura Y, Tohno Y, Kumai T, Kawate K, Kadono K** | Cartilage thickness of the talar dome. Arthroscopy, 21-4:401-4, 2005.
43. **Sugimoto K, Takakura Y, Okahashi K, Samoto N, Kawate K, Iwai M** | Chondral injuries of the ankle with recurrent lateral instability: an arthroscopic study. J Bone Joint Surg, 91-A: 99-106, 2009.
44. **Takao M, Innami K, Komatsu F, Matsushita T** | Retrograde cancellous bone plug transplantation for the treatment of advanced osteochondral lesions with large subchondral lesions of the ankle. Am J Sports Med, 38(8):1653-60, 2010.
45. **Takao M, Uchio Y, Naito K, Fukazawa I, Ochi M** | Arthroscopic assessment for intra-articular disorders in residual ankle disability after sprain. Am J Sports Med, 33(5):686-92, 2005.
46. **Ucerler H, Ikiz AA, Uygur M** | A cadaver study on preserving peroneal nerves during ankle arthroscopy. Foot Ankle Int, 28-11:1172-8, 2007.
47. **Urguden M, Soyuncu Y, Ozdemir H, Sekban H, Akyildiz FF, Aydin AT** | Arthroscopic treatment of anterolateral soft tissue impingement of the ankle: evaluation of factors affecting outcome. Arthroscopy, 21-3:317-22, 2005.
48. **Whittaker JP, Smith G, Makwana N, Roberts S, Harrison PE, Laing P, Richardson JB** | Early results of autologous chondrocyte implantation in the talus. J Bone Joint Surg Br, 87-2:179-83, 2005.
49. **Young BH, Flanigan RM, DiGiovanni BF** | Complications of ankle arthroscopy utilizing a contemporary noninvasive distraction technique. J Bone Joint Surg 93-A: 963-8, 2011.
50. **Young KW, Deland JT, Lee KT, Lee YK** | Medial approaches to osteochondral lesion of the talus without medial malleolar osteotomy. Knee Surg Sports Traumatol Arthrosc, 18(5):634-7, 2010.
51. **Zoric BB, Horn N, Braun S, Millett PJ** | Factors influencing intra-articular fluid temperature profiles with radiofrequency ablation. J Bone Joint Surg Am, 91-10:2448-54, 2009.

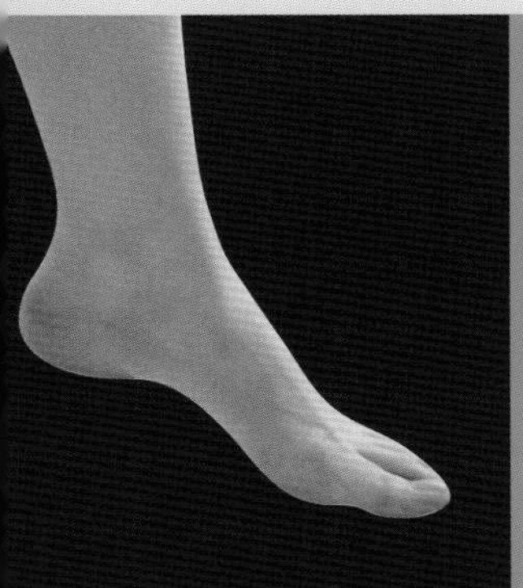

15. 족관절의 퇴행성 관절염

Degenerative Arthritis of the Ankle

가. 총론

(1) 족관절의 생역학적 특성[5)]

체중 부하시에 족관절에는 슬관절이나 고관절에 비하여 면적은 좁으나 슬관절이나 고관절과 같은 하중이 가해진다. 500N의 힘이 가해질 때 족관절의 접촉면은 350mm^{2}인데 비하여 슬관절은 1120mm^2, 고관절은 1100mm^{2}이므로 최대 스트레스가 훨씬 크다.

족관절 연골의 두께는 1~2mm인데 비하여 슬관절과 고관절에서는 최소 3mm 이상이다. 또한 나이가 들어가면서 족관절 연골의 인장성(tensile properties)은 별로 감소하지 않으나 고관절이나 슬관절의 연골은 인장성이 훨씬 많이 감소한다. 고관절 연골의 인장 골절(tensile fracture) 강도는 원래 거골의 연골에 비하여 크지만 중년 이후에는 족관절의 연골이 고관절의 연골에 비하여 더 큰 인장력에 견딜 수 있게 된다. 그러므로 슬관절이나 고관절의 일차성 퇴행성 관절염의 발생률에 비하여 족관절의 일차성 퇴행성 관절염의 빈도가 적다.

Hvid 등의[22)] 연구에 의하면 경골의 관절면으로부터 근위부로 올라갈수록 뼈의 강도가 급격히 감소한다. 1cm를 절제하면 압박력에 대하여 저항하는 힘이 30~50% 감소한다. 또한 외측에 비하여 내측이 3~4배의 압박력에 견딜수 있다고 하였다.

(2) 특성 및 수술시 고려할 사항

슬관절과 마찬가지로 족관절도 외측보다는 내측에 관절염이 흔히 발생한다. 방사선상에 골극이 보이더라도 임상적인 퇴행성 관절염이라고 할 수는 없으므로 정확한 빈도를 알기가 어렵다. 그러나 미국에서 슬관절 전치환술 건수가 족관절의 유합술과 전치환술을 더한 건수의 약 25배에 달하는 것으로 보아서 슬관절의 퇴행성 관절염에 비하여 족관절의 퇴행성 관절염이 훨씬 빈도가 적을 것이라고 추측할 수 있다. 또한 퇴행성 관절염이 발생하더라도 족관절에서는 증세가 심하지 않은 것이 수술 건수가 적은 원인이라고 생각하였으나 최근 보고에서는 족관절 퇴행성 관절염이 고관절의 퇴행성 관절염만큼 통증과 기능 상실이 있다고 하였다.[16)] 족관절에서는 슬관절과는 달리 일차성 퇴행성 관절염에 비하여 외상성 퇴행성 관절염이 더 흔하다고 알려져 있다.[53)] 외상성 퇴행성 관절염이 많다는 것은 일단 어떤 원인이 있다면 족관절에도 퇴행성 관절염이 쉽게 발생할 수 있다는 것을 의미한다. 일차성 퇴행성 관절염이 적은 이유로는 다음과 같은 이론들이 제시되어 있다. 1) 족관절은 상합적(congruent)이며,

안정성이 있고, 고관절이나 슬관절에 비하여 제한된 운동을 한다. 2) 연령이 증가하더라도 관절 연골의 인장 강도가 감소하지 않는다. 3) 족관절에는 다른 관절과 다른 대사성 특성이 있다. 대사성 특성의 예로는 족관절의 연골에는 슬관절의 연골에 비하여 인터루킨-1의 수용체가 적으므로 연골의 분해 작용이 적다는 연구가 있다.

족관절에 외상에 의한 이차성 퇴행성 관절염이 흔한 이유로는 1) 연골의 두께가 얇고, 접촉 면적이 적으므로 일단 일부가 손상을 받으면 남은 연골에 가해지는 스트레스가 급격히 증가한다. 2) 관절 연골이 더 강성이므로(stiff) 관절면이 조금만 불규칙하여도 이것을 보상할 수 없다는 등의 설이 있다. 그러나 어떤 환자는 관절 연골의 손상이나, 관절의 구조적인 변화, 불안정성은 없는데도 외상 후에 퇴행성 관절염이 발생하는 경우가 있으므로 이상의 설명이 모든 퇴행성 관절염의 발생 원인을 설명해 주는 것은 아니며, 아직도 그 원인이 명확하지 않은 경우들이 있다.

고관절이나 슬관절의 관절염은 대부분 퇴행성 관절염이며 노년층에 흔하다. 족관절의 관절염은 후외상성이 많고 연령대가 젊은 것이 특징이라고 알려져 있다. 그러나 저자는 족관절 부위의 골절 병력이 없이 발생한 퇴행성 관절염을 훨씬 더 많이 경험하고 있으며, 대부분이 슬관절과 마찬가지로 노년층에 흔하다. 고관절과 슬관절의 관절염은 두 개의 뼈 사이의 관절염이고, 방사선상으로 부정렬의 각도를 측정하기 쉽고, 변형이 있을 때 방사선상에서 측정한 정도만큼 변형을 교정하면 된다. 그러나 족관절은 거골의 원위부에 25개의 뼈와 여러 관절이 있으며 이런 여러 뼈들의 관계가 직접적으로 발목 관절의 정렬에 영향을 미치므로 방사선상으로 부정렬의 정도를 정확히 측정하기 어려운 경우가 많고 어느 곳에서 어느 정도를 교정해야 할지 알기 어려운 경우가 많다. 또한 인대뿐만 아니라 발목을 지나가는 여러 근육의 불균형이 변형의 원인이 되므로 건 이전술 등을 하여 균형을 맞추어야 할 경우가 많다. 발목 관절 주변의 연부 조직이 얇으며 반흔이 있는 경우도 많다.

(3) 수술 시기

족관절 퇴행성 관절염이 자연 경과가 알려져 있지 않으므로, 초기 족관절 퇴행성 관절을 수술하여 퇴행성 관절염의 진행을 방지할 수 있는지, 언제 족관절 보존을 하기 위한 수술을 해야 할지 등에 관하여 아직 알려진 바가 많지 않다. 그러나 관절 간격이 비대칭적으로 좁아지면 관절면의 한쪽 부분에 체중 부하가 집중되어서 연골의 퇴행성 변화가 진행할 것이므로,

관절면 전체에 골고루 체중 부하를 시키기 위한 치료가 필요할 것이며, 그중 가장 대표적인 것이 절골술이다.

나. 족관절 퇴행성 관절염의 방사선상

(1) 퇴행성 관절염 환자의 방사선 촬영

발목의 퇴행성 관절염을 진단하기 위해서는 체중 부하 방사선상이 필수적이며, 발목의 방사선상과 하지 전체의 방사선상, 그리고 후족부의 선열을 판단하기 위한 후족부 선열상(hindfoot alignment view)이 필수적인 방사선상이다. 발과 발목의 다른 질환에서도 체중 부하 촬영이 중요하지만 특히 퇴행성 관절염에서는 체중 부하 촬영이 중요하다 그림 15-1.

관절염이 상당히 진행되어 있는 관절이라도 체중 부하를 하지 않은 상태에서는 관절 간격이 유지되어 있는 것처럼 보일 수 있다. 하지 전체의 방사선상을 촬영하여 하지의 기계적 축과 변형이 있는 부위를 파악하여 그 부위에서 변형 교정을 하여야 한다. 그러나 하퇴부나 슬관절에 초점을 맞추고 체중 부하 방사선상을 찍으면 발목의 관절 간격 협소의 정도나 거골 경사를 판단하는데 오차가 발생하므로 하지 전장의 체중 부하 방사선상과 별개로 발목에 중심

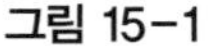

그림 15-1

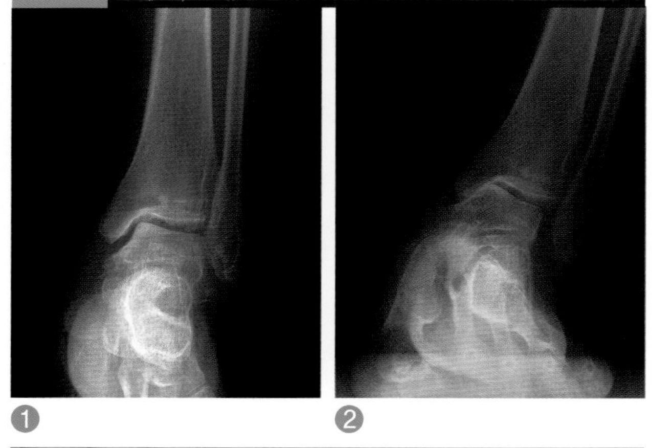

체중 부하를 하였을 때 관절 간격이 변하는 것을 보여 주는 방사선상. ① 체중 부하를 하지 않은 상태에서는 관절 간격이 정상적으로 유지되는 것처럼 보인다. ② 체중 부하를 하였더니 족관절 내과와 거골 내측의 간격이 없어지고 뼈가 맞닿는 것을 보여 준다.

그림 15-2

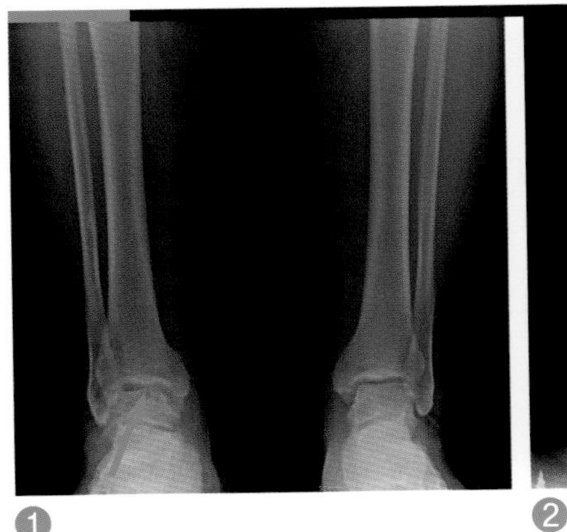

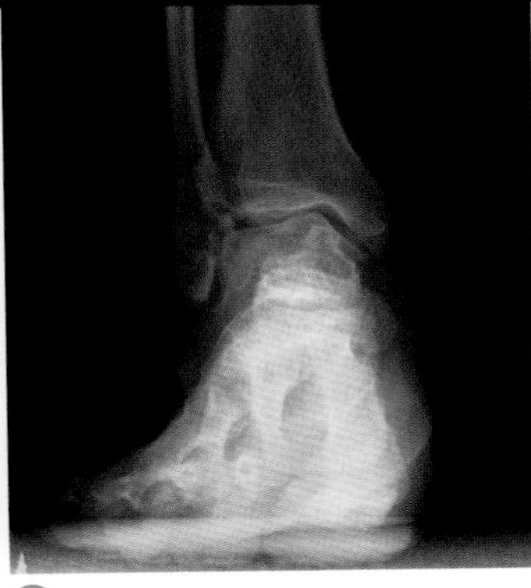

하지 전장의 체중 부하 방사선상과 족관절의 방사선상에서 방사선 빔의 초점이 다르기 때문에 관절면이 다르게 보인다. ① 하지 전장의 체중 부하 방사선상에서는 족관절보다 근위부에 초점을 두고 촬영하므로 족관절이 외반되어 보인다. ② 족관절에 중심을 두고 촬영하면 같은 관절이지만 경골 천장이 내반되어 있음을 알 수 있다.

그림 15-3

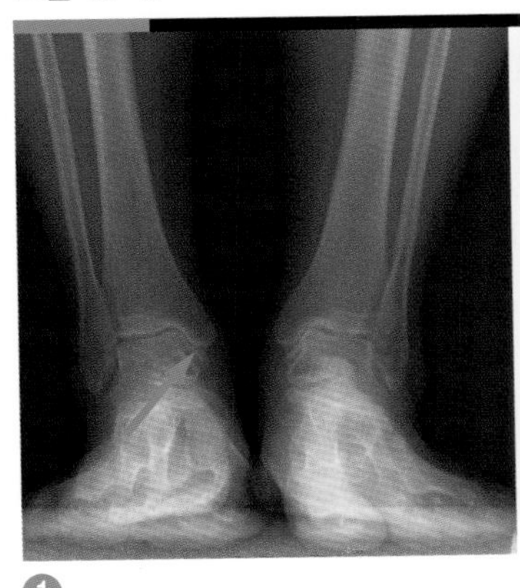

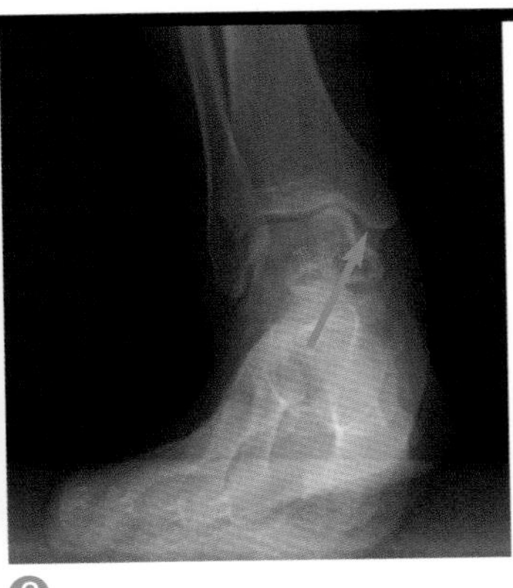

양측 발목을 동시에 촬영한 경우(①)와 한쪽 발목만을 촬영한 경우(②), 양측 발목 사이에 중심을 두고 촬영하면 거골 내측면과 내과 사이의 관절 간격을 판단하는데 약간의 오차가 발생할 수 있다.

을 두고 발목 방사선상을 촬영한다 그림 15-2.

방사선 촬영은 양쪽 발목의 가운데에 초점을 맞추고 양쪽 발목을 한 번에 촬영하는 방법이 있고, 각각의 발목 관절의 중앙에 초점을 맞추고 양쪽 발목을 별도로 촬영하는 방법이 있다. 족관절의 경우에는 양측 발뒤꿈치가 서로 닿도록 하고 동시에 양측 발목을 촬영하면, 경골과 거골이 이루는 각도 측정에 별 문제가 없지만, 내과와 거골 사이의 간격 판단에 다소 오차가 발생할 가능성이 있으므로 수술 전 판단을 위해서는 한쪽 발목을 각각 촬영하는 것이 좋다 그림 15-3.

특히 슬관절이 외반인 경우에는 양측 발목 사이의 간격이 넓으므로 양측을 동시에 촬영한 방사선상에서 각도나 관절 간격의 측정 오차가 더 크다.

(2) 족관절 퇴행성 관절염의 방사선 소견

가) 족관절 퇴행성 관절염의 분류

켈그렌-로렌스 등급은 켈그렌과 로렌스(Kellgren-Lawrence)가 골극에 근거하여 관절염의 정도를 보고한 이후에 여러 관절에서 모두 이용하는 관절염 판단 방법으로, 골극에 의존한다는 단점이 있으나 퇴행성 관절염의 정도 판정에 가장 널리 사용하고 있다. 골극과 슬관절의 퇴행성 관절염 사이에 밀접한 관계가 있다는 보고도 있으나 골극이 족관절 퇴행성 관절염의 중증도를 반영하는지는 의문이다.

퇴행성 관절염이란 연골이 손상되어서 발생하는 것이므로 체중 부하한 상태에서 촬영한 방사선상에서 관절 간격을 측정하면 퇴행성 관절염의 정도를 정확히 반영할 수 있을 것이라고 가정할 수 있다. 그러나 방사선상과 관절경적인 소견의 상관 관계를 연구한 바에 의하면 슬관절이나 고관절에서 두 가지 소견상에 상관 관계가 낮으므로, 특히 초기 관절염에서는 방사선상의 관절 간격으로 분류하여도 켈그렌-로렌스 등급보다 상관 관계가 높지 않다고 한다. 젊은 연령에서는 족관절에 골극이나 연골 하골의 경화가 있지만 정상 연골인 경우가 많으므로 골극과 퇴행성 관절염의 정도와의 상관 관계가 낮다.

슬관절에서는 관절면이 굽어 있고, 내측과 외측 관절 간격이 다른 점 등 판단에 영향을 미칠 수 있는 여러 가지 요소가 있으나 족관절은 경골 천장과 거골 원개 사이의 관절 간격이 평행하므로 방사선상의 관절 간격 협소와 연골 손상 정도의 상관 관계가 높다. 그러나 족관절 내과와 거골 내측 관절면 사이의 내측 관절 간격만 좁아지는 경우가 있는데 이 경우에는 방사선 촬영을 할 때 발목의 위치 등에 의하여 영향을 받아서 정확성이 낮아진다.

골극과 연골 손상과의 관계에 대한 연구에서[35] 경골과 거골측에 골극이 있고 경골측 골극이 3mm 이상인 McDermott 3등급인 환자 28명 중 12명에게서 종방향의 연골 손상을 관찰할 수 있었으나 퇴행성 관절염에서 나타나는 광범위한 연골 손상은 아니었으므로 골극이 퇴행성 관절염의 판단에 의미가 없다고 판단한다.

퇴행성 관절염의 등급을 매기는 목적은 연골의 상태를 파악하고 환자의 예후를 예측하고 중등도의 퇴행성 관절염에서 그 시기에 적합한 치료 방법을 선택하기 위해서이다. 그런데 발목 관절은 심해지기 전에는 약물이나 신발 등으로 비수술적인 치료를 하다가, 말기가 되면 관절 고정술이나 관절 치환술을 할 수밖에 없다는 생각에서 최근까지 퇴행성 관절염의 등급에 대하여 별 관심이 없었다. 그러나 점차 중등도의 퇴행성 관절염에 대한 다양한 수술 방법이

표 15-1 족관절 퇴행성 관절염의 방사선학적 분류

분류 방법	각 등급에 대한 기술
Kellgren-Lawrence 분류	(0) 퇴행성 관절염의 소견 없음 (1) 미세한 골극 (2) 골극이 있으나 관절 간격은 정상 (3) 골극이 있으며 중등도 관절 협소 (4) 골극이 있으며 관절 간격이 심하게 좁아짐
Takakura 분류	(1) 관절 간격이 정상이며 초기 골경화와 골극이 있음 (2) 내측 관절 간격 협소 (3a) 내과와 거골 사이의 관절 간격 소실 (3b) 경골 천장과 거골 원개 사이 중 일부에 관절 간격 소실 (4) 관절 간격이 전체적으로 소실됨
van Dijk 분류	(0) 정상 관절 또는 연골 하골의 경화 (I) 정상 관절 간격이고 골극이 있음 (II) 관절 간격 협소 (III) 관절 간격 소실 또는 관절 간격 변형

(The Kellgren-Lawrence system as modified by Kijowski et al. is adapted from Kijowski R, Blankenbaker D, Stanton P, Fine J, De Smet A. Arthroscopic validation of radiographic grading scales of osteoarthritis of the tibiofemoral joint. AJR Am J Roentgenol. 2006;187:794-799.) (The Takakura et al. system as modified by Tanaka et al. is adapted from Tanaka Y, Takakura Y, Hayashi K, Taniguchi A, Kumai T, Sugimoto K. Low tibial osteotomy for varus-type osteoarthritis of the ankle. J Bone Joint Surg Br. 2006;88:909-913.) (The van Dijk et al. system is adapted from van Dijk CN, Verhagen RA, Tol JL Arthroscopy for problems after ankle fracture. J Bone Joint Surg Br. 1997;79:280-284.)

보고되면서 발목 퇴행성 관절염의 시기를 구분하여 적절한 시기에 적절한 수술을 하여야 한다는 것을 알게 되었다. 그런데 기존의 발목 관절염의 분류가 퇴행성 관절염의 정도를 잘 반영하는지에 대한 보고가 없었다. 기존에 사용되는 분류들은 Kellgren and Lawrence , van Dijk et al., Takakura et al., and a modified version of the Takakura et al. system by Pagenstert et al. 등이 있다 표 15-1 .

켈그렌-로렌스 분류는 골극을 강조하고 다른 방법들은 관절 간격을 기준으로 분류하였다. 반다이크의 분류와 다카쿠라 분류의 차이점은 다카쿠라 분류가 내측 관절염에만 사용할 수 있는 방법이라는 것이다. 다카쿠라 방법에서는 내측 관절염인 경우에는 관절 간격이 정상인 것과 관절 간격이 없어진 말기 관절염의 중간 등급을 내과와 거골 사이만 좁아진 경우와 경골 천장과 거골 사이가 좁아진 것으로 구분한 것이다. 저자는 내측 관절염을 대상으로 연구할 때는 다카쿠라 방법으로 분류하는 것이 좋다고 판단하는데, 내측 관절이 좁아진 2기에서는 다양한 정도의 연골 손상이 포함되므로 이 분류가 연골 손상을 예측할 수 있는 능력이 상당히

표 15-2 족관절 퇴행성 관절염에서 골극, 관절 간격 협소, 거골 경사 등의 진단 가치[36)]

Parameter	골극	내측 관절 간격 협소 *	거골 경사가 없는 내측 관절 간격 협소	거골 경사가 있는 내측 관절 간격 협소
Sensitivity	94.2 (84.9–98.4)*	96.0 (88.6–99.1)*	20.3 (11.8–31.2)	75.7 (64.3–84.9)
Specificity	29.2 (12.7–51.1)	12.5 (2.8–32.4)	16.7 (4.8–37.4)	95.8 (78.8–99.3)*
Positive PV‡	80.2 (70.3–88.0)	77.2 (67.3–85.3)	42.9 (26.3–60.6)	98.3 (90.6–99.7)
Negative PV‡	58.3 (27.8–84.7)	50.0 (12.4–87.6)	6.4 (1.8–15.5)	56.1 (39.8–71.5)
Odds ratio	5.7 (1.6–20.1)	3.4 (0.6–18.0)	0.1 (0.0–0.2)	71.6 (9.0–567.8)

Values other then odds ratios are expressed as percentages; values in parentheses = 95% confidence intervals; PV = predictive value; *all cases with medial joint space narrowing regardless of the presence of talar tilting; * p<0.001 (two-tailed). comparison of variables with asterisks to those without asterisks in McNemar's test; ‡the positive PV is the probability that the disease is present when the test is positive, the negative PV is the probability that the disease is not present when the test is negative.

낮다. 저자가 내측 관절 간격이 좁아진 2기에서 연골 손상을 좀 더 정확히 예측하기 위하여 경골 천장과 거골 사이의 경사각을 측정하여 2° 이상인 경우와 그 미만인 경우로 구분하였더니 예측도가 뚜렷이 증가하여, 족관절 퇴행성 관절염의 분류에서 경골-거골 간에 경사가 있는가가 아주 중요하다는 것을 알게 되었다. 따라서 향후 분류에서 거골 경사라는 항목을 포함하면 분류를 하였을 때 연골 손상의 정도를 정확히 예측할 수 있을 것이다 표 15-2 .[36)]

(3) 퇴행성 관절염에서 족관절의 선열

비대칭적인 내측 또는 외측 퇴행성 관절염이 되면 관절의 내측 또는 외측 부분에 체중 부하가 집중되어 퇴행성 관절염을 악화시키는 요인이 된다. 저자는 특히 내측 퇴행성 관절염에 대하여 방사선상의 선열을 연구하였다 그림 15-4 .[33)]

중등도 내측 퇴행성 관절염의 진행을 방지하기 위하여 고안된 수술 방법이 과상부 절골술인데 이 수술은 경골 천장이 경골축에 대하여 내반되어 있다는 전제하에 시행한다.

그러나 저자가 연구한 바에 의하면 족관절 내측 퇴행성 관절염에 대하여 다카쿠라 분류를 하였을 때 등급 간에 경골 천장 선열이 통계적으로 유의한 차이를 보이지 않았다. 정상에서 3b 등급까지 경골 천장의 내반 경사 각도, 측면상에서 경골축과 경골 천장이 이루는 각도가 점차 감소하며, 경골-거골 경사 각도, 경골-내과 각도 등이 점차 증가하는 경향성은 있으나 각각의 등급에서도 다양한 형태의 선열을 보이므로 분류에 따라 수술 방법이나 시기를 정하면 안 되며 개개인 발목의 선열을 검토하여 치료 방법을 결정하여야 한다. 내측 퇴행성 관절

그림 15-4 전후방 및 측면상에서 경골축과 관절면의 각도

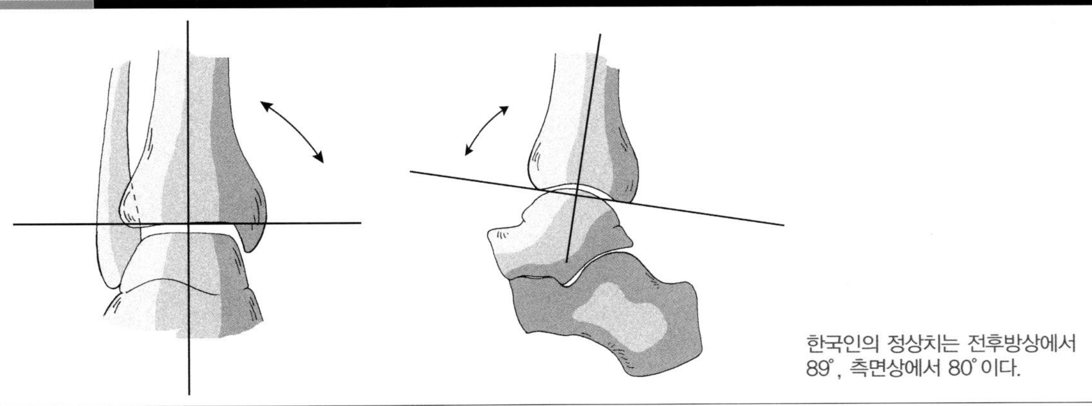

한국인의 정상치는 전후방상에서 89°, 측면상에서 80°이다.

정상군과 다카쿠라 분류의 각 등급에 해당하는 발목의 방사선 계측치[33]

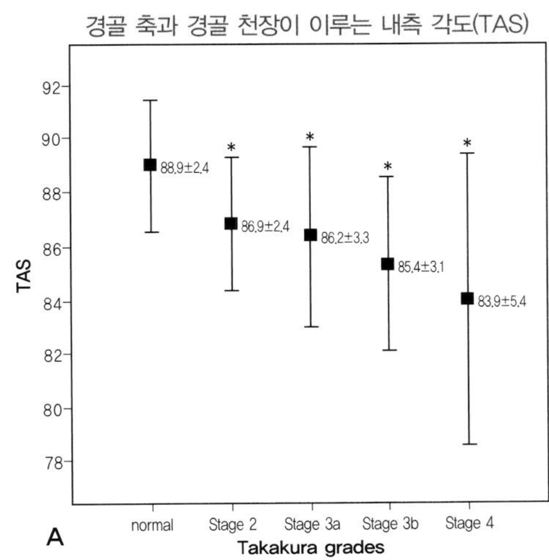

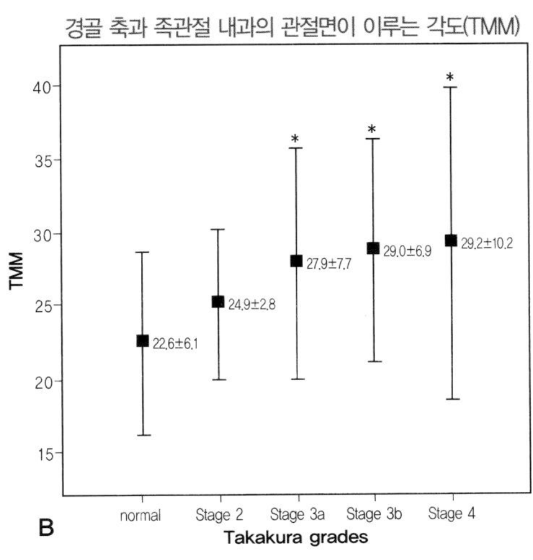

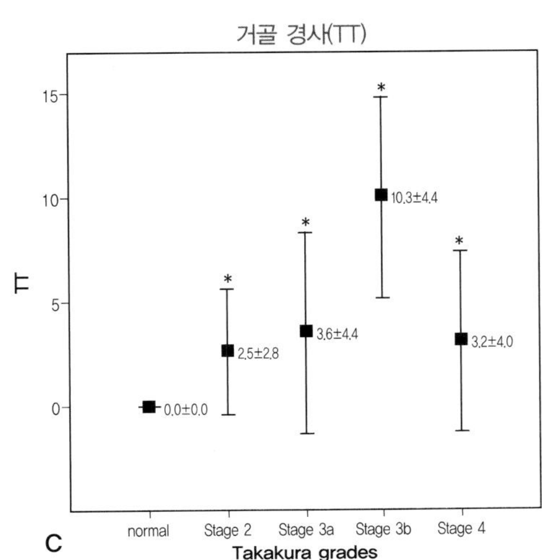

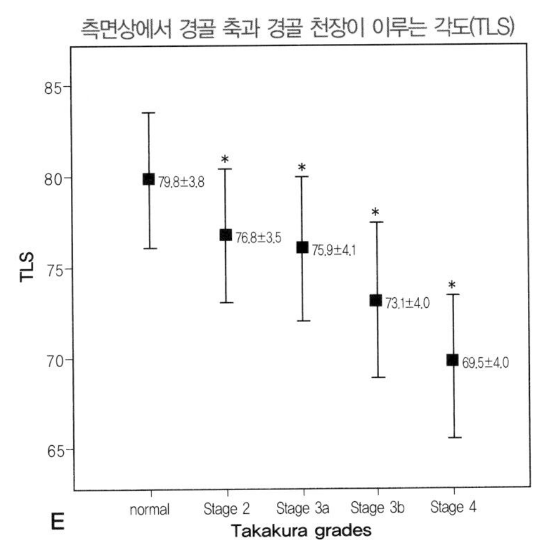

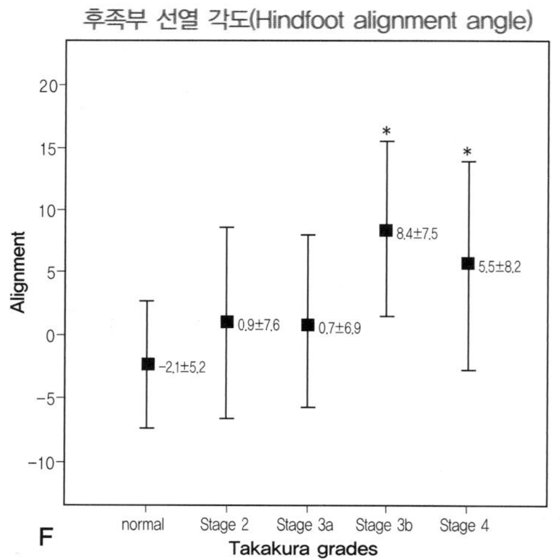

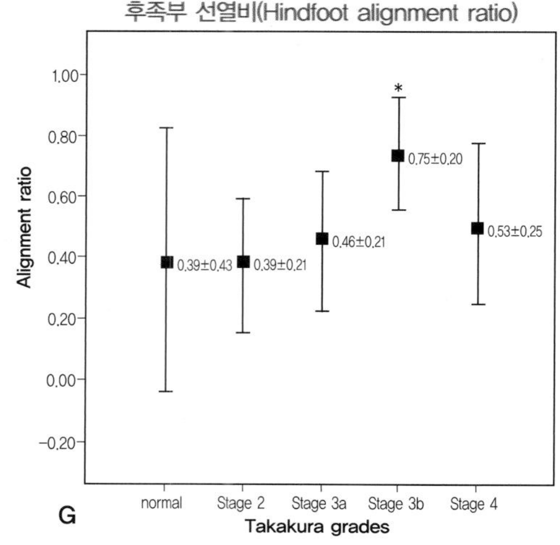

*significantly different from the normal group ($p < 0.05$)

염에서 경골 천장이 뚜렷이 내반되어 과상부 절골술이 필요한 경우는 적다. 기존의 선열을 측정하는 방법들은 후족부의 선열을 고려하지 않았으나 저자는 후족부의 선열을 고려하여야 한다고 생각한다. 후족부의 선열은 정상과 2, 3a 등급은 비슷하며, 3b 등급이 되어서야 내반으로 변화한다.

그런데 중요한 것은 각각의 등급에 속하는 발목 중에서도 후족부가 내반된 경우, 외반된 경우 등 다양한 후족부 선열을 보이며, 족관절은 내반되어 있으나 후족부가 외반되어 있는 경우에는 과상부에서 외반시키는 절골술에 의하여 후족부의 외반이 과도하게 되어 외측 충돌 증상이 발생할 수 있다는 점이다 그림 15-5.

후족부의 선열을 측정하는 방법은 여러 가지가 있다. 후족부의 축이란 종골의 축을 의미하는데 종골이 짧고, 모양이 불규칙하여 종축을 그리기 어렵다는 문제점이 있다. 어느 방법이라도 절대적으로 정확한 축을 그릴 수 있는 방법은 없다. Saltzman과 el-Khoury는 경골의 축과 종골이 지면에 닿는 점 중에서 가장 하방의 점 사이의 거리를 측정하였으며 이 방법이 아주 신뢰도가 높다고 하였다. 그러나 후족부가 내반된 종골에서는 종골의 가장 하방점을 그리기 어려운 경우가 많다.

다른 방법은 종골의 두 곳에서 내측과 외측연 사이의 중앙점을 긋고 그 중앙점 두 곳을 연결한 선을 종축으로 하는 방법인데 종골의 외연이 불규칙하며, 내반 또는 외반되면 종골 외연의 모양이 변하여 누구나 일정하게 그릴 수 있는 방법은 아니라고 판단한다.

그림 15-5

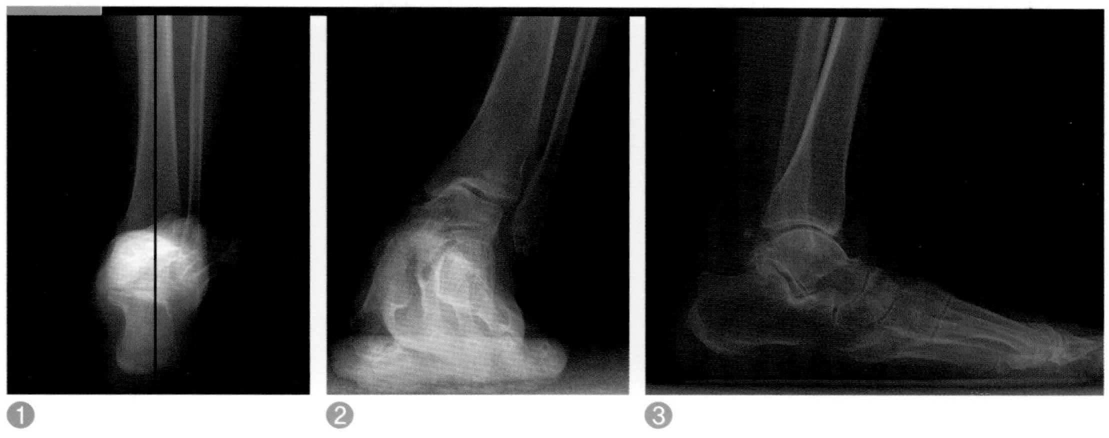

① 후족부 선열상에서 경골의 축에 대하여 종골이 내측 전위되고 외반되어 있다. ② 족관절에서 내측 관절 간격이 없는 내측 관절염의 소견을 보인다. ③ 내측 관절염이지만 측면상에서 편평족임을 알 수 있다.

그림 15-6 후족부 선열 각도와 후족부 선열 비율(a/b)

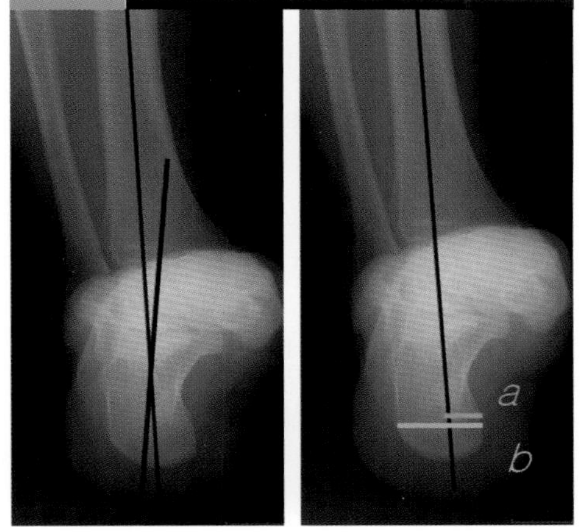

Hayashi 등은[18] 후족부 선열상에서 보이는 종골의 후방 관절면에 대하여 수직인 선을 종골의 축이라고 하였는데 후방 관절면이 굽은 관절면이므로 이 또한 정확한 방법은 아니라고 판단된다.

후족부의 선열은 내반 또는 외반되는 각형성 변형과, 내측 또는 외측 전위되는 변형이 있다. 어떤 경우에는 내반 또는 외반되지 않았으나 내측 또는 외측으로 전위되어 있으므로 두 가지 변수를 모두 고려해야 한다. 각변형을 후족부 선열 각도(hindfoot alignment angle)라 하고, 전위 변형을 후족부 선열 비율(hindfoot alignment ratio)이라고 하였다 그림 15-6.

위에 기술한 것처럼 각형성을 측정하기 위한 다양한 방법들이 보고되어 있으나 저자들은 직관적으로 종골의 축이라고 생각되는 방향으로 선을 긋는 방법을 이용하였다. 내측 및 외측 전위는 경골의 축을 긋고 종골의 가장 넓은 부분에서 후족부 선열 비율(경골의 축보다 내측 부분의 폭)/(종골 폭)을 구하였다. 내측 전위된 경우에는 이 비율이 커지며, 외측 전위된 경우에는 이 비율이 작아진다.

다. 치료

퇴행성 관절염의 치료는 비수술적인 방법과 수술적인 방법이 있다.

비수술적인 치료는 체중 감량, 신발 교정, 투약 등의 방법이 있는데 신발 교정은 굽은 바닥(rocker sole)과 SACH(solid ankle cushion heel)를 하여 족관절의 운동을 감소시켜서 증세를 완화시킨다. 경도의 퇴행성 관절염에 대하여 히루안(hyaluronic acid)을 관절강 내 주사하여 좋은 결과를 얻었다는 보고가[8] 있으나 아직 국내에서 의료 보험 적용이 되지 않으며 효과에 대한 추가적인 연구가 필요하다.

수술적인 치료는 관절 신연(joint distraction), 절골술, 인대 재건술 등과 같이 관절을 보존하면서 치료하는 방법과 관절 유합술이나 족관절 전치환술 등과 같이 관절을 제거하고 치료하는 방법이 있다. 퇴행성 관절염의 치료에서 최근 수년 사이에 가장 많은 변화를 보인 것이 관절 치환술의 재출현과 향상된 결과이다.

(1) 족관절 퇴행성 관절염에 대한 수술적 치료

가) 초, 중기 관절염에 대한 수술적 치료

여기에서 초, 중기 관절염이란 것은 Takakura 등급 중에서 2, 3a, 3b 시기를 말한다. 초기와 중기 관절염을 구분하는 경계선이 뚜렷하지 않아서 초, 중기 관절염이라고 하였다. 경골과 거골 사이의 관절면 중에서 일부만 좁아지거나 일부만 닿아 있는 경우를 말하는데, 경골 천장과 거골 원개 사이에 일부가 닿아 있는 3b 시기가 되면 절골술 등에 의하여 관절을 구제할 가능성이 상당히 낮아지며, 2, 3a 시기에 적절한 수술적 치료를 하여서 관절 간격을 정상적으로 되돌리려는 것이 이 시기의 수술적 치료의 목표이다.

그림 15-7

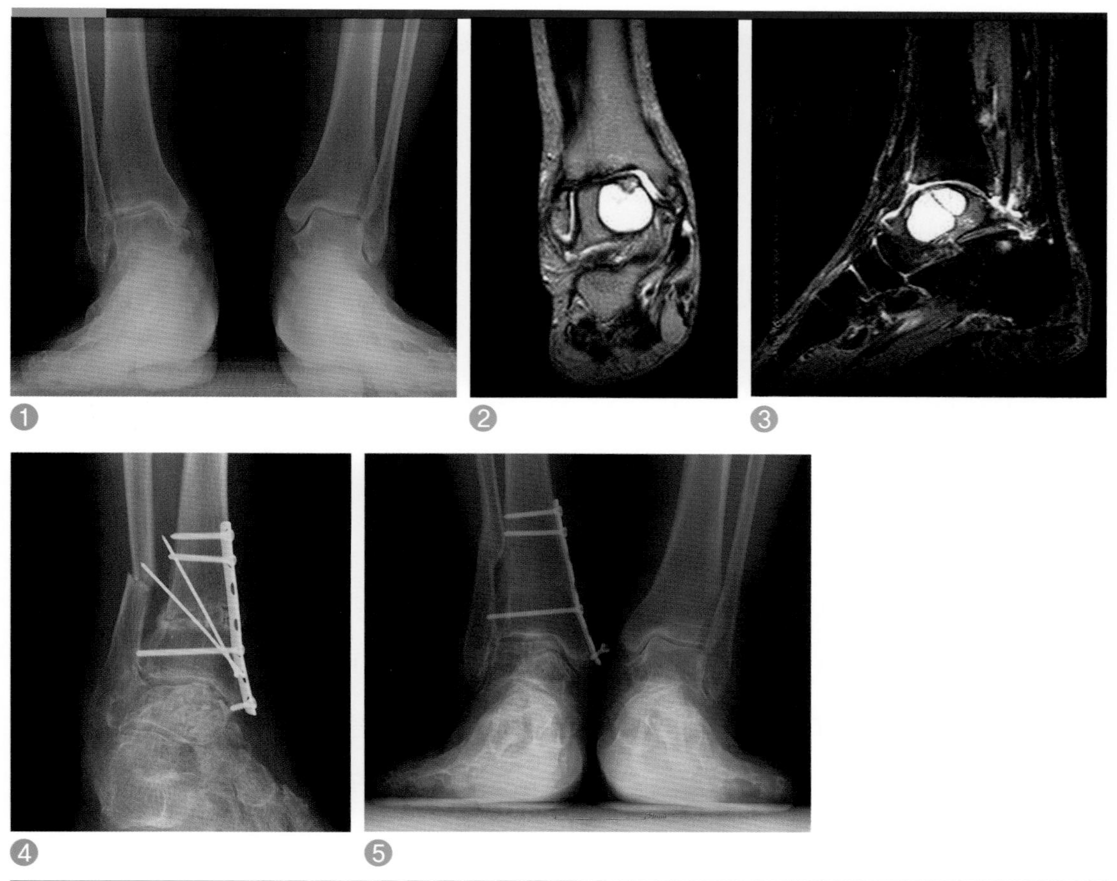

①, ②, ③ 우측 족관절에 족관절 내과와 거골 사이의 관절 간격이 소실되어 있고, 경골 천장은 내반되어 있으며, 거골 내에 낭종을 보여 준다. ④ 경골과 비골을 절골하여 경골 천장의 내반을 교정하고 거골 낭종에 대하여는 자가 장골 이식을 하였다. ⑤ 수술 후 6년 추시 방사선상으로서 내측 관절 간격이 정상으로 유지되어 있음을 보여 준다.

경골 천장과 거골 원개 사이에는 관절 간격이 유지되어 있으나 거골 내측면과 족관절 내측과의 관절면 사이의 관절 간격이 없어진 경우가 3a 시기인데 이 시기에는 경골 천장과 거골 원개 사이의 연골이 거의 정상적으로 유지되어 있는 경우가 많으므로 증상이 심하고, 내측 관절 간격이 없더라도 관절 보존 수술을 시행할 수 있다 그림 15-7.

① 과상부 절골술(supramalleolar osteotomy)[12]

과상부 절골술에서 논란의 핵심은 적응증, 수술 시기, 수술의 방법에 대한 것이다. 관절 간격이 비대칭적으로 좁아져 있고, 경골 천장이 내반 또는 외반되어 있고, 발목을 오랫동안 사용할 생존 여명이 있는 경우가 과상부 절골술의 적응증과 수술 시기일 것이다.[39]

그림 15-8 과상부 절골술의 방법들

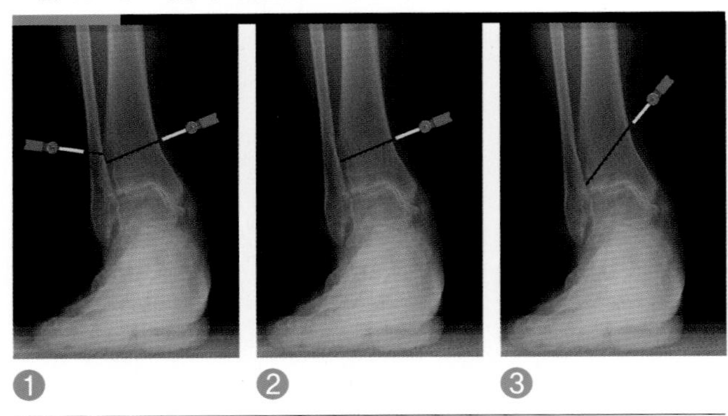

① 경골과 비골을 절골하는 방법. ② 경비 인대 결합의 근위부에서 경골만 절골하는 방법인데 절골 부위를 벌리면 경비 인대 결합도 변형된다. ③ 관절면에서 5mm 근위부를 향하여 사선형 절골하는 방법.

수술 방법 중에는 1) 횡형으로 경골과 비골 모두를 절골하는 방법, 2) 비골은 절골하지 않고 경골만 횡형 절골하는 방법, 3) 경골만 사선형으로 절골하는 방법 등이 있다그림 15-8. 1) 방법은 족관절 격자의 모양을 변화시키지 않고 경골 천장의 각도를 변화시켜서 체중 부하의 축만 외측으로 변화시킨다.[2] 2), 3) 방법은 비골을 절골하지 않으므로 족관절 격자가 좁아진다. 그러나 2) 방법에서 경비 인대 결합이 벌어지면 족관절 격자가 좁아지지 않는다.

Takakura 등이[51] 관절 간격이 전체적으로 좁아진 경우는 적응증이 아니며, 경골 천장과 거골 사이의 관절 간격이 없어질 정도로 진행된 3b 시기에도 결과가 나쁘다고 보고하였다그림 15-9.[52]

저자의 연구에서는[32] 거골 경사가 큰 경우에는 과상부 절골술을 하여도 거골 경사가 교정되지 않으므로 퇴행성 관절염의 등급에 관계없이 거골 경사가 큰 경우에는 횡형 과상부 절골술만으로 호전되기 어렵다.

Takakura 3b에서 결과가 나쁜 것은 경골 천장과 거골 사이의 관절이 좁아졌기 때문이 아니라 3b 등급에서는 거의 대부분 거골 경사가 크기 때문에 과상부 절골술 후에 거골 경사가 호전되지 않기 때문이다. 거골 경사가 큰 경우에는 과상부 절골술 이외에 거골 경사를 감소시키기 위한 족부의 수술들을 병합해야 한다. 저자는 거골 경사가 심하고 경골 천장과 거골이 맞닿을 정도로 연골이 없어진 마비성 질환에서, 거골 경사를 교정한 후에 정상 관절 간격을 회복하고 임상적으로도 좋은 결과를 얻었다.

마비성 질환이 아니더라도 거골 경사가 심한 경우에는 종골 절골술, 중족골 절골술, 삼각

그림 15-9 절골술하여 호전되지 않는 사진

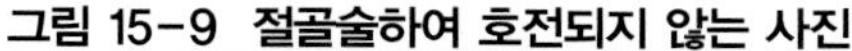

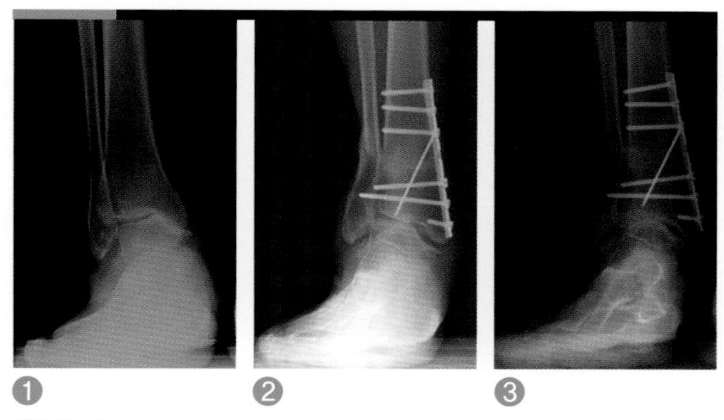

① 내측 관절 간격이 없으며 거골 경사가 약 10° 인 내측 관절염을 보여 준다. ② 과상부 절골술 후 1년 뒤에 찍은 방사선상으로서, 내측 관절 간격은 벌어져 있으나 거골 경사가 수술 전만큼 남아 있으면서 경골 천장과 거골 사이의 간격이 일부 없어진 사진. ③ 수술 후 3년 뒤에 찍은 방사선상에서는 경골 천장과 거골 사이의 관절 간격이 완전히 소실되었다.

인대 유리술, 그리고 후방 경골근건의 연장술을 하여서라도 거골 경사만 교정하면 stage 3b 관절염이 호전될 가능성이 있다.

발목 주위의 골절이 없이 발생한 내측 관절염에서 항상 원위 경골의 변형이 동반된다면 모든 경우에 원위 경골의 과상부 절골술이 필요하겠지만, 원위 경골 즉 경골 천장이 정상과 5° 이내의 차이밖에 없는 경우가 많으므로 내측 관절염 중에서 과상부 절골술을 하여서 호전될 수 있는 적응증은 아주 적다.[33)]

내측 관절염에서 항상 원위 경골의 변형이 동반되는 것은 아니며, 근위 경골의 내반 변형이 주된 변형인 경우도 있고, 족부의 변형에 의하여 족관절의 내반 변형이 발생하는 경우도 있다. 변형이 생긴 부위에서 변형을 교정하는 것이 당연하므로 근위 경골 변형이 있는 경우에는 근위 경골 절골술을 하고, 족부의 변형이 발목 관절염의 원인인 경우에는 족부의 변형을 교정하여야 한다.

그러나 슬관절이 정상인 경우에 근위 경골 절골술을 하여야 하는가에 대하여는 의문이 있다. 슬관절에도 내측 관절염이 있고, 족관절에도 내측 관절염이 있으면서 주된 변형이 근위 경골이라면 근위 경골 절골술이 두 부위의 관절염을 동시에 치료할 수 있는 가장 좋은 수술 방법일 것이다.

그런데 슬관절은 정상이고 족관절에만 내측 관절염이 있으며, 주된 변형 부위가 근위 경골이고, 원위 경골에는 경미한 정도의 내반 변형만 있을 경우에 어느 부위의 절골을 해야 할

그림 15-10

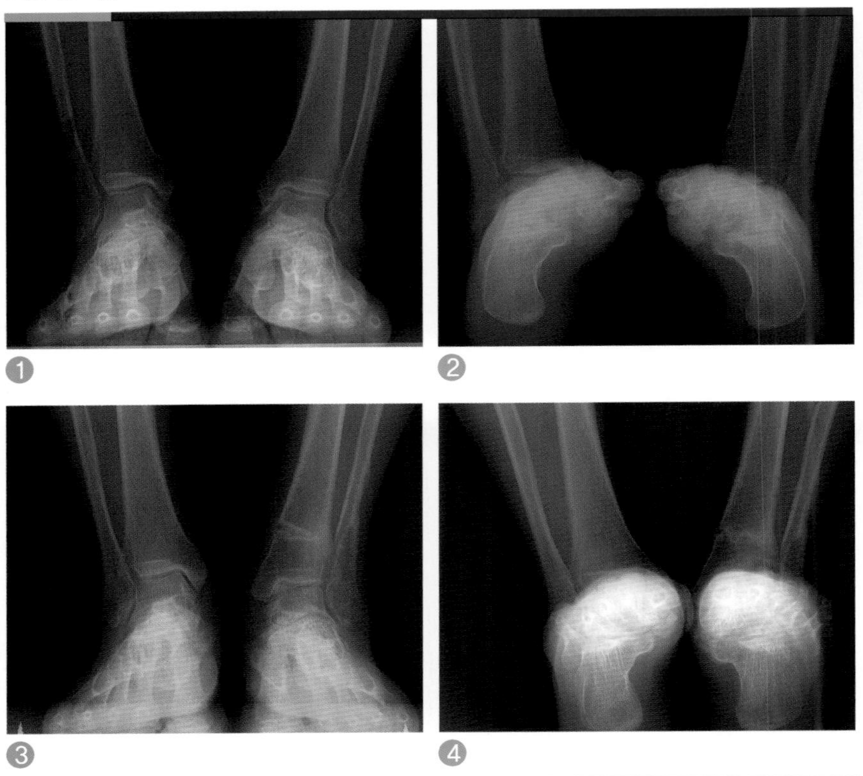

양측에 심한 후족부 외반이 있으며 한쪽에만 내측 관절염이 발생하여 내측 관절염보다 먼저 후족부 외반이 있었을 가능성이 높은 환자의 방사선상. ① 방사선상의 좌측에 있는 족관절은 정상적인 관절이고, 우측에 있는 관절은 내측 관절 간격이 소실된 내측 관절염이다. ② 후족부 선열상에서 양측 모두 심한 후족부 외반이 있음을 알 수 있다. ③ 좌측에 보이는 족관절에 대하여 과상부 절골술을 하였다. ④ 후족부가 전체적으로 경골 축보다 외측으로 전위되어 있으며 외측 충돌 증상을 호소하였다.

지는 절골술에 따르는 수술 회복 기간, 수술 재활 과정, 수술의 합병증을 고려하여 수술 부위를 결정하는데, 저자는 슬관절 근처의 수술보다는 원위 경골을 수술한다.

족부의 변형은 대부분 내반 변형이지만 드물게는 족부의 외반 변형에 동반하여 발목의 내측 관절염이 발생하는 경우도 있다 그림 15-10 .

만성 족관절 불안정에 의한 외상성 관절염에서 절골술을 하여서 족관절을 외반시키면 보행시 내번 염좌가 발생할 가능성이 거의 없어서 인대 재건술을 하지 않아도 된다.

수술 방법

대부분 내반 변형에 대하여 내측 개방성 절골술을 하므로 그에 대한 수술 방법을 자세히 기술하였다. 외측 폐쇄성 쐐기 절골술은 하지 길이가 짧아지고, 근육을 젖히고 도달하여 절골

그림 15-11 과상부 절골술

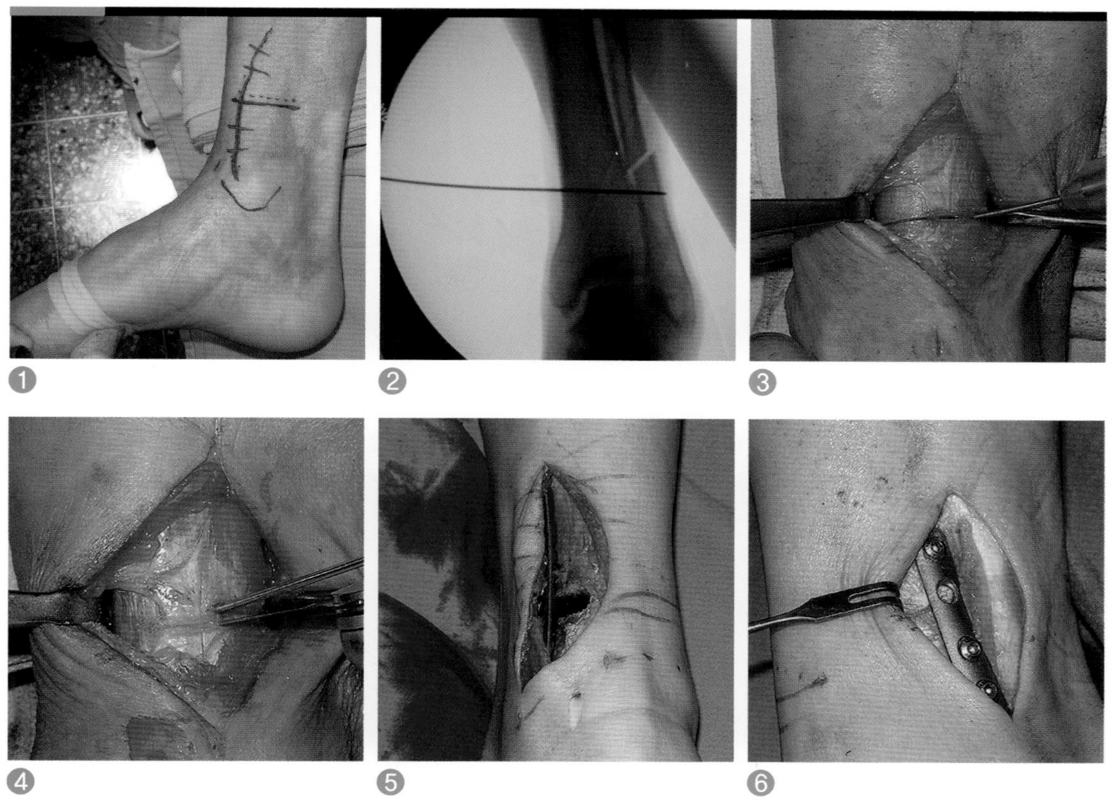

① 내측 절개선. ② 수술장 영상 증폭 장치로 절골하려는 부위를 확인한다. ③ 절골할 방향으로 강선을 이용하여 천공한다. ④ 절골도나 공기톱을 이용하여 천공한 구멍들을 연결하면서 절골을 진행한다. ⑤ 내측 절개선을 통하여 절골면이 벌어진 것이 보인다. ⑥ 외측 절개선으로 비골 절골 후 금속판을 삽입하였다.

하므로 연부 조직 손상이 좀 더 큰 경향이 있어서 외측보다는 내측을 절골한다 그림 15-11 . 변형의 정도가 큰 경우에는 외고정 장치를 하고 점차적으로 신연하는 방법으로 교정한다 그림 15-12 .

경골만 절골하여야 할지, 경골과 비골을 모두 절골하여야 할지에 대하여 의사들 간에 의견 차이가 있다. 대부분의 경우에 경골만 절골하여 내측을 벌리면 원위 경비 인대 결합 부위의 변형이 발생하는데, 경미한 교정이 필요한 경우든지, 비골 골절은 없이 원위 경골 골절만 있었던 예에서 부정 유합에 대한 수술을 하는 경우에는 비골을 절골하지 않고 경골만 절골하더라도 괜찮다.

또한 내측 관절염 중에서 내측의 골침식이 심하여 관절 격자(mortise)가 넓어진 예에서는 원위 경골의 사선형 절골술을 이용하여 격자의 넓이를 좁히는 수술 방법이 필요하다.

사선형 절골술에서는 원위 경비 인대 결합의 원위부를 향하여 절골하므로 원위 경비 인대

그림 15-12

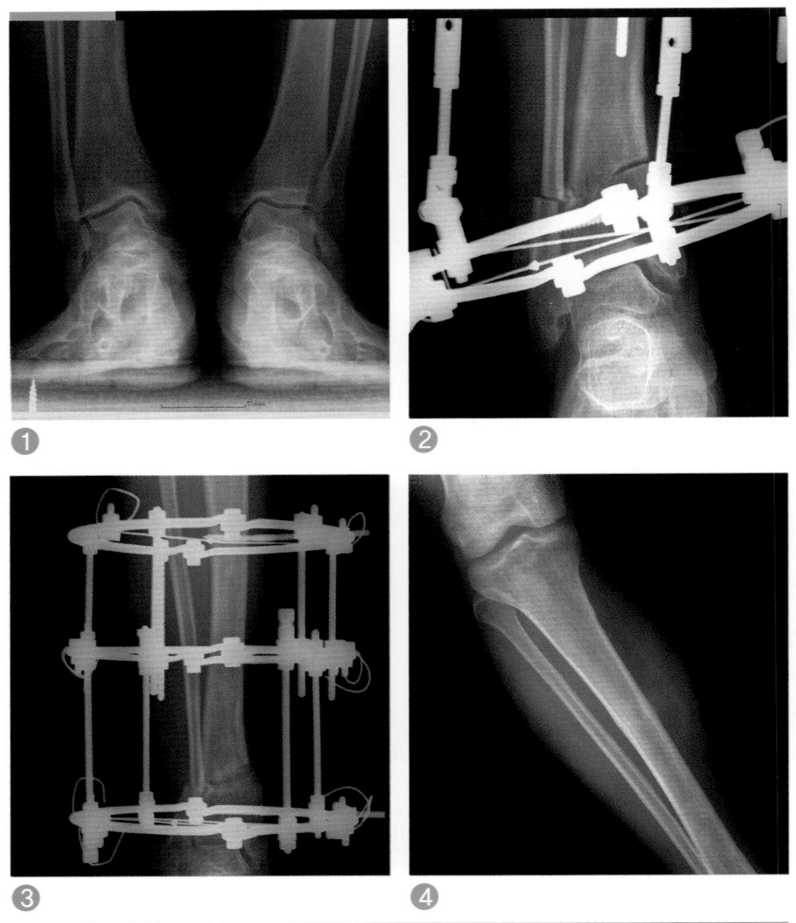

심한 경골 변형은 외고정 장치를 이용하여 외반, 내측 전위한다. ① 수술 전 변형. ② 외고정 장치 후에 절골한다. ③ 교정 후에 절골면 사이에 신생골을 보여 준다. ④ 외고정 장치 제거 후 방사선상.

결합의 변형이 없이 교정이 가능하지만 절골면이 관절 내로 들어갈 가능성이 있으므로 주의해야 한다. 또한 비골을 절골하지 않으므로 교정이 제한받는다는 점도 수술 전에 미리 생각해야 한다.

절골술의 고정은 금속판을 사용하는데 어떤 형태의 금속판을 사용하든지, 연부 조직 손상을 최소화하면서 견고한 고정을 할 수 있는 것이 좋다. 절골술을 할 때 관절 내의 골극을 절제하거나 삼각 인대 유리술 등을 하면 이미 손상된 원위 골편의 혈액 순환에 추가적인 손상이 주어져서 절골 부위의 유합이 지연되거나 심지어 원위 골편의 무혈성 괴사가 염려되어서 수술시 원위 골편의 연부 조직 손상을 최소화하여야 한다. 아래에는 수술 방법을 순서대로 기술하였다.

1) 관절경 검사

관절경 검사를 하는 목적은 연골의 손상 정도를 판단하려는 것이다. 방사선상으로 거골의 골연골 병변으로 보이더라도, 실상은 퇴행성 관절염인 경우가 있으며, 방사선상에서 보는 것보다 더 심한 연골 손상이 있어서 절골술의 적응증이 아닐 수도 있다. 저자는 내측과와 거골 내측 사이의 관절면의 연골이 전혀 남아 있지 않더라도 관절 보존 수술을 할 수 있는 적응증이라고 판단한다. 거골 원개와 거골 내측 관절면과의 경계 부위에서 외측으로 1cm 이상의 폭으로 연골이 없어진 경우에는 절골술을 하지 않는다. 관절 간격이 좁아져서 퇴행성 관절염으로 보이더라도 관절경하에서 보면 국소 부위의 연골 손상만 있고 그 주변의 연골은 정상인 경우가 있는데 이 경우에는 퇴행성 관절염에 의한 병변이 아니라고 판단하여 절골술을 하지 않는다.

2) 절개선과 비골 절골

경골의 내측에 전방으로 굽은 절개를 하는데, 이것은 수술 후에 창상 문제가 발생하더라도 금속판이 바로 노출되는 것을 피하기 위해서이다. 삼각 인대 유리술이나 골극 절제와 같은 부가 수술이 필요한 경우가 많으므로 피부 절개를 족관절의 내과 앞쪽으로 연장한다. 피부와 피하 지방을 골막으로부터 한 층으로 박리한다.

3) 비골의 원위부에 종절개를 하는데 절골 부위는 경비 인대 결합의 상단보다 5mm~1cm 정도 근위부에 하게 되므로 그 부분을 중심으로 7 hole semitubular plate를 부착할 만큼 절개한다. 경골 내측의 피부 절개와 비골의 피부 절개 사이가 7cm 이상 떨어져 있도록 하기 위하여 비골의 중심축보다 약간 후방으로 절개한다. 피부와 피하 지방을 한 층으로 절개하여 벌린 다음, 절골 위치를 알기 위하여 예상 절골 부위에 지름 1.6mm K-강선을 외측 상방에서 내측 하방을 향하도록 삽입한다. 경골측에도 내측 상방에서 외측 하방을 향하는 방향으로, 강선의 끝이 경비 인대 결합의 상단을 향하도록 삽입한다. 영상 증폭 장치로 강선의 위치가 절골하기에 적당한가를 확인한다. 먼저 비골측을 절골하고 각도 교정 후의 비골 모양에 맞도록 금속판을 약간 굽힌 후에 절골면보다 근위부에 3개의 나사못으로 고정한다. 비골측을 절골하고 근위부에만 금속판을 고정한 상태에서 경골을 절골한다. 이 상태에서 경골을 절골하고 외반시키면 비골도 적당히 외반되는데, 경골의 교정이 적당하다고 판단되는 상태에서, 비골에

부착된 금속판의 원위부에 나사못을 삽입하여 비골을 고정한다.

4) 경골 절골 및 고정

경골 절골을 하기 위하여 경골의 전내측 면의 골막에 횡으로 절개하고 양끝을 절개선에 직각으로 약 7~8mm 골막을 절개한다. 이때 경골 후내측연에 후방 경골근건이 밀착되어 주행하므로 손상하지 않도록 주의한다. 큐렛으로 절개선에서 골막을 약 5mm 폭으로 뼈에서 벗겨 내고, 이미 절골면의 방향과 위치를 결정하기 위하여 삽입되어 있는 강선을 그대로 둔 채로, 그 강선과 평행하게 예상 절골면을 따라서 여러 개의 구멍을 뚫는다. 작은 골막 거상기 또는 Hohman 견인 기구를 골막과 뼈 사이에 넣어서 경골 후내측의 후경골 동맥과 경골 신경을 보호한 상태에서 계속 구멍을 여러 개 뚫는다. 얇은 절골도를 이용하여 구멍들을 연결하여 절골하는데 외측 절골면 일부는 완전히 끊어지지 않도록 주의한다. 뒤꿈치를 한손으로 잡고서 약간 외반시키면서 절골면이 벌어지는지를 시험해 본다. 1~2mm 정도 절골면을 벌릴 수 있으면 절골면에 한 개의 절골도를 먼저 깊이 삽입하고 다시 절골 원위부를 약간 외측으로 벌리면서 절골면에 생기는 틈에 다른 한 개의 절골도를 집어넣고 다시 약한 힘으로 전진시킨다. 절골도가 전진하면서 약간 더 틈이 벌어지고 두 개의 절골도 사이에 또 하나의 절골도를 넣어서 전진시키면 외측 피질골이 유지된 채로 절골면을 벌려 갈 수 있다. 이때 절골도를 너무 깊이 넣으면 외측 피질골이 모두 끊어지므로 주의한다.

수술 전 방사선상에서 경골 천장이 전체적으로 내반되어 있는지, 내측 중앙보다 내측 중에서 전방이 더 갈려 올라가 있는지를 잘 판단하여, 절골면을 벌릴 때 정중앙을 가장 많이 벌릴지, 전내측을 가장 많이 벌릴지를 결정한 상태에서 절골면을 벌린다. 또한 내측을 벌리면 경골의 원위 골편이 시상면에서 전방이 하방으로 회전하는 경향이 있기 때문에 경골 천장의 전방이 거골 경부와 충돌하여 배굴 제한의 원인이 될 수 있다.

수술 전의 영상 소견에서 경골 전방이 정상보다 더 상방으로 침식되어 올라가 있다면 내측을 벌리기만 하면 되지만 측면상에서 경골 천장이 정상적인 상태에 있다면 절골도로 절골면을 벌리면서 절골면의 후방에 lamina spreader를 넣어서 후방이 전방보다 더 벌어지도록 하여야 한다. 이 상태에서 방사선상을 촬영하여 절골면이 원하는 방향으로 되어 있는지, 절골의 정도는 적당한지 등을 확인한다. 절골면이 불안정하면 방사선상으로 확인하는 동안 전위되는 것을 방지하기 위하여 임시로 지름 2mm의 S-pin을 삽입한 후에 영상으로 확인한다.

근위 경골 절골술에서 1mm 벌리면 1° 교정이 된다고 하지만 원위 경골은 이보다 지름이 좁고, 절골하면서 절골면에서 1~2mm의 뼈가 없어지기 때문에 벌어진 틈을 측정하여서 그것으로 각도 교정의 정도를 정확히 알기는 어렵다. 대부분 7~9mm 정도 벌리게 된다. 과도한 교정을 하면 체중 부하가 외측으로 치우쳐서 슬관절에 외측 관절염이나 후족부의 외측 충돌 증세 등을 유발할 수도 있으므로 정상보다 5° 정도의 과교정을 목표로 한다.

② **원위 경골의 사선형 절골술**(oblique osteotomy of distal tibia) 그림 15-13

비골은 절골하지 않고 경골만 사선형으로 절골하여 내측을 개방하므로 관절강이 좁아지는 효과가 있다. 사선형 절골술도 과상부 절골술의 일종이라고 할 수도 있으나 일반적인 과상부 절골술과 달리 외측 절골선이 관절면을 향하므로 사선형 절골술이라는 별개의 명칭을 부여하였다. 수술 방법은 횡형 절골술과 비슷하지만 비골을 절골하지 않으므로 절골선이 원위 경비 인대 결합의 원위부를 향하고 외측에 있는 뼈의 폭이 상당히 좁으므로 절골면을 벌릴 때 관절 방향으로 골절이 발생할 가능성이 있다 그림 15-14.

수술시에 횡형 과상부 절골술은 처음에 강선을 삽입하여 영상 증폭 장치로 대충 절골 위치를 정하고 절골하면 되지만 사선형 절골술에서는 외측 목표 지점이 관절면의 약 5mm 근위부를 목표로 한다. 더 원위부를 향하면 관절 내 절골이나 골절이 발생하고, 더 근위부를 향하면 경비 인대 결합을 손상하고 절골 부위에서 교정시키기 어려우므로, 더 정밀한 절골술이 필요하며, 절골 도중에 여러 번 방사선상으로 확인을 한다. 관절면에서 상당히 근위부로 절골하면 경비 인대 결합이 벌어지고 변형된다. 과상부 절골술에서는 비골도 절골하므로 원위 골절편의 전위가 쉬우며 과도한 교정도 가능하다. 그러나 사선형 절골에서는 비골을 절골하지 않으므로 족관절 외과의 위치가 변하지 않는 상태에서 원위 경골의 골편만 움직이므로 전위가 잘 되지 않으며 교정의 정도도 제한된다. 고정할 때 내측에 금속판을 부착하더라도 내측 피질골은 나사못에 의하여 고정되지만 외측에는 뼈가 없으므로 고정에 문제가 있으며 비골까지 나사를 삽입하여 고정하는 것이 한 가지 방법이다.

수술 전에 횡형 절골술을 할지, 사선형 절골술을 할지를 결정하는데, 족관절 전후면상에서 내측 관절 간격이 좁아져 있고, 외측 관절 간격이 넓은 예 중에서 외반 스트레스 방사선상에서 내측 관절 간격이 정상보다 뚜렷이 넓어지는 경우에 사선형 절골술을 한다. 또한 3차원 CT상에서 내과의 하방 또는 전방 침식이 뚜렷한 경우에 사선형 절골술을 한다. 외반 스트레

그림 15-13 사선형 과상부 골절술

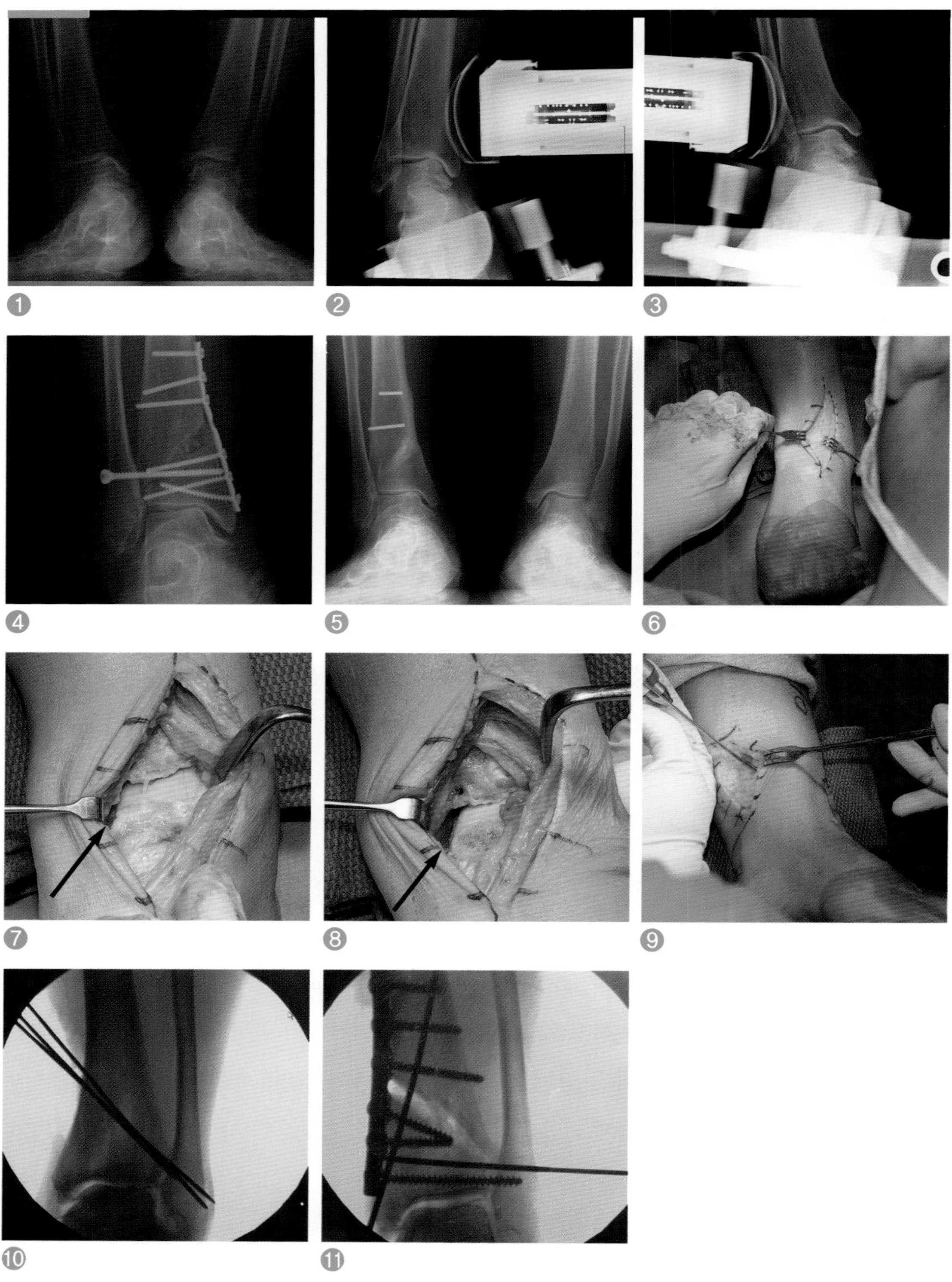

① 수술 전 체중 부하한 방사선상으로서 내측 관절 간격이 소실된 내측 관절염의 소견이다. ② 내반 스트레스 방사선상 거골 경사가 있다. ③ 수술 전의 외반 스트레스 방사선상에 내측 관절 간격이 상당히 넓은 것을 보여 준다. ④ 수술 후 방사선상. ⑤ 수술 후 3년 추시 방사선상에서 족관절 내과와 거골 사이가 정상적으로 유지되어 있는 소견. ⑥ 족관절 근위부에 전내측에 종절개. ⑦, ⑧ 내반하면 내과와 거골이 맞닿으며 외반하면 내과와 거골 사이가 벌어지는 것을 보여 준다. ⑨, ⑩ 경골 원위부에서 경비 인대 결합 원위부를 향하여 K-강선 삽입. ⑪ 원위 경비 인대 결합의 변형을 방지하기 위하여 경비 인대 결합을 통과하여 고정한다.

그림 15-14

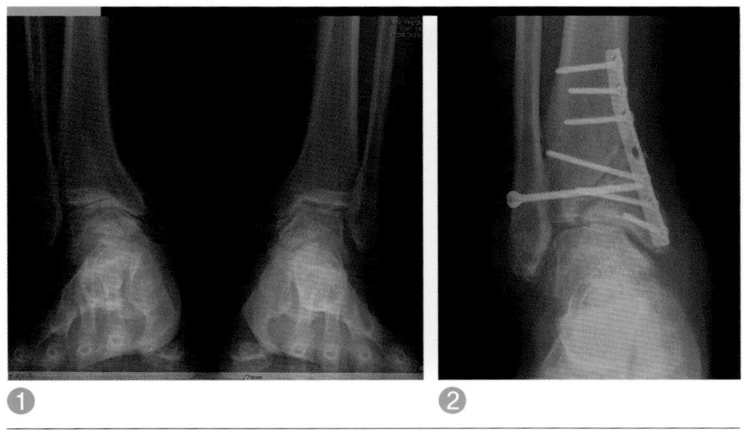

내측 관절염에 대하여 사선형 절골술을 하다가 관절 내로 절골한 방사선상. ① 수술 전 방사선상. ② 경골 천장으로 절골된 방사선상.

스 방사선상에서 비골과 거골의 외측면이 평행한 정상적인 관절면을 이룬 상태에서 내측 관절 간격이 3mm 이상 평행하게 넓어지면 관절 간격이 뚜렷이 넓다고 판단한다. 그러나 수술 전의 방사선상으로 판단이 어려운 경우도 있으며, 수술 전에는 사선형 절골보다는 횡형 절골을 생각하였으나 수술장 소견상 외반시켰을 때 내측 관절 간격이 넓어지고, 수술장에서 영상 증폭 장치에 보이는 방사선상에도 갭이 넓은 것이 보여서 수술장에서 사선형 절골술로 이행하는 경우도 있다.

③ 전방 도달법을 이용한 사선형 절골술

사선형 절골술은 비골 절골을 하지 않으므로 중앙 절개를 하여 절골하고 고정할 수 있다. 중앙 절개를 하면 전방에서 관절의 위치를 보면서 절골하고, 내측 관절의 상태를 육안으로 확인해 가면서 교정하기 좋다. 사선형 절골술의 가장 큰 문제점 중 한 가지가 절골선 원위부의 작은 삼각형의 골편을 고정하기 어렵다는 것인데 최근에는 원위 경골의 전방에 부착할 수 있는 다양한 금속판이 개발되어서 비교적 견고한 고정이 가능하게 되었다.

전방 도달의 최대 장점은 전방에서 좁아진 내측 관절 간격이 넓어지는지, 거골 경사가 감소하는지 등을 확인할 수 있다는 점이다. 방사선상으로 경골 천장이 원하는 정도의 외반으로 교정되었는가를 확인하는 것이 기존의 방법이라면 전방 도달에서는 경골 천장의 외반 정도가 아니라 경골과 거골 간의 관계가 정상화되는가를 육안으로 확인할 수 있다는 점이 큰 차이점

표 15-3 횡형 과상부 절골술과 사선형 절골술의 차이점

	횡형 과상부 절골술	원위 경골 사선형 절골술
비골 절골	비골 절골을 병행한다.	비골 절골을 하지 않는다.
경골 외측 절골 부위	경비 인대 결합의 근위부	경비 인대 결합의 원위부, 경골 천장에서 5mm 근위부
외측 피질골 절골 여부	외측 피질골을 절골하지 않는다.	외측 피질골을 절골한다.
고정 방법의 차이점	경골과 비골에 각각 금속판 부착	경골 내측에 금속판 부착하며 나사못이 비골 통과하여 고정한다. 또는 전방 도달하여 금속판 고정한다.
원위 골편 전위	원위 골편의 전위가 쉬우며 과교정도 가능하다.	전위가 잘 안 된다. 과교정이 안 된다.

이다. 횡형 과상부 절골술과 사선형 절골술의 차이점을 표 15-3 에 요약하였다.

수술 술기 그림 15-15

족관절의 정중앙에 족관절면에서 약 8cm 근위부에서 시작하여, 거주상 관절 부위까지 종절개한다. 장무지 신전근건의 외측으로 깊이 해부해 가면서 관절에 도달한다. 족배 동맥과 심비골 신경이 족관절의 중앙부, 장무지 신전근건의 바로 아래에 위치하여 있으며, 동맥과 신경을 모두 장무지 신전근건과 함께 내측으로 당긴다.

절골 후 원위 골편은 삼각형이고 연부 조직이 부착된 부위가 좁으므로 가능한 한 경골 천장의 전면에서 연부 조직을 박리하지 않으면서 절골할 부위만을 노출시킨다. 관절낭을 종절개하고 관절 내에 도달하여 내측의 골극을 절제한다. 퇴행성 관절염의 정도를 확인할 목적으로 관절낭을 절개하기 전에 관절경 검사를 할 수 있다.

절골에 의하여 거골 경사가 감소하고, 족관절 내과와 거골의 내측이 벌어지면 골극을 절제하지 않더라도 충돌에 의한 증상이 없어질 것이지만 만일의 충돌 증상이 남아 있을 가능성이 있어서 골극을 절제한다.

경골측의 골극은 쉽게 제거할 수 있는 부위에서만 제거하고, 경골 천장과 내과의 전방에서 연부 조직을 덜 박리하는 것이 좋다. 주로 거골측의 골극을 절제한다. 경골의 전면과 내측에 관절면과 45° 각도로 2~3개의 K-강선을 삽입한다. 방사선상으로 강선이 원위 경비 인대 결합의 원위부를 향하는가를 확인하고 강선을 따라서 3mm 간격으로 천공한다. 절골도를 이용하여 구멍을 연결하여 절골을 완성하여 간다.

그림 15-15 내측 관절염에 대하여 전방 도달법을 이용한 사선형 절골술

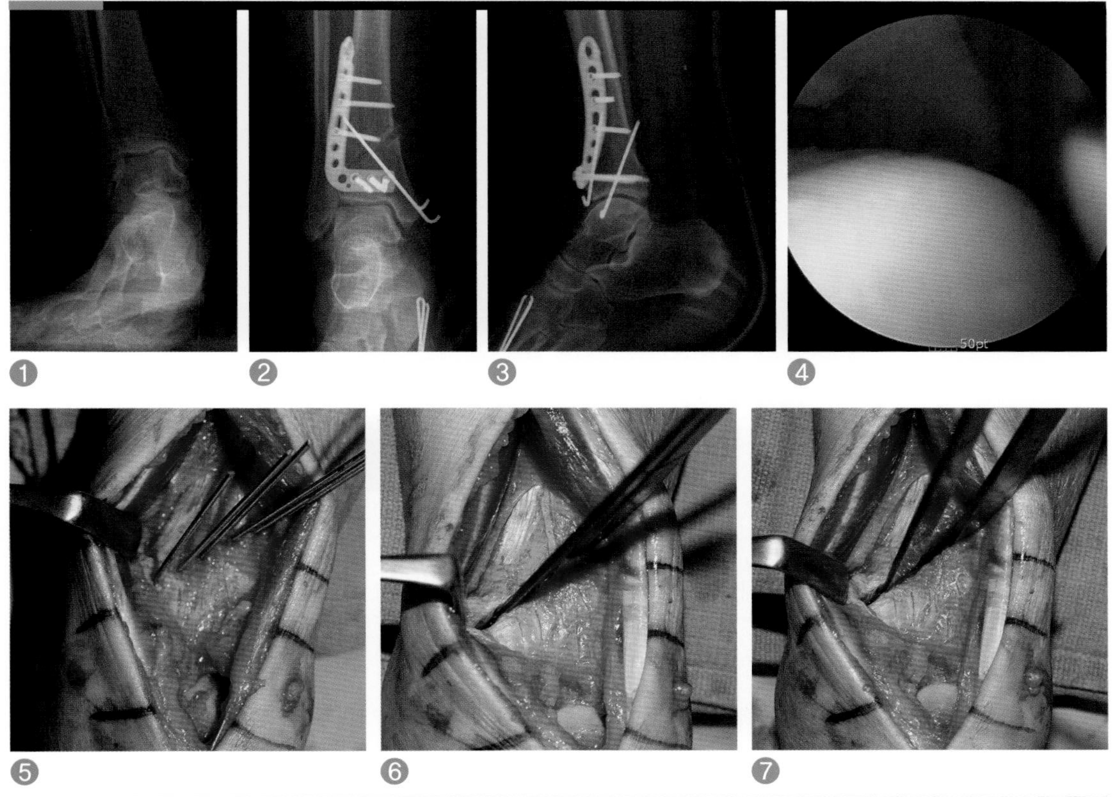

① 내측 관절 간격의 협소와 거골 경사가 있다. ②, ③ 전방 도달법을 이용하여 사선형 절골술을 하고 locking 금속판으로 고정하였다. 제1 중족골의 배부 폐쇄성 쐐기 절골술을 고정한 K-강선도 보인다. ④ 관절경 검사를 하여서 연골 손상 정도를 확인한다. ⑤ 절골할 부위를 따라서 K-강선을 삽입한 후에 절골 부위를 방사선상으로 확인한다. ⑥, ⑦ 강선을 삽입하였던 구멍을 연결하여 절골한다.

과상부 절골술에서는 적당히 절골한 상태에서 벌려서 외측 피질골이 완전히 끊어지지 않도록 하지만 사선형 절골술에서는 외측이 뾰족한 모양이며, 외측 피질골이 연결되어 있는 상태에서 강한 힘으로 절골면을 벌리면 발목 관절면으로 절골되므로 절골을 좀 더 완성하고 절골면에 절골도를 넣어서 벌릴 때 작은 힘으로도 절골면이 벌어지는 상태에서 벌리는 것이 좋다. 절골도를 겹쳐서 밀어 넣으면서 절골면을 벌려 간다. 수술 전 방사선상과 CT를 잘 분석하여 전내측을 벌리면서 적당한 교정 정도와 내측이 벌어지는지를 확인하고 지름 2.0mm의 S-핀으로 임시 고정한다. 방사선상으로 관절 모양을 확인하고 금속판으로 고정한다. 이때 금속판은 교정된 위치를 고정하는 목적으로 사용하며, 금속판을 뼈에 부착하는 과정에서 금속판이 교정을 소실시키면 안 되므로 locking 나사못을 사용하여 고정한다. 적절히 골이식하고 창상 봉합한다.

그림 15-16

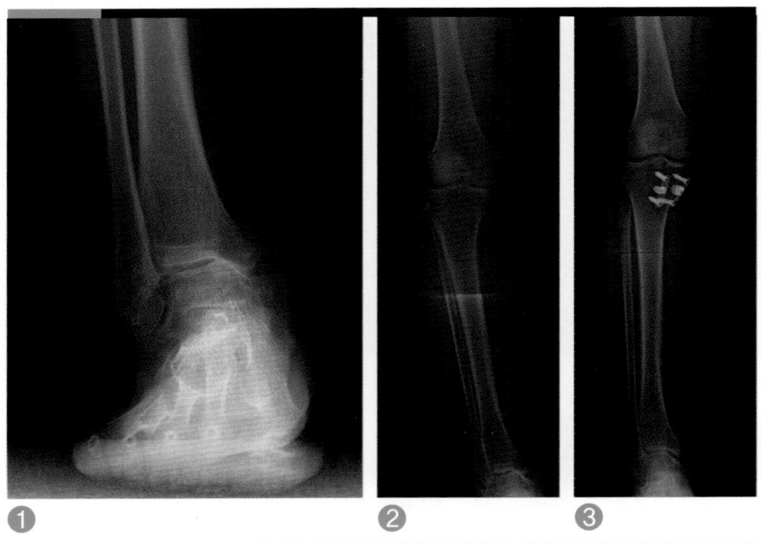

족관절 내측 관절염에 대한 근위 경골 절골술. ① 수술 전 족관절 전후면 상. ② 수술 전 하지 방사선상에서 슬관절 내반이 뚜렷하다. ③ 근위 경골 절골술 후 족관절 내측 관절 간격이 벌어져 있다.

④ 근위 경골 절골술

족관절의 내측 관절염에서 경골 종축과 경골 천장이 이루는 각도는 정상이고, 근위 경골에서 내반된 경우가 있는데 이 경우에는 근위 경골 내측에서 개방성 절골을 한다. 근위 경골 절골을 하여서 하지 선열을 정상화하면 족관절 격자 내에서 내측으로 전위된 거골이 외측으로 전위되며 증상도 호전된다 그림 15-16.

기존의 족관절 퇴행성 관절염에 대한 연구들은 족관절의 변형에만 관심을 두고 이를 교정하려고 하였으나 하지의 선열이 비정상적인 경우에 과상부 절골을 하여서 족관절을 정상보다 더 외반시키더라도 전체 하지의 선열에서 체중 부하의 축이 족관절의 외측에 위치하면 족관절에서 거골 경사가 호전되지 않는다. 그러므로 이 경우에는 근위 경골 절골술이 필요하다.

⑤ 종골 절골술

족관절의 내측 관절염에 후족부가 외반되어 있는 경우가 있는데 이 경우에 내측을 개방하면 외측의 충돌 증상이 악화하여 증상이 더 심해질 수 있다.

이 경우에는 과상부 또는 근위 경골 절골술을 한 후에 종골의 내측 전위 절골술이 필요하다.

그림 15-17 신연 관절 성형술

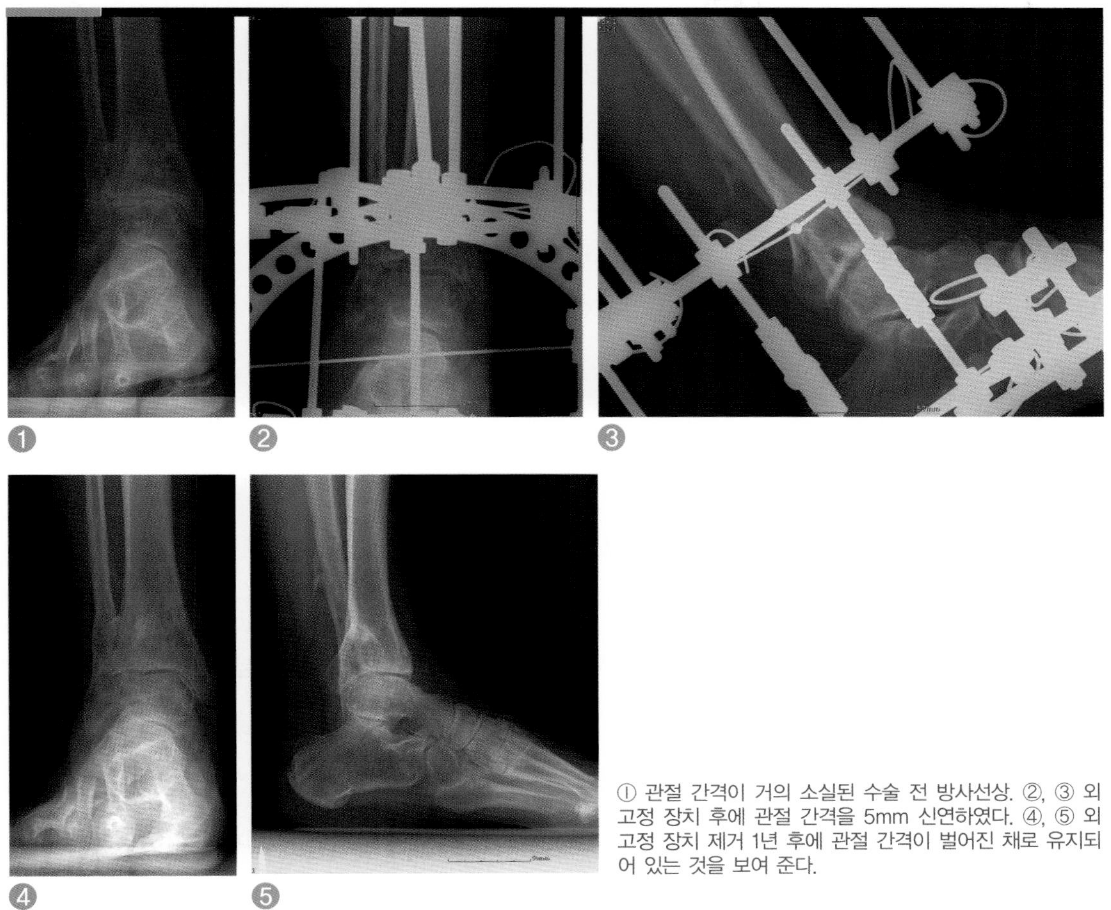

① 관절 간격이 거의 소실된 수술 전 방사선상. ②, ③ 외고정 장치 후에 관절 간격을 5mm 신연하였다. ④, ⑤ 외고정 장치 제거 1년 후에 관절 간격이 벌어진 채로 유지되어 있는 것을 보여 준다.

⑥ 신연 관절 성형술(Distraction arthroplasty)[41)]

퇴행성 변화가 있는 연골도 기계적인 부하가 가해지지 않고, 간헐적인 액체 흐름과 액체 압력에 의하여 연골에 영양 공급이 된다면 어느 정도 재생될 가능성이 있다는 가설하에서 이러한 치료를 하게 되었다. 외고정 장치로 고정하고 경골과 거골을 5mm 정도 신연한 상태에서 체중 부하를 허용하면, 관절면 사이에 기계적인 압력은 전혀 가해지지 않고, 관절액의 흐름과 압력에 의하여 연골이 재생될 수 있는 환경이 갖추어지게 된다. 이러한 상태에서 3개월 정도 유지하면 약 70%에서 호전된다고 하는데 그림 15-17 이 치료법이 상당히 효과적이라는 보고가 발표된 이후 이미 여러 해가 지났지만 널리 이용되고 있지 않은 것으로 보아서 일반적으로 상당히 효과적인 방법은 아니라고 판단한다. 그러나 젊은 연령에서 후외상성으로 발생한 관절염인 경우에 이용해 볼 수 있으며, 저자의 증례 중 소수에서 좋은 결과를 경험하였다. 후

외상성 관절염 중에서도 관절 협소의 정도와 예후의 관계, 관절면의 불규칙성이 심한 경우에도 효과가 있는지 등에 대하여는 알려진 바가 없다. 저자는 관절면이 불규칙하거나 관절면의 결손이 있는 경우는 적응증이 아닐 것이라고 판단한다. 시술 전에 미리 환자에게 외고정 장치를 3개월 이상 유지하는 것이 상당히 불편하다는 것과 수술 후 당장 좋아지는 경우보다는 1년 이상 경과하면서 좋아지는 경우가 많다는 점, 그리고 전혀 좋아지지 않아서 다른 치료가 필요할 가능성이 있다는 점 등을 충분히 알려야 한다.

⑦ 족관절 인대 재건술

Harrington은[17] 만성 족관절 불안정성에 대한 치료시에 인대 재건술만 하고 절골술은 하지 않더라도 좋은 결과를 얻을 수 있었다고 하였는데 어떤 경우에 인대 재건술만으로 좋은 결과를 얻을 수 있는지에 대하여 명확하게 언급하지 않았다.

저자는 이미 관절 간격이 일부 좁아진 퇴행성 관절염에서 인대 재건술만으로 관절염의 진행을 방지하기는 어렵다고 판단한다.

외측 인대의 불안정성이 원인이 되어서 관절염이 발생하였더라도 관절 간격이 좁아질 정도로 진행되면 내측 삼각 인대가 단축되고, 족부의 변형이 동반되므로 인대 재건술만으로 좋은 결과를 얻기 어렵다. 내측 관절염이 되면 거골의 내반 경사가 발생하여 불안정의 원인이 되므로, 내측 관절염에서 발목 관절의 불안정성이 있을 때 내측 관절염이 먼저 발생한 후에 불안정성이 발생한 것인지, 불안정성에 의하여 내측 관절염이 발생한 것인지 알기 어려운 경우가 많다.

퇴행성 관절염에서는 골극이 심하여 그로 인한 통증이 주된 증상의 원인인 경우도 많으므로 인대 재건술과 골극 절제술을 하면 당장의 증상이 호전될 가능성이 높지만 관절 간격이 정상화되지 않으면 퇴행성 관절염이 진행하므로 인대 재건술 같은 연부 조직 수술보다는 정상적인 선열을 갖추도록 하는 수술이 효과적이다.

외측 인대만 재건하여서 퇴행성 관절염이 호전되었다는 보고가 있으나 수술 전 거골 경사의 정도나 관절염의 정도에 대한 기술이 부족하다. 내측 퇴행성 관절염의 원인 중에서 외측 인대 불안정이 가장 중요한 원인이며, 내측 관절염과 외측 인대 불안정을 외측 전위 외반 종골 절골술과 외측 인대 봉합을 하여서 호전시킬 수 있다는 보고가[29] 있으나 상당한 정도의 거골 경사가 남으므로 장기적으로는 내측 관절염이 진행할 가능성이 높다.

(2) 족부에서의 변형 교정

족부 변형은 여러 가지 원인으로 발생하는데 마비성 질환에 의한 변형이나 외상성 변형에 대하여는 변형의 형태에 따른 변형 교정을 한다. 요족이나 요내반족 변형을 교정하는데 효과가 있다고 알려진 여러 가지의 절골술과 연부 조직 수술을 이용하여 발의 변형을 교정한다. 특별한 원인이 없이 발생하는 변형에 대하여는 후족부의 내반 변형에 대한 종골 절골술과 전족부 내측열의 족저 굴곡 변형에 대한 제1 중족골 배굴 절골술이 가장 흔히 이용된다. 그러나 이런 변형 교정 방법을 족관절의 퇴행성 관절염에 적용한 예는 소수에 불과하다. 저자의 경험으로는 종골의 외측 전위, 외측 폐쇄성 쐐기 절골술을 하여도 거골 경사가 교정되지 않으므로 퇴행성 관절염에 대하여 종골 수술과 인대 재건술만 하여서는 효과가 없다고 판단한다.

편평족에 동반되는 후족부의 외반 변형의 교정은 편평족 부분에 기술하였다.

발 변형의 교정은 먼저 후족부부터 시작한다. 가능하면 후족부의 유합술을 하지 않고 절골술과 건이전술과 건유리술을 이용한 연부 조직 균형을 얻어서 발의 변형을 교정하는 것이 좋으나 후족부에 고정된 변형이 있으면 삼중 유합술이 필요한 경우도 많다.

외측 전위, 외측 폐쇄성 쐐기 종골 절골술은 요족에서 기술한 바와 같은 방법으로 시행한다.

후족부 교정 후에도 전족부의 변형이 남아 있으면 전족부의 절골술을 하는데, 중족골 기저부의 절골술을 선호하며 요족에 대한 수술에 기술하였다. 수술장에서 교정의 정도를 판단하는 방법은 수술자의 손바닥을 환자의 발바닥에 대고 밀어서 체중 부하한 상태를 가상하고, 제1 중족골두, 제5 중족골두, 뒤꿈치 바닥이 손바닥에 닿는 느낌으로 수술 후에 발바닥이 평평하게 지면에 놓일지를 판단한다. 그러나 마취에서 깨어서 실제로 체중 부하한 상태와는 다르므로 판단이 정확하지 않을 가능성이 있다. 내반 변형을 과도하게 교정하여 외반 변형이 발생할 가능성은 극히 낮으므로 가능한 한 충분히 내반을 교정하는 편이 좋으며, 수술 전에 만약 처음 수술을 하여서 변형 교정이 불충분하면 한 번 더 부가적인 교정 수술이 필요할 가능성이 있다는 사실을 환자에게 설명하여야 한다. 특히 마비성 질환과 동반된 족관절의 퇴행성 관절염에서는 마취된 상태에서 실제로 보행시에 근력이 작용한 상태에서 발생하는 변형을 예측하기 어려우므로 한 번 수술로 부족한 경우가 많으며 부가적인 수술이 필요할 가능성이 상당히 높다. 발의 변형과 더불어 족관절의 퇴행성 관절염이 있을 경우에는 범족근 유합술(pantalar fusion)이 가장 흔히 이용되는 수술 방법이지만 삼중 유합술을 하여서 족부 변형을 교정하고 족관절 치환술을 하여서 족관절의 운동을 일부 보존하기도 한다. 삼중 유합술을 하지 않고 변형을 교정할 수 있다면 다행스러운 경우이지만 변형이 고정되어 있는 경우에 삼중 유합술을 하지 않고는 교정되기 어려운 경우가 많다. 어떤 경우든지 관절 운동을 보존할 목적으로 삼중 유합술을 하지 않으려고 시도하는 것은 좋지만 변형이 잔존한다면 그로 인하여 다시 수술할 가능성이 높아지므로 경직된 변형에 대하여는 삼중 유합술도 좋은 수술 방법이다.

(3) 족관절 전치환술(Total ankle arthroplasty)[42]

가) 총론

1970년대에는 다른 관절들과 마찬가지로 족관절의 관절염에 대하여 다양한 종류의 인공관절을 이용한 관절 치환술이 시행되었으나 그 결과가 만족스럽지 못하여 1980년대 후반부터 1990년대까지는 거의 사용되지 않고 족관절염의 최종 치료는 족관절의 유합술이라는 것이 교과서적인 정설이었다. 족관절 치환술의 추시 기간이 짧으면 결과가 어느 정도 만족스럽다고 보고하였으나 Kitaoka와 Patzer가 Mayo 클리닉에서 160예에 대하여 평균 9년 추시한 결과는 만족도가 19%에 불과하였다. 또한 방사선상의 해리 소견도 22~75%에서 발견되었다. 최근에는 10년 추시상 약 90%의 생존율을 보고하고 있다.[34] 현재 국내에서 사용 가능한 세 부분형(3 component) 인공 관절을 이용할 경우에 족부 족관절의 변형 교정 능력이 갖춰지고 약 30예 이상 수술 경험을 쌓은 후에는 전반적으로 양호한 결과를 얻을 수 있다.

초기 족관절 치환 기구는 3가지 형이었는데 구속형이거나 비구속형(unconstrained)이며, 형태는 원통형(cylindrical)이었다. 원통형이란 거골 대치물의 내측과 외측의 모양이 같은 것을 말하며 내측이 외측보다 짧은 실제 거골의 모양과 다르다 그림 15-18. 대부분 시멘트를 사용하였다. 초기 인공 관절의 문제점은 4가지인데 디자인의 문제점은 과도한 구속이나 전혀 구속이 없다는 점(over or under constraint), 비상합성, 그리고 시멘트를 사용한다는 점이다. 그 이외에 다른 문제점은 인대의 중요성에 대한 인식이 부족하다는 것이다.

구속형은 족관절을 경첩 관절로 만드는 것이다. 정상적인 보행시에 나타나는 비틀림(torsion)이 일어날 수 없으므로 비틀림 스트레스가 뼈와 시멘트 사이로 전가된다. 비구속형에서는 정상보다 운동이 더 많이 일어나서 양측 과(malleolus)와 충돌하여 통증 및 해리를 일으키는 원인이 된다. 시멘트를 사용할 때는 시멘트가 들어갈 공간만큼 뼈를 더 절삭하여야 하는데, 특히 경골 쪽에서는 연골 하골에서부터 조금만 절삭하여도 뼈가 금방 약해진다. 이와 같은 이유로 시멘트를 사용한 디자인은 모두 해리가 쉽게 발생하였다. 현재 사용하는 모든 대

그림 15-18 실제 거골의 모식도

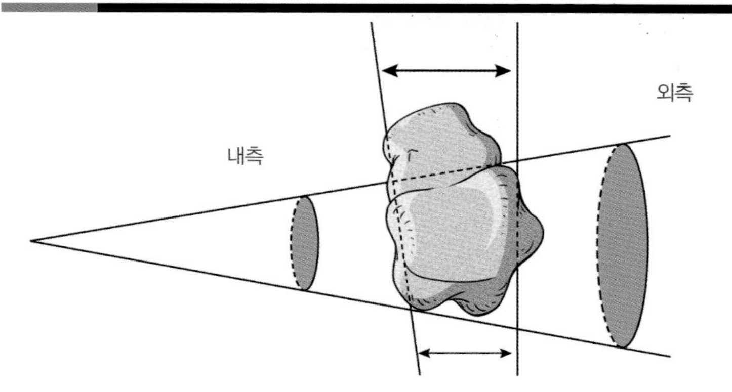

실제 거골은 거골 원개의 외측이 내측보다 더 큰 원의 일부이므로 거골 대치물도 비슷한 모양인 것이 바람직하다.

그림 15-19

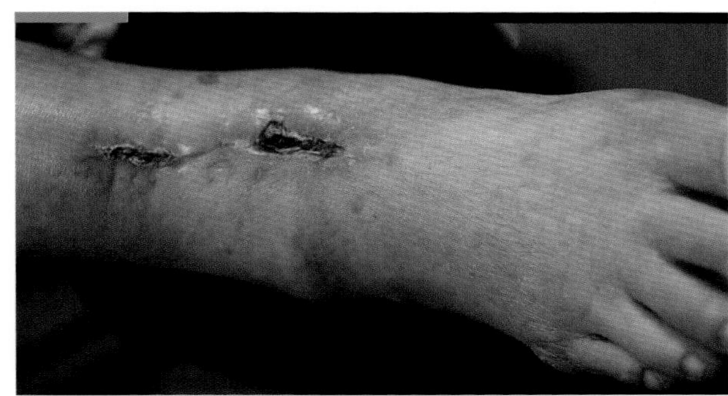

류머티스성 관절염 환자에게서 관절 치환술 후 발생한 피부 괴사.

치물은 시멘트를 사용하지 않는다. 시멘트를 사용하지 않는 이유는 다음과 같다. 1) 시멘트를 사용하는 경우보다 뼈를 덜 절제하여도 된다. 2) 시멘트가 굳을 때 발생하는 열을 피할 수 있다. 3) 해리되었을 때 시멘트 조각이 관절면에 끼어서 마모를 일으킬 가능성이 없다.

과거에 족관절 전치환술의 결과가 좋지 않았던 것은 연부 조직의 처리에도 원인이 있다. 삼각 인대 및 외측 인대의 중요성에 대한 인식과 적당한 장력을 유지해야 한다는 개념이 부족하였다. 또한 수술 후 창상의 문제가 흔히 발생하였다. 발목 주변의 연부 조직은 얇고 특히 연령이 많고 류머티스성 관절염이 있는 경우에는 더욱 문제가 발생하기 쉽다고 알려져 있다. 대부분에서는 고령이나 류머티스성 관절염이 있어도 수술하기에 별문제가 없다는 것이 저자의 견해이지만 1예에서는 창상 치유가 상당히 오래 걸렸으며 류머티스성 관절염을 치료하기 위하여 투약하던 methotrexate를 중단한 후에 창상이 급격이 치유된 예가 있다 그림 15-19 .

그림 15-20 2부분형 인공 관절

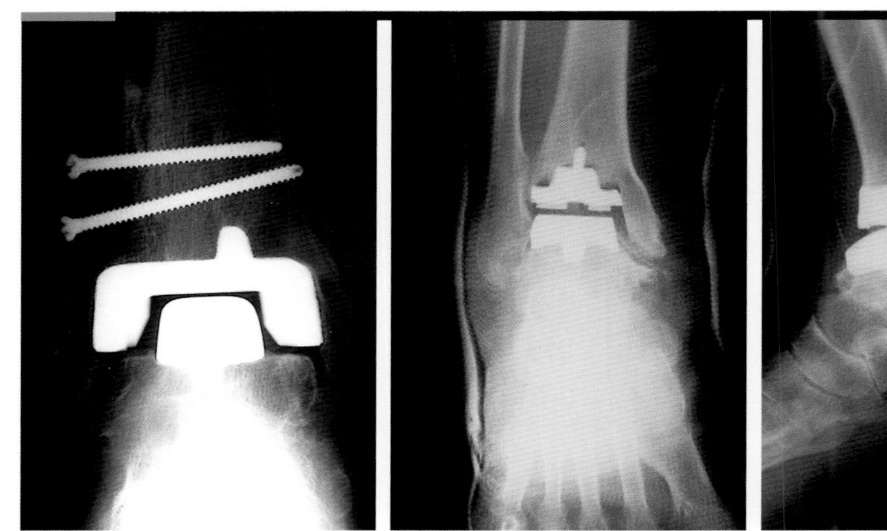

Agility형 인공 관절(Dr. Alvine의 증례)　　일본의 TNK 인공 관절 (Dr. Takakura의 증례)

슬관절이나 고관절의 치환술과는 달리, 관절을 탈구시키지 않은 채로 치환술을 하므로 수술 시야가 제한되는 것이 문제점이라는 의견도 있으나 경골과 거골 사이를 벌리면 수술하기에 충분한 정도로 노출이 가능하다.

나) 기구의 모양

족관절 치환 기구는 치환하는 부분에 따라서 구분하기도 하고 2부분(two component)으로 구성되어 있는가 그림 15-20, 또는 3부분(three component)으로 구성되어 있는가에 따라서 구분하기도 한다 그림 15-21.

발목에서 일어나는 회전을 해결하는 방식 중 한 가지는 경골 쪽 대치물을 거골 쪽보다 크게 만들어서 거골의 대치물이 경골 대치물 안에서 회전 및 내전, 외전이 가능하도록 한다. Agility형이 이에 해당하며 경골 쪽 대치물에 금속판과 폴리에틸렌이 한 덩어리로 붙어 있어서 크게 2부분으로 구성되어 있다.

3부분 형은 경골과 거골 사이에 삽입하는 폴리에틸렌이 별도로 되어 있는데, 경골 대치물과 폴리에틸렌 사이에서 회전이 일어나고, 굴곡과 신전은 폴리에틸렌과 거골 대치물 사이에서 일어난다. STAR, Hintegra, Buechel-Pappas, Mobility, Salto형이 이에 해당한다. 현재 우리나라에서는 주로 3부분형이 사용되고 있다.

그림 15-21 3부분형 인공 관절

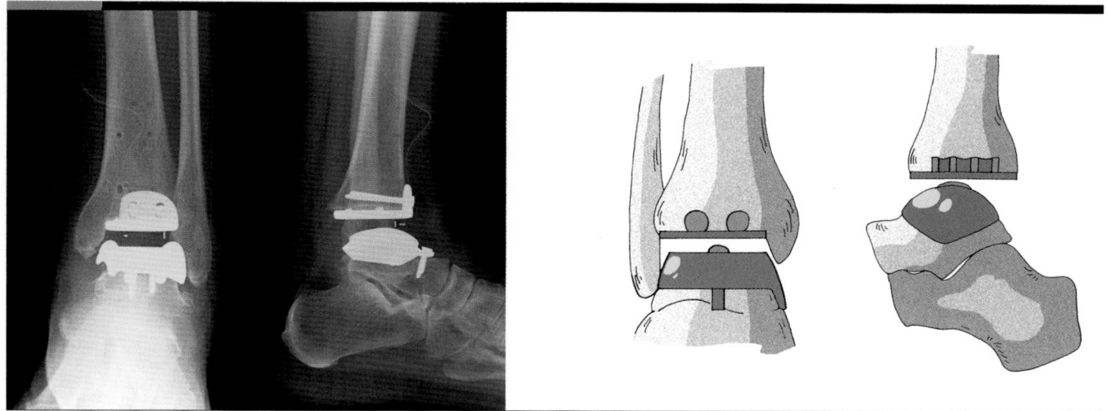

Hintegra형 STAR형

2부분 대치물은 경골과 거골의 대치물이 비상합(incongruous)적이므로 국소에 스트레스가 집중될 가능성이 있으나, 3부분 대치물은 상합적(congrous)으로 만들어져 있으므로 국소에 스트레스가 집중되어 마모를 증대시킬 가능성이 낮다. 모든 관절면을 치환하는 Agility형에서는 경골 천장과 거골 윈개 사이뿐만 아니라 내과 및 외과에도 금속과 폴리에틸렌이 들어갈 공간이 있어야 하므로 뼈를 많이 절제하여야 한다. 3부분 대치물에서는 내측과 외측의 뼈는 거의 절제하지 않으며 대치물의 두께가 인서트를 포함하여도 12~14mm 정도이므로 Agility형에 비하여 적게 절제한다. 족관절의 골절 후에 발생한 외상성 관절염에서는 관절 주변의 반흔 때문에 유연성이 적고, 운동 범위가 좁으므로, 뼈를 많이 절제하여야 할 경우가 많고, 인대 손상에 의한 관절염이나 원발성 관절염 등에서는 이미 연골이 마모되고 인대가 늘어나 있어서, 관절이 유연하므로 뼈를 5mm 정도만 절제하여도 충분히 가능한 경우가 많다. 그러므로 3부분 대치물로 수술한 경우에는, 재치환술이 필요할 때 Agility형으로 재치환술을 하거나, 같은 기구의 좀 더 큰 대치물을 사용할 수 있으며, 대치물을 제거하고 유합술을 해야 할 경우에도 처음 수술시에 절삭한 뼈의 두께가 많지 않으므로 다리 길이 차이가 크게 문제되지 않는다.

관절의 측면을 치환하지 않는 기구는 관절염이 발생한 뼈와 대치물 또는 뼈와 뼈가 마주치면서 증세가 발생할 가능성이 있다. STAR와 Hintegra 기구에서는 내측과 외측은 거골 쪽만 치환하므로 그 부분은 반치환술이고 Buechel-Pappas형에서는 전혀 치환하지 않는데 내측과 외측은 충돌만 발생하지 않는다면 관절염이 있어서 연골이 파괴되었더라도 임상적으로

표 15-4 치환하는 부분에 따른 구분

1	거골의 상면과 경골의 하면만을 치환하는 기구: Buechel-Pappas 형, Mobility형
2	거골의 상면과 내측을 치환하는 기구: 일본의 TNK형
3	경골의 하면과 경골 사이는 금속과 폴리에틸렌으로 치환하고 거골의 내측과 외측은 거골 쪽만 금속으로 치환하는 기구: 스타형(STAR, scandinavian total ankle replacement, Waldemar Link, Hamburg, Germany), Hintegra (Newdeal, venne, France)
4	상면과 내외측을 모두 치환하는 기구: Agility형(Depuy, Warsaw, IN)

는 증세를 일으키지 않는다는 보고도 있다 표 15-4 .[6,40] 또한 경골 천장과 거골 원개 사이뿐만 아니라 내측 및 외측 관절에도 연골 손상이 심한 경우에는 이미 관절 운동 범위가 좁으므로, 관절 치환술을 하더라도 운동 범위가 별로 호전되지 않을 가능성이 높으며 운동 범위가 호전되지 않는다면 관절 치환술을 할 필요가 없기 때문에 내, 외측에도 관절염이 심한 경우는 관절 치환술의 적응증이 아니라는 주장을 하기도 한다.

관절 치환을 한 후에 선열이 잘 맞으면 내측이나 외측에 강한 압력이 가해지지 않으며, 충돌 증상이 없어지므로 내, 외측을 모두 치환하지 않더라도 임상적으로는 문제가 없다는 것이 더 적합한 설명이다. Hintegra형은 반치환형으로서 거골의 내측면과 외측면은 치환하고, 족관절 내과와 외과의 관절면은 치환하지 않는다. 족관절 내과와 외과의 관절면에 연골이 손상된 경우에는 뼈와 금속이 맞닿는데, 이것이 증상의 원인이 될 가능성이 있다. 그러므로 거골의 내측면이나 외측면이 내과나 외과의 관절면과 충돌할 가능성이 있는 경우에는 거골의 내측과 외측을 1~2mm 더 깎아 내고 한 치수 작은 거골 대치물을 사용하여 충돌에 의한 증상을 예방하는 것이 좋다. 그러나 Mobility와 같이 경골 천장과 거골 원개만 치환하는 대치물을 사용하면 거골의 내측 및 외측 관절면을 그대로 두기 때문에 선열이 이상적인 위치가 아니라면 내, 외측 충돌에 의하여 증상이 발현될 가능성이 있지만 실제로 그것이 이런 형태의 인공 관절을 기피하는 이유가 될 정도는 아니라고 판단한다.

3부분 대치물의 문제점으로 인서트의 탈구와 파손 가능성이[1] 있다. 특히 Hintegra형에서는 인서트가 정확히 거골 위에서 정해진 경로를 따라서 움직이게 하기 위하여 거골 대치물의 양쪽 가장자리가 2.5mm 높이로 올라와 있다(rim). 그러나 인서트가 이 rim 위로 아탈구되면 다시 원위치로 들어가기 어렵기 때문에 관절이 불안정하면 쉽게 인서트의 아탈구가 발생한다. Hintegra 이외의 인공 관절에서는 아주 심한 불안정이 아니라면 인서트가 아탈구되지는 않으며, 불안정성이나 부정 정렬이 있으면 인서트의 가장자리 부하(edge loading)가 발생한다. 가장자리 부하가 발생하면 인서트의 좁은 부분에 체중 부하가 되어서 폴리에틸렌 인서트가 변형, 마모, 또는 파손될 가능성이 증가한다.

정상적으로 발목 관절에서는 회전과 활주(sliding)가 일어나는데, 회전은 일정한 축을 따라 일어나지 않고 회전축이 변화한다. 정상적인 운동이 일어난다면, 기구와 뼈 사이에서 전단력이 작용하지 않고 인대도 정상적으로 작용할 수 있어서 해리의 가능성이 낮지만, 현재 이용되는 기구들 중 Agility형은 물론이고, 다른 인공 관절도 정상적인 운동과는 다른 운동이 일어난다. 거골은 내측의 반지름이 작고 외측의 반지름이 커서, 원추를 잘라놓은 것과 같은 모양인데 Buechel-Pappas형과 STAR형에서는 거골을 원통(cylinder)의 일부로 간주하여 대치물을 제작하였으므로 정상적인 운동과 다르며, 이로 인하여 삼각 인대에 비정상적인 스트레스가 가해져서 통증의 원인이 된다는 보고가 있다. Hintegra형에서는 이를 수정하여 원추형으로 만들었다.[19]

다) 적응증과 금기증

이상적인 적응증은 고령이고, 체중이 정상이며, 활동이 적고, 골다공증이 없고, 동맥경화증과 같은 혈관 질환이 없고, 변형이 없으며, 족관절 주위의 피부가 정상적인 환자이다. 또한 면역 억제제를 사용하지 않고, 다른 전신적인 질환이 없으며, 인대가 정상적인 환자가 좋다. 그런데 이와 같은 조건은 관절 유합술을 하기에도 최상의 적응증이다. 양측에 관절염이 있거나 족관절뿐만 아니라 거골하 관절 등 주변 관절에도 관절염이 있어서 범족근 유합술 등의 광범위 유합술이 필요한 환자는 특히 족관절 치환술이 필요할 것이다.

금기증으로는 신경병성 관절병증(샤콧 관절병증), 활동성 감염, 거골의 무혈성 괴사, 관절의 과도한 유연성(과운동성), 심한 변형, 연부 조직이 정상이 아닐 때, 감각이나 운동 신경 이상이 심할 때, 1형 당뇨병 등이 있다. 그런데 연령의 경계선과, 어느 정도의 육체 노동을 허용할 것인가 하는 것들이 문제점이다. 아직은 족관절 치환술 후의 장기 추시 결과가 드물기 때문에 적응증에 대한 뚜렷한 근거가 없다. 장기 추시 결과가 많이 나온 후에야 어떤 경우에 관절 치환술을 하는 것이 좋고 어떤 경우에는 유합을 하여야 하는지를 알 수 있다. 관절 치환을 한 후에 문제가 발생하면 재치환을 하거나 유합술을 할 여지가 있는 것과는 달리 유합된 발목에 대하여 관절 치환술을 하는 것은 여러 가지 합병증과 수술 술기상의 문제가 크므로 이상적인 적응증이 아니더라도 관절 치환술이 더 좋은 치료 방법일 가능성이 있다.

양측에 심한 관절염이 있을 때 양측을 동시에 수술해도 수술 후 1년 이상 경과하면 한쪽만 수술한 경우와 차이가 없이 좋은 결과를 얻는다고 한다.[4)]

라) 족관절 치환술시 고려 사항

수술 후 대부분의 환자가 만족하는 편이지만 관절 치환술 후에 3개월 이상 상당히 증세가 남아 있을 가능성이 있다는 것을 알고 있어야 한다.[38)] 관절 치환술은 특히 숙달되기까지 많은 경험이 필요하므로 수술자의 경험 정도에 따라서 같은 기구로 전혀 다른 예후를 보인다는 점이 중요하다.

① 연령

족관절 퇴행성 관절염은 후외상성인 경우가 대부분이므로 젊은 연령층이 많다는 것이 고관절이나 슬관절과 다른 점이다(저자의 예들은 대부분 50~70대에서 골절 병력이 없이 발생한 예들이어서 다른 저자들의 경험과는 다르다). 연령층에 따라서 결과에 별 차이가 없다는 보고가 있기는 하지만 나이가 젊고 과격한 운동을 많이 하면 대치물이 오래 견디지 못할 것이다. 그러나 젊은 연령의 환자에게 관절 유합을 하면 주변 관절의 퇴행성 관절염이 언젠가 발생하고 그로 인하여 기능 장애가 점차 심해질 것을 예상한다면 일단 관절 치환술을 하여 관절 유합 시기를 최대한 늦추어야 한다는 설명도 옳다.

② 체중

정상에서 체중의 4~7배의 힘이 발목을 통해 가해지는데 체중이 무거우면 더 큰 힘이 가해질 것이다. 단순히 절대적인 체중보다는 체질량 지수(body mass index)가 더 중요한데, 체중이 같더라도 체구가 커서 큰 대치물을 삽입한 사람에서 작은 대치물을 삽입한 환자에 비하여 단위 면적당 스트레스가 감소한다. 체중의 절대치를 정할 수는 없으나 미국 사람의 경우 약 110kg 이상이면 문제가 있을 가능성이 있으며, 우리나라 사람인 경우에는 약 100kg 정도를 비슷한 기준으로 생각하면 될 것이다.

③ 활동 제한

발목에 충격이 많이 가해지는 활동을 하는 사람은 대치물의 수명이 짧을 것이다. 압박력뿐만 아니라 전단력이 체중의 2배에 달하는데, 과격한 활동을 하면 이런 힘들이 더 증가할 것이다. 달리기, 격심한 운동 등을 제한하고 수영이나 걷기, 실내에서 앉은 채로 자전거 타기 등을 하는 것이 좋다. 그러나 저자는 젊은 환자에게는 활동을 제한하라고 하지만, 고령의 환자에게는 할 수 있는 한 모든 활동을 하기를 권한다. 고령자에게 발목 관절을 보호하기 위하여 운동을 제한하면 지나치게 조심하여 전신 건강을 유지할 정도의 적당한 운동도 하지 않을 가능성이 있으므로 관절에 과도한 충격을 줄 만한 지나친 운동이 아니라면 활동을 제한하지 않는 편이다.

④ 주변 관절의 관절염, 후족부 부정 정렬(malalignment)

관절 치환술과 주변 관절에 대한 수술을 동시에 할지, 먼저 주변 관절에 필요한 수술을 하고 치유된 후에 치환술을 할 것인지에 대하여 서로 다른 주장들이 있다. 의사의 수술 경험에 따라서 의견이 다르리라고 생각한다. 동시에 변형 교정을 할 경우에 상당히 수술 시간이 길어지기 때문에 지혈대 시간이 문제가 되고, 연부 조직 손상의 정도와 그로 인한 창상 문제, 감염 등의 가능성이 높아진다. 후외상성 관절염의 경우 원발성 관절염에 비하여 추가 수술을 해야 할 가능성이 많다는 보고가 있다.[2)]

이와 다른 문제로 혈액 순환의 문제가 있다. 족관절 치환술과 동시에 거골하 관절 유합술이나 삼중 유합술을 하면 거골의 혈액 순환이 일부 차단되므로 무혈성 괴사가 발생할 가능성이 있다. 또한 경골측 변형을 교정하기 위하여 족관절 치환술을 할 때 과상부 절골술을 동시에 하면 절골 원위부인 경골 천장을 포함하는 부분의 혈액 순환이 문제되어 절골 부분의 유합이 지연될 수 있고, 경골 대치물을 지지하지 못하여 침강(subsidence)이나 해리가 발생할 가능성이 있다.

저자는 가능한 한 동시에 수술하여서 전체 치유 기간을 단축시키려 노력한다. 최소한의 절개와 최소한의 연부 조직 손상을 주면서 거골하 관절 유합술이나 과상부 절골술을 한다. 삼중 유합술은 거골하 관절 유합술보다 좀 더 연부 조직 손상과 거골의 혈액 순환을 차단하므로 관절 치환술과 삼중 유합술을 동시에 하지는 않는다.

어떤 정도의 변형에 대하여 교정 수술이 필요한가도 중요한 문제인데, 발의 변형에 대하여는 후족부의 정렬이 중립을 유지하고 발이 평평하게 바닥에 닿을 수 있도록 하는 것이 좋을 것이다. 경골에 10° 이상 부정 정렬이 있을 때 과상부 절골술이 필요하다고 하는데 절대적인 수치라고 할 수는 없으며 저자는 원위 경골에 15° 이상의 변형이 있는 경우에 과상부 절골술이 필요하다고 생각한다. 경골 천장이 10° 이상 내반 또는 외반되어 있는 관절에 대하여 과상부 절골술을 하지 않고 족관절 치환술을 하려면 원위 경골을 상당히 많이 절삭해야 한다. 내반 변형이 있다면 외측을 많이 절삭해야 하고, 외반 변형이 있다면 내측을 절삭해야 하는데, 이 경우에 경골 천장의 뼈가 약한 부분에 경골 대치물이 놓인다. 과상부 절골술을 하여서 원위 경골의 변형을 교정하면, 경골 천장의 연골 하골을 손상하지 않으므로 경골 대치물이 강한 뼈에 놓이게 된다.

동시에 과상부 절골술과 관절 치환술을 하려면 두 수술에 대하여 경험이 많아야 한다. 그렇지 않다면 먼저 과상부 절골술을 하여서 일단 절골면이 견고하게 유합된 후에 관절 치환술을 하는 것이 좋으며 두 수술 사이의 기간은 3개월 이상이다. 동시에 수술할 경우에는 과상부 절골술의 고정에 사용하는 금속판과 경골 대치물이 충돌하는 문제를 고려하여 과상부 절골술 고정에 사용하는 금속판의 종류와 위치를 신중히 선택한다.

치환술시에 인대 수술을 동시에 할 것인가도 문제인데, 삼각 인대의 기능 상실이 있는 외반 변형이 있을 때는 족관절 치환술의 금기증으로 알려져 있다. 그러나 삼각 인대 재건술과 발의 외반 변형을 교정한 후에 족관절 치환술을 할 수도 있을 것이다.

아킬레스건의 단축이 있을 때는 아킬레스건 연장술을 하는데 슬관절을 90° 굴곡하여 발목을 배굴한 각도와 슬관절을 신전하여 배굴한 각도가 차이가 나면 비복근이 짧은 것이므로 비복근의 건막을 연장하고, 슬관절의 위치에 관계없고 슬관절 신전 상태에서 족관절이 5~10° 정도 배굴되지 않으면 발목에서 아킬레스 연장을 하는데 흔히 삼중 반절단(triple hemisection)을 한다. 아킬레스건을 연장할 경우에는 과도하게 연장하지 않도록 주의하여야 한다.

⑤ 감염

활동성 감염은 관절 치환술의 금기증이다.

⑥ 류머티스성 관절염과 염증성 관절염증(inflammatory arthropathy)

감염, 대치물의 침강, 해리 등 여러 가지 합병증이 발생할 가능성이 높다. 뼈를 덜 절제하고 시멘트를 사용하지 않는 대치물을 사용하면 이런 합병증이 발생할 가능성이 감소한다.

⑦ 골다공증, 골조송증

특히 경골 대치물에서 조기에 고정력이 상실되고, 침강이 발생할 수 있다. 가능하면 큰 대치물을 사용하여, 단위 면적당 스트레스를 감소시키는 것이 좋다. 그러나 너무 큰 대치물을 삽입하려 하면 내과의 골절이 발생할 수 있다.

마) 기구별 각론

① Agility형

두 부분으로 되어 있고(two component system), 경골측의 대치물은 티타늄 재질의 금속판에 폴리에틸렌이 부착되어 있으며, 거골측은 코발트-크롬으로 만들어졌다. 6개의 크기로 제작되어 있고 재치환술용 기구도 있다.[43] 처음 제작 후 시간이 경과하면서 다음과 같은 변형을 하였다.

첫째는 경골의 금속판이 너무 얇아서 파손되는 경우가 있어서 금속판을 두껍게 하여 400% 강도를 증가시켰다. 티타늄과 폴리에틸렌의 마모 문제 때문에 거골 대치물의 재질을 티타늄에서 코발트-크롬으로 바꾸었다. 둘째, 경골 대치물의 후방을 하방으로 연장하여 후방 침강을 방지하도록 하였다. 셋째, 6개의 크기로 기구를 다양화하였고 재수술용 기구를 만들었다.

비골은 내측의 1/3을 대개 절제한다. 수술 방법에서 벌림(distraction)이 중요한데, 관절을 정렬하고, 양측 인대를 적당히 장력을 맞추기 위해서도 필요하다. 또한 수술 도중에 발목이 움직이지 않도록 하는 효과가 있다.

㉠ 장점

관절면 전체를 치환한다는 점이 관절염이 심한 경우에 장점이다. 그러나 이는 단점으로 작용하기도 하며 이에 대하여는 아래에 기술하였다. 비골과 경골을 유합하여 비골과 경골 사이에서 운동이 일어나지 않으므로 비골과 경골 사이의 운동에 의한 해리의 가능성이 없어지고, 경골측 대치물이 뼈에 접촉하는 면적이 넓다는 것을 장점이라고 할 수도 있으나 정상적인 족관절의 형태와 크게 다르다는 점이 중요하다.

ⓛ 단점

이 수술 방법의 핵심 중 한 가지가 비골과 경골을 유합하는 것인데 유합되지 않았을 때 해리가 발생할 가능성이 높다. 비골과 경골을 유합하는 수술을 더 해야 하므로 수술 시간이 더 걸리고, 연부 조직 손상이 더 많다. 경골측 대치물은 금속판과 폴리에틸렌으로 되어 있는데 금속판과 폴리에틸렌을 적당한 두께로 만들려면 그만큼 뼈를 많이 절제하여야 한다. 내측과 외측도 치환하므로, 내과와 외과의 골절이 발생할 가능성이 증가한다. 또한 후방 경골근건이나 장무지 굴곡근건 등이 손상받을 가능성이 있다. 거골측 대치물과 거골의 접촉 면적이 좁아서 좁은 면적에 큰 스트레스가 가해진다. 구속형의 문제점을 해결하려고 경골측과 거골측 대치물의 형태가 비상합적으로 제작되어 있는데, 이로 인해서 움직이는 도중에 접촉면이 작아져서 선 또는 점으로 접촉할 가능성이 있으며, 이 경우에는 좁은 부분에 스트레스가 집중되므로 마모가 급속도로 증가할 가능성이 있다. 이 기구를 삽입하기 위해서 2.5cm 정도의 뼈를 경골과 거골에서 절삭하는데, 유합할 경우 길이가 상당히 짧아지므로 뼈 이식을 하거나 연장술을 하여야 한다. 재치환술을 할 경우에, 내측과 외측에서 뼈를 더 절제하기 어렵다.

ⓒ Agility형 수술의 개요

우리나라에서는 거의 사용하지 않는 방법이지만 미국에서 개발되어서 다수의 사용 예가 있으며 현재까지 가장 오래된 경과가 보고되고 있으므로 수술 개요를 아래에 기술하였다. 수술시 가장 중요한 것은 경골 대치물의 60% 이상이 경골에 놓여야 한다는 점과 경비 인대 결합의 유합이다.

1. 내측에 외고정 장치를 설치한다. 외고정 장치 설치시에 거골의 경부와 종골의 후방, 그리고 경골 간부에 핀을 삽입한다.

2. 전방 도달법으로 관절을 노출한다. 이때 전방 경골근건의 바로 외측에 절개하며, 전방 경골근건의 활줄 현상(bowstring)을 방지하기 위하여 전방 경골근건의 건초를 손상하지 않은 채로 장무지 신전근건과의 사이로 도달한다. 장무지 신전근건의 바로 아래에 심부 비골 신경이 있으므로 주의한다. 신경 혈관을 외측으로 견인한다. 관절의 중앙 부분에서 족관절 관절낭을 절개한다. 전방의 골극을 절제한다. 거골의 내측 및 외측에서 반흔이나 섬유 조직을 모두 제거한다.[9)]

3. 외고정 장치를 벌려서 삼각 인대가 정상적인 긴장 상태에 있고, 경골과 거골이 정상적

인 정렬을 하도록 한다.

4. 별도의 외측 절개를 하여 경비 인대 결합을 노출하고 유합할 준비를 한다. 경비 인대 결합을 고정할 때 나사로 고정하는 방법보다 비골 외측에 금속판을 대고 금속판의 구멍을 통하여 나사못을 삽입하면 경비 인대 결합의 유합 성공율이 높다.

5. 대치물을 삽입하기 위한 절삭을 한다.

6. 대치물을 삽입한 다음에 외고정 장치를 제거한다.

삼각 인대의 최대 신장점(deltoid endpoint)까지 벌린 후 2~3mm를 좁혀서, 관절에 약간의 유격이 있도록 한다. 대치물을 삽입할 때 약간 벌리면서 들어가는 것이 좋다. 세공 피복(porous coating) 때문에 실제 기구가 절삭한 공간보다 1mm 더 크며, 경골과 거골 측 대치물의 두께가 각각 1mm씩 더 크므로 2mm는 더 벌릴 수 있는 여유가 있어야 한다.

거골측 대치물을 고정하기 위한 slot은 중앙선에서 20° 외측을 향하게 만든다. 대치물을 삽입한 후에 중력에 의해서 내반되거나, 또는 내반시켜 보아서 내반되려는 경향이 있으면 외측 인대 재건술을 해야 한다. 절삭하기 전에 양측 gutter에 생긴 뼈들을 제거하여야 정확히 교정할 수 있다.

단비골건을 이용한 비해부학적인 외측 인대 재건술을 하는 경우가 흔하며, 그 이외에 장비골건을 단비골건에 이전하는 술식, 종골 절골술, 전방 경골근건의 분할 이전술 등을 근육 불균형과 변형의 상태에 따라서 추가한다. 거골의 전방 아탈구는 삼각 인대의 전방이나 후방을 절단하여 교정하며, 그래도 아탈구가 정복되지 않으면 후방 관절낭을 벗겨 낸다. 기구를 넣은 후 전방으로 아탈구되려 하면 단비골근건을 이용한 수술을 한다.

㉣ 수술 후 처치

수술 후 2일째에 관절 운동을 시작한다. CAM walker 보조기를 6주간 착용하고 그 기간 동안은 체중 부하를 금지한다. 6주 경과한 후 체중 부하를 시작하여 4주간에 걸쳐서 완전 체중 부하로 진행한다. 과체중, 골다공증이 있는 경우, 작은 대치물을 삽입한 경우 등에서는 체중 부하의 시기를 더 늦춘다. 경비 인대 결합의 유합 기간은 대개 6주 정도이며, 그 후에도 유합되지 않은 경우에는 유합될 때까지 체중 부하를 늦추는 것이 좋다.

임상 결과는 5년 추시상 92%에서 환자가 만족하는 좋은 결과를 나타냈다. 9년 추시상 85~90%의 기구 생존율을 보였다. 그러나 재수술을 하지 않은 많은 예들에서 방사선상 해리,

전위 등의 소견을 보이므로, 장기적인 추시 결과가 나쁠 것으로 예상하며 현재 사용 예가 점차 감소하고 있다.

② STAR형 대치물의 수술

우리나라에는 이 형이 수입되지 않아서 사용하지 못하지만 3부분형 중에서 개발된 지 20년이 넘었고, 특히 유럽에서 널리 사용되어 장기 추시 결과가 있으므로 이 대치물로 수술한 결과를 참고하는 것이 현재 사용하는 족관절 치환술의 예후와 문제점들을 알 수 있는 좋은 방법이다. 경골측 대치물을 두 개의 터널을 파서 그곳에 고정하는 것이 특징적이다.

③ Hintegra형 대치물을 이용한 수술[19)]

거골의 상면은 1~2mm 두께로 얇게 절삭한다. 경골 대치물의 두께가 4mm, 거골 대치물의 두께가 3mm이며, 폴리에틸렌의 최소 두께가 5mm이므로 최소한 12mm의 공간이 있어야 한다. STAR형과의 차이점은 거골 대치물이 해부학적인 모양에 맞게 내측이 외측보다 짧은 형이라서 인대의 균형이 더 좋을 것이라고 추측할 수 있다. 초기에는 대치물 고정에 나사못을 추가로 삽입하였으나 press-fit하여 삽입하므로 나사못을 삽입하지 않더라도 별 문제가 없으며 나사못 주위의 골용해 소견이 발생하는 경우가 있어서 최근에는 나사못을 사용하지 않는 경향이다. 저자는 이 대치물을 이용한 관절 치환술 경험이 많으므로 여기에서 일반적인 족관절 치환술의 도달법과 수술 방법을 기술한다.

㉠ 절개선 및 도달 방법

족관절의 정중앙을 절개한다. 기존에 외상성 반흔 또는 다른 수술을 한 반흔이 있을 때는 이를 피하여 절개선을 만들거나 기존의 절개선을 이용하여야 하므로 약간 내측 또는 외측으로 절개선이 치우치게 된다.

족저 굴곡한 상태에서 수술하기 때문에 절개선이 수술 당시에 상당히 길어 보이더라도 수술 후에 보면 10cm 이내이므로 상당히 절개선이 짧다. 근위부로는 경골의 cutting block이 놓일 수 있는 정도로 절개하고, 원위부는 거주상 관절이 보일 정도로 절개한다. 거주상 관절에서는 천비골 신경이 발등의 정중앙 부위를 지나가므로 피부 절개는 정중앙에 하더라도 피하 지방과 근막은 약간 내측으로 절개해 가면서 천비골 신경을 피한다. 피부와 피하 지방을 한 층으로 절개하는데 가장 먼저 노출되는 것이 신전건 지대와 신전건들이다. 장무지 신전근건의 근막을 절개하고 깊이 박리해 들어간다. 어느 것이 전방 경골근건이고 어느 것이 장무지 신전근건인지 분명하지 않은 경우에는 절개선과 같은 위치의 신전건 지대의 중앙을 절개하고 들어가면 장무지 신전근건이 있다. 전방 경골근건이 더 넓고 중요한데, 수술 후 피부가 벌어지면 바로 전방 경골근건이 노출되어서 심각한 문제가 되므로 전방 경골근건보다는 조금 외측으로 장무지 신전근건의 근막을 절개하고 들어가는 것이 안전하다.

장무지 신전근건의 외측에 전경골 동맥과 심비골 신경이 지나가므로 장무지 신전근건의 내측으로 도달하는 것이 좋다고 하지만, 실상은 장무지 신전근건의 바로 아래에 이런 신경 혈관이 있으므로 내측으로 도달하거나 외측으로 도달하거나 손상하지 않도록 주의해야 한다. 저자는 단족지 신전근의 지배 신경을 손상하지 않기 위하여 장무지 신전근건의 외측, 신경 혈관의 내측으로 족관절에 도달한다.

원위 경골 전방의 골막과 관절막 위에는 횡방향으로 주행하는 혈관들이 있으므로 이 혈관들을 지혈하면서 뼈와 관절에 도달한다. 필요한 경우에는 관절액에서 배양 검사를 하고 관절막을 조직 검사한다. 원래 이 대치물을 개발한 Hintermann은 self retractor를 이용하여 벌리도록 하고 있으나 저자는 보통의 견인 기구를 사용하여 벌린 상태에서 수술한다.

㉡ 경골 절삭

경골 절삭을 하기 위하여 cutting block을 원위 경골에 대기 전에 경골의 전방, 내과 및 외과의 전방에 심하게 돌출된 골극을 절제하고 내측이나 외측 관절에 있는 골편을 절제한다. 관절이 중립 위치로 정복되는 것을 뼈 조각이 방지하는 경우도 있으므로 우선 관절이 중립 위치로 잘 교정되는지를 관찰한다.

이 시기에 관절을 중립 위치로 교정할 수 없으면 삼각 인대 유리술을 한다. 삼각 인대 유리술은 내과의 앞에서부터 후방으로 내과에서 삼각 인대를 박리하는데 작은 절골도를 이용하여 후방으로 밀어 가면서 벗겨 내면 된다. 깊은 곳에는 후방 경골근건이 주행하므로 주의한다. 거골이 발목 격자 내에 중립 위치로 놓일 수 있을 때까지 연부 조직 유리술을 한다. 퇴행성 관절염이 되면 거골 원개의 전방이 앞으로 연장되어서 수술 전 측면 방사선상에서도 거골의 원개가 평평한 형태를 보이는 경우가 많다. 수술 전 CT를 하면 이런 모양을 좀 더 쉽게 파악할 수 있다. 이 부분을 어느 정도 깎아 내야 정상적인 거골 원개의 모양을 만들 수 있을까를

그림 15-22

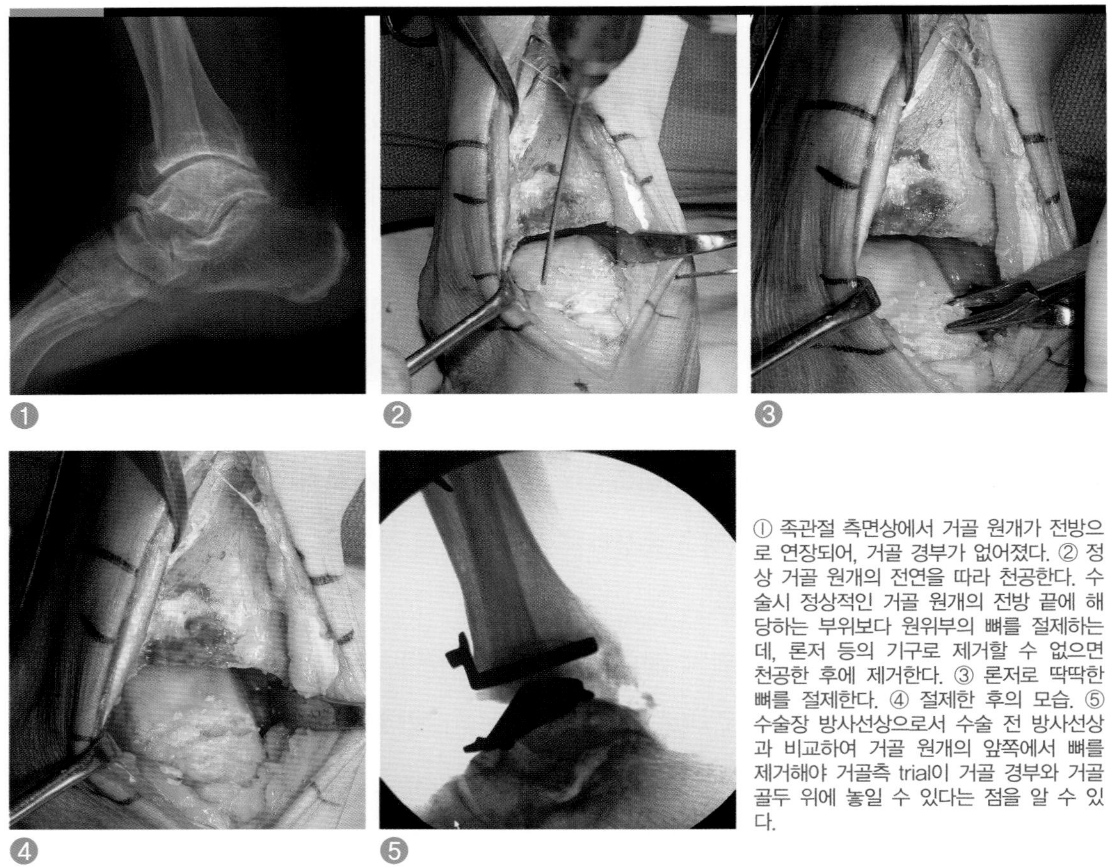

① 족관절 측면상에서 거골 원개가 전방으로 연장되어, 거골 경부가 없어졌다. ② 정상 거골 원개의 전연을 따라 천공한다. 수술시 정상적인 거골 원개의 전방 끝에 해당하는 부위보다 원위부의 뼈를 절제하는데, 론저 등의 기구로 제거할 수 없으면 천공한 후에 제거한다. ③ 론저로 딱딱한 뼈를 절제한다. ④ 절제한 후의 모습. ⑤ 수술장 방사선상으로서 수술 전 방사선상과 비교하여 거골 원개의 앞쪽에서 뼈를 제거해야 거골측 trial이 거골 경부와 거골 골두 위에 놓일 수 있다는 점을 알 수 있다.

미리 수술 전에 구상하여 거골 원개의 전방을 일부 절제한다. 이때 거골 원개가 상당히 경화되어서 론저를 이용하여 뼈를 조금씩 파내기 어려운 경우가 있는데, 이때는 피질골에 강선이나 드릴비트로 몇 개의 구멍을 만들고 그 구멍 사이를 론저로 절제하는 것도 한 가지 방법이다. 이 시기에 이와 같이 거골을 성형하지 않으면 경골을 절삭한 후에 거골 절삭을 위하여 talar cutting block을 장치할 때 거골 원개까지 talar cutting block이 내려가지 않고 그 위에 놓이므로 거골 절삭이 불가능하므로 이 과정이 필수적이다 그림 15-22.

관절강 내에 작은 절골도나 골막 거상기(periosteal elevator)를 넣고 거골을 원위부로 눌러 내리면서 관절강 안을 봐서 경골 천장의 위치가 어디인지, 거골의 내측과 외측이 균등한 정도로 원위부로 밀어 내려지는지 등을 관찰한다. 경골 천장의 전방에 골극이 크면 관절강 내를 볼 수 없을 경우가 있다.

이때 Mobility인 경우에는 절골도를 이용하여 골극을 충분히 절제하고 수술을 진행하므로 관절강 내를 잘 볼 수 있으나 Hintegra인 경우에는 경골 천장의 전방을 정상보다 더 절제하면 경골 천장 전방의 뼈가 약해져서 경골 대치물의 고정이 약해진다. Mobility에서는 경골 천장의 전방에서 뼈를 사각형으로 절제하고 수술하므로 경골 천장의 전방을 충분히 절제하여도 관계가 없지만 Hintegra에서는 경골 천장 전방의 뼈가 바로 경골 대치물을 버텨 주어야 하는 차이점 때문에 수술 과정에 이런 차이가 발생한다.

거골의 상면을 보고 그것에 평행하게 경골을 절삭하면 되는데 거골을 원위부로 밀어 내릴 때 거골이 내반 또는 외반되어서 내, 외측이 균등하게 벌어지지 않으면 경골의 절삭면을 판단하기도 좀 어렵고, 나중에 거골 절삭이 비대칭적으로 될 가능성이 있으므로 대칭적으로 관절이 잘 벌어지는지를 확인하고 내반되어서 벌어지면 내측의 삼각 인대를 유리하고, 외반되어서 벌어지면 절골도나 골막 거상기를 거골 원개의 외측에 놓고 눌러서 평행하게 경골과 거골이 벌어지는가를 확인한다.

이 과정에서 관절 간격이 벌어지는 정도를 보고서 경골 절삭의 정도를 미리 예측한다. 거골측은 많이 절삭하지 않으므로 관절 간격이 잘 벌어지지 않는 경우에는 경골측을 좀 더 절삭할 계획을 한다. 관절 간격이 많이 벌어지는 경우에는 경골측을 최소한도로 절삭하여 경도가 강한 연골 하골을 가능한 한 보존하는 것이 좋지만, 관절 간격이 잘 벌어지지 않는 관절에서 경골을 조금 절삭하고 억지로 대치물을 넣으려면 잘 들어가지 않아서 여러 번 절삭해야 할 가능성이 있다.

또한 경골을 절삭한 후에 경골 절삭 블록에 거골 절삭 기구를 결합하여 거골 절삭 기구를 원위부로 밀어 내린 상태에서 거골을 절삭하는데, 거골 절삭 기구가 어느 정도 아래로 내려가면 될지를 생각하여서 경골 블록을 고정한다. 관절이 유연한 경우에 경골 블록이 위, 아래로 움직일 수 있는 범위의 중앙에 경골 블록을 고정한 경우에는 경골 절삭 후 합체된 경골 절삭 블록과 거골 절삭 기구를 최대한 원위부로 밀어도 거골 원개에 닿지 않아서 거골을 절삭할 수 없는 경우가 발생한다. 그러므로 관절이 유연한 경우에는 경골 절삭 블록을 중앙보다 약간 근위부에 고정하여 경골 절삭은 작게 하고 원위부로는 충분히 밀어 내려서 거골 원개에 닿을 수 있도록 하여야 한다.

경골 블록을 정확한 자리에 놓아야 내반 또는 외반을 방지할 수 있다. 수술 전에 경골 천장의 변형을 판단하여 변형이 없는 경우에는 관절면에 평행하게 절삭하고, 내반 또는 외반 변형이 있다면 어느 정도 내측 또는 외측을 더 절삭할지를 미리 예상한다. 그리고 거골을 원위

그림 15-23

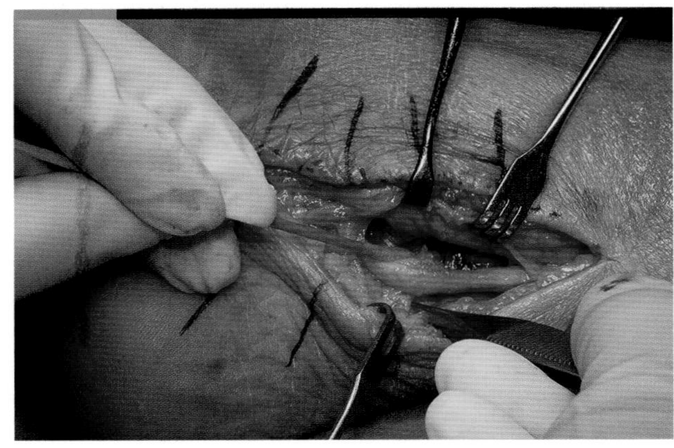

관절 치환 도중에 족관절 후내측에서 경골 신경이 공기톱날에 손상 받은 사진.

부로 밀어 내린 상태에서 어느 쪽이 더 절삭되어야 하는지를 판단한다. 또한 경골 결절에 맞게 경골 절삭 기구를 놓고 조수가 손으로 고정한 상태에서 기구와 경골의 crest가 평행한지를 잘 살펴본다. 우리나라 사람의 대부분은 경골 crest가 약간 내반되어 있으므로 경골 crest에 꼭 맞도록 기구를 정렬하면 경골 천장이 외반으로 절삭된다. 기구의 rod 근위부가 경골 crest에 대하여 약간 외측에 놓이도록 하여야 바르게 절삭되는 경우가 대부분이다. 시상면에서는 rod가 경골 crest와 평행하도록 되어 있으나 실제 수술시에 후방이 덜 절삭되는 경향이 있고, 후방이 경골 천장에서 들리는 경향이 있으므로 rod의 근위부보다 원위부가 경골 crest에 더 가깝도록 조정하는 것이 좋다.

경골 절삭을 할 때 후내측에는 경골 신경과 후경골 동맥이 있고, 후외측에는 비골이 있으므로 중앙부를 향하여 충분히 깊게 절삭하고 톱날이 관절의 내측이나 외측을 향할 때는 너무 깊이 들어가지 않도록 주의한다 그림 15-23.

경화된 거골 하골을 깎을 때 쉽게 깎이지 않으면서 고열이 발생할 수 있으므로 차가운 생리 식염수로 충분히 톱날을 식혀 가면서 뼈를 끊어야 한다. 다음에는 거골의 내측연을 상방으로 연장하는 선을 따라서 reciprocating saw를 이용하여 경골 절삭의 내측 경계선을 만든다. 수평 절삭면을 따라서 약 1cm 폭의 절골도를 넣어서 아래로 젖히면 경골 천장 부분이 분리되는데 론저 등의 기구를 이용하여 뜯어낸다. 내측연의 일부가 덜 끊어진 채로 붙어 있으면 작은 절골도를 이용하여 후내측까지 쳐서 끊어낸다. 발목 관절은 15~20° 정도 외측을 향하고 있으므로 약간 후내측을 향하면서 후내측의 뼈를 깎아 내는데 이 과정에서 후내측의 신경, 혈관이 손상되지 않도록 주의한다.

후방의 뼈를 모두 제거하지 않더라도 수술을 진행할 수가 있으며 일부 남은 부분을 거골을 절삭한 후에 제거할 수도 있다. 여러 가지의 distractor를 이용하여 관절을 벌린 후에 후방의 뼈를 제거하는 경우도 많다. 이 상태에서 경골 대치물의 크기를 측정하는데 나중에 조정이 가능하지만 대충의 크기를 알 수 있다. 두 가지 크기의 중간인 것 같으면 좀 큰 쪽의 대치물을 삽입해야 한다.

ⓒ 거골 절삭

거골 블록을 결합하여 거골 블록이 완전히 들어갔는지 확인한 후에 경골 블록에 삽입된 핀을 제거한다. 발목을 90° 위치로 유지하면서 거골 블록을 큰 큐렛이나, 절골도 등을 이용하여 원위부로 밀어 내린다. 내측이나 외측으로 치우치지 않고 밀어 내리도록 한다. 완전히 밀어 내린 상태에서 거골 블록을 통하여 거골에 좌우 각각 한 개씩의 핀을 삽입하여 고정한다. 이 상태에서 후족부의 선열이 바르고, 변형이 없어야 한다. 경골 블록보다 근위부에 삽입한 두 개의 핀을 뽑아낸 후에 경골 절삭 기구를 모두 제거한다.

발을 족저 굴곡하여 거골 블록이 거골 원개 위에 잘 놓여 있는지 확인하는데, 이때 내, 외측이 균등하게 거골과 잘 접촉하는지를 보고, 모기 지혈 겸자로 뼈를 만져서 확인한다. 그런데 때로는 거골 원개의 내측 또는 외측의 뼈가 마모되어서 거골 블록의 위치가 바르더라도 내측이나 외측에서 블록과 뼈가 닿지 않을 경우가 있다. 판단이 어렵지만 마모되지 않은 거골 모양을 가상하여 거골 블록의 위치가 적당한가를 판단한다. 거골 블록이 거골에 견고하게 고정되어 있는지 한번 흔들어서 확인해 보고, 거골 원개를 절삭한다. 대부분 거골 원개의 뼈가 상당히 딱딱하므로 뼈가 잘 갈리지 않아서 고열이 발생하므로 찬물을 계속 흘리면서 절삭한다.

다음에는 거골 대치물의 전방 flange가 놓일 위치를 표시하기 위하여 거골 원개보다 하방에 있는 홈을 통하여 거골에 자국을 만든다.

거골 블록을 제거하고 거골 절삭 블록을 장치하기 위하여 거골 앞쪽에 수직 절삭을 한다. 이 수직 절삭의 위치에 따라서 거골 대치물의 전, 후방 위치와 수평면에서 내회전, 외회전 위치인지가 결정되므로 처음에는 너무 후방으로 가지 않도록 한다. 발목을 중립위로 한 상태에서 절삭면에 대하여 수직선을 그었을 때 그 선이 제2 족지를 향하도록 하면 약간 외회전되어 정상적인 발목 격자의 위치에 맞는다. 수직 절삭은 얇은 톱날을 이용하는 것이 가장 정밀한 절삭면을 만드는데 좋다. 이미 측정해 둔 경골 대치물의 크기와 같거나 한 치수 작은 크기의 거골 절삭 블록을 이용하여 거골 절삭을 진행하는데 거골 상면에 거골 절삭 블록을 올려놓았을 때 내측이나 외측에 깎아 낼 뼈가 없다면 그 절삭 블록이 너무 큰 것이며 그대로 절삭하면 거골 대치물이 너무 커서 발목 운동이 잘 안 되고 충돌에 의한 증상이 발생할 수 있으므로 한 치수 작은 거골 절삭 블록을 이용한다.

완성된 수직 절삭면에 거골 절삭 블록을 장치하는데 거골 절삭 블록을 대보고 거골 후방의 뼈가 너무 많이 깎여 나갈지를 판단하여, 너무 많이 깎여 나갈 것 같으면 거골 절삭 블록이 너무 전방에 위치하는 것이라고 판단하여 거골 전방을 좀 더 절삭한다. 보기에는 상당히 많이 후방 전위를 시켜야 할 것 같아도 조금씩 절삭하는 것이 좋으며, 거골 절삭 블록을 후방으로 놓기 위해서 한번에 너무 많이 깎아 내지 않도록 주의한다. 1mm씩 깎아 낸다고 생각하고 조금만 절삭한다. 거골 절삭 블록을 핀으로 거골에 고정하는데 보통 3개의 핀을 사용하여야 견고한 고정이 된다. 발을 족저 굴곡한 상태에서 후방 절삭을 하는데 두께가 1~2mm 정도로 아주 얇게 뼈를 깎는다.

다음에 내측 절삭을 하는데 내측은 심부 삼각 인대를 가능한 한 보존하기 위하여 6mm 정도만 절삭하도록 한다. reciprocating saw를 이용하여 적당한 깊이로 끊은 후에 작은 절골도를 내측면에 60~90°가 되도록 잡고 뼈를 끊어 낸다. 다음에는 외측도 마찬가지로 끊어 내는데 외측은 내측보다 좀 더 깊게 절골하도록 되어 있다.

절삭 후에 trial을 얹어서 잘 맞는지 보고 trial이 잘 안들어 가면 어느 부분의 뼈가 덜 깎여 있는가를 판단하여 필요한 부분을 조금 더 깎는다. trial이 완전히 장치되면 거골 앞부분에 trial보다 올라와 있는 부분의 뼈를 론저와 톱날을 이용하여 제거한다.

㉣ 시험 정복

거골 trial이 장치된 상태에서 경골 trial을 넣는다. 이때 경골 trial이 잘 들어가지 않는다면 대부분은 후내측의 뼈가 덜 깎인 것이므로 작은 절골도와 큐렛 등을 이용하여 후내측의 뼈를 깎아 낸다. 경골 trial이 들어가지 않는다고 망치로 강하게 쳐서 밀어 넣으면 내과가 골절될 가능성이 있다.

경골 trial이 정확하게 들어간 후에 5mm trial 인서트를 넣고서 발목을 움직여 가면서 안정성과 운동 범위 등을 검사한다. 5mm 인서트가 잘 들어가지 않을 때는 경골과 거골에 핀을 삽입하고 그 핀에 distractor를 이용하여 벌린 상태에서 집어 넣는다. distractor를 이용하여 벌려도 잘 들어가지 않는다면 경골 절삭이 부족한 것이므로 더 절삭해야 한다. 5mm 인서트를 넣어 보고 공간이 여유가 있으면 7mm 인서트를 넣는다. 9mm 인서트가 들어가는 경우는 예외적인 경우이므로 5mm나 7mm 두 가지 중 한 가지를 사용한다고 보면 맞는다.

방사선으로 각 대치물의 위치, 크기를 확인하고, 관절 후방이나 다른 곳에 뼈가 많이 남아 있는지, 충돌의 원인이 될 만한 골극이 있는지 등을 확인한다.

ⓜ 대치물 크기 선택

경골 대치물이 거골 대치물과 같은 치수이거나 한 치수 큰 것을 사용한다. 경골 대치물이 작으면 거골 대치물의 일부가 경골 대치물이 없는 곳 아래에 놓일 가능성도 있다. 경골 대치물의 크기는 전후면의 길이에 의하여 결정하도록 되어 있는데 때로는 이렇게 결정한 경골 대치물이 좌우 방향의 폭이 경골 천장의 절삭면보다 상당히 좁아서 대치물의 양측에 대치물에 덮히지 않는 절삭면이 노출되고, 경골 대치물이 좌우로 움직일 수 있으므로 안정성이 감소한다. 좌우 폭이 맞으면 후방으로 약간 돌출되는 경우가 있는데 저자는 좌우 폭에 맞추기 위하여 후방으로 약간 돌출되더라도 한 번호 큰 경골 대치물을 사용하는 경향이다.

거골측 대치물이 정상 거골의 외연보다 크면 내측이든, 외측이든 충돌 증상을 유발할 가능성이 생기므로 정상 거골의 외측연보다 큰 대치물을 사용하지 않도록 주의한다. 거골 대치물은 전방과 후방의 폭이 동일하므로 전방에서는 정상 거골의 내외측 폭보다 같거나 좁더라도 후방은 정상 거골의 내외측 폭보다 넓을 가능성이 있으므로 거골 대치물의 크기를 정할 때 거골의 후방에서도 내외측에 1~2 mm 깎여 나갈 수 있는 크기의 대치물을 선택하는 것이 중요하다.

이상의 방법으로 대치물을 선택하면 자연히 경골측 대치물이 거골측 대치물과 같거나 한 치수 큰 대치물을 삽입하게 된다.

ⓑ 대치물 삽입

trial을 제거하고, 거골측에 peg hole을 뚫는다. 실제 대치물은 여기까지 절삭해 온 것보다 전방이 좀 더 곡선이므로 거골의 전방을 약간 더 부드럽게 다듬는데 덜 다듬으면 거골 대치물이 약간 덜 들어가므로 나중에 약간 침강이 될 가능성이 있고, 너무 깎으면 거골 대치물과 뼈 사이에 약간의 틈이 생겨서 거골 대치물의 고정이 약화될 가능성이 있다. 경골측과 거

그림 15-24

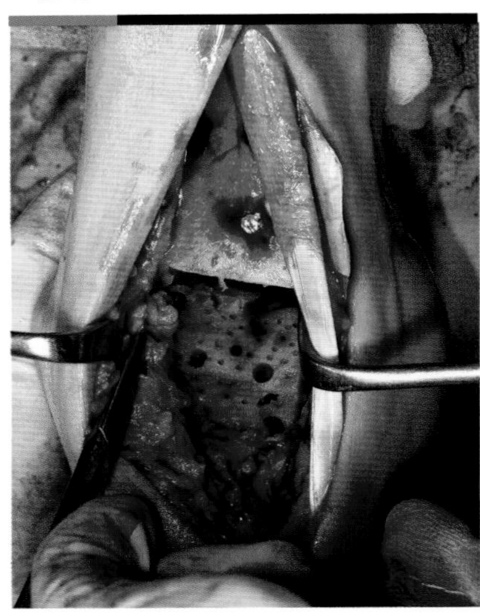

대치물을 삽입하기 전에 경화된 뼈에 천공을 하여 뼈에서 출혈이 되는 것을 보여 준다.

골측의 절삭면 중에서 육안으로 아주 경화된 뼈가 있는 부분에 지름 1.6mm 강선을 이용하여 여러 개의 구멍을 뚫어서 대치물과 뼈가 고정될 수 있도록 한다 그림 15-24.

이때도 찬물을 계속 흘려서 열 손상을 받지 않도록 주의한다. 먼저 거골 대치물을 삽입하는데 센 힘을 가하여 망치로 쳐 내린다. 다음에는 경골측의 대치물을 앞에서 뒤로 넣는데 이때 대치물의 뒷부분이 뼈에서 벌어지는 경향이 있다. 이미 삽입한 거골 대치물 위에 trial 인서트를 삽입하여 발을 족저 굴곡한 상태에서 발목 관절이 좀 벌어지도록 한 상태에서 경골 대치물이 후방까지 완전히 들어가도록 한다.

경골 대치물이 뼈와 닿는 부분에 여러 개의 spike가 있으므로 앞에서 망치로 쳐도 후방으로 잘 들어가지 않으며 경골 전방의 뼈가 일부 손상될 가능성도 있다. 경골측 대치물이 완전히 들어간 상태에서 impactor를 이용하여 후방 상방으로 약한 힘으로 두세 번 쳐 올린다. 앞을 세게 치면 뼈가 손상되면서 경골 대치물의 전방이 들려 올라가고 후방은 뼈에서 벌어질 가능성이 있으므로 주의한다. 이때 후방이 벌어지는 것을 방지하기 위하여 두꺼운 거즈에 1.5cm 폭의 절골도를 싸서 경골 대치물의 후방을 들어 올리는 경우도 있다. trial 인서트를 끼운 후에 뒤꿈치 발바닥을 주먹으로 쳐서 경골 대치물이 경골 천장에 압박되어 들어가도록 한다. 원래는 경골 대치물을 두 개의 나사못으로 고정하였는데 요즘에는 나사못으로 고정하지 않는다. 나사못은 약간 상방을 향하도록 나사못 구멍의 상방에 위치하도록 삽입한다. 나사못이 경골 천장과 평행으로 삽입되거나 나사 구멍의 하방에 놓이면 경골 대치물이 약간 침강될 때, 나사못이 경골 대치물에 닿아서 뼈와 대치물 사이가 벌어질 가능성이 있다. trial 인서트를 넣고서 움직여 보면서 운동 범위와 인서트의 안정성을 확인한다. 두꺼운 인서트를 넣으면 관절 운동이 덜 되는 경향이 있다. 관절을 움직일 때 경골과 인서트 사이, 또는 거골과 인서트 사이가 전혀 벌어지지 않고 밀착되어서 움직이는 것이 좋다. 때로는 발을 족저 굴곡할 때 경골과 인서트 사이가 좀 벌어지는 경우도 있고, 관절이 불안정하여 인서트와 거골 사이가 벌어지면서 인서트가 아탈구되는 경향을 보이기도 한다. Hintegra는 거골 대치물의 양쪽에 2.5mm 높이의 rim이 있는데 관절이 불안정하여 인서트가 탈구되면, rim의 외측 또는 rim의 후외측으로 인서트가 탈구되므로 도수 정복을 하여서는 정복되지 않는다. 원상태로 복구되기 어렵기 때문에 특히 더 안정성에 주의를 기울여야 한다. 관절이 불안정한 대부분의 경우에 더 두꺼운 인서트를 넣어 봐도 안정성이 복구되지는 않는다. 불안정한 관절에 대한 처치에 대하여는 별도의 항목으로 기술하였다.

다시 방사선상으로 관절의 위치, 충돌을 일으킬 만한 골극, 후방 관절에 뼈가 남아 있는지 등을 확인한다.

㉦ 봉합

봉합이 어려운 경우가 많다. hemovac 튜브 한 개를 삽입하고 hemovac을 장치한다. 관절이 깊지 않으므로 튜브의 구멍이 나 있는 부분이 약 5~7cm가 남도록 끊으면 충분하다. 활막을 봉합한 후에 절개선 중에서 원위부의 신전건 지대를 봉합한다. 이 부분이 가장 강하여 봉합사를 힘껏 당겨 결찰할 수 있다. 나머지 부분은 심부근막이 약하여 강하게 봉합되지 않는 경우가 많다. 가능한 한 원래대로 심부근막과 신전건 지대를 1-0 vicryl로 봉합한다. 다음에는 피하 조직을 2-0 흡수성 봉합사로 봉합하고 3-0 나일론으로 피부를 봉합한다. 특별한 경우가 아니라면 1시간 30분의 지혈대 시간이 경과하기 전에 심부 조직을 다 봉합하지만 경우에 따라서 심부 조직을 봉합하기 전에 지혈대 시간이 되면 봉합이 더 어려워진다. 압박 드레싱을 하고 단하지 부목을 한다. 2일 후에 hemovac을 제거하고, 3일째 수술 상처를 드레싱하면서 단하지 석고를 한다. 석고를 하면 환자가 걸을 수 있는 만큼 체중 부하를 허용한다. 6주 후에 석고를 제거하고 자유로운 활동을 허용한다.

④ Mobility형 수술

그림 15-25 Hintegra와 Mobility 차이

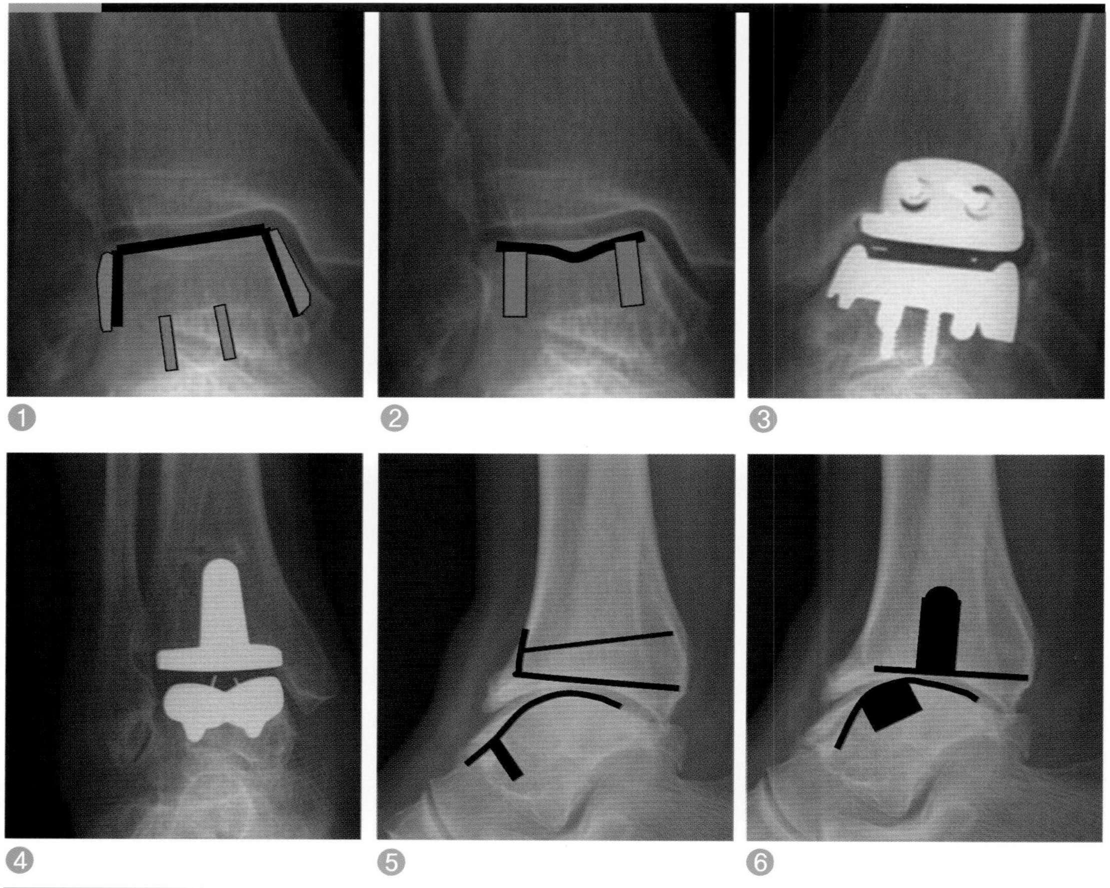

① Hintegra에서 거골 뼈가 절삭되는 부분. ② Mobility에서 거골 뼈가 절삭되는 부분. 거골의 양측 피질골을 절삭하지는 않지만 거골 대치물을 교정하기 위하여 거골 체부에 큰 홈을 판다. ③ Hintegra 인공 관절 수술 후 방사선상. ④ Mobility 수술 후 방사선상. ⑤ Hintegra 수술 후 측면상에서의 모식도. ⑥ Mobility 수술 후 측면상 모식도. Hintegra보다 뼈를 더 많이 절제한다.

여기에서는 Hintegra형과 다른 점을 일부 기술한다.

㉠ 대치물의 형태상의 차이점

경골측 대치물은 Mobility가 Hintegra에 비하여 좁고 길다. Hintegra에 비하여 경골 후내측의 뼈를 덜 깎아 내고도 수술이 가능하지만 전체적인 면적이 좁아서 단위 면적당 부하되는 힘이 클 것이다 그림 15-25.

거골측 대치물은 양측면을 대치하지 않고 상면만을 대치한다. Hintegra는 양측면을 깎아서 대치물이 거골을 씌우는 모양이므로 상면만 깎아서 거기에 대치물을 얹어 놓는 Mobility에 비하여 안정성이 더 좋을 가능성이 있다. 그래서 Mobility에서는 거골 원개에 두 개의 큰 홈을

파서 대치물의 안정적인 고정을 하려고 한다. 게다가 Mobility는 Hintegra에 비하여 거골 대치물의 앞쪽이 좀 더 원형이어서 거골의 전방의 뼈를 좀 더 많이 갈아 내고 대치한다. 종합해 보면 Mobility에서 전반적으로 거골 체부의 뼈를 많이 제거하고 대치한다.

㉡ 수술 방법의 차이점

경골 절삭할 때 경골 전면에 뼈를 끊어서 창을 내고 그곳에 stem을 넣고 수술을 진행한다. 최종적으로 대치물을 넣고 나서 경골 전면에서 제거한 뼈를 채워 넣는다. 경골측 대치물이 고정되는 데는 별 문제가 없는 듯하지만 이 과정 때문에 Mobility를 이용하면 수술 후 6주 동안 체중 부하가 불가능하다는 점이 Hintegra와 큰 차이점이다.

바) 변형과 부정 정렬

① 족관절의 정렬

정렬을 잘 맞추기 위한 수술은 건 이전술, 절골술, 유합술 등이 있는데 변형이 경미할 때는 치환술을 할 때 동시에 변형 교정을 위한 수술을 할 수도 있으나 변형이 심한 경우는 별도로 치환술 전에 교정이 필요한 경우도 있다.

족관절 근위부의 변형이 있는 경우에는 원칙적으로 근위부의 변형을 먼저 교정한 후에 족관절 치환술을 한다. 족관절에 15° 이상의 변형이 있으면 수술 후 변형이 지속되므로 관절 치환술의 금기증이라고 하기도 하지만[55,56,57] 변형이 심한 경우에도 좋은 결과를 얻을 수 있다는 보고들이 있다.[21,24]

저자의 견해로는 심한 족관절 변형에 대해서 관절 치환술을 하여 좋은 결과를 얻을 수 있지만 변형 교정에 대한 충분한 경험이 있어야 한다고 생각한다.

② 삼각 인대 유리술

내반 변형이 있는 관절에 치환술을 할 경우에는 삼각 인대 유리술이 필요한 경우가 많다. 어느 정도를 유리할 것인가는 변형의 정도에 따라서 다르며 수술 시야에서 삼각 인대를 유리시키면서 내반 변형이 교정되는 정도를 판단하여 충분히 교정될 때까지 유리한다. 내과의 전방에서부터 약 1cm 폭의 작은 절골도를 내과에 대고 후방으로 밀면서 유리한다. 거골 체부의 혈액 순환 장애를 최소화하기 위하여 거골측보다는 내과 쪽에서 유리하는 것이 안전한 방법일 것이다. 중간에 내반 변형의 교정 정도를 보아서 내과와 거골 사이가 충분히 벌어지도록 유리한다. 깊이 도달하면 후방 경골근건이 보인다.

삼각 인대 유리술 대신에 족관절 내과를 절골하여 하방 전위시키는 방법을 이용할 수도 있다.[10]

③ 장비골건 이전술

장비골건이 전족부 외반의 원인이고 이것이 후족부의 내반 변형을 일으킨 원인인 경우가 가장 좋은 적응증이다. 전족부 변형의 원인을 제거하고, 장비골건을 단비골건에 부착하여 외번 근력을 강화하므로 좋은 결과를 얻을 수 있다. 전족부 외반이 없을 때 장비골건을 단비골건에 이전하는 것이 어떤 효과가 있는지는 확실하지 않다.

또 장비골건을 이전하면 실제로 외번 근력이 강해지는지 분명하지 않다. 그러나 수술장에서 장비골건을 이전한 후에 내반이 제한되는 것은 확실하므로 외번 근력이 강화되지는 않더라도 건고정술의 효과는 있다. 단비골건에 비하여 장비골건이 두 배 이상 두꺼우므로 단비골건에 장비골건을 이식하여 봉합하기 어려운 점이 있다. 저자의 경험으로는 장비골건 이전술의 적응증이 극히 적다고 생각한다.

수술 방법

종골 원위부에 5cm의 종절개를 하고 장비골건을 노출하여 입방골 하방에서 절단한다. 단비골건을 따라서 장비골건이 입방골 하방으로 들어가는 부위보다 약간 상방으로 절개하여야 노출이 쉽다. 이 부위에 있는 비복 신경을 손상하지 않도록 주의해야 하며 비복 신경이 노출되면 상방으로 당기는 것이 좋다.

장비골건과 단비골건 사이의 격벽(septum)을 절개하여 비골 결절(peroneal tubercle) 상방까지 두 개의 건이 서로 자유롭게 움직일 수 있도록 한다. 건에 2번 Ethibond로 locking suture를 하고 최대한 근위부로 당기면서 절단한다. 장비골건을 1/2로 갈라서 반은 입방골이나 제5 중족골 기저부에 이전하고, 반은 단비골건에 fish-mouth 방법으로 이전하면 견고하게 고정된다.

④ 후방 경골근건 연장술

그림 15-26

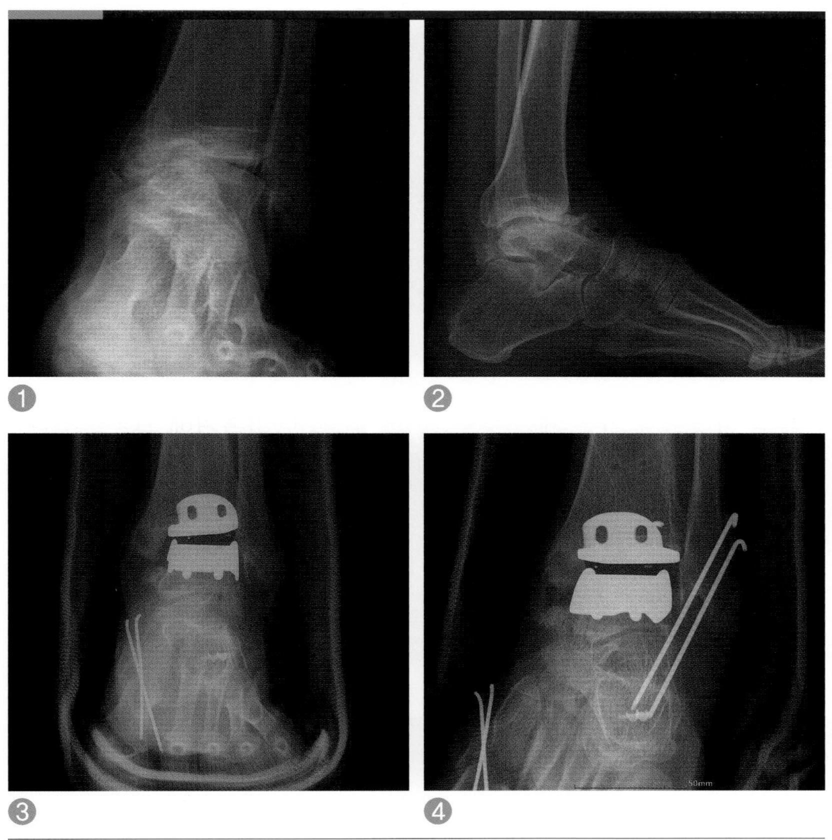

①, ② 내반 족관절염의 전후면 및 측면 방사선상. ③ 수술 후에 거골 대치물이 경사가 발생하여 인서트 탈구가 있다는 것을 알 수 있다. ④ 후방 경골근건을 유리하지 않고는 불안정성이 해결되지 않아서, 족관절 내과의 상방에서 후방 경골근건을 Z-성형술한 후에 안정적으로 정복되었다.

후방 경골근건은 발에서 가장 중요한 역할을 한다. 후방 경골근건 연장술은 아직까지 장기 추시 결과에 대하여 알려진 바가 없으므로 가능한 한 후방 경골근건 연장술을 하지 않는 것이 좋다고 생각한다.

그러나 오래된 내반 변형 중 특히 후족부의 내반이 심한 경우에는 후방 경골근건을 연장하지 않으면 관절이 내반되려는 경향 때문에 인서트의 아탈구나, 가장자리 부하(edge loading)를 방지할 수 없는 경우가 있으므로 이런 경우에 선택적으로 연장한다.

족관절 내측과의 원위단에서 약 10cm 근위부에서 원위부로 약 5cm를 종절개한다. 경골의 내측연을 따라 절개하는데 연장한 건 부분이 후방 경골근건이 내측과의 후하방을 지나가면서 후방 경골건 지대의 내부에서 협착 증상이 발생할 수 있으므로 족관절 내과에서 10cm 근위부를 절개하고 그 부위에서 건을 Z-성형술하여 연장한다 그림 15-26 .

그림 15-27

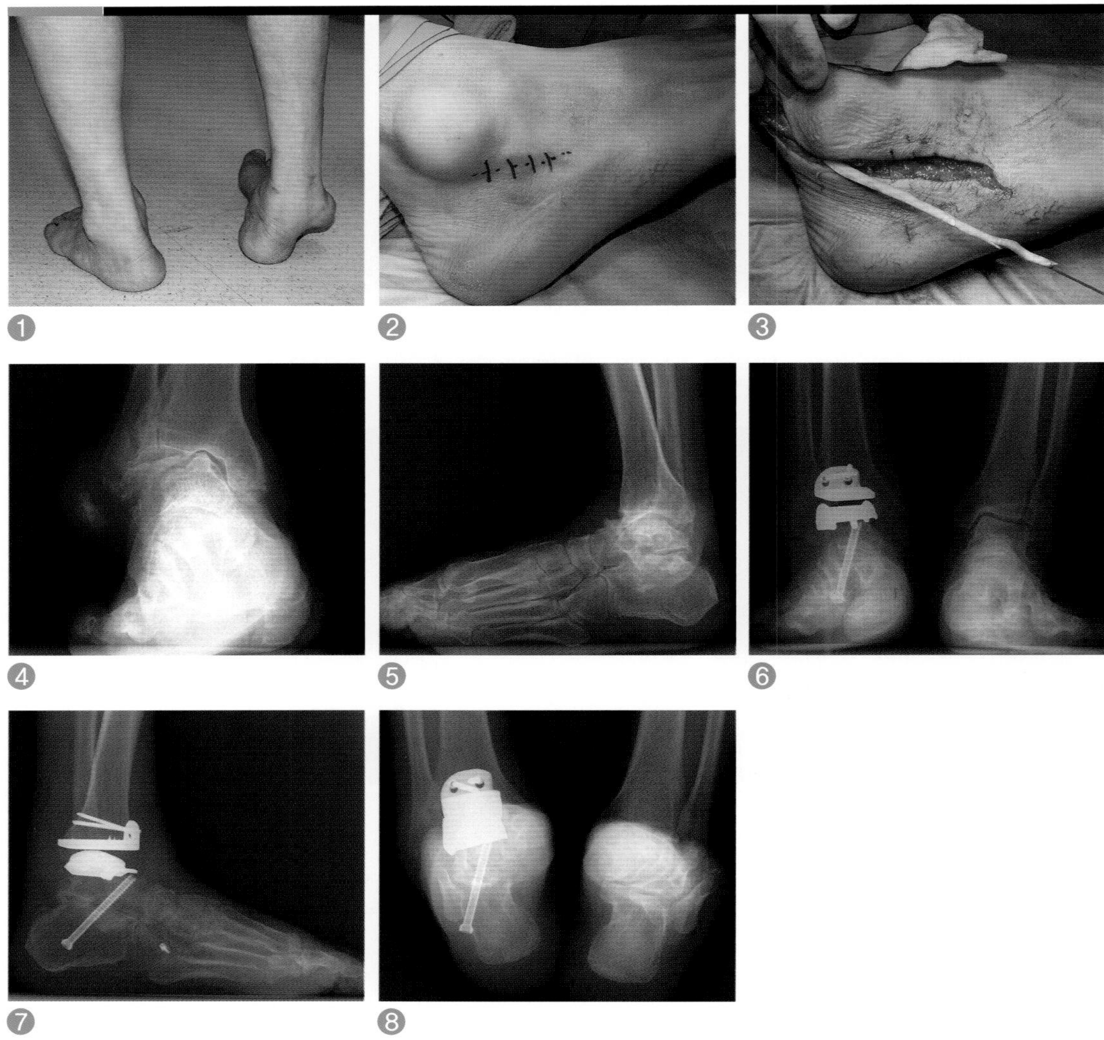

장무지 굴곡근건 이전술을 하여서 비골근이 마비된 환자의 족관절염에 대하여 관절 치환술을 하였다. ① 수술 전 서 있는 모양. ②, ③ 내측에서 장무지 굴곡근건을 박리한 후에 외측으로 통과시켜서 제5 중족골 기저부에 이전하기 위하여 외측으로 빼낸 장면. ④, ⑤ 수술 전의 족관절 전후면 및 측면 방사선상에서 심한 내반 변형을 보여 준다. ⑥, ⑦, ⑧ 거골하 관절 유합술, 장무지 굴곡근건 이전술, 관절 치환술을 한 후에 후족부의 내반 변형이 잔존하여 추가적인 수술을 하는 것이 좋다.

⑤ 장무지 굴곡근건 이전술

비골건이 작용하지 않을 경우에 할 수 있는 방법이다 그림 15-27.

⑥ 거골하 관절 유합술과 족관절 치환술 동시 수술 방법 그림 15-28

발목에 에스마르크 붕대를 4회 감아서 지혈대로 사용한다. 비골의 끝에서 제4 중족골 기저부를 향하여 약 3cm의 종절개를 하고 피하 조직과 관절낭을 절개한다. 이때 족근동의 연부

그림 15-28 다양한 병합 수술을 하기 위한 절개선들

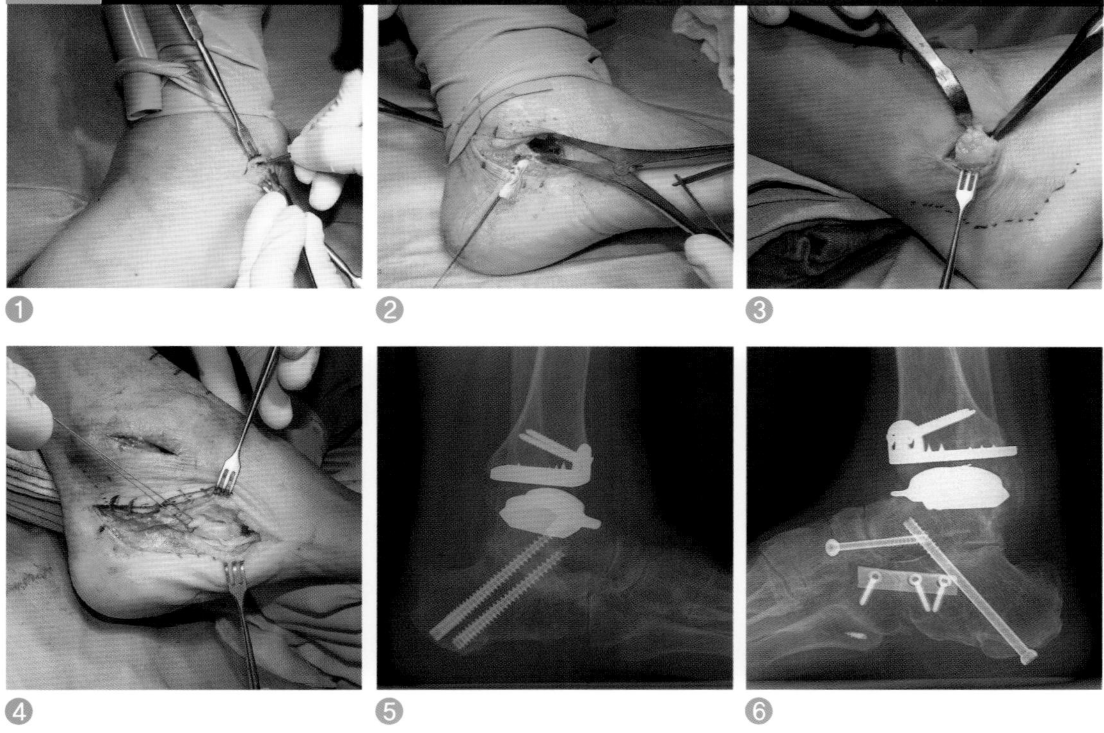

① 거골하 관절 유합만 할 때의 절개선. ② 거골하 관절 유합과 장비골건 이전 동시 절개선. ③, ④ 거골하 관절 유합, 장비골건 이전, 종골 절골, 외측 비골하 골편 절제를 동시에 할 때의 절개선. 절개선 사이의 피부 혈액 순환이 문제될 가능성이 있으므로 연부 조직 손상을 최소화하도록 주의한다. ⑤, ⑥ 관절 치환과 동시에 삼중 유합술과 장비골건 이전술을 한 후의 방사선상.

조직을 가능한 한 적게 손상하여 거골의 혈액 순환이 손상되는 것을 최소화하여야 한다. 관절낭을 절개하고 관절면을 따라서 작은 호만 견인기를 넣어서 관절을 노출한다. 약 1cm 크기의 굽은 절골도를 이용하여 거골 하면을 따라서 연골을 깎아 낸다.

이 상태에서 족관절 치환술을 하기 위하여 대퇴부의 지혈대를 가동한다. 이와 같이 먼저 발목 지혈대를 하고 대퇴부 지혈대를 하는 이유는 대퇴부 지혈대를 90분 이상 하지 않으면서 두 가지 수술을 모두 끝내기 위해서이다.

족관절을 노출시킨 상태에서, 거골 대치물이 장착될 곳을 피하여 거골두에서 종골을 향하여 유관 나사의 유도핀을 삽입한다. 뒤꿈치에 나온 유도핀 주위로 절개를 하고 reaming을 한 후에 뒤꿈치 후방에서 나사를 삽입하여 거골하 관절을 고정한다. 또한 거골 체부를 향하여 종골에서 유관 나사를 삽입할 수도 있는데 이때 삽입할 거골 대치물과 충돌하지 않도록 위치와 나사 길이를 잘 정해야 한다. 관절 치환술을 끝낸 후에 거골하 관절에 경골 후방에서 제거한 뼈를 이식한다. 동시에 족관절 치환술과 거골하 관절 유합술을 하여 좋은 결과를 얻을 수 있다.[25)]

사) 족관절 치환술 후 발생한 합병증에 대한 치료

① 인서트 탈구

인서트 탈구는 아주 드물게 보고되어 있는 합병증이지만 Hintegra형 인공 관절에서는 흔히 발생한다. 거골 대치물의 상면에 높이 2.5mm의 rim이 있어서 인서트가 거골 대치물 위에서 일정한 경로를 따라서 움직이게 되어 있는데 관절에 미세한 불안정성이 있더라도 탈구가 발생할 수 있다. 특히 내반 관절염에서는 수술장에서 발이 저절로 내반되는 경향이 있다면 수술 후 마취가 깬 상태에서 발이 내반되면서 탈구될 가능성이 있다. 다른 형태의 인공 관절에서도 탈구의 가능성이 있으나 아주 드물게 보고되어 있다.

인서트 탈구가 발생하는 것은 관절이 불안정하다는 의미이며 인서트가 탈구되지 않더라도 가장자리 부하가 작용하므로 수술 결과가 나쁠 것이며, 인서트 탈구가 잘 되지 않는 형태의 인공 관절 치환을 하더라도 관절 불안정이 발생하지 않도록 추가 수술을 하여야 한다는 점은 마찬가지이다.

저자는 Hintegra형 인공 관절을 이용한 일차 족관절 전치환술 140여 예 중 10예에서 인서트 탈구를 경험하였으며 20예의 Mobility형 중에서 수술 후 2년에 1예의 탈구를 경험하였다. 이는 기존의 보고보다 상당히 높은 비율인데 수술 전 내반 변형이 심한 예들을 수술하였기 때문일 것이다. 이 중 7예는 재수술을 하여 탈구를 정복하였으며, 3예는 환자가 개인 사정 등으로 수술을 하지 않으려고 하여 재수술을 못하였다.

인서트 탈구는 대부분 수술 전에 10° 이상의 족관절 내반이 있었던 경우이었는데, 모든 예에서 삼각 인대 유리를 하였던 예이었다. 발에 심한 변형이 있다면 삼중 유합술을 비롯한 여러 가지의 변형 교정 수술을 하여야 한다.

전방 중앙 절개를 통한 수술 시야에서 족관절 전외측의 관절낭을 경골이나 비골에 당겨 봉합하여 안정성을 회복하는 방법은 관절 불안정이 남게 되어서 인서트 탈구를 방지하지 못한다. 장비골건을 단비골건에 이전하는 방법은 수술 후 당장은 강하게 내반을 제한하는 역할을 하지만 발목 관절의 운동 범위를 심하게 제한하며, 역동적으로 외번 근력을 더 강하게 하여서 족관절 내반을 방지할 수 있는가에 대하여 의문이 있다.

저자는 외측에 별도의 절개를 하고 브로스트롬 방식으로 인대를 봉합하는 것이 좋다고 판단한다. 발목이 자꾸 내반되는 경향이 있으면 족관절보다 근위부에서 후방 경골근건의 Z-성형술을 하는데, 후방 경골근건의 연장이 미칠 장기적인 영향에 대하여 우려되는 점이 있지만 당장 안정적인 관절을 이루는 목적에는 최선의 수술 방법이다.

② 거골의 전방 아탈구 또는 전방 전위

내반 족관절 퇴행성 관절염에서는 거골이 전방으로 아탈구되는데 아탈구의 정도에 관계없이 수술을 진행하면 된다.

경골 절삭 후에 관절이 정상적으로 정복된 위치를 가상하기 위하여 발을 약간 후방으로 밀면서 정복하는데, 족저 굴곡된 상태에서는 경골과 거골 사이의 간격이 넓은 것처럼 보이다가도 발목을 중립위로 하고 거골을 후방으로 밀어서 정상적인 발목 위치로 정복하면 관절 간격이 좁아지면서 추가적인 절삭이 필요할 경우도 있다 그림 15-29. 발목을 중립위로 하고 거골을 후방으로 밀면서 정복한 후에 경골과 거골 사이의 간격이 최소한 12mm가 되어야 한다. 발목을 중립위로 하기 위하여 삼각 인대 유리 또는 아킬레스건 연장 또는 비복근막 연장이 필요할 경우도 있다.

③ 내과 또는 외과의 골절

수술 중에 골절이 발생하면 대부분 강선과 나사못을 이용하여 고정하면 안정적이며 수술 후 6주간 고정하면 된다. 골절이 발생하지 않은 경우와의 차이점은 체중 부하를 금지한다는 것이다. 체중 부하를 하여도 무방할 가능성이 있지만 저자는 골절 부위가 전위될 가능성을 감소시키기 위하여 체중 부하를 금지한다.

외과 골절은 경골 천장 외측을 절삭할 때 톱날이 관절의 중앙 부분을 향하지 않고 똑바로 후방을 향하여 절삭하면 발생하기 쉽다. 특히 내반 퇴행성 관절염에서는 비골이 상당히 후방 내측에 위치하므로 절삭할 때 절골되기 쉽다. 경골 절삭할 때 발목의 중앙부, 즉 아킬레스건을 향하여 절삭하면 이와 같은 문제점을 방지할 수 있다. 톱날을 이용하여 경골 천장을 끊은 후에 절골도를 삽입하여 쳐 내는 과정에서도 골절이 발생할 수 있으므로 절골도도 후방 중앙을 향하여 쳐 낸다.

그림 15-29

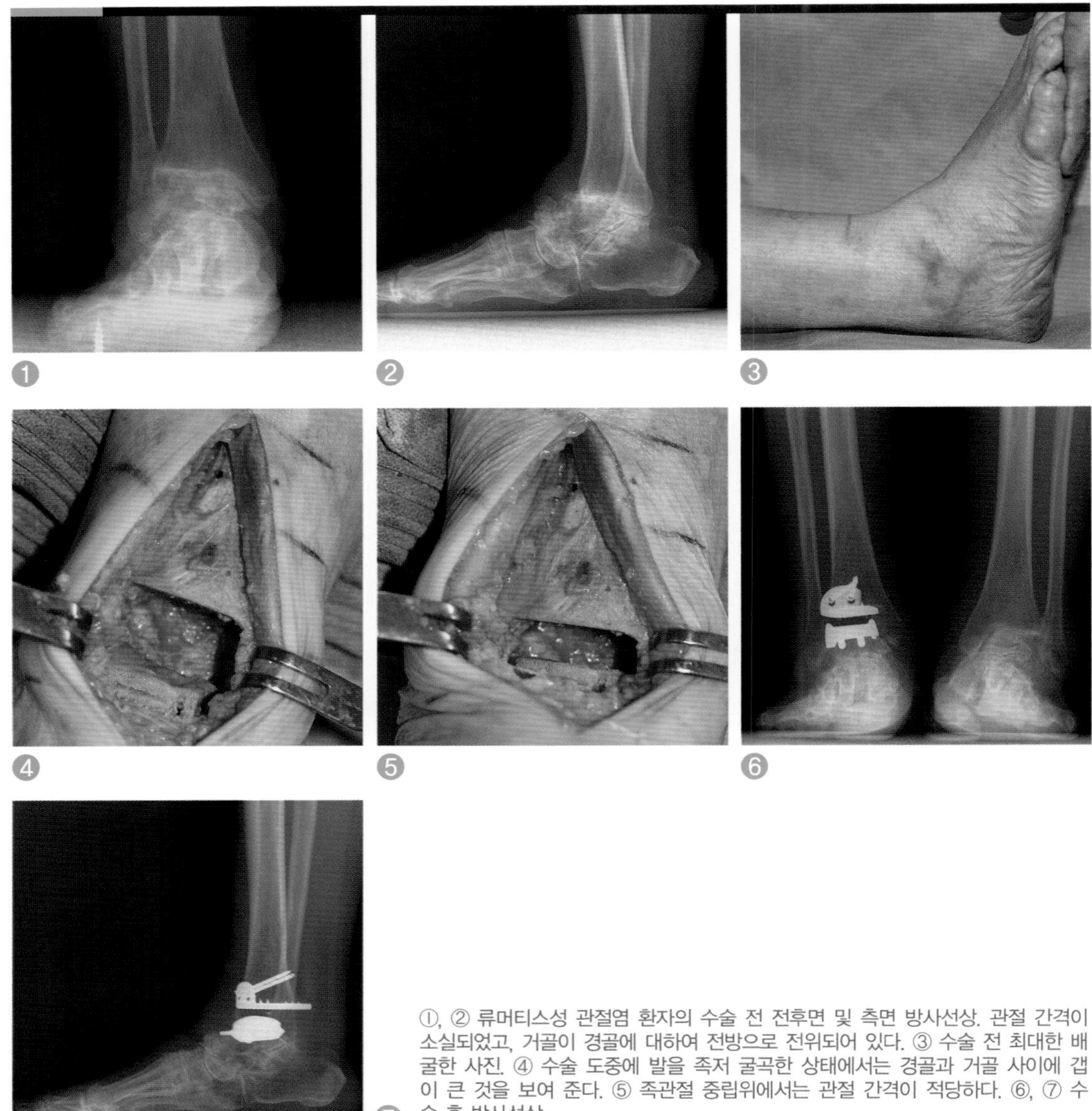

①, ② 류머티스성 관절염 환자의 수술 전 전후면 및 측면 방사선상. 관절 간격이 소실되었고, 거골이 경골에 대하여 전방으로 전위되어 있다. ③ 수술 전 최대한 배굴한 사진. ④ 수술 도중에 발을 족저 굴곡한 상태에서는 경골과 거골 사이에 갭이 큰 것을 보여 준다. ⑤ 족관절 중립위에서는 관절 간격이 적당하다. ⑥, ⑦ 수술 후 방사선상.

내과 골절도 경골 천장 절삭을 할 때 발생할 수 있다. 특히 내과와 경골 천장의 경계가 불분명할 정도로 경골 천장의 내측이 마모된 경우에 지나치게 내측을 절삭하여 발생할 수도 있지만, 경골 절삭을 많이 하여야 할 경우에 발생하기 쉽다. 관절이 강직되어 인공 관절을 삽입할 공간이 없을 때 경골 절삭을 좀 더 근위부로 하는데, 경골 절삭면이 근위부로 올라갈수록 족관절 내과의 뼈 두께가 얇아지므로 그림 15-30 골절의 위험성이 증가한다. 발목 격자는 외측을 향하고 있으므로 후내측을 절삭하여야 하는데 톱날을 이용하여 앞부분만 끊고 후방은 절

그림 15-30

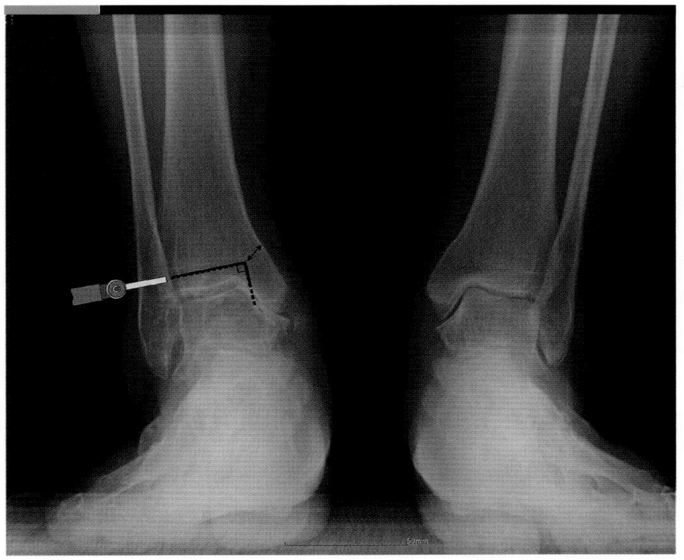

경골 천장을 관절면에서 근위부로 절삭할수록 내과와 절골면 사이의 간격이 좁아져서 골절 위험성이 높아진다.

골도를 이용하여 끊어 내려고 하면 내과의 후방에서 내과를 포함하는 골편이 떨어지면서 내과의 전후방 두께가 얇아져서 골절이 발생하기 쉽다. 앞에서 보면 내과가 정상적인 형태로 유지되지만 후방 내측이 제거되면 작은 충격에도 내과 골절이 발생한다. 내과의 후방을 끊어 낼 때는 육안으로 거골 내측면을 따라서 reciprocating saw를 이용하여 후방 깊숙이 깨끗하게 절골하여야 한다. 가장 후내측에는 후방 경골근건이나 경골 신경 및 후경골 동맥 등이 손상될 가능성이 있으므로 작은 절골도를 이용하여 끊어 내며, 미세한 정도로 뼈를 제거해야 할 경우에는 작은 큐렛을 이용하여 긁어 내면 좋다.

④ 원위 경비 인대 결합 이개가 있을 때 그림 15-31

외상성 관절염에서 경비 인대 결합의 이개가 있을 때는 경골 대치물의 외측에 아무것도 버텨 줄 것이 없으므로 경비 인대 결합이 정상적인 경우에 비하여 불안정하다. 그러므로 경비 인대 결합을 정복하고 고정한 후에 경골 대치물을 삽입한다. 경비 인대 결합을 정복한 후에 나사못 또는 금속판과 나사못을 삽입하여 고정하는데 언제 나사못을 제거하면 괜찮을지 논란이 많은데, 이 경우에는 나사못을 제거하지 않은 채로 체중 부하를 하는 것이 좋다. 경비 인대 결합의 이개가 뚜렷하다면 agility를 이용한 관절 치환술에서와 마찬가지로 경골과 비골을 유

그림 15-31 외상성으로 발생한 외반 퇴행성 관절염

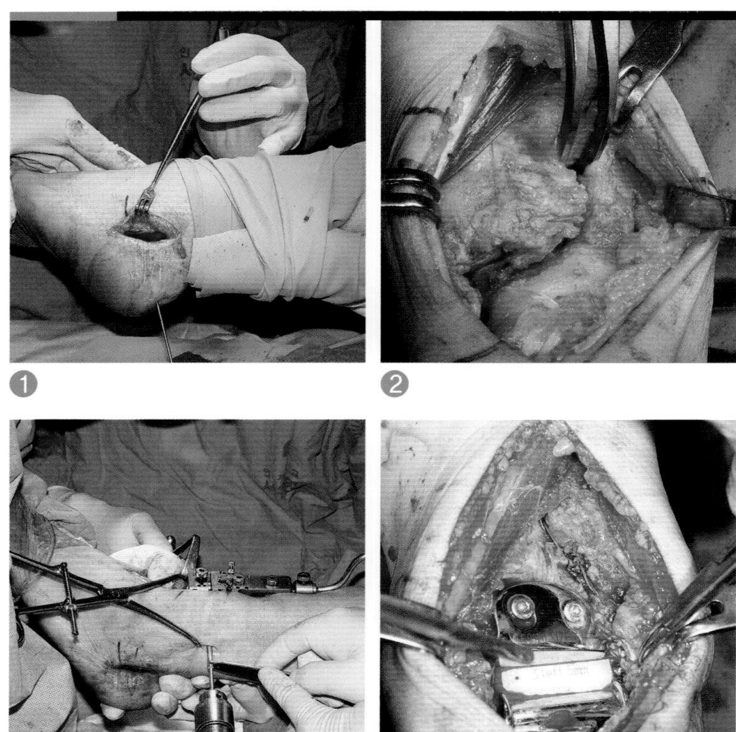

① 족관절 근위부에 지혈대를 하고, 내측 전위 종골 절골술을 하였다. ② 관절을 노출하고 경비 인대 결합에 있는 연부 조직 반흔을 절제하였다. ③ 경비 인대 결합을 정복하고, 나사못으로 고정하였다. ④ 관절 치환술을 하였다.

합하는 것이 좋을 수가 있다.

전방 도달 후에 비골의 전면을 관절면으로부터 6cm 근위부까지 노출시킨다. 론저로 전방 경비 인대를 제거하고 인대 결합 부위에 집어 넣어서 돌리면 인대 결합이 점차 벌어진다. 원위 경비 관절은 전외방에서 후내방으로 관절면이 비스듬하게 되어 있다. lamina spreader를 넣고 벌린 후 절골도나 치즐(chisel)을 이용하여 양쪽의 피질골을 경비 인대 결합보다 2cm 근위부까지 제거한다.

경골 대치물을 삽입한 후에 외측에 2cm 절개를 하고 금속판을 삽입하는데 경골 대치물보다 근위부에 2개의 완전 나사 해면골 나사못(full threaded cancellous)을 4피질골을 모두 통과하도록 삽입한다. 절제한 뼈들로 경비골 사이에 골이식을 한다. 나사못을 조이면 금속판이 비골을 경골 쪽으로 압박한다.

⑤ 수술 후 발생한 거골 골절

높은 곳에서 뛰어내리거나 사고를 당했을 때 거골 골절이 발생할 수 있는데 단순 방사선 상으로 잘 알 수 없고 CT 촬영이 필요하다. 조기에 발견하면 내고정하고, 조기에 발견하지 못하여 거골체가 파괴되는 경우에는 유합술이나 재치환술용 대치물을 사용할 수 있다. 거골 대치물의 해리가 없이 뼈와 잘 융합되어 있는 경우에 거골이 골절되고 전위되면 거골 대치물에 거골 뼈가 일부 붙은 채로 뼈에서 분리되는데 이 경우에 거골을 정복하고 내고정하기 어려울 수가 있으며 경골 거골 종골 유합술이 필요할 가능성이 있다.

⑥ 골용해(osteolysis)

골용해는 다른 인공 관절과 마찬가지로 발생한다. 심하면 골이식을 한다. 다양한 부위에 다양한 형태로 골용해가 발생하며, 진행성의 골용해에 대하여는 추가적인 골용해와 골절을 예방하기 위하여 골이식이 필요할 수 있다. 대치물 해리의 원인이지만 대치물이 해리되지 않았다면 골이식을 하며 대치물 해리와 동반된 경우에는 골이식과 재치환을 하거나 유합술을 할 수 있다.

골용해의 원인에 대하여 알려진 바가 없으나 절삭면 중에서 대치물로 덮이지 않는 부분을 통하여 관절액이 들어가서 골용해를 일으키거나 폴리에틸렌 조각이 원인일 수 있다. 경골측 대치물을 경골 골수강 내에 스템을 이용하여 고정하는 인공 관절 중에서 AES 인공 관절은 수술 후 1~2년 경과하면서 과다한 골용해가 발생하여 제조가 중단되었다.[27] 우리나라에서 사용되는 인공 관절 중 Mobility는 Hintegra에 비하여 경골 표면 중에 덮히는 면이 더 좁으므로 관절액에 노출되는 면이 넓은데 장기적으로 어떤 영향이 있을지 관찰을 요한다.

골용해가 발생하면 CT를 하여서 뼈와 대치물 사이에 해리가 있는지, 골용해의 범위 등을 잘 판단하여야 한다. CT를 하여도 금속 때문에 깨끗한 영상을 얻기는 어렵지만 3차원적인 상황 파악에 가장 좋은 방법이다.

⑦ 이소성 골화[31]

이소성 골화는 수술 후 흔히 발생하는데 이소성 골화가 발생하더라도 운동 범위에 별 영향이 없는 경우가 많다. 족관절의 후방을 따라서 종방향으로 이소성 골화가 발생하는 경우가 흔한데 경골 대치물이 경골의 후연보다 짧아서 경골 절삭면 중에서 후방의 일부가 대치물에 덮이지 않은 경우에 이소성 골화가 더 잘 발생하는지에 대하여 알려진 바가 없다. 저자는 가능한 한 후방 피질골까지 대치물이 덮이도록 충분히 큰 경골 대치물을 삽입한다.

아) 수술 후 감염

관절 치환 후에 발생하는 가장 심각한 합병증이 감염이다. 수술 절개가 치유되지 않는 경우에 감염이 발생할 가능성이 높으므로 수술 도중에 가능한 한 연부 조직 손상을 적게 하여야 한다. 수술 조수는 자기가 잘 보려고 과도하게 당기기도 하고, 무심결에 항상 같은 부분을 같은 정도의 힘으로 당기고 있는 경우가 많으므로 집도의가 끊임없이 연부 조직을 과도하게 당기고 있는 것이 아닌지를 관찰하고 주의하여야 한다. 수술 절개의 합병증은 대개 수술 경험이 적은 경우에 잘 발생하며, 당뇨병이나 류머티스성 관절염 등 염증성 관절염이 있는 환자에게서 자주 발생한다.[30,37]

심부 감염이 있더라도 혈액 검사상 정상인 경우도 있으므로, 장기간 통증, 부종이 있는 경우에는 항상 심부 감염의 가능성을 생각해야 한다. 단순 방사선상에서 대치물과 뼈 사이에 해리가 있으며 불규칙한 골흡수 소견이 보일 수 있다. 수술 전 CT를 하면 좀 더 정확하게 뼈와 대치물의 관계를 알 수 있다.

심부 감염을 조기에 발견한 경우에는 세척과 항생제 요법으로 치료할 수도 있으나 대부분은 감염인지 아닌지 확신할 수 없어서 시일이 경과하는 경우가 많으므로 골수염과 골흡수가 진행되어 인공 관절을 제거하고 고정술을 하여야 한다. 인공 관절을 제거하고 염증이 치유된 후에 재치환을 할 수도 있으나 이런 증례들이 많지 않으므로 이에 대하여는 고관절이나 슬관절의 보고를 참고하여야 한다.

관절 대치물을 제거하는 것은 쉬운 경우가 많지만 경골측은 감염이 있더라도 거골측은 강하게 부착되어서 빠지지 않는 경우도 있으므로 미리 이런 상황을 염두에 두고 수술에 임하여야 하며, 거골측 대치물을 제거하다가 거골이 많이 손상되면 경골-거골-종골 유합술을 하여야 할 수도 있으므로 미리 환자에게 이런 가능성에 대하여도 언급하여야 한다.

감염의 정도에 따라서 1차 수술로 유합술을 할 수도 있고, 기다렸다가 2차 수술에서 유합술을 할 수도 있으나 저자는 대부분 1차 수술을 할 때 유합을 한다.

자) 수술 후 운동 범위(Stamatis and Myerson)[50]

개인 간에 차이가 있기는 하지만 족관절의 시상면의 운동 범위는 45°이다. 배굴은 10~23°이고 족저 굴곡은 25~35°이다. Agility형의 디자인은 60° 운동이 가능하지만 보행시에 일어나는 24° 정도의 운동 범위를 얻으려 하고 있다. 수술 후 정상적인 범위까지 관절 운동이 되지는 않으며, 20~25° 정도의 운동이 되면 평평한 곳에서 절지 않고 걸을 수 있고, 주변 관절에 가는 스트레스를 감소시킨다. 저자는 수술장에서 배굴이 10° 이상 되도록 한다.

① 수술 후 경직에 영향을 미치는 요인들

㉠ 수술 전 인자들과 운동 범위

수술 전 강직이 수술 후 운동 범위와 중요한 연관성이 있다. 외상 후 관절염에서는 대개 수술 전 강직이 심하므로, 연부 조직을 유리하더라도 만족스런 운동 범위를 얻기 어렵다. 심한 관절 강직이 있으면 수술 후에 관절 운동 범위를 회복하기 어렵기 때문에 치환술의 이점이 별로 없으며, 유합술이 더 좋을지도 모른다. 임상적으로는 족관절의 운동과 횡족근 관절을 포함하는 원위부 관절의 운동을 구분하기 어려우므로, 수술 전에 족저 굴곡과 배굴한 상태에서 측면 방사선 촬영을 하여 운동이 일어나는 곳을 알아보는 것이 좋다.

㉡ 수술 중의 인자들

1. 과소 절삭

뼈를 최소한 절삭하고 대치물을 삽입하여 경골측에 강한 뼈를 유지하려는 경향이 있다. 그런데 뼈를 적게 절삭하고 억지로 벌려서 대치물을 삽입하면 관절 운동, 특히 배굴이 제한되며 원발성 관절염에서는 거골이 앞으로 아탈구된 채로 유지되므로 적절한 운동이 될 만큼 경골 절삭을 하는 것이 좋다.

2. 회전의 문제

경골 대치물을 외회전 상태로 삽입하려 하면 경골을 절삭할 때 내과의 후방이 과도하게 깎일 가능성이 높다. 내과가 얇아지고 골절 위험성이 증가하며 후방 경골근건이 충돌할 가능성도 높다. 그러므로 Agility형에서는 슬개골이 전방을 향한 상태에서 그대로 전방에서 후방을 향하여 절삭하는 것이 좋다. 원래 하퇴부가 심하게 외회전되어 있고 비골이 후방 쪽으로 위치하는 경우에는 경골 절삭시에 비골이 절골될 위험이 있으므로 주의한다.

Mobility형은 경골 대치물의 후방이 좁으므로 내과 골절의 위험성이 낮다. Hintegra형에서의 내과 후방 절삭에 대하여는 앞에 기술한 수술 술기를 참고한다.

(4) 족관절 유합술[26]

족관절을 유합하더라도 원위 관절들에서 족저 굴곡 및 족배 굴곡 운동이 일어나므로 정상적인 하퇴부와 발 사이의 운동의 30~40%가 남게 되어 환자의 대부분이 족관절 유합술 후에 일상생활에 큰 불편을 느끼지 않는다. 즉 중립위에서부터 20° 정도의 족저 굴곡이 가능하다. 그러므로 인공 관절 전치환술 후에 운동이 20~30° 정도 일어난다면, 족관절 유합술을 시행한 결과와 큰 차이가 없게 되는 것이다. 그러나 거골하 관절 및 원위 관절들의 운동이 모두 제한되어 있는 경우에, 족관절 유합술을 하면 발 전체가 경직된 나무토막같이 되므로 인공 관절 전치환술을 고려해야 하며 주변 관절들이 정상이더라도 족관절 유합술 후에 퇴행성 관절염이 발생하여 발이 점차 경직된다는 점을 고려해야 한다.

발목 관절염의 경우 유합술을 할지 관절 치환술을 할지에 대하여 논란이 있으며, 수술 후 단기간 합병증은 관절 치환술이 더 심각한 편이다.[28,49](수술 방법 등은 관절 유합술 편을 참고 바람.) 관절 유합술이나 관절 치환술 후 단기 경과 후 만족도는 비슷하다고 한다.[47]

가) 관절 치환술 후 관절 유합술

관절 치환술 후에 유합술을 하여야 할 경우 가장 큰 문제점은 골 결손이 크다는 점이다.[54]

3부분형 관절 치환에서는 골 절삭이 적으므로 골 결손도 적지만 약 10~15mm의 골 결손 부위를 채워 넣으면서 유합을 해야 한다. 동종골을 이용할 경우에는 대퇴골두가 흔히 이용되지만 자가골을 이용할 경우에는 장골 이식을 하거나 족관절 외과를 절제하여 결손 부위를 채워 넣는다. 내과도 이식골로 이용할 수 있으나 내과와 외과를 모두 절제하고 나면 유합될 표면이 좁아지므로 내과는 골이식에 이용하지 않고 외과만을 이용하는 것이 좋다고 본다.

유합술을 할 때 기존에 관절 치환을 하기 위하여 중앙에 절개한 반흔을 따라서 관절에 도달한다. 비골 채취를 위해서는 별도의 후외측 절개를 하고 족관절 부위에서 외과를 절제하여 이식골로 사용한다. 관절 치환 후 감염이나 해리로 인하여 관절 유합을 할 경우에는 삽입되어 있는 대치물을 제거하여야 하는데 경골 대치물은 잘 제거되는 편이지만 거골 치환물은 뼈와 강력이 융합되어 제거가 어려운 경우들이 있다 그림 15-32 그림 15-33. 관절 치환 후 유합하는 수

그림 15-32 과상부 절골술과 관절 치환술을 동시에 시행한 예

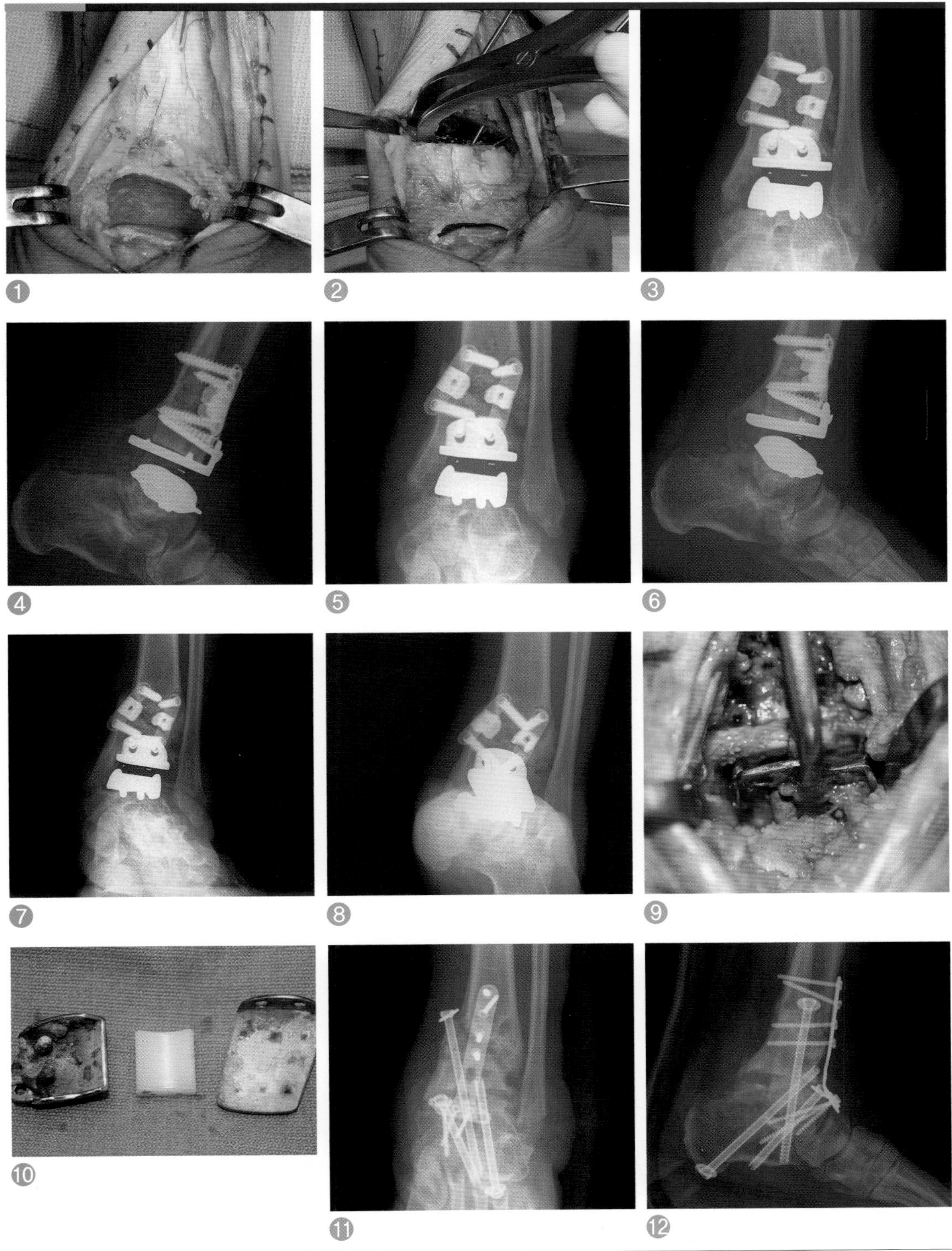

과상부 절골술이 유합되면서 내측 전위가 발생하여 관절 유합술을 하였다. ① 경골 천장의 전내측에 골침식. ② 과상부 절골하여 벌린 모양. ③, ④ 과상부 절골술과 관절 치환술 후 6주 뒤 전후면 및 측면상. 위치가 좋다. ⑤, ⑥ 수술 후 4개월 뒤 전후면 및 측면상. 과상부 절골술 부위 위치 상실. ⑦ 유합 전 전후면 방사선상. ⑧ 유합 전 축상. ⑨ 거골 대치물이 빠지지 않아서 bone hook을 걸고 쳐냈다. ⑩ 제거한 대치물. ⑪, ⑫ 유합 후 방사선상.

그림 15-33 감염 때문에 유합한 예

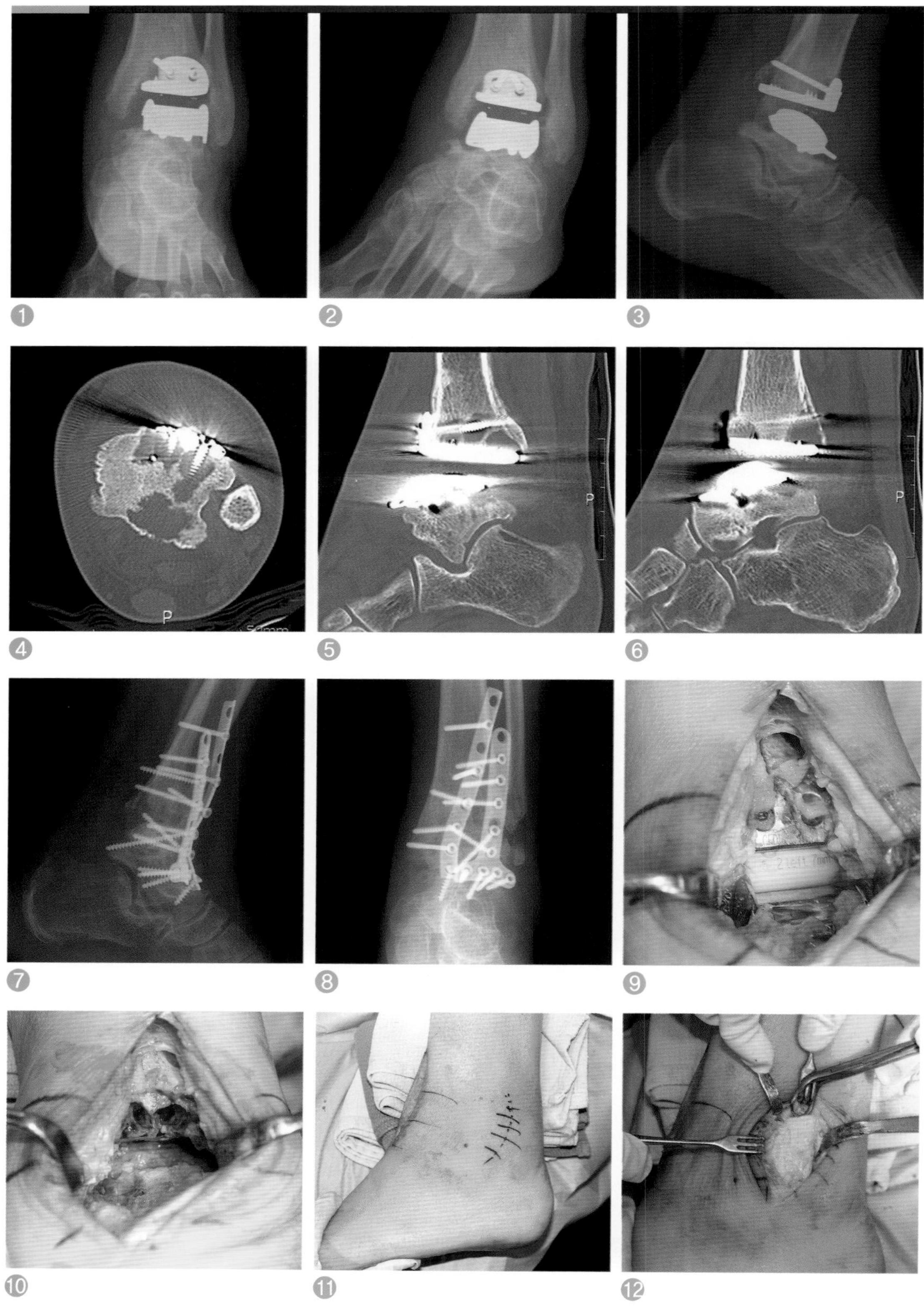

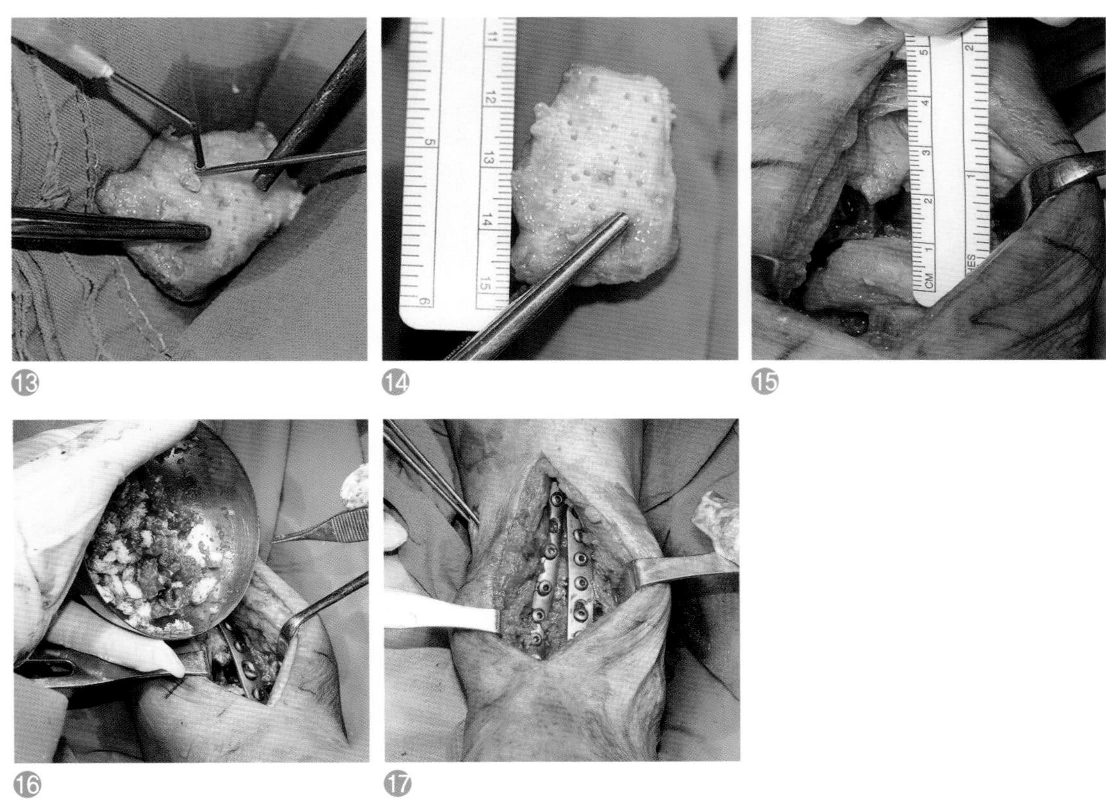

①, ②, ③ 수술 전 전후면, 격자상, 측면 방사선상. 대치물 주변에 골흡수 소견이 있고 경골 대치물이 내반 전위되었다. ④, ⑤, ⑥ 수술 전 CT. 대치물 주변에 골흡수에 의한 낭종들이 보인다. ⑦, ⑧ 수술 후 5개월의 유합된 방사선상. ⑨ 수술장 사진. 관절 내에 약간의 삼출액이 고여 있다. ⑩ 대치물 제거 후 사진. ⑪ 골이식을 위해서 외과의 후방을 따라서 절개한다. ⑫ 외과를 절제한다. ⑬, ⑭ 절제한 외과에 K-강선으로 구멍을 뚫어서 이식할 준비를 한다. ⑮ 경골과 거골 사이에 외과에서 채취한 이식골을 삽입한다. 경골과 거골 사이에 약 10mm의 갭이 있다. ⑯ 금속판으로 고정하고 동종골을 이식한다

술은 유합율이 낮을 가능성이 크지만 금속판을 이용하여 좋은 결과를 보고한 문헌도 있다.[14)]

나) 추후 관절 치환술에 대비한 관절 유합술

유합된 족관절에 대하여 관절 치환술을 하여 좋은 결과를 얻을 수 있다고 하므로[20)] 족관절 유합을 할 때 경골 천장과 거골 원개 사이만 유합하고 거골과 족관절 내측과 및 외측과 사이는 유합하지 않는 것이 장차 관절 치환술에 대비하는 방법이다. 특히 젊은 연령의 환자에게 유합술을 할 경우에는 추후 관절 치환술에 대비하는 것이 좋다 그림 16-12

다) 족관절 유합술의 결과

일반적으로 말기 퇴행성 관절염의 치료는 유합술이라고 되어 있는데 관절 유합술은 단기

간에는 큰 문제가 없는 좋은 치료 방법이지만 장기적으로 주변 관절의 퇴행성 관절염을 초래한다. 발목 관절 유합술 후에 과거에는 상당히 불유합이 많다고 하였으나 최근에는 뼈를 서로 잘 닿게 하고, 압박 고정을 하고, 수술 후 고정을 하면 불유합이 10% 이내인 것으로 보고되었다. 유합을 한 후에는 신발을 신지 않으면 보행 속도가 감소한다. 달리거나 불규칙한 표면을 걸을 때는 더 불편하다. 환자의 연령에 따라서 30~40대의 젊은 연령층에서는 기능상에 제한이 많다고 하고, 노년층에서는 별 문제가 없다고 한다.

라) 주변 관절의 퇴행성 관절염

10년 이상 추시한 경과에서는 주변 관절의 관절염이 증가하며 거골하 관절에 중등도 이상의 통증과 강직을 호소하는 경우가 많다. 22년 추시한 결과에서는 모든 환자가 거골하 관절의 경직(stiffness)과 50% 정도에서 후족부의 통증과 부종을 호소하였고, 23명 중 9명은 중족부에 관절염이 있었다. 방사선상에서도 거골하 관절에서 거의 모든 예에서 퇴행성 관절염의 소견이 있었고 다른 관절에서도 관절염의 발생률이 상당히 높다.

REFERENCES

1. **Anderson T, Montgomery F, Carlsson A** | Uncemented STAR total ankle prostheses. Three to eight-year follow-up of fifty-one consecutive ankle. J Bone Joint Surg, 85-A:1321-9, 2003.
2. **Bai LB, Lee KB, Song EK, Yoon TR, Seon JK** | Total ankle arthroplasty outcome comparison for post-traumatic and primary osteoarthritis. Foot Ankle Int, 31(12):1048-56, 2010.
3. **Barg A, Elsner A, Chuckpaiwong B, Hintermann B** | Insert position in three-component total ankle replacement. Foot Ankle Int, 31(9):754-9, 2010.
4. **Barg A, Knupp M, Hintermann B** | Simultaneous bilateral versus unilateral total ankle replacement: a patient-based comparison of pain relief, quality of life and functional outcome. J Bone Joint Surg Br, 92(12):1659-63, 2010.
5. **Buckwalter JA and Saltzman CL** | Ankle osteoarthritis: Distinctive characteristics. AAOS, Instr Course Lect, 48 : 233-241, 1999.
6. **Buechel FF Sr, Buechel FF Jr, Pappas MJ** | Ten-year evaluation of cementless Buechel-Pappas meniscal bearing total ankle replacement. Foot Ankle Int, 24:462-72, 2003.
7. **Coester LM. Saltzman CL, Leupold J, Pontarelli W** | Long-term results following ankle arthrodesis for post-traumatic arthritis. J Bone Joint Surg Am, 83:219-228, 2001.
8. **Cohen MM, Altman RD, Hollstrom R, et al.** | Safety and efficacy of intra-articular sodium hyaluronate (Hyalgan) in a randomized, double-blind study for osteoarthritis of the ankle. Foot Ankle Int, 29(7):657-63, 2008.
9. **Conti SF, Wong YS** | Complications of total ankle replacement. Foot Ankle Clin, 7:791-807, 2002.
10. **Cornelis Doets H, van der Plaat LW, Klein JP** | Medial malleolar osteotomy for the correction of varus deformity during total ankle arthroplasty: results in 15 ankles. Foot Ankle Int, 29(2):171-7, 2008.
11. **Coughlin MJ** | The Scandinavian total ankle replacement prosthesis. AAOS, Instr Course Lect, 51:135-42, 2002.
12. **Crawford HA and Amendola A** | Periarticular osteotomies : The importance of limb alignment. AAOS, Instr Course Lect, 48:279-285, 1999.
13. **Culpan P, Le Strat V, Piriou P, Judet T** | Arthrodesis after failed total ankle replacement. J Bone Joint Surg Br, 89(9):1178-83, 2007.
14. **Doets HC, Zrcher AW** | Salvage arthrodesis for failed total ankle arthroplasty. Acta Orthop, 81(1):142-7, 2010.
15. **Glazebrook M, Daniels T, Younger A, et al.** | Comparison of health-related quality of life between patients with end-stage ankle and hip arthrosis. J Bone Joint Surg Am, 90(3):499-505, 2008.
16. **Greisberg J, Hansen ST Jr** | Ankle replacement of associated deformities. Foot Ankle Clin, 7:721-36, 2002.
17. **Harrington KD** | Degenerative arthritis of the ankle secondary to long-standing lateral ligament instability. J Bone Joint Surg, 61-A:354-361, 1979.

18. **Hayashi K, Tanaka Y, Kumai T, Sugimoto K, Takakura Y** | Correlation of compensatory alignment of the subtalar joint to the progression of primary osteoarthritis of the ankle. Foot Ankle Int, 29(4):400–6, 2008.
19. **Hintermann B, Valderrabano V** | Total ankle replacement. Foot Ankle clin, 8:375–405, 2003.
20. **Hintermann B, Barg A, Knupp M, Valderrabano V** | Conversion of painful ankle arthrodesis to total ankle arthroplasty. J Bone Joint Surg Am, 91(4):850–8, 2009.
21. **Hobson SA, Karantana A, Dhar S** | Total ankle replacement in patients with significant pre–operative deformity of the hindfoot. J Bone Joint Surg Br, 91(4):481–6, 2009.
22. **Hvid I, Rasmussen O, Jensen NC and Nielsen S** | Trabecular bone strength profiles at the ankle joint. Clin Orthop, 199:306–312, 1985.
23. **Jeng CL, Kadakia A, White KL, Myerson MS** | Fresh osteochondral total ankle allograft transplantation for the treatment of ankle arthritis. Foot Ankle Int, 29(6):554–60, 2008.
24. **Kim BS, Choi WJ, Kim YS, Lee JW** | Total ankle replacement in moderate to severe varus deformity of the ankle. J Bone Joint Surg Br, 91(9):1183–90, 2009.
25. **Kim BS, Knupp M, Zwicky L, Lee JW, Hintermann B** | Total ankle replacement in association with hindfoot fusion: Outcome and complications. J Bone Joint Surg Br, 92(11):1540–7, 2010.
26. **Kitaoka HB** | Arthrodesis of the Ankle : Technique, complications, and salvage treatment.? AAOS, Instr Course Lect, 48:255–261, 1999.
27. **Kokkonen A, Ikvalko M, Tiihonen R, Kautiainen H, Belt EA** | High rate of osteolytic lesions in medium–term followup after the AES total ankle replacement. Foot Ankle Int, 32(2):168–75, 2011.
28. **Krause FG, Windolf M, Bora B, et al.** | Impact of complications in total ankle replacement and ankle arthrodesis analyzed with a validated outcome measurement. J Bone Joint Surg Am, 93(9):830–9, 2011.
29. **Lee HS, Wapner KL, Park SS, et al.** | Ligament reconstruction and calcaneal osteotomy for osteoarthritis of the ankle. Foot Ankle Int, 30(6):475–80, 2009.
30. **Lee KB, Cho SG, Hur CI, Yoon TR** | Perioperative complications of HINTEGRA total ankle replacement: our initial 50 cases. Foot Ankle Int, 29(10):978–84, 2008.
31. **Lee KB, Cho YJ, Park JK, Song EK, Yoon TR, Seon JK** | Heterotopic ossification after primary total ankle arthroplasty. J Bone Joint Surg Am, 93(8):751–8, 2011.
32. **Lee WC, Moon JS, Lee K, Byun WJ, Lee SH** | Indications for supramalleolar osteotomy in patients with ankle osteoarthritis and varus deformity. J Bone Joint Surg Am, 93(13):1243–8, 2011.
33. **Lee WC, Moon JS, Lee HS, Lee K** | Alignment of Ankle and Hindfoot is Variable in Early Stages of Ankle Osteoarthritis. Foot Ankle Int, 693–9, 2011.
34. **Mann JA, Mann RA, Horton E** | STAR™ Ankle: Long–Term Results. Foot Ankle Int, 32(5):473–84, 2011.
35. **Moon JS, Lee K, Lee HS, Lee WC** | Cartilage lesions in anterior bony impingement of the ankle. Arthroscopy, 26(7):984–9, 2010.

36. **Moon JS, Shim JC, Suh JS, Lee WC** | Radiographic predictability of cartilage damage in medial ankle osteoarthritis. Clin Orthop Relat Res, 468(8):2188–97, 2010.

37. **Raikin SM, Kane J, Ciminiello ME** | Risk factors for incision–healing complications following total ankle arthroplasty. J Bone Joint Surg Am, 92(12):2150–5, 2010.

38. **Pagenstert G, Horisberger M, Leumann AG, et al.** | Distinctive pain course during first year after total ankle arthroplasty: a prospective, observational study. Foot Ankle Int, 32(2):113–9, 2011.

39. **Pagenstert GI, Hintermann B, Barg A, Leumann A, Valderrabano V** | Realignment surgery as alternative treatment of varus and valgus ankle osteoarthritis. Clin Orthop Relat Res, 462:156–68, 2007.

40. **Rippstein PF** | Clincal experiences with three different designs of ankle prostheses. Foot Ankle Clin, 7:817–31, 2002.

41. **van Roermund PM and Lafeber FPJG** | Joint distraction as treatment for ankle osteoarthritis.? AAOS, Instr Course Lect, 48:249–254, 1999.

42. **Saltzman CL** | Total ankle arthroplasty: State of the Art. AAOS, Instr Course Lect, AAOS, 48:263–268, 1999.

43. **Saltzman CL, Alvine FG** | The Agility total ankle replacement. AAOS, Instr Course Lect, 51:129–33, 2002.

44. **Saltzman CL, Fehrle MJ, Cooper PR, Spencer EC, Ponseti IV** | Triple aerthrodesis: Twenty–five and forty–four–year average follow–up of the same patients. J Bone Surg Am, 81:1391–1402, 1999.

45. **Saltzman CL, Mann RA, Ahrens JE, et al.** | Prospective controlled trial of STAR total ankle replacement versus ankle fusion: initial results. Foot Ankle Int, 30(7):579–96, 2009.

46. **Saltzman CL, Kadoko RG, Suh JS** | Treatment of isolated ankle osteoarthritis with arthrodesis or the total ankle replacement: a comparison of early outcomes. Clin Orthop Surg, 2(1):1–7, 2010.

47. **Slobogean GP, Younger A, Apostle KL, et al.** | Preference–based quality of life of end–stage ankle arthritis treated with arthroplasty or arthrodesis. Foot Ankle Int, 31(7):563–6, 2010.

48. **Smith R, Wood PL** | Arthrodesis of the ankle in the presence of a large deformity in the coronal plane. J Bone Joint Surg Br, 89(5):615–9, 2007.

49. **SooHoo NF, Zingmond DS, Ko CY** | Comparison of reoperation rates following ankle arthrodesis and total ankle arthroplasty. J Bone Joint Surg Am, 89(10):2143–9, 2007.

50. **Stamatis ED, Myerson MS** | How to avoid specific complications of total ankle replacement. Foot Ankle Clin, 7:765–89, 2002.

51. **Takakura Y, Tanaka Y, Kumai T et al.** | Low tibial osteotomy for osteoarthritis of the ankle. J Bone Joint Surg. 77–B:50–54, 1995.

52. **Tanaka Y, Takakura Y, Hayashi K, et al.** | Low tibial osteotomy for varus–type osteoarthritis of the ankle. J Bone Joint Surg Br, 88(7):909–13, 2006.

53. **Valderrabano V, Horisberger M, Russell I, Dougall H, Hintermann B** | Etiology of ankle

osteoarthritis. Clin Orthop Relat Res, 467(7):1800–6, 2009.

54. **Wapner KL** | Salvage of failed and infected total ankle replacements with fusion. AAOS, Instr Course Lect, 51:153–7, 2002.

55. **Wood PL, Deakin S** | Total ankle replacement. The results in 200 ankles. J Bone Joint Surg, 85–B:334–41, 2003.

56. **Wood PL, Karski MT, Watmough P** | Total ankle replacement: the results of 100 mobility total ankle replacements. J Bone Joint Surg Br, 92(7):958–62, 2010.

57. **Wood PL, Prem H, Sutton C** | Total ankle replacement: medium–term results in 200 Scandinavian total ankle replacements. J Bone Joint Surg Br, 90(5):605–9, 2008.

58. **Wood PL, Sutton C, Mishra V, Suneja R** | A randomised, controlled trial of two mobile–bearing total ankle replacements. J Bone Joint Surg Br, 91(1):69–74, 2009.

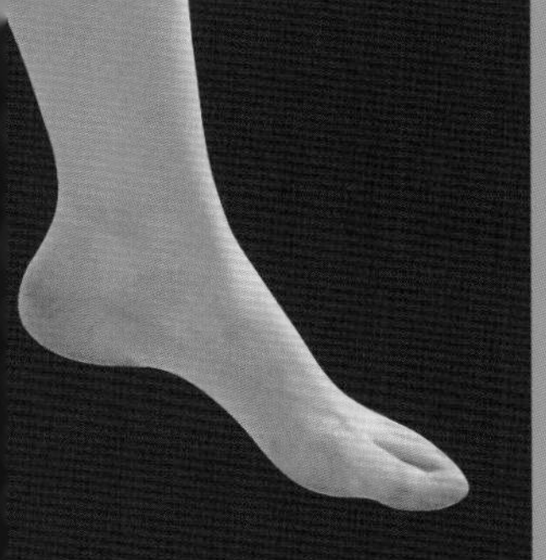

16. 관절 유합술
Arthrodesis

가. 삼중 유합술(Triple Arthrodesis)

삼중 유합술이란 거골하 관절, 종입방 관절, 거주상 관절의 세 관절을 유합하는 것이다. 족관절의 배굴 및 족저 굴곡은 가능하지만 내번 운동과 외번 운동은 불가능하게 된다. 12세 이상의 환자에게 심한 변형이 있는 경우가 적응증이다. 그러나 8~12세의 소아에게도 점차 변형이 진행되고, 장애가 심한 변형이 있으면 시행할 수도 있다.

과거에는 거골두 또는 거골 체부의 일부를 절제한 후에 변형을 교정하는 방법들이 많이 사용되었다. 그러나 가능하면 해부학적인 위치에서 고정하여야 발의 길이와 높이를 유지할 수 있으므로 최근에는 거골두나 거골 체부를 절제하지 않고, 꼭 필요한 부위에서 필요한 만큼만 쐐기를 절제하고 삼중 유합술을 한다.[5]

발바닥에 평평하게 바닥에 닿을 수 있는 정확한 위치에서 유합하지 않으면 변형을 보상해 줄 관절이 없으므로 심각한 장애를 초래한다 그림 16-1.

(1) 수술 전 평가

가) 혈액 순환의 평가

외상이나 화상에 의하여 하퇴부와 족부에 심한 연부 조직 손상이 있는 경우에는 변형 교정

그림 16-1 삼중 유합술 후 부정 유합

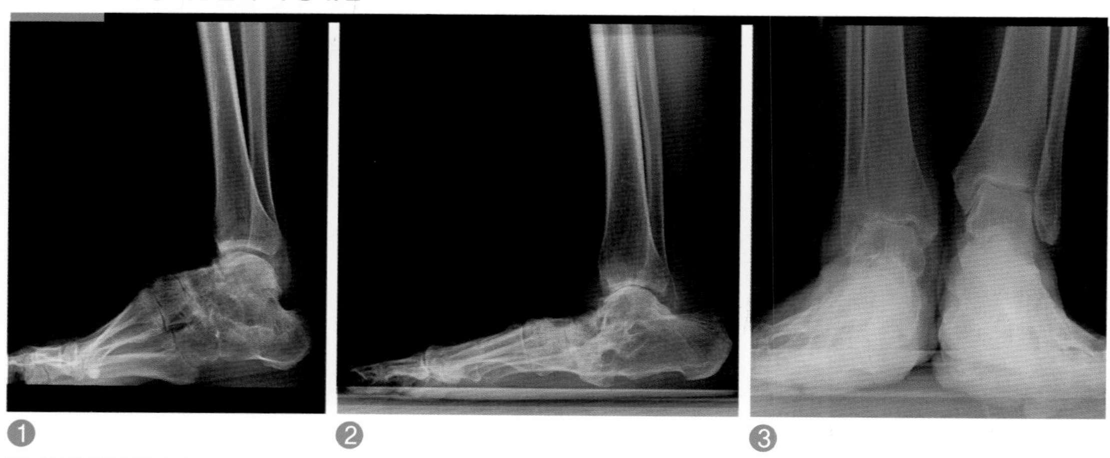

삼중 유합술 후 내반 부정 유합(①) 및 외반 부정 유합된(②) 방사선상. 외반 부정 유합으로 족관절 외측에 압력이 집중되어 퇴행성 관절염이 발생한 방사선상(③).

그림 16-2

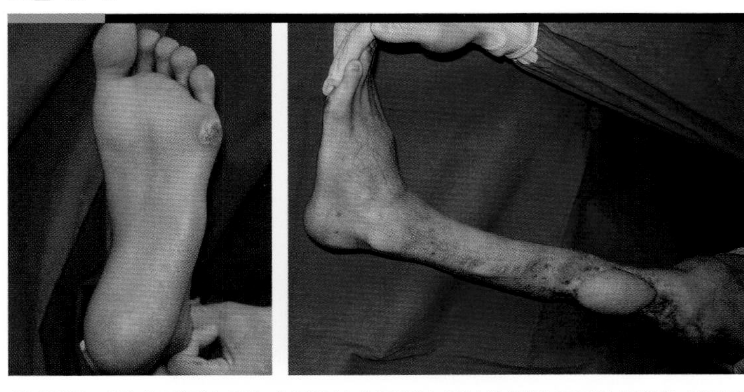

첨내반족 때문에 전족부 외측에 굳은살과 통증이 있어서 변형 교정이 필요한 예인데 하퇴부에 연부 조직 손상이 심하여 수술 후 혈액 순환 장애의 가능성이 있다.

에 의하여 족부의 혈액 순환 장애가 발생할 가능성이 있으므로 수술 전에 혈액 순환에 대한 평가가 필요한 경우가 있다그림 16-2.

나) 변형의 평가

수술 전 족부 변형을 평가할 때 발이 휘어 있으므로 족부 측면상을 촬영하여도 변형을 평가할 수 없는 경우들이 있다. 심한 변형이 있는 발은 전족부에 대한 측면상, 후족부에 대한 측면상, 족관절에 대한 측면상 등 별도의 측면상들을 찍어야 각 부위의 변형을 알기 좋다.

전후면상도 족부의 전후면상과 족관절의 전후면상에서 변형을 잘 알 수 없으면 변형에 따라서 보통의 전후면상과 방향을 다르게 촬영해야 할 경우도 있다. 족관절의 회전 변형이 있는 경우에는 정상적인 족관절 전후면상이나 격자상보다 더 많이 내회전 또는 외회전을 하여야 족관절 형태를 알 수 있는 경우도 있다.

변형이 심한 경우에는 회전 변형을 감안하여 발목 촬영을 하여도 족부 변형을 교정한 후에야 족관절의 변형을 알 수 있는 경우도 있다. 그러므로 심한 변형을 교정할 경우에는 수술 전에 알지 못하던 변형이 족부 변형을 교정한 후에 발견될 수 있다는 점을 환자에게 미리 알리고, 추가적인 수술이 필요할 가능성을 알려야 한다.

(2) 수술 술기

가) 도달법

그림 16-3 양측 도달법을 이용한 삼중 유합술

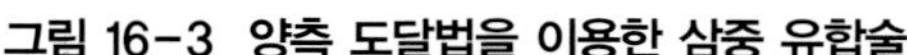

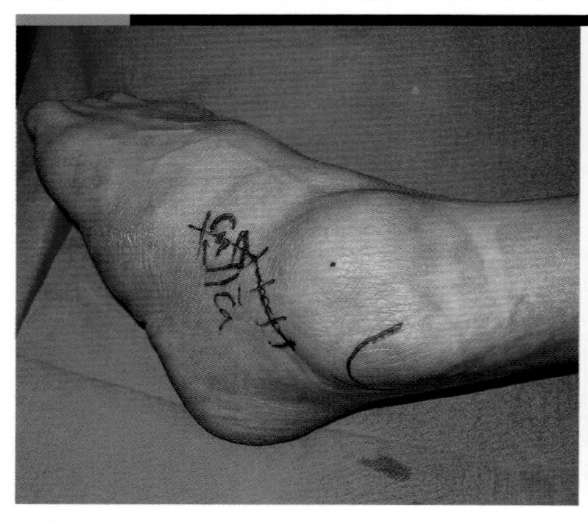

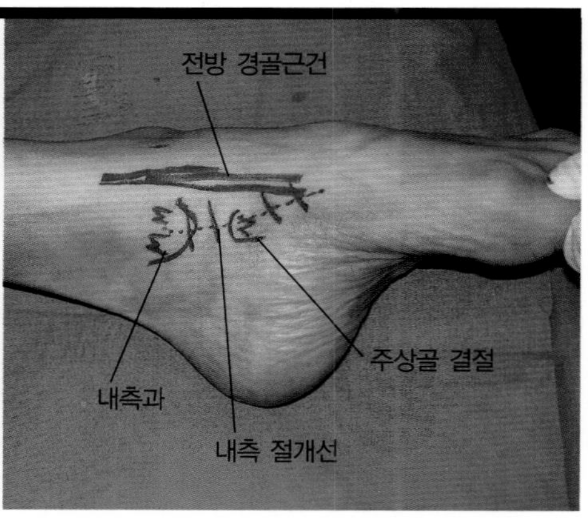

외측은 족근동의 전방에서 거골하 관절을 따라 절개하고 내측은 전방 경골근건과 후방 경골근건 사이로 도달한다.

① 양측 도달법 그림 16-3

삼중 유합술을 하기 위한 도달법은 대부분 거골과 종골, 그리고 종골과 입방골을 유합하기 위한 외측 절개선과 거주상 관절을 유합하기 위한 내측 절개선 등 두 개의 절개선을 이용한다. 외측 절개선을 통해서도 거주상 관절의 외측 부위를 노출할 수는 있으나 거주상 관절 중 일부만 노출 가능하므로 전방 경골근건과 후방 경골근건 사이에 별도의 내측 절개선을 이용한다.

② 내측 도달법

내측 절개만으로도 삼중 유합을 할 수 있다.[13] 특히 심한 외반 변형이 있을 때 중립위로 변형을 교정하면 외측 피부가 상당히 벌어지는데, 이때 외측 절개를 하여 삼중 유합술을 하면 피부 봉합이 어려우므로 내측 도달법의 좋은 적응증이다.

나) 고정 기구

나사못으로 고정하는 방법이 일반적이지만 좀 더 견고한 고정을 하기 위하여 나사못과 금속판을 사용할 수도 있다. 점차 중족부의 작은 관절 고정에 locking plate를 사용하는 경향이다.

불유합의 가능성이 가장 높다고 알려진 거주상 관절에서 내측에서만 나사못을 삽입하는 기존의 방법에 비하여 주상골의 내측과 외측에서 각각 한 개씩 나사못을 삽입하면 더 견고하게 고정할 수 있다.

다) 어느 관절을 먼저 고정할 것인가?

거골하 관절을 먼저 고정할지, 거주상 관절을 먼저 고정할 것인지가 중요한 문제인데, 거주상 관절이 고정되면 발의 전반적인 모양이 거의 고정되므로 저자는 거주상 관절을 먼저 고정하는 경우가 많다. 그러나 거주상 관절을 고정하더라도 거골하 관절이나 종입방 관절에서 약간의 움직임이 있으므로 이 관절들을 고정할 때 발을 중립위로 유지하기 위하여 세심한 주의를 기울여야 한다. 특히 종입방 관절에서 입방골이 약간 하방으로 전위된 상태로 고정되면 보행시에 입방골의 하방이 지면과 닿아서 증상을 일으킬 가능성이 있으므로 제5 중족골 기저부를 상방으로 밀어 올린 상태에서 종입방 관절을 고정하도록 주의한다.

라) 삼중 유합술 대신에 거주상 관절 또는 거주상 관절과 거골하 관절을 유합하고 종입방 관절을 유합하지 않는 것이 좋은가?

거주상 관절만 유합하여도 변형이 대부분 교정되므로 나머지 관절들을 고정하지 않으면 수술 시간도 짧아지고 수술에 의한 연부 조직 박리도 적다. 또한 나머지 관절들에서 조금이라도 운동이 가능하므로 거주상 관절만 고정하는 경우들이 보고되어 있다. 그러나 세 관절 중에서 한두 관절만 유합하면 나머지 관절에서 통증이 발생할 가능성이 있는 경우에는 처음부터 삼중 관절을 고정하기를 권한다. 거골하 관절에만 관절염이 있는 경우에는 거골하 관절만 유합한다.[4)]

마) 수술 술기

비골단에서 제4 중족골의 기저부를 향하여 6cm 정도 절개한다. 비골건이 다치지 않도록 주의하면서 단족지 신전근을 노출한다. 단족지 신전근(extensor digitorum brevis)이 종골에서 기시하는 부위를 박리해서 젖히면 거골하 관절, 종입방 관절 및 거주상 관절의 외측이 노출된다. 이 관절들에서 종골, 주상골, 입방골을 움직여서 발이 정상적인 모양을 갖추면 뼈를 절제할 필요가 없으나, 연부 조직을 유리한 후에도 정상적인 발 모양이 되지 않으면 필요한 부위에서 적당한 크기의 뼈를 절제한다.

각 관절들에서 연골을 제거하여 유합할 준비를 하는데, 외측에서도 거주상 관절이 일부 노출되기는 하지만 그 부위를 통하여는 연골을 충분히 제거할 수 없으므로 거주상 관절의 연골을 제거하기 위해서는 내측에서 전방 경골근건과 후방 경골근건 사이에 별도의 절개를 하는 것이 좋다. 거골하 관절 후방 관절면의 연골을 제거하기 위해서는 종비 인대(calcaneofibular ligament)의 안쪽으로 작은 Hohman retractor나 2조(two prong retractor)를 넣어서 젖히면 종비 인대와 비골건이 모두 보호된다. 처음에는 거골하 관절의 관절면 사이가 벌어지지 않아서 연골 제거를 할 수 없다. 먼저 족근동에 작은 론저를 넣어서 거골과 종골 사이의 골간 인대를 일부 제거하고 거골 경부와 종골 사이에 lamina spreader를 삽입하여 벌리면 거골하 관절이 약간 벌어진다. 이 상태에서 약 1cm 폭의 굽은 절골도(curved osteotome)를 거골 하방의 관절면에 대고 치면서 거골 하방의 연골을 먼저 제거한다. 연골을 제거하면 점차 공간이 벌어지므로 수술이 쉬워진다.

거골측 연골을 상당 부분 제거한 후에, 약 1cm 폭의 곧은 절골도(straight osteotome)를 종골의 관절면에 대고 치면서 연골을 제거한다. 거골하 관절의 가장 내측 부분을 절골도로 칠 때는 내측의 장무지 굴근건이나 신경을 손상하지 않도록 주의하는데 이때는 작은 큐렛을 이용하여 가장 내측의 연골을 긁어내는 것도 한 가지 방법이다. 거골과 종골의 연골을 모두 제거하면 관절 간격이 상당히 넓어지며, lamina spreader를 넣어 벌린 후에 1.6mm K-강선으로 천공을 하여 연골 하골에서 출혈이 될 수 있도록 한다. 천공이 불가능한 부위에는 미세 골절에 사용하는 awl을 이용하여 연골 하골에 구멍을 만든다. 거주상 관절도 처음에는 전혀 벌어지지 않으므로 연골 제거가 어렵다. 거골과 주상골에 핀을 삽입한 후에 여러 가지 신연 기구(distractor)를 이용하여 거주상 관절 사이를 벌리는데, 신연 기구가 없으면 절골도와 큐렛을 이용하여 연골을 조금씩 제거해 간다. 연골을 조금 제거하고 나면 관절에 조금 틈이 생기므로 lamina spreader를 삽입할 수 있다. 거주상 관절은 외측 하방으로 상당히 굽어 있으므로 정밀하게 곡면을 따라서 연골 제거를 한다. 종입방 관절은 비교적 평평한 편이므로 얇은 절골도를 이용하여 연골을 벗겨 낼 수 있는 부분이 많다. 삼중 관절 중에 거주상 관절의 불유합이 높다고 알려져 있으나 어느 관절이든지 불유합이 생길 수 있으므로 각각의 관절 연골 제거와 고정에 세심한 주의를 한다.

변형을 교정하기 위해서 절제한 뼈들을 모두 이식골로 사용하는데, 거주상 관절과 족근동의 심부에 거골, 종골, 주상골, 입방골이 서로 만나는 부분에 주로 이식한다 그림 16-4.

과거에는 주로 K-강선이나 스테이플을 이용한 내고정을 하였으나 최근에는 압박 나사못을 이용하여 견고한 고정을 하는 경향이다. 어느 관절을 제일 먼저 고정할 것인가가 문제인데, 거골하 관절을 제일 먼저 고정하기도 하고 거주상 관절을 제일 먼저 고정하기도 한다. 선열

그림 16-4

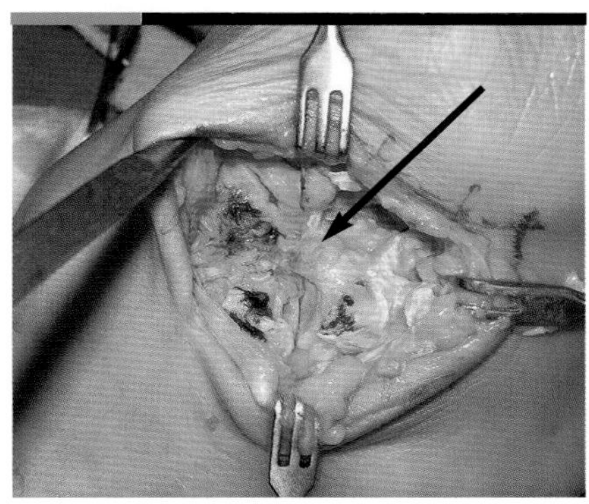

외측 절개를 통하여 거골, 주상골, 입방골, 종골을 노출한 사진. 이 네 뼈가 만나는 부분이 유합되면 삼중 유합이 되는 것이므로 이곳에 골이식을 하면 좋다.

(alignment)을 알기 위하여 무릎의 슬개골이 보이도록 한 상태에서 발을 잡고 유합할 위치를 결정하는데, 발목 관절이 중립인 상태에서 발이 외번이나 내번되지 않은 상태로 거주상 관절에 지름 5mm 정도의 유관 나사못(cannulated screw)을 삽입할 유도핀을 삽입한다. 주상골의 내측 하방에서 상외방을 향하여 핀을 삽입한다.

거주상 관절이 고정되면 거골하 관절이 거의 움직이지 않는다. 그 상태에서 거골하 관절에도 핀을 삽입하는데, 발등 쪽에서 삽입하는 방법과 발바닥 쪽에서 삽입하는 방법이 있다. 발바닥 쪽에서 삽입할 때는 뒤꿈치의 후방과 족저부의 경계 부위에서 거골 체부를 향하여 삽입하는데, 이때 약간 내측을 향하여 전방 경골근건이 있는 부위를 겨냥한다. 한 손으로 전방 경골근건을 촉지하고 그 부위를 겨냥하여 핀을 삽입한다. 발등 쪽에서 삽입하는 경우에는 겨냥할 부위가 뒤꿈치이므로 겨냥하기가 쉽지만 거골 경부에 나사못의 머리가 놓이게 되어 발을 배굴할 때 나사못의 머리 부분이 경골과 충돌하는 등의 합병증이 발생할 가능성이 있다. 뒤꿈치에서 삽입하는 경우는 보행시 바닥에 통증의 원인이 되는 경우가 있으며 유합 후에 나사못을 제거해야 할 경우가 많다.

거주상 관절과 거골하 관절에 핀을 삽입한 상태에서 방사선상으로 유합 위치가 적절한가를 판단한다. 후족부의 전후면상, 측면상, 족관절의 전후면상이 필요한데 후족부의 전후면상과 족관절의 전후면상이 있어야 거골 내의 나사못 위치를 정확히 파악할 수 있다. 후족부의 전후면상은 발바닥이 바닥에 닿은 상태가 아니라 발이 평면과 40~45° 정도 들린 상태로 후족부에 중심을 두고 촬영하는 것이다. 부정 유합이 되지 않도록 주의를 기울여야 하는데, 외관상으로 판단하는 것이 중요하지만 방사선상에서는 발의 측면상에서 거골하 관절의 후방 관절면이 짧고 직선으로 보이고 거골두와 종골이 겹치는 부분이 적을수록 내반되어 있다. 반대로 외반될수록 후방 관절이 곡선이고 길게 보이며 거골두와 종골이 많이 겹쳐져 보이므로 중립위에서 고정되었는가를 판단할 때 참고한다.

거골하 관절은 대개 지름이 6.5~7.0mm인 나사못을 삽입하고 거주상 관절은 5~5.5mm 나사못을 삽입한다. 종입방 관절은 나사못을 이용하거나 스테이플을 이용하여 고정한다. 나사못을 이용할 경우에는 지름 4.0~5.0mm의 나사못을 종골로부터 입방골 방향으로 삽입하는데, 종골에 나사못을 삽입할 부분을 나사못 머리 두께만큼 파내어 나사못을 삽입할 자리를 만들어야 한다. 종입방 관절을 고정하기 위하여 금속판을 사용하기도 한다. 나머지 두 관절을 고정하여 종입방 관절에서는 거의 움직이지 않는 상태이므로 스테이플로 고정하기도 한다. 거주상 관절을 견고하게 고정하기 위하여 장족지 신근건의 외측에 절개를 하고 주상골 외측부를 노출하여 주상골에서 거골을 향하여 나사못을 한 개 더 삽입하면 좋다.

단족지 신근을 족근동에 놓이게 하여 빈 공간을 감소시키도록 한 상태에서 단족지 신근의 근막이나 근육의 일부를 주변의 연부 조직에 봉합한다. 흡입 배액(suction drain)을 삽입한 후에 봉합하고 단하지 석고를 한다.

수술 후 처치

6주간 단하지 석고를 하고 체중 부하를 하지 않는다. 6주 경과 후에는 골 유합이 될 때까지 단하지 보행 석고를 하는데 보통 4~6주 정도를 더 하게 된다.

(3) 합병증

가) 불유합

가장 많이 발생하는 합병증은 불유합으로, 특히 거주상 관절이 문제이다. 거주상 관절 불유합의 빈도를 낮추기 위해서는 관절면의 뼈를 많이 깎아 내지 않고 서로 잘 맞는 면을 유지하는 것이 중요하며, 나사로 압박 고정하는 것도 중요하다. 특히 족저면의 연골을 제거하는 것이 중요하다. 내측뿐 아니라 외측에서도 한 개의 나사못을 추가로 삽입하면 고정력이 증가한다 그림 16-5.

Muller-Weiss병처럼 외측에 고정할 뼈가 없는 경우에는 거골 경부에서 주상골을 향하여 배부에서 족저부로 나사못 고정을 추가하면 견고한 고정이 된다 그림 16-6.

그림 16-5 내외측 두 개의 나사로 고정한 예

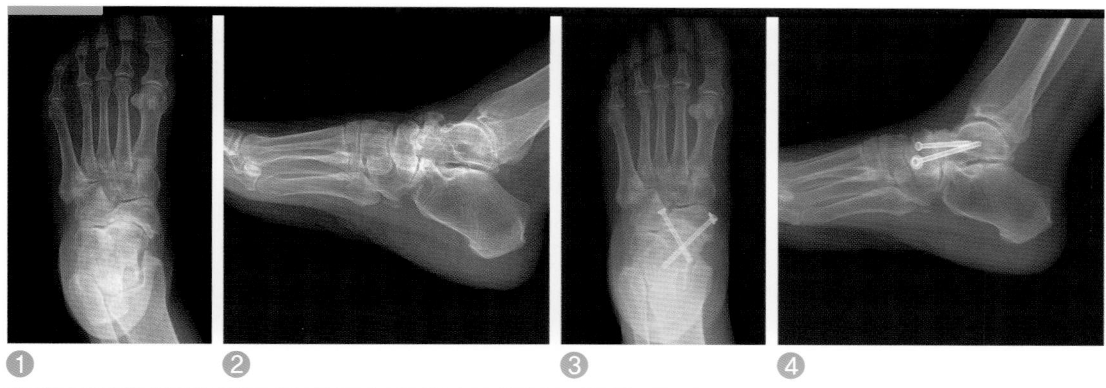

①, ② 수술 전 방사선상에 거주상 관절 퇴행성 관절염이 있다. ③, ④ 주상골의 내측과 외측에서 나사못을 삽입하여 고정하였다.

그림 16-6

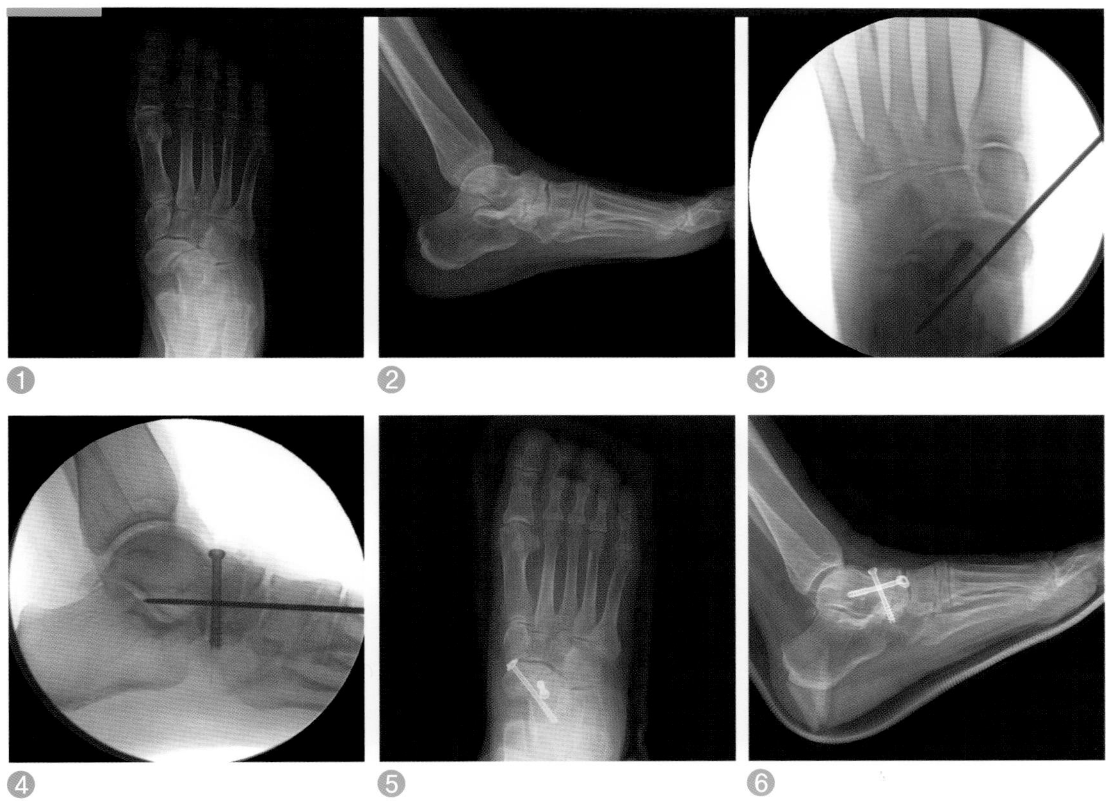

먼저 거골에서 주상골 방향으로 고정한 후에 주상골의 내측에서 거골을 향하여 나사못 고정을 한다. ①, ② 주상골이 변형되어 외측에는 접촉면이 좁고, 주상골이 거골두의 하방으로 연장되어 있다. ③, ④ 수술장 방사선상. ⑤, ⑥ 수술 후 방사선상.

그림 16-7 삼중 유합술 부정 유합

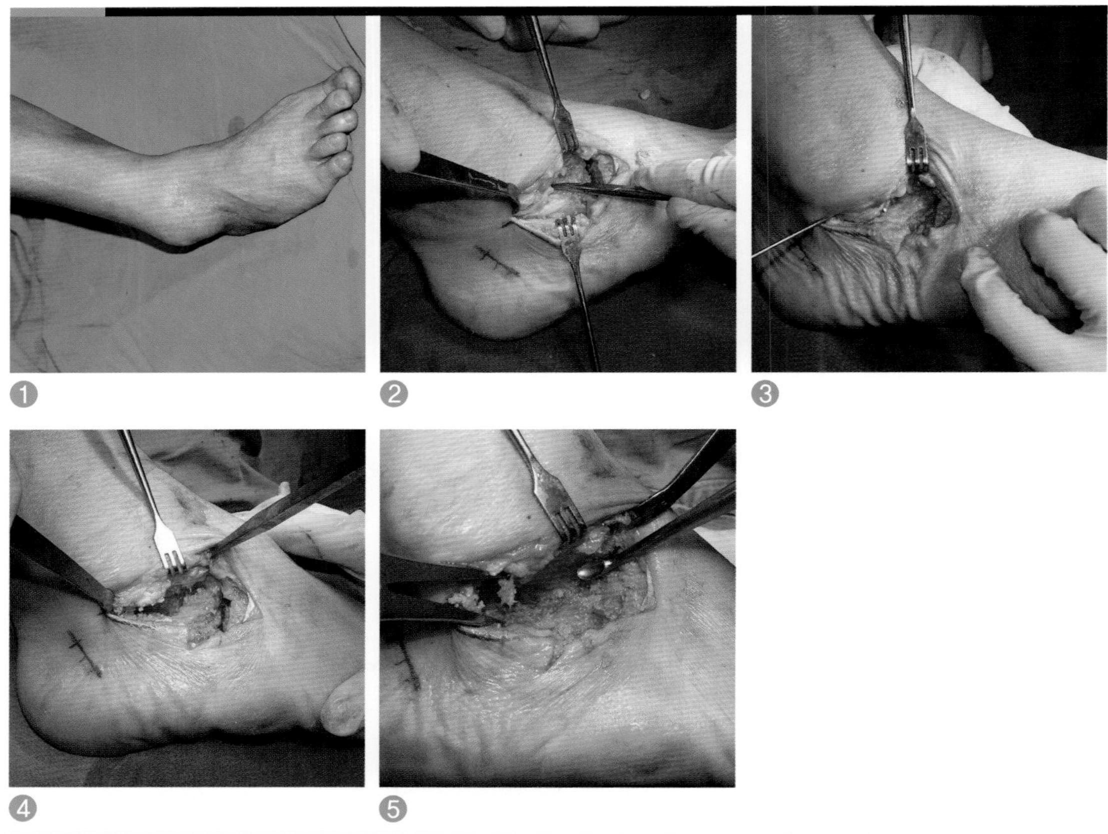

① 삼중 유합술 후 발생한 변형. ② 중간 족근관절 외측부 절골 후 거종 관절 유합 부위를 찾고 있다. ③ 원래의 거종 관절 부위를 찾기 어려워서 강선을 삽입하고 방사선상으로 관절 부위를 확인한다. ④ 절골도로 원래 거종 관절에 해당하는 부위를 끊어나간다. ⑤ 가장 내측은 신경 손상의 위험이 있어서 큐렛으로 긁어서 장무지 굴곡근건이 보일 정도로 내측을 완전히 끊었다.

나) 부정 유합 그림 16-7 그림 16-8

삼중 유합술 후에는 내번 · 외번 운동이 거의 안 되므로 정확하게 중립 위치로 유합하지 않으면 발바닥의 한쪽만 체중 부하가 되며, 발목 관절의 한쪽에만 체중 부하가 집중되어 발목 관절염의 원인이 된다.

다) 거골의 무혈성 괴사

Hoke, Dunn, Lambrinudi 등의 삼중 유합술은 모두 거골 주위를 상당히 절제하는 방법이므로 무혈성 괴사의 가능성이 있다.

그러나 현재 사용하는 뼈를 거의 절제하지 않고 최소한의 연부 조직 절개를 하는 수술 방법에서는 거골의 무혈성 괴사는 문제가 되지 않는다.

그림 16-8 삼중 유합술 부정 유합

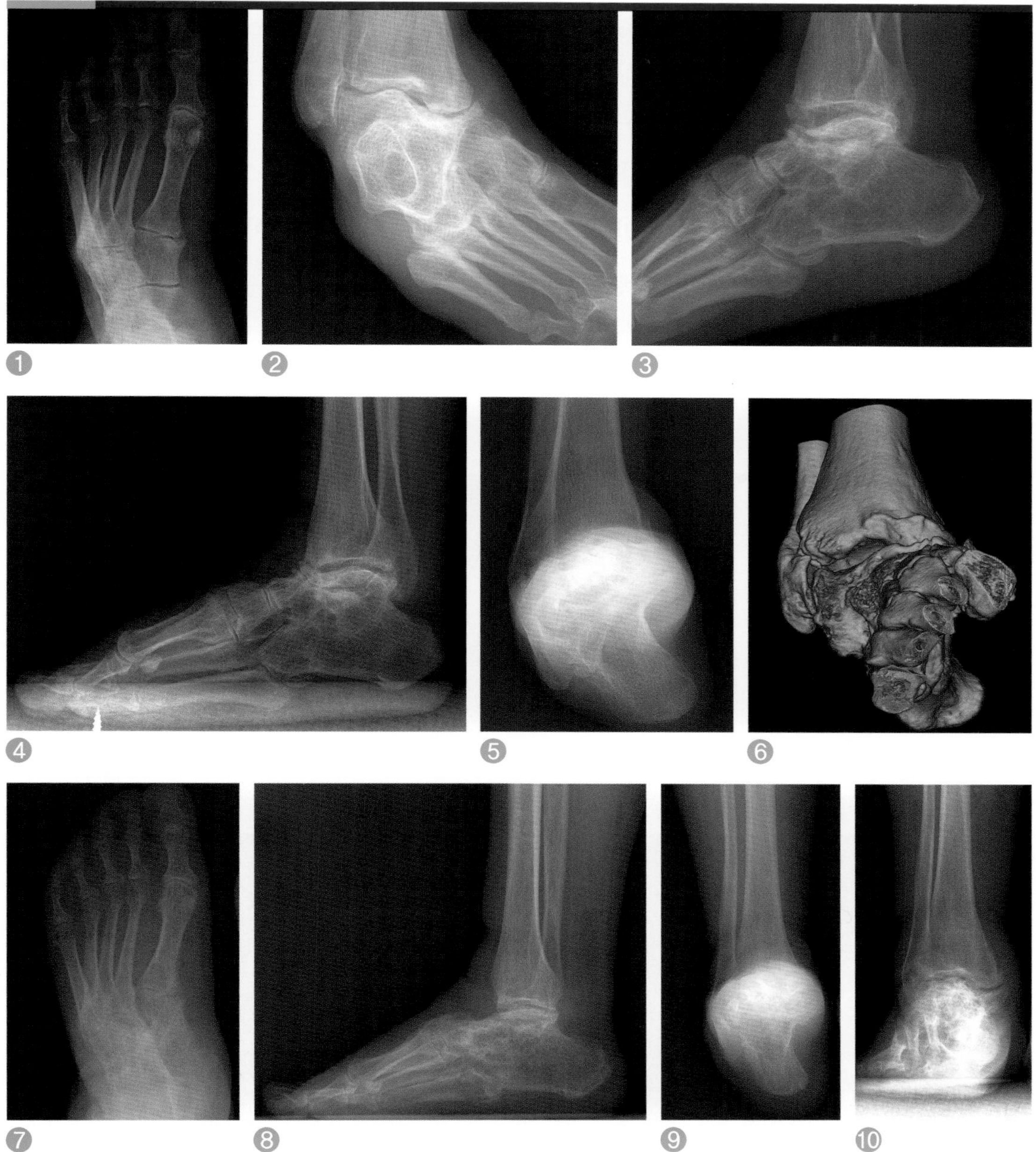

①~③ 수술 전 방사선상. 삼중 유합술 후 부정 유합되어 거골 경사(talar tilt)가 있고 족관절 내과와 거골이 충돌하여 통증이 있다. ④ 수술 전 방사선상에서 체중 부하 측면상을 찍으면 내측이 심하게 들려 있어서 발의 모양을 판단하기 어렵다. 족부에 대한 측면상(③)을 보면 발 모양을 더 잘 알 수 있다. ⑤, ⑥ 후족부 선열상과 CT에서 심한 내반 변형을 알 수 있다. ⑦~⑩ 수술 후 방사선상에서 후족부 선열이 호전되고 족관절에서 거골 경사가 없다.

라) 족관절의 퇴행성 관절염

거골하 관절의 운동이 되지 않으므로 걸을 때마다 발목 관절에 내번 및 외번 스트레스가 가해져서 퇴행성 관절염이 발생하는 경우가 많다.

마) 족관절의 불안정성

삼중 유합술 후에 족관절의 불안정성이 발생하여 족관절 유합술이 필요할 수도 있다 그림 16-9. 보행시 발이 내번 또는 외번 운동이 되지 않으므로 발목에 지속적으로 정상 범위 이상의 내번 및 외번 운동 스트레스가 가해진다. 결국은 인대가 늘어나고 불안정성 및 퇴행성 관절염이 발생한다. 수술시에 종비 인대를 절단하지 않도록 주의하여야 하며, 삼중 유합술시에 내반 위치로 고정된 경우에 특히 족관절의 불안정성이 문제가 되기 쉽다.

그림 16-9

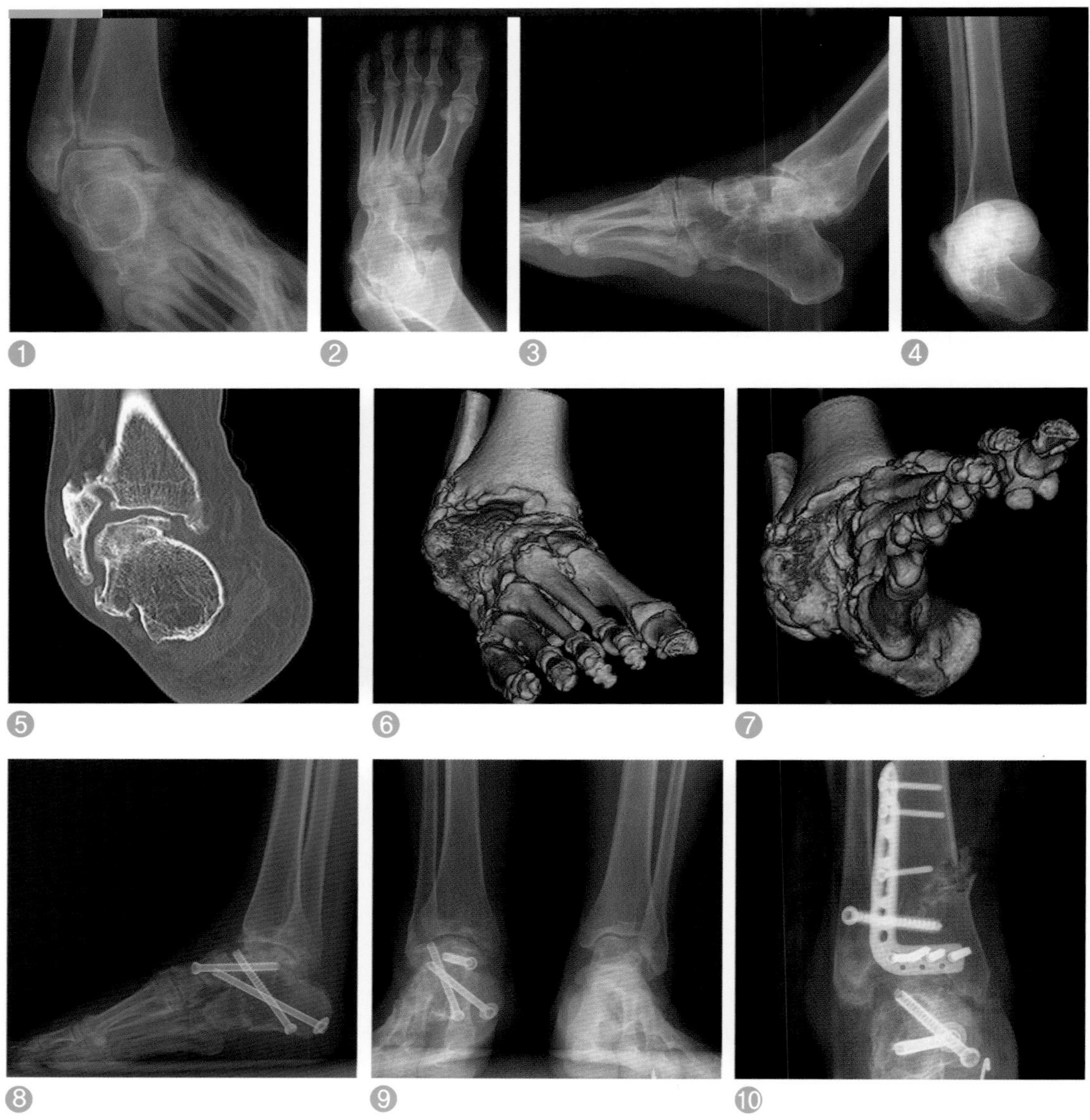

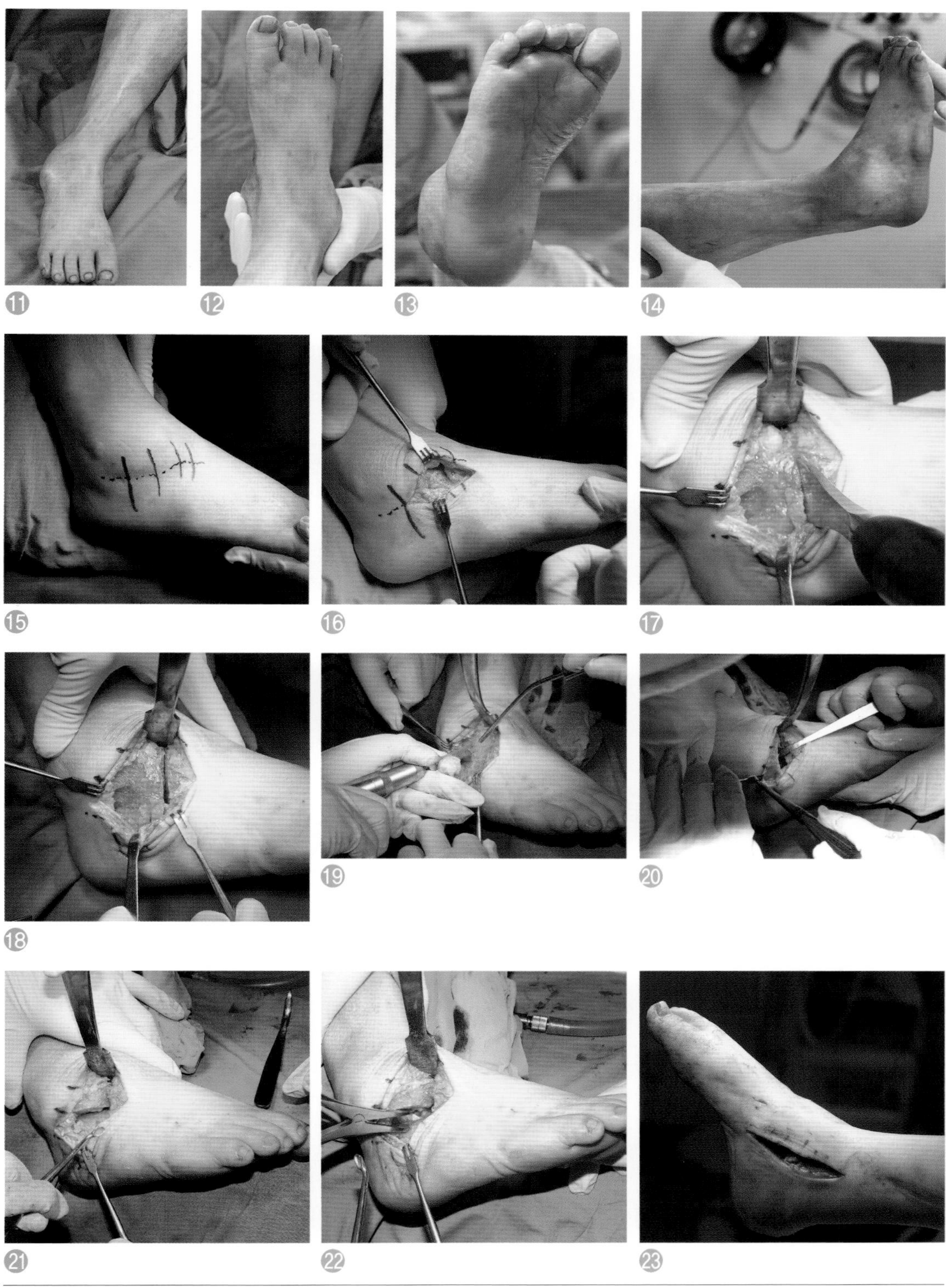

삼중 유합술이 부정 유합되어 2차적으로 족관절 퇴행성 관절염이 발생한 예. 수술 전 방사선상에서는 경골 천장의 내반이 뚜렷하지 않았으나 삼중 유합술 부정 유합을 교정한 후 경골 천장 내반이 뚜렷하여 경골 천장 교정술을 하였다. ①~⑦ 수술 전 방사선상 및 CT상. 심한 내반 및 족관절 내측 퇴행성 관절염이 있다. ⑧, ⑨ 수술 후 방사선상. 삼중 유합된 부위를 절골하여 변형 교정하였다. ⑩ 경골 천장이 내반되어 있어서 과상부 절골술을 하였다. ⑪~⑭ 수술 전 변형. ⑮ 절개선. ⑯ 단족지 신전근은 발등 쪽으로 젖히고 비골건은 발바닥 쪽으로 젖혀서 삼중 유합된 부위에 도달한다. ⑰~⑲ 공기톱과 절골도를 이용하여 종입방 관절과 거주상 관절이 있던 부위에서 외측 쐐기를 절제한다. ⑳~㉒ 거종 관절의 후방 관절면이 있던 부위를 절골하고 외측 쐐기를 절제한다. ㉓ 내측에서 연부 조직을 유리한다.

바) 변형의 재발

유합시에 부적절한 위치에서 고정하여 부정 유합이 발생할 수 있으며, 부정 유합이 아니더라도 근육의 불균형에 의하여 전족부의 변형이 유발될 수 있다. 전방 경골근건이나 비골건이 그 원인일 수가 있는데 이러한 불균형은 건이전술을 하여 교정하여야 한다. 건이전술과 삼중 유합술을 동시에 할 수도 있고, 먼저 삼중 유합술을 하여 완전히 유합된 후 건이전술을 하기도 한다. 삼중 유합술 후에 건이전술을 하는 것이 안전한 방법이다. 삼중 유합술과 동시에 건이식술을 하면 수술 시간이 길고 관절 유합이 되지 않은 상태에서 뼈에 구멍을 뚫고 건을 고정하는 수술을 추가로 해야 하므로 삼중 유합술의 고정이 튼튼하지 않은 경우에는 고정력이 약화될 위험성이 있다. 그러나 저자는 대부분의 경우에 삼중 유합술과 건이전술을 동시에 하고 있다. 특히 Jones 수술(장무지 신전근건을 제1 중족골의 경부에 이전함)은 삼중 유합술 부위와 다른 부위이고 건의 길이가 여유가 있어서 안정적으로 봉합하기 좋아서 삼중 유합술시에 동시에 시행한다. 다른 건이전술은 술자가 수술 술기에 경험이 많고, 이전할 부위와 근육이 분명한 경우에 삼중 유합술과 동시에 수술이 가능하다.

나. 족관절 유합술

(1) 적응증

외상성 관절염이 가장 흔한 적응증이며, 류머티스성 관절염, 일차성 퇴행성 관절염, 거골의 무혈성 괴사, 신경 근육성 질환, 족관절 전치환술의 재수술, 신경병성 관절병증(neuropathic arthropathy) 등이 적응증이다.

(2) 고정 방법

다양한 수술 방법이 제시되어 있는데 어떤 방법을 사용하거나 90% 정도의 유합 성공률을 보고하고 있다. 그러나 고정 방법이 간단하며 유합 부위에 압박력을 가할 수 있는 압박 나사 고정법이나 금속판 고정법이 최근에 가장 널리 이용되는 방법이다.[17]

어떤 방법으로 고정을 하거나 견고한 고정이 가능하다면 관계가 없으며, 고정 방법보다는 고정 위치가 더욱 중요하다.

골 조송증이 심하거나, 감염에 의하여 나사못이나 금속판 등을 사용하여 고정하기 어려운 경우에는 외고정 장치를 사용한다. 외고정 장치를 이용하면 하지 단축이 있을 때 관절 유합 부위에는 압박력을 가하면서 경골을 근위부에서 연장시킬 수 있는 장점도 있다.

나사못이나 금속판으로 고정하기 어려운 경우에는 골수강 금속정을 이용한 고정 방법도 널리 이용된다.[2)]

골 성장이 끝나지 않은 경우에는 나사못이나 금속판을 사용하지 않고, 경골과 거골의 관절면 사이에 뼈 블록을 넣어서 간격도 유지하고 연부 조직 장력에 의한 압박을 할 수 있는 Chuinard와 Peterson 방법으로 유합하여 성장판을 손상시키지 않을 수 있다.

(3) 도달법

가) 관절경적 도달법

도달법은 가능한 한 연부 조직의 손상을 적게 하는 방법이 좋을 것이다. 관절경적인 방법이 연부 조직 손상이 가장 적은 방법이다.

전내측 및 전외측 삽입구를 이용하여 관절강 내에 들어간다. 관절경하 족관절 유합술을 할 때는 연골을 갈아 내면 점차 관절 간격이 넓어지면서 조금씩 시야가 좋아지므로 발목의 관절경 수술 중에서 기술적으로 난이도가 높지는 않은 수술이지만, 관절경과 영상 증폭기가 수술장에 있어야 하므로 복잡하고 수술 시간이 조금 길 가능성이 있으며 변형 교정력이 적다. 관절경하에서 burr로 연골을 갈아 낼 때 지나치게 깊이 갈아 내면 관절면이 울퉁불퉁해지면서 접촉면에 빈 공간이 생기므로 유합이 지연될 가능성이 있어 연골 하골을 얇게 갈아 내야 한다 그림 16-10.

나) 짧은 절개선을 이용한 도달법

관절의 전내측과 전외측에 각각 2~3cm의 짧은 종절개를 하여 수술하는 방법이다 그림 16-11.

관절경 삽입구에 해당하는 부위를 좀 더 절개한 후에 관절경을 이용하지 않고 도달하는데, 전내측 절개선을 통하여 lamina spreader를 넣고 벌리면서 전외측 절개선을 이용하여 외측의 관절면을 준비하고, 전외측 절개선을 통하여 lamina spreader를 넣고 벌리면서 내측 관절면을 준비한다.

그림 16-10 관절경적 도달법으로 족관절 유합한 예

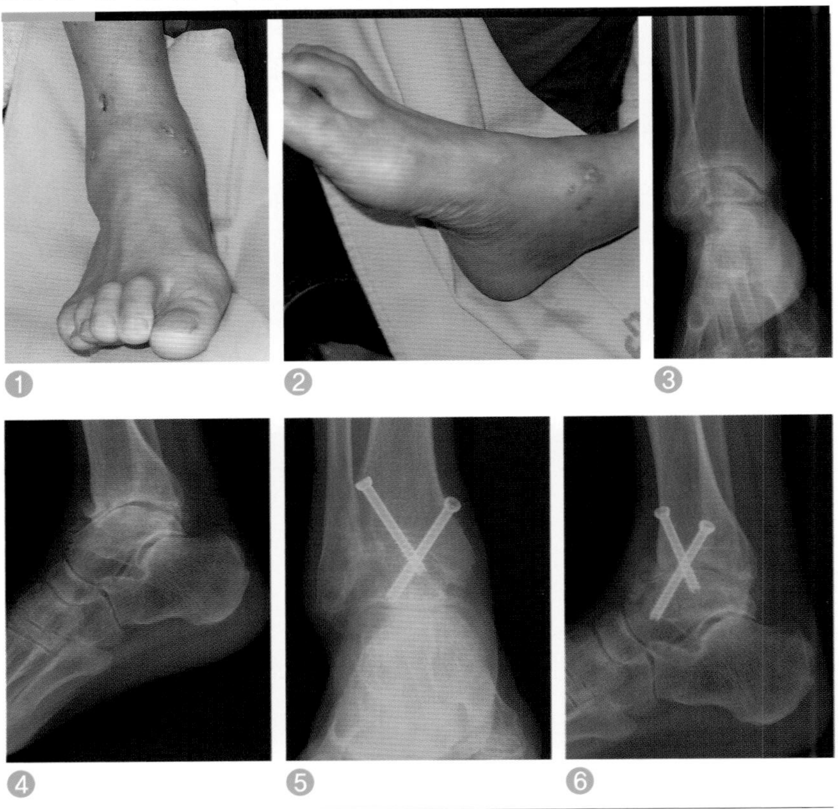

①, ② 전내측 및 전외측 삽입구와 나사못을 삽입한 짧은 절개가 보인다. ③, ④ 수술 전 방사선상. ⑤, ⑥ 수술 후 방사선상.

그림 16-11

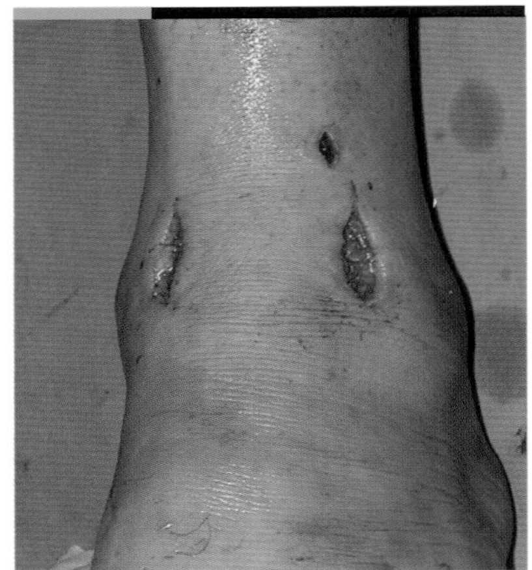

짧은 절개선을 이용한 도달법으로 족관절 유합술을 한 사진.

그림 16-12 중앙 도달법으로 족관절 유합한 예

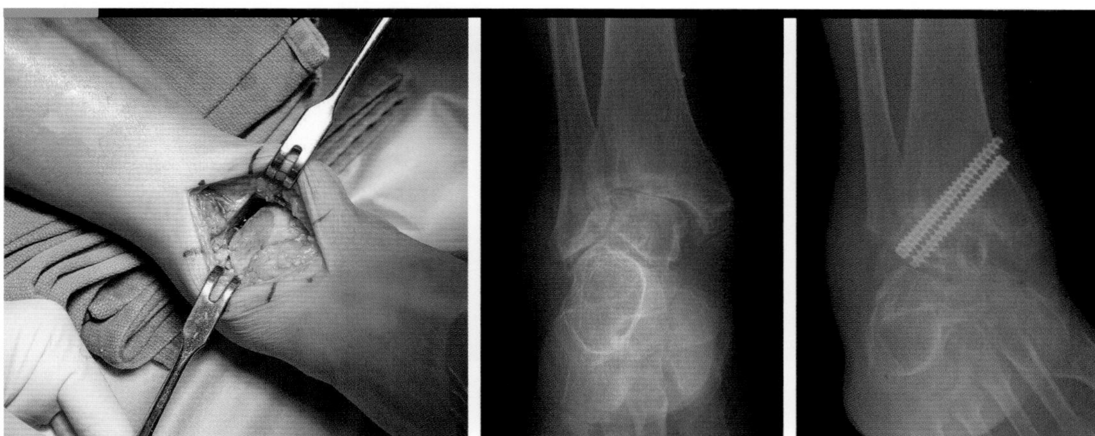

추후에 관절 치환술로 변환하기 위하여 중앙 도달하여 평면으로 관절을 절삭하여 경골 천장과 거골원개만을 유합하고 내측과 외측은 유합하지 않았다.

다) 중앙 도달법

유합술 후에 적정한 시기에 유합된 부분을 절제하고 관절 치환술을 할 예정을 하고 유합술을 할 때 사용하는 도달법이다 그림 16-12.

족관절의 중앙에 관절선을 중심으로 약 8cm 길이의 종절개를 한다. 장무지 신전근건의 건초를 절개하고, 장무지 신전근건과 전방 경골근건 사이를 벌리면서 관절에 도달한다. 장무지 신전근건의 심부에는 장무지 신전근건의 외측으로 전경골 동맥과 심부 비골 신경이 지나가므로 건보다 깊은 곳에서는 주의해야 한다. 관절에 도달하기까지 횡방향으로 주행하는 서너 개의 혈관이 있는데 전기 소작기로 소작하면서 절단하고 도달한다. 거골 원개와 이에 상응하는 경골 천장의 연골을 제거하고 유합하는데, 거골의 내측 및 외측면과 족관절 내측과 및 외측과 사이의 공간은 고정하지 않으므로 연골을 제거하지 않는다. 고정할 면적이 좁아서 불유합의 가능성이 있으므로 관절면이 상합적인 경우에 좋은 방법일 것이다.

라) 후방 도달법

복와위에서 수술한다. 아킬레스건을 Z-모양으로 절개한 후 관절 후방에 도달한다. 족관절 전방에 여러 번 수술을 하였거나 다른 원인으로 연부 조직에 반흔이 많으며, 후방의 연부 조직은 정상인 경우에 후방 도달법을 사용하여 도달하면 정상적인 연부 조직을 절개하므로 수술 후 창상 치유가 좋다.

그림 16-13

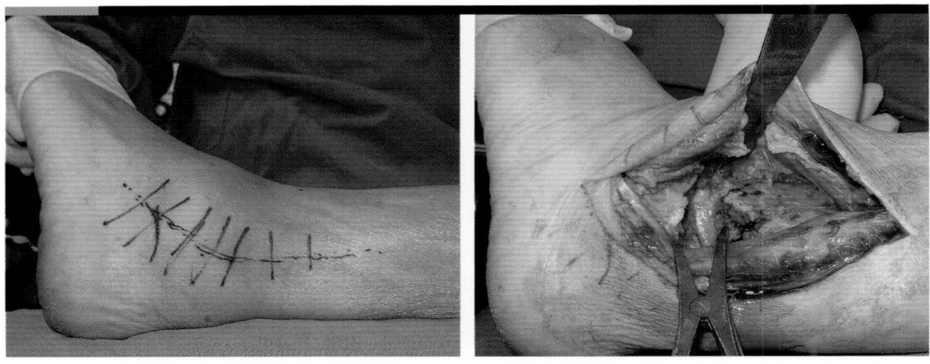

광범위 외측 도달법을 이용하여 비골 원위부를 절제하고 관절을 노출한 모양.

마) 광범위 외측 도달법 그림 16-13

관절의 변형이 심할수록 광범위한 도달법이 사용된다. 외측으로 도달하여 비골의 원위부를 절골한 후에 그 원위부를 절제하거나 아래로 젖히면 광범위한 도달이 가능하고, 필요에 따라서 비골의 원위부에서 이식골을 채취할 수 있다.

이와 같이 비골의 절골술을 하여 광범위 도달을 할 경우 내측에 별도의 절개를 하여 내과와 거골의 내측 사이의 연골을 제거하고 유합 부위를 준비할 수도 있고 외측에서 거골을 내반시켜 내측의 유합면을 준비하는 경우도 있다.

이와 같은 광범위 외측 도달법은 경골 및 거골의 관절면을 필요한 만큼 절제하여 내반 및 외반의 교정이 쉽고, 양쪽 관절면을 평평하게 깎아서 골 유합 부위를 압박력이 가해질 수 있도록 하며 접촉면을 넓힐 수 있는 장점도 있다.

유합면에서 뼈가 거의 단축되지 않는 경우에는 비골을 그대로 둔 채로 유합하여도 되지만, 유합면에서 경골 또는 거골측의 골 소실이 있어서 단축될 경우에는 비골을 단축하거나 비골을 절제하여야 한다.

경골과 거골 사이에서 단축되면 비골단과 종골이 충돌하거나 비골단과 신발이 충돌하여 증상을 일으킬 가능성이 있다.

비골을 절제하더라도 유합에는 문제가 없으며, 비골건에도 아무런 문제가 발생하지는 않는다고 하지만 추후에 관절 치환술로 전환할 가능성이 있는 경우라면 비골을 절제하지 않고 단축하는 것이 좋다. 내과를 동시에 절제하기도 하는 데 내과를 모두 절제하면 후방 경골근건의 문제가 발생할 수 있으므로 내과의 후방을 남겨두기도 한다.

그림 16-14 족관절이 약 25° 첨족 위치로 부정 유합된 예

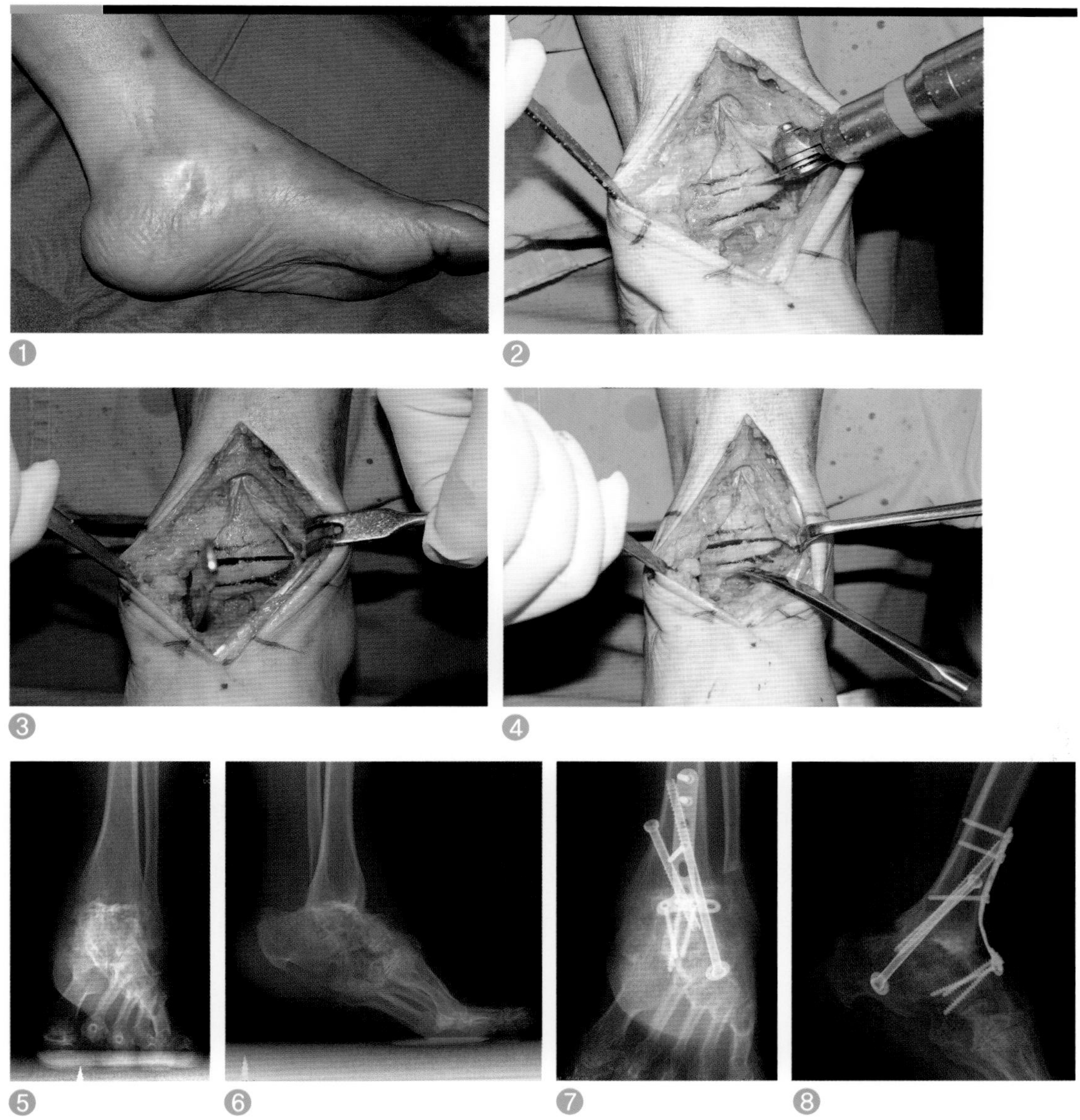

중앙 도달법을 이용하여 유합 부위 전방에서 쐐기를 절제하고 재유합하였다. 이때 원래의 관절면을 따라서 쐐기를 돔형으로 절제하면 교정 후 족부가 전방으로 전위되는 것을 방지할 수 있다. ① 수술 전 변형. ② 원래 족관절 부위의 전방에서 쐐기를 절제할 준비를 한다. ③ 원래 내측과 거골 사이의 관절면을 절골하여 내측과는 절골하지 않는다. ④ 원래 거골 원개 모양을 따라서 굽은 절골도를 이용하여 절골한다. 경골 천장을 평면으로 절골하고 거골측은 곡면으로 절골하여 전방 쐐기를 절제한 후 발을 배굴하여 변형을 교정하였다. ⑤, ⑥ 수술 전 방사선상. ⑦, ⑧ 수술 후 방사선상.

(4) 고정 위치

하퇴부와 발이 90°를 이루도록 하고, 외반 0~5°, 외회전 5~10° 위치에서 고정한다 그림 16-14. 거골이 해부학적인 위치보다 후방으로 전위되면 좋은데, 그 이유는 발의 길이가

그림 16-15

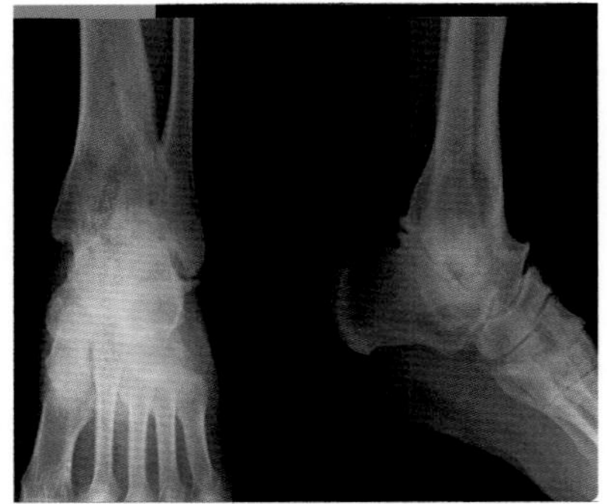

족관절 유합술을 하고 30년 후에 발생한 거골하 관절 및 거주상 관절의 퇴행성 관절염.

짧아져서 중족부에 가해지는 스트레스가 감소되고, 보행을 좀 더 자연스럽게 할 수 있기 때문이다. 또한 후방의 레버암이 길어지므로 특히 하퇴 삼두근이 약한 환자는 발을 전체적으로 후방으로 전위시키는 것이 좋다.

그러나 관절경적인 유합술이나 짧은 절개를 이용한 유합술을 할 경우에 발을 후방으로 전위시키기 어려우며, 그 결과가 별 문제가 없는 것으로 보아서는 정상 해부학적인 위치에서 유합하여도 문제는 없다. 마비 환자가 아닌 경우에는 가능한 한 해부학적인 위치에서 고정하도록 한다. 외회전이 많이 된 상태로 고정할수록 발의 넘어 지나감(roll-over)은 쉬우나 슬관절의 내측 인대에 스트레스가 증가한다. MBT 신발은 바닥이 둥그렇게 생겨서 넘어 지나감이 쉬울 것 같지만 별 효과가 없다고 한다.[6]

(5) 합병증

족관절 유합술이 실패하는 원인은 불유합, 부정 유합, 감염, 하지 부동, 통증, 신경 혈관 손상 등이 있다. 과거에는 불유합이 흔한 편이었으나, 최근에는 90% 이상의 유합 성공률을 보이고 있다. 불유합에 대하여는 외고정 장치와 골이식을 하기도 하며, 다시 압박 나사를 이용한 방법으로 유합시킬 수도 있다. 관절 유합을 촉진하기 위하여 성장 인자를 이용하는 방법도 있다.[3,5,16] 이식골 이외에 다른 재료를 이용하여 좋은 결과를 얻었다는 보고도 있다.[7] 불유합을 일으키는 원인 중의 하나로 흡연이 중요시된다. 관절 유합술 후에 장기적으로 가장 큰 문제는 발의 다른 관절들에 퇴행성 관절염이 발생하는 것이다 그림 16-15. 부정 유합이 되면 주변 관절에 관절염이 발생할 가능성이 더 높은데 부정 유합을 방지하기 위해서 컴퓨터 보조 수

술을 이용하기도 한다.[19]

다른 관절과 달리 발목 관절에서 유합술을 흔히 시행하는 이유는 발목 관절을 유합하더라도 기능상에 큰 문제가 없고 유합술 이외에 다른 치료 방법이 없었기 때문이다. 고관절이나 슬관절을 유합하면 보행시 심한 장애가 있으며, 관절 치환술의 결과가 좋기 때문에 유합술을 시행하는 경우는 드물다.

그러나 족관절을 유합하면 경골과 거골 사이의 배굴 및 족저 굴곡만 소실되고 거골하 관절 이하 부위의 관절 기능이 정상적이므로 일상 활동에 별 문제 없이 생활할 수 있다. 그러나 다른 관절이 모두 정상적이고 발목 관절에만 이상이 있는 경우라도 유합술을 하고 나서 세월이 경과할수록 주변 관절에 퇴행성 관절염이 발생하면 발이 점차 경직되고 통증이 유발될 가능성이 높아진다.[21]

그래서 가능한 한 유합을 하지 않는 방법으로 치료해 보려는 시도들을 하고 있으며, 이에 대하여는 15장 족관절 퇴행성 관절염편에서 기술하였다.

(6) 질환에 따른 특성

가) 류머티스성 관절염에서의 유합술

류머티스성 관절염이 아닌 경우와 비교하여 유합 성공률이 낮지는 않다.[11] 나사못 고정이 되지 않을 정도로 골 조송증이 심한 경우에는 K-강선을 이용하여 고정하기도 한다.

나) 감염이 있는 환자의 유합술 그림 16-16

외부 고정 장치를 이용하는 경우가 많으며, 주변에 연부 조직 결손이 있거나 반흔이 심한 경우에는 연부 조직의 재건술을 병행하는 것이 좋다. 그러나 골 결손과 부골이 많지 않은 경우에는 감염이 없는 경우와 마찬가지로 압박 나사 고정을 할 수도 있다.

다) 거골의 무혈성 괴사에 대한 유합술

거골 체부의 무혈성 괴사 때문에 유합이 실패할 가능성이 높으므로, 경골과 거골의 경부를 유합하는 Blair 유합술 또는 경종 유합술을 한다 그림 16-17. 저자는 주로 경종 유합술을 한다. 체부를 전부 절제하여야 하는 것은 아니며, 체부의 무혈성 괴사 범위가 넓지 않은 경우에는 통상적인 유합술을 하여도 성공할 가능성이 높다 그림 16-18 그림 16-19.[12]

그림 16-16

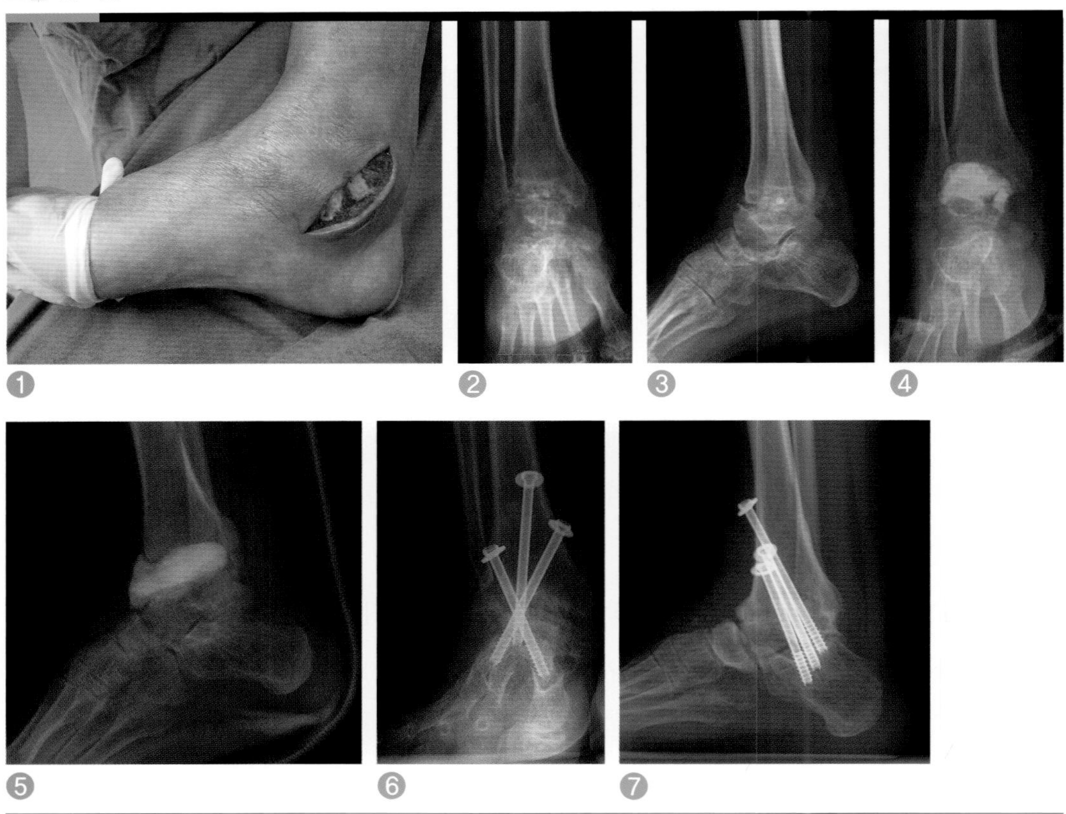

족관절이 감염되었던 환자, 씨멘트 충진 후 결핵으로 판명되어서 결핵 약 투여 후 고정술 시행했다. 경골-거골만 고정하기 불가능하여 경골-거골-종골 유합했다. ① 수술 부위의 감염된 육아 조직 및 괴사된 조직이 보인다. ②, ③ 수술 전 방사선상. ④, ⑤ 씨멘트 충진 후 방사선상. ⑥, ⑦ 경골-거골-종골 유합술 후 방사선상.

그림 16-17

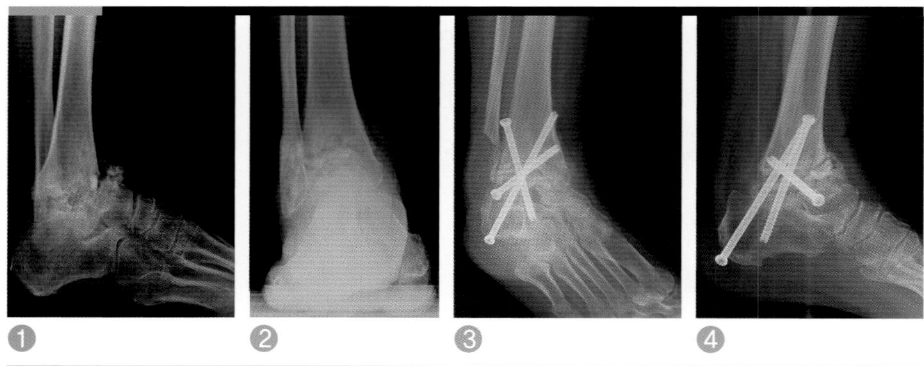

거골 골절 후 발생한 체부의 무혈성 괴사(①, ②). 경종(tibiocalcaneal) 유합하였다(③, ④).

그림 16-18

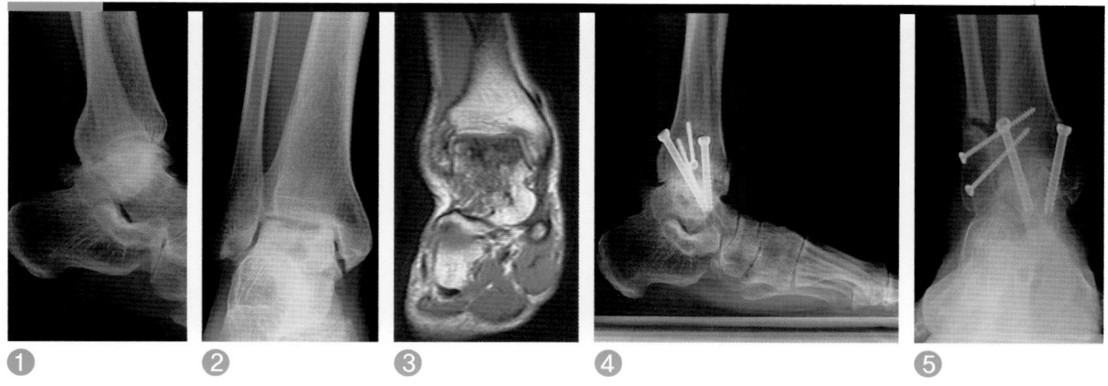

거골의 특발성 무혈성 괴사가 상당 부분 있었으나(①, ②, ③), 족관절 유합술을 하여 치료한 방사선상(④, ⑤).

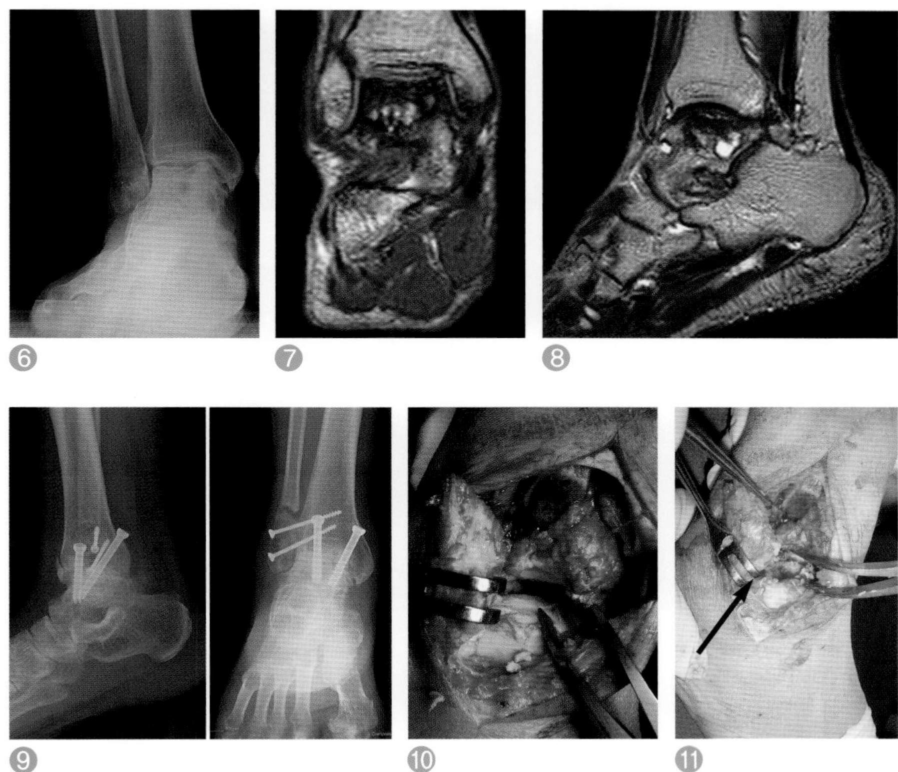

무혈성 괴사에 족관절 유합술. 거골 체부에 광범위 무혈성 괴사가 있어서 괴사 부위를 제거하고 장골 이식했다. 경골의 후방에서 거골의 전방을 향하여 나사못을 삽입했다. 비골을 절제하여 이식골로 이용할 수도 있으나 이 환자는 외측 도달하여 비골을 절골하고 골이식을 한 후에 비골을 경골과 거골에 유합했다. ⑥~⑧ 수술 전 방사선상 및 MRI. ⑨ 수술 후 방사선상. ⑩, ⑪ 수술장 사진. 괴사된 부분을 절제한다.

그림 16-19

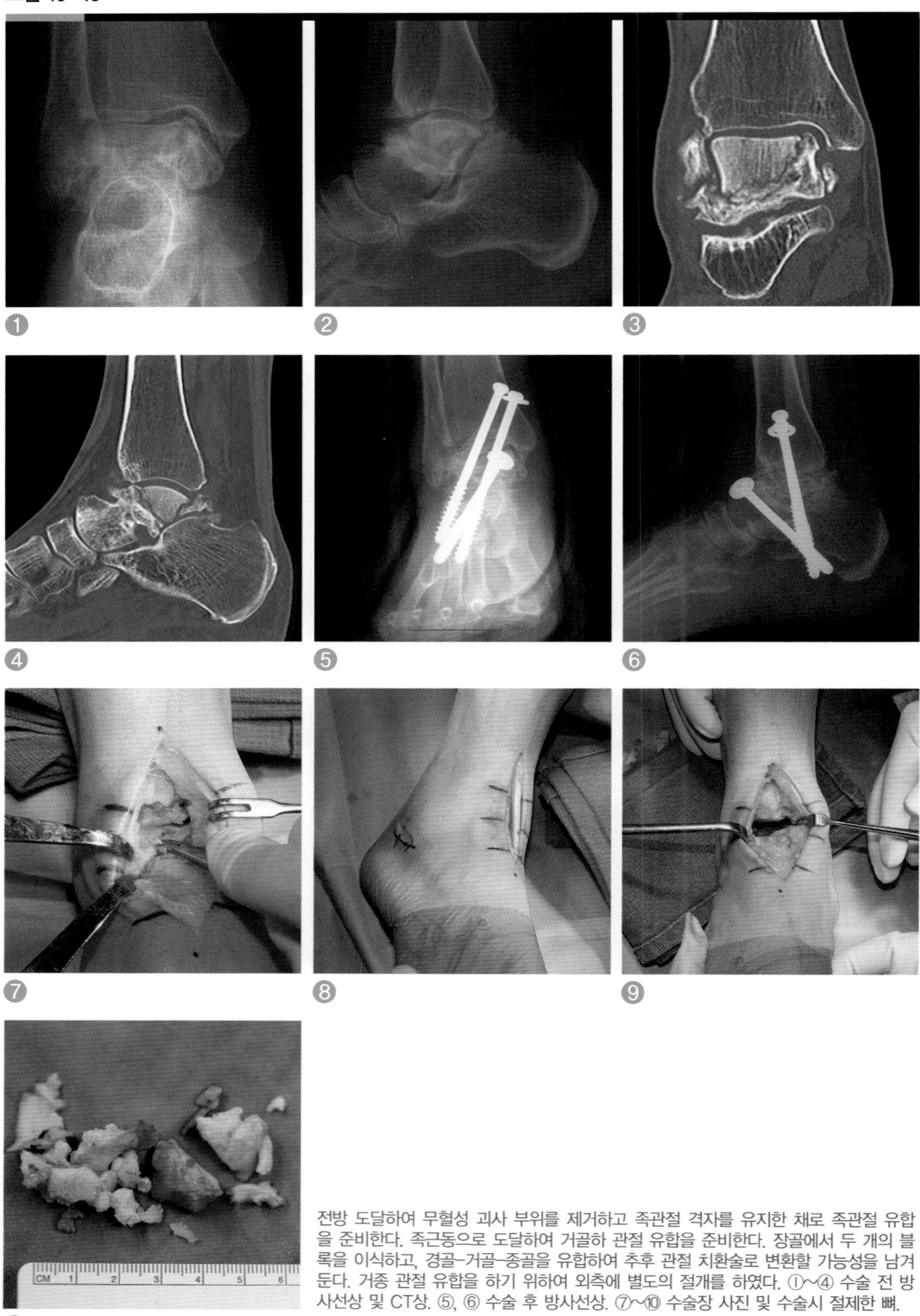

전방 도달하여 무혈성 괴사 부위를 제거하고 족관절 격자를 유지한 채로 족관절 유합을 준비한다. 족근동으로 도달하여 거골하 관절 유합을 준비한다. 장골에서 두 개의 블록을 이식하고, 경골-거골-종골을 유합하여 추후 관절 치환술로 변환할 가능성을 남겨둔다. 거종 관절 유합을 하기 위하여 외측에 별도의 절개를 하였다. ①~④ 수술 전 방사선상 및 CT상. ⑤, ⑥ 수술 후 방사선상. ⑦~⑩ 수술장 사진 및 수술시 절제한 뼈.

라) 신경병성 관절병증에 대한 유합술 그림 16-20

유합 성공률이 낮으며, 당뇨병이 있는 경우에는 감염 등 합병증의 가능성도 높으므로 신중하게 결정하여야 한다.

보조기를 하여도 불안정성이 심하고 변형에 의하여 궤양이 낫지 않는 경우 등에서 선택적으로 시행하는데 혈류에 이상이 있는지도 검사해야 한다. 견고한 내고정을 하여야 하므로, 외부 고정이나 금속판 고정 등의 방법들이 사용된다.

마) 다발성 관절병

족관절의 질환이 오래 지속되면 거골하 관절의 강직을 초래하고, 이러한 경우에 족관절만 유합하면 수술 후 거골하 관절의 통증이 남는다. 족관절뿐만 아니라 거골하 관절에도 관절염이 있는 경우에는 두 관절을 모두 유합하여야 한다. 거골하 관절에 국소 마취제를 주사하여 증세가 호전되는가를 알아보는 것이 거골하 관절의 유합 여부를 결정하는 데 도움이 된다. 거골의 상당 부분이 결손된 경우, 거골 체부의 무혈성 괴사가 심하고 거골하 관절에도 관절염이 있는 경우 등에서도 족관절 및 거골하 관절 유합술의 적응이 된다. 관절 여러 곳을 유합할 때는 특히 내반되지 않도록 주의해야 한다.[8]

고정 방법은 족관절 유합술과 마찬가지로 다양한 방법이 사용되고 있다. 거골을 절제한 후에 경골과 종골을 유합하는 경우에는 하지 길이가 단축되며, 족관절의 내과 및 외과가 신발과 충돌하여 증세를 일으킬 수 있다. 이러한 경우에는 과(malleolus) 부분을 절제할 수 있다. 족관절 유합술과 삼중 유합술을 더한 것을 범족근 유합술(pantalar arthrodesis)이라고 하는데, 과거에는 한 번에 모두 유합하면 위치를 잘 유지하기 어려우므로 두 번에 나누어 하기도 하였으나, 점차 고정이 견고해져 현재는 대개 한 번에 하고 있다.[9,18] 합병증은 다른 유합술과 마찬가지로 불유합과 부정 유합이 있다 그림 16-21.

(7) 수술 술기[11,14,15]

고정된 족관절에 대하여 관절 치환술을 하여 좋은 결과를 얻었다는 보고가[10] 있으므로 추후에 관절 치환술을 할 가능성이 있는 환자에게는 가능한 한 해부학적인 구조를 유지하고 경골 천장과 거골 원개만을 유합하는 방법을 사용하는 것이 좋다.

관절 고정술을 할 때는 다음과 같은 기본적인 원칙을 지켜야 한다.

그림 16-20

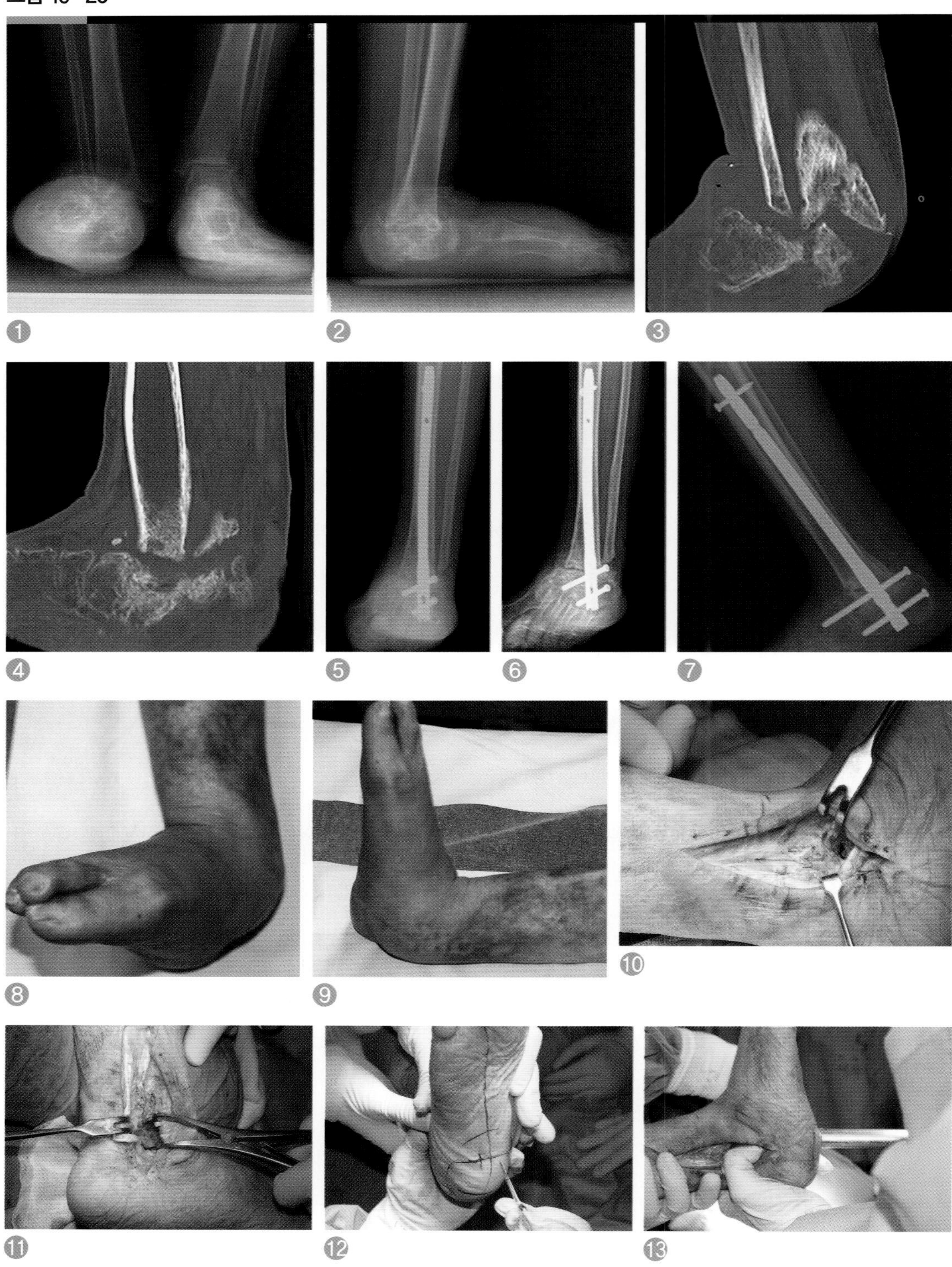

족관절의 신경병성 관절병증에 골수강 금속정을 이용하여 경골-거골-종골 유합한 사진들. ①~④ 수술 전 방사선상 및 CT상. ⑤~⑦ 수술 후 방사선상. ⑧, ⑨ 수술 전 변형. ⑩, ⑪ 외측 도달하여 유합을 준비한다. ⑫, ⑬ 족저부에 절개하고 금속정을 삽입한다.

그림 16-21

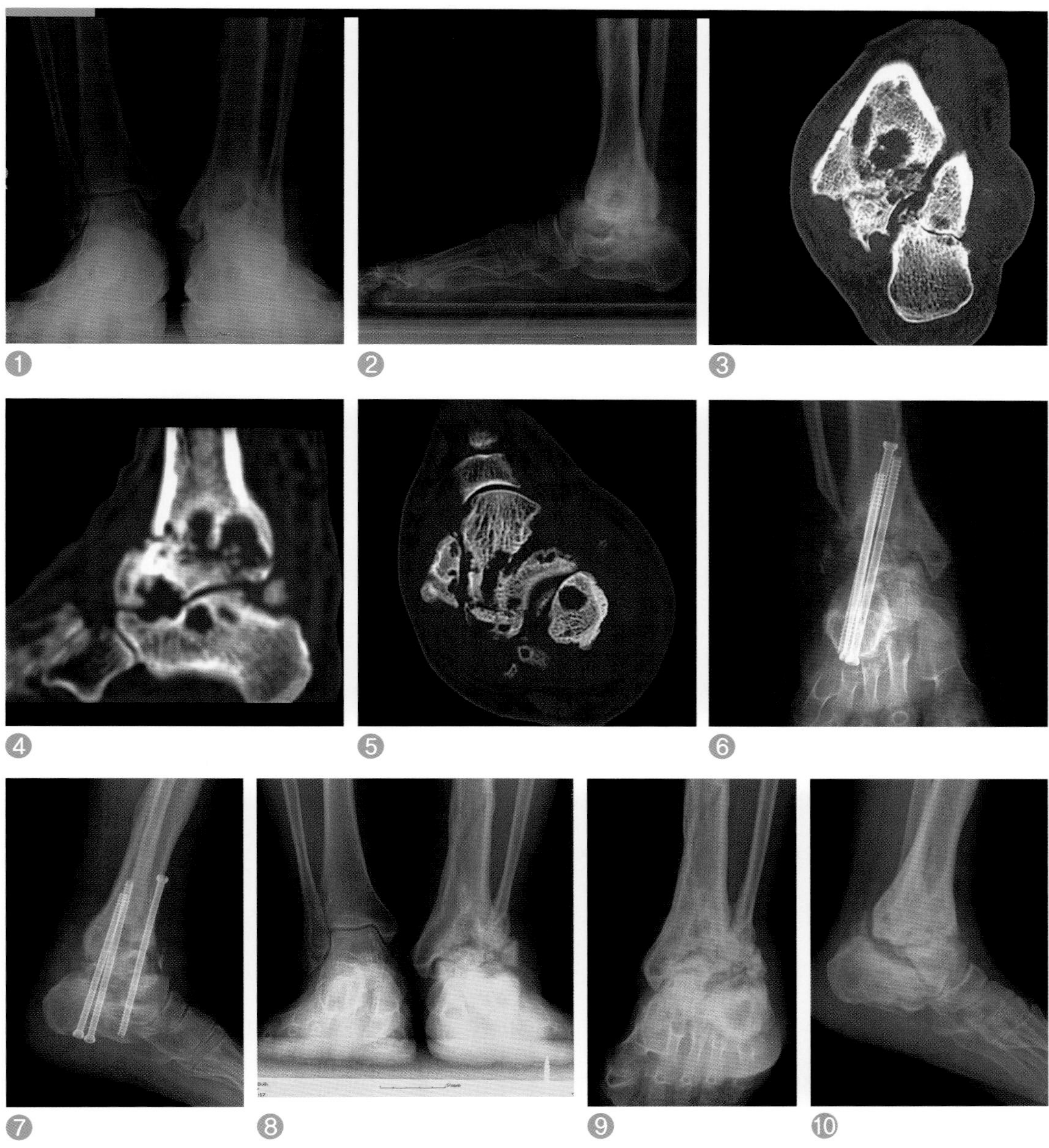

족관절에 발생한 신경병성 관절병증을 나사못 고정하여 경골-거골-종골 유합하였으나 불유합되었다. ①~⑤ 수술 전 방사선상과 CT상. ⑥, ⑦ 수술 후 방사선상. ⑧~⑩ 수술 후 3년 방사선상으로 불유합되었다.

1) 관절 고정술은 연부 조직의 처리가 중요한 수술이라는 관점을 중시하여야 한다. 수술 부위 도달 도중에 유합하려는 양쪽 뼈의 혈액 순환에 장애가 발생하지 않도록 연부 조직의 박리를 최소화하여야 한다.

2) 연골을 제거할 때 연골 하골을 손상시키지 않도록 주의하여야 한다.

3) 연골 하골에 여러 곳의 천공을 하여 골유합이 잘 일어나도록 하여야 한다.

4) 견고한 고정을 하여야 한다.

5) 골이식을 하는 것이 유합에 도움이 된다. 그러나 골이식을 하지 않더라도 대부분 유합이 성공하므로 특별히 골결손이 있는 경우가 아니면 장골(ilium)에서 골이식은 하지 않는다.

6) 6.5mm 해면골 나사를 삽입하는 것이 후족부의 고정에 좋은데, 나사못 고정의 장점은 금속판 고정에 비하여 연부 조직 손상이 적다는 것이다.

7) 특히 불유합의 가능성이 높은 환자일수록 견고한 고정이 필요하다.

경우에 따라 거골을 충분히 후방으로 전위시키기 위하여 경골 천장의 뒷부분을 제거하기도 한다. 첨족이 있는 경우에 중립 위치로 교정하면 거골이 족관절 격자 내에 정확히 위치하지 않고 전방으로 약간 아탈구되어 있을 수가 있다. 이러한 경우에는 아킬레스건의 연장술이 필요하다. 삼중 반절단(triple hemisection) 방법은 수술이 간단하지만 수술 후 오랫동안 반흔 부위의 통증을 호소하는 경우들이 있기 때문에 슬관절을 굴곡한 상태에서는 첨족 변형이 없고 슬관절을 신전한 상태에서만 첨족 변형이 있는 경우에는 하퇴부 중간 부위에서 비복근의 건막을 연장한다. 거골이 족관절의 격자 안으로 정복되고 족관절이 중립 또는 5° 정도 배굴될 수 있는 정도까지 아킬레스건을 연장한다.

두 개 또는 세 개의 나사못으로 고정한다. 후방에서 전방으로 나사못을 삽입하면 고정이 견고하고 거골을 후방으로 최대한 전위시킬 수 있는 장점이 있으나 나사못 삽입부가 비복 신경의 주행 부위를 통과하므로 비복 신경 손상 가능성이 있고 환자의 다리를 들고서 아래에서 위로 삽입하여야 하는 기술적인 어려움이 있다. 피부로부터 뼈까지 거리가 멀어서 피부와 뼈 사이의 다른 연부 조직 손상 가능성도 있고, 특히 washer가 필요한 경우에는 연부 조직을 많이 박리하여야 한다. 일단 삽입한 유도핀이 빠지면 다시 그 자리를 찾기도 어려운 경우가 있다. 후방에서 전방으로 나사못을 삽입하지 않더라도 고정이 견고하지 않아서 불유합이 될 가능성은 아주 낮다. 후방에서 나사못을 삽입할 경우에는 가장 먼저 아킬레스건의 바로 외측에 짧은 절개를 하고 경골의 후방에서 거골 경부의 중앙을 통과하도록 6.5mm 해면골 나사를 삽입한다. 경골의 종축과 45°를 이루도록 삽입하여 경골 관절면의 전방 경계부에서 후방 1cm 정도 되는 곳을 뚫도록 한다. 이때 정확한 위치를 선정하기 위하여 전방 십자 인대 수술시에 사용하는 가이드를 이용할 수도 있다. 경골의 후방은 골다공증이 있는 경우에 피질골이 단단하지 못하여 나사못이 피질골을 뚫고 들어가는 경우도 있는데, 이런 경우에는 washer를 사용

그림 16-22

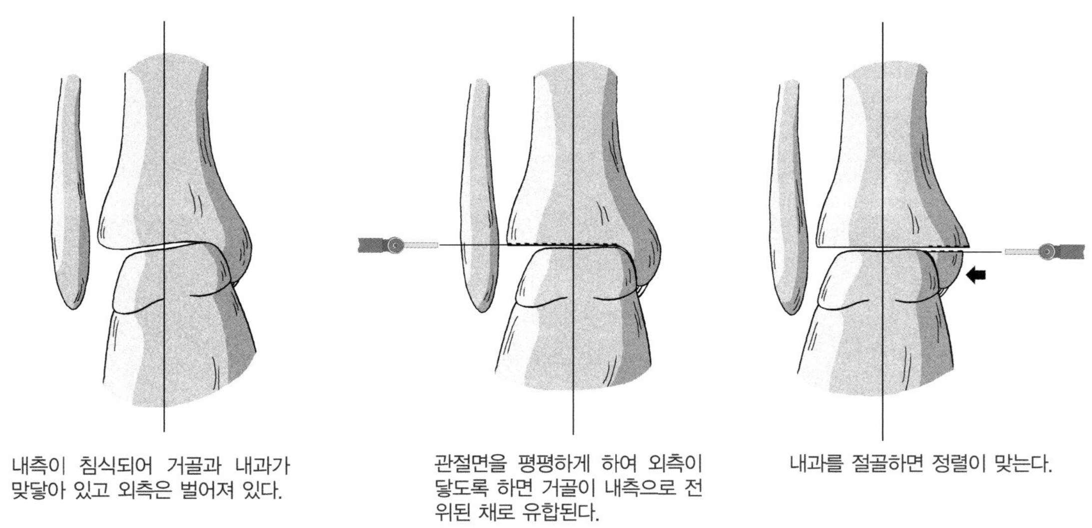

내측이 침식되고 삼각 인대가 단축된 경우에는 내과를 절골하여야 거골이 체중 부하의 중심축에 위치한다.

한다. 처음 나사못을 삽입한 후에는 방사선 촬영을 하여 족관절 유합의 위치 및 나사못의 위치를 확인한다. 족관절의 전후방 및 측면 촬영과 후족부의 전후방 촬영을 한다. 위치가 만족스러우면 내과로부터 거골 체부의 중앙을 향하여 또 한 개의 나사못을 삽입한다.

내반이 심한 경우에는 경골 내측이 마모되고 삼각 인대가 단축되어 있으므로 정복이 잘 되지 않거나 정복되더라도 거골이 내측으로 치우쳐서 정복된다 그림 16-22. 이와 같은 경우에는 내과를 절골하여 거골이 체중 부하 중심축에 위치하도록 한다.

6.5mm 해면골 나사는 나사 부분이 16mm, 32mm인 것과 전체에 나사가 있는 세 종류가 있는데, 유합 부위를 압박하려고 할 경우에는 부분적으로 나사가 있는 나사못(partially threaded screw)을 사용한다. 전체적으로 나사가 있는 나사못은 거골하 관절의 신연 유합에서와 같이 압박시키지는 않고 교정된 위치를 유지할 목적으로 사용하는 경우에 적응이 된다. 6.5mm 나사를 삽입할 때는 3.2mm 드릴 비트를 사용하여 천공하지만 후족부는 뼈가 경화된 경우가 많으며 이 경우에는 3.2mm와 4.5mm 드릴 비트를 번갈아 가면서 사용할 수도 있다. 가까운 쪽의 피질골은 4.5mm, 먼 쪽은 3.2mm로 천공하기도 한다. 나사 부분이 유합 부위를 건너가도록 하여야 한다. 뼈가 약할 경우에는 washer를 사용하여야 한다.

나사못을 삽입할 때 중요한 술기 중 한 가지가 notch를 만들거나 counter sinking 하는 것이다. 어느 부위이거나 나사못이 뼈의 표면과 직각을 이루어 삽입되지 않는 경우에 이러한 기술을 사용한다. 이것은 나사못의 머리 부분의 일부가 골피질과 맞닿으면서 일부에만 힘이 가해지는 현상을 방지하여 골교(bone bridge)를 골절시키거나 고정 위치를 변하게 하는 문제점을 해결한다.

notch는 고속 burr 등을 사용하여 만들며 나사 머리가 완전히 뼈에 들어간 이후에 뼈에 힘이 가해지도록 한다.

연골을 제거할 때는 절골도나 큐렛을 사용하며 관절면의 골절 또는 뼈 안으로 너무 깊숙이 파내는 것을 주의하여야 한다.

연골 하골의 천공은 2.0mm 드릴 비트나 스타인만 핀을 사용하며 유합 부위로 혈관이 자라 들어오는 것을 도와준다.

관절 후방은 이와 같은 방법으로 천공하기 어려우므로 미세골절술(microfracture)시에 사용하는 awl을 사용하는 것이 좋다. 이러한 방법은 절골도를 이용하여 연골 하골의 피질골을 제거하는 방법에 비하여 관절면의 모양이 유지되므로 압박하기가 좋고, 불규칙한 표면에 의해 빈 공간(dead space)이 발생하는 것을 방지한다.

골이식이 필요한 경우에는 장골이나 근위 경골 부위 또는 유합 부위 주변에서 국소 골이식을 한다. 족관절 유합술시에는 비골의 원위부인 족관절 외과를 이식골로 사용하는 것이 가장 간편하다.

비골의 바로 위 또는 후방에 별도의 절개선을 이용하든가, 족관절 앞에 있는 절개선을 이용하여 이식골을 채취할 수 있다.

외과를 겉에서부터 론저와 큐렛을 이용하여 긁어 나가듯이 뼈를 떼어 이식할 수도 있고 관절면이나 그 근위부에서 비골을 전부 절제하여 일부는 strut graft로 사용하고 일부는 작은 이식골로 사용할 수도 있다. 골이식시에는 양쪽 유합골의 변연부의 일부를 4~5mm 깊이로 파낸 후 그곳에 이식골을 삽입하는 것도 좋은 방법이다.

관절경적 족관절 유합술(Arthroscopic Ankle Arthrodesis)

관절경적으로 유합할 때 큰 변형을 교정할 수 없다는 것이 단점이지만 적응이 되는 경우에는 여러 가지 장점이 있어서 널리 사용되는 방법이다. 관절경을 이용하는 방법은 다른 부위나 다른 수술과 마찬가지로 연부 조직 손상이 적으므로 혈액 순환이 덜 손상되고, 감염의 가능성이 낮고, 유합 기간이 짧은 것 등이 장점이다. 금기는 어느 방향이든 15~20° 이상의 변형이 있거나 감염이 있을 때 등이다.

관절경하에서 수술하거나 개방하고 수술하거나 기본적인 면에서는 동일하다. 구체적인 기술적 차이점은 관절경하에서 연골을 제거하고, 연골하 피질골을 일부 제거하여 출혈이 되도록 하는 것이다. 고정 방법도 역시 동일하다. shaver와 큐렛 등을 이용하여 연골을 제거하는데, 특히 양측 gutter 부분의 연골을 제거하기가 어렵다.

거골측은 shaver를 사용하여 제거하기가 좋으나 경골 천장은 평평하여 shaver로 제거하기 어려운데 큐렛과 아주 좁은 관절경용 절골도를 이용하여 깎아 내듯이 제거한다. 경골 천장과 거골 상면의 연골을 제거하면 공간이 넓어지므로 나머지 부분의 연골을 제거하기 쉬워진다. 양측 gutter의 연골 제거시에는 보조 삽입구를 이용해야 할 경우도 있고 70° 관절경이 도움이 되는 경우도 있다.

후방 연골 제거시에 후외측 삽입구로 보면서 전방 삽입구에서 기구를 넣어서 제거할 수도 있다. 연골을 제거한 후에 burr를 이용하여 연골 하골을 1~2mm 정도 갈아 낸다.

지혈대를 하였을 때는 지혈대를 풀고 출혈이 되는 것을 확인할 수 있으며, 지혈대를 하지 않았을 경우에는 관절 내 관류액을 잠그면 압력이 감소하면서 출혈이 되는 것을 확인할 수 있다.

내측과 외측에서 유관 나사를 삽입하기 위한 유도핀을 삽입한다. 먼저 내과의 상방에서 경골 천장과 내과의 경계 부분을 향하여 유도핀을 삽입하는데, 경골축과 약 45°를 이루게 한다. 관절경을 보면서 원하는 부위로 나오면 다시 핀을 관절 내에서 보이지 않을 정도로 빼낸 위치에 둔다. 다음에 외측 핀을 외과의 상방에서 역시 경골축과 45°를 이루도록 삽입한다. 내측 핀을 시상면에서 경골축과 45° 전방을 향하여 삽입하고 외측 핀이 거골의 중앙을 향하도록 하면 충돌을 피할 수 있다. 역시 마찬가지로 관절 내에서 보이지 않을 정도로 핀을 빼낸 위치에 두고 관절경을 제거한 후에 C-arm 영상 증폭 장치를 보면서 관절을 정복하고 핀을 전진한다. 거골하 관절 내에 나사못이 삽입되지 않도록 적당한 길이의 나사못을 삽입한다. 이와는 다른 방법으로 내측에서 두 개의 평행한 나사못을 삽입하는 방법도 있다.

두 개의 평행한 나사못을 삽입하면 체중 부하시에 관절면이 압박될 수 있는 장점이 있으나 다른 방법으로 고정하여도 결과가 좋기 때문에 실제로 압박이 더 되는지 압박하여 결과가 더 좋은지는 알 수 없다.

다. 중족부 유합술(midfoot arthrodesis)

중족부 유합술의 적응증은 중족부의 외상성 관절염, 원발성 관절염, 샤콧 관절증 등이 있는데 각각의 적응증에 대하여는 각 질환에 대한 설명에서 기술하였다.

중족부 유합술 중에서 중족부 외상성이나 원발성 관절염에 대하여는 각각의 관절에 나사못을 삽입하여 고정하는 방법과 금속판을 사용하는 방법으로 구분할 수 있다. 나사못을 사용하는 방법은 고정이 쉬운 반면에 중족 설상 관절의 작은 관절면 중앙에 나사못이 위치하므로 전체적으로 뼈가 유합될 표면적이 좁아지는 문제점이 있다.

중족부는 움직임이 큰 관절은 아니지만 발의 중앙에 위치하여 발이 꺾어지는 힘의 중앙에 위치해서 강력한 힘이 작용하므로 그 힘에 저항하기 위하여 강한 고정과 장기간 동안 체중 부하를 하지 않아야 하는 문제점이 있는 관절이다. 그래서 고정력에 대한 연구들이 많은데 중족부는 바닥 쪽에 장력이 가해지고 발등 쪽에는 압박력이 가해지므로 금속판으로 고정하는 경우에는 바닥 쪽에 장치하는 것이 더 강한 고정을 할 수 있다. 최근에는 중족부의 배부에 일반 나사못과 잠김 나사못(locking screw)을 이용하여 고정하는 금속판들이 개발되고 있다. 일반 나사못을 사용하면 관절면이 2mm 정도 압박되는 효과가 있고, 관절면이 압박된 상태에서 잠김 나사못으로 견고한 고정을 하려는 것이다. 금속판 이외에 긴 나사못으로 중족부를 통과하여 중족골에 골수강 내 고정을 하는 방법도 많이 사용되며 특히 중족부의 뼈가 분쇄되고 변형이 심한 샤콧 관절증에서 좋은 결과를 보이고 있다.[1)]

REFERENCES

1. **Assal M, Stern R** | Realignment and extended fusion with use of a medial column screw for midfoot deformities secondary to diabetic neuropathy. J Bone Joint Surg Am, 91(4):812–20, 2009.
2. **Budnar VM, Hepple S, Harries WG, Livingstone JA, Winson I** | Tibiotalocalcaneal arthrodesis with a curved, interlocking, intramedullary nail. Foot Ankle Int, 31(12):1085–92, 2010.
3. **Daniels T, DiGiovanni C, Lau JT, Wing K, Younger A** | Prospective clinical pilot trial in a single cohort group of rhPDGF in foot arthrodeses. Foot Ankle Int, 31(6):473–9, 2010.
4. **Diezi C, Favre P, Vienne P** | Primary isolated subtalar arthrodesis: outcome after 2 to 5 years followup. Foot Ankle Int, 29(12):1195–202, 2008.
5. **Digiovanni CW, Baumhauer J, Lin SS, et al.** | Prospective, randomized, multi–center feasibility trial of rhPDGF–BB versus autologous bone graft in a foot and ankle fusion model. Foot Ankle Int, 32(4):344–54, 2011.
6. **van Engelen SJ, Wajer QE, van der Plaat LW, Doets HC, van Dijk CN, Houdijk H** | Metabolic cost and mechanical work during walking after tibiotalar arthrodesis and the influence of footwear. Clin Biomech (Bristol, Avon), 25(8):809–15, 2010.
7. **Frigg A, Dougall H, Boyd S, Nigg B** | Can porous tantalum be used to achieve ankle and subtalar arthrodesis?: a pilot study. Clin Orthop Relat Res, 468(1):209–16, 2010.
8. **Frigg A, Nigg B, Davis E, Pederson B, Valderrabano V** | Does alignment in the hindfoot radiograph influence dynamic foot–floor pressures in ankle and tibiotalocalcaneal fusion? Clin Orthop Relat Res, 468(12):3362–70, 2010.
9. **Herscovici D, Sammarco GJ, Sammarco VJ, Scaduto JM.** | Pantalar arthrodesis for post–traumatic arthritis and diabetic neuroarthropathy of the ankle and hindfoot. Foot Ankle Int, 32(6):581–8, 2011.
10. **Hintermann B, Barg A, Knupp M, Valderrabano V** | Conversion of painful ankle arthrodesis to total ankle arthroplasty. J Bone Joint Surg Am, 91(4):850–8, 2009.
11. **Kitaoka HB** | Arthrodesis of the ankle. Technique, complications and salvage treatment. ICL, AAOS, 48:255–261, 1999.
12. **Kitaoka HB and Patzer GL** | Arthrodesis for the treatment of arthrosis of the ankle and osteonecrosis of the talus. J Bone Joint Surg, 80–A:370–379, 1998.
13. **Knupp M, Schuh R, Stufkens SA, Bolliger L, Hintermann B** | Subtalar and talonavicular arthrodesis through a single medial approach for the correction of severe planovalgus deformity. J Bone Joint Surg Br, 91(5):612–5, 2009.
14. **Manoli A II , Beals TC, Hansen ST Jr** | Technical factors in hindfoot arthrodesis. ICL AAOS, 46:347–356, 1997.
15. **Miller SD, Myerson MS** | Tibiotalar arthrodesis. Foot Ankle Clinics, 1:151–162, 1996.
16. **Pinzur MS** | Use of platelet–rich concentrate and bone marrow aspirate in high–risk patients with Charcot arthropathy of the foot. Foot Ankle Int, 30(2):124–7, 2009.
17. **Plaass C, Knupp M, Barg A, Hintermann B** | Anterior double plating for rigid fixation of isolated tibiotalar arthrodesis. Foot Ankle Int, 30(7):631–9, 2009.
18. **Provelengios S, Papavasiliou KA, Kyrkos MJ, Kirkos JM, Kapetanos GA** | The role of

pantalar arthrodesis in the treatment of paralytic foot deformities. A long-term follow-up study. J Bone Joint Surg Am, 91(3):575–83, 2009.

19. **Richter M, Zech S** | Computer Assisted Surgery (CAS) guided arthrodesis of the foot and ankle: an analysis of accuracy in 100 cases. Foot Ankle Int, 29(12):1235–42, 2008.

20. **Sangeorzan and Hansen et al.** | Triple arthrodesis using internal fixation on treatment of adult foot disorders. Clin Orthop, 294:299–307, 1993.

21. **Sealey RJ, Myerson MS, Molloy A, Gamba C, Jeng C, Kalesan B** | Sagittal plane motion of the hindfoot following ankle arthrodesis: a prospective analysis. Foot Ankle Int, 30(3):187–96, 2009.

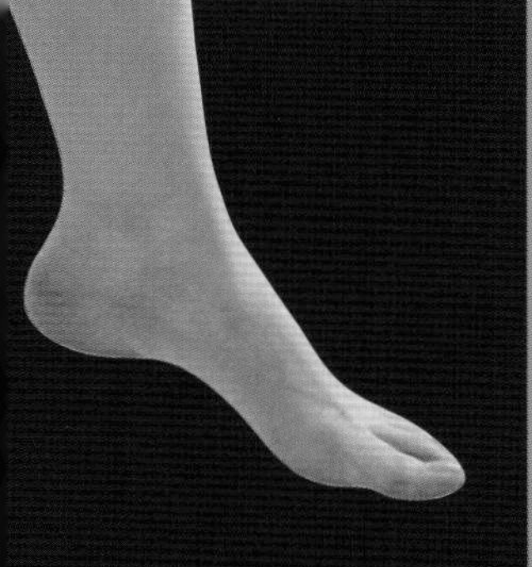

17. 족관절 골절

Ankle Fracture

가. 총론

나. 족관절 골절의 분류

다. 수술 적응증

라. 수술 술기

마. 수술 후 처치

바. 외과 단독 골절

사. 내과 단독 골절

아. 양과 골절 또는 외과와 삼각 인대 파열

자. 삼과 골절

차. 비골 골절과 경비 인대 결합 이개

카. 부정 유합

가. 총론

발목의 골절은 가장 흔한 골절이며, 정형외과 의사라면 누구나 기본적으로 치료하는 골절 중의 한 가지이다. 수술적 치료 후에 85~90% 정도 양호한 결과를 얻을 수 있는데 이는 나머지 10% 정도는 결과가 양호하지 않다는 것이며, 족관절 골절의 전체 빈도를 감안할 때 상당수에서 결과가 좋지 않다는 의미이다.

족관절 골절을 누구나 큰 문제 없이 쉽게 치료할 수 있는 골절이라고 생각하는 것은 매우 잘못된 생각이다. 치료가 쉽다고 생각하는 것은 골절 부위까지 도달하기 쉽고 발목의 부정 유합이 슬관절이나 고관절에 비하여 심각한 장애가 되는 경우가 적기 때문이다. 그러나 발목 관절의 퇴행성 관절염도 고관절의 관절염 정도의 심한 장애를 일으키므로 가능한 한 최선의 치료를 하여 부정 유합 등의 합병증을 감소시키는 것이 중요하다.

나. 족관절 골절의 분류

Lauge-Hansen의 분류와 Danis-Weber 분류가 가장 널리 이용된다. Lauge-Hansen은 손상 기전에 따라 구분한 다음에, 같은 기전에 의한 골절을 다시 골절의 정도에 따라 분류하였다. 손상 당시 발의 위치에 따라 회내와 회외로 구분하였고, 발이 전위되는 방향에 따라 외회전과 외전 및 내전으로 구분하여 회내-외회전(pronation-external rotation), 회내-외전(pronation-abduction), 회외-외회전(supination-external rotation), 회외-내전(supination-adduction)의 네 가지 골절군으로 구분하였다.[14,15]

이 네 가지 골절군은 다시 손상 정도에 따라 기(stage)로 구분하였는데, 등급이 높을수록 심한 손상임을 의미한다. 그러나 실제로는 여러 가지의 다양한 위치와 방향의 힘이 작용하여 골절이 발생할 수도 있으므로 전형적인 형태와는 다른 다양한 형태의 골절이 발생한다. 관찰자간 신뢰도(interobserver reliability)가 낮아서 똑같은 방사선 사진을 같은 손상 기전의 같은 기로 분류하지 않을 확률이 높다.[11]

Lauge-Hansen이 이와 같이 분류한 이유는 비수술적 치료를 할 때 어떤 방향으로 정복할 것인가를 알기 위한 것인데,[15] 현재는 전위된 골절에서 손상 기전에 따른 도수 정복을 하지 않

그림 17-1 회외-외회전형 골절

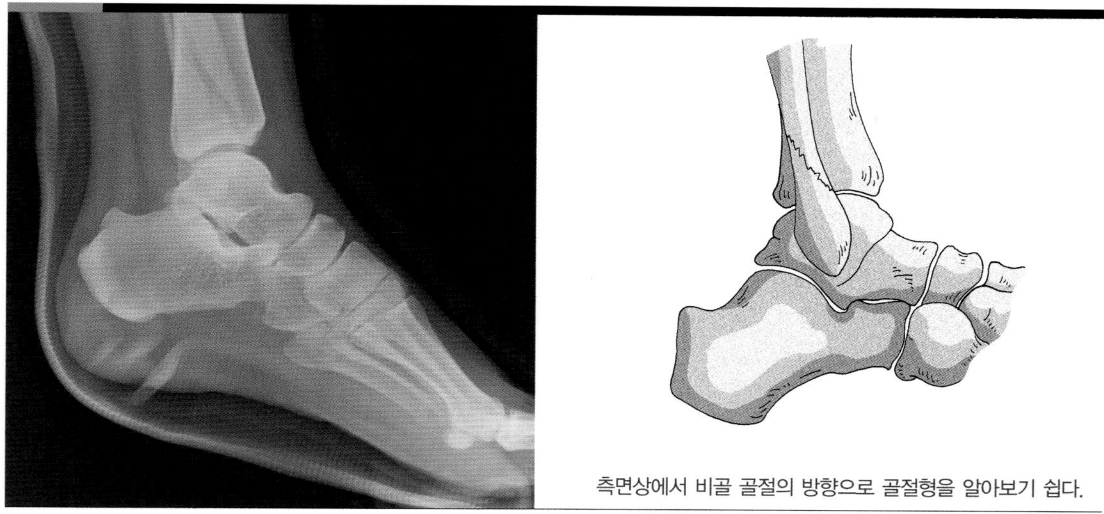

측면상에서 비골 골절의 방향으로 골절형을 알아보기 쉽다.

고 해부학적인 정복을 위하여 수술하는 경우가 대부분이다. 수술할 때 예를 들어서, 회내-외회전형의 골절과 회외-외회전형의 골절을 다른 방식으로 정복하고 고정하는 것이 아니라 파열된 구조물에 따라 수술 여부와 고정이 달라지므로 이와 같은 분류의 의미가 적다.

가장 흔한 손상 기전은 회외-외회전인데 전방 경비 인대에서 시작하여 손상의 정도에 따라 외과를 지나서 후방 경비 인대 또는 후과(posterior malleolus)를 지나고, 내측 손상에 이른다. 내측 손상은 내과 골절이나 삼각 인대 파열이다. 비골 골절은 경비 인대 결합 부위에서 발생하는 것이 전형적이지만 경비 인대 결합보다 근위부에 골절이 발생하기도 한다. 전형적인 골절선은 관절면에서 시작하며 주로 전방에서 후방으로 사선형으로 발생하므로 측면상에서 골절 모양을 파악하기 쉽다 그림 17-1 .

전방 경비 인대 파열 대신에 경골에서 견열 골절이 발생하기도 하며, 외과 쪽에서 견열 골절이 발생하기도 하는데 외과에서 발생하는 경우를 Wagstaff 골절이라고도 한다. 회내-외회전형의 골절에서는 내측 구조물이 먼저 손상받는다.

비골 골절은 경비 인대 결합의 상방에 발생하며, 회외-외회전형 골절과는 반대로 근위부 전방에서 원위부 후방으로 사선형의 골절선이 발생한다. 회외-내전형 골절은 관절선보다 원위부에서 외과의 견열 골절이 발생하고, 내과의 골절은 골절선이 수직선 방향으로 발생한다. 특히 경골 천장 중에서 내측부의 압박(impaction) 골절이 발생할 수 있다는 점에 주의하여 방

그림 17-2

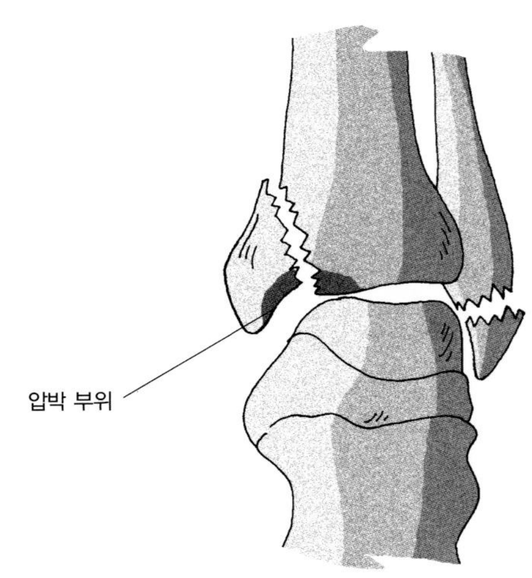

특히 회외-내전(supination-adduction)형에서는 경골과 내과의 경계 부위에 압박된 부분이 있는가를 주의해서 보아야 한다.

사선상을 관찰한다 그림 17-2. 회내-외전형 골절에서 비골 골절은 횡형이며, 외측에 분쇄가 동반되는 경우가 흔하다. 이 경우에 비골의 길이를 정확하게 정복하기 어려울 수가 있다. 거골 원개의 외측부에 골절이 발생할 수 있으며, 경골 천장의 외측부에 압박 골절이 발생할 수도 있다.

Weber 분류는 비골 골절의 부위에 따라 세 가지 형태로 구분한다. Weber A형은 경비 인대 결합보다 원위부에서 골절이 발생하며, B형은 경비 인대 결합 부위의 골절, C형은 경비 인대 결합보다 근위부의 골절이다.

Weber A형은 Lauge-Hansen 분류의 회외-내전형이고, B형은 회외-외회전이나 회내-외전형이며, C형은 회내-외전형과 회내-외회전형으로서 대부분 경비 인대 결합 손상을 동반한다.

회내-외전형은 전후면 방사선상에서 골절선이 비골의 내측 하방에서 외측 상방으로 진행하므로 골절의 원위단이 경비 인대 결합 부위에 걸쳐 있어서 Weber B형으로 구분하는 경우도 있고 Weber C형으로 구분하는 경우도 있다.

이와 같은 분류는 Lauge-Hansen의 분류에 비하여 간단하여 분류가 쉬운 장점이 있으나 내측 손상을 간과하므로 치료 및 예후 판단에 별 도움이 되지 않는다.

AO 분류는 Weber 분류를 더 세분하였다.

A형 : A1-외과 단독 골절, A2-내과 골절 동반, A3-후내측 골절 동반

B형 : B1-외과 단독 골절, B2-내과 골절 또는 삼각 인대 파열, B3-내측 손상과 경골의 후외측 골절

C형 : C1-비골 골절, 단순형, C2-비골 골절, 복잡형, C3-비골 근위부 골절

당뇨병 환자에게 발생한 발목 골절

당뇨병 환자는 감염과 신경병성 관절병증의 발생 가능성을 항상 고려해야 하는데, 특히 골절 후 오래 경과하여 내원하는 환자, 특별한 외상력이 없는 환자, 방사선상이나 진찰 소견에 비하여 증세가 경미한 환자는 신경병성 관절병증의 가능성이 높다.

다. 수술 적응증

내측 손상이 없는 Weber A형과 B형이 흔히 비수술적인 요법의 적응증이라 알려져 있다. 그러나 회외-외회전형의 골절도 경비 인대 결합보다 근위부 골절이 발생할 수 있는데[25] 이 경우에도 내측 손상이 없다면 비수술적인 치료에 의하여 좋은 결과를 얻을 수 있다. 외과가 외측으로 1mm 전위되면 거골의 체중 부하 부위가 42% 감소한다는 연구 결과가[26] 있으나 이는 거골의 내측에 물체를 끼워 넣어서 억지로 벌린 것이며 실제 생체에서 일어날 수 없는 상황에서 접촉면을 측정한 것이므로 외과가 전위되면 항상 수술적 치료가 필요하다는 주장은 설득력이 약하다.

내측 손상이 없는 회외-외회전 손상에서는 비골 골절의 전위가 2mm 이상이어서 원위 골절편이 전위된 것처럼 보이더라도 족관절 격자는 정상으로 유지되어 있으며 수술적 치료가 필요없다는 임상적인 장기 추시 결과가[2,4] 보고되어 있다. 원위 골절편의 전위 방향에 대하여는 서로 다른 연구 결과들이 있다.[20,32]

내측 손상이 있으면 불안정한 손상이므로 수술적 치료가 필요하다. 회내 손상은 원칙적으로 내측 손상이 선행하므로 모든 예에서 수술적 치료가 필요하지만, 회외 손상은 내측 손상이 있는가 없는가가 치료 방침 결정에 중요하다.

그림 17-3 외회전 스트레스에 의하여 내측 관절 간격이 벌어지는 예

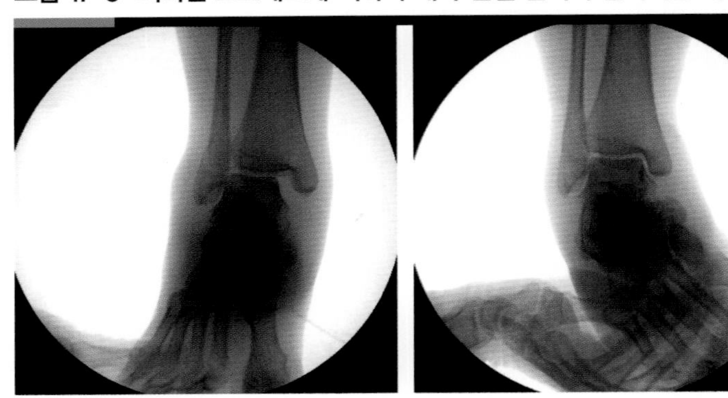

외회전 스트레스상 내전하여 촬영한 전후방상

골절이 저절로 정복되어 방사선상 비수술적인 치료가 가능할 것 같은 경우에도 외회전 스트레스 촬영을 하면 심한 전위를 나타낼 수 있으므로 비수술적인 치료를 하려 할 때는 특히 내측 손상 여부에 대하여 면밀한 검토가 필요하다 그림 17-3.

외회전이 주된 손상 기전이므로 외회전 스트레스 촬영을 하는데, 통증을 유발하므로 과도한 외회전 스트레스를 가하는 것은 피해야 한다. 발목 바로 위에 모래 주머니나 방사선이 투과될 수 있게 스펀지 등을 받치고 족관절 전후방상을 촬영하는데, 이때 손가락 하나로 가볍게 외회전력을 가하면 환자에게 불편을 주지 않으면서 스트레스 촬영을 할 수 있다.

수술이 필요할 정도의 불안정 골절에서는 아주 작은 힘으로도 2mm 이상의 전위가 발생한다. 삼각 인대의 완전 파열에서는 내측 관절 간격이 건측과 비교하여 4mm 이상 넓어지지만, 건측과 비교하여 2mm 이상 더 벌어지면 일단 삼각 인대가 부분 파열되었다고 판단하고 이 경우에 족관절 격자 내에서 거골의 안정성이 의심스러우므로 수술적 정복술과 내고정술을 한다.

경비 인대 손상을 간과하지 않도록 주의해야 한다. 경비 인대 결합의 손상이 의심되지만 방사선상 거골이 족관절 격자 내에 정상적인 위치에 있는 경우에는 외회전 스트레스 검사를 한다.

수술적 치료를 결정하는 데는 내과적, 전신적 상태도 중요하다. 특히 당뇨병이 있는 경우에는 감염이나 신경병증과 같은 심각한 합병증의 가능성을 염두에 두고 수술을 고려하여야 한다. 수술 전에 부목으로 임시 고정을 하는데 장하지 부목을 하는 의사들도 있으나 저자는 단하지 부목이 훨씬 환자에게 편안하다고 생각한다.

경골 천장 골절은 부종이 감소한 후에 수술하지만 족관절 양측과의 골절은 부종이 심하더라도 수술 후에 피부 봉합을 하지 못할 경우가 없으므로 부종이 있는 상태에서 수술해도 된다. 그러나 오토바이 사고 등과 같이 큰 외력에 의해 발생하고 피부가 눌려서 괴사될 위험이 큰 경우에는 수술을 지연시킨다. 60세 이상인 환자에게서도 좋은 결과를 얻을 수 있으므로,[6] 연령에 관계없이 수술적 치료를 결정해야 한다.

라. 수술 술기

양과 골절에서 내과와 외과 중 무엇을 먼저 고정할 것인가에 대하여는 이견이 있을 수 있다. 저자는 내측을 먼저 절개해서 관절 안을 관찰하여 연골 손상과 관절 내 유리체가 있는지를 확인한 후 골절 부위를 정복하여 본다.

관절경 검사를 하면 연골 손상이 많은 예에서 발견되지만[18] 예후와 상관이 없다는 보고도[3] 있으므로 모든 예에서 관절경 검사를 할 필요는 없다. 그러나 거골이나 내과의 연골 손상이 있으면 장기적으로 퇴행성 관절염을 일으키는 빈도가 증가한다는 보고도 있다.[29]

내측 절개는 내과의 중앙을 종절개하여 전방과 후방으로 피부와 피하 조직을 박리하는 방법, 전방으로 약간 굽은 절개를 하여 관절 안을 확인하는 방법이 있으며, 후방에 골절편을 확인하기 위하여는 후방으로 굽은 절개를 한다. 골절면에 부착되어 있는 연부 조직을 깨끗하게 박리한다. 골절면으로부터 2mm 정도만 박리하여 골절면을 확인하고, 골절면을 정복하는데 방해되지 않도록 하는데, 지나치게 박리하면 원위 골절편의 혈액 순환에 장애가 발생할 가능성이 있다.

내과 골절이 정확하게 정복되는 것을 확인한 후에 외측 절개를 한다. 외측 골절 부위를 먼저 절개하여 정복하고 고정하고 나면 내측 골절면이 거의 정복되어 잘 벌어지지 않으므로 관절 안의 유리체를 제거할 수도 없으며 거골의 관절면을 볼 수 없다.

외측 절개는 비골을 따라서 종절개를 하는데 비골 골절을 활주 방지(antiglide) 방식으로 고정하려고 할 경우에는 비골의 후방을 절개하여야 노출 및 금속판을 부착시키기 쉽다 그림 17-4.

골다공증이 심하여 견고한 고정이 어려운 경우에 후방에 금속판을 부착하면 원위 골절편

그림 17-4

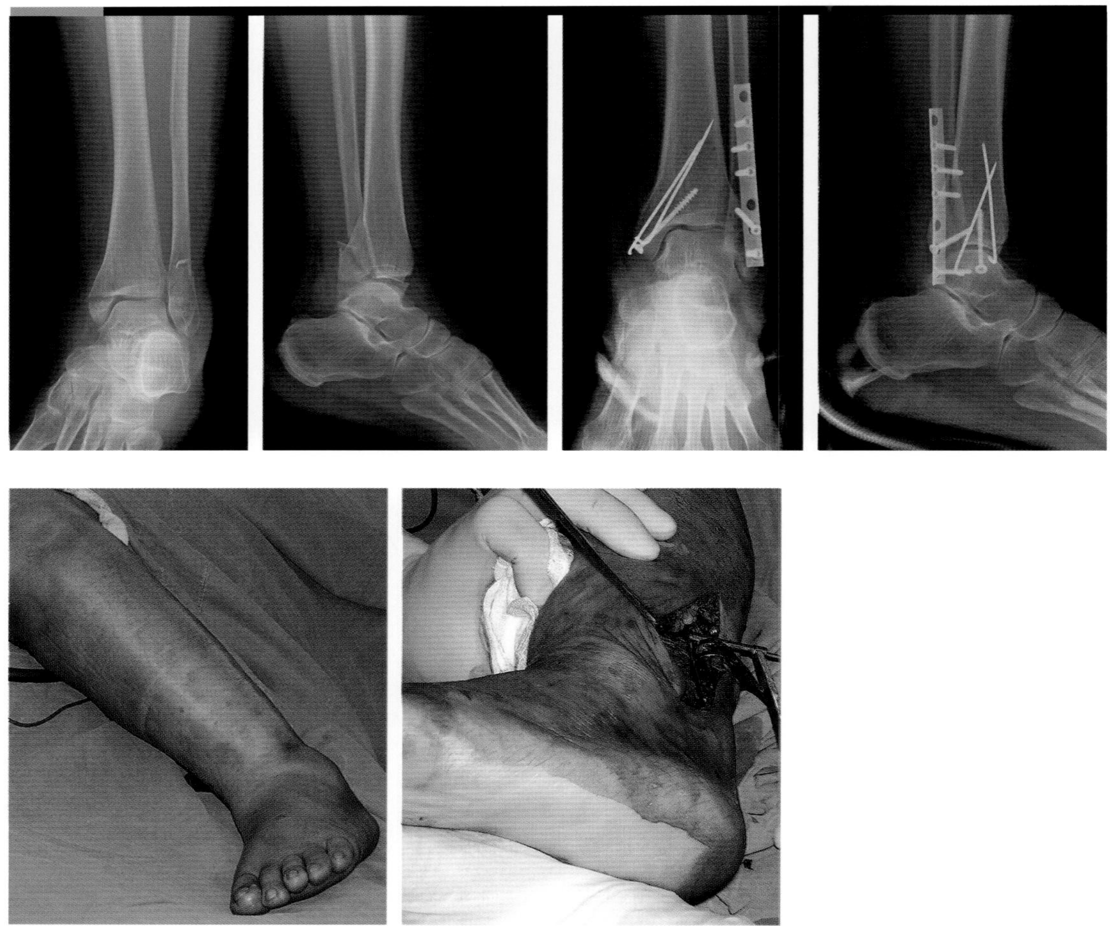

65세 여자에게서 발생한 양과 골절. 외과에 심한 분쇄가 있다. 비골의 후방에 금속판을 부착하였다.

이 금속판과 근위 골절편 사이에 꼭 끼어서 전위될 수 없게 되며 원위 골절편에 나사못을 삽입하지 않더라도 고정이 상당히 견고하다. 비골의 후방은 비교적 평평하므로 금속판을 부착시키기 용이하고, 골다공증이 심한 환자도 대개 골절 근위부의 피질골은 나사못이 견고하게 고정될 수 있을 정도로 강하므로 이와 같은 방법을 사용한다. 이때 사용되는 금속판을 활주 방지 금속판(antiglide plate)이라고 한다.

나이가 많고 방사선상 골다공증이 심하여 고정이 어려울 것으로 판단되면 환자를 거의 45° 반측와위로 하면 수술에 편리하다. 이외에 골다공증이 있는 환자에게 할 수 있는 수술은 골수내정(intramedullary nail)을 사용하는 방법 또는 금속판과 골수내 K-강선을 사용하는 방법 등이 있다.

마. 수술 후 처치

수술 후 조기 운동이 퇴행성 관절염을 방지하는 효과가 있는가에 대하여는 의문이 있다. 체중 부하의 시기도 의사마다 차이가 있는데, 저자는 견고하게 고정이 된 경우에는 수술 후 창상이 치유된 후 바로 관절 운동을 허용한다. 정상적인 관절은 운동을 하지 않더라도 강직되지 않지만 골절되어 수술한 관절은 강직이 발생하기 쉽다. 전혀 고정을 하지 않으면 오히려 첨족 변형이 발생하고 배굴 운동이 제한되는 경우가 있으므로 관절 운동을 하지 않는 시간에는 중립 위치로 부목 고정하는 것이 좋다.

내측에 삼각 인대 파열이 있는 경우에는 수술 후 6주간 체중 부하를 금지한다. 석고 고정을 하더라도 체중 부하를 하면 후족부가 외반되므로 삼각 인대에 벌어지는 힘이 가해진다. 내측 및 외측 모두 견고한 고정이 된 경우에는 석고 고정을 하고 체중 부하 보행이 가능하다.

저자는 내과와 외과에 모두 골절이 있고 견고한 고정이 된 경우에 다음의 두 가지 수술 후 처치 중 한 가지를 환자가 선택하게 한다. 수술 후 2주 경과 후에 석고를 제거하고 관절 운동을 하는 대신 체중 부하를 금지하거나, 석고 고정을 하여 관절 운동을 하지 않는 대신에 체중 부하 보행을 하도록 한다. 전자는 조기에 발을 씻을 수 있고 움직일 수 있는 장점이 있고, 후자는 조기에 걸어다닐 수 있는 장점이 있다.

수술 후에 일찍 발목 관절 운동을 하는 것이 고정한 경우와 비교할 때 예후가 더 좋은 것은 아니라는 보고가[16] 있으므로 의사의 지시를 잘 따를지 의심스러운 경우에는 수술 후 6주간 석고 고정을 하여 치유 기간 동안 손상이 발생하지 않도록 한다. 삼각 인대 파열이 있으면 6주간 석고 고정을 하고 체중 부하를 허용하지 않는다.

바. 외과 단독 골절

내측 손상이 없는 외과의 단독 골절은 대부분 비수술적으로 치료하는데, 4~6주간 단하지 석고나 보조기를 하며 증세에 따라 조기에 체중 부하를 허용한다.

불안정 골절에서는 비골을 해부학적으로 정복하는데 비골 골절이 근위부에 있을 때 어느 부위까지 정복을 하고 내고정을 하며, 어느 부위 이상이면 비골을 직접 정복하지 않고 이개를 정복하여 고정해야 하는가에 대하여는 알려진 바가 없다. 대부분 비골의 중간 이하 부위 골절은 해부학적으로 정복한다.

비골 고정 기구 중 가장 흔히 사용되는 것은 1/3 tubular 금속판으로 대개 외측에 댄다. 이 금속판은 굽혀지므로 해부학적으로 정복된 경우에는 금속판을 변형하지 않은 채로 비골에 대고 나사못을 삽입하면 금속판이 뼈와 밀착된다. 그러나 골절부의 분쇄가 심한 경우에는 정복을 유지하기 어렵고 불안정하므로, 금속판을 뼈에 잘 맞도록 변형시킨 후에 부착하여야 한다. 외과 부위에 삽입하는 나사못은 깊이 들어가면 거골의 연골을 손상시키므로 내측 피질골을 뚫지 않도록 삽입한다.

골절선이 긴 사선형인 경우에는 금속판 대신에 나사못만으로 고정이 가능하지만 뼈가 단단해야 하고 수술 후에도 금속판 고정에 비하여 좀 더 오래 고정을 하는 것이 좋다. 관절면보다 원위부의 골절은 원위 골절편에 금속판을 부착하기 어렵고 원위 골절편이 내측으로 전위되기도 하며 외측에 금속판을 부착하여도 견고한 고정을 얻기 어렵다. 이 경우에는 골수내정, 나사못 또는 인장대 강선(tension band wire) 등의 방법으로 고정한다.

가장 고정하기 어려운 골절은 골절 부위에 수 cm의 분쇄가 있어서 근위와 원위 골절 사이의 정확한 정복이 불가능한 경우이다. 회내-외전형의 골절에서 이런 유형의 골절이 발생하기 쉽다. 이 경우에 길이와 회전의 정확한 정복이 어렵다. 정확한 길이를 알 수 없을 정도로 분쇄가 심한 경우에는 근위부에 금속판과 나사못을 삽입한 후, 클램프를 이용하여 원위 골편에 금속판을 임시 고정한 후 방사선상으로 발목 격자가 정상적인가를 확인하는 방법이 있다. 거골이 족관절 격자 내에 가장 정확한 위치로 정복된 상태에서 원위 골절편에 나사못으로 금속판을 부착한다.

사. 내과 단독 골절

내과는 전방 colliculus와 후방 colliculus로 나누어지며 전방 colliculus가 후방 colliculus보다 원위부로 내려와 있으므로 내과의 하방에만 골절이 있는 경우에는 전방 colliculus만의 골절이라는 것을 알 수 있다. 전방 colliculus만의 골절에서는 골절편이 작아서 두 개의 나사못을 삽입하기 어렵다는 것과 심부 삼각 인대가 파열되었을 가능성을 고려하는 것이 좋

그림 17-5 내과의 전방과 후방 colliculus를 도식화한 그림과 전방 colliculus 골절의 방사선상

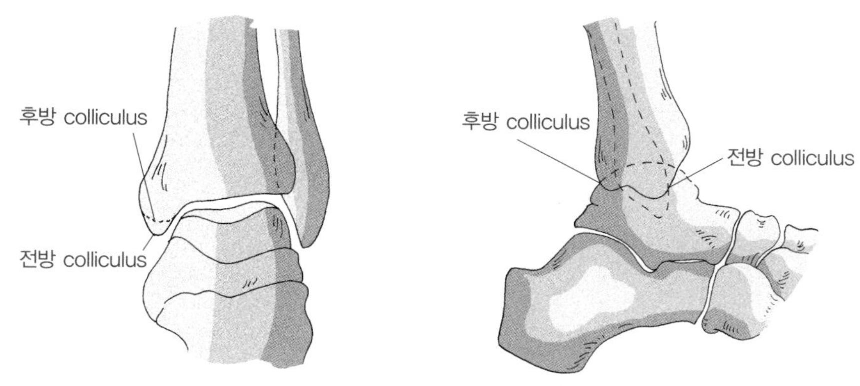

전방 colliculus만의 골절인 경우 골절편이 작다는 점과 골절을 고정하더라도 심부 삼각 인대가 파열되어 내측 불안정성이 있을 가능성이 있다는 점을 알고 있어야 한다.

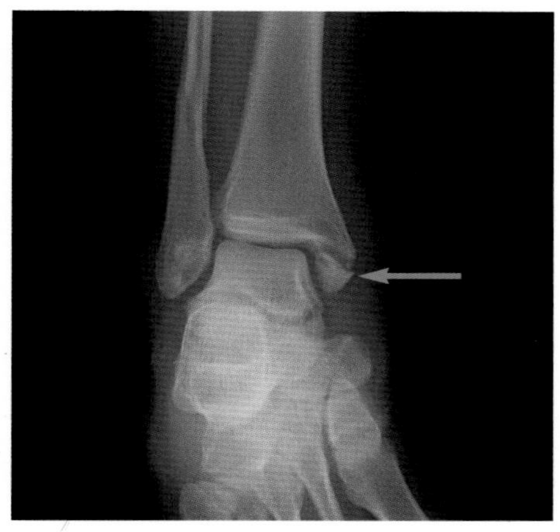

다 그림 17-5.

비수술적인 방법으로 치료하였을 때 5~15% 정도 불유합이 발생하는데, 그 원인으로는 부정확한 정복과 골절편 사이에 연부 조직이 끼어 들어감 등이 있다. 전위된 내과 골절은 수술적으로 치료하는데, 대개는 두 개의 4.0mm 해면골 나사못을 사용하거나 두 개의 K-강선과 한 개의 나사못을 사용하여 고정한다. 전위되지 않은 내과 골절은 비수술적으로 치료한다. 두 개의 K-강선과 인장대 강선 고정법을 이용하는 방법은 고정력은 좋으나 수술 시간이 좀 더 걸리고, 철사를 제거할 때 연부 조직을 더 많이 박리해야 한다. 골편이 작거나 골다공증이 심하여 나사못 고정이 어려운 경우에 사용한다.

내과 골절 중 회외-내전형은 골절선이 수직 방향이므로 내과의 원위단에서 비스듬히 나사못을 삽입하여 고정하지 않고 좀 더 근위부에서 횡방향으로 골절선에 수직으로 나사못을 삽입한다. 내과에서 경골 천장으로 이행하는 어깨 부분에서 경골측에 압박 골절이 발생하기도 하는데 압박된 부분을 밀어내려서 정복한 후에 골이식을 한다.

아. 양과 골절 또는 외과와 삼각 인대 파열

관절의 양측 손상은 불안정하므로 수술적 치료가 필요하다. 외과 골절과 내과 골절이 있는 경우보다는 외과 골절과 삼각 인대 손상이 있는 경우에 예후가 더 좋다는 보고가 있다.[30)] 외과와 내과 양측 골절이 있을 때는 양측을 모두 수술적으로 치료하지만 외과 골절과 동반된 삼각 인대 손상은 봉합하지 않아도 된다는 보고들도 많다.

삼각 인대를 크게 천부 삼각 인대와 심부 삼각 인대로 구분할 때 천부 삼각 인대만 파열된 경우에는 심부 삼각 인대가 남아 있으므로 내측 안정성이 있으나 심부 삼각 인대도 파열된 경우는 내측이 심각하게 벌어지는 경우가 있고, 체중 부하를 하면 격자가 정상이 되지만 체중 부하를 하지 않고 발을 늘어뜨리면 거골의 내측이 외측으로 벌어지지는 않더라도 원위부로 내려가는 경우가 있다. 체중 부하시에는 괜찮더라도 하방 불안정성이 장기적으로 어떤 영향을 미치는가에 대하여는 아직 확실한 결론을 내리기 어렵다고 생각하며, 두 가지 인대가 모두 파열된 경우에는 최소한 천부 삼각 인대의 전방 부분을 봉합하는 것이 좋다고 생각한다.

심부 삼각 인대는 내과의 두 colliculus 사이 및 후방 colliculus와 거골 체부의 내측에 부착하므로 이 인대를 봉합하는 것은 불가능하며, 심부 삼각 인대까지 봉합하지 않더라도 좋은 결과를 얻을 수 있다.

외과 골절 고정 후에 내측 관절 간격이 정상이 아닌 경우에는 내측 관절 간격에 무언가 끼어 있을 가능성이 있으므로 내측 절개를 하여 제거한다. 내측 손상이 골절인 경우보다 삼각 인대 파열인 경우에 내측에 부종이 오래가고 오래 경과하더라도 겉으로 상당히 불룩한 모양을 보이는 경우가 흔한데 이는 인대가 반흔으로 치유되기 때문이라고 생각한다.

족관절 내과와 외과의 골절을 수술적으로 치료한 경우에는 조기 관절 운동이 가능하지만 족관절 내과 골절이 아니라 삼각 인대 파열이 있는 경우에는 인대가 치유될 동안 관절을 중립위로 6주간 고정하는 것이 좋다.

자. 삼과 골절(Trimalleolar Fracture)

후과(posterior malleolus)는 경골의 후방을 말하는데, 단순 방사선상에서 내측과 외측을 같은 정도로 침범한 횡골절인 것처럼 보이지만 사선형 골절이다. 단순 방사선상으로는 관절 침범 정도를 판단하기 어려운데 관절면을 침범한 정도가 과다 또는 과소 평가되는 가능성이 있으며, CT를 하면 정확히 침범 정도와 골절의 방향, 분쇄 정도를 알 수 있다.

생역학적인 연구에서 외측 구조물이 파괴되지 않은 경우에는 경골 천장의 50%를 침범하는 골절이 있더라도 후방 안정성이 있다는 보고가[6] 있으나 측면상에서 경골 관절면을 25% 이상 침범한 골절에서는 거골의 후방 아탈구가 발생할 가능성이 있고 족저 굴곡한 상태에서 체중 부하를 할 때 체중 부하 면적이 감소하여 퇴행성 관절염이 발생할 가능성이 있으므로 정확한 정복과 내고정이 필요하다 그림 17-6 .

후방 아탈구가 발생한 예들에 대하여 절골술을 시행한 보고가[34] 있으며, 관절면의 10% 이상을 침범한 골절은 정확히 정복하여야 한다는 보고도[13] 있다.

후과가 전위되었더라도 내과와 외과를 내고정하면 저절로 정복되는 경우도 있으나 내과와 외과를 고정한 후에도 2mm 이상 전위된 경우에는 후과를 정복하고 내고정한다. 족관절을 배굴하여서 정복되는 경우에는 정복된 상태에서 전방에서 후방으로 나사못을 삽입하여 고정한다. 이 경우에는 대부분 골절편이 후외측에 있으므로 전내측에서 후외측으로 유도핀을 삽입하고 정복이 유지되는가를 C-arm 영상 증폭 장치하에서 확인한 후 나사못을 삽입한다. 정복되지 않으면 비골근과 장무지 굴곡근 사이로 도달하여 골절편을 원위부로 밀어내린 후 후

그림 17-6

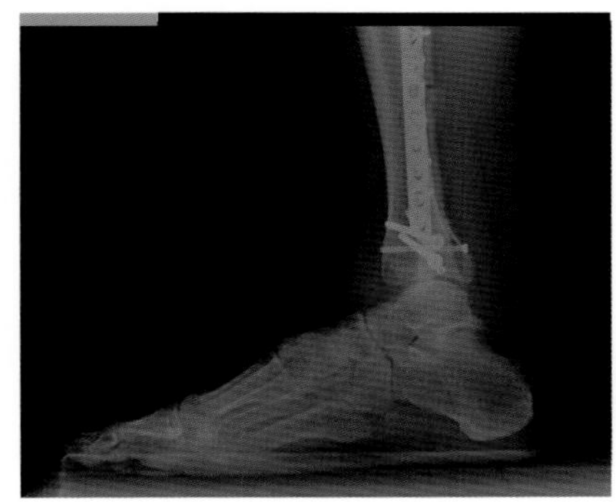

측면상에서 관절면의 약 40%를 포함하는 후과 골절편을 후방에서 나사못으로 고정한 방사선상. 후과가 상방으로 전위되어 있으며 거골이 후방으로 전위되어 있다.

그림 17-7 후외측 도달

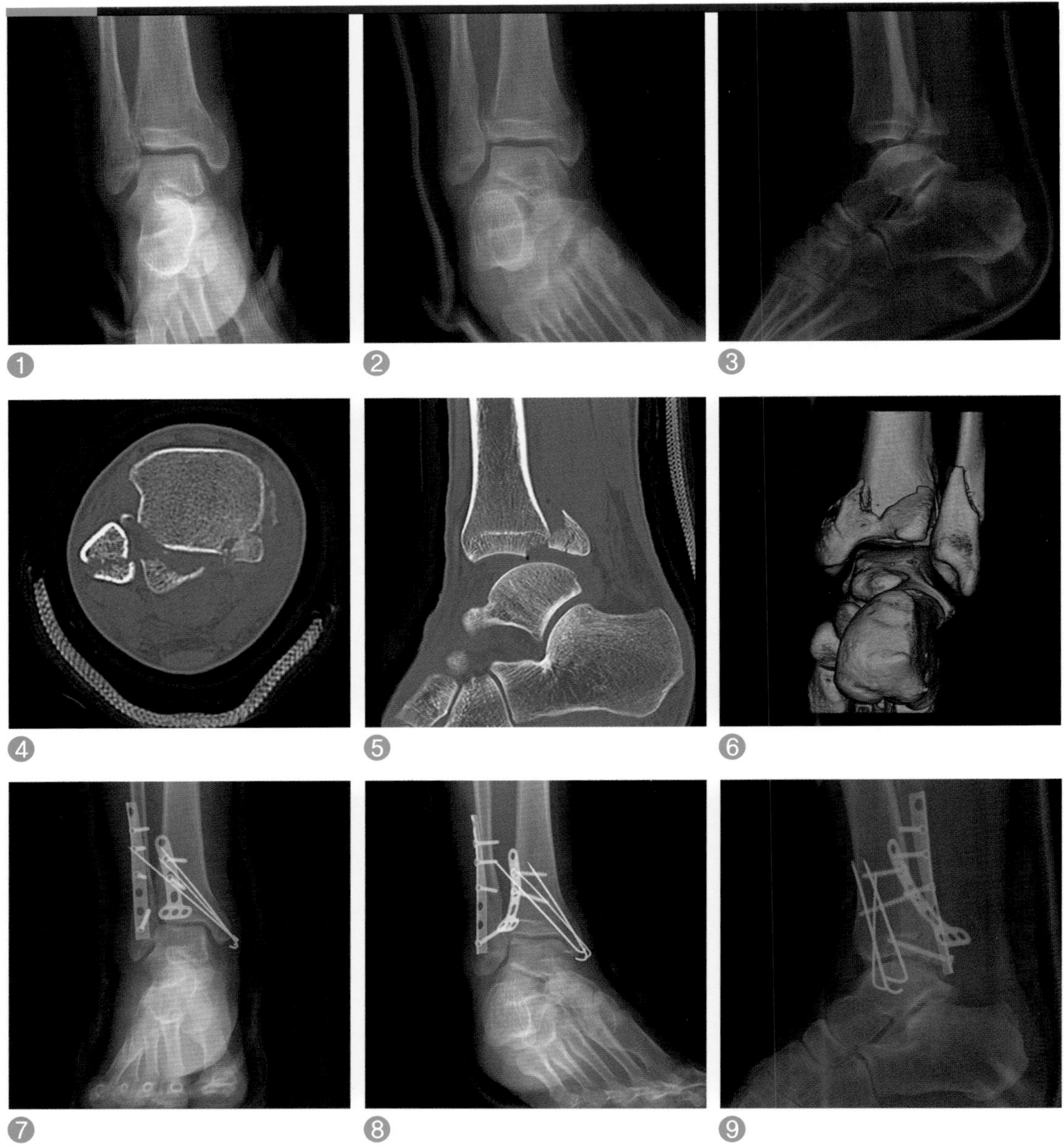

①~⑥ 삼과 골절인데 후방에 내측과 외측을 모두 포함하는 골절편이 있다. 전위가 심한 것이 후외측 골절편이며, 경비 인대 결합에도 골절편이 있다. ⑦~⑨ 후외측 도달하여 골절편 근위부에서 나사못으로 금속판을 고정하고 골절편을 앞으로 눌러서 정복과 고정을 하였다.

방에서 전방으로 K-강선으로 임시 고정 후 보통 나사못이나 유관 나사를 삽입하여 고정한다 그림 17-7.

나사못으로 고정이 어려운 경우에는 금속판으로 고정한다.[9]

수술 전 CT상에서 주로 후내측을 침범한 골절인 경우에는 내측과를 노출할 때 내측과의

그림 17-8 후내측 도달

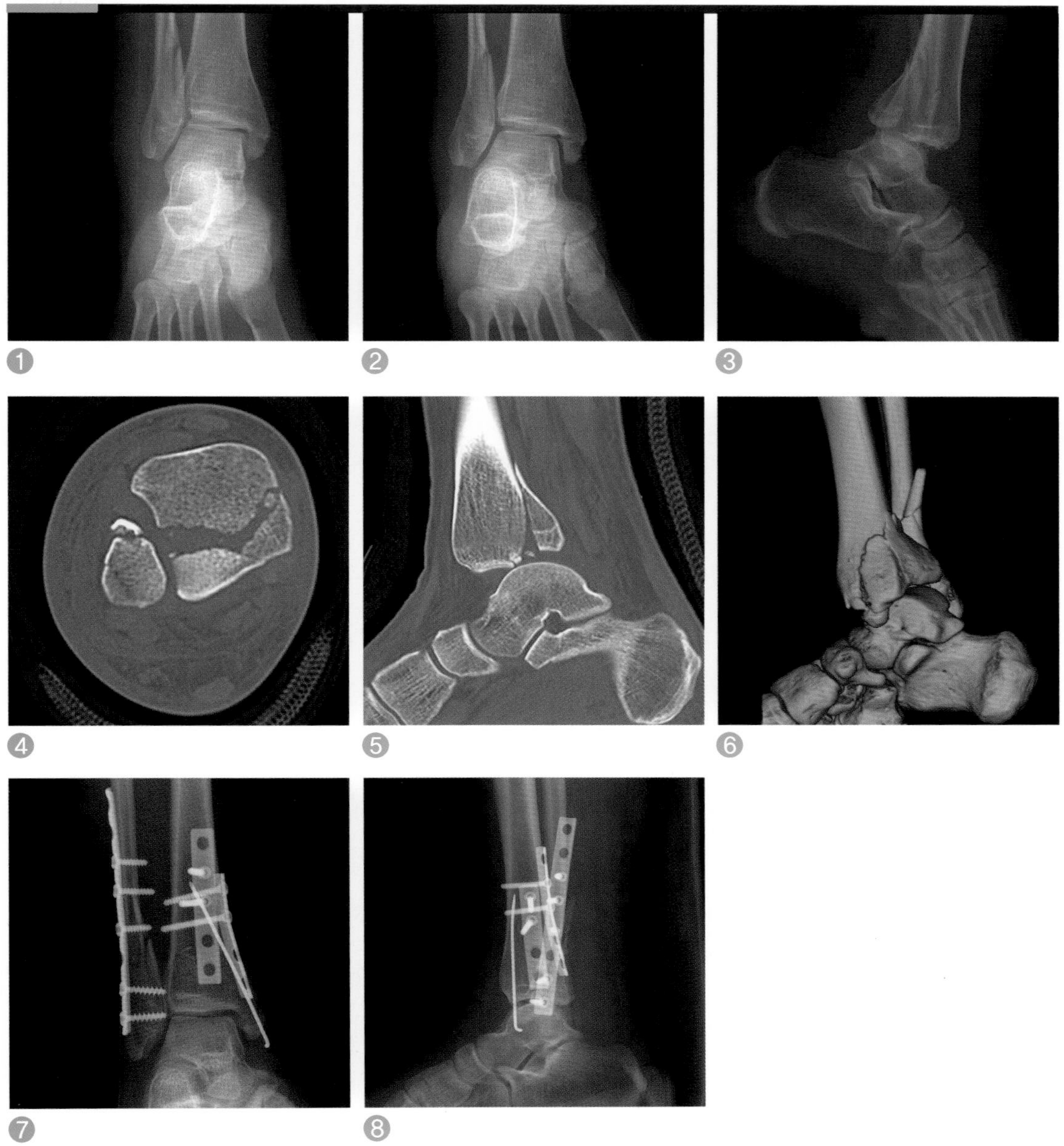

①~⑥ 삼과 골절인데 후내측, 후외측에 모두 전위된 골절편이 있다. ⑦, ⑧ 후내측 도달하여 금속판을 나사못으로 고정하고 후내측 전위된 골절편을 앞으로 밀면서 정복하고 고정하였다.

후방을 따라서 절개하고, 내측과를 정복할 때 후내측 골절편을 정복할 수도 있다 그림 17-8.

후과 골절을 고정해야 할 가능성이 있을 경우에는 외과에 도달시 비골의 후연보다 좀 더 후방으로 절개하면 후과가 도수 정복되지 않을 때 후외방으로 도달하기 용이하다.

차. 비골 골절과 경비 인대 결합 이개

경비 인대 결합의 불안정성은 원위 경비 인대의 근위부에 발생한 비골 골절에 동반되는 경우가 가장 많지만 비골 골절이 없는 경우에 발생할 수도 있고 경비 인대 결합 부위에서 비골 골절이 있는 경우에도 발생한다. 이는 비골 골절보다 근위부까지 골간막의 파열이 있기 때문인데, MRI를 이용한 연구에서도 골절의 위치와 골간막의 파열 부위가 일치하는 것은 아니라고 한다.[24] 최근에는 초음파 검사로 경비 인대 결합 손상을 검사하려는 시도가 있다.[19]

수술장에서 경비 인대 결합의 불안정성을 검사하는 방법은 비골을 외측으로 당기는 검사와 비골을 외회전시키는 검사가 있는데 비골을 외측으로 당기는 검사가 더 정확하다는 보고가 있다.[28]

인대 결합의 불안정성이 없이도 근위 비골 골절이 발생할 수 있다.[25] 그러므로 비골 골절의 위치라든가 Lauge-Hansen 분류만으로 경비 인대 결합의 불안정성을 절대적으로 판단할 수가 없는 경우가 많다. 외회전 손상에서 전방 경비 인대가 파열되고 근위 비골 골절이 있지만, 내측 손상과 후방 경비 인대가 파열되지 않은 경우에는 안정적인 경비 인대 결합 손상이다. 즉 경비 인대 결합 손상의 안정성은 내측 손상이 있느냐 없느냐와 관련이 있다. Boden 등의 연구에 의하면 삼각 인대가 파열되더라도 비골 골절이 발목 관절로부터 근위부로 3.0~4.5cm 이내인 경우에는 비골 골절을 해부학적으로 정복하고 견고하게 고정하면 이개를 고정할 필요가 없다. 이런 연구 결과들에[27] 의하여 이개를 고정해야만 하는 적응증이 과거보다 상당히 감소하였다. 그러나 실제 개개의 환자에게 이러한 실험적인 연구 결과를 그대로 적용하기 어려운 경우도 있으며 이개를 고정할 것인가는 환자에 따라 여러 가지를 신중히 고려하여 결정한다.

경비 인대 결합의 이개를 고정할 때, 특별히 더 견고한 고정이 필요한 경우가 있다. 회내-외전 손상에서는 비골의 분쇄가 있는 경우가 흔한데 이런 경우에는 외회전 손상에 비하여 경비 인대 결합의 불안정성이 더 크므로 더 견고한 고정을 고려해야 한다. 골다공증이 심한 경우에도 나사못의 고정력이 약하다는 점을 고려하여야 한다. 또한 후과(posterior malleolus)의 골절도 불안정성을 증가시킨다. 수술 전에 MRI를 해서 후방 원위 경비 인대가 후과의 골절편에 부착되어 있는 경우에는 후과의 골절을 해부학적으로 정복하면 경비 인대 결합을 관통 나사로 고정하지 않아도 된다고 한다.[22] 나사못 한 개로 고정력이 불충분하여 이개가 교정

그림 17-9

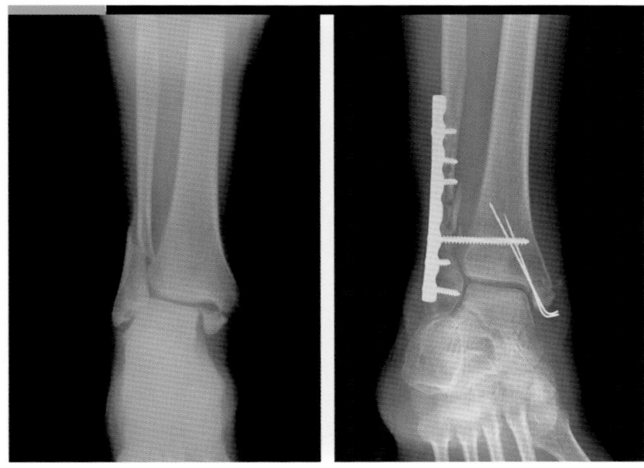

경비 인대 결합의 이개와 내측에서 전방 colliculus 골절과 심부 삼각 인대 파열이 있었던 환자의 수술 전후 방사선상. 비골과 내과를 정복 및 고정한 후에 관통 나사를 삽입하였다.

되지 않는 경우에는 나사못 두 개를 사용하기도 하며, 금속판을 대고 금속판에 있는 구멍을 통해서 나사못을 삽입하면 이개에 더 강한 압박력이 가해진다. 내과 골절 중에서 전방 colliculus만 골절된 경우에는 후방 colliculus에 부착된 심부 삼각 인대 파열이 동반되어 있는 경우가 흔한데 이 경우에는 전방 colliculus를 고정하더라도 불안정하다 그림 17-9 .

경비 인대 결합을 비골의 어느 위치에서 나사못으로 고정해야 하는가에 대해서는 관절면에서 2~5cm 사이에서 어디든 관계가 없다. 고정 나사는 지연 나사(lag screw)가 아니며 경골과 비골 사이를 과도하게 조이지 않고, 정복된 위치를 유지하는 목적으로 삽입한다. 대개 지름 3.5~4.5mm의 나사를 사용하며 3~4 피질골을 고정한다. 4.5mm 나사못은 강하고, 나사못의 머리 부분이 커서 국소 마취하에 제거하기 쉽다. 그러나 작은 나사못은 나사못이 헐거워지더라도 주변의 골흡수가 적고, 비골 골절을 고정하는 1/3 semi tubular 금속판의 나사 구멍에 맞는다는 장점이 있다.

4피질골을 고정하는 것이 더 강하지만, 3피질골을 고정하면 경골과 비골 사이에 약간의 운동이 가능하여 좀 더 정상적인 상태와 가깝고, 나사못을 제거하지 않았을 때 파손(breakage)되기보다는 주변이 헐거워져서 파손을 방지할 수 있다는 점도 장점이다. 나사못을 제거하지 않더라도 파손되지 않는 경우도 많고 파손되더라도 별 문제가 없으므로[10] 반드시 제거하지 않는 경우도 많다. 과거에는 나사못의 파손을 염려하여 인대 결합부가 완전히 치유되었다고 판단하는 시기에 나사못을 제거하고 체중 부하를 허용하였는데 대개 수술 후 12주 이상 경과할 때까지 체중 부하를 금지하였다. 그러나 나사못이 파손되더라도 별 문제가 없으

그림 17-10

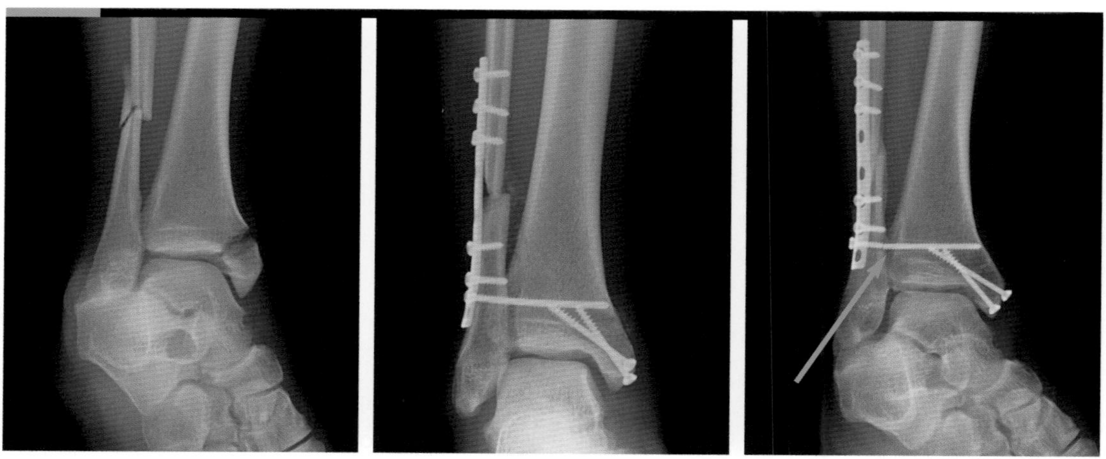

3.5mm 나사못으로 고정 후 체중 부하를 하던 중 나사못의 파손이 발생하였다.

그림 17-11

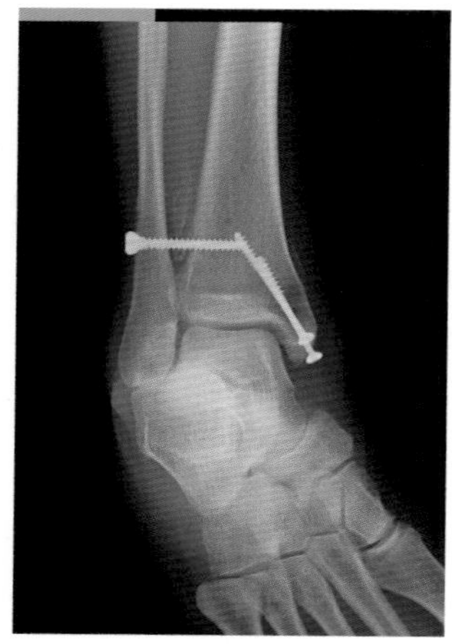

인대 결합 부위에 석회화가 발생한 방사선상.

므로 조기에 체중 부하를 허용하며 12주 이상 지난 후에 나사못을 제거한다 그림 17-10 . 흡수성 나사못을 이용하는 것도 좋은 방법이다.[12] 골절과 동반된 이개는 골절을 해부학적으로 정복한 후에 골절 부위가 유합되면 이개도 안정적으로 유지되지만 골절 없이 발생한 이개는 정복하더라도 다시 벌어지는 경우가 많으므로 골절과 동반된 이개인지, 골절 없이 발생한 이개인지가 예후와 경과에 중요하다.

인대 결합부의 손상 후에 석회화가 발생하기도 하는데 석회화가 되어 경골과 비골이 유합되어도 특별한 이상이 없는 경우가 많다 그림 17-11 . 증세가 있는 경우에는 절제한다.

카. 부정 유합(Malunion)

(1) 족관절 양측과 골절의 부정 유합

비골이 단축되거나 외회전된 상태로 유합되는 경우가 흔하다. 이 경우에 거골이 외측으로 전위되고 퇴행성 관절염이 발생한다.

비골 부정 유합 부위를 절골하여 변형을 교정하는데 내측에 별도의 절개를 하여 내과와 거골 사이의 연부 조직을 절제하여야 정복이 가능하다.

비골 절골 후에 경비 인대 결합 부위에서 경골과 비골 사이의 반흔 조직을 모두 제거한다 그림 17-12 그림 17-13.

(2) 경골 천장 골절의 부정 유합

경골 천장 골절의 부정 유합은 다양한 형태를 보이며 1년 이상 된 경우라도 20, 30대의 젊은 연령 환자라면 적극적으로 치료하는 것이 좋다 그림 17-14 그림 17-15 그림 17-16.

그림 17-12 내과와 근위비골 골절 후에 부정 유합되어 이개가 발생한 예

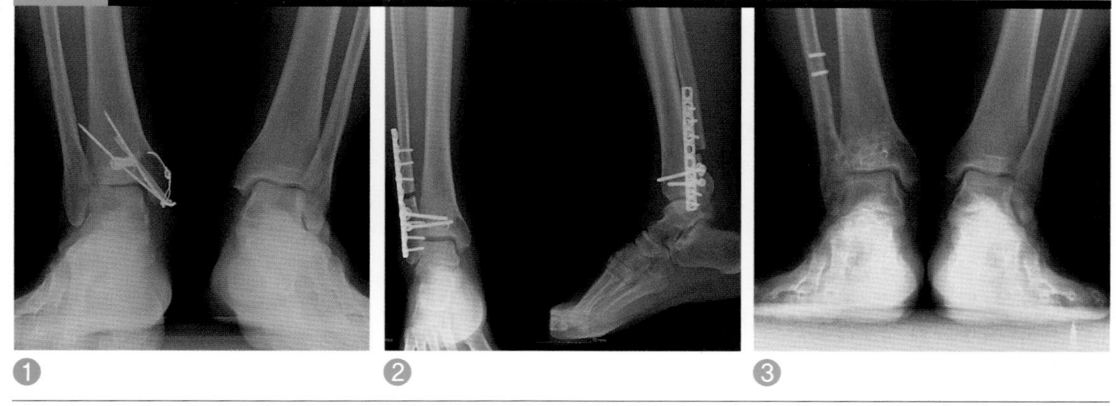

① 수술 전 방사선상에서 내측과와 거골 내측면 사이가 넓어지고 경골 천장의 외측과 거골 원개 사이가 좁아진 것을 보여 준다. ② 원위 경비 인대 결합 근위부에서 비골을 절골하고 3mm 신연하고 내회전하여 족관절 격자를 정상화시켰다. ③ 수술 5년 후에 족관절 격자가 정상적으로 유지되어 있는 것을 알 수 있다.

그림 17-13 비골을 신연하고 내회전한 상태에서 경비 인대 결합을 고정하는 방법

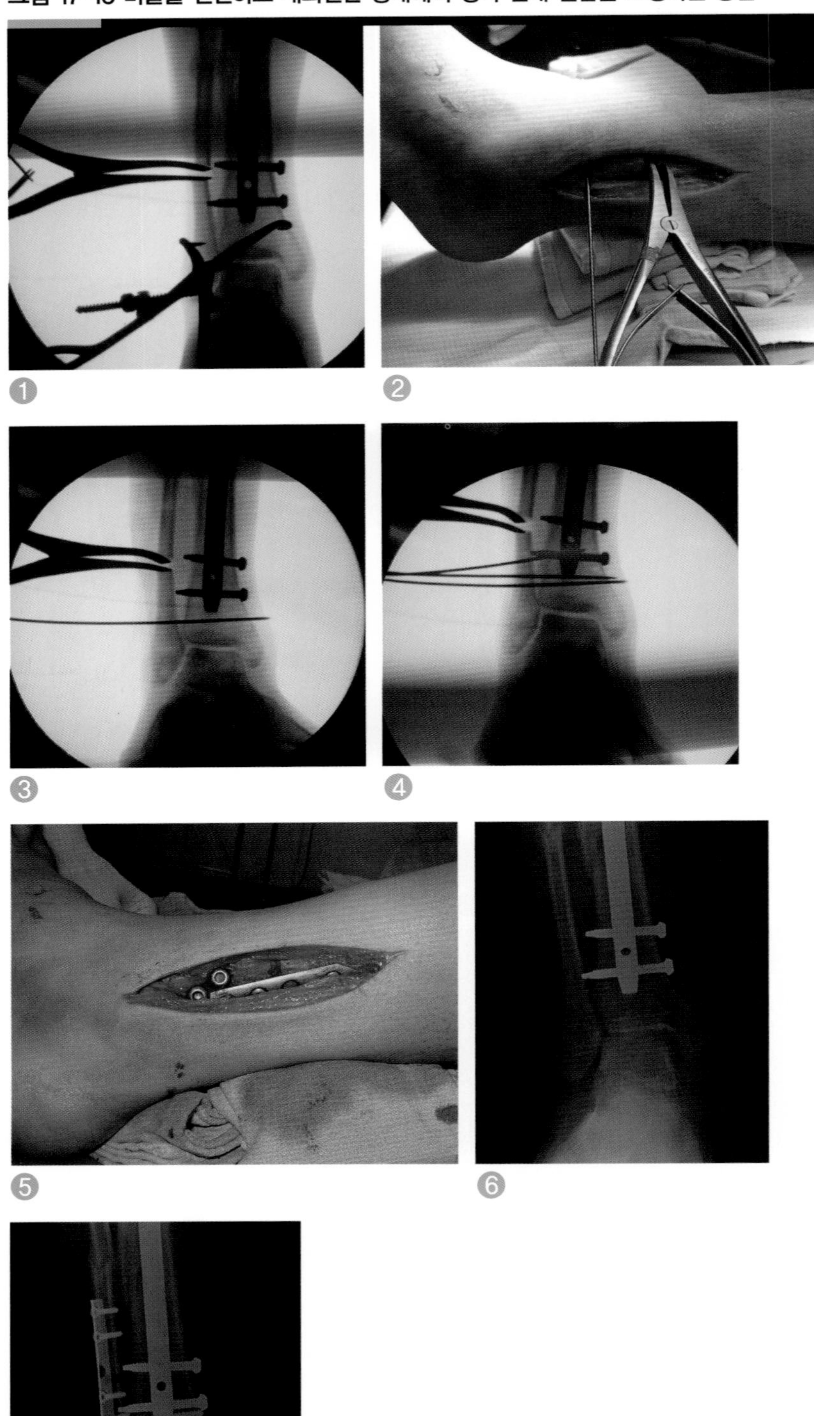

① 원위 경비 인대 결합 근위부에서 비골을 절골하여 신연하고 내회전한 상태에서 경골과 비골을 조인다. ② 그림 ①과 같은 상태에서 K-강선을 삽입하여 삽입할 나사못의 방향과 길이를 예측한다. ③, ④ 그림 ②에서 촬영한 방사선상. ⑤ 나사못을 삽입한 후의 사진. ⑥ 수술 전 방사선상. ⑦ 수술 후 방사선상.

그림 17-14

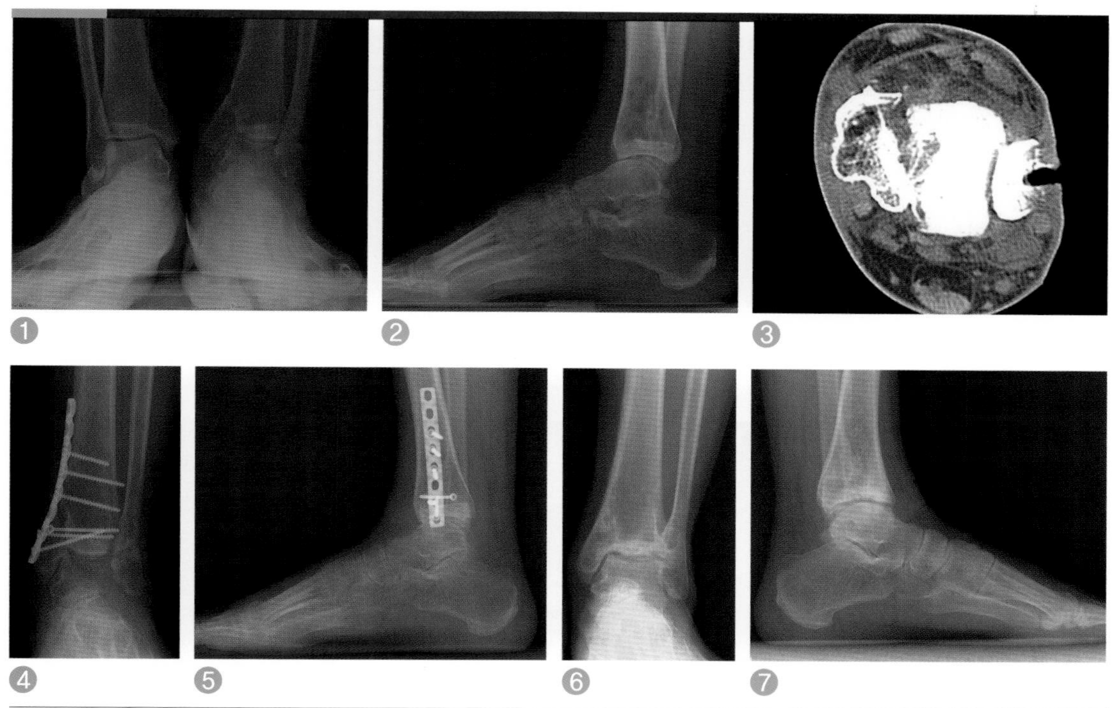

①, ② 부정 유합되어서 거골이 내반, 전방 전위된 모양. ③ CT에서 골절면에서 내측이 전방으로 전위되고 내회전되어 있는 것을 보여준다. ④, ⑤ 원래 골절 부위를 재절골하여 정복한 모양. ⑥, ⑦ 수술 4년 후에 촬영한 방사선상.

그림 17-15 경골 천장의 전방에 골결손이 있으면서 거골이 전방으로 전위된 예를 골이식을 하여서 치료한 예

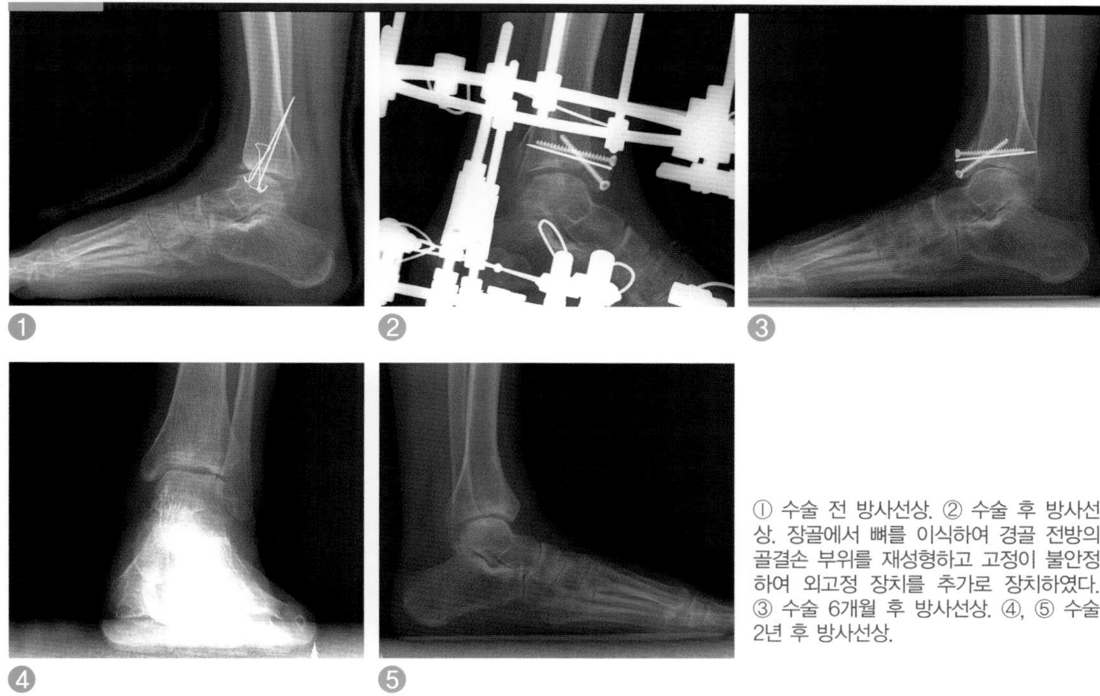

① 수술 전 방사선상. ② 수술 후 방사선상. 장골에서 뼈를 이식하여 경골 전방의 골결손 부위를 재성형하고 고정이 불안정하여 외고정 장치를 추가로 장치하였다. ③ 수술 6개월 후 방사선상. ④, ⑤ 수술 2년 후 방사선상.

그림 17-16 경골 천장 골절 부정 유합을 원래 골절선을 따라서 재골절하여 정복한 예

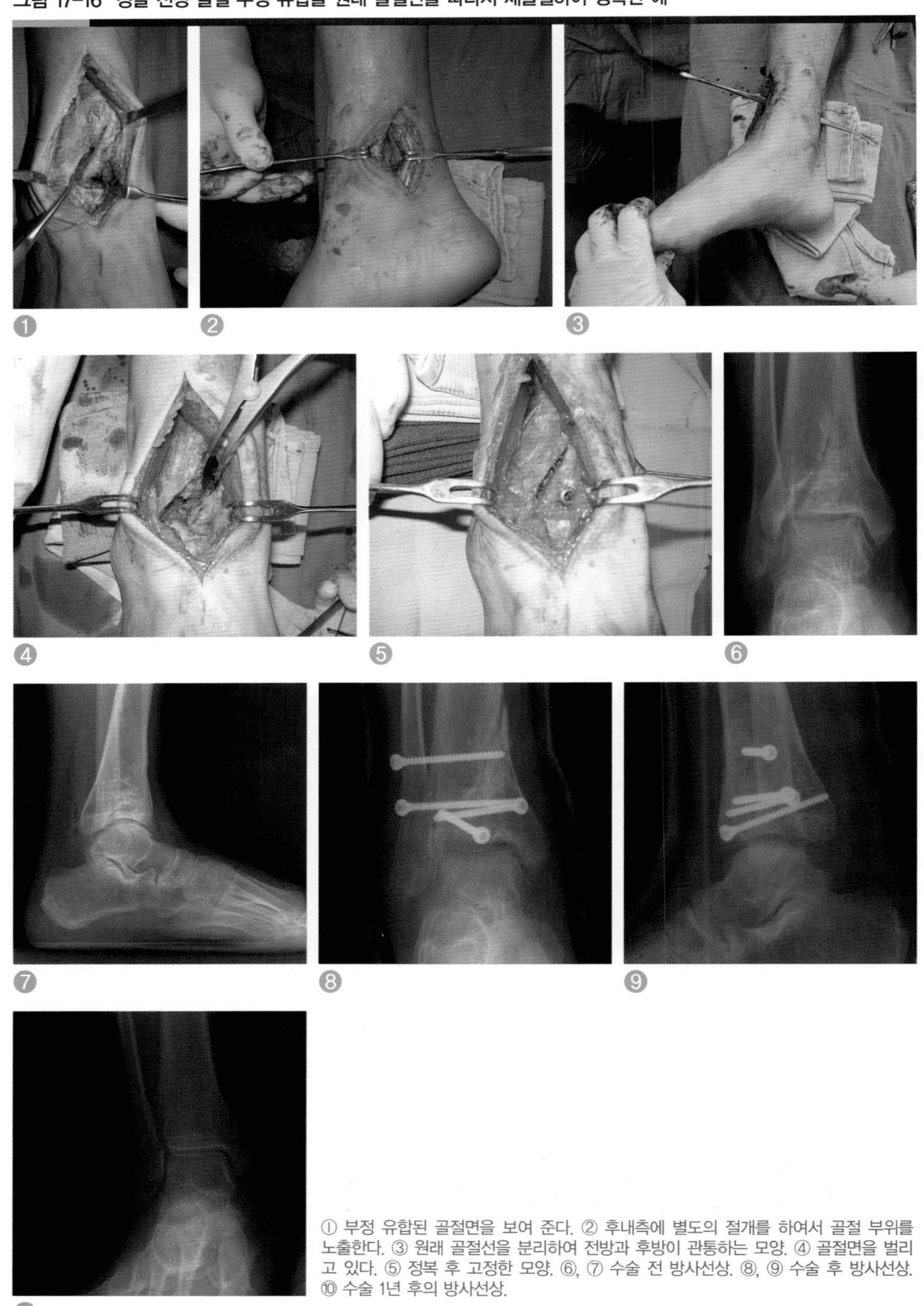

① 부정 유합된 골절면을 보여 준다. ② 후내측에 별도의 절개를 하여서 골절 부위를 노출한다. ③ 원래 골절선을 분리하여 전방과 후방이 관통하는 모양. ④ 골절면을 벌리고 있다. ⑤ 정복 후 고정한 모양. ⑥, ⑦ 수술 전 방사선상. ⑧, ⑨ 수술 후 방사선상. ⑩ 수술 1년 후의 방사선상.

REFERENCES

1. **Baird RA and Jackson ST** | Fractures of the distal part of the fibula with associated disruption of the deltoid ligament. Treatment without repair of the deltoid ligament. J Bone Joint Surg, 69-A:1346-1351, 1987.
2. **Bauer M, Jonsson K and Nilsson B** | Thirty-year follow-up of ankle fractures. Acta Orthop Scand, 56:103-106, 1985.
3. **Boraiah S, Paul O, Parker RJ, Miller AN, Hentel KD, Lorich DG** | Osteochondral lesions of talus associated with ankle fractures. Foot Ankle Int, 30(6):481-5, 2009.
4. **Brink O, Staunstrup H and Sommer J** | Stable lateral malleolar fractures treated with aircast ankle brace and DonJoy R.O.M.-walker brace: A prospective randomized study. Foot Ankle Int, 17:679-684, 1996.
5. **Close JR** | Some applications of the functional anatomy of the ankle joint. J Bone Joint Surg, 38-A:760-781, 1956.
6. **Davidovitch RI, Walsh M, Spitzer A, Egol KA** | Functional outcome after operatively treated ankle fractures in the elderly. Foot Ankle Int, 30(8):728-33, 2009.
7. **Ebraheim NA, Elgafy H, Padanilam T** | Syndesmotic disruption in low fibular fracture associated with deltoid ligament injury. Clin Orthop, 409:260-267, 2004.
8. **Fitzpatrick DC, Otto JK, McKinley TO, Marsh JL, Brown TD** | Kinematic and contact stress analysis of posterior malleolus fractures of the ankle. J Orthop Trauma, 18:271-278, 2004.
9. **Forberger J, Sabandal PV, Dietrich M, Gralla J, Lattmann T, Platz A** | Posterolateral approach to the displaced posterior malleolus: functional outcome and local morbidity. Foot Ankle Int, 30(4):309-14, 2009.
10. **Hamid N, Loeffler BJ, Braddy W, Kellam JF, Cohen BE, Bosse MJ** | Outcome after fixation of ankle fractures with an injury to the syndesmosis: the effect of the syndesmosis screw. J Bone Joint Surg Br, 91(8):1069-73, 2009.
11. **Haraguchi N, Armiger RS** | A new interpretation of the mechanism of ankle fracture. J Bone Joint Surg Am, 91(4):821-9, 2009
12. **Hovis WD, Kaiser BW, Watson JT, Buncholz RW** | Treatment of syndesmotic disruption of the ankle with bioabsorbable screw fixation. J Bone Joint Surg , 84-A:26-31, 2002.
13. **Langenhuijsen JF, Heetveld MJ, Ultee JM, Steller EP, Butzelaar RM** | Results of ankle fracture with involvement of the posterior tibial margin. J Trauma, 53:55-60, 2002.
14. **Lauge-Hansen N** | Fractures of the ankle: II. Combined experimental-surgical and experimental-roentgenologic investigations. Archives of Surgery, 60:957-985, 1950.
15. **Lauge-Hansen N** | Fractures of the ankle: IV. Clinical use of genetic roentgen diagnosis and genetic reduction. Archives of Surgery, 64:488-500, 1952.
16. **Lehtonen H, Jarvinen TL, Honkonen S, Nyman M, Vihtonen K, Jarvinen M** | Use of cast compared with a functional ankle brace after operative treatment of an ankle fracture. A prospective, randomized study. J Bone Joint Surg, 85-A:205-211, 2003.
17. **Leith JM, McConkey JP, Li D and Masri B** | Valgus stress radiography in normal ankles. Foot Ankle Int, 18:654-657, 1997.
18. **Leontaritis N, Hinojosa L, Panchbhavi VK** | Arthroscopically detected intra-articular

lesions associated with acute ankle fractures. J Bone Joint Surg Am, 91(2):333–9, 2009.

19. **Mei-Dan O, Kots E, Barchilon V, Massarwe S, Nyska M, Mann G** | A dynamic ultrasound examination for the diagnosis of ankle syndesmotic injury in professional athletes: a preliminary study. Am J Sports Med, 37(5):1009–16, 2009.
20. **Michelson JD, Magid D, Ney DR and Fishman EK** | Examination of the pathologic anatomy of ankle fractures. J Trauma, 32:65–69, 1992.
21. **Michelson J, Solocoff D, Waldman B, Kendell K and Ahn U** | Ankle fractures. The Lauge-Hansen classification revisited. Clin Orthop, 345:198–205, 1997.
22. **Miller AN, Carroll EA, Parker RJ, Helfet DL, Lorich DG** | Posterior malleolar stabilization of syndesmotic injuries is equivalent to screw fixation. Clin Orthop Relat Res, 468(4):1129–35, 2010.
23. **Nielsen J, Jensen HD and Sorensen HT** | Lauge-Hansen classification of malleolar fractures. An assessment of the reproducibility in 118 cases. Acta Orthop Scand, 61:385–387, 1990.
24. **Nielson JH, Sallis JG, Potter HG, Helfet DL, Lorich DG** | Correlation of interosseous membrane tears to the level of the fibular fracture. Orthop Trauma, 18:68–74,2004.
25. **Pankovich AM** | Fractures of the fibular proximal to the distal tibiofibular syndesmosis. J Bone Joint Surg, 60-A:221–229, 1978.
26. **Ramsey PL and Hamilton W** | Changes in tibiotalar area of contact caused by lateral talar shift. J Bone Joint Surg, 58-A:356–357, 1976.
27. **Solari J, Benjamin J, Wilson J, Lee R and Pitt M** | Ankle mortise stability Weber type-C fractures: Indications for syndesmotic fixation. J Orthop Trauma, 5:190–195, 1991.
28. **Stoffel K, Wysocki D, Baddour E, Nicholls R, Yates P** | Comparison of two intraoperative assessment methods for injuries to the ankle syndesmosis. A cadaveric study. J Bone Joint Surg Am, 91(11):2646–52, 2009.
29. **Stufkens SA, Knupp M, Horisberger M, Lampert C, Hintermann B** | Cartilage lesions and the development of osteoarthritis after internal fixation of ankle fractures: a prospective study. J Bone Joint Surg Am, 92(2):279–86, 2010.
30. **Stufkens SA, Knupp M, Lampert C, van Dijk CN, Hintermann B** | Long-term outcome after supination-external rotation type-4 fractures of the ankle. J Bone Joint Surg Br, 91(12):1607–11, 2009.
31. **Takao M, Ochi M, Naito K, Iwata A, Kawasaki K, Tobita M, Miyamoto W, Oae K** | Arthroscopic diagnosis of tibiofibular syndesmosis disruption. Arthroscopy, 17:836–43, 2001.
32. **Tang CW, Roidis N, Vaishnav S, Patel A, Thordarson DB** | Position of the distal fibular fragment in pronation and supination ankle fracture; a CT evaluation. Foot Ankle Int, 24:561–566, 2003.
33. **Thomsen NOB, Overgaard S, Olsen LH, Hansen H and Nielsen ST** | Observer variation in the radiographic classification of ankle fractures. J Bone Joint Surg, 73-B:676–678, 1991.
34. **Weber M, Ganz R** | Malunion following trimalleolar fracture with posterolateral subluxation of the talus reconstruction including the posterior malleolus. Foot Ankle Int, 24:338–344, 2003.

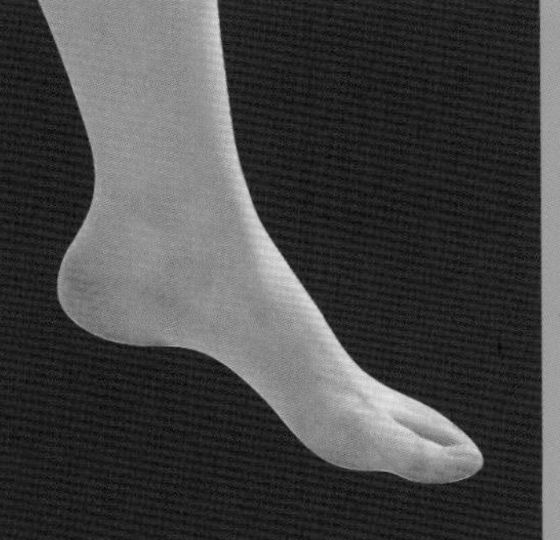

18. 족부 골절 및 탈구
Fractures and Dislocations of the Foot

가. 총론

(1) 진단

가) 병력

족부 손상이 있는 환자의 병력에서 당뇨병이나 말초 혈관 질환과 같은 전신적인 질환이 있었는지가 아주 중요하다. 또한 갑자기 운동을 많이 한 경우에는 피로 골절의 가능성을 생각하여야 한다.

고령자의 경우는 아무런 외상이 없어도 부전 골절(insufficiency fracture)이 발생하는데 MRI가 진단에 좋으며 초음파 검사도 도움이 된다.[2] 이물에 찔린 경우에는 녹농균(pseudomonas)의 감염에 대비하여야 하며, 추락상인 경우에는 종골 골절 등 발의 손상은 물론 척추의 압박 골절을 찾아보아야 한다.

나) 진찰

심한 골절이나 탈구가 된 경우에는 발 전체의 변형과 심한 부종 및 압통, 운동 제한이 있으나, 경미한 경우에는 조심스럽게 눌러 보아서 좁은 국소 부위의 점 압통(point tenderness)이 있는 부위를 찾아보는 것이 중요하다.

촉진상 손상 부위를 알 수 없는 경우에는 스트레스를 가하여 검사하는데, 1) 환자가 능동적으로 발을 움직여 보게 하여 어떤 위치에서 어느 부위에 통증이 있는가를 보며, 2) 능동적 운동에 문제가 없으면 수동적으로 부드럽게 움직여 보고, 3) 이와 같은 방법에도 통증이 없으면 체중 부하를 하고 걷게 하여 본다. 신경 및 혈관 손상이 있는가를 잘 보아야 하는데, 부종이 심한 경우에는 족배 동맥은 물론 후방 경골 동맥의 박동도 잘 만져지지 않으므로 도플러 초음파 혈류 검사 기기를 사용하여 검사해야 한다.

다) 방사선 검사

발에는 여러 가지의 부골(accessory bone)이 있으며 청소년기에는 여러 곳에 부골화 중심(accessory ossification center)이 나타나서 골절과 감별하기 어려운 경우가 많다. 후족부의 뼈가 훨씬 크므로 후족부를 잘 보기 위한 경우와 전족부를 잘 보기 위한 경우의 방사선 조사량이 다르다. 그러므로 보고자 하는 부위에 따라 방사선 조사량을 잘 조절하여야 한다.

그림 18-1 부주상골의 방사선상 및 그림

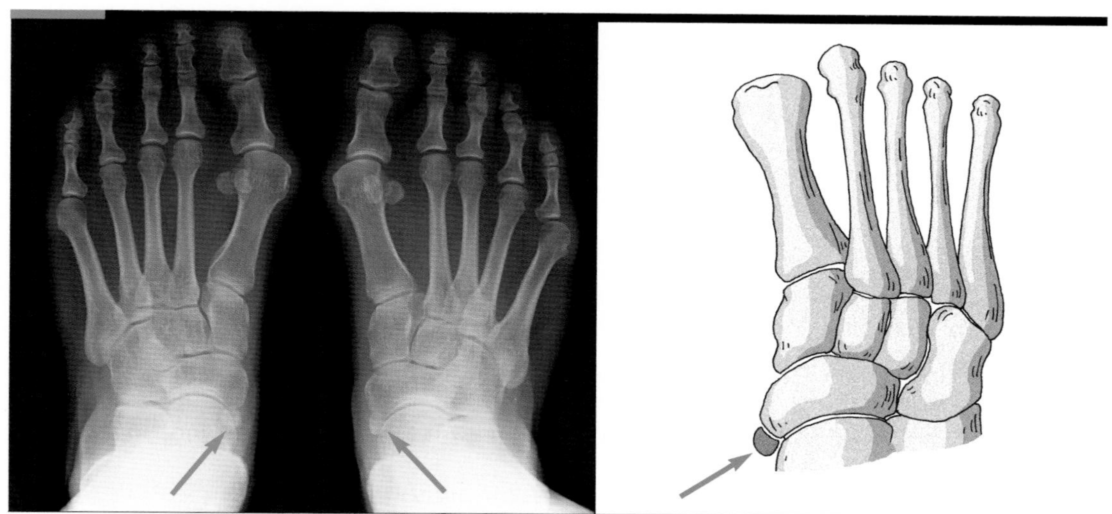

부골 중 가장 흔한 것은 삼각골(os trigonum), 부주상골(accessory navicular, os tibiale externum), 비부골(os peroneum), 베자리우스 부골(os vesalianum) 등이다 그림 18-1.

부골들은 항상 양측 족부에 대칭적으로 나타나는 것이 아니므로 손상 받지 않은 정상측 발에 있는가 없는가, 또는 정상측과 같은 모양인가 하는 점이 부골과 골절을 감별하는 데 큰 도움이 되지는 않는다. 부골은 피질골로 둘러싸여 있고 외연이 부드럽지만, 골절편은 표면이 불규칙하고 골절선에는 피질골이 없다는 점 등으로 감별을 한다. 그러나 부골은 뼈가 작으므로 이런 점으로 감별하기가 쉽지 않은 경우도 흔하다. 골 주사 검사가 방사선 사진상 보이지 않는 골절을 진단하는 데 도움이 된다. 그러나 골 주사 검사상 양성이며, 추후에 방사선 사진상에서 이상이 보인다면 골절이라고 할 수 있겠으나, 골 주사 검사에서는 양성이지만 추후에 방사선 소견상 골절이 보이지 않는 경우도 있으므로 골 주사 검사상 양성이라고 하여 모두 골절이라고 하기는 어렵다. 족부에는 작은 뼈들이 많으므로 방사선상에서 골절 유무를 알기 어려운 경우가 많으므로 임상적으로 골절이 의심되면 CT를 하는 것이 좋다.

(2) 구획 증후군(Compartment Syndrome)

출혈 및 부종에 의하여 족부의 폐쇄된 공간에 구획 증후군이 발생할 수 있다. 다른 곳과 마찬가지로 조기에 외과적으로 근막 절개를 하여 감압시키는 것이 허혈성 구축을 방지하는 데 가장 중요하다. 의심스러운 경우에는 압력을 측정하여 확인하는데 Hargens 등과 Bourne과

Rorabeck은 구획 압력이 30mmHg 이상인 경우에, Whitesides 등은 이완기 혈압보다 10~30mmHg 낮을 때 근막 절개를 하여야 한다고 한다.

가) 족부 구획의 해부학

전족부와 후족부의 구획이 다르다. 전족부에서는 내측, 중앙, 외측, 골간근-내전근 구획(interosseous adductor compartment) 등 4개의 구획이 있는데[31] 이 중 골간근-내전근 구획은 다시 4개의 골간근 구획과 1개의 내전근 구획으로 나누어진다. 후족부에는 골간근-내전근 구획이 없으며, 중앙 구획이 횡격막(transverse septum)에 의하여 천부와 심부의 두 구획으로 구분된다. 이 중 천부 구획은 단족지 굴근(flexor digitorum brevis)의 구획이고, 심부 구획은 종골과 접해 있으므로 종골 구획(calcaneal compartment)이라고도 하는데, 족저 방형근(quadratus plantae)과 외측 족저 신경이 들어 있는 구획이다 그림 18-2.

나) 치료

전족부나 중족부의 골절인 경우에는 전족부 구획의 감압술을 시행하고, 종골 골절인 경우에는 후족부의 감압술을 시행한다. 그러나 종골 골절이 있고 족부 전체의 부종이 심한 경우에는 종골 구획을 포함하여 족부 전체의 구획을 감압시키는 경우도 있다.

전족부의 근막 절개는 내측에 한 개의 절개선을 이용하여 감압하는 방법과 발등 쪽에 두 개의 절개선을 그어 감압하는 방법이 있다. 내측에 한 개의 절개선을 이용하여 감압하는 경우에는 제1 중족골과 족무지 외전근(abductor hallucis) 사이로 절개한 후에 지혈 겸자를 이용하여 나머지 구획들을 감압한다. 발등 쪽에 두 개의 절개를 하는 경우에는 두 개의 절개선 중 내측 절개선은 제2 중족골 간의 바로 내측을 따라 절개하며, 외측 절개선은 제4 중족골의 바로 외측을 따라 절개한다. 골간근 구획은 중족골 사이를 절개하면 감압되며, 제2 중족골의 내측에서 골간근을 박리하여 내측으로 당긴 후, 골간근과 제2 중족골 사이에서 족무지 내전근을 감압한다. 중족골 사이를 통하여 굽은 지혈 겸자를 삽입하여 중앙, 내측 및 외측 구획을 감압한다. 종골 구획을 포함하여 모든 구획을 감압하기 위해서는 후족부의 내측 절개를 이용하여 종골 구획을 감압하고, 이를 원위부로 연장하여 전족부의 구획을 감압하거나, 후족부 내측의 절개와 별도로 발등 쪽에 두 개의 절개선을 그어 감압할 수도 있다. 근막 절개 후에는 절개선을 봉합하지 않은 채로 두었다가 5~7일 정도 경과한 후에 봉합한다.

그림 18-2 구획 증후군 감압시 사용되는 절개선

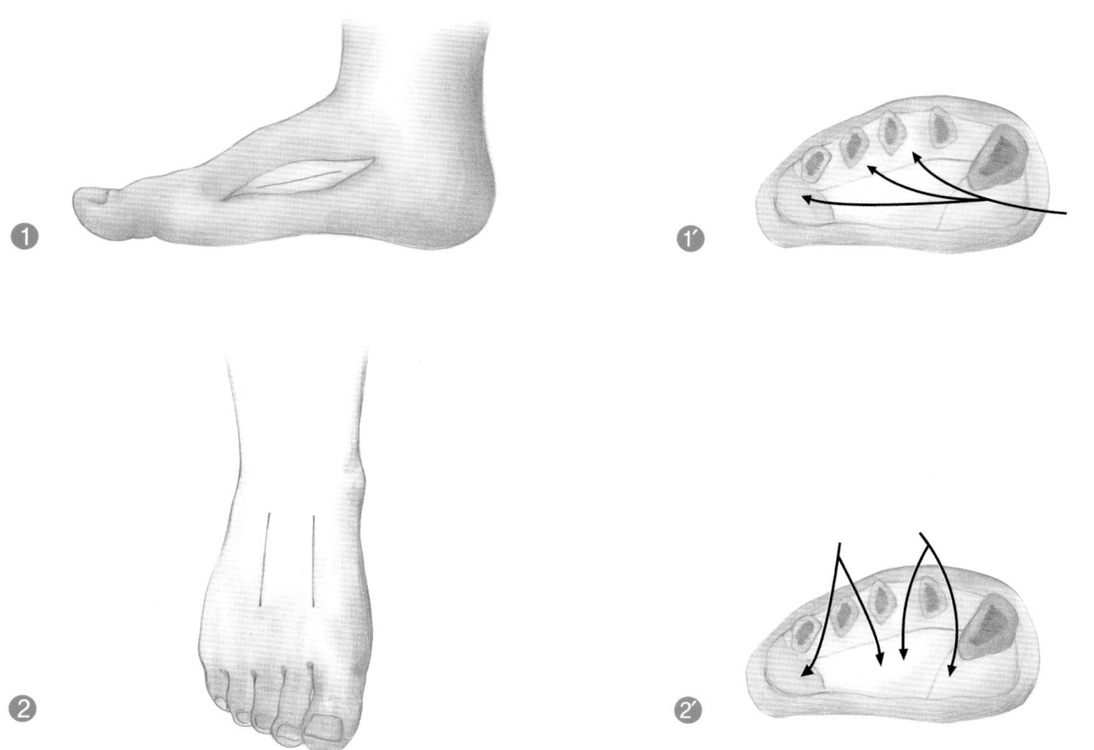

내측에 한 개의 절개선을 이용하여 감압하는 방법(①①′)과 배부에 두 개의 절개선을 이용하는 방법(②②′).

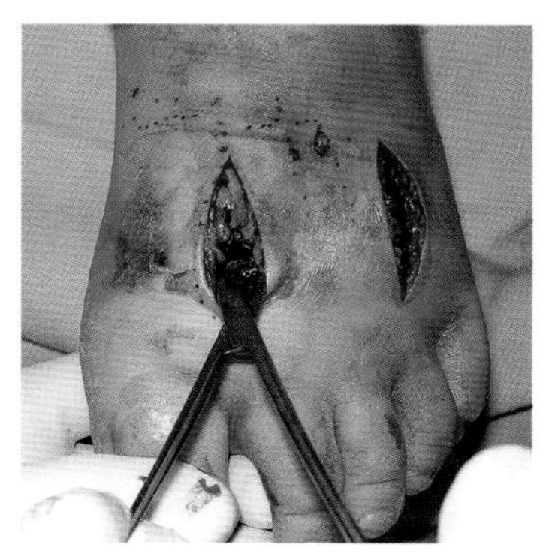

리스프랑 손상에 동반하여 구획 증후군이 발생한 예에서 발등에 두 개의 절개선을 이용하여 감압하는 사진.

봉합이 불가능한 경우에는 부분층 식피술(split thickness skin graft)을 한다. 전족부와 중족부의 골절은 근막 절개시의 절개선을 통하여 근막 절개술과 동시에 고정이 가능하다. 종골 골절의 경우에는 수술 후 5~7일에 내측 절개선을 봉합하거나 피부 이식을 한 후, 수상 후 10~14일에 외측 도달법을 사용하여 종골 골절에 대한 내고정을 한다.

나. 거골 골절 및 탈구(Fractures and Dislocations of the Talus)

(1) 해부학

거골의 대부분은 연골로 싸여 있으므로 거골 골절은 대부분이 관절 내 골절이며, 거골 원개(talar dome)의 관절면에는 온몸에서 가장 큰 단위 면적당 부하가 가해지고 있다.

거골두 및 경부는 족배 동맥과 족근동 동맥(artery of sinus tarsi)에서 분지하는 거골 경부 상방의 혈관들에 의하여 혈액 순환이 원활하므로 거골두 및 경부의 무혈성 괴사는 아주 드물지만, 거골 경부나 체부의 골절 후에는 무혈성 괴사가 발생하기 쉽다.

족근관(tarsal canal)은 거골 하면과 종골 상면의 구(sulcus)로부터 생성되며 족근관 동맥과 거종 골간 인대(talocalcaneal interosseous ligament)가 위치한다. 족근관은 후내측에서 전외측으로 향하며 족근동으로 이어진다. 거골 체부의 혈액 순환은 다음과 같다 그림 18-3.

1) 족근관 동맥 : 후방 경골 동맥이 내외측 족저 동맥으로 분지하는 부위의 약 1cm 근위부에서 기시하며, 거골 체부로 향하는 혈관 중에서 가장 일정하고 중요하다. 족근관 내에서 4~6개의 거골 체부로 향하는 분지를 내게 된다.

2) 삼각 동맥(deltoid artery) : 족근관 동맥이 족근관으로 들어가기 전에 족근관 동맥으로부터 분지되어 거골 체부의 내측 1/4~1/2 부위의 혈액 순환을 담당한다. 다른 혈관이 손상 받으면 골내 문합(intraosseous anastomosis)을 통하여 더 광범위한 부위의 혈액 순환을 담당할 수도 있다.

3) 족근동 동맥(artery of tarsal sinus) : 혈관의 굵기와 기시 부위가 일정하지 않다. 거골 체부의 외측 1/8~1/4 부위의 혈액 순환을 담당한다. 천공 비골 동맥(perforating peroneal artery)이나 족배 동맥 또는 이 두 동맥의 문합으로부터 시작되며, 족근관 동맥과 문합한다.

4) 거골의 후방 결절은 후방 경골 동맥이나 비골 동맥으로부터 혈액 순환이 된다.

(2) 거골 경부 골절(Fractures of the Neck of Talus)

가) 손상 기전

가장 흔한 기전은 발이 하퇴부에 대하여 과도하게 족배 굴곡되는 것으로 알려져 있다. 비

그림 18-3 거골의 혈액 순환

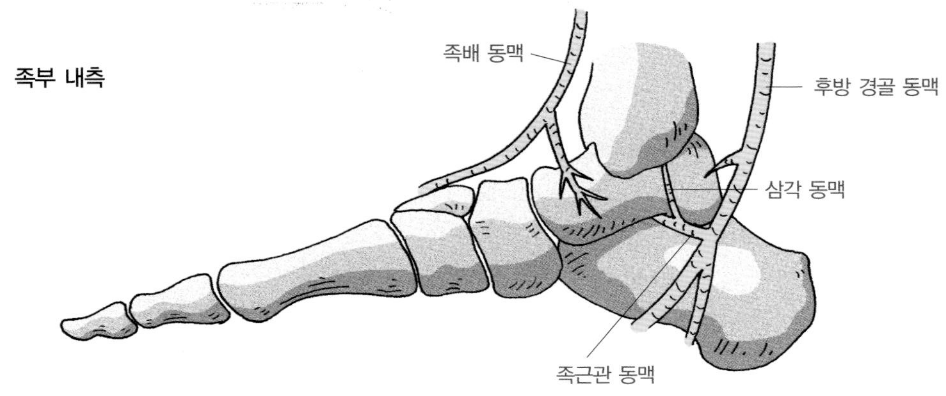

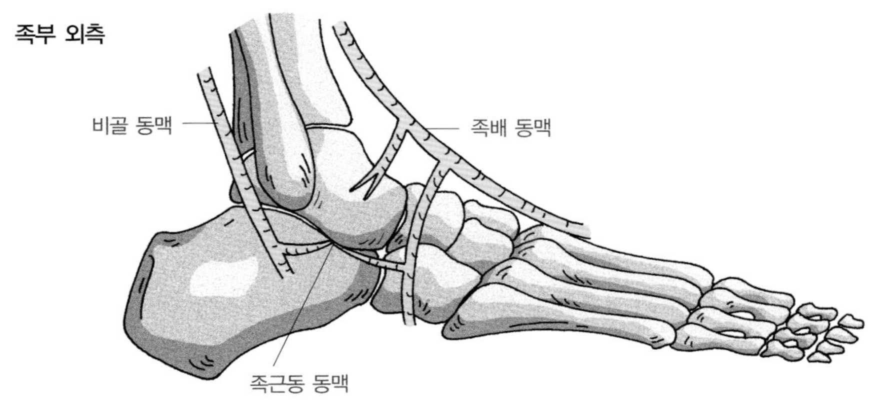

행 사고가 가장 흔한 원인이라는 보고도 있으나 대개는 교통사고나 추락이 원인이다.

족관절에서 족배 굴곡이 일어나면서 거골의 경부가 원위 경골의 전방에 충돌하여 골절선이 시작되어 거골하 관절의 중간 관절면과 후방 관절면 사이로 골절선이 이어진다. 힘이 더 가해지면 거골 체부가 후내측으로 전위되어 족관절 내과의 후방과 아킬레스건 사이에 끼이게 된다.

나) 분류

1970년 Hawkins가 발표한 분류법은 치료의 지침으로 삼을 수 있고, 예후를 예측할 수 있

그림 18-4 거골 골절의 Hawkins 분류

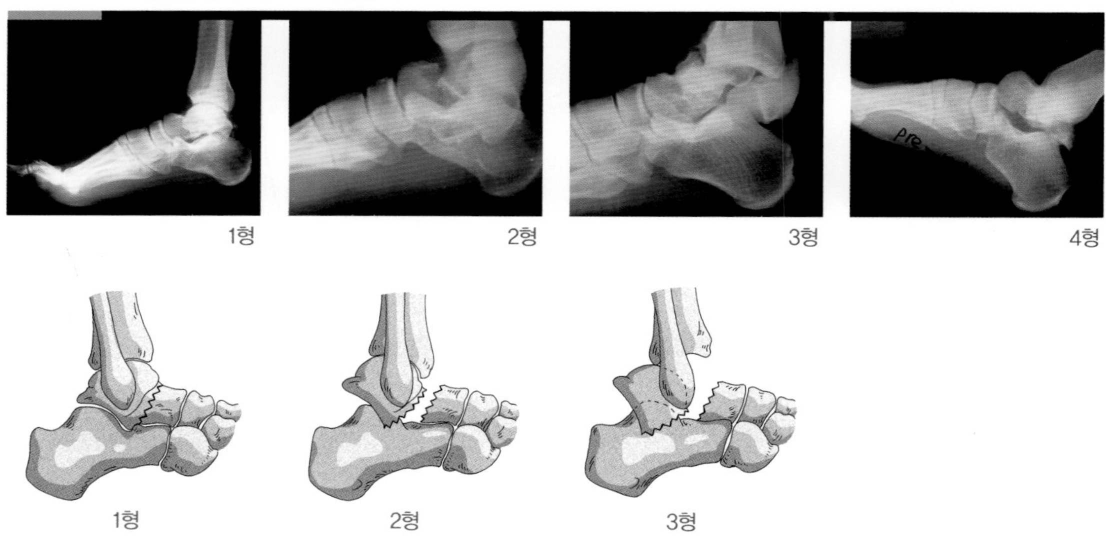

으므로 널리 사용되고 있다 그림 18-4.

제1형은 전위가 없는 골절이며, 제2형은 거골하 관절의 아탈구 또는 탈구가 있는 전위 골절이고, 제3형은 거골 체부가 거골하 관절뿐만 아니라 족관절에서도 탈구된 형이다. 제4형은 매우 드물며, 제3형 손상에 더하여 거골두가 주상골로부터 아탈구 또는 탈구되는 것이다. 가능성이 낮기는 하지만 제1형의 골절에서도 거골 원개를 침범하는 골절인 경우에는 퇴행성 변화를 일으켜서 나쁜 결과가 초래될 수도 있다. 조기에 수술적인 방법으로 정확한 정복과 내고정을 하면 거골 체부의 일부에 무혈성 괴사가 발생하더라도 상당수에서 좋은 결과를 기대할 수 있다.

다) 증세와 징후

비행 사고나 교통사고, 추락 등의 심한 손상력이 있으며, 어느 연령에서나 발생하지만 특히 젊은 남자에게 호발한다. 거골 체부에 심한 전위가 있는 경우에는 16~25% 정도에서 개방성 골절이 보고되어 있다. 또한 개방성 손상은 아니더라도 튀어나온 골절편 위의 피부가 들려서 피부의 허혈이 발생하기도 한다. 이러한 경우에는 조기에 골절편을 정복하여 피부의 괴사와 감염을 예방하여야 한다.

거골 체부가 심하게 후내측으로 전위된 경우에는 신경 및 혈관의 손상 가능성을 염두에 두

그림 18-5 거골 경부상

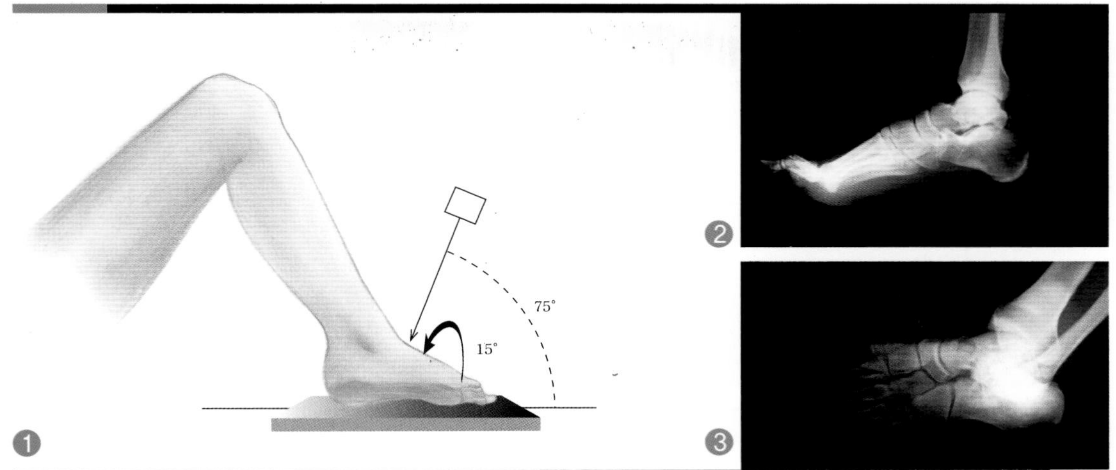

거골 경부상을 촬영하는 방법(①).
거골 경부상에서는 전위와 분쇄를 더 잘 알 수 있다.

측면상에서 잘 보이지 않던 골절선이(②) 거골 경부상(③)에서 잘 보이는 것을 알 수 있다.

고 주의 깊게 살펴보아야 한다. 종골이나 족관절 내과 골절 등과 같은 다른 뼈의 골절이 동반되는 경우가 흔하다. 또한 척추 골절의 유무도 살펴보아야 한다.

라) 방사선 소견

족관절의 전후방 및 사면상에서는 족관절 내에서 거골체의 위치를 잘 볼 수 있으며, 족관절 및 족부의 측면상에서는 골절선과 거골하 관절 후방 관절면의 상태를 잘 알 수 있다. 경미하게 전위된 것처럼 보이는 골절에서도 골절 부위에 내반 변형이 있는 경우가 흔한데 보통의 전후방 및 사면상으로는 잘 알 수 없다. 족관절을 최대한 족저 굴곡시키고 발을 카세트 위에 놓고, 15° 회내(pronation)시킨 후, 방사선 빔이 수평면으로부터 75° 각도로 머리 쪽을 향하도록 하는 Canale와 Kelly의[7)] 방법으로 거골 경부를 잘 볼 수 있는데, 수술장에서 정복의 정도를 판단하기에도 유용하다 그림 18-5 . 정확한 판단을 위하여 CT를 하는 것이 좋다 그림 18-6 .

마) 치료

2mm 정도의 경미한 전위가 있더라도 거골하 관절 중 전방 및 중간 관절면에 가해지는 스트레스의 변화가 많으므로 정확한 정복 및 내고정이 중요하다. 거골두의 감입 골절(impacted fracture)은 대개 주상골의 압박 골절과 동반되며 보존적으로 치료하지만, 관절면이 불규칙하

그림 18-6

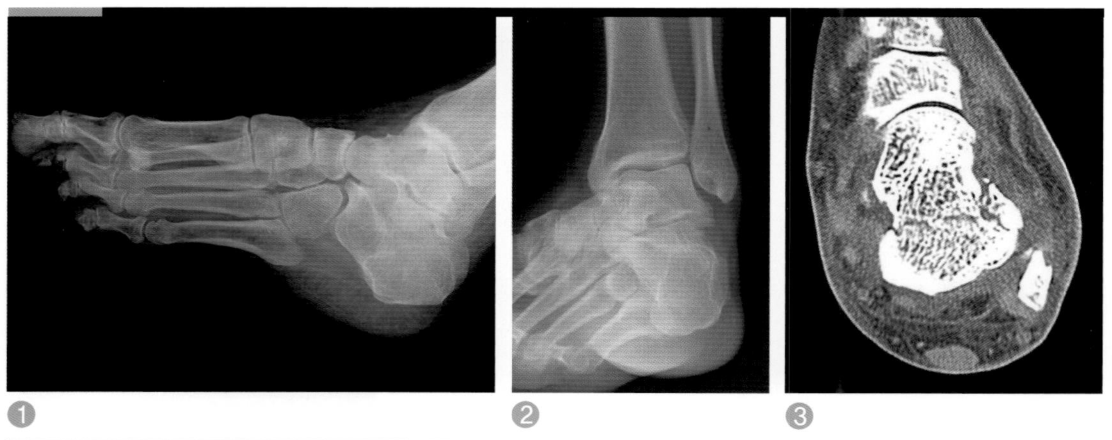

단순 방사선상 잘 보이지 않던 골절이 CT에서는 보일 수 있다. 거골 경부상에서 정상으로 보이며(①), Broden상에서 외측 돌기의 골절이 관찰되는데(②) 전산화 단층 촬영상 거골 체부에도 골절선이 보인다(③).

게 되어 지속적인 통증의 원인이 될 때는 추후에 관절 고정이 필요할 수도 있다.

① 제1형 골절

제1형 골절은 전위가 없는 것을 말하는데, 단순 방사선상 전위가 없어 보이더라도 CT나 단층 촬영을 하면 전위가 관찰되는 경우가 많다. 전위가 조금이라도 의심되는 경우에는 CT를 하여야 한다. 또한 투시기(fluoroscope)하에서 움직여 보면서 골절의 안정성을 검사해 볼 수도 있다. 전위가 없고 골절편도 없는 경우에는 단하지 석고로 8~12주간 고정한다. 최소 4~6주간은 체중 부하를 금지하며, 골절선을 지나서 골소주가 연결될 때까지 체중 부하를 하지 않도록 한다.

② 제2, 제3, 제4형 골절

조기에 수술적 정복 및 내고정을 한다. 다음과 같은 이유로 제3형 및 제4형 골절에 대하여는 응급 수술이 필요하다. 첫째, 탈구된 거골 체부에 의해 피부 및 신경, 혈관 조직이 눌려서 피부 괴사나 신경, 혈관 손상을 일으킬 수 있다. 둘째, 거골의 혈액 순환 중 삼각 동맥의 혈류만 남아 있을 가능성이 높으며, 이것마저 막힐 가능성이 있어서 응급으로 정복하여 삼각 동맥의 혈류가 통하도록 하는 것이 좋기 때문이다.

전내측 도달법을 이용하면 골절 부위가 잘 노출되며 족관절 내과의 절골술 그림 18-7이 필

그림 18-7 족관절 내과의 절골술

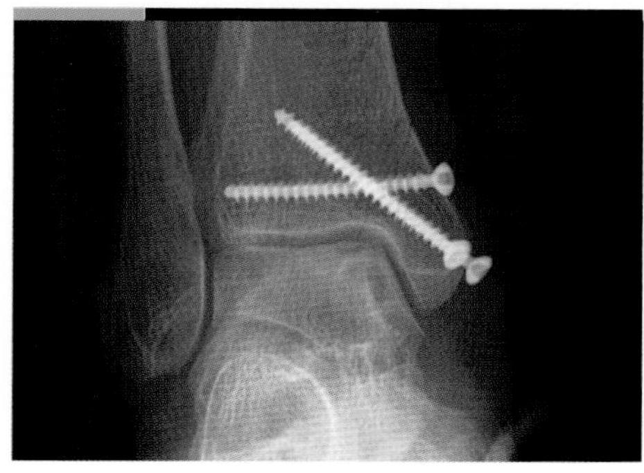

족관절 내과 절골술 후 나사못으로 고정한 사진. 절골술시에 방사선상을 보면서 천장(plafond)과 내과 사이로 절골한다.

그림 18-8 전내측 및 전외측 도달법

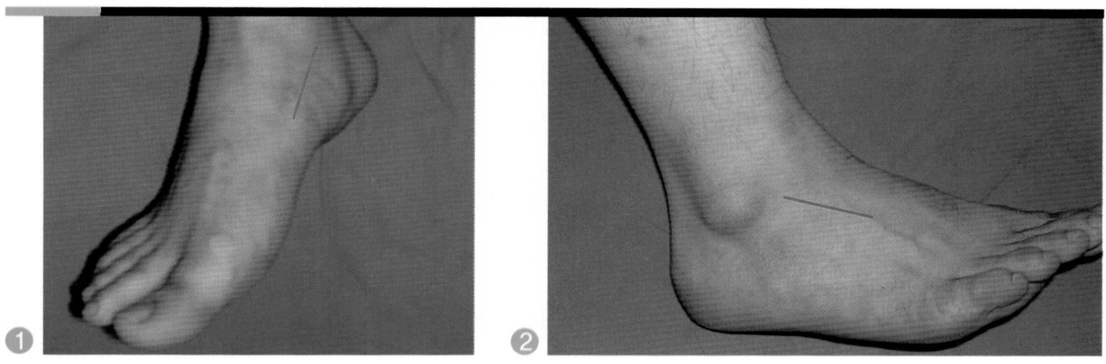

전내측 도달법(①)은 전방 경골근건과 후방 경골근건의 사이로 도달한다. 전외측 도달법(②).

그림 18-9

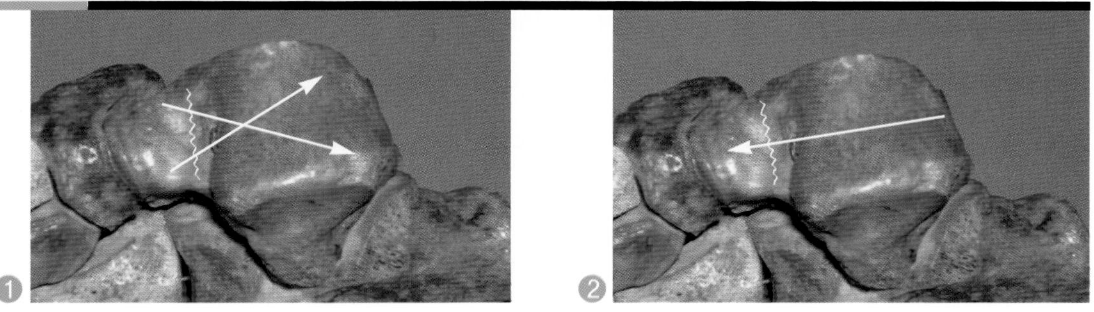

전방에서는 골절선에 직각으로 나사못을 삽입하기 어렵고, 나사못을 삽입할 부위도 좁지만(①) 후방에서는 고정하기 좋다(②).

요할 경우에 쉽게 연장이 가능하다 그림 18-8 . 그러나 거골 경부의 내측이 분쇄되어 정복의 정확성을 판단하기 어려운 경우가 많고, 내고정을 할 때 금속을 삽입할 부위가 좁은 단점이 있다 그림 18-9 . 이때는 추가로 전외측 도달법을 사용하면 정복의 정확성을 판단하는 데 도움이 되고, 나사못 고정을 할 수 있는 부위를 제공할 수도 있다.

제3형 골절의 경우 전내측으로 도달하여 족관절 내과를 절골하면 골절 부위는 잘 노출되지만 정복이 어려운 경우가 있는데, 이때는 종골에 횡방향으로 스타인만 핀을 삽입하여 하방으로 견인하면서 정복한다. 전내측 도달법은 전방 경골근건과 후방 경골근건 사이로 도달한다 그림 18-8.

전외측 도달법은 장족지 신근건과 제3 비골근건(peroneus tertius)의 외측으로 도달하는데 그림 18-8, 전내측 및 전외측 도달법을 사용할 때는 거골 경부의 배부의 연부 조직을 많이 박리하여 거골두의 혈액 순환 장애가 발생할 수 있으므로 주의한다. 비골단(fibular tip)에서 제4 중족골 기저부를 향하여 절개하고 단족지 신전근(extensor digitorum brevis)을 발등 쪽으로 젖히고 도달하기도 한다. 거골두의 외측에 고정하기에 가장 좋은 뼈가 있으며, 거골 경부 내측은 분쇄된 경우가 많으므로 후외측 도달법을 이용하여 후방에서 전방으로 나사못을 삽입하여 고정하는 것도 좋은 방법이다 그림 18-10.

티타늄 재질의 나사못을 사용하면 수술 후 MRI를 할 수 있고, 무혈성 괴사를 진단하고 추시하기에 좋다.[62] 특히 부분 괴사가 있어서 방사선상으로 무혈성 괴사가 있는지 알기 어려운 경우에는 MRI가 유용하다. 골다공증이 심하거나 골절 부위가 원위부인 경우에는 견고하게 고정하기 어려운데, 이런 경우에는 K-강선을 주상골에서 거골 체부까지 삽입하여 고정하기도 한다.

완전히 탈구된 거골 체부를 절제하는 저자들도 있으나 거골 체부를 절제하면 하지가 단축되므로 일단 정복을 하는 것이 좋다. 그러나 심하게 감염된 경우나 체부의 심한 분쇄가 있는 경우에는 절제한다.[8] 심하게 감염되어 거골 체부를 절제한 후에는 외고정 장치를 하여 후족부의 위치가 정상적인 상태로 유지되도록 하며 여러 차례 변연 절제술을 한 후에 Blair 유합술이나 경골-종골 유합술을 한다 그림 18-11. 심한 개방성 손상은 거골 체부를 절제하고 피판술을 하여 창상 치유를 하더라도 추후에 장애가 많으므로 조기에 절단술을 하는 것이 나을 수도 있다. 개방성 손상은 물론 폐쇄성 손상에 대하여 수술적 정복을 한 후 부종이 심한 경우에는 피부를 봉합하지 않고 두었다가, 5~7일 후에 지연 1차 봉합을 하는 것이 심부 감염의 가능성을 감소시킨다.

대개 수술 후 3개월이면 체중 부하를 시작할 수 있으나, 거골 체부에 무혈성 괴사의 징후가 보이는 경우에는 슬개건 부하 보조기(patellar tendon bearing brace)를 하여 거골 원개의 체중 부하를 감소시켜서 재혈관화가 일어날 때까지 체부가 함몰되는 것을 방지한다.

그림 18-10 후외측 도달법

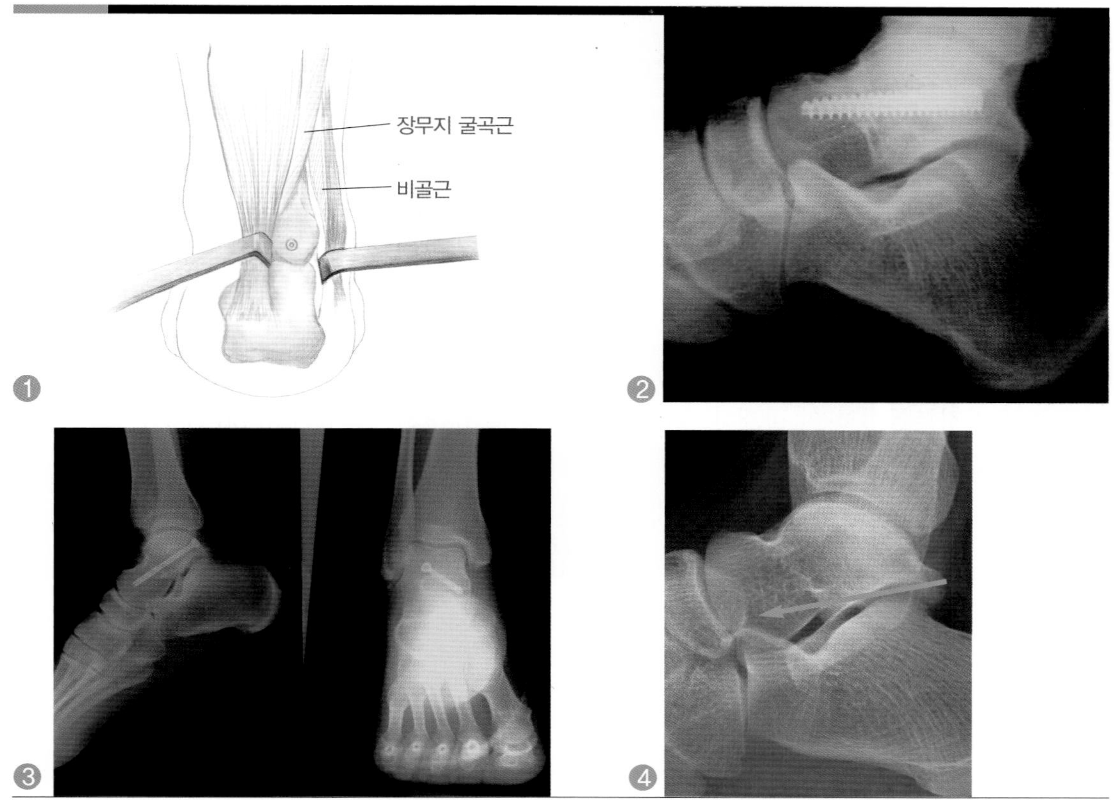

아킬레스건의 외측에 종절개를 한 후 장무지 굴곡근과 비골근 사이로 들어간다(①). 후방 돌기의 외측 결절(lateral tubercle)의 바로 상부에 유도핀을 거골두의 외측 부분을 향하도록 삽입한다(②, ③). 거골하 관절을 통과하지 않도록 투시기를 사용하여 위치를 확인한다. 외측 결절 부위에서 화살표 방향으로 삽입하면(④) 거골하 관절이 손상된다.

그림 18-11

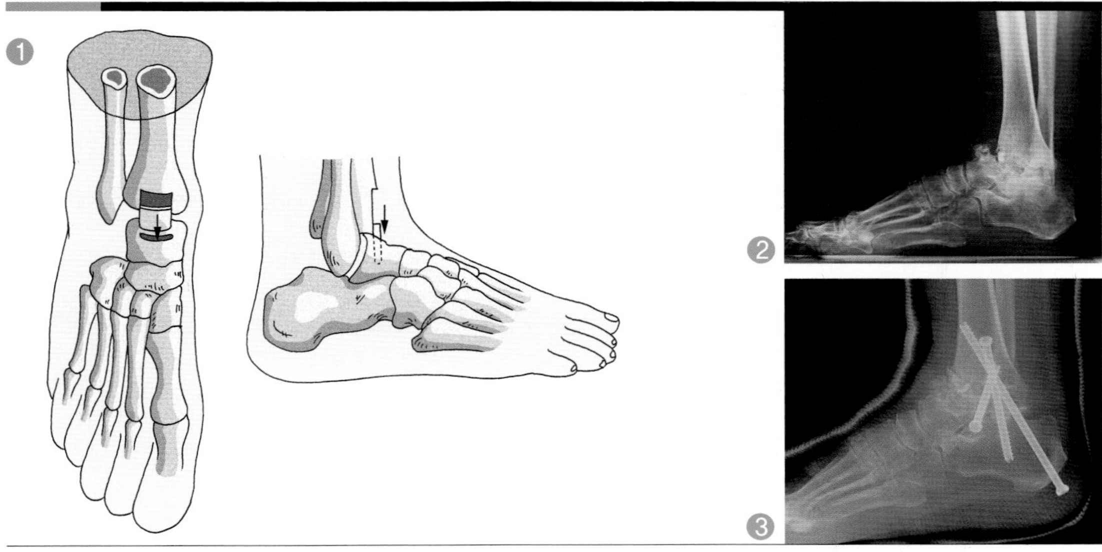

Blair 유합술을 도식화한 그림(①), 거골 체부의 붕괴가 심하여(②) 경골-종골 유합술을 시행한 사진(③).

그림 18-12

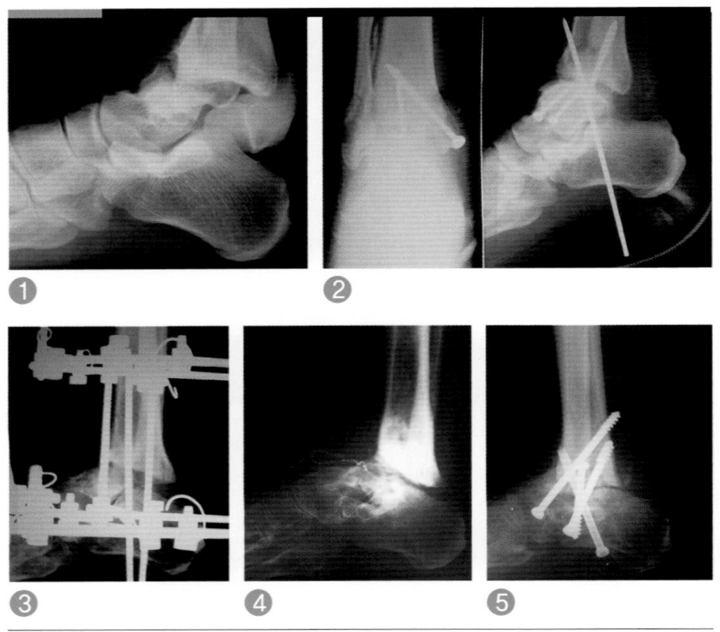

거골 경부 및 체부의 개방성 골절(①)에서 정복 후 내고정하였으나(②) 감염되어 거골 체부를 제거하였다(③). 감염이 치유되지 않아서(④) 경골-종골 유합술을 하였다(⑤).

바) 예후 및 합병증

정확히 정복하고 견고하게 고정하여도 합병증이 발생하는 경우가 많은데, 연부 조직 손상에 의한 피부 괴사와 거골 체부의 무혈성 괴사 및 관절면의 연골 손상 등은 수술적인 치료에 의해서 원상 회복이 되지 않기 때문이다.

① 피부 괴사 및 감염

피부 괴사에 의하여 감염이 발생하면, 이미 골절에 의하여 혈액 순환에 장애가 있는 거골 체부의 감염이 치유되지 않고 지속되며 거골 체부 전체가 부골(sequestrum)이 된다. 감염이 지속될 경우에 공동 노(sinus tract)의 부분적인 절제술로는 치유되지 않으며 부골화된 거골 체부를 절제해야 하는데, 절제 후에 경골-종골 유합술(tibiocalcaneal arthrodesis)을 병행하는 것이 좋다 그림 18-12.

② 지연 유합 및 불유합

지연 유합은 흔하지만 불유합은 비교적 드문 편이다. 만약 1년 후에도 골절 유합이 되지 않으면 골이식을 한다.

③ 부정 유합

골두가 배부로 전위되어 있으면 족관절의 배굴이 제한되어 보행시에 통증이 유발된다. 내반 부정 유합이 흔한데, 내반 부정 유합이 되면 발의 외측에 체중 부하가 증가하고 거골하 관절에 가해지는 스트레스가 증가하여 통증이 유발된다.

특히 처음에 도수 정복 및 석고 고정으로 치료한 경우에 부정 유합의 가능성이 높으므로 도수 정복시에 해부학적으로 정복되지 않은 경우에는 수술적 정복을 하여야 한다. 또한 골절 유합시까지 체중 부하를 금지하고 주기적으로 방사선 촬영을 하여 전위되는지를 관찰하여야 한다.

전술한 바와 같이 경부에 분쇄가 있는 경우에 전내측 도달법으로 나사못을 삽입하고 압박하는 과정에서도 내반이 발생할 수 있다. 거골 경부에 작은 금속판을 이용하여 고정해서 부정 유합을 방지할 수 있다는 보고도[18] 있다.

Canale와 Kelly에 의하면 배굴 부정 유합인 경우에는 경골의 전방과 충돌하는 거골 배부의 뼈를 절제하여 좋은 결과를 얻을 수 있으나, 내반 부정 유합이 있으면서 증세가 심하고 거골하 관절의 퇴행성 관절염이 발생한 경우에는 관절 유합술이 필요하다.

④ 무혈성 괴사

무혈성 괴사가 발생하더라도 임상적으로 모두 결과가 나쁜 것은 아니며 제1형에서 0~13%, 제2형에서 20~50%, 제3형에서는 100%에서 무혈성 괴사가 발생한다. 전체적으로 21~58%에서 발생하며, 가장 흔한 합병증이다. 정상적인 뼈는 고정을 하면 불용성 위축(disuse atrophy)이 발생하지만, 무혈성 괴사가 발생한 부분은 골 흡수가 일어나지 않으므로 방사선 소견상 상대적으로 경화되어 보인다 그림 18-13 . 무혈성 괴사가 일어나지 않는 경우에는 수상 후 6~8주에 거골 원개의 연골 하골에 방사선 투과성이 관찰되는데, 이것을 Hawkins 징후라고 하며 조기에 체부의 생존 가능성을 알아볼 수 있는 중요한 소견이다. Hawkins 징후는 족관절의 전후방상 및 격자상에서 잘 관찰할 수 있다.

무혈성 괴사가 되면 재혈관화 과정에서 연골 하골의 함몰, 관절 간격의 좁아짐, 그리고 거골 체부의 분절화 등이 일어난다. 골 주사 검사도 진단에 유용하며, 가장 좋은 검사 방법은

그림 18-13 Hawkins 징후

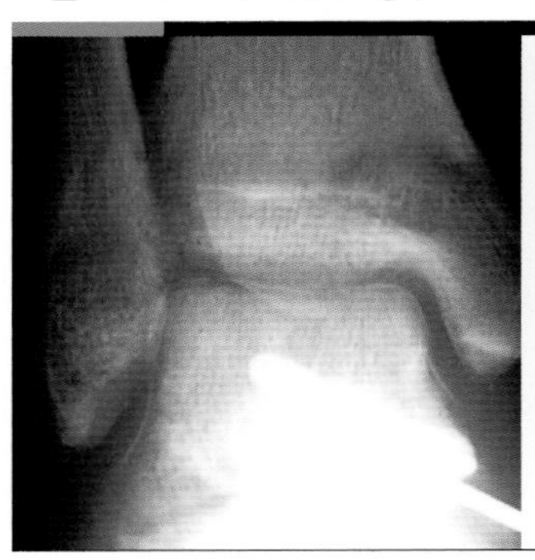
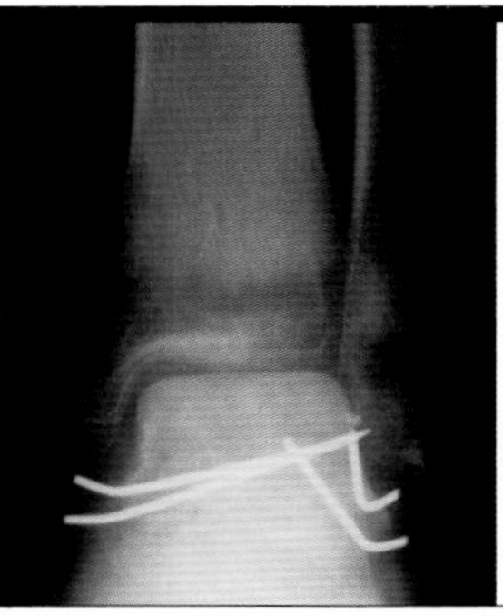

그림 좌측은 거골의 연골 하골에 음영이 감소된 소견을 보이며 이를 Hawkins 징후라고 한다. 우측에서는 경골이나 비골에 비하여 경화된 소견이며 거골 체부에 무혈성 괴사가 발생한 소견이다.

MRI인데 수상 후 3주 정도가 되면 무혈성 괴사를 검사할 수 있으나 6주 이전에는 위음성의 가능성이 있다. 무혈성 괴사의 범위는 혈관 손상의 정도와 비례하므로, 제2형 골절에서는 부분적인 괴사가 흔하지만, 제3형 골절에서는 거골 체부를 전체적으로 포함하는 무혈성 괴사가 발생한다. 그러나 제3형 골절에서도 조기에 정확한 정복을 하고 견고한 내고정을 하면 유합이 촉진되고, 재혈관화에 유리한 환경이 되어 무혈성 괴사가 발생한 후에도 거골 체부를 보존할 가능성이 높아진다. 심한 골절 탈구에서는 이와 같이 체부를 모두 포함하는 무혈성 괴사가 발생하는 경우가 흔하므로 처음부터 골이식을 하거나, 거골하 관절의 유합술 또는 족관절 유합술 등에 의하여 거골 체부의 혈류를 회복시키려는 시도를 해 볼 수 있다. 그러나 일반적으로는 정확한 정복 및 견고한 고정이 치료의 기본적인 원칙으로 되어 있다.

골절 6주 후에 연골 하골의 위축이 보이지 않아서 무혈성 괴사가 있는 것으로 판단되더라도 골절을 유합시키기 위하여, 유합될 때까지 체중 부하를 금지하고 석고나 보조기 고정을 한다. 그런데 일단 유합이 된 후에 무혈성 괴사에 대한 치료를 어떻게 해야 하는지가 문제이다. 재혈관화가 되고, 골이 재생되기까지는 36개월이 걸리기도 하는데 이렇게 오랫동안 체중 부하를 금지하는 것은 사실상 거의 불가능한 일이며, 체중 부하를 전혀 하지 않더라도 함몰이 발생하므로 오랫동안 체중 부하를 금지하는 것은 비현실적이며, 지나친 치료 방법일 수도 있다. 그래서 거골 원개에 가해지는 힘을 어느 정도 감소시키고, 내반 및 외반이 되지 않도록 하는 슬개건 부하 보조기를 사용한다. 슬개건 부하 보조기는 골유합이 된 후부터 거골 체부가 완전히 재건될 때까지 착용하는데, 작은 부위의 무혈성 괴사에 대하여는 너무 지나친 치료를 하지 않는 것이 좋다. 치유 기간 동안 주기적으로 MRI를 시행하면 무혈성 괴사의 치유 상태를 잘 알 수 있다.

거골 체부의 괴사 범위가 넓고, 족관절에 퇴행성 관절염이 발생하면 체부를 절제하고 경골의 전면에서 활주 이식골(sliding graft)을 거골 경부에 삽입하는 Blair 유합술이나[13] 경골-종골 유합술을[30] 할 수 있는데, 거골 체부가 없으면 이미 거골-종골간 관절의 기능이 없는 것이므로 경골-종골 유합술을 한다.

Blair 유합술을 하면 거골을 완전히 절제하는 것에 비하여 정상적인 발 모양이 유지되고, 하지가 단축되지 않는다는 것이 장점이지만, 거골 체부를 절제한 부위에 이식골을 삽입하고 경골과 종골을 유합하는 것이 일반적이다. 광범위한 괴사에 대한 치료 방법 중에는 혈관 부착 골이식(vascularized bone graft)이 있다.

Blair 유합술

전외측 도달법으로 족관절을 노출시킨다. 거골 체부를 절제한다. 경골의 전면으로부터 폭 2.5cm, 길이 5cm의 이식골을 절제하고 원위부의 연골을 제거한다. 거골 경부에 깊이 1.8cm의 홈을 준비하고 이식골을 그 홈에다 삽입한다. 족관절이 10° 족저 굴곡된 상태에서 이식골의 근위부에서 경골에 나사못을 삽입하여 고정한다. 이식골의 원위부에 해면골 조각을 채운다. 슬관절을 신전시킨 상태에서 4~6주간 장하지 석고를 한 후, 단하지 석고를 하여 방사선 소견상의 유합 진행 정도에 따라 점차 체중 부하를 증가시킨다. 총 12~16주간 고정한다.

⑤ 외상성 관절염

무혈성 괴사가 발생하지 않더라도 손상 당시의 연골 손상 때문에 외상성 관절염이 발생할 수 있는데 특히 거골하 관절에서 발생하기 쉽다. 또한 장기간 체중 부하를 하지 않고 고정을 하므로 관절 섬유화(arthrofibrosis)와 관절 연골의 영양 공급에 장애를 초래하여 외상성 관절염을 일으키는 원인이 될 수 있다. 제1형 골절이라도 이와 같은 이유로 무혈성 괴사는 발생하지 않더라도 운동 제한을 일으키는 경우들이 있다. 보조기 등으로 보호하고 소염 진통제 등을 사용하여도 증세가 지속되면 관절 유합술을 한다.

족관절 및 거골하 관절, 두 곳 모두에 관절염이 발생한 경우에 어느 한 관절만 유합하면 나머지 한 관절에 스트레스가 증가하여 관절염을 악화시키므로, 수술 전에 두 관절 중 어느 쪽이 관절염을 일으킨 것인지, 또는 두 관절이 모두 문제인지를 잘 판단하고 유합을 하여야

그림 18-14 거골 체부 골절

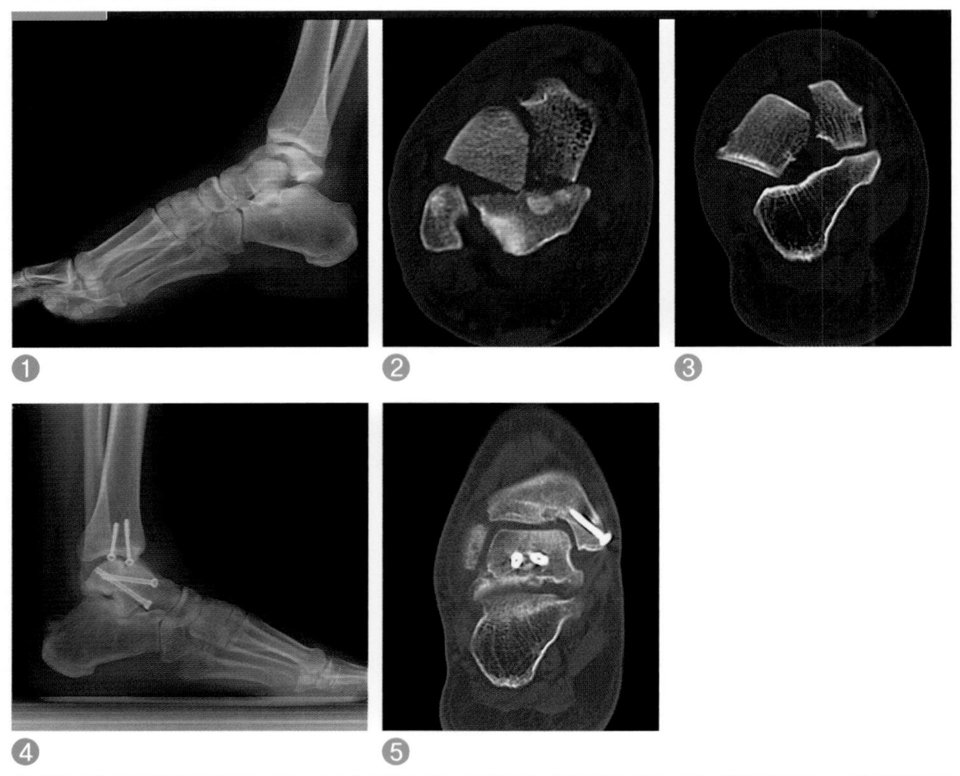

① 방사선상 거골 체부에 전위된 골절이 보인다. ②, ③ 횡단면과 관상면의 CT. ④ 수술 6개월 후 방사선상인데 내과를 절골하고 도달하여 두 개의 나사못으로 고정하였다. ⑤ 수술 6개월 후 CT상 약간의 경화된 부분과 연골하골에 일부 낭종성 변화가 보이지만 골유합이 잘되었다.

한다. 수술 전에 해당 관절 부분에 국소 마취제를 주입하여 통증이 많이 완화되면 그 관절이 원인이라고 판단하는 데 도움이 된다.

(3) 거골 체부 골절(Fractures of the Body of Talus) 그림 18-14

거골 경부 골절보다 드물며, 치료는 경부 골절과 큰 차이가 없으나 무혈성 괴사와 외상성 관절염 발생 빈도가 높다.

가) 손상 기전 및 분류

추락이 가장 많은 원인이다. 축성 압박력에 의하여 거골이 경골 천장과 종골 사이에서 압박되어 발생한다. 특히 족관절 골과(malleolus)의 골절이 동반되는 경우가 흔하다.

여러 가지의 형태가 있는데 1) 거골하 관절은 침범하지 않고 거골의 상부 관절면에 국한된 거골 원개의 압박 골절, 2) 전단 골절, 3) 후방 돌기의 골절, 4) 외측 돌기의 골절, 5) 압궤 골절 등이 있다.

나) 치료

전위되지 않은 골절은 8주간 비체중 부하 단하지 석고 붕대 고정을 한다. 전위 골절은 심하게 분쇄된 골절을 제외하고는 정확한 정복과 견고한 고정을 하기 위하여 수술적인 치료를 한다.

수술적 정복시에는 전내측 도달법이 많이 사용되며, 족관절 내과의 절골술이 필요한 경우도 많다. 수술 후 12주간 단하지 고정을 한다.

분쇄가 심한 경우에는 거골 체부를 절제하는데 단순히 절제하는 것에 비하여 절제 후에 경골-종골 유합술을 시행하는 것이 통증도 적고 발목도 안정적이다.

(4) 거골두 골절(Fractures of the Head of Talus)

거골두의 관절면이 침범되므로 추후에 거주상(talonavicular) 관절에 관절염이 발생할 수 있다. 골두가 압박되며 분쇄가 있는 경우도 흔하다. 주상골이 동시에 골절되기도 한다.

가) 치료

전위되지 않은 골절은 초기에 부목, 얼음 팩, 하지 거상 등으로 치료한 후에 6주간 단하지 보행 석고 붕대를 하는데, 특히 종아치 부분의 조형을 잘 하여야 한다. 6주 중 최소 4주간은 체중 부하를 금지한다.

석고 고정을 제거한 후에는 신발 안에 종아치 지지대(arch support)를 3~6개월간 착용한다. 전위된 골절은 수술적 정복을 하며, 분쇄가 심한 경우에는 작은 골절편은 절제하고 큰 골절편은 정복하여 거골 경부에 나사못이나 K-강선을 이용하여 고정한다.

나) 예후 및 합병증

거주상 관절의 관절염이 문제인데, 일단 단단한 아치 지지대와 연장 허리쇠(extended shank)를 신발 안에 착용한다. 비수술적 요법으로 증세가 완화되지 않으면 거주상 관절의 유합술을 시행한다. 거주상 관절 이외의 다른 족근 관절도 통증의 원인일 수 있으므로 어느 관

그림 18-15 외측 돌기 골절

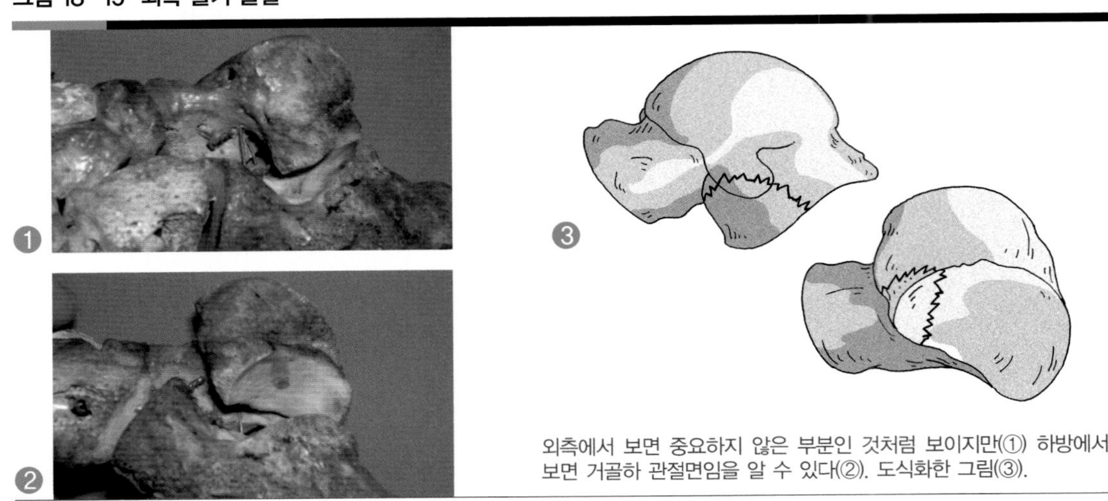

외측에서 보면 중요하지 않은 부분인 것처럼 보이지만(①) 하방에서 보면 거골하 관절면임을 알 수 있다(②). 도식화한 그림(③).

절이 통증의 원인인지를 알기 위하여 중족근 관절(midtarsal joint)에 국소 마취제를 주입하여 증세가 소실되면 그 관절만을 유합하고, 다른 부위에 통증이 남게 되면 삼중 유합술을 시행하기도 한다.

(5) 외측 돌기 골절(Fractures of the Lateral Process of the Talus)

거골하 관절면을 침범하는 경우에 통증과 운동 제한의 원인이 되며, 불유합이 흔히 발생한다.

가) 해부학

거골 외측 돌기의 외측면은 족관절 외과와 관절면을 이루고 있고, 하면은 거골하 관절을 이루는 부분이다 그림 18-15.

나) 손상 기전 및 분류

스노보드를 타는 경우에 많이 발생한다고 하는데 다른 경우에도 발생한다.[5] Hawkins는 내번된 발이 심하게 배굴되면서 압박력과 전단력에 의하여 발생한다고 하였다. 그러나 실험적 연구에서는[17] 주로 외번에 의하여 외측 돌기 골절이 발생하였다고 한다. 골절편이 큰 경우에는 거골하 관절 후방 관절면의 1/3 정도를 침범하기도 한다. Hawkins는 1) 관절을 포함하

그림 18-16 외측 돌기 골절

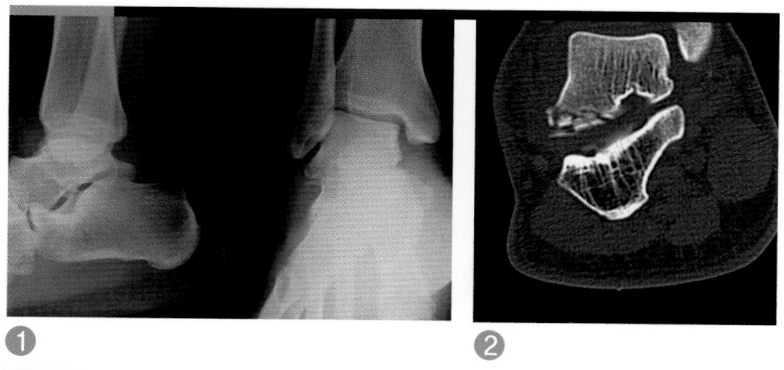

단순 방사선상에 외측 돌기의 선상 골절이 있는 듯이 보이지만 크기를 잘 알 수 없는데(①) CT상 큰 분쇄 골절이 있다(②).

지 않는 파편 골절(chip fracture), 2) 관절면을 포함하는 한 개의 큰 골절편, 3) 분쇄 골절 등 세 군으로 분류하였다.

다) 임상 소견 및 방사선 소견

족관절 염좌와 손상 기전, 증세, 진찰 소견이 비슷하므로 처음에는 간과하기 쉽다. 단순 방사선상에는 격자상에서 잘 보인다. CT로 골절편의 크기와 전위의 정도를 잘 알 수 있다 그림 18-16.

라) 치료

골절편의 크기가 클수록 관절면을 많이 침범하므로 골절편의 크기와 전위의 정도가 치료 방법을 결정하는 데 중요하다. 전위되지 않은 골절은 6주간 석고 고정으로 치료하며, 이때 최소 4주간은 체중 부하를 하지 않는다. 전위된 골절에서는 대부분 수술적 정복 및 내고정을 하며 작은 골절편은 절제한다. 큰 골절편을 절제하면 거골하 관절의 불안정성 및 지속적인 증세의 원인이 되기 때문에 정복 후 내고정을 한다.

마) 예후

전위되지 않는 골절과 큰 단일 골절편을 잘 정복하여 치료한 경우의 예후는 좋으나, 상당수의 환자가 적절한 치료를 하였음에도 불구하고, 거골하 관절의 계속적인 통증을 호소하여 거골하 관절 유합술을 하게 되는 경우도 많다.

그림 18-17

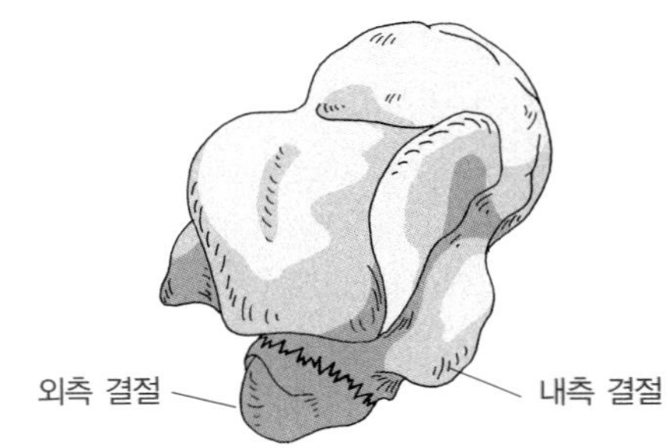

후방 돌기 중 이와 같은 외측 결절 골절이 더 흔하다.

(6) 후방 돌기 골절(Fractures of the Posterior Process of the Talus)

가) 해부학

후방 돌기는 내측 및 외측의 두 개의 결절로 이루어져 있다 그림 18-17.

두 개의 결절 사이로는 장무지 굴곡근건이 주행하고 있으며 외측 결절이 좀 더 크고 후방에 위치한다. 후방 돌기의 외측 결절은 후방 거비 인대(posterior talofibular ligament)의 부착부이며, 후방으로 돌출된 크기는 다양하다. 후방 돌기의 내측 결절에는 삼각 인대 중 후방 1/3 부분이 부착되어 있다. 두 결절의 하면은 관절 연골로 이루어져 있고 후방 관절면의 약 25%를 구성한다. 후방 돌기는 2차 골화 중심에서 생성되며, 12세 무렵에 거골 체부와 유합된다. 외측 결절의 후방에는 삼각골(os trigonum)이 있는 경우가 흔하고, 그 형태는 원형, 타원형 또는 삼각형이며 그 크기도 매우 다양하다.

나) 후방 돌기 외측 결절 골절(Fractures of the Lateral Tubercle of the Posterior Process) 그림 18-18

이 골절을 영어권에서 처음 보고한 저자의 이름을 따서 Shepherd 골절이라고도 한다.

① 손상 기전

손상 기전에 따라 1) 압박에 의한 골절과 2) 견열 골절로 구분하며, 압박에 의한 골절이 더 많이 발생한다. 압박에 의한 골절은 과도한 족저 굴곡에 의하여 종골과 경골의 후방 사이가 압박되어 발생한다. 견열 골절은 족관절의 내번시에 후방 거비 인대의 견열에 의해 발생한다. 축구 선수나 럭비 선수 등이 공을 차는 동작에 의해 중등도의 외상이 반복적으로 가해져 족저

그림 18-18 거골 후외측 돌기 진구성 골절

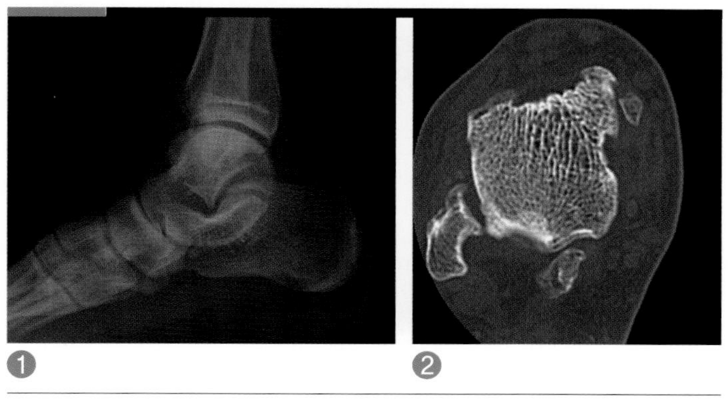

① 측면 방사선상 거골 후방에 큰 골절편이 보인다. ② 횡단면 CT상 골절편이 장무지 굴곡근건이 지나가는 구(groove)를 압박하고 있다.

굴곡시에 통증이 동반되는 피로 골절이 발생하는 경우도 있다고 하는데 피로 골절인지, 원래 있던 삼각골이 증상을 일으킨 것인지는 구별할 수 없으며 구별할 필요도 없다. 또한 2차 골화 중심이 거골 체부에 유합될 시기에 반복적으로 족저 굴곡을 하는 운동에 의해서 일종의 가관절증(pseudarthrosis)이 될 수도 있다.

② 임상 및 방사선 소견

족관절 및 거골하 관절의 운동시에 통증이 있으며 제1 족지의 능동적 굴곡시에 장무지 굴곡근건이 골절 부위를 자극하여 통증이 있을 수 있다. 족관절의 후외측부에 압통이 있다. 방사선 소견은 측면상에서 가장 잘 보이며 정상측 발과 비교하여 삼각 부골의 유무와 크기 등을 살펴보는 것이 좋으나, 항상 양측성으로 존재하는 것이 아니므로 골절 여부를 진단하는 데 큰 도움이 되지 않는다. 뚜렷한 골절선이 있으며 골절선이 거칠고 불규칙적인 경우에는 골절일 가능성이 높으나, 후방 돌기의 모양이 다양하므로 방사선 소견만으로 확실한 진단을 하기는 어려운 경우들이 있어 임상적 소견과 종합적으로 판단하여야 한다. CT, 골 주사 검사 등이 진단에 도움이 된다.

③ 치료

대개 전위가 심하지 않으므로 4~6주간의 단하지 석고 붕대 고정을 하여 치료하지만, 통증이 지속되면 절제하여야 한다. 절제시에는 주로 후외방 도달법을 사용하지만, 내측의 족무지 굴곡근건의 이상 등과 동반된 경우에는 내측 도달법을 사용하며, 거골하 관절경으로 절제하면 조기에 일상 활동 및 운동에 복귀할 수 있다(이에 대하여는 14장의 후방 충돌 증후군에 자세히 기술하였다.).

다) 후방 돌기 내측 결절 골절(Fractures of the Medial Tubercle of the Posterior Process)

외측 결절 골절보다 드물고 삼각골로 오인하기 쉽다.[21] 삼각 인대 후방의 견인에 의하여 발생한다. 방사선 검사상 측면상에서 나타나지만 발견하기 힘들며, 전후방상에서는 거골의 내측 벽에서 떨어진 작은 박리 골절편으로 나타난다. MRI나 CT가 필요하다.[45] 3~4주간 고정하여 치료하며, 전위가 심한 경우에는 절제하여야 한다. 거골 체부의 내측을 포함하는 골절인 경우에는 예후가 더 나쁘다.

(7) 거골 탈구(Dislocations of the Talus)

거골하 탈구 및 전 탈구(total dislocation)의 두 가지가 있다

가) 거골하 탈구(Subtalar Dislocation)

젊은 남자에게 많이 발생한다. 거골 주변 탈구라는 용어가 더욱 적합하며 거골하 관절 및 거주상 관절에서 동시에 탈구가 일어난다.

① 분류

대다수는(약 85%) 족부가 내측으로 전위되어 종골은 내측에 위치하고 거골두는 장무지 신전근(extensor hallucis longus)건 및 장족지 신전근(extensor digitorum longus)건의 배외측으로 돌출되며 주상골이 거골두보다 내측에 위치하게 된다 그림 18-19. 약 15%는 족부가 외측으로 전위되는 탈구가 발생한다. 정복의 방법도 다르고, 내측 탈구보다 외측 탈구의 예후가 불량하므로 내측 탈구와 외측 탈구를 감별하는 것이 중요하다.

② 손상 기전

내번력에 의하여 내측 탈구가 발생하고, 외번력에 의하여 외측 탈구가 발생한다. 외력이 가해지면 종주상 인대(calcaneonavicular ligament)는 비교적 강하여 끊어지지 않고, 거주상

그림 18-19 거골하 관절 탈구

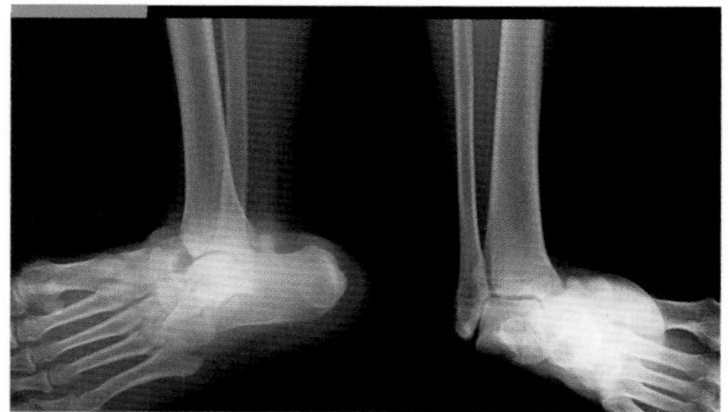

인대 및 거종 인대(talocalcaneal ligament)로 힘이 전달되어 이 인대들이 끊어지면서 탈구가 발생한다. 대개 추락, 자동차 사고 등의 고에너지 손상에서 많이 발생하지만, 내측 손상은 농구와 같은 비교적 약한 외력에 의하여 발생할 수도 있고, 이러한 경우에 농구족(basketball foot)이라고 하기도 한다. 족관절과 족부의 손상이 동반되는 경우가 흔하며, 특히 거주상 및 거종 관절에서 골연골 골절이 동반되는 경우가 많고, 외측 탈구에서는 흔히 족관절 외과 골절이 동반된다.

③ 임상 소견

변형이 심하며 10~15% 정도는 개방성 손상이다. 돌출된 거골두 부위의 피부와 연부 조직의 허혈 상태가 발생할 수 있으며, 신경 및 혈관의 손상 여부를 잘 검사한다. 정확한 방사선 검사가 어려운 경우도 있는데 족부의 전후방상에서 거주상 관절의 탈구를 가장 뚜렷하게 알 수 있다.

④ 치료

부종이 심해지기 전에 가능한 한 빨리 정복하여 피부 괴사 등의 연부 조직 합병증을 방지하는 것이 중요하다. 도수 정복을 할 때에도 정복을 쉽게 하고 관절 연골의 손상을 줄이기 위하여 전신 마취를 하며, 슬관절을 굴곡시켜서 아킬레스건을 이완시켜 종골의 가동성을 증가시킨 상태에서 조작한다. 조작시에는 족부를 견인하면서 변형을 일단 증가시켰다가 반전시키면서 정복하며, 이때 거골두에 직접 압력을 가하여 쉽게 정복되도록 한다.

정복 후 촬영한 방사선상에서 동반 손상 유무를 확인하여야 하며, 내고정은 하지 않고 3~4주간 단하지 석고 붕대 고정을 한다. 고정 기간이 너무 길면 관절의 강직을 초래하며, 기능 장애가 올 수 있다.

내측 탈구의 10%, 외측 탈구의 15~20%에서 도수 정복에 실패하는데, 그 원인은 내측 탈구의 경우는 거주상 관절낭, 신전건 지대(extensor retinaculum) 및 단족지 신전근 등에 의한 단추 구멍 효과(button hole effect) 때문이며, 외측 탈구의 경우는 후방 경골근건이 삽입된 것이 가장 중요한 원인이다.

내고정은 필요 없으며 골연골편에 의하여 정복이 되지 않는 경우에는 작은 골절편은 제거하고 큰 골절편은 내고정하여 안정적인 정복 상태가 유지되도록 한다.

⑤ 예후

다른 부위의 동반 손상이 없는 경우 즉시 정복을 하면 거골하 관절의 운동 제한 외에는 별다른 합병증 없이 잘 치유되어 결과가 좋으며, 무혈성 괴사나 반복 탈구 등은 거의 일어나지 않는다. 그러나 개방창의 오염 또는 피부 괴사에 2차적으로 감염증이 발생하는 경우, 손상력이 큰 경우, 외측 탈구나 동반 골절이 있는 경우 및 진단이 지연되어 치료가 늦어진 경우에는 예후가 불량할 수 있다.

나) 거골의 전 탈구(Total Dislocation of the Talus)

드문 손상이지만 족관절의 가장 심각한 장애를 초래하는 손상으로서, 거골하 관절의 탈구를 일으키는 힘이 계속되어 발생하며 족부의 과도한 족저 굴곡시 압박력이 가해져 발생하기도 한다.

족부의 회외(supination)에 의하여 거골하 관절의 내측 탈구가 발생하며, 더 진행되면 거골의 외측 전 탈구를 일으키게 된다. 반대로 족부의 회내에 의하여 거골하 관절의 외측 탈구가 발생되며, 이어서 거골의 전 탈구를 일으키기도 한다.

대개 개방성 손상이며 감염 때문에 거골 절제술이 필요한 경우도 많다. 거골의 무혈성 괴사, 족관절 및 거골하 관절의 퇴행성 관절염 등이 발생하기 쉽다.

치료는 일단 개방창에 대한 응급 처치를 한 후 즉각 정복하여 피부 장력을 완화시켜 주어야 한다. 대부분 관혈적 정복을 요하며 합병증이 많이 발생하므로 처음부터 거골을 절제하기도 하지만, 일단 정복을 하고 거골을 보존하여 경과를 관찰하면서 필요에 따라 관절 유합술 등을 실시하는 것이 좋다.

다. 종골 골절(Fractures of the Calcaneus)

(1) 해부학

종골은 족근골 중에서 가장 크며 체중을 지탱하고, 아킬레스건의 지렛대 작용을 한다. 또한 발의 외측주(lateral column)의 길이를 유지하고 있다. 모양이 불규칙하며, 4개의 관절면이 있다. 입방골과의 사이에 한 개의 관절면이 있으며 거골과의 사이에 3개의 관절면이 있는데, 각각 전방, 중간, 후방 관절면이라고 한다. 이 중 후방 관절면이 가장 크며 말안장 모양을 하고 있다. 중간 관절면은 재거 돌기(sustentaculum tali)의 윗면이며 전방 관절면과 연결되어 있는 경우도 흔하다. 거골과 종골 사이의 3개의 관절면 중에서 전방 및 중간 관절면은 탄성 인대(spring ligament) 및 삼각 인대와 함께 거골두를 감싸는 와(socket)를 이루고 있다. 종골의 후방 관절면은 거골의 상응하는 후방 관절면과 함께 별도의 활액 관절을 이루고 있어서 거골과 종골 사이의 거골하 관절은 크게 전방 및 후방의 두 개의 관절이라고 할 수 있다. 전방 관절과 후방 관절 사이에는 구(canal)가 있어서 거골에 상응하는 부분의 구와 함께 족근구(tarsal canal)를 이루고, 외측으로는 족근동(sinus tarsi)으로 이어진다. 전방 관절은 후방 관절보다 내측, 상부에 위치하여 있으므로, 거골하 관절의 축은 발의 수평면에 대하여 상방으로 42°, 발의 시상면에 대하여 내측으로 23°를 이루게 된다.

피질골이 튼튼한 부분은 재거 돌기 부분, 조면(tuberosity), 후방 관절면 외측의 바로 하방과 족근동의 외측연이다. 이 중 후방 관절면의 하방에서 종골의 전방으로 이어지는 피질 골주는 족근동 부분에서 Gissane 각을 형성한다. 이외의 부분은 얇은 피질골 껍질로 싸여 있다. 해면골은 종골에 가해지는 응력에 따라 배열되어 견인 골소주와 압박 골소주를 이루고 있다. 견인 골소주는 하면의 피질골로부터 방사형을 이루고 있으며, 압박 골소주는 관절면을 받치는 형태를 이루고 있는데, 전방과 후방의 압박 골소주 사이에는 골소주의 밀도가 낮은 중립 삼각(neutral triangle)이 있다 그림 18-20.

이분 인대(bifurcate ligament)는 전방 관절면의 외측에서 기시하며 종골과 주상골 및 입방골을 연결한다. 재거 돌기는 종골의 내측으로부터 뻗어 나와서 거골을 받치고 있으며, 탄성 인대와 삼각 인대가 부착되어 있다.

(2) 분류

그림 18-20 Böhler 각 및 중립 삼각

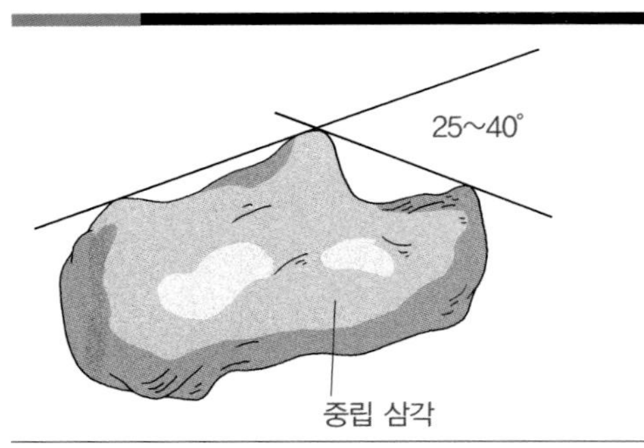

그림 18-21 설상형 골절과 관절 함몰형 골절

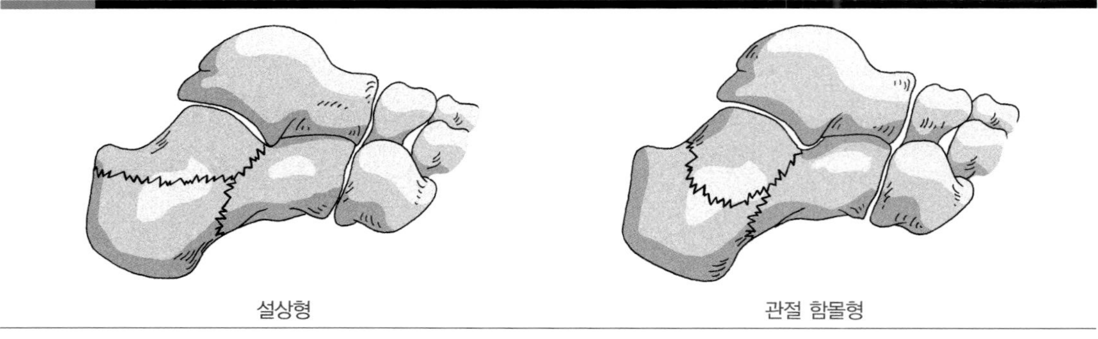

종골의 골절은 후방 관절면을 침범하는 관절 내 골절과 침범하지 않은 관절 외 골절로 크게 구분하는데, 관절 외 골절은 대개 예후가 양호하므로 치료 방법에 대한 논란이 별로 없다. 그러나 관절 내 골절의 치료 방법에 대하여는 많은 논란이 있다.[7] Essex-Lopresti는 관절 내 골절을 다시 설상형(tongue type) 골절과 관절 함몰형(joint depression type) 골절로 나누었는데, 다른 저자들도 이 용어를 사용하지는 않더라도 내용상은 대개 이와 비슷한 방법으로 분류하고 있다 그림 18-21 .

관절 내 골절을 설상형과 관절 함몰형으로 구분하게 된 이유는, 치료 방법에서 설상형인 경우에는 수술적 정복술을 사용하지 않고 정복 및 고정을 할 수 있고, 관절 함몰형인 경우에는 수술적인 정복술이 필요하다는 Essex-Lopresti의 주장에 근거하고 있다. 설상형 골절은 관절을 포함하는 골절편의 크기가 커서 관절 함몰형보다 골절편을 조작하기 쉬우므로 관절경적인 정복이나 작은 절개를 이용하여 정복하는 수술 방법을 이용할 수 있을 가능성이 높다.

단순 방사선 소견상으로는 골절선의 숫자 및 골절선의 위치, 전위의 정도 등을 정확히 판

그림 18-22 Sanders 분류

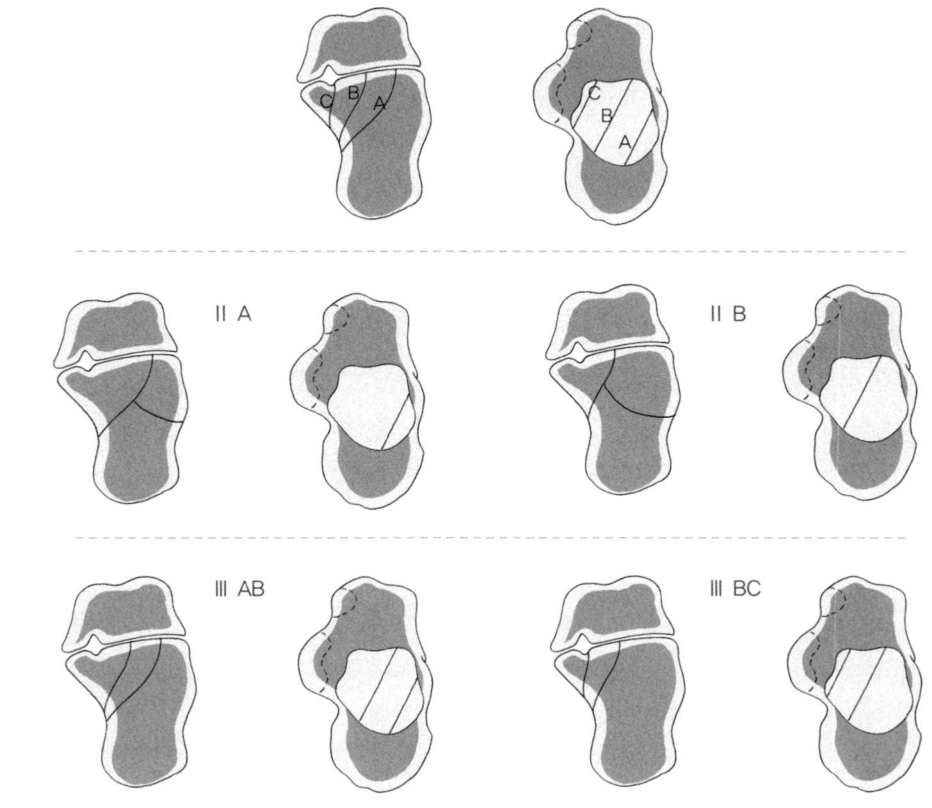

단하기 어려웠으나 CT가 진단에 사용되면서 골절의 양상에 대한 이해가 깊어졌고, 새로운 분류 방법들이 발표되었다. 이에는 Crosby와 Fitzgibbons의[9] 분류와 Sanders 분류[54] 등이 있는데, 두 분류 모두 관절 내 골절에서 후방 관절면의 침범 정도를 기준으로 분류하였다. Crosby와 Fitzgibbons의 분류에서 1형은 2mm 이하의 경도의 전위가 있는 경우, 2형은 전위된 형이며, 3형은 분쇄형이다. Sanders는 골절선의 위치와 숫자에 따라 분류하여 관절 내 골절을 상당히 세분하였으며, 이 분류가 예후와 연관성이 있다고 주장하였다 그림 18-22.

골절편 간에 전위가 없는 골절을 I형, 2분 골절을 II형, 3분 골절을 III형, 분쇄형을 IV형이라고 하였는데, III형 골절은 중간에 함몰된 골절편이 있으며 분리 함몰된 경골 고평부 골절(split depressed tibial plateau fracture)과 비슷하다.

또한 골절의 위치를 표시하기 위하여 종골의 후방 관절면의 가장 넓은 부위를 세 부분으로 나누어서, 후방 관절면의 외측에서부터 내측으로 A, B, C의 가상선(imaginary line)을 긋는다. 가상선인 A, B에 의하여 후방 관절면은 내측주, 중간주, 외측주의 세 구획으로 나누어진다.

Sanders는 종골 전방 부분의 분쇄 및 정복의 정도가 예후와 관계가 없으며, 종입방(calcaneocuboid) 관절에서 퇴행성 변화가 발생하더라도 전체적인 예후에는 영향을 끼치지 않는다고 하였으나, 종입방 관절의 손상 정도가 증세와 연관이 있다는 저자들도 있으므로, 이 관절의 손상 정도가 예후와 어떤 관계가 있는지에 대한 연구들이 축적되어 그 의미가 커진다면 앞으로 분류에 포함될 것으로 생각된다. 종골 전방의 골절을 분류에 포함시킨 것으로는 Zwipp 분류와[69] Letournel 분류가[35] 있다.

(3) 손상 기전

관절 외 골절 중 전방 돌기의 견열 골절은 주로 비틀림 힘에 의하여 발생하며, 종골 조면(calcaneal tuberosity)의 골절은 아킬레스건의 견인에 의하여 발생한다. 관절 내 골절은 80~90% 정도가 추락에 의해 발생하며, 이 중 5~9%에서 양측성으로 발생한다. 척추의 압박 골절이나 하지의 다른 부위의 손상이 동반되는 경우가 많다.

(4) 방사선 소견

가) 단순 방사선 촬영

족부의 전후방상, 사면상, 종골의 측면상 및 축상(axial view), 그리고 Broden상을 기본적으로 촬영한다. 족부의 전후방 및 사면 촬영에서는 종입방 관절의 침범 정도를 판단할 수 있다. 종골의 측면 촬영에서는 주로 뵐러 각을 측정하여 조면 골절편이 상방으로 전위된 정도를 알 수 있고, 후방 관절면을 포함하는 골절편의 시상면에서의 전위의 정도를 알 수 있다. 축상에서는 급성 골절의 경우에 부종과 통증 때문에 정확한 촬영 위치를 취하기 어려워서 관절면이 잘 보이지 않는 경우가 많다. 그러나 종골의 폭이 넓어진 정도를 알 수 있고, 조면 골절편의 내반, 외반 등을 알 수 있다.

Broden 촬영 방법은 후방 관절면을 보기 위해 고안된 여러 가지의 특수 촬영 방법 중 현재 가장 많이 사용되고 있는 것으로서 후방 관절면에서 골절선의 위치, 틈새의 정도 및 층 형성(step off) 등을 관찰할 수 있다 그림 18-23.

환자가 앙와위로 누운 상태에서 하퇴부와 족부를 내측으로 45° 회전시킨다. 족관절이 중

그림 18-23 Broden 촬영 방법

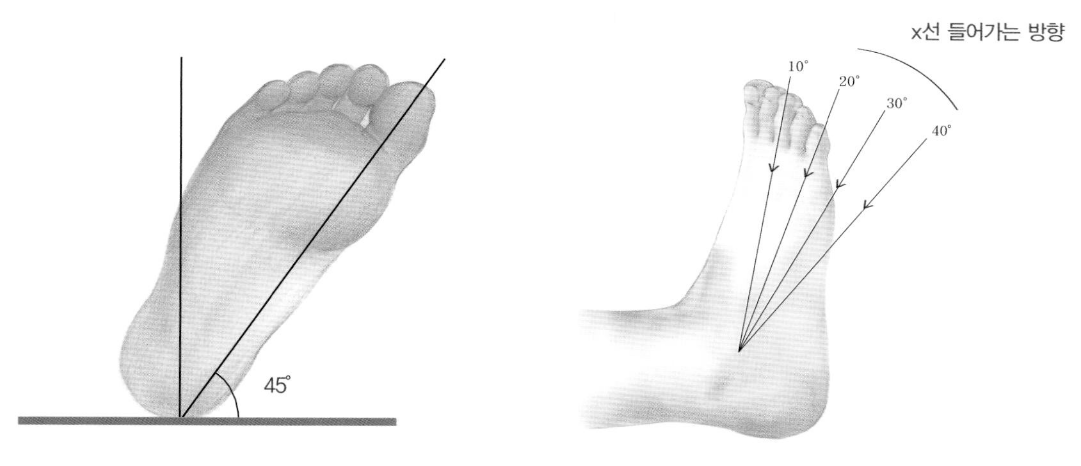

립위인 상태에서 방사선 빔의 중심이 외과의 원위단으로부터 2~3cm 전하방 부위를 향하도록 한다.

방사선 빔이 머리 쪽을 향하여 10°, 20°, 30°, 40°씩 경사진 각도로 방사선 촬영을 한다. 40° 경사지게 촬영하면 후방 관절면 중 가장 앞부분이 잘 보이며, 각도를 적게 할수록 점차 후방으로 가서 10° 경사지게 촬영하면 가장 뒷부분이 보인다. 이러한 촬영 중 일부에서는(20° 또는 30° 경사를 주고 촬영하는 경우) 재거 돌기와 거골 사이의 중간 관절면이 잘 보인다.

수술 전에는 CT를 하여 골절 양상을 파악할 수 있으나 수술 중에는 CT를 할 수 없으며, 수술 후에는 내고정시에 삽입된 금속의 영향으로 CT의 유용성이 감소하므로, 관절면의 정복의 정도를 알기 위해서는 반드시 Broden상을 촬영하여야 한다. 족관절의 전후방상에서는 비골과 종골의 외측 벽 사이에 정상적인 공간이 유지되어 있는지를 알 수 있다. 즉, 이 공간이 좁은 경우에는 종골의 높이가 많이 낮아지고, 옆으로 많이 벌어져 있어서 비골건이 압박될 가능성이 있다. 양측성인 경우가 흔하고 동반 손상도 많으므로 동측의 족관절 및 반대쪽의 족부 및 흉요추 부위의 방사선 촬영을 하는 것이 좋다.

나) CT

모든 종골 골절에서 CT가 필요한 것은 아니며, 특히 후방 관절면을 포함하는 골절에서 골

그림 18-24 CT의 촬영면

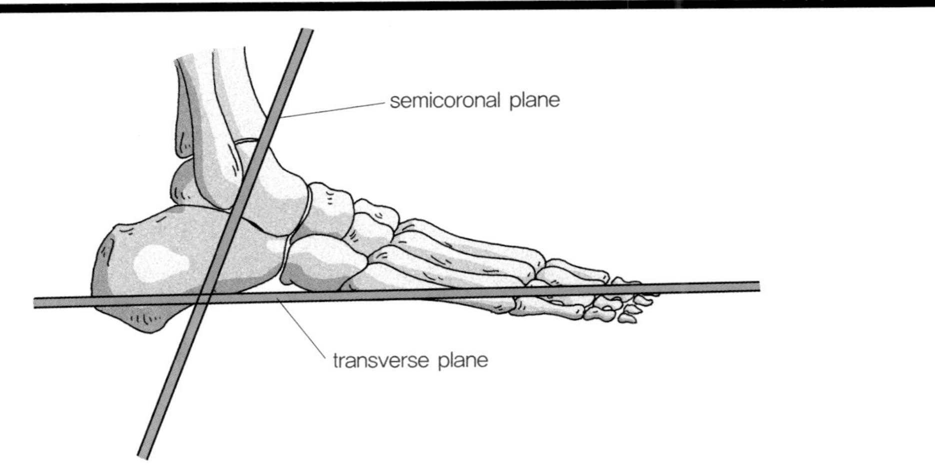

절 양상을 잘 알기 위하여 시행한다. CT를 할 때 발바닥과 평행한 면(transverse plane 또는 axial plane)과 반관상면(semicoronal plane) 촬영을 한다 그림 18-24.

이 중 발바닥과 평행한 면에서의 촬영은 종골 길이의 단축, 종입방 관절 부위의 침범 여부 및 정도를 잘 알 수 있고, 반관상면에서의 촬영은 후방 관절면의 골절 양상과 재거 돌기를 포함하는 골절편(sustentacular fragment)의 분쇄 정도를 관찰하여 정복의 가능성 및 내고정이 튼튼하게 될 수 있는지를 알 수 있다. 두 가지 촬영 모두 내반 및 외반, 옆으로 벌어진 정도 등을 관찰할 수 있다. CT를 하더라도 후방 관절면이 함몰되지 않고 주로 시상면에서 전방으로 회전 전위만 발생한 경우에는 전위가 없는 것처럼 보일 수가 있으므로 주의해야 하며,[14] 단순 방사선 촬영 중 측면상, 또는 CT의 시상면상을 주의 깊게 관찰하여야 한다.

(5) 관절 외 골절

가) 전방 돌기 골절

전방 돌기의 골절은 견열 골절과 종입방 관절을 침범하는 압박 골절의 두 가지 형태가 있으며, 이 중 견열 골절이 더 흔하다 그림 18-25. 견열 골절은 여성에게 많으며, 족부가 내번되고 족저 굴곡될 때 이분 인대나 단족지 신전근의 기시부에 장력이 가해져서 발생되며, 골절편은 비교적 작고 종입방 관절을 침범하지 않는 경우가 많다.

압박 골절은 전족부가 강하게 외전될 때 종입방 관절이 압박되어서 관절면의 골절이 발생하고, 그 골절편은 비교적 크고 후상방으로 전위된다 그림 18-26.

그림 18-25 종골 전방 돌기 골절

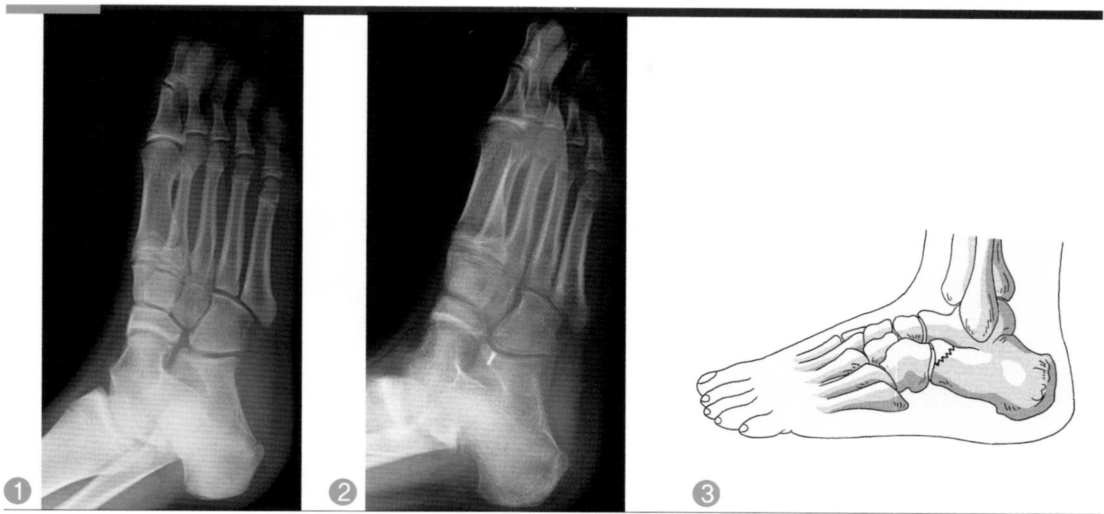

사면상에서 전방 돌기 골절이 있다(①). 수술장 소견상 골절편이 상당히 커서 지름 2mm 나사못으로 고정하였다(②). 전방 돌기 골절을 도식화한 그림(③).

그림 18-26

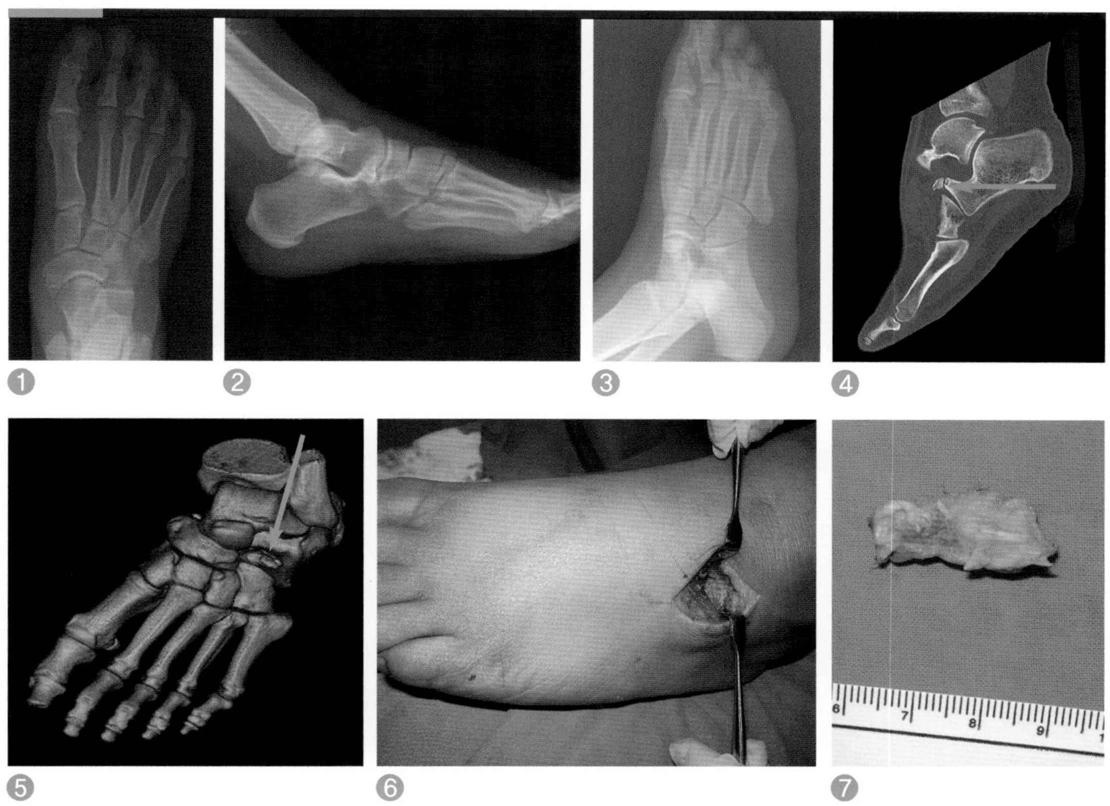

전방 돌기 골절 불유합. ①, ②, ③ 족부 전후면, 측면, 사면상에서 종골 전방 돌기 골절이 의심되었다. ④ 시상면 CT영상에서 종골 전방 돌기의 골절이 관찰되었다(화살표). ⑤ 입체 영상에서 상당히 큰 골절편이라는 것을 알 수 있다. ⑥ 종절개하여 골절 부위를 노출하였다. ⑦ 절제한 골절편인데 길이가 2cm이고 폭이 1cm인 큰 골절편이었다.

그림 18-27 종골 조면 골절

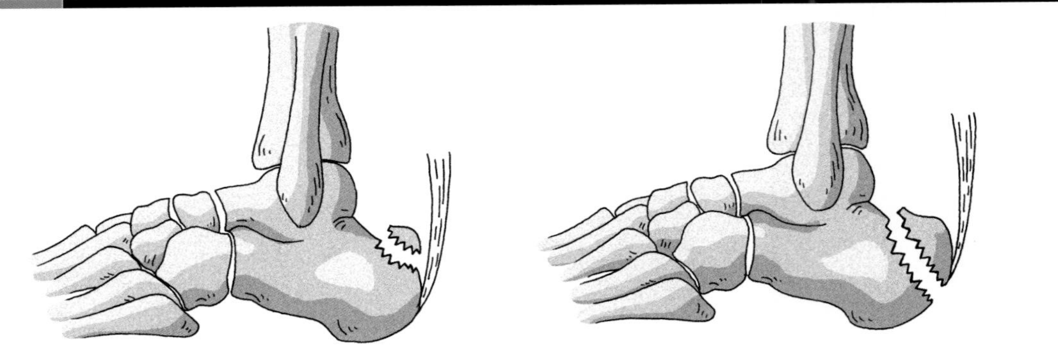

부리형(beak)과 견열형(avulsion)의 골절을 도식화한 그림.

① 임상 소견

족근동 부위의 동통과 압통을 호소하며, 특히 견열 골절인 경우는 외측 인대의 염좌와 비슷한 소견을 보인다.

최대 압통 부위가 전방 거비 인대(talofibular ligament)보다 2cm 전방, 1cm 하방이므로 관심을 가지고 전방 돌기 부위를 살펴보는 것이 중요하다. 방사선상에서 부골(accessory bone)인 2차성 종골(calcaneus secondarium)과 감별하여야 하며, 압박 골절은 측면상에서 잘 보이고, 견열 골절은 족부의 내측연이 바닥에 닿게 하고 외측연이 들리게 하여 촬영하는 외측 사면상에서 가장 잘 보인다.

② 치료

골절편은 대개 크기가 1cm 이하이고 전위가 별로 없으며 4주 정도의 석고 붕대 고정으로 잘 치료되는데, 증세가 있는 불유합이 발생하면 절제를 하게 된다.[19] 만약 골절편의 크기가 1cm 이상이고 종입방 관절의 상당 부분을 포함하는 경우에는 수술적 정복 및 내고정을 한다.

나) 조면 골절

조면 골절은 낮은 높이에서 떨어졌을 때 골조송증이 심한 노령층 및 여성에게서 주로 나타나는 골절로, 조면 상부의 골절인 부리형(beak)과 좀 더 하부의 골절인 견열형(avulsion)의 두 가지로 나눌 수 있다 그림 18-27 .

발생 기전은 대부분 아킬레스건의 견열에 의하나 부리형은 직접 타격에 의해서도 발생이

그림 18-28

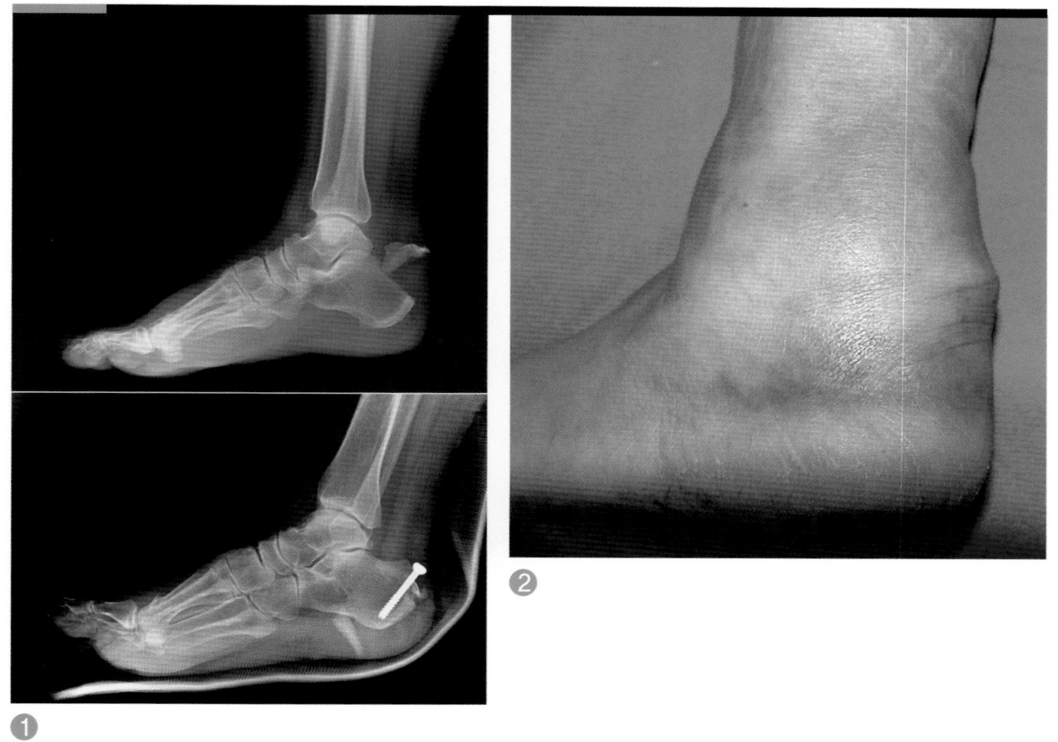

조면 견열 골절을 두 개의 나사못을 이용하여 고정하였다(①). 수술 전 사진인데 골절편에 의하여 피부가 들려 있다(②).

가능하다. 조면 골절은 당뇨병 등과 같이 감각이 저하된 환자에게서 신경병성 관절병증(neuropathic arthropathy, Charcot joint)으로 발생할 경우가 있는데, 뚜렷한 외상 없이 부종과 열감이 있어서 병원에 온다.

① 임상 증상

동통, 종창, 피하 출혈 등이 나타나지만, 수상 후 수일이 경과한 뒤에야 보행할 때 힘이 없거나, 종골 보행(calcaneal gait)을 주소로 내원하기도 한다. 전위 골절편에 의하여 피부의 허혈 상태가 발생하기도 하며, 골절은 측면 방사선상에서 잘 보인다. 대부분은 전위가 심하고 골절편에 의하여 후방의 피부가 들어올려진다 그림 18-28. 골절편을 조기에 정복하지 않으면 피부 괴사를 일으키기도 한다.

② 치료

전위되지 않은 경우에는 발목을 5~10° 정도 족저 굴곡시킨 상태에서 6주간 단하지 석고 붕대 고정을 하고 부분 체중 부하 보행을 허용한다. 전위가 있는 경우에는 아킬레스건의 내측연을 따라 종절개를 한 후 족부를 족저 굴곡하고 골절편의 상부에서 압력을 가하여 정복한 후 1~2개의 해면골 나사로 고정한다. 당뇨병이 있으면서 골다공증이 있거나 신경병성 관절병증에 의한 조면 골절의 경우에는 뼈가 약하여 고정이 불가능하며 고정을 하더라도 곧 다시 전위되므로 내고정을 하지 않는 것이 좋다.

다) 내측 돌기 골절

내측 돌기는 족무지 외전근(abductor hallucis), 단족지 굴곡근 및 족저 근막의 기시부이다. 이 골절은 드물며, 추락하면서 뒤꿈치가 외반 상태로 바닥에 닿을 때 전단력 또는 족저 근막의 견인력 등이 작용하여 발생한다.

① 임상 소견

국소 부위의 통증, 압통, 종창, 피하 출혈 및 파행의 소견을 보이나, 관절 운동은 정상 상태를 유지하며 발목이나 발가락의 족배 굴곡시에 통증이 유발된다. 종골의 축상에서 잘 나타나며 대개는 단일 골절선을 보이고 전위는 심하지 않다.

② 치료

중등도의 전위를 보이는 골절까지는 4주 정도 압박 붕대를 감은 상태에서 안정을 취하거나 단하지 보행 석고 붕대를 하여 치료하며, 심하게 전위된 경우에는 도수 정복을 하여야 한다. 가끔 뒤꿈치가 두꺼워지고 압통 등이 나타날 수 있으나 예후는 비교적 좋다.

라) 재거 돌기 골절

뒤꿈치로 착지시에 내번력이 가해져서 발생하며 비교적 드문 골절이다.

① 임상 소견

뒤꿈치와 후족부 내측에 통증과 부종이 있으며, 족관절 염좌와 감별하여야 한다. 무지를 과도하게 배굴하면 통증이 발생하는데, 이는 재거 돌기 밑을 지나가는 장무지 굴곡근건에 의하여 골절편에 힘이 가해지기 때문이다. 종골의 축상(axial view)에서 잘 보이며 대부분 전위는 경미하다.

② 치료

전위되지 않은 골절은 6주간 석고 고정을 하며, 하방 전위가 심한 경우에는 발을 족저 굴곡 및 내번시킨 상태에서 재거 돌기에 직접 압력을 가하여 도수 정복을 한 후 6주간 석고 붕대 고정을 한다. 재거 돌기가 거골하 관절의 중간 관절면을 포함하고 있으므로 체중 부하는 6~8주 후에 허용한다. 수술적 정복 후 나사못 고정이 필요한 경우도 있다.[12)]

마) 거골하 관절을 침범하지 않은 종골체 골절

전체 종골 골절의 약 20%를 차지하며 거골하 관절을 침범하지 않으므로 예후는 좋다. 높은 곳에서 떨어질 때 뒤꿈치가 직접 바닥에 닿을 경우 발생하며, 골절의 양상은 다양하다. 대개 몸체가 넓어지고 조면 골절편이 상방으로 전위되어 뵐러 각이 감소한다.

① 임상 소견

관절 외 골절 중에서 가장 증상이 심한 편으로, 통증과 부종이 심하고 체중 부하가 불가능하며 수포가 나타나기도 한다.

② 치료

두껍게 압박 드레싱을 하고 48~72시간 정도 안정과 하지 거상을 하여 부종이 가라앉기 시작하면, 발목과 족부의 능동적인 운동으로 관절 강직을 방지한다. 골절 유합은 잘 되며 4~6주 후부터 점차적인 체중 부하가 가능하다. 뒤꿈치가 넓어지면 신발을 신는 것도 불편하고, 종골의 외측 벽이 족관절 외과에 가까워져서 비골건이 통과하는 공간이 좁아져서, 비골건의 기능 장애를 일으키기도 한다. 손바닥으로 뒤꿈치에 내외측 압박을 가하는 도수 조작으로 뒤꿈치의 폭을 감소시키며, 부종이 감소된 후 약 6주간 잘 조형된 석고 붕대 고정을 한다.

대개 예후가 좋으며 비수술적 치료에 의하여 좋은 결과를 얻을 수 있으나, 젊은 사람은 뒤꿈치가 많이 넓어지거나, 뵐러 각이 감소된 경우에는 정복을 하는 것이 좋다. 조면이 상방으로 전위되면 아킬레스건이 상대적으로 연장되는 효과가 있고, 이에 따라 족저 굴곡력이 약화

그림 18-29 주골절선의 방향과 골절편의 전위

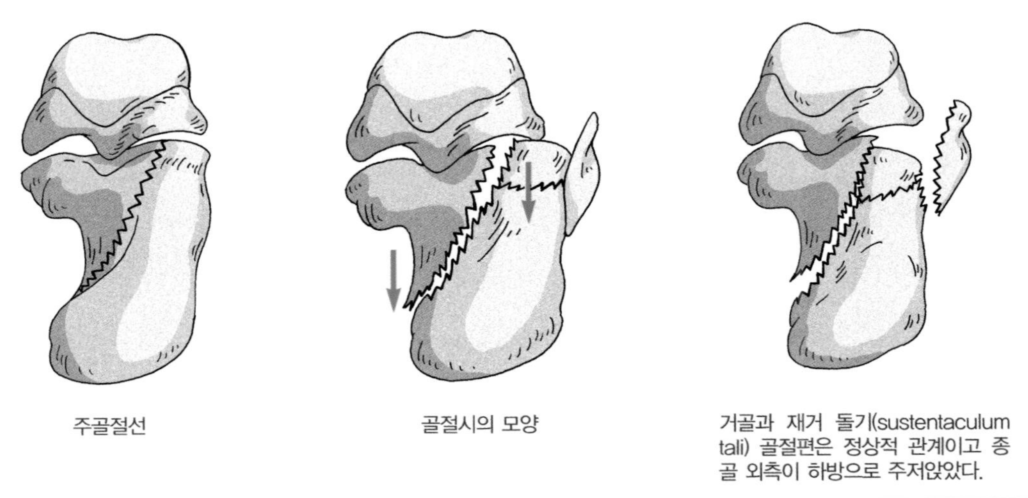

주골절선

골절시의 모양

거골과 재거 돌기(sustentaculum tali) 골절편은 정상적 관계이고 종골 외측이 하방으로 주저앉았다.

된다. 뵐러 각을 교정하기 위해서는 Essex-Lopresti[17] 방법을 이용할 수 있으며 4주간 석고붕대 고정을 하고, 체중 부하는 6~8주간 금지한다.

(6) 관절 내 골절

가) 손상 기전

자동차 사고나 추락에 의한 축성 압박력에 의해 골절이 발생하는데, Essex-Lopresti는[17] 강하고 날카로운 거골의 외측 돌기가 족근동 부분을 찍어 내리게 되어 골절이 발생한다고 하였고, Burdeaux는[12] 내측의 재거 돌기와 외측의 조면 사이의 전단(shear)에 의해 주골절선이 발생한다고 하였다.

뒤꿈치가 지면과 닿는 부위의 중앙선은 족관절의 중앙선보다 외측에 있으므로 조면을 포함하는 골절편이 외측 상방으로 전위된다. 그리고 거골이 하방으로 밀려 들어가면서 주골절선 외측의 골절편이 더욱 감입된다 그림 18-29.

나) 임상 소견

뒤꿈치의 심한 부종, 압통, 변형 등이 나타나는데, 종골 구획 내의 출혈이 심한 경우에는 발 전체에 심한 통증이 발생하며 구획 증후군이 발생하기도 한다. 다른 부위의 손상이 심하여 뒤꿈치의 통증을 간과할 수도 있고, 뒤꿈치의 통증이 심하여 다른 부위의 손상을 간과할 수도 있으므로, 낙상 환자의 경우에는 반드시 종골 골절 및 다른 동반 손상의 가능성을 염두에 두고 주의 깊게 진단하여야 한다.

다) 치료

종골의 관절 내 골절은 치료를 하여도 정상적인 기능 및 뼈 모양을 유지할 수 없다는 주장과 수술적인 치료가 좋다는 상반된 견해가 있다. 수술적인 치료 방법이 한동안 유행처럼 사용된 이후에는 그 결과에 실망하여, 비수술적인 치료가 주로 사용되는 등 치료 방법상에 혼란이 있어왔는데, CT가 진단에 널리 사용되면서 최근 다시 수술적인 치료가 많아지고 있다.

이와 같이 저자들 간에 치료에 대한 의견의 차이가 심한 것은 단순 방사선 소견만으로는 관절면의 정복 상태를 판단하기 어려운 것이 가장 큰 원인이다. 수술적 정복을 하여 치료한 환자의 결과가 비수술적 치료와 비교하여 그리 좋지 않다고 보고한 문헌들 중 상당수에서는 정복이 잘 되지 않은 예들이 포함되었을 가능성이 높다.

비수술적인 치료를 하는 근거는 종골 골절 후에 불유합이 드물고, 통증과 강직의 가능성이 낮고, 수술적 치료시에 합병증의 가능성이 높으며, 정확하게 관절면을 정복하더라도 반드시 결과가 좋은 것은 아니라는 등의 이유 때문이다.

그러나 아무리 분쇄가 심한 골절이라도 수술적인 치료를 하여 전체적인 윤곽을 정복하면 거골하 관절의 외상성 관절염에 의한 증세 이외의 문제들은 발생할 가능성이 낮고, 추후에 거골하 관절 유합술과 같은 구제술을 시행하기도 용이하므로, 일단 정복을 하는 것이 좋다는 주장이 점차 설득력을 얻고 있다. 소아의 전위된 관절 내 골절에 대하여도 수술적 정복술 및 내고정술을 할 수 있다.[49]

① 조기 운동 치료법

압박 드레싱을 하고 하지를 거상시켜서 24시간 정도 경과한 후부터 발목과 족부의 운동을 시작한다. 3~5일 후면 통증이 감소하기 시작하는데, 이때부터는 하루에 수차례 침상 가에 다리를 내려뜨리고 운동을 하며, 1주일 후부터는 조금씩 체중 부하를 허용하여 4~8주에 전 체중 부하를 하게 한다. 이 치료의 장점은 짧은 시간 내에 원래 생활로 복귀할 수 있다는 점과 관절 내 골절 치료를 해 본 경험이 없는 의사도 할 수 있는 치료 방법이라고 하지만, 치료를 하지 않고 방치하는 것과 마찬가지 방법이므로 전위가 되지 않은 골절이나 고령이고 활동이 제한

그림 18-30 축성 고정 방법

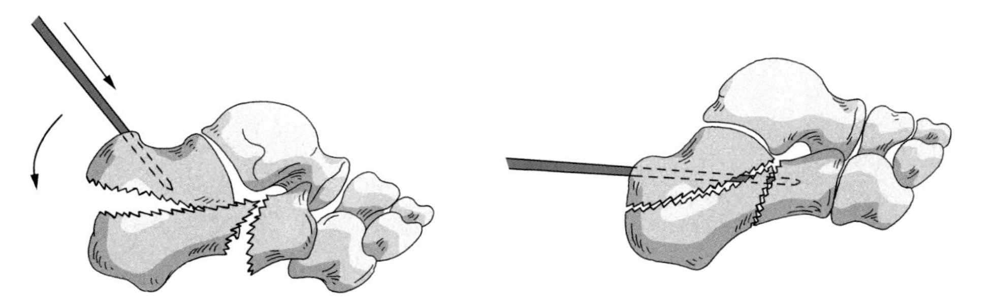

되어 있으며, 수술하기에 부적당한 환자 등에게만 선택적으로 사용되고 있다. 그러나 Sanders 4형 골절은 정확하게 정복할 수 없기 때문에 Sanders 4형 골절에서는 수술하지 않는 것이 좋다는 보고가 있다.[22]

② 도수 정복 후 고정하는 방법

도수 정복에는 여러 가지의 방법이 있으며, 이들의 공통점은 종골을 원위부로 견인하여 서로 끼어 들어간 골절편을 탈감입(disimpaction)시켜 정복하면서 뵐러 각을 정상화시키고, 측방 압력을 가하여 넓어진 종골의 폭을 좁혀 준 후, 핀과 석고 붕대 등으로 정복을 유지하는 것이다. 4주 고정 후 핀을 제거하고 단하지 석고 붕대로 6주간 더 고정하며, 골절 유합이 이루어지는 10~12주까지는 체중 부하를 금지한다. 족부만 핀과 석고 붕대 방법(pin and plaster)으로 고정하고 족관절의 운동을 허용하기도 하였다.

Essex-Lopresti는 설상형 골절에 대하여 복와위에서 종골의 종축 방향으로 핀을 삽입하여 도수 정복을 하였는데, 아킬레스건 부착 부위의 바로 외측에서 핀의 끝이 골절선을 통과하지 않도록 핀을 삽입한 후, 무릎이 수술대에서 들릴 정도로 핀을 위로 들어 올려서 거골하 관절을 정복한 후 넓어진 종골의 폭을 감소시키는 방법을 사용하였다 그림 18-30. 이 방법의 장점은 조작이 쉽고 후방 관절면의 정복이 비교적 잘 되며, 골절의 고정에 적합하다는 것이다.

그러나 뵐러 각이 정상으로 회복되더라도 관절면을 포함하는 골절편이 감입되어 있을 수 있고, 재거 돌기를 포함하는 내측 골절편이 거골과 정상적인 관계를 유지하지 않고 하방으로 전위되어 있는 경우도 있으며 그림 18-31, 회전 전위를 비롯한 3차원적인 변형을 도수 조작으로 정확히 정복하기는 어려우므로, 설상형 골절에서도 수술적 정복을 하거나 관절경을 이용하여

그림 18-31 내측 골절편이 작고 하방 전위된 경우

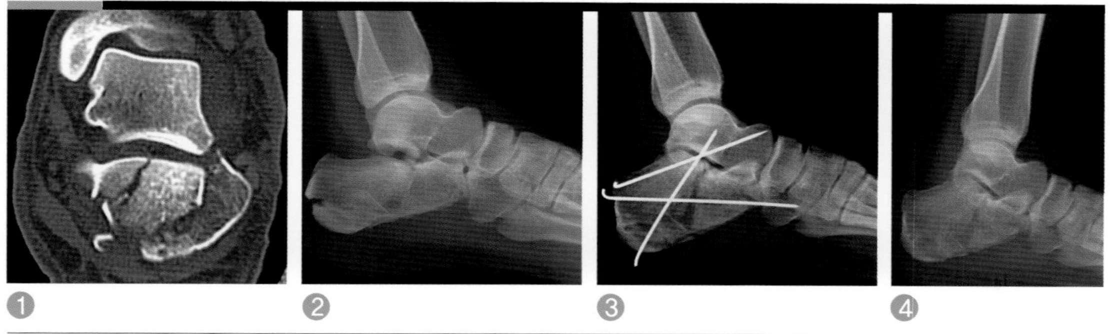

수술 전 CT 및 측면상(①, ②), 수술 후 측면상(③), 수술 후 7주에 강선 제거한 사진(④). 수술 전 CT상에서 내측의 재거 돌기 골절편과 거골 사이의 관절 간격이 넓어서 내측도 하방 전위되어 있음을 알 수 있다. 재거 돌기 골절편을 거골에 고정한 후 나머지를 고정하였다. 외측의 거골하 관절을 따라 5cm 사선형 절개를 하고 도달하여 관절면을 보고 정복하였다. 이와 같이 강선이 거골하 관절을 통과하여 고정하는 경우는 드물며, 관절 운동에 의하여 강선이 부러질 수 있으므로 석고 고정을 하여 관절이 움직이지 않도록 해야 한다.

정복이 정확한가를 확인하는 경향이다.

③ 수술적 정복 및 내고정

㉠ 수술 시기

종골 외측의 피부를 엄지와 검지로 쥐어서 주름이 잡힐 정도로 부종이 감소한 후에 수술적 정복을 한다. 3주까지는 정복에 큰 문제가 없다고 하지만 1주 이상 경과하면서 정복이 점차 어려워지므로 부종이 좀 있더라도 조기에 정복하기를 권한다. 개방성 골절, 구획 증후군 또는 뼈 조각이 피부 바로 밑에서 피부를 들어 올려 피부의 괴사가 임박한 경우에는 응급 수술의 대상이 된다.

구획 증후군에 대하여 족부 내측에 근막 절개술(fasciotomy)을 한 경우에는 수술 후 5~7일에 내측 절개선을 봉합하거나 피부 이식을 하고, 수상 후 10~14일에 외측 도달법을 사용하여 종골에 대한 내고정을 한다.

㉡ 연령

나이가 많은 환자는 수술 대상이 되지 않는다고 하는 저자가 많이 있으며 Essex-Lopresti는[17] 50세가 넘은 환자는 수술하지 말고 바로 운동을 시킬 것을 권유하였으나, Zwipp 등은[69] 생리적 연령 60세를 경계선으로 삼고 있다. 그러나 점차 평균 수명이 연장되고 고령에서도 정상적인 보행의 중요성이 부각되고 있으므로 절대적인 연령보다는 환자의 활동 정도나 생리 기능을 고려하여 수술 여부를 결정하는 것이 좋다.[20]

㉢ 도달법

무엇을 정복하는 것을 가장 중요하게 생각하는가에 따라 다른 도달법을 선택하게 되며, 크게 내측 도달법과 외측 도달법으로 구분한다. 내측 도달법을 사용하면 주골절선을 직접 보면서 정복하게 되므로, 종골의 전체적인 윤곽을 정복하기 용이하다. 그러나 후방 관절면은 잘 보이지 않으므로 후방 관절면의 정확한 정복은 불가능하다. 즉 종골 골절의 치료에서 전체적인 윤곽을 정복하는 것이 가장 중요하다고 생각하는 저자들은 내측 도달법만을 사용하여 수술하며, 후방 관절면이 다소 부정확하게 정복되는 것을 허용한다. 내측 도달법을 사용하면 내측에 금속판을 삽입할 만한 공간이 없으므로 견고한 고정이 불가능하다. 그러나 내측 도달법을 사용하여 정복하고, K-강선만으로 고정하여도 조기 운동이 가능한 경우도 있다. 외측 도달법은 후방 관절면의 정확한 정복을 목표로 하여 후방 관절면을 직접 보면서 정복하며,[36] 전체적인 윤곽은 간접적으로 정복한다. 수술 도중에 방사선 촬영을 하여 전체적인 모양을 확인할 수 있으므로 내측 도달법에 비하여 선호되고 있는 방법이다. 또한 외측에 광범위 도달법을 사용할 경우에는 종골 외측의 넓고 평평한 면에 금속판을 부착시킬 수 있으므로, 견고한 고정이 가능하고 조기 운동이 가능하다는 장점이 있다.

이와 같이 내측 도달법과 외측 도달법은 각각의 장점이 있으며, 현재는 주로 외측 도달법이 사용되고 있고, 외측 도달법에 의하여 전체적인 윤곽이 잘 정복되지 않는 경우에 내측 도달법을 병용하기도 하지만 내측 도달법만을 사용하는 저자는 드물다.

외측 도달법 중 광범위 L-자형 절개선을 이용하는 방법은 전술한 바와 같은 장점이 있는 반면에, 커다란 피판을 들어올리게 되므로 피판의 일부가 괴사될 가능성이 있으며, 수술 후 절개 상처의 치유에 문제가 발생할 가능성이 있다. 그러나 실제로 창상 치유에 문제가 있는 경우는 드물며, 이 절개의 가장 큰 문제점은 수술 후에 창상 부위의 통증을 호소하는 환자가 많다는 것이다. L-자형 절개선 대신에 비골건의 주행을 따라서 사선형의 절개를 하여 도달하면, 거골하 관절의 후방 관절면에 도달할 수는 있으나 외측 벽을 충분히 노출시킬 수 없으므로 외측 벽을 정확하게 정복하기 어렵고, 금속판을 사용하여 내고정을 할 수 없다. 그러나 분쇄가 적은 경우에는 거골하 관절 부위에 짧은 절개를 하거나 관절경을 이용하여 후방 관절면

그림 18-32

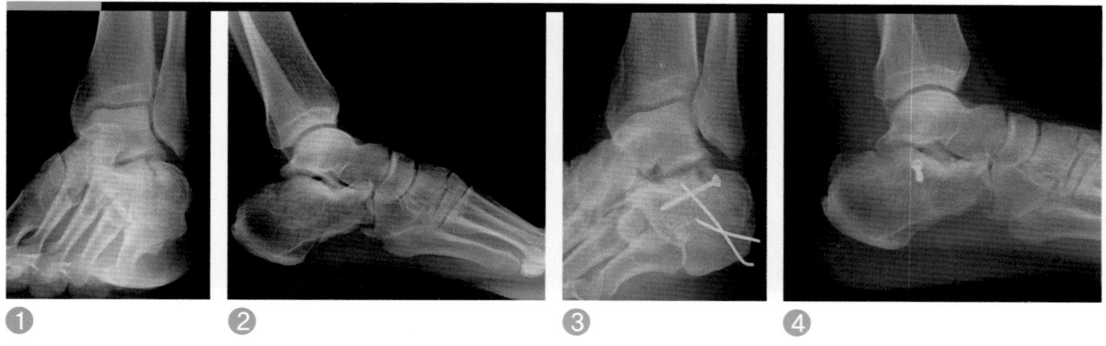

분쇄가 적은 경우에는(①, ②) 거골하 관절을 따라 짧은 절개를 하고 후방 관절면의 외측을 포함하는 골절편을 내측의 재거 돌기 골절편에 나사못으로 고정하고, 조면 골절편을 재거 돌기 골절편에 K-강선을 이용하여 고정하기도 한다(③). 골절이 유합된 후에 K-강선은 제거하고 나사못은 그대로 둔다(④).

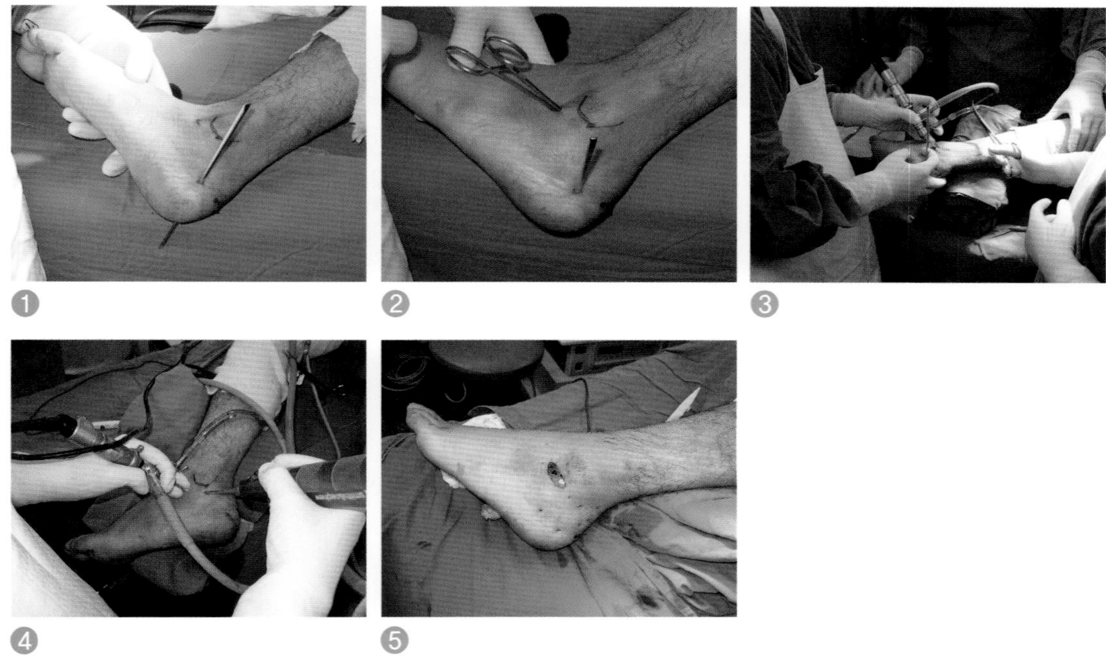

관절경을 이용한 정복 및 내고정. ① 종골 조면에 지름 3.2mm의 스타인만 핀을 횡 방향으로 삽입하여 종골 조면 골절편을 조작할 준비를 한다. ② 비골단의 전하방, 즉 족근동에 거골하 관절경을 하기 위한 전외측 삽입구를 만든다. ③ 우측 손으로 종골 조면에 삽입한 핀을 후하방으로 당기면서 거골하 관절을 벌리고 관절경을 전외측 삽입구를 통하여 거골하 관절 내에 삽입하여 골절 상태를 파악한다. ④ 비골단 부위의 중앙 삽입구를 통하여 쉐이버를 넣어서 작은 골절편과 혈종을 제거한다. ⑤ 필요한 곳에 강선이나 큐렛 등을 삽입하여 골절편을 정복하고 강선으로 고정한 후의 사진.

을 정복하고 전체적인 윤곽은 간접적인 방법으로 정복하는 방법으로 수술할 수도 있다 그림 18-32 그림 18-33.[52,63] 족관절 및 족부의 외측면에 대한 도달법은 어느 것이나 비복 신경 손상의 가능성이 있으므로 주의를 요한다.

그림 18-33

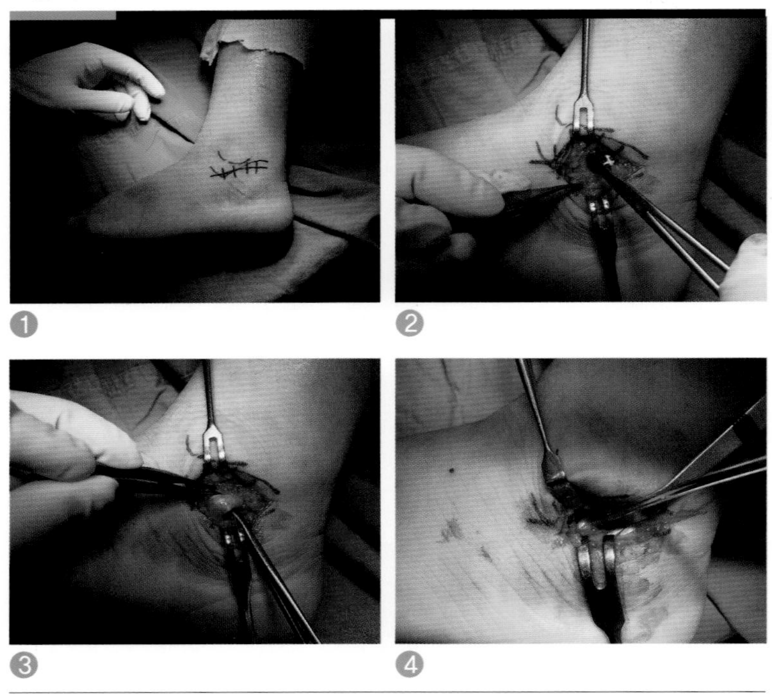

① 족근동에서 비골단의 바로 후방에 이르기까지 절개한다. ② 비복 신경을 하방으로 젖히고, 비골근건의 상방으로 관절에 도달한다. 관절낭을 절개하여 관절 내에 고인 혈액이 배출되는 모양. ③ 비골근건을 노출하였다. ④ 비골근건을 하방으로 당기고 거골하 관절 외측의 골절편을 정복하고 나사못으로 고정한다.

㉣ 광범위 L-자형의 도달법을 이용한 수술 술기

측와위(lateral decubitus)로 위치시키고 손상된 족부가 위에 있도록 한다. 양측성인 경우에는 복와위로 위치시킨다.

아킬레스건의 앞쪽을 따라 종절개를 하여 뒤꿈치로 내려가서, 발바닥 피부와의 경계부에서 약 90°를 이루면서 전방을 향하도록 방향을 바꾼다. 아킬레스건의 1.5cm 정도 전방에 종절개를 하고 발바닥 피부와의 경계선보다 더 발등 쪽으로 횡 방향 절개를 하는 의사들이 많은데, 이 경우에 절개선이 비복 신경 위에 놓이며, 조면에 금속판을 부착시키기가 불편하다. 또한 발등 피부와 발바닥 피부와의 경계선이 혈류 영역(angiosome)의 경계선이기도 하므로 저자는 발등 피부와 발바닥 피부의 사이로 절개한다.

제5 중족골 기저부를 향하여 제5 중족골 경상돌기(styloid process)의 약 1cm 근위부까지 절개한다. 종골의 외측 벽으로부터 피부, 피하 조직 및 골막을 포함하는 피판을 한 층으로 들어 올리는데, 종골의 조면 부분에서는 뼈에 닿도록 깊이 수술칼을 넣어서 박리하여도 무방하

그림 18-34 L-자형 절개선과 비복 신경 및 비골건

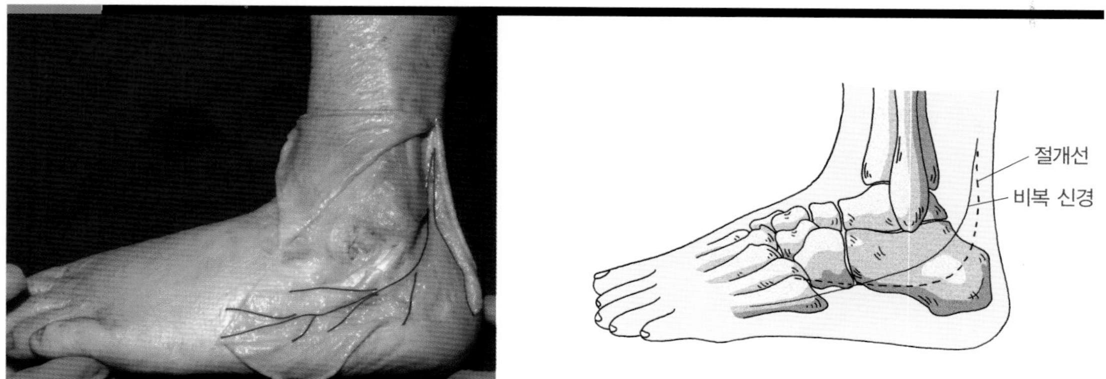

비복 신경 위에 실을 놓고 촬영한 사진과 그림. L-자형 절개시 근위부와 원위부에서 손상될 가능성이 높다. 절개선의 원위부에서 비골건도 절단될 위험성이 있다.

지만, 절개선의 근위부 및 원위부에서는 비복 신경의 손상을 방지하기 위하여 깊은 곳까지 수술칼이나 가위를 사용하지 않고, 모기 지혈 겸자(mosquito hemostat) 등으로 벌려 들어가야 한다. 원위부에서는 비골건도 절단되지 않도록 주의하여야 한다 그림 18-34.

비복 신경보다 깊은 부위까지 도달하면 아킬레스건과 비골 사이의 지방 조직내에 있는 횡방향의 근막 조직을 절개하여야 한다. 이 근막은 모기 지혈 겸자 등으로 벌려지지 않으며 이 근막을 절개하지 않으면 피판의 근위부가 들어 올려지지 않으므로 골절 부위가 잘 노출되지 않는다. 이 근막을 절개할 때 아킬레스건의 외측연에서 시상면을 따라 전방으로 박리해 들어가야 하는데, 환자가 측와위이므로 아킬레스건의 내측으로 박리해 들어가는 경향이 있다. 아킬레스건의 내측으로 깊이 들어가면 경골 신경과 혈관을 손상할 가능성이 있으므로 주의해야 한다.

비골건 및 종비 인대도 모두 뼈에서부터 벗겨서 들어 올린다. 종골의 전방 부위에서는 이분 인대(bifurcate ligament)도 일부 들어 올려서 종입방 관절이 노출되도록 한다. 지름 1.6mm의 K-강선을 비골단, 거골, 입방골 등에 삽입하여 조수가 기구를 이용하여 당기지 않아도 피판이 젖혀져 있도록 한다. 수술 도중 필요에 따라 잠깐씩 견인 기구를 사용할 수 있다. 외측 벽 및 관절면이 노출되면 후방 관절의 외측 부분이 종골의 몸체 안으로 감입되어 있는 것을 육안으로 확인할 수 있다. 작은 골막 거상기(periosteal elevator)를 주골절선에 삽입하고 들어 올리면 감입된 관절면이 들어 올려지며, 이 부분을 외측으로 당기면 골절선의 내측이 보이게 된다. 이때 대개는 재거 돌기 골절편이 거골의 관절면과 정상적인 관계를 유지하고 있

그림 18-35 정복 방법

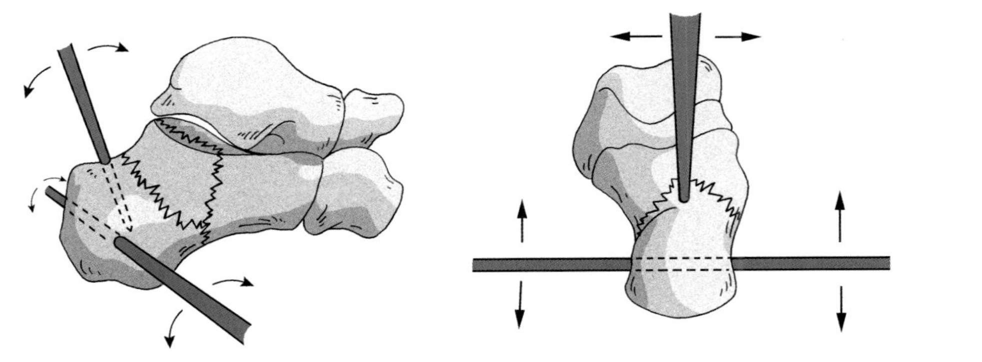

시상면과 관상면의 두 곳에 핀 등을 삽입하여 골절편을 조작한다.

는 것을 관찰할 수 있다.

드물지만 재거 돌기 골절편이 전위된 경우에는 먼저 재거 돌기 골절편을 거골의 후방 관절면에 맞추어 정복하여야 한다 그림 18-31. 관절면을 정확하게 정복하기 위해서는 종골 조면이 정복되어야 한다. 종골 조면의 정복이란 정상적인 뒤꿈치 높이를 회복하고 내반이나 외반 변형을 교정하는 것인데, 종골 조면이 해부학적인 위치로 정복되어야 관절 외측의 골절편이 정복될 공간이 생기게 된다.

종골 조면을 정복할 때는 조면의 후방에 지름 3mm 정도의 스타인만 핀을 횡방향으로 삽입하여 당겨 내려서 종골의 높이를 회복하고, 내반이나 외반도 정복한다.[29] 다른 방법은 외측에서 골절선에 골막 거상기를 삽입하여 그것을 지렛대로 사용하여 내측 벽을 직접 정복하는 것이다. 또는 두 개의 핀을 사용하여 한 개는 하방 견인을 하고 나머지 한 개의 핀은 회전 변형을 교정하는 데 이용하기도 한다 그림 18-35.

어떤 방법을 사용하든 정복 후에는 경피적인 K-강선을 삽입하여 조면 골절편을 재거 돌기 골절편에 임시로 고정한다. 그 후에 외측 관절면을 포함하는 골절편을 내측의 관절면, 즉 재거 돌기 골절편에 고정한다. 일단 함몰 또는 회전된 후방 관절면의 골절편을 정복하기 위해서 들어 올리면 내측이 보이지 않게 되어 육안으로 정복이 잘 되었는지를 확인하는 것은 불가능하므로, Freer 골막 거상기의 납작한 면으로 관절면을 더듬어 보아, 층 형성(step off)이나 벌어진 틈이 있는지 등을 살펴본다. 임시로 강선을 삽입하여 고정하고 C-arm 투시기하에서 확인한 후 나사못을 삽입하여 고정한다. 나사못 삽입시에는 종골의 내측에 주행하고 있는 신

그림 18-36 전외측 골절편

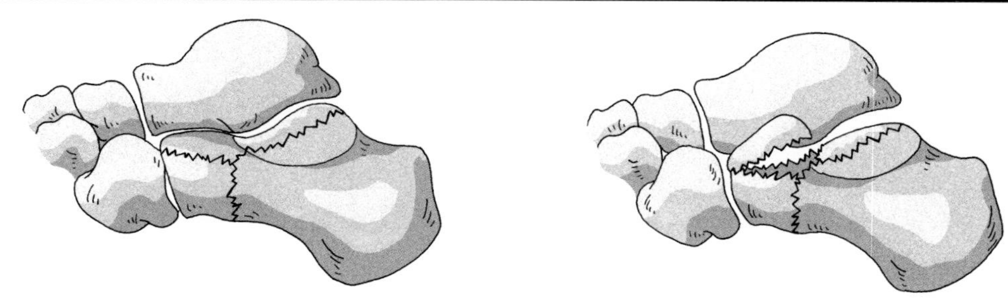

전위된 채로 두면 거골과 충돌하여 운동 제한의 원인이 된다.

경, 혈관 및 건 들이 손상받지 않도록 주의하여야 한다. 종골의 전방을 정복하고 임시로 강선 고정을 하고 금속판을 삽입하여 조면 골절편, 재거 돌기 골절편, 전방 골절편을 하나로 묶어 주도록 한다.

전방 골절편에 삽입하는 나사못의 머리 부분은 대개 장비골건과 종골 사이에 놓이게 되어 장비골건의 자극에 의한 증세가 염려되나 실제로 이것이 문제되는 경우는 드물다.

다음으로 전외측 골절편(anterolateral fragment)의 처리가 문제이다 그림 18-36.

대개 외측 벽을 통과하는 골절선에 의하여 족근동 부분을 포함하는 종골 전방 부분의 상부에 골절편이 발생한다. 연부 조직이 부착되어 있는 상태에서는 문제가 되지 않을지 모르나, 개방성 정복을 위하여 외측 벽의 연부 조직을 전부 들어 올리면 이 전외측 골절편이 덜렁거리게 되고 족근동 쪽으로 들어 올려져서 외번 운동시에 거골의 외측 돌기와 충돌을 일으켜 수술 후 운동 제한과 증세의 원인이 될 수 있다. 금속판으로 고정할 때 금속판 아래에 눌려 고정되면 좋으나 잘 고정되지 않아 덜렁거리는 경우의 처리가 문제이다. 골절편이 작은 경우에는 전외측 골절편을 절제할 수도 있으며, 거골 외과와 충돌 가능성이 있는 부분만을 burr를 이용하여 갈아 내거나 론저를 이용하여 절제할 수도 있다.

고정에 사용하는 금속판은 얇고 쉽게 변형될 수 있는 것이 좋다. 얇고 뼈와 밀착되어야 수술 후 피하 조직이나 비골건에 자극을 일으킬 가능성이 적다. 조면 골절편과 후방 관절면을 포함하는 골절편을 모두 고정하기 위하여는 H형 또는 Y형 금속판이나 여러 방향에 뿔처럼 나온 AO의 종골 금속판이 적당하다. H형이나 Y형 금속판은 두께가 두껍고 잘 굽혀지지 않는다. 어떤 금속판이든지 필요한 부분에 나사못을 삽입할 수 있도록 되어 있고 필요 없는 부분

그림 18-37

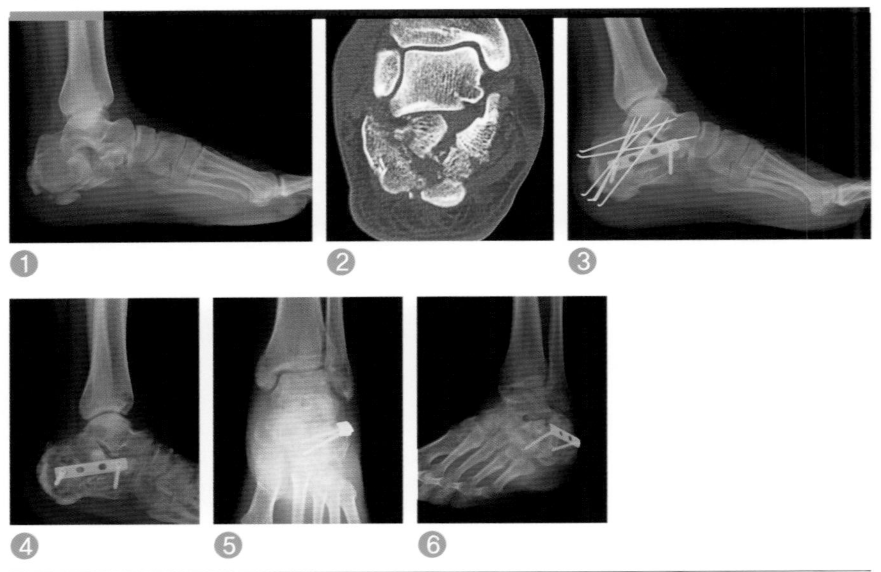

수술 전 측면상 및 전산화 단층 촬영상에서 심한 분쇄가 있음을 알 수 있다(①, ②). 골절편들을 고정할 수 없어서 거골에 고정하였다(③). 거골하 관절의 유합술은 하지 않았고 종골의 윤곽을 회복하였다. 종골의 윤곽이 회복되었으므로 추후에 거골하 관절 유합술이 필요한 경우에 관절면에서 연골만 제거하고 고정하면 된다(④, ⑤, ⑥).

은 수술장에서 잘라 버릴 수도 있으며, 얇고 변형이 쉬우며 종골의 외측 벽에 맞추기가 쉬운 것이 좋다. 분쇄가 심하지 않은 경우에는 얇은 직선형 금속판, 즉 semi tubular 금속판으로도 고정이 가능하다. 그러나 직선형의 금속판은 전방과 조면 골절편을 고정할 수는 있으나 조면 골절편과 재거 돌기 골절편을 고정할 수 없으므로 분쇄가 심한 경우에는 조면 골절편에서 재거 돌기 골절편을 통과하는 K-강선을 남겨 두어야 하는 문제가 있다. 이 경우 드물지만 핀의 경로를 따른 감염(pin tract infection)이 염려되며 뒤꿈치 부분이 바닥에 닿을 때 통증이 발생한다.

분쇄가 너무 심하여 고정이 불가능한 경우에는 거골에 핀을 이용하여 고정할 수도 있다 그림 18-37. 측면상, Broden상 및 축상을 촬영하여 정복 상태, 금속판 및 나사못의 상태를 확인한다.

때로는 장무지 굴곡근건(flexor hallucis longus)이 거골하 관절의 내측에 끼어서 정복을 방해할 수도 있는데, 이러한 경우에는 내측에 작은 절개를 하여 장무지 굴곡근건을 당기고 정복할 수도 있다. 골이식을 하는 것이 조기 유합 및 체중 부하에 유리한 면이 있으나 골이식을 하지 않더라도 유합에는 문제가 없다.

그림 18-38

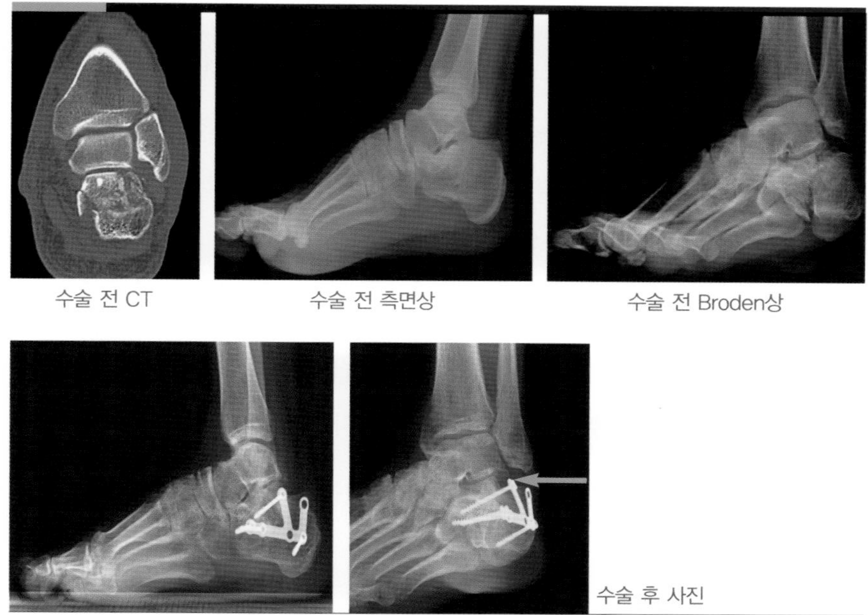

수술 전 CT　수술 전 측면상　수술 전 Broden상

수술 후 사진

관절면의 외측 8mm에 심한 분쇄 골절이 있어서 정복이 불가능하여 절제한 후 다른 골절편들을 정복하고 내고정하였다. 수술 후 방사선상 종골 외측에 관절면 결손(화살표)이 있다.

수술 후 창상에 문제가 없다고 판단되면 조기에 운동을 시작한다. 그러나 체중 부하는 약 10주간 금지하고 그 이후 골유합의 진행 정도에 따라 체중 부하를 증가시킨다.

④ 일차 거골하 관절 유합술

관절면의 분쇄가 심한 경우에는 정복이 불가능하기도 하지만 그림 18-38, 정복을 하더라도 관절 연골 손상이 심하여 통증이 있고 거골하 관절 운동을 회복하기 어려우므로, 처음부터 거골하 관절 유합술을 하기도 하며 그 결과는 좋은 편으로 보고되어 있다.[6]

그런데 종골의 분쇄가 심하면 거골하 관절을 고정하기 어렵다. 일단 종골의 형태를 복원하고 추후에 골절편의 무혈성 괴사나 불유합, 거골하 관절의 외상성 관절염 등이 심하여 통증이 있을 때 관절을 고정하는 것이 일반적이다.[51]

종골의 전체적인 윤곽을 정복한 후 종골 및 거골의 연골을 제거하고 나사못을 삽입하여 고정하는데 대개 장골에서 골이식을 한다. 처음부터 삼중 유합술을 한 보고도 있으나,[59] 종골 골절시에 거주상 관절의 관절면은 손상되지 않으므로 거골하 관절만을 유합하고 거주상 관절은 보존하는 것이 좋다.

⑤ 수술의 합병증

5~30% 정도 창상 치유의 문제가 발생한다고 보고되어 있는데, 절개선이 굽어지는 부위가 가장 많이 문제를 일으키는 부위이다. 대개는 수술 시간이 길거나 젖혀 올린 피판을 과도하게 견인하여 발생한다. 그러나 피부 이식 등 별도의 수술적인 치료가 필요할 정도의 문제가 발생하는 경우는 드물다. 개방성 골절에서 합병증의 빈도가 높은데 Gustilo I, II형의 개방성 골절 중 내측에 개방창이 있는 경우에는 비교적 안전하게 수술할 수 있다고 한다.[24]

비복 신경 손상도 흔히 발생한다. 특히 절개선의 근위 및 원위부에서는 절개선 바로 아래에 비복 신경이 지나가므로 수술칼이나 가위로 절개하는 대신, 지혈 겸자를 이용하여 벌리면서 해부하여 신경이 손상 받지 않도록 주의하여야 한다. 만약 이로 인한 증세가 심한 경우에는 원위 하퇴부에서 비복 신경을 절단한다.

⑥ 예후

관절면을 정확히 정복한 예들에서 결과가 더 좋다는 것이 일반적인 연구 결과지만 정복의 정확성보다는, 환자군에 따라서 보상과 관련이 있는 환자군이 결과가 더 나쁘다는 보고도 있다.

Palmer 등은[46] 66명의 환자 중 비수술적인 치료군은 조기 운동을 시켰고, 수술군은 개방성 정복 및 K-강선을 이용하여 내고정한 후 6주간 고정하였다. 통증 및 기능면에서 두 군 사이에 차이가 없었다고 하는데, 수술 치료군에서만 고정을 하였으므로 결과가 좋지 않았을 가능성이 있다.

Thordarson과 Krieger는[61] 30명의 전위된 관절 내 골절 환자를 대상으로 하여 비수술군은 조기 운동을 하였고 수술군은 L-자형 광범위 도달법을 이용하여 고정하고 조기 운동을 시킨 결과 수술군에서 훨씬 좋은 결과를 얻었다고 보고하였다. 종골 골절 후에는 상당한 장애가 남는 경우가 많으며, 추락보다는 교통사고에 의한 종골 골절의 예후가 나쁘다.[50]

라) 합병증

① 종류

종골 골절의 합병증으로는 1) 거골하 관절 및 종입방 관절의 관절염, 2) 비골건의 포착 및 종골-비골 간 충돌, 3) 내반 및 외반 변형, 4) 뒤꿈치 높이가 낮아져서 신발의 월형(counter)

그림 18-39 종골 부정 유합으로 인한 아킬레스건 이완과 배굴 감소

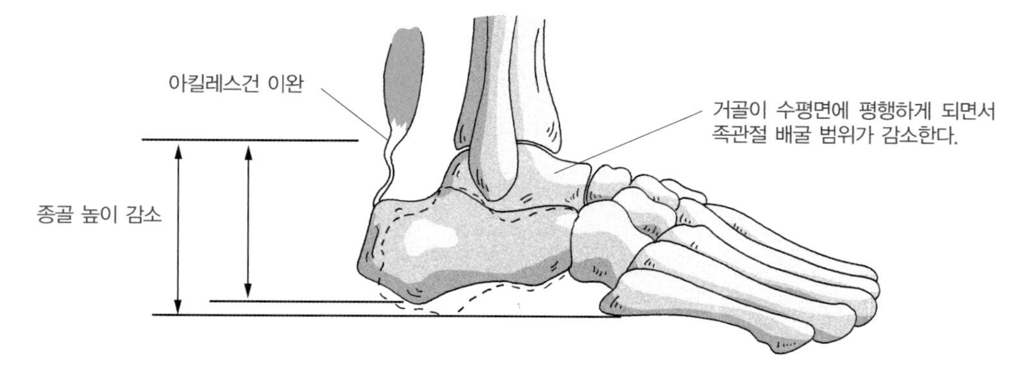

그림 18-40 종골 골절 후 발생한 족근관 증후군

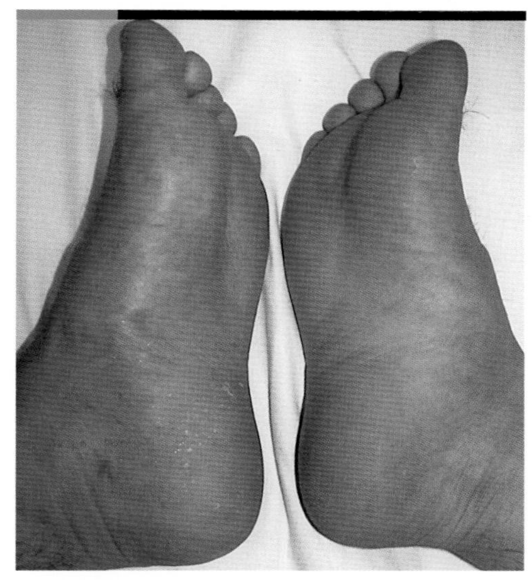

양측 발바닥 사진으로 좌측은 족근관 증후군으로 땀이 나지 않아서 피부가 건조하고 우측은 정상적인 피부 모양이다.

이 족관절의 외과 부분에 충돌, 5) 뒤꿈치가 넓어짐, 6) 지면과 거골 종축 간의 거골 경사각이 감소하여, 거골이 배굴된 상태가 되어 발생하는 족관절의 배굴 제한 그림 18-39 , 7) 아킬레스건의 부착부가 근위부로 이동하여 하퇴 삼두근이 약화됨, 8) 하지 부동, 9) 갈퀴 족지, 10) 족근관 증후군 그림 18-40 , 11) checkrein 변형, 12) 감염, 13) 불유합, 14) 제1 중족족지 관절의 배굴 제한 등이 있다.

② 치료

비수술적인 방법으로 증세가 완화되지 않는 경우에는 수술적인 치료를 하며, 증세를 일으키는 원인에 따라 다른 치료를 선택한다. 치료 방법은 1) 골 절제술(ostectomy), 2) 관절 유합술, 3) 쐐기 절골술, 4) 신연 유합술(distraction arthrodesis) 등이 있다 그림 18-41 .

유합술을 할 경우 삼중 유합술을 하는 것이 좋은지 거골하 관절만을 유합하는 것이 좋은지에 대하여 논란이 있다. 삼중 유합술을 하면 내번, 외번 운동이 완전히 소실되며, 거골하 관절 유합술만을 시행하게 되면 내번, 외번 운동이 상당히 남아 있으므로, 일단 거골하 관절 유합술만 시행하는 것이 일반적이다.

거골하 관절을 유합하면 중족근 관절(midtarsal joint)의 관절염이 발생할 가능성이 있으나 실제로 별 문제가 되지 않는다고 하며, 삼중 유합술을 하면 내번, 외번 운동이 전혀 안 되므로 족관절 및 리스프랑 관절의 관절염이 발생할 가능성이 있다.

종골의 폭이 넓어져서 맞는 신발을 고르기 어렵다든지 비골건과의 충돌이 문제가 되는 것은 유합술을 할 때 종골 외벽의 골 절제술을 하면 쉽게 해결할 수 있으나, 높이를 교정하고 외반이나 내반 변형을 교정하는 것은 수술이 크고, 기술적으로 어려우므로 적응증에 대하여 논

그림 18-41 양측 종골 부정 유합에 대한 거골하 관절 신연 유합술

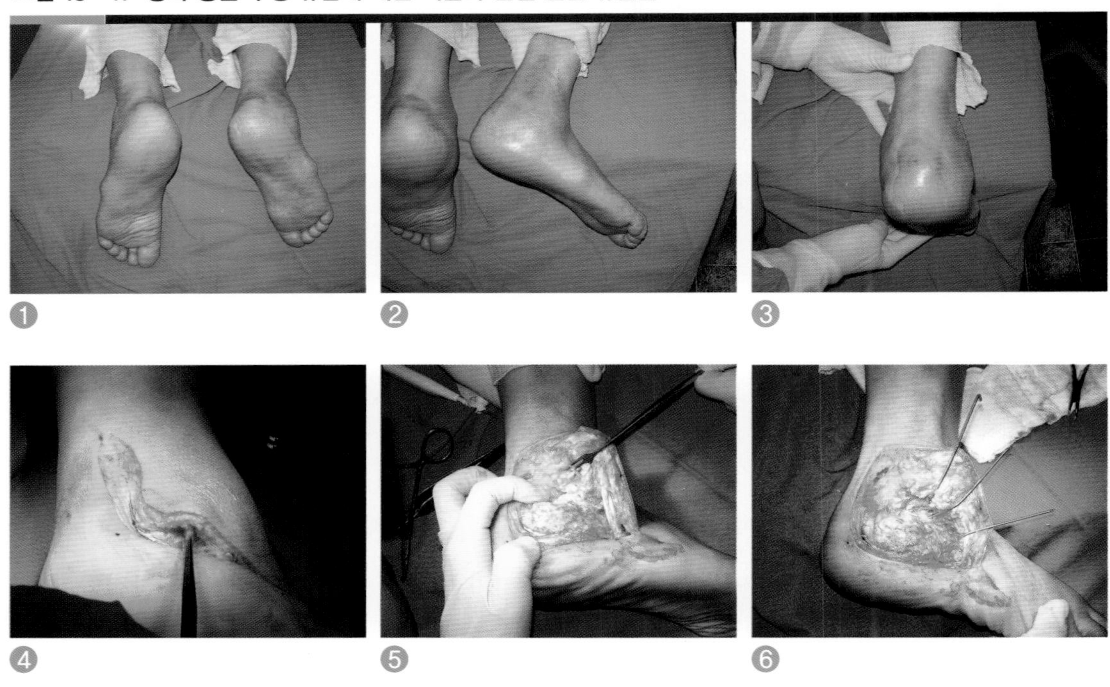

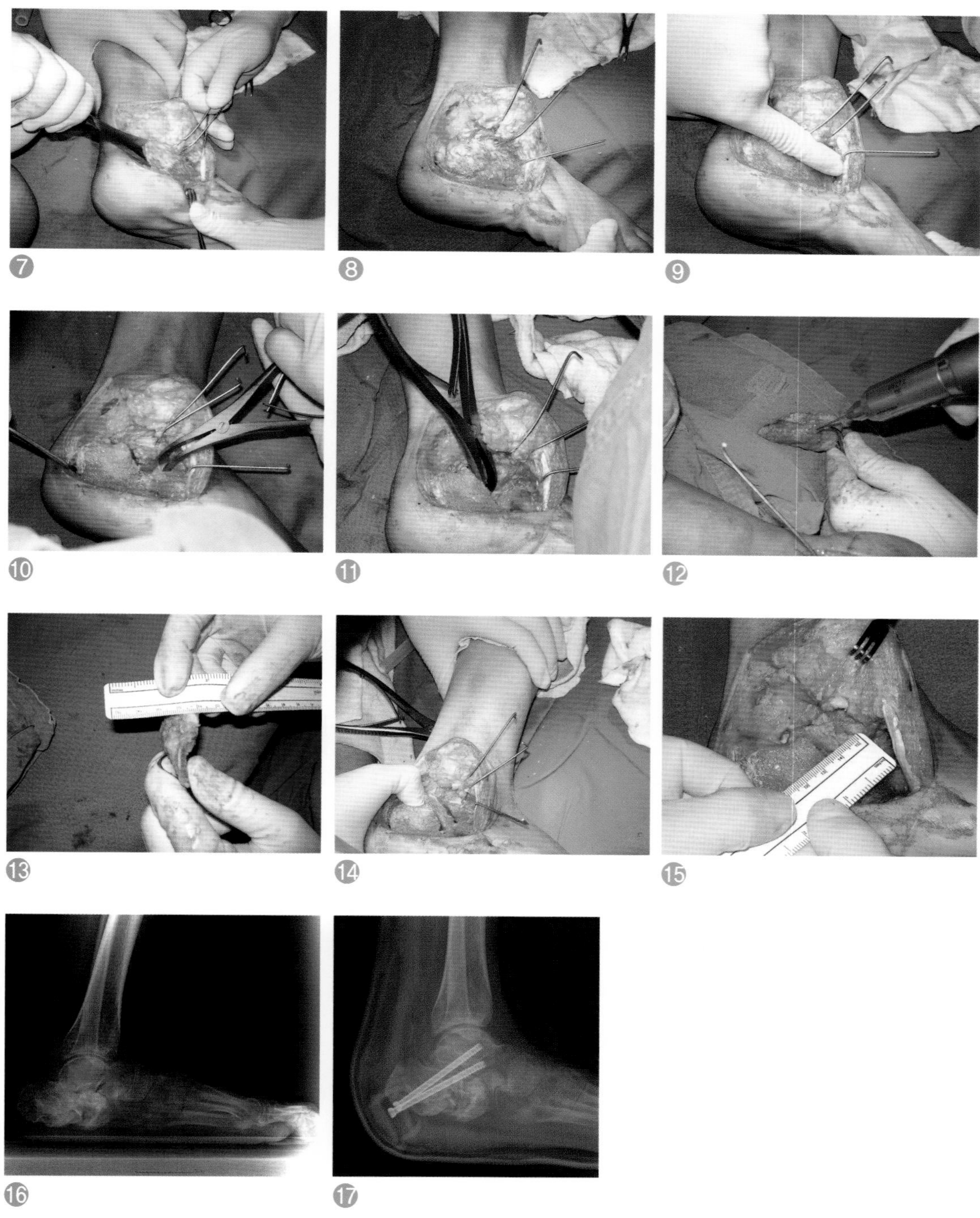

①, ②, ③ 복와위에서 양측 뒤꿈치를 동시에 수술할 수 있다. ④ L자 광범위 도달법을 이용한다. ⑤ 돌출된 종골 외측벽이 비골단과 충돌함을 보여 준다. ⑥ K-강선을 삽입하여 피부 피판을 당긴다. ⑦, ⑧, ⑨ 외측벽 절제 후에 비골단 아래의 충돌이 없어진 것을 볼 수 있다. ⑩, ⑪ 거골하 관절을 신연한다. ⑫ 외측벽에서 절제한 뼈에 K-강선으로 여러 개의 구멍을 뚫는다. ⑬ 폭 10mm 이상임을 알 수 있다. ⑭, ⑮ 외측벽에서 절제한 이식골을 거골과 종골 사이를 벌린 틈에 끼워 넣고 벌어진 간격을 측정한다. ⑯, ⑰ 수술 전후 방사선상.

란이 있다. 또한 노력에 비하여 높이의 교정 정도가 크지 않으며, 이러한 교정술을 시행한 경우 오히려 없던 내반 변형이 발생할 수도 있고, 외관상으로 좋아진 것만큼 기능적인 면에서의 차이도 크지 않으므로 논란이 될 수밖에 없다.[58] 즉, 적응증을 넓혀서 가능한 한 정상적인 모양에 가깝도록 교정을 해 주려고 하는 저자가 있는 반면에, 보행시 불안정이 심하거나 족관절의 배굴 장애가 심하고 신발 신기가 아주 불편한 경우에만 선택적으로 교정술을 하는 저자들이 있다.

높이가 낮아지고, 종골 피치각이 감소하여, 거골이 지면에 평행한 상태가 되면 족관절을 배굴할 때 거골 경부와 경골 천장의 전방이 마주쳐서 심한 배굴 제한이 있을 것처럼 보이지만, 실제로 배굴 제한이 있는 환자보다는 일상 활동에 전혀 문제가 없는 환자가 더 많다. 그러므로 배굴 제한 때문에 신연을 하여야 하는 경우는 적다.

종골 피치각이 낮고 종골 높이가 낮아진 경우에는 배굴 제한보다 아킬레스건이 이완되어서 한 발로 서거나 뛰는 기능에 심한 장애가 발생하며, 기능적인 회복을 위하여 종골 높이를 복원해 주어야 할 경우들이 있다.

족근관 증후군은 종골의 폭이 넓어지고 내측 반흔에 신경이 유착되어 발생하는데, 감압술을 시행하면 일단 호전되지만 다시 반흔이 발생하여 점차 악화되는 경우가 흔하다.

종골 골절 후에도 checkrein 변형이 발생할 수 있는데 그 원인은 다음 두 가지이다. 1) 골절 부위에 장무지 굴곡근건 또는 장무지 굴곡근건과 장족지 굴곡근건이 유착되거나, 2) 족부 구획 증후군에 의한 내재근의 허혈성 구축이 되었을 경우이다.

두 가지 변형 모두, 족관절 근위부의 원인에 의하여 발생한 checkrein 변형보다는 족관절이 배굴과 신전 위치에 있을 때의 발가락 운동 범위의 변화가 경미하며, 중족골을 발바닥 쪽으로 밀어 내렸을 때와 중족골을 발등 쪽으로 들어 올렸을 때에 족지 운동의 차이가 뚜렷하다.

장무지 굴곡근건이나 장무지 굴곡근건과 장족지 굴곡근건의 유착에 의한 변형일 경우에는 장무지 굴곡근건을 늘리고, 장무지 굴곡근건에서 장족지 굴곡근건으로 연결되는 건을 절단하면 장족지 굴곡근건의 변형은 장족지 굴곡근건을 절단하지 않더라도 교정되는 경우가 있으므로 먼저 장무지 굴곡근건과 장족지 굴곡근건 사이의 연결건을 절단하여 작은 발가락의 변형이 교정되는지를 본다 그림 18-42.

갈퀴 족지 변형이 족부의 구획 증후군에 의한 경우에는 무지 외전근, 단족지 굴곡근 등의

그림 18-42 checkrein 변형

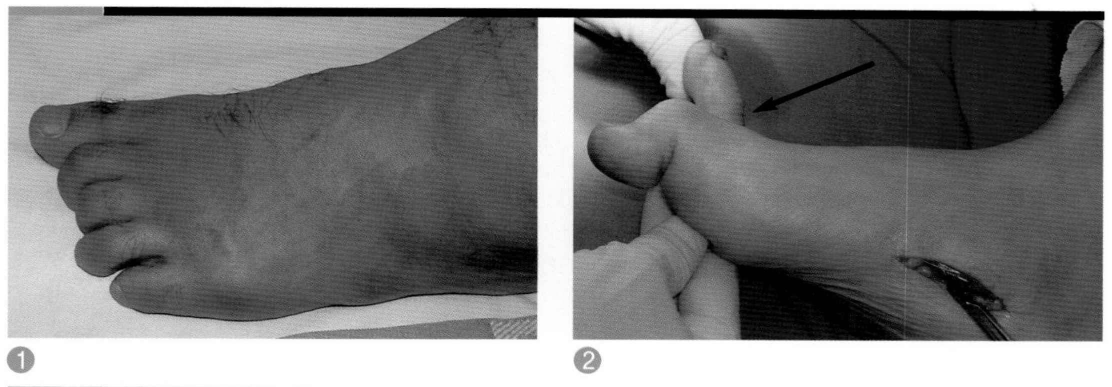

① 수술 전 사진인데 서 있는 상태에서 제2, 제3 족지에 심한 굴곡 변형이 있다. ② 장무지 굴곡근건에서 장족지 굴곡근건으로 향하는 연결건을 절단한 후 제2 족지가 완전히 신전되는 모양(화살표).

그림 18-43 종골 골수염

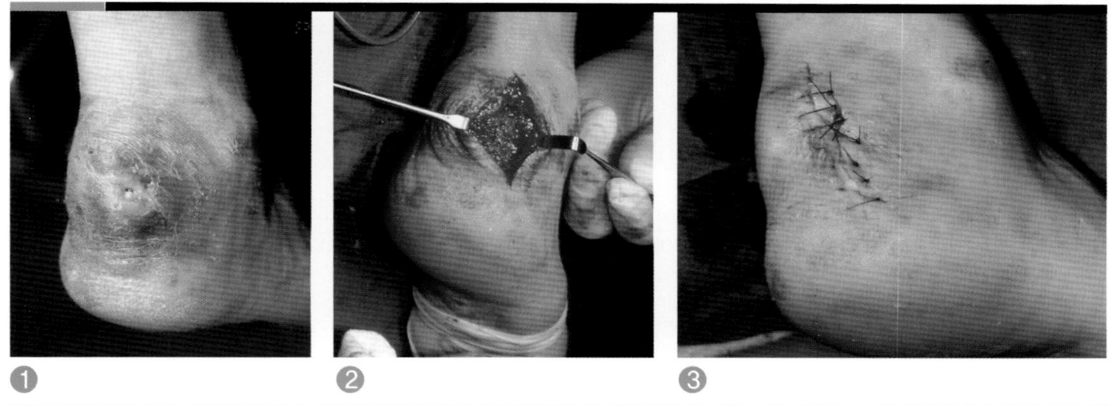

축상 고정을 하기 위하여 삽입한 핀을 따라 동공로(sinus tract)가 발생하여(①) 소파술 후 골이식을 하고(②) 봉합하였다(③).

내재근이 단축되어 있으므로 필요에 따라서 내재근들도 절단하는데 족지에서 장단 굴곡근건을 모두 절단하면 발가락이 들려서 신발을 신을 때 불편할 수 있으므로 미리 환자에게 이런 가능성을 설명하는 것이 좋다.

감염

수술 후에 발생하는 경우가 대부분이다. 축상 고정용 핀을 따라서 감염이 발생하기도 하고 그림 18-43 금속판 삽입 후에 발생하기도 하는데, 종골의 골수염은 잘 낫지 않는다.

그림 18-44 종골 골수염

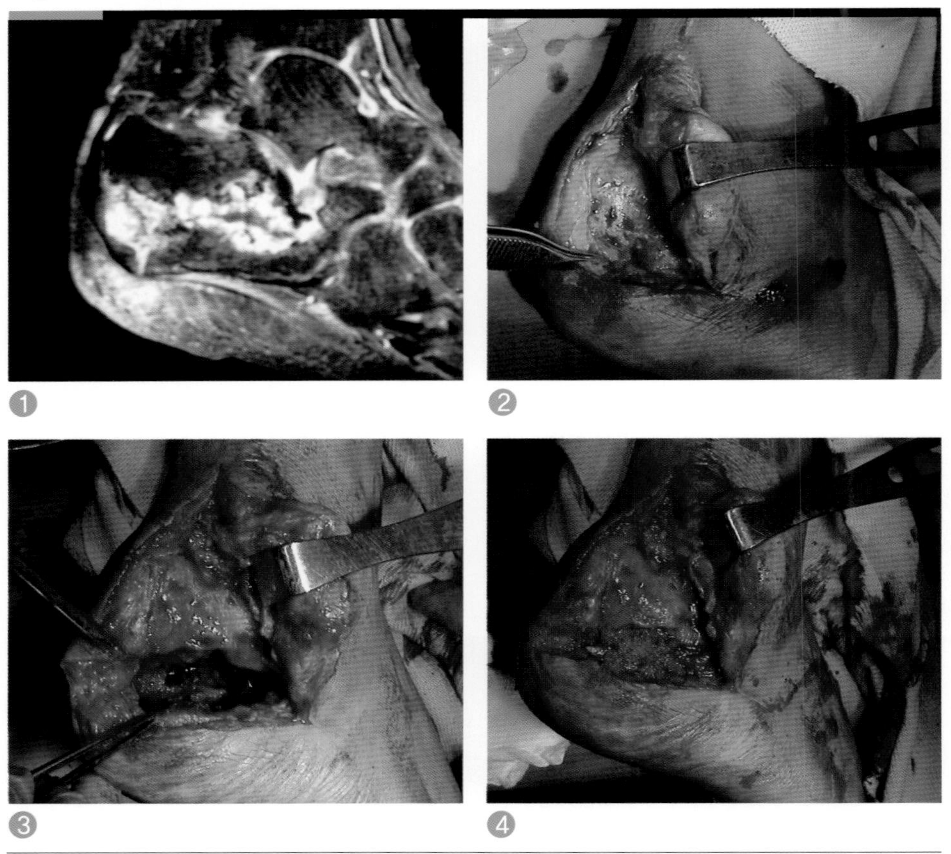

금속판을 삽입하였던 부위를 따라 골수염이 발생하여(①), 원래 절개선을 따라 종골을 노출하고(②), 소파한 후(③), 골이식을 하였다(④).

수술 전에 MRI 촬영을 하면 골수염의 범위를 파악하기 좋지만, 골수염이 있는 부위보다 넓은 부위에 골수 부종이 있으므로 실제보다 골수염의 부위를 더 넓게 판단할 가능성이 있다. 후방에 종절개를 하거나, 원래 L-자형 절개를 한 경우에는 원래 절개선을 따라 종골을 노출하고 감염된 부분을 절제하는데, 정상과 비정상의 경계 부위를 정확히 알 수 없으므로 의심되는 부위를 가능한 한 완전히 소파한다.

별도로 분리된 부골(sequestrum)이 발생하기보다는 뼈 결손 부위를 메우고 있는 섬유 조직과 그 주변의 뼈에 감염이 발생하는 경우가 흔하다. 소파술과 동시에 골이식을 할 경우도 있고, 치유된 후 2차적으로 골이식을 하기도 한다 그림 18-44.

드물지만 거골하 관절 유합술 후에 수술시 사용한 나사못에 의해 따라서 감염되기도 한다 그림 18-45.

그림 18-45

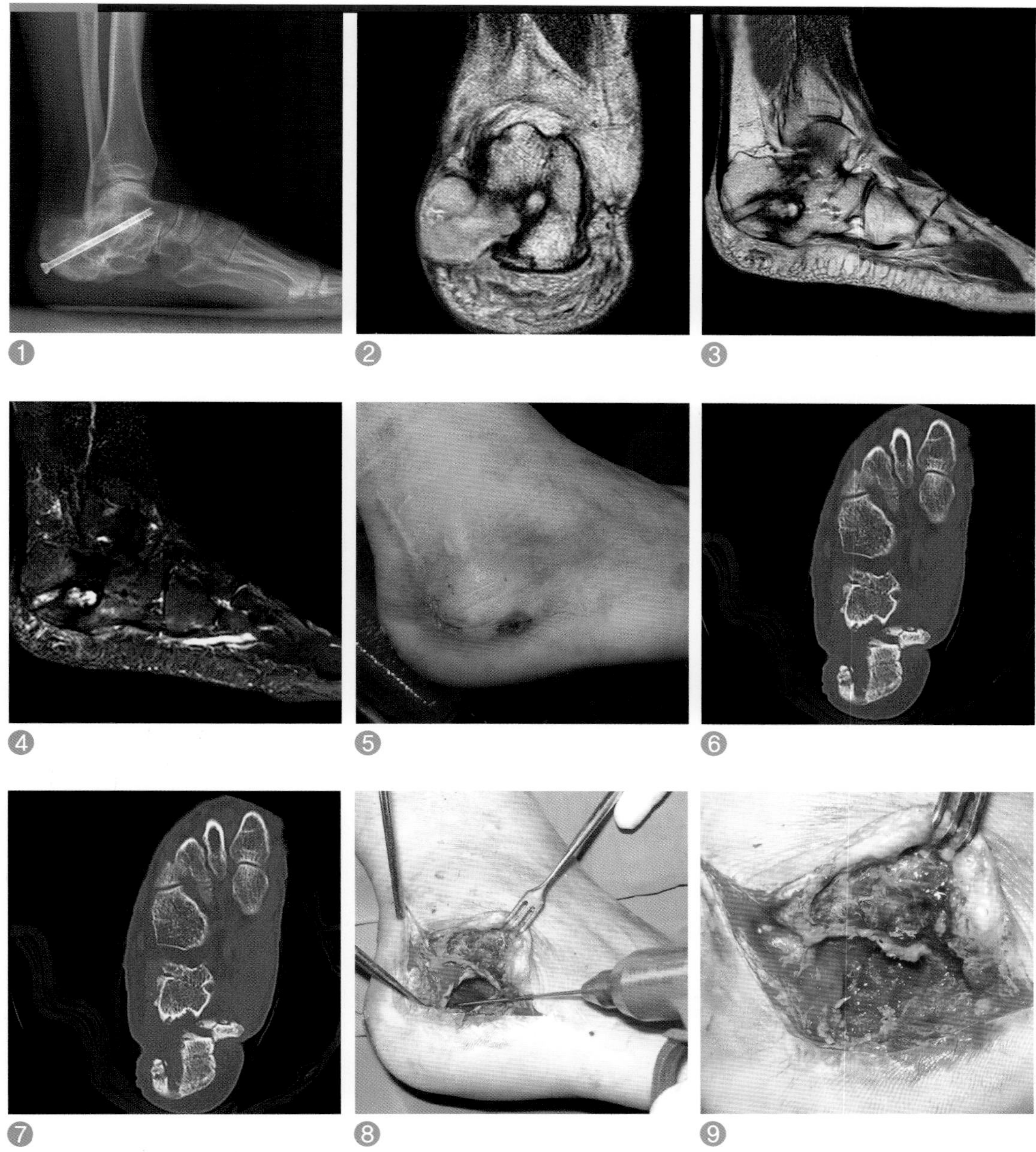

거골하 관절 유합 후 고정시 사용한 나사못을 따라 감염된 예, 나사못 제거와 변연 절제술 후 3개월에 자가 해면골 이식하여 치유되었다. ① 종골 부정 유합에 대하여 거골하 관절 유합술을 하고 나사못으로 고정하였다. ②, ③, ④ 유합술 6년 후에 촬영한 MRI에서 나사못을 삽입하였던 부위에서 시작하여 종골 외측벽을 뚫고 액체가 고여 있는 것을 볼 수 있다. ⑤ MRI 촬영 당시의 사진. ⑥, ⑦ 변연 절제술 3개월 후에 촬영한 CT에서 종골에 상당히 큰 골결손이 있음을 알 수 있다. ⑧ 출혈이 잘 되지 않는 경화된 뼈에 구멍을 뚫어서 출혈이 되도록 한다. ⑨ 해면골 이식 후의 사진.

그림 18-46 종골 골절 불유합

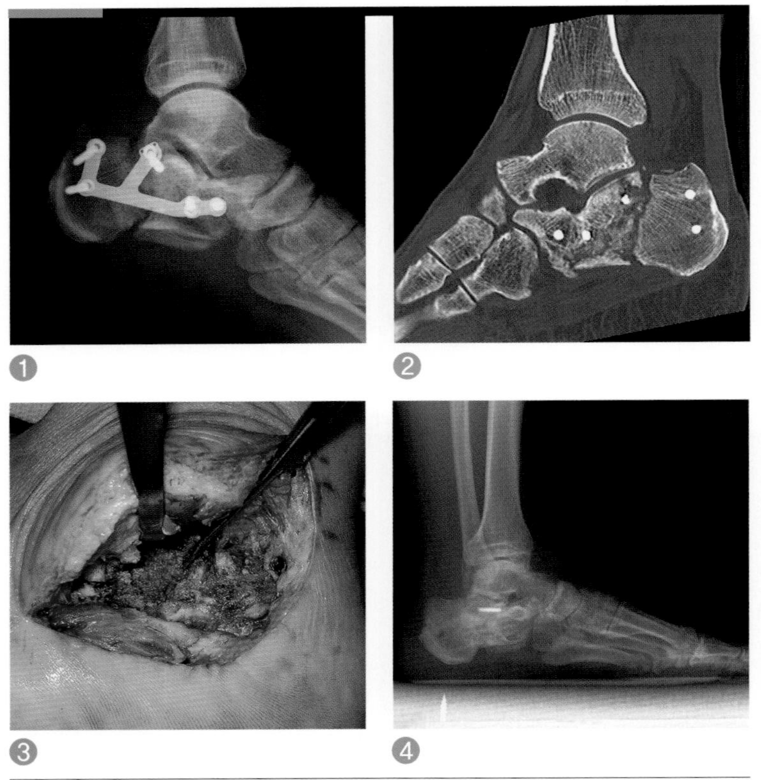

①, ② 금속판과 나사못으로 고정한 지 6개월 후에 촬영한 방사선상과 CT에서 뚜렷하게 남아 있는 골절선을 볼 수 있다. ③ 수술장에서 불유합을 확인하였다. ④ 골이식과 내고정 후 방사선상으로 골유합이 되었음을 알 수 있다. 내고정에 사용한 금속을 제거하였다.

불유합 그림 18-46

종골 골절은 부정 유합은 흔하지만 불유합이 되는 경우는 드물다. 그러나 지속적인 통증과 부종이 있을 때는 감염의 가능성과 불유합의 가능성을 고려해야 한다.

③ 거골하 관절의 신연 유합술 술기 그림 18-47

과거에는 L-자형 절개를 하면 신연 후에 봉합이 불가능할 것으로 생각하여 하여 L-자형 절개를 하지 않고 종절개만을 하였으나, L-자형 절개를 하면 수술 부위의 노출이 쉽고 원래의 거골하 관절 부위를 벌려서 이식골을 삽입하기 좋으며, 종골 외측으로 돌출된 뼈를 절제하면 피부에 여유가 생겨서 대부분 봉합에 별 문제가 없다 그림 18-48.

관절면이 괜찮은 경우에는 거골하 관절을 유합하지 않고 종골 후방을 절골하여 신연하고 교정한다.

그림 18-47

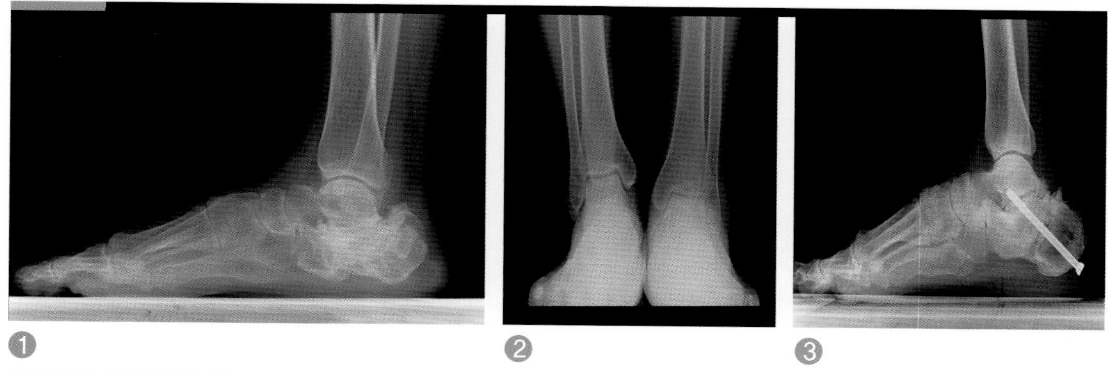

종골 부정 유합의 측면상(①) 및 전후방상(②)에서 종골 높이가 낮아지고, 거골이 지면과 평행하게 변형된 것을 알 수 있다. 배굴시에 경골의 전방과 거골의 경부가 충돌하여 통증 및 배굴 제한이 있고 하퇴 삼두근의 아킬레스건 부착부가 올라가서 근력 약화가 있다. 종골을 신연하여 경골과 거골 사이가 벌어지고, 거골이 지면과 이루는 경사각이 회복되었다(③). 하퇴 삼두근의 근력도 회복되었다.

그림 18-48

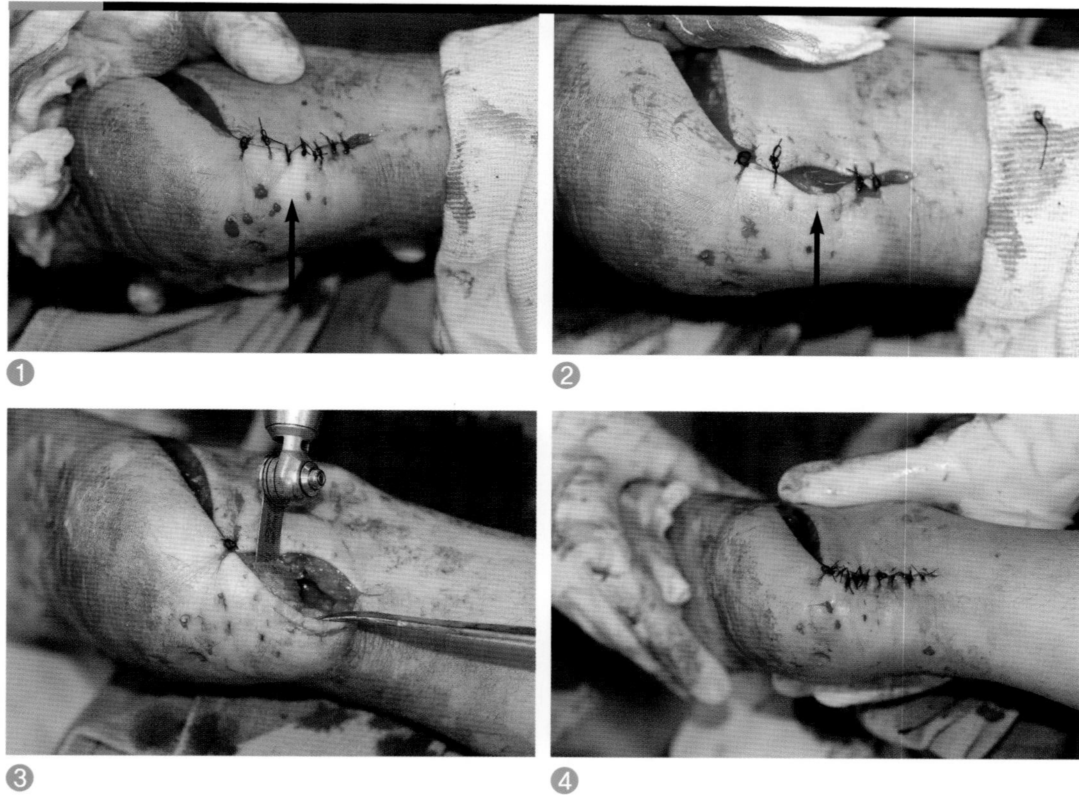

부정 유합을 교정한 후 종골의 상하 길이가 늘어나서 봉합시에 피부에 허혈이 발생하여 후방 결절 일부를 절제한 후에 해결한 예. ① 대퇴부에 있는 지혈대를 풀고 피부의 허혈 상태를 살피면서 피부를 봉합하였다. 종골을 신연한 후에 피부를 봉합하였으나 허혈에 의하여 절개선의 후방인 종골 조면과 아킬레스건 부위에 허혈이 발생하여 피부가 하얗게 되었다. ② 봉합하였던 곳을 뜯고 나서 하얗게 되었던 피부에 혈액 순환이 회복되었다. ③ 피부에 가해지는 장력을 줄이기 위하여 종골 조면 일부를 깎아 냈다. ④ 다시 봉합하자 피부의 혈액 순환이 잘 유지되었다.

그림 18-49

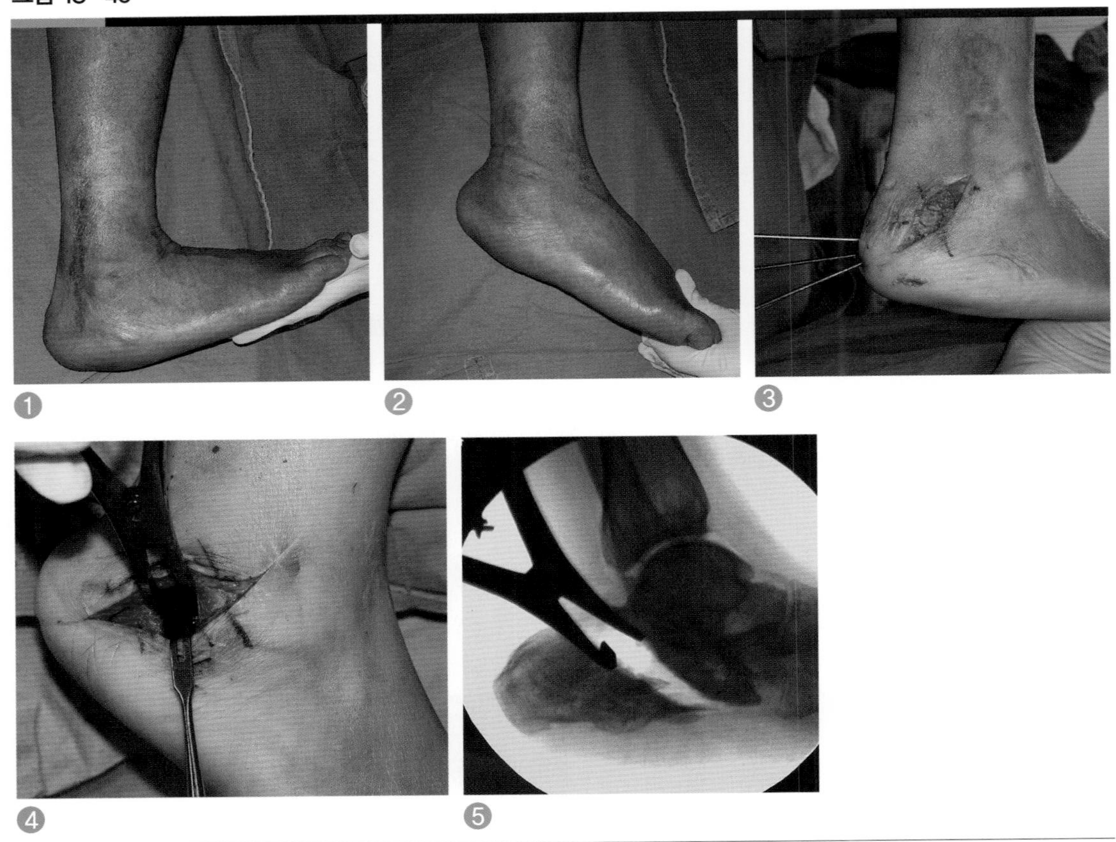

거골하 관절을 유합하지 않고 종골을 절골하여 신연하였다. ①, ② 종골 부정 유합이 되어서 배굴 운동 범위가 증가하였다. ③ 종골을 늘리더라도 피부 봉합이 가능하도록 절골선과 90° 방향으로 피부를 절개하였다. ④ 절골 후에 절골면을 벌리는 모양. ⑤ 절골면을 벌린 상태의 방사선상.

절골 방법에는 일차 골절선 방향으로 절골하는 방법이 있는데, 원래 골절선의 모양으로 절골을 하는 것이 꼭 필요한 것인지는 의문이며, 다른 종골 절골술처럼 후방 관절면의 바로 후방에서 종골 축과 수직으로 절골술을 하여 교정할 수도 있다 그림 18-49.

후족부 외측에 반흔이 심한 경우에는 후방으로 아킬레스건을 연장하면서 도달하여 변형을 교정할 수도 있다 그림 18-50.

원래 일차 골절선은 관상면이나 시상면에서 발생하는 것이 아니고 후외측에서 전내측을 향하여 사면으로 발생하는데, 원래의 골절선을 따라서 사선형 절골술을 하면 신연 후에도 골편 간의 접촉이 유지된다는 장점이 있지만 기술적으로 정확하게 원래의 골절선과 똑같이 절골하기 어렵다.

거골하 관절을 유합하면서 신연하는 방법은 거골하 관절에서는 신연하지 않고 유합만 하

그림 18-50 아킬레스건 절개 후 후방으로 도달하여 절골

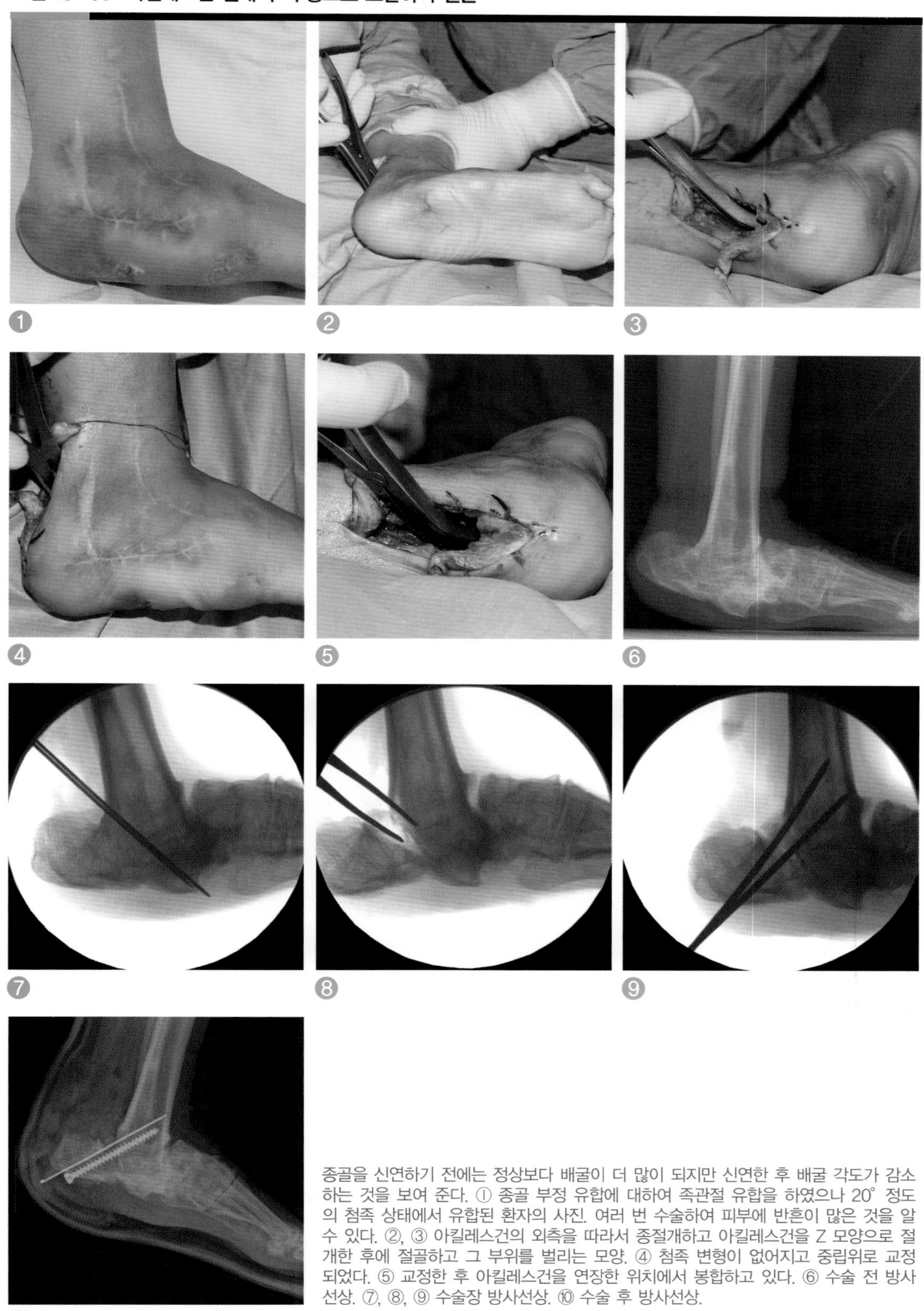

종골을 신연하기 전에는 정상보다 배굴이 더 많이 되지만 신연한 후 배굴 각도가 감소하는 것을 보여 준다. ① 종골 부정 유합에 대하여 족관절 유합을 하였으나 20° 정도의 첨족 상태에서 유합된 환자의 사진. 여러 번 수술하여 피부에 반흔이 많은 것을 알 수 있다. ②, ③ 아킬레스건의 외측을 따라서 종절개하고 아킬레스건을 Z 모양으로 절개한 후에 절골하고 그 부위를 벌리는 모양. ④ 첨족 변형이 없어지고 중립위로 교정되었다. ⑤ 교정한 후 아킬레스건을 연장한 위치에서 봉합하고 있다. ⑥ 수술 전 방사선상. ⑦, ⑧, ⑨ 수술장 방사선상. ⑩ 수술 후 방사선상.

고 거골하 관절 후방에 절골하여 신연하는 방법도 있으나, 절골면과 거골하 관절 두 곳이 유합되어야 하는 문제점이 있고 수술도 복잡하므로 거골하 관절에서 신연하고 유합하는 것이 좋다.

거골하 관절에 lamina spreader와 같은 기구를 삽입하여 벌리는 데, L-자형 절개를 하면 시야가 좋으므로 거골하 관절의 내측까지 충분히 박리가 가능하고, 1cm 이상 신연한다.

어떤 절골술을 하든 내반 변형의 교정이 쉽지 않은데, 외측 도달을 하여 신연 후 외측에서 이식골을 삽입하게 되므로 내반 변형이 악화되거나 없던 내반 변형이 발생할 가능성이 높다.

그러므로 과거에는 내측에 외부 고정 장치를 하여 내측을 벌려서 내반 변형의 가능성을 줄이고자 하였다. 그러나 현재는 이식골의 모양을 한쪽이 좀 넓게 하여, 넓은 쪽이 거골하 관절의 내측에 위치하도록 하여서 내반을 방지하고 있다.

이와 같은 방법으로 거골하 관절을 유합할 때 내반 변형이 발생하는 것을 방지할 수는 있으나 이미 발생한 내반 변형을 교정하려면 쐐기 절골술을 한다.

외측에서 쐐기를 떼어 내는 폐쇄성 절골술과 내측을 벌리고 내측에 이식골을 삽입하는 개방성 절골술이 있는데, 외측 도달을 하므로 개방성 절골술을 하기가 어렵고, 또한 내측을 벌리려고 하여도 골절 후의 반흔과 연부 조직 구축으로 인하여 잘 벌려지지 않는다.

그러므로 내반 변형은 내측을 약간 개방하고 외측은 약간 폐쇄하는 방법으로 교정하거나 외측의 폐쇄성 쐐기 절골술로 교정한다. 폐쇄성 절골술을 하더라도 내반 교정이 쉽지 않은 경우가 많다.

내반의 교정 및 높이를 회복하기 위한 신연이 모두 잘 되지 않을 수가 있는데, 이러한 경우에는 내측에서 연부 조직 해리술이나 아킬레스건의 연장술이 필요할 수도 있다. 내반 변형이 심한 경우에는 삼중 유합술이 필요할 가능성도 있다.

제1 중족 족지 관절 배굴 제한 그림 18-51 그림 18-52

종골이 내반 부정 유합되거나, 족저부의 내재근들이 구축되면 제1 중족골이 바닥에서 들려 있어서 제1 족지 근위지골이 배굴할 때 중족골두에 충돌하여 배굴되지 않는다. 제1 중족골이 족저 굴곡되면 배굴이 가능하게 된다.

그림 18-51

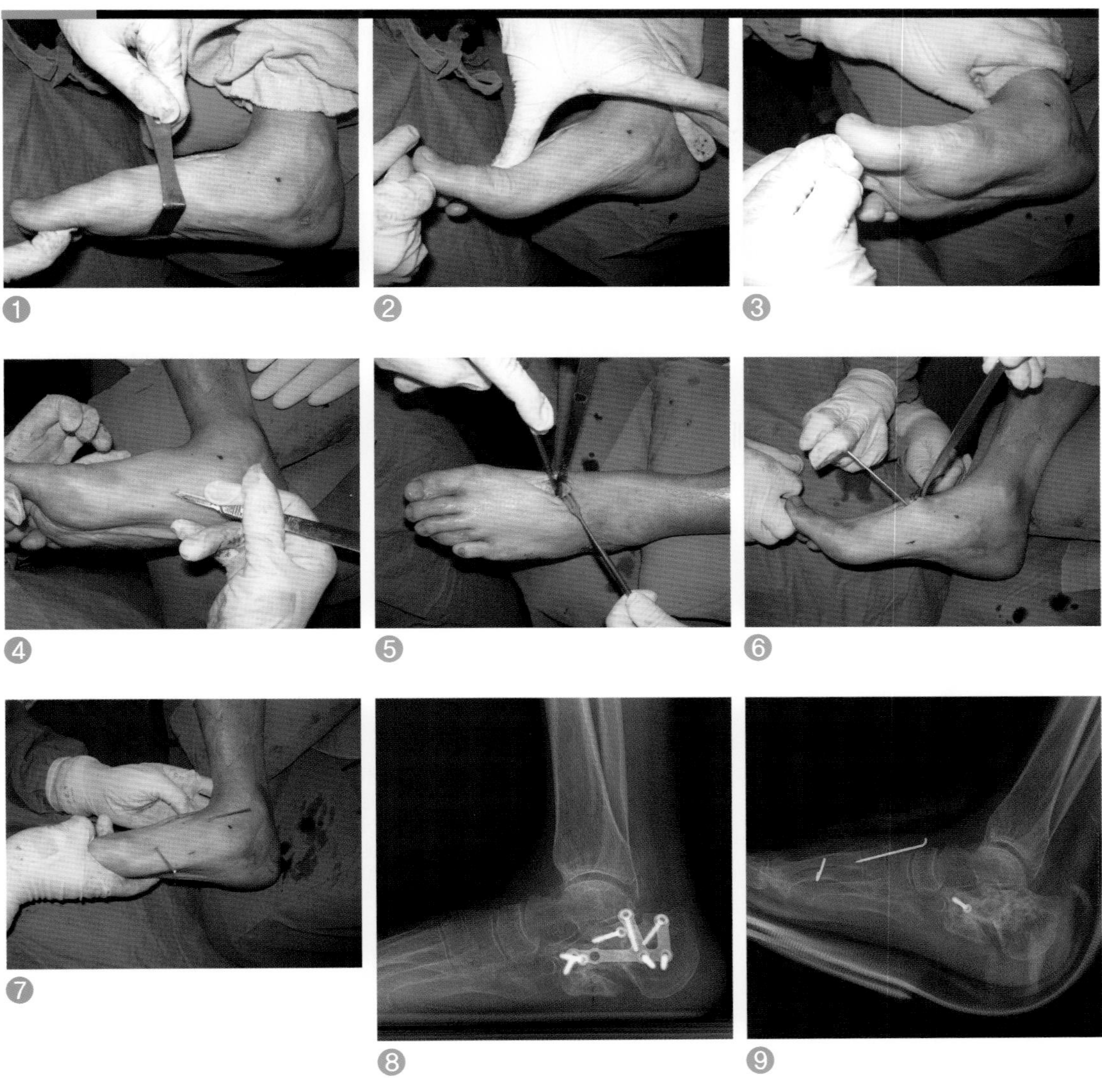

종골 골절 후 내재근들의 구축으로 제1 중족 족지 관절의 배굴이 제한되어서 제1 족지 지절의 족저에 발생한 굳은살을 내재근을 유리하고 내측 설상골의 개방성 쐐기 절골술을 하여서 치료하였다. ① 제1 족지를 발등 쪽으로 밀어 올리면 제1 중족 족지 관절이 배굴되지 않으며 약 20°의 굴곡 구축이 있다. ② 제1 중족골을 바닥 쪽으로 밀어내리면 제1 중족 족지 관절이 약 35° 배굴 가능하다. ③ 서 있거나 보행할 때는 제1 족지 아래에 힘이 가해지면서 제1 중족골이 발등 쪽으로 밀어 올려지므로 제1 중족 족지 관절이 배굴되지 않아서 제1 족지 지절의 하방에 굳은살과 통증이 발생한다. ④ 중족부 내측에 짧은 절개를 하고 무지 외전근을 유리하는 모양. ⑤ 중족부에 절개하고 내측 설상골의 배부 개방성 쐐기 절골술을 하는 모양. ⑥ 내측 설상골 배부 개방성 쐐기를 벌리면서 제1 중족 족지 관절의 배굴이 가능한지를 확인하는 모양. ⑦ 강선으로 고정한 후에 자가 장골 이식 후 수술을 마친다. ⑧ 술전 측면상에서 종골 골절이 금속판으로 고정되어 있고, 제1 중족골이 배부로 들려 있다. ⑨ 수술 후 측면상에서 금속판이 제거되었고, 내측 설상골 개방성 쐐기 절골술을 강선으로 고정하였다.

그림 18-52

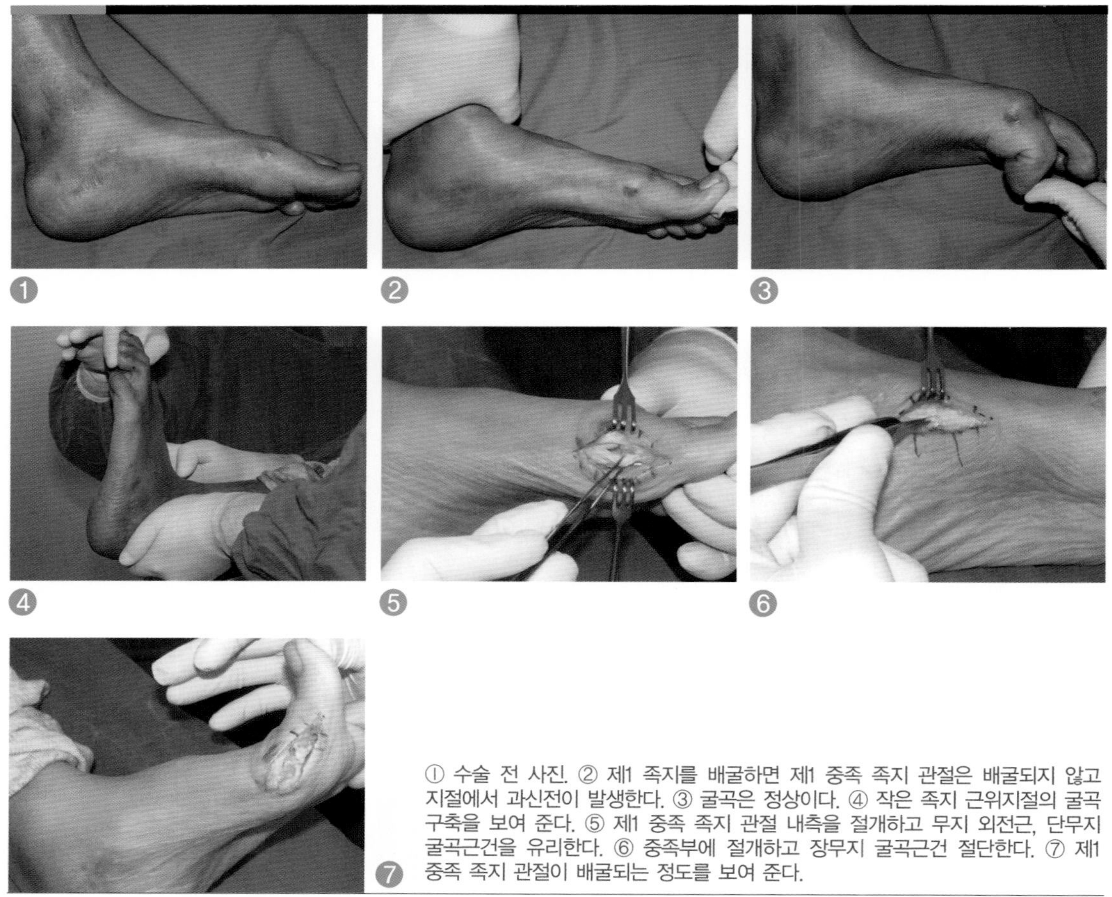

① 수술 전 사진. ② 제1 족지를 배굴하면 제1 중족 족지 관절은 배굴되지 않고 지절에서 과신전이 발생한다. ③ 굴곡은 정상이다. ④ 작은 족지 근위지절의 굴곡 구축을 보여 준다. ⑤ 제1 중족 족지 관절 내측을 절개하고 무지 외전근, 단무지 굴곡근건을 유리한다. ⑥ 중족부에 절개하고 장무지 굴곡근건 절단한다. ⑦ 제1 중족 족지 관절이 배굴되는 정도를 보여 준다.

라. 중족부 손상(Injuries of the Midfoot)

중족부에 심한 좌멸창으로 내측주의 길이가 짧아진 경우에 내측에 외고정 장치를 하거나 제1 중족골과 거골 사이에 금속판으로 임시 고정하는 방법을 사용한다.

(1) 주상골 골절 및 탈구

주상골의 골절은 피질 견열 골절(cortical avulsion fracture), 조면 골절, 몸체 골절 및 피로 골절의 네 가지로 나눌 수 있다. 2mm 이상 전위된 골절은 수술적 정복 및 내고정술을 해야 한다. 정복 후에 관절면이 40% 이상 불규칙한 경우에는 처음부터 거주상 유합술을 고려한다.

가) 피질 견열 골절

외번에 의하여 꼬이는 힘이 작용하여 거주상 관절의 관절낭과 삼각 인대에 의한 견열 골절이 발생하며 관절면을 많이 포함하지는 않는다. 주위의 부골과 감별하여야 한다. 4~6주간 단하지 보행 석고를 한다. 배부로 전위된 골절편이 신발과 맞닿아서 증세를 일으킬 수 있는데, 증세가 있는 경우에는 절제한다. 관절면을 20~25% 정도 침범하는 경우에는 수술적 정복과 내고정을 한다.

나) 조면 골절

외번에 의하여 후방 경골근건에 장력이 가해져서 주상골 조면의 견열 골절이 발생되며, 입방골의 압박 골절이 동반되는 경우도 많다. 전후방상과 발을 족저 굴곡한 상태에서 촬영한 사면상에서 잘 나타난다. 방사선 소견상 부주상골과 감별하여야 하는데, 이 부골은 90% 정도 양측성으로 나타나는데, 드물게는 부주상골과 주상골 사이가 견열되기도 한다. 4~6주간 단하지 보행 석고로 고정하여 치료하며, 불유합이 되어 증상이 계속되면 골절편을 절제한다. 골절편이 후방 경골근건의 견인에 의하여 근위부로 전위된 경우에는 정복을 하여야 하며, 방치할 경우에는 후방 경골근건의 기능이 저하된다.

다) 몸체 골절

특히 관절면과 수직의 골절선을 보이는 경우에 중족근 관절의 다른 부위의 손상과 동반되는 경우가 많다. 주상골 몸체만의 단독 골절은 대개 직접 타격에 의한 분쇄 골절이다. 드물기는 하지만 주상골이 배외측(dorsolateral)과 하내측(inferomedial)으로 분리된 이분 주상골(bipartite navicular)인 경우가 있어 몸체 골절과 감별을 요하는데, 이분 주상골은 50% 정도 양측성으로 나타난다. 전위된 골절은 수술적 정복 후 K-강선이나 나사못으로 내고정을 한다. 주상골이 압박되어 납작해지고, 결과적으로 발의 내측주(medial column)가 짧아지면 골이식을 하고 작은 외고정 장치를 이용하여 고정할 수도 있다.

라) 피로 골절

주상골의 피로 골절은 운동선수에게 흔히 볼 수 있는 아치 부분의 통증의 원인이 되는데, 대부분 방사선 촬영상으로 확실히 알기 어려우므로 그러한 질환의 가능성을 의심하고 환자에게 접근하는 것이 중요하다. 운동선수에게 가장 치명적인 손상 중 한 가지이며 진단을 하지 못하여 치료가 늦어지는 경우가 흔하다.

① 해부학과 병태 생리

주상골의 중앙 1/3에 강한 전단력(shear force)이 가해진다. 주상골의 외측 1/3은 족배 동맥으로부터 혈액 순환이 되고, 내측은 족저부에서 내측 족저 동맥으로부터, 그리고 내측의 후경골근건의 부착부에서 혈액 순환이 된다. 그래서 내측과 외측 사이의 중앙 부위에 혈액 순환이 상대적으로 적은 부위가 있으며 그 부위에 강한 전단력이 가해져서 피로 골절의 원인이 된다.

② 진단

주상골 중앙 부위에 압통이 뚜렷하다. 한 발로 서거나 점프하면 증상이 유발된다.

방사선상 아무런 소견이 보이지 않는 경우가 많으며 골 주사 검사상 양성으로 나타나고 단층 촬영, CT, MRI 등으로 확진할 수 있다. 이 중에서 CT가 가장 중요하며 진단뿐만 아니라 골절 치유의 정도를 판단하는 데도 중요하다. 골절선은 배내측에서 족저 외측으로 향하는 사선 방향인 경우가 흔하다. 골절 부위에 낭종성 병변이나 피질골이 패여 들어간 모양을 보이기도 한다.

CT 소견이 정상이지만 골절이 의심되는 경우에는 MRI를 하면 주상골에 골절선은 아니지만 광범위한 골수 부종 소견이 보이는 경우가 있는데 이것을 피로 반응(stress reaction)이라고 한다.

Saxena와 Fullem은 주상골 골절을 CT상 관상면 소견에 따라서 3형태로 구분하였다. I형은 배부 피질골에만 골절선이 보이는 경우, II형은 주상골 체부까지 골절선이 보이는 경우, III형은 족저부까지 골절선이 연장된 경우이다.

③ 치료

주상골의 피로 골절은 비수술적인 치료 방법으로도 결과가 좋다는 주장과 수술적으로 치료해야 한다는 주장이 있는데, 저자는 대부분 수술이 필요하다고 판단한다. 주상골의 피로 골절은 과도한 운동을 하는 전문적인 운동선수에게서 발생하므로 조기에 비수술적인 방법으로

그림 18-53 주상골 피로 골절에 대한 수술

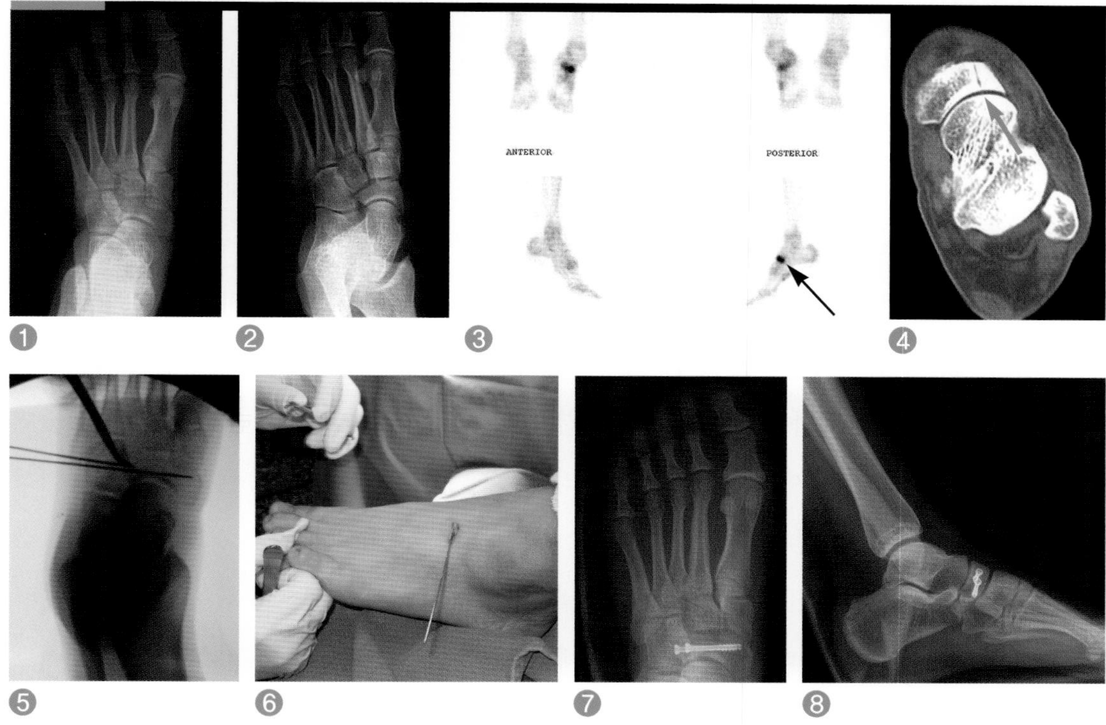

①, ② 방사선상에서 골절이 있는지 알기 어렵다. ③ 골주사 검사에 열소(화살표)가 있다. ④ CT상 뚜렷한 골절선이 보인다(화살표). ⑤, ⑥ 수술장 사진. ⑦, ⑧ 수술 후 방사선상.

치료하여 골유합이 되었더라도 다시 과도한 운동을 하면 피로 골절이 재발할 가능성이 높기 때문이다. 조기에 진단이 된, 배부 피질골에만 골절선이 보이는 I형 골절에서는 6~8주간 석고 고정을 하고 수술하지 않는 방법으로 치료할 수 있다. 체중 부하를 하지 않는 것이 중요하다. 석고를 제거하고 증상에 따라서 운동을 진행시키는데, 3개월 후에는 운동에 복귀할 수도 있다. 3개월이 지나도 증상이 있다면 CT를 하여서 골절 상태를 판단해야 한다.

전위된 골절이나 불유합의 경우에는 내고정과 골이식을 하고 골절이 유합될 때까지 체중 부하를 하지 않는다. CT상 주상골의 배부에 피질골이 연결되는 것이 가장 먼저 나타나는 유합 소견이지만 이러한 소견은 임상적인 징후에 비해 늦게 나타나므로, 고정의 기간이나 운동의 허용 정도는 CT에 근거하기보다는 임상적인 판단에 의한다. CT에서 유합되지 않는 경우는 임상적으로도 기능 장애와 통증이 있다.[37]

④ 수술 그림 18-53

수술장에서 골절 부위를 알 수 없는 경우도 있으므로 수술 전 CT에서 골절 부위를 정확하게 판단한다. 영상 증폭기를 보면서 외측에서 내측으로 두 개의 유도핀을 삽입하고 지름 4.0mm 부분 나사로 된 유관 나사를 두 개 삽입한다. 나사못의 속이 비어 있지 않은 보통 나사못을 사용하면 더 강하지만 폭이 좁고 굽은 모양으로 되어 있는 주상골에 두 개의 나사못을 삽입하기 어려우므로 유관 나사를 사용한다. 첫번 째 핀은 근위 배부에 두 번째 핀은 좀 더 원위 족저부에 삽입한다. 외측 골절편이 작으므로 내측에서 외측으로 삽입하면 나사가 골절선에 걸치기 때문에 충분히 골절면을 압박할 수 없다. 주상골의 내측 배부에는 전방 경골근건이 지나가는데 주상골의 내측에까지 다다르는 긴 나사못을 삽입하면 이미 주상골 내측을 뚫고 나와서 전방 경골근건을 자극하고 있는 상태라는 것에 주의하여야 한다. 골절 부위에 골이식을 하여 골절 치유를 촉진시킬 수 있다. 피로 골절에서는 골절선 부위가 경화되어 있으므로 골절선을 통과하여 1.6mm K-강선으로 구멍을 여러 개 뚫어서 골절선에 혈액 순환이 되도록 하고, 골절선에서 경화된 뼈를 긁어낸 후에 뼈를 이식한다. 수술 후에는 비수술적 치료 때보다 조기에 운동에 복귀할 수 있다.

마) 주상골의 탈구

드문 손상으로 족부의 내번과 동반된 과도한 족저 굴곡에 의하여 배측의 인대가 파열됨으로써 발생한다.

이학적 소견상 족부의 배내측(dorsomedial)에서 탈구된 주상골이 만져지며 측면 방사선상에서 잘 나타난다. 치료는 마취하에서 족부를 최대한 족저 굴곡시킨 후, 주상골의 배측에 직접 수지 압력을 가하여 도수 정복하고 K-강선이나 핀 등으로 내고정한다. 도수 정복에 실패하면 발등에 절개를 하여 수술적 정복과 내고정 후 7~8주간 석고 고정을 하는데 핀은 3~4주 후에 제거한다.

(2) 입방골 골절

입방골의 골절이 단독으로 발생하는 경우는 매우 드물며, 족근 중족 관절이나 중족근 관절을 포함하는 광범위 손상에 동반되어 발생한다. 입방골 골절은 견열 골절과 압박 골절로 구분할 수 있는데, 작은 견열 골절은 내번에 의하여 발생하며 비수술적인 방법으로 치료한다.

압박 골절 또는 호두까기(nut cracker) 골절은 족근 중족 관절의 손상이나 중족근 관절의

그림 18-54 입방골 골절

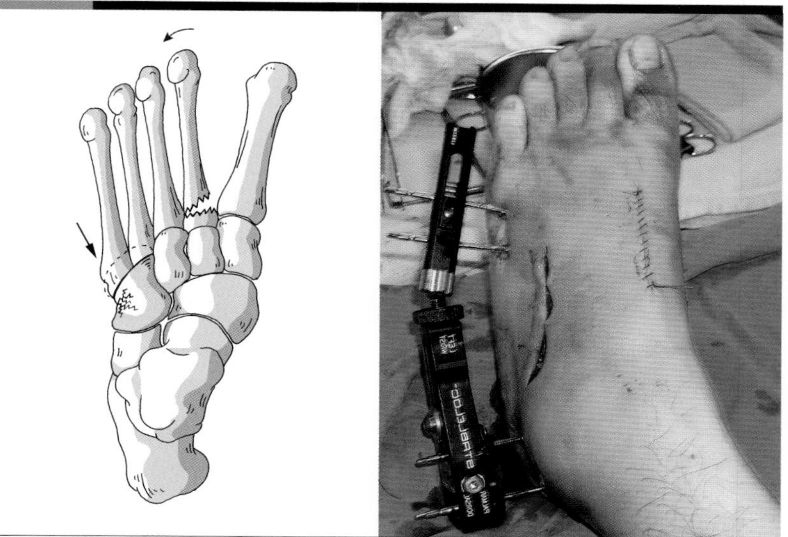

압박되어 길이가 짧아진 모양을 도식화하였다.

손상과 연관되어 있다. 전위가 없는 경우에는 6주 정도 비체중 부하 단하지 보행 석고로 치료한다. 전위가 2mm 이상인 경우에는 외측주(lateral column)의 단축으로 인한 발 전체의 형태 및 안정성이 변화하므로 수술적으로 정복하고 골이식을 한다.[68] 압박 골절인 경우에는 정복을 유지하기 어려우므로 종골과 제4, 제5 중족골에 핀을 삽입하고 외고정 장치로 길이를 유지한다 그림 18-54.

골절이 치유되면서 장비골건이 통과하는 비골구(peroneal groove)에 반흔 및 불규칙한 표면이 생성되어 장비골건의 기능에 이상을 초래할 수 있다. 부정 유합된 경우에는 절골하여 교정한다 그림 18-55. 분쇄가 있더라도 처음부터 종입방 관절이나 입방골-제4, 제5 중족골 간 관절을 유합하지는 않는다 그림 18-56.

운동선수에서는 피로 골절이 발생할 수도 있는데 골 주사 검사와 CT로 진단하며 증세는 비골건염과 유사하다. 피로 골절인 경우에는 4~6주간 활동을 감소시킨다. 과도한 족저 굴곡력이 가해지면 종입방 관절의 염좌나 아탈구가 발생하기도 한다.

(3) 설상골 골절

설상골의 단독 골절은 직접적인 충격에 의하여 발생하며, 그 외에는 족부의 다른 손상과 동반되는 경우가 대부분이다.

그림 18-55

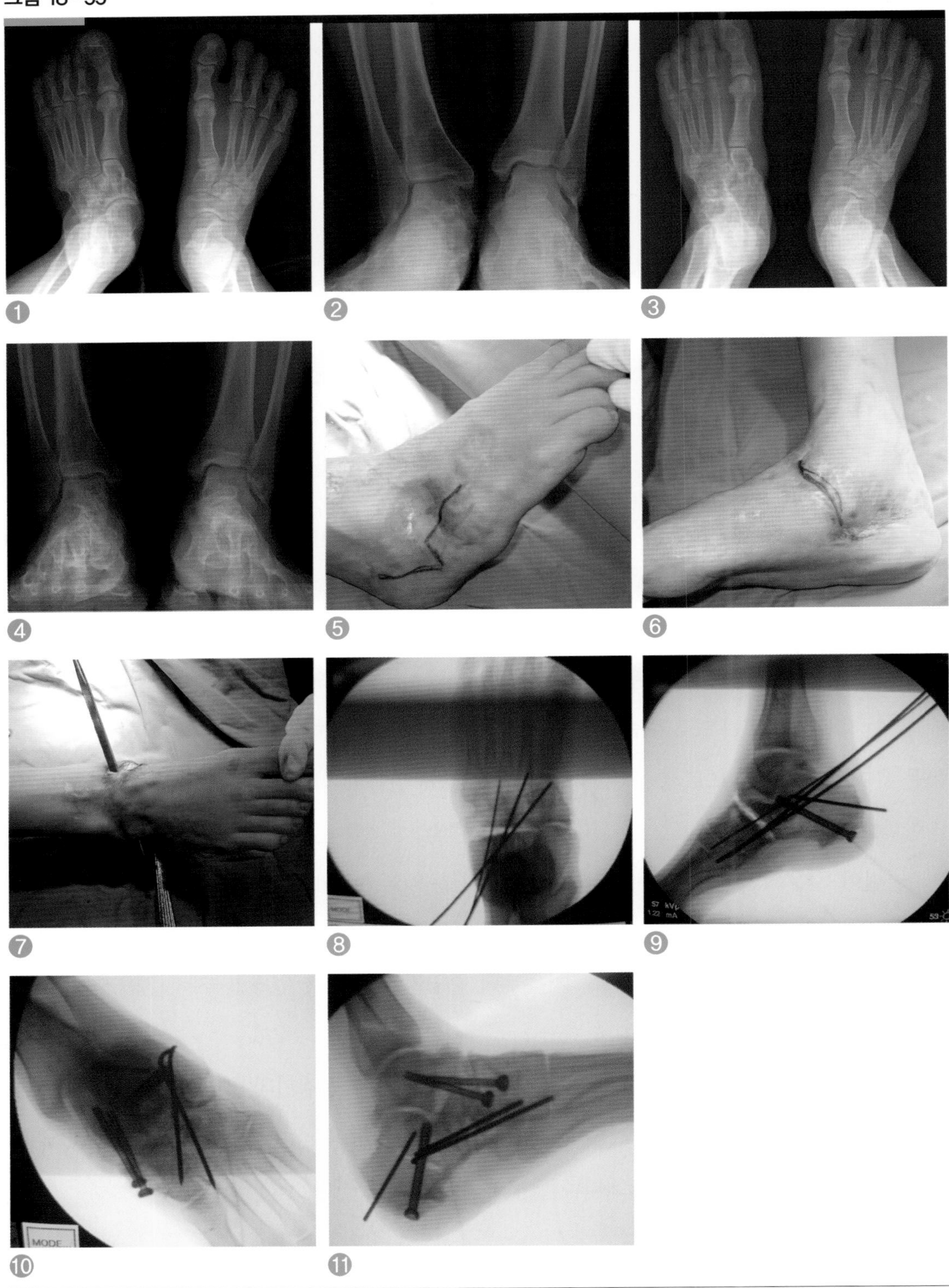

외측주가 단축되어 발생한 족부 외반 변형에 대하여 종골 내측 전위 절골과 중족부 절골술을 하여 치료한 예. ①, ② 수술 전 방사선상. ③, ④ 수술 후 방사선상. ⑤ 외측 절개선. 종골 절골술과 중족부 절골술을 하기 위한 외측 절개선. ⑥ 중족부 절골술을 하기 위한 내측 절개선. 원래 반흔을 따라서 절개선을 그렸다. ⑦ 족부의 내측과 외측을 관통하는 절골면을 보여 준다. ⑧, ⑨ 종골 절골을 하여 고정하고 중족부 절골 후 임시 고정한 후의 방사선상. ⑩, ⑪ 중족부 절골을 고정한 후의 방사선상.

그림 18-56 입방골 및 주상골 골절을 동반한 탈구 후 부정 유합

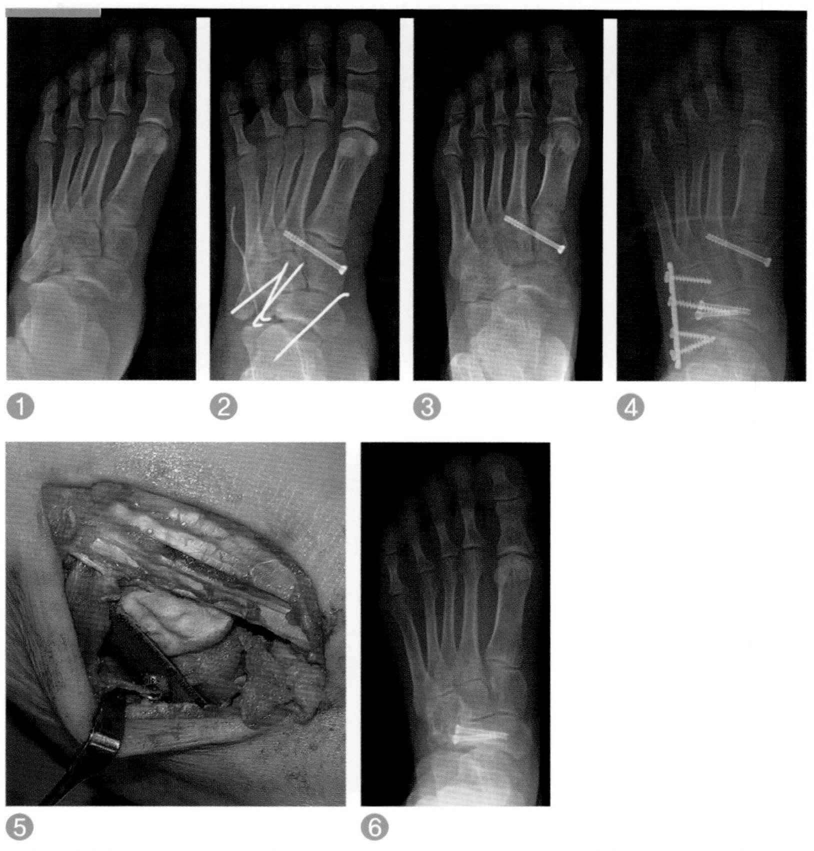

① 거주상관절 골절 탈구, 입방골 분쇄 골절. ② 처음 수술적 정복한 후. ③ 금속 내고정물을 제거한 상태. 거주상관절이 내측 아탈구되어 있다. ④ 아탈구를 정복하였다. 전족부가 외전되는 것을 방지하기 위하여 종입방 관절을 건너서 임시 금속판을 부착했다. 이때 입방골 관절면을 1cm 이상 포함하는 골결손이 발생하였지만 유합하지는 않았다. ⑤ 입방골 빈 공간을 메우기 위해서 임시로 spongustan을 넣고 봉합했다. ⑥ 마지막 수술 2년 후의 방사선상에서 발이 정상적인 모양을 유지하고 있다.

(4) 비부골(Os Peroneum) 골절

비부골은 장비골근건 내의 부골로서 입방골의 바닥 쪽이나 종입방 관절의 하방, 외측에 위치하여 있으며, 5~14% 정도 존재하고 대개는 양측에 대칭적으로 존재한다.

발에 회외, 족저 굴곡력이 가해지는 경우에 골절되며, 전위되지 않은 골절은 석고 고정으로 치료되기도 하지만, 종종 통증을 동반하는 섬유성 유합(fibrous union)이 되며 이때는 절제술로 치료한다.

골절편이 벌어진 것은 기능적으로는 장비골근건이 파열된 것과 마찬가지이며 골절편을 절제하고 근위단을 단비골건에 부착시키기도 한다. 이 경우 MRI 검사를 하면 손상의 정도를 정확히 알 수 있다.

마. 족근 중족 관절의 골절 및 탈구(Fractures and Dislocations of the Tarso-metatarsal Joints)

족근 중족 관절의 손상은 경미한 염좌에서부터 아탈구, 그리고 심하게 전위된 손상까지를 포함하는 광범위한 개념이다. 전족부와 중족부의 경계부에 발생하는 손상이며, 처음 진단에서 간과되는 경우가 많다. 전체 손상 중 약 1/2에서는 통증이 심한 상태에서 체중 부하를 하지 않고 촬영한 방사선상에서는 정상이지만 나중에 촬영한 체중 부하 방사선상에 이개가 발견된다. 전반적으로 상당한 장애가 남을 가능성이 높은 외상이다.[56]

(1) 해부학

제5열의 가동성이 가장 크며 입방골과의 사이에서 10~20° 정도의 족배 굴곡과 족저 굴곡이 가능하다. 내측으로 갈수록 가동성이 감소하지만, 제1열에서는 중립위에서 20° 정도의 족저 굴곡이 가능하다. 또한 제1 및 제5 중족골은 수평면에서 외전도 가능하다. 내재적인 안정성은 일차적으로 뼈의 구조에 기인하는데, 다음의 두 가지는 뼈 구조가 안정성을 가지고 있다는 것을 설명하고 있다.

1) 제2 중족골의 기저부가 내측 및 외측 설상골 사이에 끼어 들어가 있는 모양이어서 중족골의 전두면에서의 운동을 방지하고 있는데, 제1 중족골과 제3 중족골 사이에서 제2 중족골이 끼어 들어간 부분이 적으면 손상 가능성이 높다는 보고가[48] 있다.

2) 가운데 3개의 중족골의 기저부가 배부의 폭이 바닥 면의 폭보다 넓은 사다리꼴 모양이므로, 로마식 아치(Roman arch)와 같은 구조를 이루어 중족골의 기저부가 바닥 쪽으로 전위될 수 없는 모양을 하고 있다 그림 18-57.

다섯 개의 중족골두는 횡중족 인대(transverse metatarsal ligament)에 의하여 연결되어 있으며, 외측 4개의 중족골 기저부는 서로 간에 강한 인대로 연결되어 있다. 또한 제2 중족골 기저부의 족저 내측과 내측 설상골의 족저 외측을 이어 주는 리스프랑 인대(Lisfranc's ligament)에 의하여 제2 중족골은 더욱 안정적이 된다. 그러나 제1, 제2 중족골의 기저부 사이에는 강한 인대가 없으므로 이 부분이 손상에 약한 부위가 된다. 리스프랑 인대만 파열되어도 이개가 발생한다.[47] 이외에도 족저부에서는 족저 근막이나 장비골근건 등 여러 가지의 연부 조직에 의하여 추가적인 안정성이 있는데 비하여, 배부의 연부 조직은 비교적 약한 편이다.[1,3]

그림 18-57 종족부의 단면

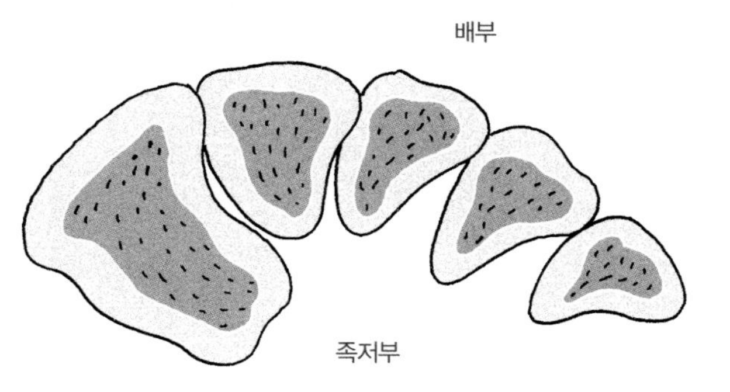

(2) 손상 기전

다음의 세 가지 손상 기전이 있다.

가) 전족부의 꼬임

발이 꼬이면서 전족부가 외전되어 발생한다.

나) 고정된 발에 축성 부하가 가해짐

중족 족지 관절들이 과신전된 상태에서 수직 압박력이 가해져서 비교적 약한 배부의 관절낭이 파열되어 중족골의 기저부들이 배부로 탈구된다. 이때 축성 부하가 제1, 제2 중족골의 사이에 가해지면 외측 중족골들은 외측으로, 제1 중족골은 내측으로 서로 반대 방향으로 전위된다. 또한 이 힘이 더 근위부에 작용하여 주상골과 제1 설상골 사이에서 벌어지기도 하며 주상골의 압박 골절이 발생할 수도 있다.

다) 압궤 손상

압궤 손상은 산업 재해인 경우가 흔하며 피부 손상, 구획 증후군 등의 합병증이 발생할 가능성도 높다.

(3) 분류

여러 저자들이 분류를 하였으나 통일된 분류는 없다.[23,43] Quenu와 Kuss가 중족골들의

그림 18-58 리스프랑 손상의 분류[33]

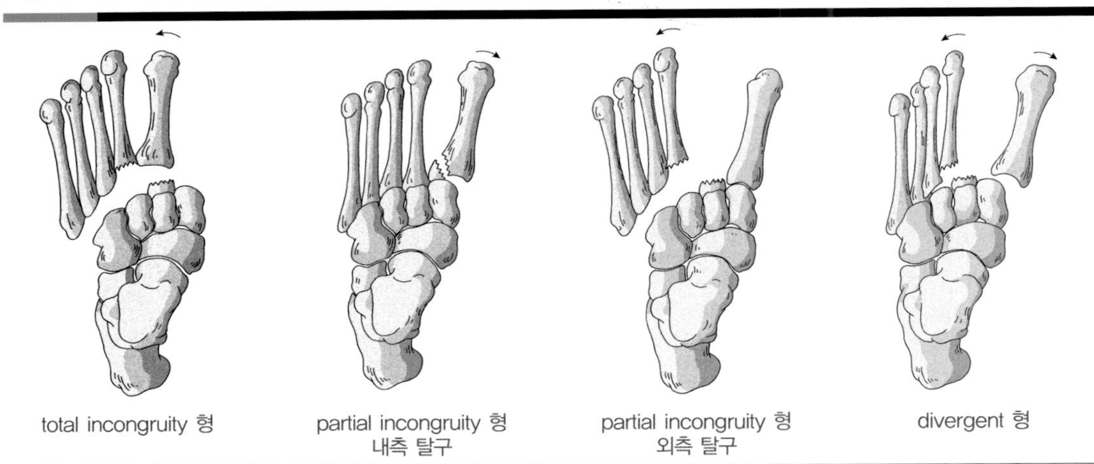

손상 범위와 전위 방향에 따라 1) 동측성 손상, 2) 단독 손상 – 한두 개의 중족골 기저부만 전위된 손상, 3) 산개형 손상의 세 가지 형태로 간단히 분류하였는데 그림 18-58, 다른 저자들은 이 손상은 단지 리스프랑 관절 손상 이외에도 설상골 간, 주상골-설상골 관절까지 손상이 있을 수 있으므로, 그것을 분류에 포함시키기도 하였다.

Nunley는 운동선수에게 발생한 경미한 손상을 좀 더 세분하여 세 가지 형태로 구분하였는데 I형은 이개가 없는 경우, II형은 2~5mm 이개가 있으나 종아치가 정상으로 유지된 경우, III형은 종아치가 낮아진 경우로 구분하였다. 종아치의 높이는 바닥 면에 평행하게 내측 설상골과 제5 중족골 기저부의 바닥 면을 지나는 선을 그어 비교하였다. 정상에서는 내측 설상골이 높지만 종아치가 낮아지면 두 선 사이의 간격이 좁아지거나 심하면 제5 중족골 바닥이 내측 설상골 바닥보다 높아진다. 이러한 분류에 의하여 손상의 정도 및 형태를 알 수는 있으나, 같은 형태의 손상이더라도 동반된 연부 조직 손상의 정도, 정복의 정도, 고정 방법 등에 따라 예후가 달라지므로 형태에 의한 분류만으로는 예후를 예측하는 데 별 도움이 되지 않는다. 따라서 손상 기전과 손상 형태를 동시에 고려하여야 한다.

(4) 증상 및 징후

어느 경우나 중족부의 압통 및 부종이 있는 경우에는 조심스럽게 진찰 및 방사선 검사를 하여야 한다. 심하게 전위된 골절 및 탈구는 외관상으로도 쉽게 알 수 있으나 미세한 손상을 알기 위해서는 하나하나의 관절에 압통이나 부종이 있는지를 잘 살펴보아야 한다. 그중 특히

그림 18-59

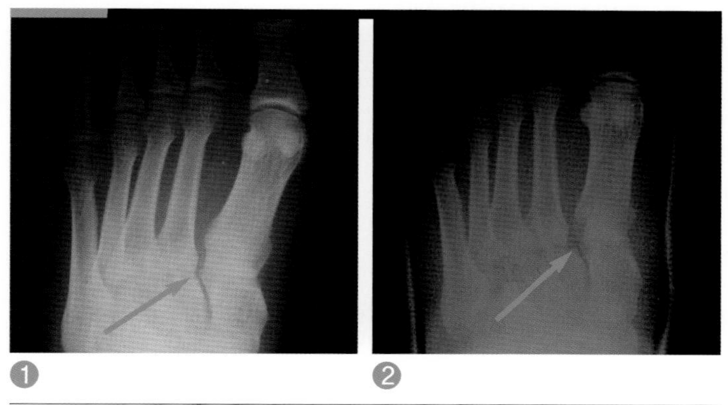

처음에 정상이었으나(①), 2주 후에 촬영한 체중 부하상에서 제2 중족골과 제2 설상골이 어긋나 있다(②).

내측 설상골과 제1 중족골 사이의 관절을 주의해서 보아야 한다. 전족부를 조심스럽게 외전, 회내시키거나, 회내, 회외 운동을 시켜 보면 심한 통증이 발생한다.

Trevino와 Kodros는[65] 제2 중족골두를 발등 쪽으로 들어 올렸다, 바닥 쪽으로 내렸다 하면서 제2 족근 중족 관절에 스트레스를 가하여 족근 중족 관절의 통증을 유발하는 검사를 하였다. 족저부를 잘 관찰하면 피하 출혈이 발견되기도 한다. 또한 손상 받은 발에 체중 부하를 할 수 있는지 없는지에 의하여 불안정성의 가능성을 짐작할 수도 있다.

(5) 방사선 소견

초진시 20% 정도 족근 중족 관절의 손상을 간과하게 된다. 정상측의 단순 방사선상과 비교하여 보는 것도 좋은 방법이다.

단순 방사선상은 전후방상, 측면상, 30° 사면상을 촬영한다. 스트레스를 준 상태에서 방사선 촬영을 하는 것이 필요한데 가장 간편한 방법이 체중 부하를 한 상태에서 전후방상 및 측면상을 촬영하는 것이다. 양발로 서 있는 상태보다는 한 발로 선 채로 체중 부하 촬영을 하는 것이 좋다. 스트레스 촬영은 외전 스트레스를 가한 상태로 촬영한다. 정상보다 2mm 이상 전위되는 경우에는 불안정성이 있다는 것을 알 수 있다. 전후방상에서는 체중 부하를 하지 않은 상태에서는 보이지 않던 중족골 사이의 이개가 관찰될 수 있으며, 측면상에서는 종아치가 낮아지는 것을 관찰할 수 있다. 방사선상 전위는 없으나 환자가 체중 부하를 할 수 없다면, 단하지 석고를 10일~2주간 하고 다시 체중 부하 방사선상을 촬영한다 그림 18-59 .

단순 방사선상에서는 다음 사항들을 주의해서 보아야 한다.

1) 전후방상에서 제2 중족골의 내측연이 중간 설상골의 내측연과 정렬되어야 한다.

2) 30° 사면상에서 제3 중족골의 내측연이 외측 설상골의 내측연과 정렬되고, 제4 중족골의 내측연이 입방골의 내측연과 정렬되어야 한다.

3) 제1 중족 설상 관절이 정상적인 상합성을 유지해야 한다.

4) 내측 설상골과 제2 중족골 사이에 리스프랑 인대의 견열에 의한 골절편이 있는지 찾아본다.

5) 주상골과 설상골 사이의 관절에 아탈구가 있는지 살펴본다.

6) 입방골의 압박 골절이 있는지를 살펴본다.

CT를 하면 단순 방사선상에서 보이지 않던 골절편과 불안정성을 판단하는 데 좋다. 골 주사 검사가 진단에 유용한 경우도 있다.

(6) 치료

단순한 염좌는 연부 조직이 치유될 때까지 약 6주간 단하지 보행 석고를 하여 보호한다. 전위가 2mm 이내인 경우에는 비체중 부하 단하지 석고를 6주간 할 수 있으나 조금이라도 불안정성이 있는 경우에는 수술적인 치료를 하기도 한다. 2~5mm의 전위가 있더라도 비수술적 치료를 하여서 좋은 결과를 얻는 경우도 있다. 손상 10일 후에 다시 스트레스 촬영을 한다. 6주 후에 석고를 제거하고 증세에 따라서 점차적으로 체중 부하를 증가시킨다.

가) 도수 정복 및 핀 고정

전신 마취나 척추 마취하에서 견인과 도수 조작을 하여 정복한다. 정확히 정복되지 않으면 수술적 정복을 한다. K-강선이나 나사못을 사용하여 내고정을 하는데, 최근 여러 저자들이 K-강선으로는 견고한 고정을 얻을 수 없으므로 나사못 고정을 권유하고 있다. 제4, 제5 중족골과 입방골 사이의 관절을 고정하는 데는 K-강선을 사용할 수 있다. 지름 1.6mm K-강선으로 고정하고 6~8주간 단하지 석고를 하고 체중 부하를 금지한다. 그 후에는 핀을 제거하고 아치 지지대를 착용하고 보행을 한다.

나) 수술적 정복 및 내고정

그림 18-60 리스프랑 손상에 대한 수술시 절개선

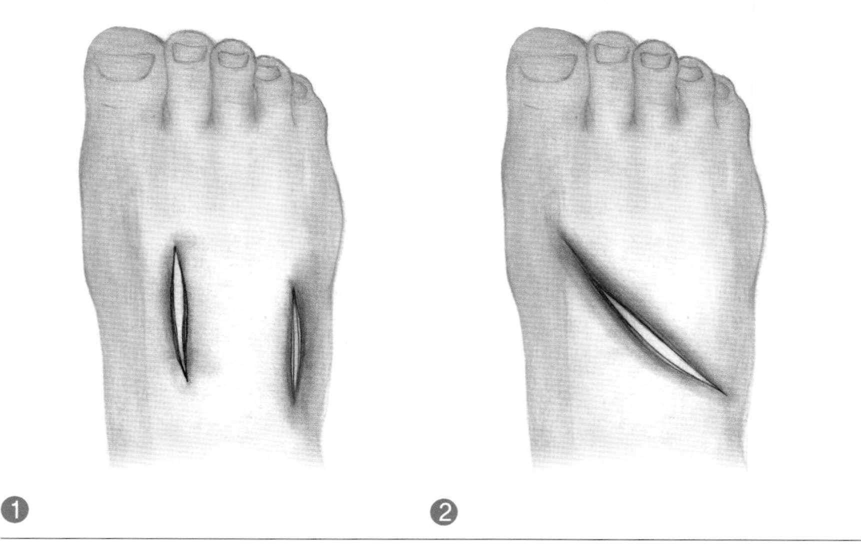

보통은 제1~제2 중족골의 기저부 사이와 제4 중족골 위에 2개의 절개를 한다(①). 입방골 골절까지 있는 경우 등과 같이 손상의 범위에 따라 변형된 절개선을 이용한다(②).

관절 내에 골절편이 끼어서 도수 정복을 방해하는 경우가 있는데, 제2 중족골 기저부의 골절편이 가장 흔한 원인이다. 연부 조직이 끼어서 정복이 되지 않는 경우도 있는데, 제1, 제2 중족골 사이에 전방 경골근건이 끼는 것이 대표적이다. Aitken과 Poulson은[1] 제2 중족골을 정복하는 것이 가장 중요하다고 하였다.

① 수술 술기

족관절 차단 마취(ankle block anesthesia) 또는 전신 마취하에 장무지 신전근건의 외측, 제1 중족골과 제2 중족골의 기저부 사이로 절개를 하여 제1, 제2 중족 족근 관절에 도달하고, 제3, 제4, 제5 중족 족근 관절에 도달하려면 제4 중족골 위에 별도로 종절개를 한다. 주변 손상의 형태에 따라 여러 가지로 변형된 절개선을 이용한다 그림 18-60.[67]

내측 절개선에서는 배부 내측 표피 신경(dorsal medial cutaneous nerve)의 내측 분지에 손상을 주지 않도록 주의한다. 족배 동맥과 심부 비골 신경을 내측 또는 외측으로 젖혀 가면서 수술을 한다. 제2 중족골과 내측 설상골 사이의 작은 골절편을 모두 제거하여 정확하게 정복한다.

여러 관절의 손상이 있는 경우에 제2 중족골과 중간 설상골을 가장 먼저 정복한 후 고정

그림 18-61

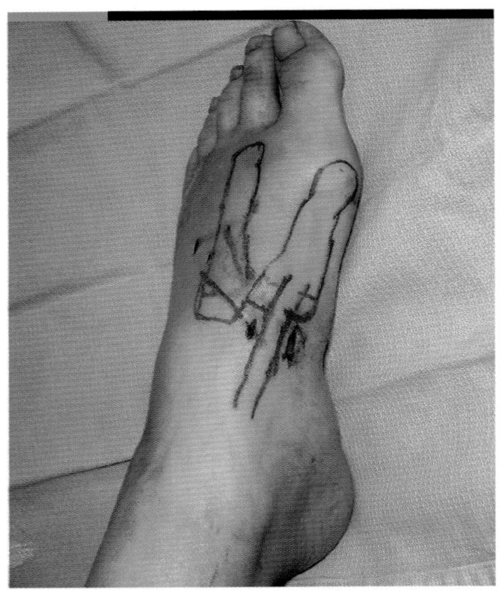

피부 표면에서 전경골근건을 만져서 그림을 그리고 c-arm 투시 하에 도수 정복하고 경피적으로 나사못을 삽입한 사진.

하고, 나머지를 정복 및 고정하지만, 손상의 형태에 따라서 순서를 달리하여 고정하기도 한다.

설상골 사이를 나사못으로 고정할 경우에는 투시경하에서 내측 설상골에서 중간 설상골을 향하여 나사를 삽입한다. 그리고 수건 겸자(towel clip)로 내측 설상골과 제2 중족골의 정복을 유지한 상태에서 내측 설상골과 제2 중족골을 고정하기도 한다. 내측 설상골의 내측으로 전경골근건이 지나가는데 전경골근건의 배부 또는 족저부에 나사를 삽입해야 한다.

도수 정복 후 피부 겉에서 전경골근건을 만져 보고 전경골근건을 피해서 나사 삽입을 하기도 하지만, 저자는 대개 내측 설상골의 내측에 약 2~3cm 길이의 종절개를 하고 전경골근건을 피해서 나사를 삽입한다 그림 18-61. 나사못을 제거할 때도 마찬가지로 절개한다.

제4 중족골과 입방골 관절은 정상적인 운동을 보존하여야 하므로 정복 후 K-강선으로 고정하며, 이 경우 대개 제5 중족골과 입방골 관절은 정상으로 정복되지만 유지가 어려운 경우에는 K-강선으로 고정한다. 그 다음에 제1 족근 중족 관절의 손상을 정복하여 유지한 채로 나사못을 제1 중족골의 배부에서 내측 설상골을 향하여 삽입하여 고정한다.

고정에는 대개 지름 3.5mm 피질골 나사못을 이용한다. 흡수성 나사못을 사용하면 제거할 필요가 없다.[60]

그림 18-62

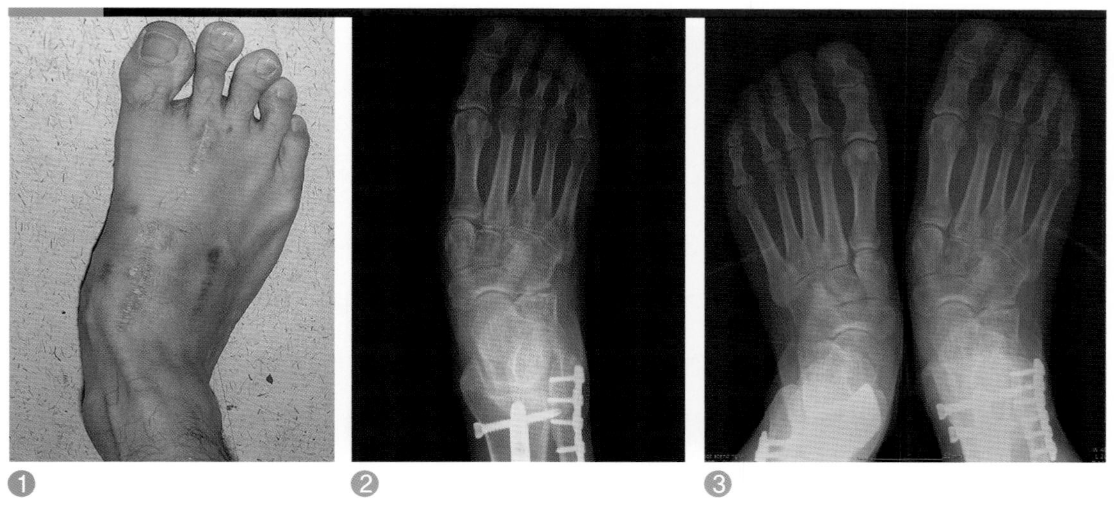

① 리스프랑 손상 후에 발생한 전족부의 외전 변형. ② 한쪽 발의 방사선상에서는 변형이 심하지 않다. ③ 건측과 비교하면 변형의 정도가 뚜렷하다.

관절면이 50% 이상 파괴된 경우에는 처음부터 유합술을 고려한다. 그러나 가능한 한 유합술보다는 정복 후 내고정술을 하는 것이 좋다.[40,53] 이와 반대로 처음에 유합한 것이 추가적인 수술을 방지할 수 있는 방법이라는 보고도 있다.[25]

② 수술 후 처치

부목을 하고 수술 후 7~10일에 단하지 석고로 바꾼다. 6~8주에 부분 체중 부하를 허용한다. 통증 없이 전 체중 부하가 가능하면 석고를 제거한다. 외측에 삽입한 K-강선은 수술 후 8주에 제거한다. 내측의 나사못은 3~6개월에 제거한다.

전술한 바와 같이 상당수의 손상은 처음에 발견하지 못하는 경우가 많은데, 수상 후 6주 이상 경과한 경우에는 해부학적인 정복이 어렵다. 8주 이상 경과하였고 체중이 70kg 이상이며, 관절에 분쇄가 있는 경우에는 정복한 후에 내측의 3개 관절을 유합시키지만, 외측의 두 관절은 가동성이 중요하며 외상성 관절염이 발생하더라도 증세가 심하지 않기 때문에 가능하면 유합하지 않는다.

진구성 리스프랑 손상에서는 전족부가 외전되어 있는 경우가 많은데, 경미한 변형에서는 방사선상으로 변형이 있는지 알기 어려운 경우도 있다. 내측 설상골의 내측연을 따라 선을 그리고 건측과 비교하면 전족부의 외전 변형을 알기 쉽다 그림 18-62.

바. 중족골 골절(Fractures of the Metatarsals)

전족부에 무거운 물건이 떨어져서 발생하는 직접 손상이 가장 많고, 발가락이 고정된 상태에서 몸의 뒤틀림 등으로 인한 간접 손상도 발생한다.

간접 손상에서는 대개 가운데 3개의 중족골의 골간 부위의 나선상 골절이 있다. 압궤 손상에 의한 골절도 많은데, 이러한 경우에는 연부 조직 손상에 대하여 잘 관찰하여야 하며 특히 구획 증후군을 주의해야 한다. 견열 골절은 주로 제5 중족골 기저부에서 발생한다. 피로 골절은 제2, 제3 중족골의 경부에서 많이 나타나며, 제5 중족골의 기저부, 제2 중족골의 기저부, 제1 중족골 등에서 발생한다.

중족골들은 기저부에서 서로 튼튼하게 연결되어 있으며, 경부에서도 골간 인대에 의하여 운동이 제한되므로 골간 부위의 골절은 전위가 심하게 되지 않으나, 경부의 골절은 강력한 내재근 및 장족지 굴곡근건에 의하여 족저부로 전위되고 각형성을 일으키는 경우가 많다.

(1) 중족골 간부의 골절

배부의 통증과 심한 부종 및 압통이 있다. 제1 중족골은 다른 중족골보다 크고 강하므로 쉽게 손상되지 않지만, 일단 골절이 되면 체중 부하와 보행에 영향을 끼치므로 더욱 적극적으로 치료하여야 한다.

가) 방사선 소견

족부의 전후방상, 사면상, 측면상을 촬영한다. 중족골 골절에서 가장 중요한 방향의 전위는 시상면에서의 전위이며, 시상면에서의 전위는 측면상에서 판단하여야 하므로 측면상이 중요하다.

그러나 측면상에서는 중족골들이 겹쳐지므로 개개의 중족골이 어느 것인지를 판단하기가 어려운 경우들이 있어서 사면상의 소견을 참고하여 종합적으로 판단한다.

나) 치료와 예후

전족부 골절의 치료 목표는 중족골두 아래에 정상적인 체중 부하가 가능하고, 통증 및 강직이 없는 부드러운 발을 만드는 것이다.

조기에 석고 고정을 제거하여야 하며, 내고정시 강선을 삽입한 경우에는 대개 수술 후 3~4주경에 유합되는 소견이 보이기 시작하면 곧 제거하도록 한다. 석고 고정을 하고 있는 상태에서 족부 및 하퇴부의 근위축 및 불용성 골위축을 방지하기 위하여 조기에 체중 부하를 하도록 하며 족지 운동도 계속하도록 한다.

① 전위가 없거나 경미한 골절의 치료

수술 후 바닥이 단단한 신발을 신거나, 2~4주간 전족부를 잘 조형한 단하지 석고를 한 후에 가능한 만큼 체중 부하를 허용한다.

또한 제2, 제3, 제4 중족골이 골절된 경우에는 중족골 아래에 단단한 중족골 패드를 받치고, 전족부의 둘레에 접착 테이프를 단단히 감는 정도로도 치료가 가능하다. 이와 같은 방법으로 석고 고정을 하지 않고 치료하는 경우에는 패드와 테이프가 헐렁해지므로 1주에 2회 정도 다시 매고 붙이도록 한다.

② 전위된 골절의 치료

다른 합병증을 일으킬 가능성이 높은데, 특히 시상면에서의 각형성이 있는 경우에 문제가 된다. 족저부 또는 족배부로의 각형성에 의하여, 각형성이 된 중족골이나 그 주변의 다른 중족골 부분에 비정상적인 부하가 가해지며 중족골 통증의 원인이 된다.

제2, 제3, 제4 중족골에서 수평면(transverse plane)에서의 각형성은 별 문제가 되지 않는데, 그 이유는 골절편 간에 상당히 벌어져 있거나 각형성이 되어도 단축이 되지 않는 한 체중 부하와 관계가 없으며 유합이 잘 되기 때문이다. 또한 근육에 싸여 있고 제1, 제5 중족골에 의하여 보호되므로 증세를 일으키지 않는다.

그러므로 제2, 제3, 제4 중족골 골절에서는 시상면에서 10° 이상의 각형성이 있거나 어느 방향으로든지 3~4mm 이상 전위된 경우에만 정복하여야 한다. 그러나 중족 족근 관절의 불안정성이 있는지를 주의해서 보아야 하며, 중족 족근 관절의 불안정성이 있는 경우에는 리스프랑 손상으로 치료해야 한다.

1개 이상의 중족골 골절이나 골절 부위의 분쇄가 심한 경우에는 정복 후 내고정을 한다. 내고정시에는 골절 부위를 노출시키고 강선을 원위부를 향하여 삽입하는데, 근위지골의 기저부 중 족저 방향으로 뚫고 나오도록 한다. 그리고 다시 거꾸로 삽입하여 골절 부위를 통과하

그림 18-63

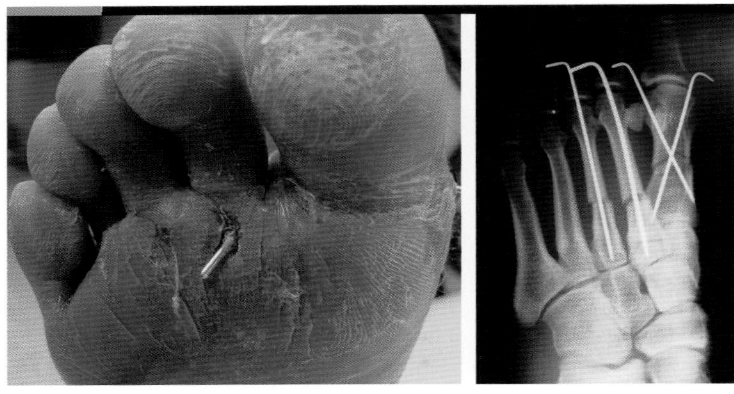

이와 같이 고정하여 오래 경과하면 중족 족지 관절이 강직될 가능성이 높다.

도록 한다 그림 18-63 . 양쪽 가장자리의 중족골인 경우에는 제1 중족골의 내측이 돌출되거나 제5 중족골이 외측으로 돌출되어 신발과 마주쳐서 증세를 일으킬 수 있으므로 정복을 하여야 한다. 골절 정복은 대부분 견인과 도수 조작에 의하여 가능하지만 정복되지 않는 경우에는 수술적 정복을 한다. 고정 방법은 강선이나 작은 금속판 및 나사못을 사용한다.

제1 중족골의 전위 골절에 대하여는 작은 금속판과 나사못을 이용하여 견고한 내고정을 하면 조기에 운동을 시킬 수 있다. K-강선을 이용하여 고정한 경우에는 수술 후 석고를 하고 체중 부하를 하지 않아야 한다. 이외에도 작은 외고정 장치를 이용하여 고정하는 방법이 있다. 특히 분쇄 골절의 경우에는 단축이 되기 쉬우며, 단축이 되면 제2 중족골두 아래에 전이 중족골 통증(transfer metatarsalgia)이 발생하게 된다. 시상면뿐만 아니라 전두면에서 정렬을 맞추는 것이 중요하다. 견인을 하여 제1 중족골이 정복된 상태에서, 횡방향으로 제2 중족골에 강선을 삽입하여 단축을 방지하는 방법도 사용된다 그림 18-64 .

분쇄 골절의 경우에는 4~6주간 체중 부하를 하지 않도록 한다. 전위된 작은 중족골들의 골절도 비슷한 방법으로 치료하는데, wire trap으로 견인하여 정복한 후 K-강선을 삽입하여 고정한다. K-강선을 종방향으로 삽입할 때, 핀이 중족 족지 관절의 족장판을 뚫고 삽입되면 중족 족지 관절의 강직을 초래하기 쉬우므로 주의하여야 한다. 내고정 후에는 수술 후 신발(postoperative shoe)을 신고 보행하도록 하며 수술 후 4주에 강선을 제거한다.

제5 중족골의 골절은 운동시에 발이 족저 굴곡된 상태로 추락하거나, 점프 후에 전족부가 내번되어서 중간 골간부나 원위 골간부에 골절이 발생하는 것이다. 대개는 긴 사선형 또는 나

그림 18-64 중족골 골절시 횡방향 고정 방법

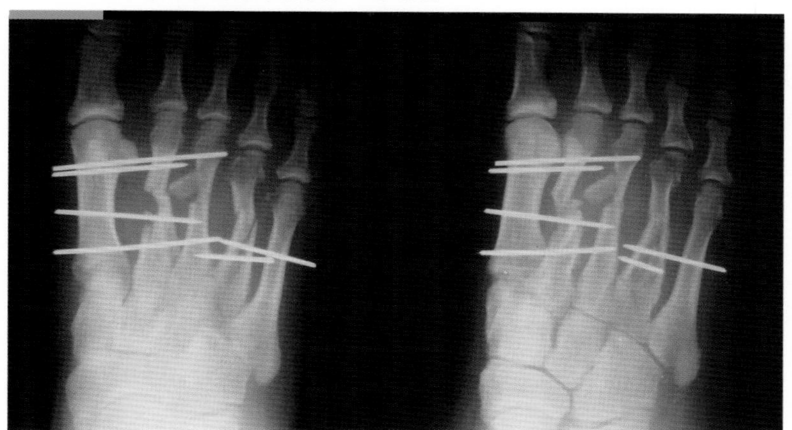

선상의 골절이 발생하며 별로 전위되지 않는다. 패딩이 잘 된 운동화로 치료해도 된다. 전위가 있다면 제4 중족골두 부분의 전이 중족골 통증이 있을 수 있다. 이러한 경우에는 다른 중족골 골절과 마찬가지로 wire trap으로 견인 후 정복이 되면 경피적인 방법으로 강선을 이용하여 고정할 수 있다.

(2) 중족골두 및 경부의 골절

중족골두 골절에서 원위 골절편에는 연부 조직이 전혀 부착되어 있지 않다. 대부분은 전위의 정도가 경미하며 족저부 및 외측으로 전위되어 있다. 중족골두나 경부의 골절을 수술적으로 개방하여 정복하면 원위 골절편이 무혈성 괴사가 될 가능성이 높으므로 도수 정복하고 내고정을 하는 것이 좋다. 견인에 의하여 안정적인 정복이 되는 경우가 많고, 정복 후에 강선으로 경피적 고정을 하여 유지한다. 골절보다 근위부의 중족골 간부와 근위지골을 통과하도록 강선을 삽입한다.

족지가 외측으로 전위되려는 경향이 있으므로 근위지골이나 중족골두의 족저 외측에서 중족골 간부의 내측으로 삽입한다. 수술 후 4주 경과 후에 강선을 제거하는데, 골절 부위에 골 결손이 있는 경우에는 골이식을 하고 골유합이 될 때까지 강선을 유지한다. 강선을 삽입한 상태로 장기간 두면 중족 족지 관절의 강직이나 감염이 발생할 가능성이 증가한다.

(3) 제5 중족골 기저부의 골절

그림 18-65

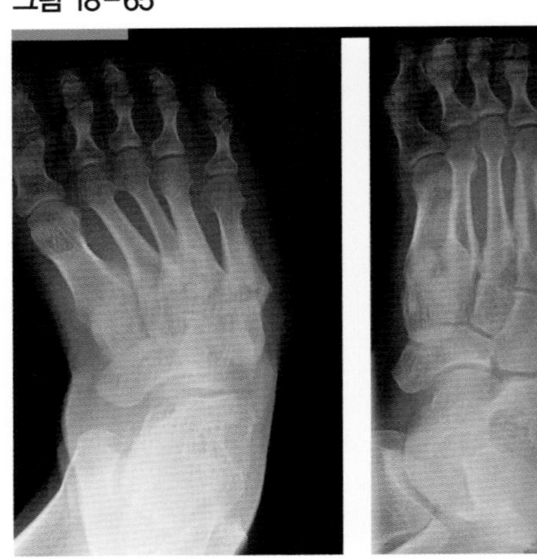
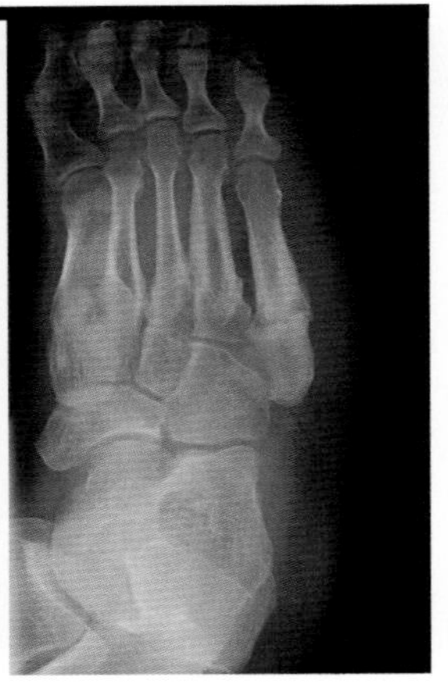

제5 중족골 간부와 골간단부 사이에 발생한 불유합. 내반 변형으로 인한 피로 골절이다.

여러 저자들이 이 부위의 골절을 분류하였는데, 크게는 결절부의 골절과 결절부보다 원위부의 골절로 구분할 수 있다 그림 18-65.

가) 결절부의 골절

내번 손상에 의한 간접적인 외력으로 발생하는데, 족저 근막의 외측부가 제5 중족골의 기저부에 부착하는 부위에서 견열되어 발생한다.

두 가지의 부골과 감별 진단이 중요하다. 가장 흔한 것이 비부골(os peroneum)인데 장비골건 내에 위치하고 있으며, 대개 양측성이다. 다른 하나는 베자리우스 부골(os vesalianum)로서 단비골근건 내에 있고 결절의 바로 끝 부분에 있으며 드문 경우이다. 또한 제5 중족골 근위부의 견인 골단(apophysis)이 16세 무렵에 유합이 되는데, 유합되기 전에는 이것도 골절과 감별하여야 한다.

치료는 두껍게 드레싱을 하고 부종이 감소되면 2~3주간 단하지 석고로 고정을 하거나 바닥이 딱딱한 신발을 신고 체중 부하 보행을 한다. 이러한 치료를 하면 4~6주 후에는 대부분 유합이 되며, 유합이 되지 않더라도 부착된 족저 근막에 충분한 안정성이 있으므로 대부분 증세가 없다. 그러나 골절편이 커서 단비골근건의 부착부가 포함될 정도이고 증세가 지속되는 경우에는 내고정을 하기도 하지만 아주 드문 경우이다.

역시 드물지만 관절면을 침범한, 전위된 큰 골절편이 있는 경우에도 강선이나 작은 나사못을 이용하여 내고정을 하기도 한다. 불유합에 의하여 통증이 있는 경우와 골절편이 큰 경우

그림 18-66 제5 중족골 기저부의 불유합된 견열 골절

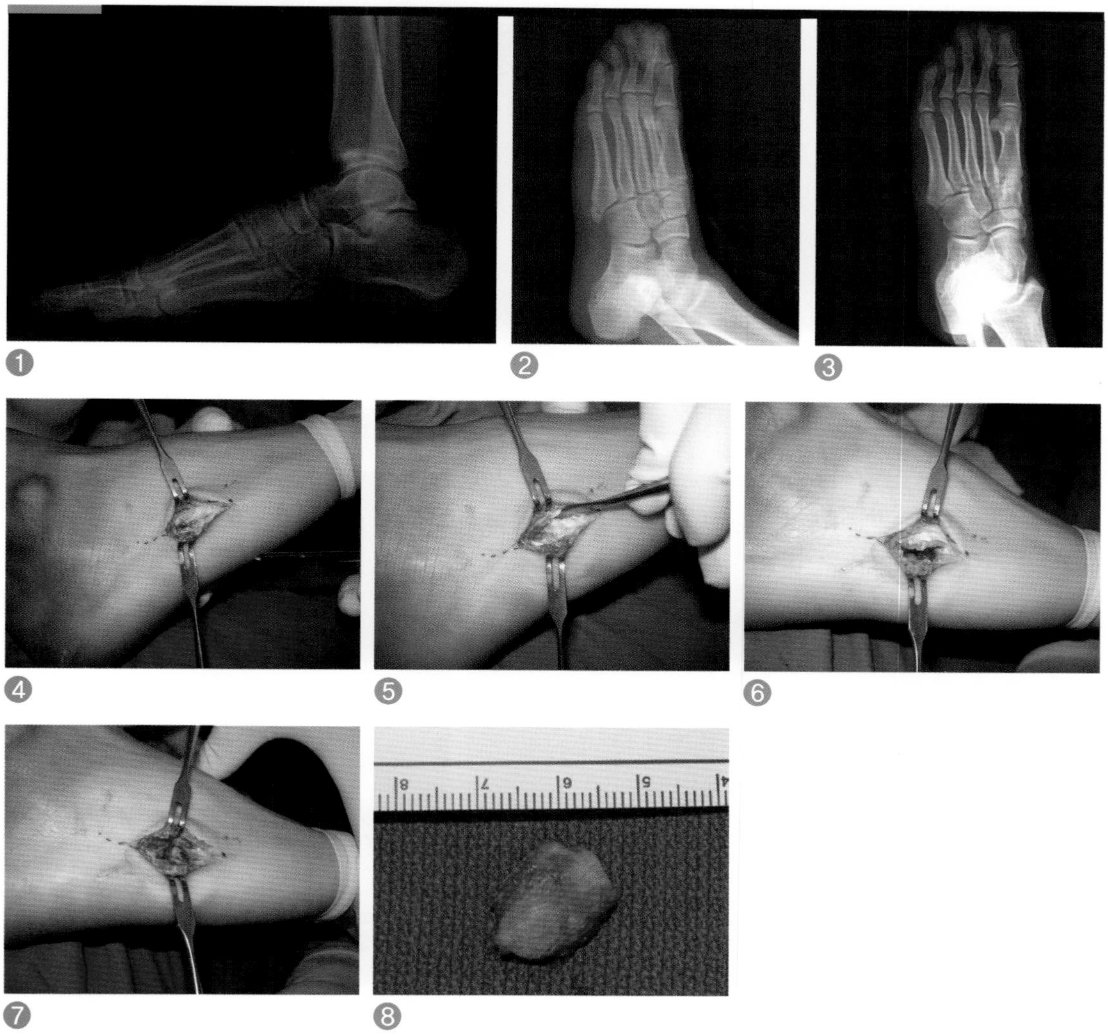

①, ② 좀아치가 높은 환자에게서 불유합된 제5 중족골의 기저부가 보인다. ③ 불유합된 골절편 절제 1년 후의 방사선상. ④ 제5 중족골 기저부를 중심으로 종절개하였다. ⑤ 단비골근건을 발등 쪽으로 당기고 골절 부위를 노출하였다. ⑥ 골절편을 절제하였다. ⑦ 골절편을 절제한 단면에 천공하여 출혈이 되도록 하고 골절편에 부착되어 있던 단비골근건의 일부와 족저 근막의 외측부를 제5 중족골 기저부에 부착하였다. ⑧ 절제한 골절편.

에는 고정할 수도 있으나 대부분 절제 후 골절편에 부착되어 있던 연부 조직을 제5 중족골에 부착한다 그림 18-66.

나) 골간단 및 근위 골간의 골절

제5 중족골 기저부의 골절을 모두 Jones 골절이라고 칭하는 경우가 많다. 그러나 Jones 골절이란 결절부의 골절이 아니라 근위 골간단을 침범하는 급성 골절을 의미한다.

그림 18-67 제4, 제5 중족골 기저부의 골절

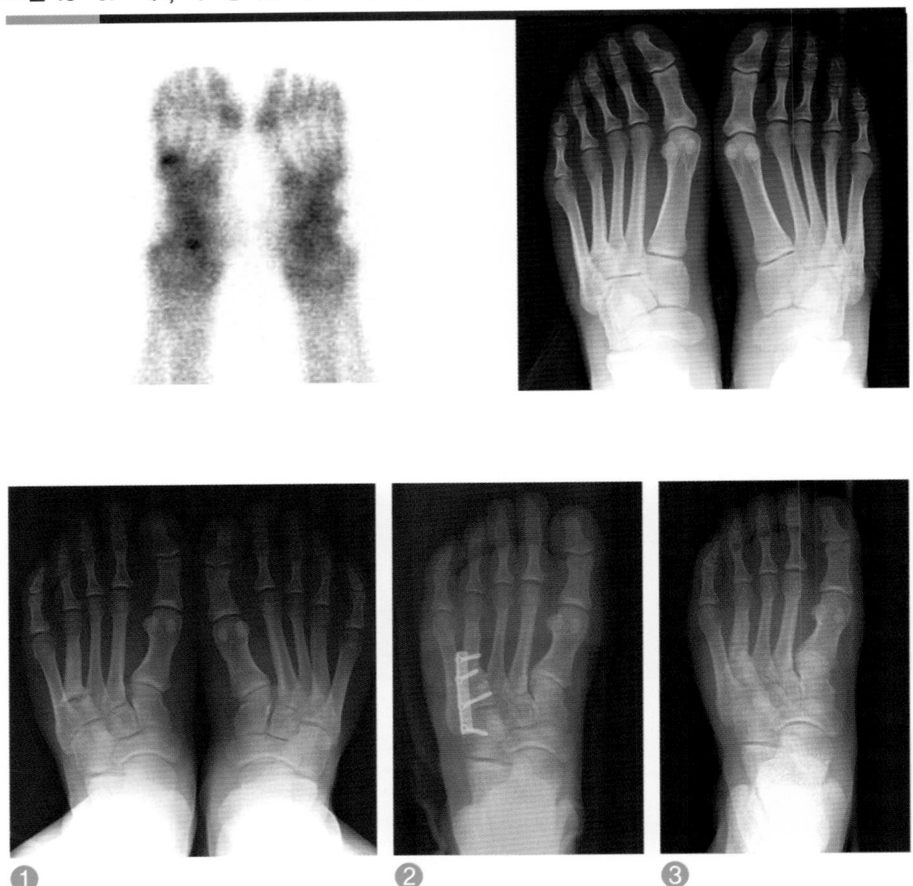

중족골 내전이 심한 발에서 발생한 제4 중족골의 피로 골절. ① 수술 전 방사선상에 제4 중족골 기저부의 피로 골절이 보인다. ② 제4 중족-입방 관절을 건너서 금속판으로 고정하였다. ③ 수술 후 6개월 방사선상.

이 부위의 골절은 결절의 골절과 골절 치유 및 발생 기전에 차이가 있으므로 별도로 기술한다. 제4 중족골 기저부의 골절도 제5 중족골과 마찬가지 문제점이 있다는 보고가[55] 있다.

결절부의 골절은 내번 손상에 의한 견열 골절이지만 이 부위의 골절은 수직 방향과 내외측 방향의 반복적인 스트레스에 의한 피로 골절이 흔하다 그림 18-67. 또한 이 부위의 골절을 제4, 제5 중족골 기저부 사이의 관절 부분과 그보다 원위부로 구분하는 저자도 있다.[10] 그러나 위치에 따른 더 자세한 분류보다도 급성 골절인지, 다른 전구 증상이 있었던 골절인지가 더 중요하다.

만약 2주 이상 발의 외측에 통증이 있다가 갑자기 악화된 것이라면 피로 골절일 가능성이 높다. 방사선 소견상 만성적인 문제라는 것을 알 수 있는 근거로는 1) 골절면이 넓게 벌어져 있음, 2) 골막 반응, 3) 외측 피질골이 두꺼워짐, 4) 가골(callus) 형성 등이 있으며 5) 골수강 내 골경화 소견도 중요하다.

이런 소견들을 기준으로 Torg는[64] 다음과 같이 세 가지 형으로 구분하였다.

1) 급성 골절은 골절된 병력이 없으며, 전구 증상은 있을 수도 있으나 골수강 내의 골경화 소견이 없고 피질골의 비후 소견이 거의 없다.

2) 지연 유합은 골절이나 손상당한 병력이 있으며, 내외측 피질골을 통과하는 완전 골절이 있고, 골 흡수에 의하여 골절 부위의 틈이 넓어져 있으며 골수강 내 경화 소견이 있다.

3) 불유합은 재발성 증세가 있으며, 지연 유합의 소견에 더하여 양쪽의 골수강이 경화된 골 조직으로 막혀 있다.

부위에 따라 구분하는 경우 제4, 제5 중족골 사이의 관절을 침범하는 골절은 대개 급성 골절이고, 그보다 원위부의 골절은 대개 피로 골절이다.

① 발생 유발 요인들

㉠ 후족부 내반

후족부 내반에 의하여 족부 외측에 과도한 스트레스가 가해질 가능성이 있다. 그러므로 수술을 하거나 비수술적으로 치료하거나 교정 안창을 하여 뒤꿈치 바닥 또는 발바닥 전체의 외측 쐐기를 하면 좋다.

반복적인 외측 족관절 염좌 등이 동반된다면 종골의 외측 전위 또는 외측 폐쇄성 쐐기 절골술을 할 수도 있다. 그러나 제5 중족골의 피로 골절만 있는 경우에 종골 절골술을 하는 경우는 거의 없다. 발 구조에 특별한 이상이 없다는 보고가 있으나,[26] 저자는 경미한 요족 또는 요내반족 변형이 있는 환자를 더 많이 경험하고 있다.

㉡ 족저 근막이 팽팽할 때와 비골근력 약화

족저 근막이 팽팽하여 종아치가 높고 후족부가 내반될 때, 그리고 정상적인 후방 경골근에 비하여 비골근력이 상대적으로 약할 때에 족저부 외측에 과도한 힘이 가해질 가능성이 있으며, 제5 중족골 피로 골절의 원인일 가능성도 있고 지연 유합, 불유합 또는 재발성 피로 골절의 원인인 경우도 있으므로 족저 근막과 아킬레스건의 스트레칭, 비골근력 강화 운동 등이 재활에 중요하다.

② 치료

골절의 급성 여부, 전위의 정도, 연령, 활동 정도 등에 따라서 다르게 치료하는데, 고령자라고 하더라도 적극적으로 치료해야 한다.

급성 골절은 2~3개월간 단하지 보행 석고 고정을 하여 치료한다. 급성인지 아닌지가 치료에 상당히 중요한데, 급성 골절이 발생하기 전에 증세가 있었다든지, 방사선 소견상 지연 유합이나 불유합이라고 판단이 된 경우에는 좀 더 적극적인 치료가 필요하기 때문이다. 제4, 제5 중족골 간 관절보다 원위부에 발생하는 피로 골절인 경우에는 3개월간 비체중 부하 단하지 석고 고정을 하거나 처음부터 수술적 치료를 한다. 급성 골절이라고 판단되는 골절의 경우에도 지연 유합이나 불유합이 발생하는 경우가 약 25%에 이르며 만성적인 증세가 있었던 경우에는 발생률이 더 높다. 골절의 바닥 부분에 틈새가 있는 경우에 예후가 나쁘다는 보고가 있다.[33]

수술 방법은 금속을 이용하여 내고정하는 방법이 주로 이용되지만 골수강 내의 모든 경화된 뼈를 제거하고 피질골 및 해면골을 이용하여 내재 골이식(inlay bone graft)을 하는 방법이 있다.

내고정 방법에는 골수강 내에 나사못을 삽입하여 고정하는 방법이 가장 흔히 이용된다. 유관 나사는 나사못의 강도가 약할 가능성이 있으나 수술하기 편리하므로 널리 이용된다. 티타늄 재질의 나사못을 사용하면 나사못과 뼈가 강력히 결합되어 나사못을 제거하기 어려울 수 있다. 나사못의 머리 부분이 피부를 자극하거나, 입방골과 닿아서 증상을 일으킬 수 있으므로 머리 부분이 없는 나사못을 사용할 수도 있으나 역시 제거하기 어려울 가능성이 있다. 작은 금속판이나 인장대(tension band) 방법으로 고정하는 방법도[34] 있다. 그러나 장력이 가해지는 부위는 족저부인데 발등 쪽이나 외측에 금속판이나 인장대를 하여도 기계적인 이점이 적으며, 수술시 골절 부위의 연부 조직을 박리해야 하고, 금속판이나 인장대에 의하여 골막의 혈류가 차단될 가능성이 있다. 또한 금속판이나 인장대가 직접적으로 피부를 자극하여 증상이 발생할 수도 있다. 내재골 이식을 하는 방법으로 골절을 치유하기는 좋지만 일단 치유된 골절의 재골절을 방지할 수 있도록 지속적으로 버텨 주는 역할을 하지 못하므로 재골절이 발생할 개연성이 있다.

저자는 나사못 머리가 있고, 나사못의 내부가 비어 있지 않은 4.5mm 피질골 나사못을 이용하여 골수 내 고정을 한다. 수술 전에 환자의 골수강의 가장 좁은 협부의 넓이를 측정하여 미리 나사못의 두께, 길이 등을 짐작할 수 있으나 대부분 같은 크기의 나사못을 이용하며, 길이는 대개 50~55mm를 이용한다. 제5 중족골은 족저부, 외측으로 굽어 있으므로 적당한 길이의 나사못을 사용하지 않으면 골절되거나 피질골을 뚫고 나갈 수도 있다.

원위부 피질골을 뚫어서 고정하는 것이 역학적으로 더 견고하다고 하지만[38] 나사못이 피질골을 뚫은 부위에 스트레스가 집중되어 골절이 발생할 가능성이 있으므로 반대측 피질골을 뚫지 않는다.

나사못 전체에 나사가 있는 것보다는 부분 나사가 있는 나사못이 골절 부위에 압박력을 가할 수 있다는 이점은 있으나 대부분의 제5 중족골 기저부 피로 골절은 한쪽 면은 닿아 있는 상태이고 반대편이 반복적인 힘에 의하여 벌어지는 것이므로 골절 부위를 압박하려고 하여도 압박할 수 없으며, 벌어진 부위에 반복적으로 가해지는 장력을 견디려면 가능한 한 지름이 큰 나사못을 이용하는 것이 좋다.

저자는 남자 운동선수에게는 5~5.5 mm인 나사못이 좋다고 생각하지만 그 정도 굵기의 나사못은 유관 나사밖에 구할 수가 없어서 4.5 mm의 나사 속이 비어 있지 않은 피질골 나사못을 이용한다. 유관 나사의 나사 부분이 골수강의 협부보다 원위부의 골수강이 넓은 부분에 놓이게 되면 고정력이 감소하고 골절편 간 압박력을 가할 수도 없게 되므로, 나사 부분이 협부에 걸려 있는 것이 좋다고 한다. 그러나 원위부로 가면 한쪽 피질골을 갈아 내게 되면서 삽입되므로 자연히 골절 부위를 지나서 적당히 들어가면 더 들여 보낼 수가 없는데 그 길이가 대개 50~55mm이다.

특히 운동선수는 방사선상 완전히 유합된 후에 운동하는 것이 좋다[32]고 하지만 저자는 수술 후 3주 경과한 후에 환자에게 체중 부하를 시켜 보아서 통증이 없이 체중 부하와 운동을 할 수 있는 만큼 재활을 진행시킨다. 근력 운동은 조기에 허용하지만 충격이 가해지는 점프 동작은 골유합이 완전히 진행된 후에 하는 것이 좋다.

경피적인 방법으로 나사못 고정을 하는 방법이 보고되어 있으나,[39] 저자는 개방하고 수술하여도 조기에 운동에 복귀가 가능하므로 경피적인 방법보다는 개방하여 고정하는 방법을 선호한다. 여기에서 개방이란 나사못을 삽입하기 위하여 중족골 기저부를 개방한다는 의미이며 골절 부위를 개방하지는 않는다.

골절 유합 후에도 재골절이 발생할 가능성이 높으므로 6~12개월간은 교정 안창(인솔)을 착용하여 족저부 외측에 하중이 집중되는 것을 방지하여야 한다.

그림 18-68

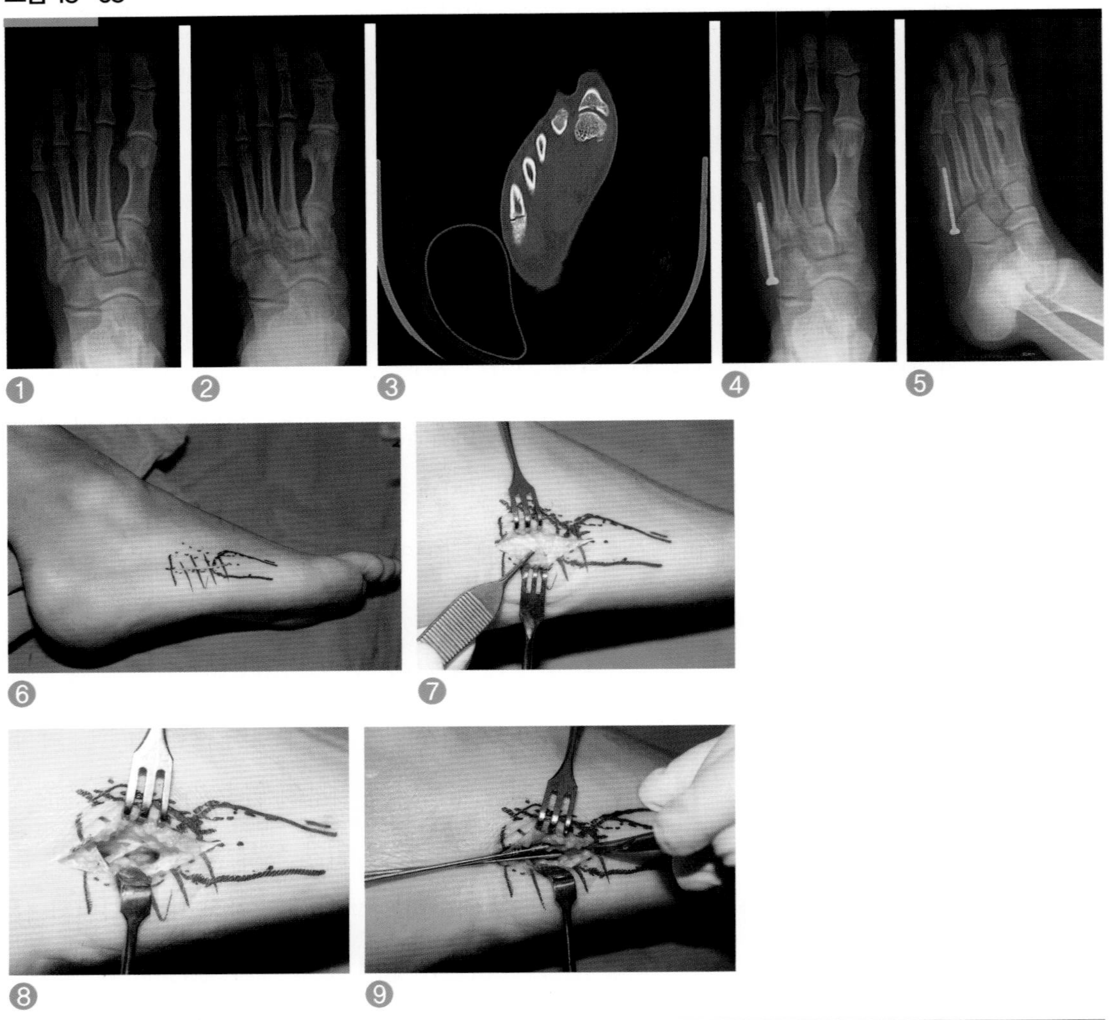

급성 골절이라고 판단하고 2개월간 비수술적 치료 과정 중 통증이 전혀 호전되지 않아서 나사못 내고정 후 4주 만에 호전된 예. ① 처음 내원 당시 제5 중족골 기저부에 미세한 골절선이 보였다. ② 6주 고정 후 촬영한 전후면상에 골절선이 뚜렷해졌다. ③ CT상에 골절선이 뚜렷하며 골수강 내가 경화되어 있다. ④, ⑤ 수술 후 4주에 골유합 소견이 뚜렷하다. ⑥ 제5 중족골 기저부의 3cm 근위부까지 종절개한다. ⑦ 피하 조직에 비복 신경이 분지하는 것이 보인다. ⑧ 단비골근건을 발등 쪽으로 당기고, 소족지 외전근을 바닥 쪽으로 당기면 빈 공간이 생긴다. ⑨ 두 개 정도의 K-강선을 삽입한 후에 방사선상으로 나사를 삽입할 방향을 결정한다.

다) 제5 중족골 피로 골절의 수술 그림 18-68

제5 중족골 기저부의 경상 돌기 3cm 근위부에서 경상 돌기 1cm 원위부까지 종절개하고 피하 조직을 벌린다. 이곳은 비복 신경의 마지막 분지들이 갈라지는 곳이므로 피하 조직을 벌리면서 해부하는 것이 좋다. 피하 조직보다 깊은 곳에 제5 족지 외전근이 나타나는데 제5 족지 외전근을 바닥 쪽으로 당기고, 단비골근건을 발등 쪽으로 당기면 제5 중족골의 기저부가 나타난다. 이때 단비골근건을 노출할 필요가 없으며 건을 전혀 손상하지 않고 수술한다. 경상 돌기의 내측에서 제5 중족골 방향으로 K-강선을 삽입하고 방사선상으로 적당한 방향으로 삽입되었는지를 확인한다. 강선의 근위부가 뒤꿈치에 닿을 정도로 삽입해야 하므로 전족부를 최대한 내전한 상태에서 강선을 삽입한다. 강선의 위치가 만족스러우면 강선을 따라서 나사못을 삽입하기 위하여 천공한다. 이때 저자는 5.0mm 유관 나사 리머를 강선에 끼워서 골수강을 넓힌다. 강선과 리머를 제거하고 4.5mm 피질골 나사못에 맞는 탭핑을 한 후에 나사못을 삽입한다. 대개 길이가 55mm 정도의 나사못을 삽입한다. 나사못이 길면 골피질에 부딪혀서 골절 부위를 벌리는 힘이 작용하여 골절 치유에 나쁘다. 반대측 피질골을 뚫어서 고정하는 방법도 있으나 저자는 골수강 내에 나사못이 위치하도록 한다. 똑같은 수술을 절개하지 않고 경피적으로 하는 의사들도 많지만 저자는 경피적으로 수술하면 단비골근건이나 비복 신경의 손상 가능성이 더 높다고 생각하여 경피적 수술보다 이와 같은 방법을 선호한다.

사. 중족 족지 관절 및 족지의 손상(Injuries of the Metatarsophalangeal Joints and Toes)

(1) 제1 중족 족지 관절의 손상

가) 해부학

제1 중족 족지 관절에서는 배굴이 75°, 족저 굴곡이 35° 정도 가능하다. 양측에 강한 측부인대가 있어서 외반 및 내반에 저항한다. 배부에는 장무지 신근건의 양쪽으로 신근 확대(extensor expansion)가 있어서 관절낭을 보강하고 있다. 바닥 쪽으로는 두꺼운 섬유성 판인 족장판(plantar plate)이 있는데, 중족골에는 느슨하게 부착되어 있고 근위지골에는 강하게 부착되어 있다. 족장판은 외측으로 횡중족 인대(transverse metatarsal ligament)와 연결된다. 족장판의 바닥 쪽에는 중앙에 장무지 굴근건이 있고, 내측으로는 단무지 굴근의 내측두와 무지 외전근이 있으며, 외측으로는 단무지 굴근의 외측두와 무지 내전근에 의하여 보강되어 있다. 양쪽 내재근이 결합된 부위에 각각 한 개의 종자골이 있다.

나) 염좌

① 손상 기전

그림 18-69 족장판 파열

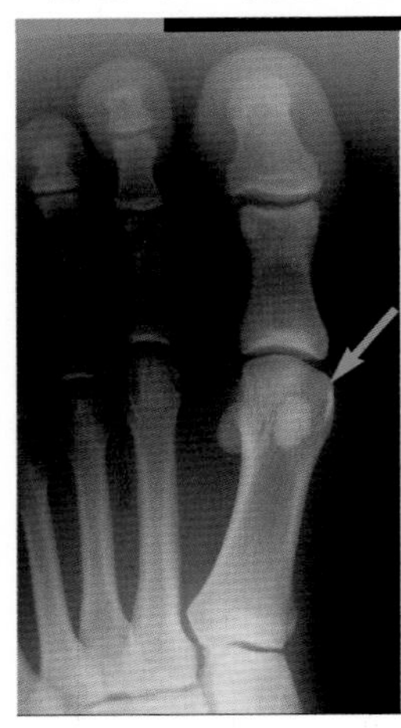
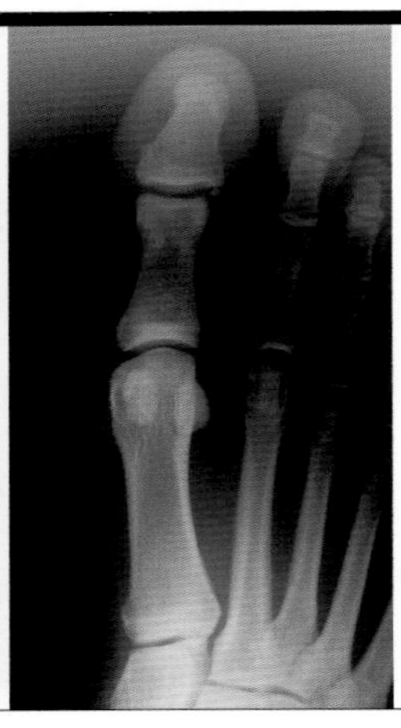

좌측이 우측에 비하여 관절면에서 종자골까지 간격이 넓은 것으로 족장판 파열을 진단할 수 있다.
(Dr. Amendola의 증례)

운동과 발레에서 과신전 또는 과굴곡에 의한 손상이 많이 보고되어 있다. 운동에 의한 손상 중에서는 무릎과 발목 손상 다음으로 중요하다. 미식축구 선수에게 주로 발생하는 손상을 잔디 족지(turf toe)라고 하는데 특히 가벼운 운동화를 신고 인조 잔디에서 경기를 하면서 그 빈도가 많이 증가하고 있다. 가벼운 축구화는 바닥이 딱딱하지 않으므로 관절의 운동성이 증가하여 손상이 발생하기 좋은 조건이 된다.

족관절이 과도하게 족저 굴곡된 상태에서 제1 중족 족지 관절에 과신전에 의한 손상이 발생하는데, 바닥 쪽의 관절낭 및 족장판이 늘어나 일시적으로 아탈구가 발생하며, 제1 중족골두의 배부의 관절 연골에 압박 손상이 발생한다. 이 손상의 후유증으로 점진적인 무지 외반증이나 무지 강직증 등이 발생할 가능성이 있다. 이외에 과굴곡 손상(hyper-plantarflexion, sand toe)과 외반 및 내반 손상이 있다.

② 증세 및 방사선 소견

통증 및 부종이 있으며, 드물지만 관절낭 부착부의 견열 골절이 관찰되기도 한다. 근위지골의 기저부에서 종자골 사이의 간격이 정상측과 3mm 이상 차이 있는 경우에는 족장판이 파열되었을 가능성이 높다 그림 18-69.

③ 치료

다른 손상과 마찬가지로 급성기에는 냉찜질, 압박, 하지 거상 등을 하고 비스테로이드성

그림 18-70 제1 중족 족지 관절 탈구와 동반되는 족장판 및 종자골 손상

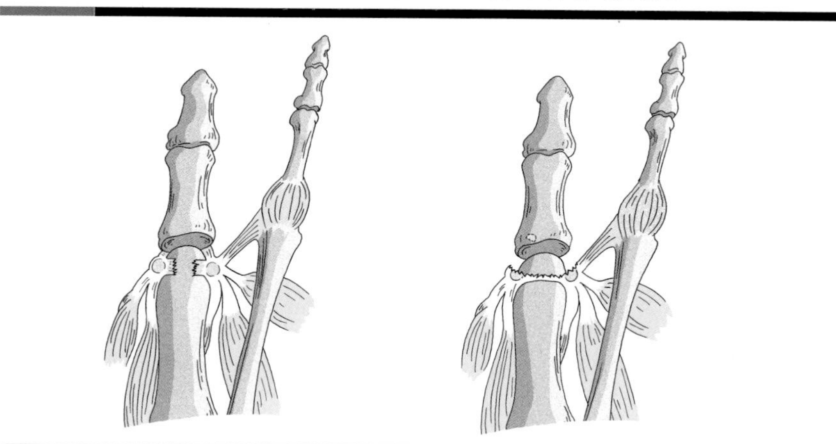

소염 진통제를 투여한다. 제1 족지가 중족 족지 관절에서 과신전되지 않도록 테이핑을 하거나 부목으로 고정한다. 고정 기간이 지난 후에는 바닥이 딱딱한 신발과 신발 안의 삽입물을 이용하여 과도한 배굴을 제한하고 관절을 보호한다. 대부분 2~3주 경과 후에는 통증이 소실되며, 그 후 2~3주 정도 더 경과한 후에 운동에 복귀한다. 관절 내에 국소 마취제나 스테로이드를 주사하여도 회복에는 영향을 주지 못하므로 주사하지 않도록 한다.

다) 탈구

① 손상 기전

자동차 사고 등의 고에너지 손상에 동반되어 발생하며 발의 다른 손상들과 동반되는 경우가 많다.

② 진찰 소견 및 방사선 소견

대부분은 배측 탈구이며 외관상 발가락이 짧아지고 배부로 돌출되어 있으므로 쉽게 알 수 있다. 근위지골의 기저부에 의하여 피부가 들어 올려져 있어 피부 괴사의 가능성이 있다. 방사선 촬영 중 측면상에서 가장 잘 볼 수 있으며 전후방상에서 근위지골과 중족골이 겹쳐 보이며, 견열 골절에 의한 작은 골절편이 보일 수도 있다. 대부분 족장판이 약하게 부착되어 있는 근위부에서 파열되며, 종자골은 족지를 따라 전위된다. 종자골의 골절이 동반되는 경우도 있다 그림 18-70.

③ 치료

피부 괴사를 방지하기 위하여 조기에 정복하여야 한다. 견인에 의하여 쉽게 정복이 된다. 근위지골의 기저부가 중족골두에 걸려서 정복되지 않을 경우가 있는데, 이러한 경우에는 견인을 하지 않은 상태에서 변형을 증가시켜서 과신전되게 하고, 근위지골의 기저부를 원위부로 밀어서 중족골두의 위를 미끄러지면서 정복이 되도록 한다.

정복이 되면 단하지 보행 석고를 하는데 발가락 아래 부분에도 석고를 하여야 한다. 3~4주간 고정하는데, 장기적인 합병증을 일으키는 경우는 드물다. 정복 후 운동을 시켜 보아 염발음(crepitus)이 있거나, 관절이 완전히 상합적이지 않거나, 관절 내 유리체 등이 있는 경우에는 완전히 정복이 되지 않은 것으로 판단하고, 유리체를 제거하며 파열된 관절낭을 봉합하기도 한다.

만약에 족장판이 원위부에서 파열되어 종자골이 근위부로 당겨 올라간 경우에는 원래 위치로 정복하여야 한다.

④ 복합 탈구

복합 탈구는 전신 마취를 하더라도 정복이 되지 않는다. 방사선 소견상 종자골이 근위지골과 중족골의 관절면 사이에 위치하면 복합 탈구를 의심한다. 이 경우에 견인을 하면 오히려 중족골 경부 주위로 연부 조직이 더 조여들게 되므로 수술적인 정복이 필요하다.

라) 종자골의 골절 [21,23]

직접 외상, 견인력, 반복되는 스트레스 등에 의하여 발생하며 체중 부하를 많이 받는 내측 종자골이 외측 종자골보다 자주 골절된다. 무용이나 장거리 육상 종목 선수에게서 과도하고 반복적으로 굴곡근건이 스트레스를 받으면 급성 견열 골절이나 피로 골절이 발생하기도 한다.

대부분은 횡형 골절이며 전후방상 및 측면상에서 잘 관찰되는데, 때로는 축상(axial view)에서 작은 골연골편이나 견열 골절이 관찰되기도 한다. 제1 족지를 배굴하여 전후방상을 촬영하면 종자골의 골절인 경우에는 골편 사이가 벌어지므로 골절임을 확인할 수 있다. 골 주사 검사상 골절이 아니더라도 열소(hot uptake)가 나타날 수 있으므로 골주사 검사가 감별에 도움이 되지 않는다.

이분 종자골과의 감별이 중요한데, 이분 종자골은 인구의 8~33% 정도에서 나타나고, 85% 정도는 양측성이다. 골절인 경우에는 외연이 날카롭다. 이분 종자골인 경우에는 이분 종자골을 합한 크기가 보통 종자골보다 크며, 외연이 부드럽고 경화된 소견이 있으며, 시간이 경과하여도 골절 치유의 소견이 보이지 않는다. 골 주사 검사가 피로 골절의 진단에 유용하며 CT상에서 골절이 잘 관찰되기도 한다.

과거에는 일차적 절제술을 시행하기도 하였으나 일단 3~4주간 보행 석고 붕대 고정을 하고, 4~6주간 바닥이 딱딱하고, 종자골 패드(sesamoid pad)와 둥근 바닥(rocker bottom)이 있는 신발을 신는다. 환자의 증세가 호전되면 증세가 없어질 때까지 약 3개월간 운동화를 착용하도록 한다.

골절이 의심되는 경우에 Barouk 나사못으로 내고정하여 좋은 결과를 얻었다는 보고가[4] 있다. 장기간 통증이 있을 수 있으며 이러한 경우에는 장기간 보조적인 용구가 필요할 수 있다. 6개월 이상 통증이 지속되면 절제술을 한다. 절제하는 경우에는 단무지 굴근건을 잘 복구하여야 한다.

(2) 족지의 탈구

무지의 지절

과신전에 의하여 발생하며, 지절의 굴곡 주름(flexion crease)이 터져서 개방성 손상을 일으키는 경우도 흔하다. 대부분은 폐쇄적인 방법으로 정복이 가능하다. 정복이 되지 않는 경우에는 종자골과 족장판(plantar plate)이 그 원인이며, 장족지 굴곡근건이 끼어서 정복을 방해하는 경우도 있다. 최소한 한 개의 측부 인대 파열이 동반된다.

(3) 족지 손상

흔한 손상으로 대개 직접 손상에 의하여 발생하며 골절 부위에서 각 변형을 보일 수 있으며 치료시에 인접 발가락을 부목으로 이용하여 고정할 수 있다. 도수 정복시에 발가락 사이에 연필 같은 것을 넣어서 이를 받침대로 정복하기도 한다.

무지의 손상

무지의 골절은 직접 타격 또는 단단한 물체에 발끝이 부딪혀서 생기며, 조갑하 혈종으로 통증이 심하다. 대개 전위는 없으며 적당한 부목 고정 후 2~3주간 진통제를 투여한다.

관절 내 골절은 견인에 의한 도수 정복을 시도하며 실패시에는 수술적 정복과 내고정을 한다. 지골 간 관절의 탈구는 딱딱한 물체를 발로 찼을 때의 축 부하에 의하여 발생하며, 배측 탈구가 대부분이고 도수 정복이 잘 된다. 일단 정복이 되면 안정적이므로 2~3주 정도의 부목 고정만 하면 된다.

아. 피로 골절(Stress Fracture) 그림 18-71

월경 불규칙, 골다공증, 당뇨병성 말초 신경증, 흡연, 음주, 갑상선 기능 저하증, 파젯 병, 거식증(anorexia nervosa), 류머티스성 관절염 등과 같이 피로 골절이 쉽게 발생할 수 있는 원인이 있는 경우에는 부전 골절(insufficiency fracture)이라 하며, 정상 뼈를 가진 운동선수나 군인에게 발생하는 것을 피로 골절이라고 한다.[16] 그러나 이 두 가지를 모두 피로 골절이라고 하기도 한다.

울프의 법칙에 따르면 기능이나 형태의 변화에 따라 뼈의 외양이 변하게 되는데, 운동선수는 운동을 꾸준히 지속하여 왔으므로 당연히 뼈가 더 튼튼하고 피로 골절이 발생하지 않아야 하지만 잘못된 훈련, 해부학적인 변형, 신발의 문제, 그리고 얼마간 운동을 쉬었다가 다시 시작하는 것 등이 원인이 되어 피로 골절이 흔히 발생한다. 또한 운동선수는 운동량이 절대적으로 많은 것도 피로 골절 발생의 흔한 원인이다.

달리기를 예로 들면 주당 연습 시간이 120km 이상인 경우에 피로 골절이 발생할 가능성이 높다.[31] 또한 피로 골절이 발생한 여성은 그렇지 않은 여성에 비하여 골 밀도가 낮고, 칼슘의 섭취가 부족하거나, 월경이 불규칙한 경우가 많다.

정상적인 뼈는 근육과 체중 부하, 호르몬의 변화, 칼슘 섭취의 양, 활동의 변화 등에 따라 지속적으로 재형성을 하고 있으므로 피로 골절이 발생하더라도 외력이 감소하면 정상적인 치유와 재형성이 일어난다.

발의 형태도 뼈에 가해지는 스트레스와 관계가 있는데, 아치가 높고 경직된 요족에서 에너지 흡수 능력이 감소하며, 과사용 증후군이 되기 쉽다. 이와 대조적으로 유연한 편평족은 에너지 흡수 능력이 크므로 연부 조직의 과사용에 의한 증세는 발생하기 쉽지만 피로 골절은

그림 18-71 내과와 제2 중족골에 발생한 피로 골절

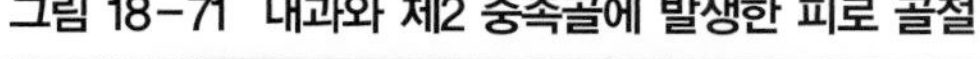

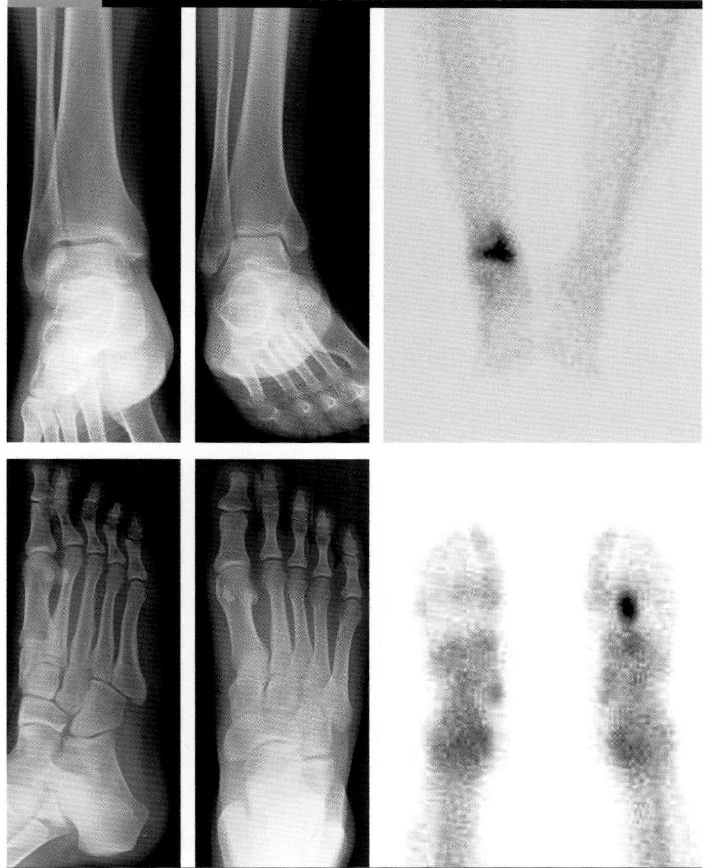

골 주사 검사상 열소(hot uptake)가 나타난다.

덜 발생하는 편이다. 또한 족관절 내반, 하지 부동 등이 피로 골절과 연관되어 있다.

피로 골절은 경골에 가장 흔하다는 보고가 있다.[28] 족부에서는 제2, 제3 중족골의 간부 및 경부, 제5 중족골 기저부, 종자골, 무지의 근위지골, 종골, 주상골 등 어느 부위에나 발생할 수 있는데, 이 중 저자가 가장 흔히 경험하는 것은 제5 중족골 기저부의 피로 골절이다.

피로 골절은 어느 부위에 흔히 발생하는가 하는 점보다는 어느 부위의 피로 골절이 잘 낫지 않으며 수술적 치료가 필요할 가능성이 높은가 하는 점을 기억하는 것이 중요하다. 경골간부의 전방, 내과, 주상골, 제5 중족골의 피로 골절이 수술을 해야 할 가능성이 높은 피로 골절이다.

제2 중족골 기저부의 골절은 주로 발레 무용수에게서 나타난다.[44] 발끝으로 서는 포인트 자세에서 제1, 제2 족지에 대부분의 체중이 가해지며 중족골 기저부에서 제2 중족골은 내측

및 외측 설상골 사이로 끼어 들어가 있어서 강한 편이므로 대부분의 스트레스가 집중되어 있어 골절되기가 쉽다.

뼈에 스트레스가 가해지면 그것을 견뎌 내기 위해 스트레스의 방향을 따라 새로운 골주(trabeculae)가 형성되는데, 충분히 강한 골주가 새로 형성되기 전에 과도한 스트레스가 가해지면 피로 골절이 나타나는 것이다.

조기에 치료를 하면 1~2주 정도의 휴식으로 증상이 완화되지만, 증상이 나타난지 2주 이상 경과하여 방사선 소견상 피로 골절의 소견을 보이는 환자는 골절 부위의 압통이 없어질 때까지 4~6주간 스트레스를 받지 않도록 보호해야 한다.

가) 병력

최근에 운동량이 변화하였는지, 운동 형태의 변화가 있었는지, 전과 다른 표면에서 운동을 하였는지, 다른 신발을 신기 시작하였는지, 또는 어떤 원인으로 인해 잠시 운동을 중단하였다가 다시 운동을 시작하였는지 등을 자세히 물어 본다.[16)]

손상이 있는 부위에 수개월 간 경미한 통증이나 불쾌감이 있었을 수도 있으며, 그러한 증상이 운동을 몇 시간 정도 한 후에 발생하여 운동 후에는 증상이 없어지는 경우가 흔하다. 여성인 경우에는 생리가 불규칙적이거나 드물게 생리를 하는 경우에는 골다공증일 가능성이 있으므로 생리가 정상적인지를 물어보는 것이 중요하다.

나) 진찰 소견

경도의 부종이 있을 수도 있으나, 뚜렷하지 않은 경우가 대부분이며 가장 압통이 심한 부위를 찾는 것이 매우 중요하다.

다) 진단적 검사

증세가 발생한 후 골간단부에서는 3~4주, 골간부에서는 4~6주 정도 경과하여야 방사선 소견상 이상을 발견할 수 있으며, 골절이 관찰될 수도 있으나 미세한 골막 반응만 보일 수도 있다.

골 주사 검사는 증상이 나타난 후 2일 후면 증가된 동위 원소의 흡수를 보이므로 의심스러운 경우의 선별 검사로 이용할 수 있다. 그러나 피로 골절인지, MRI상에 보이는 피로 반응

그림 18-72 족관절 내과 피로 골절

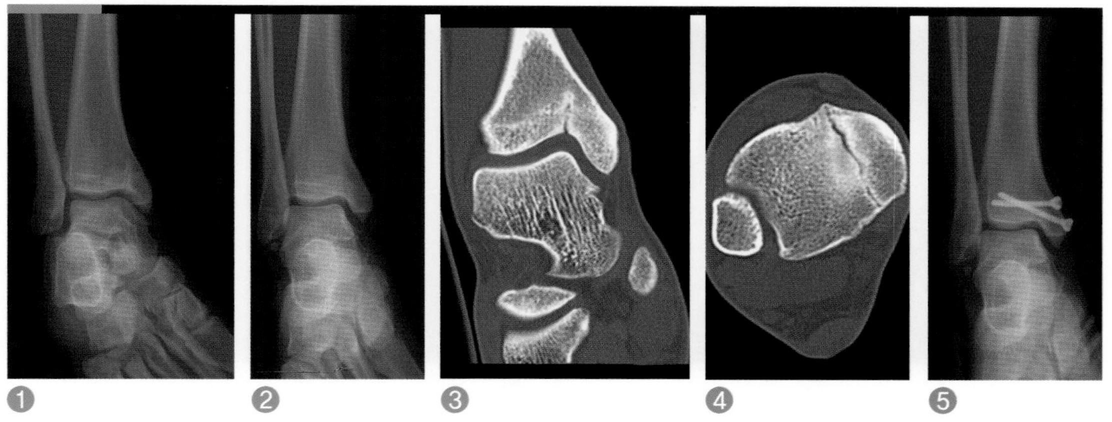

①, ② 방사선상에 골절선이 뚜렷하지 않은 경우도 많다. ③, ④ CT에서 골절선이 뚜렷하고 골절선 주변이 경화되어 있다. ⑤ 수술 후 방사선상.

인지 감별할 수 없으며 골절의 위치와 모양을 정확히 알기 위해서는 CT를 하여야 하므로 방사선상 피로 골절의 가능성이 높다면 골 주사 검사를 하지 않고 CT를 한다 그림 18-72 그림 18-73.

각 피로 골절의 단순 방사선상과 CT, MRI 검사상 신호 강도의 변화는 있으나 방사선상으로는 변화가 나타나지 않는 경우를 피로 반응(stress reaction)이라 하며 단순 방사선상 이상이 없는 상태를 진단하는 데 MRI가 유용하다.

그림 18-73 경골 간부 전방에 발생한 피로 골절

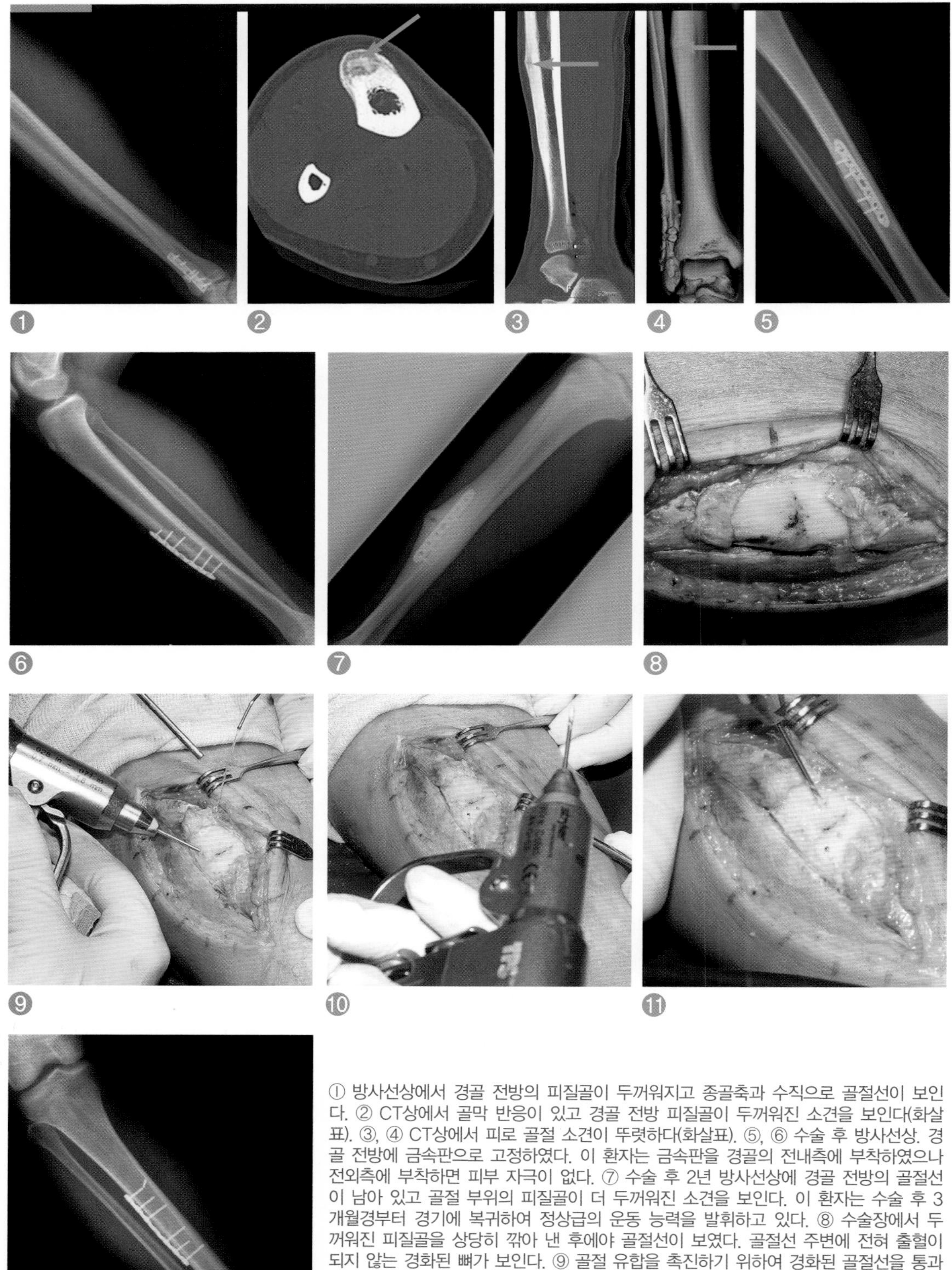

① 방사선상에서 경골 전방의 피질골이 두꺼워지고 종골축과 수직으로 골절선이 보인다. ② CT상에서 골막 반응이 있고 경골 전방 피질골이 두꺼워진 소견을 보인다(화살표). ③, ④ CT상에서 피로 골절 소견이 뚜렷하다(화살표). ⑤, ⑥ 수술 후 방사선상. 경골 전방에 금속판으로 고정하였다. 이 환자는 금속판을 경골의 전내측에 부착하였으나 전외측에 부착하면 피부 자극이 없다. ⑦ 수술 후 2년 방사선상에 경골 전방의 골절선이 남아 있고 골절 부위의 피질골이 더 두꺼워진 소견을 보인다. 이 환자는 수술 후 3개월경부터 경기에 복귀하여 정상급의 운동 능력을 발휘하고 있다. ⑧ 수술장에서 두꺼워진 피질골을 상당히 깎아 낸 후에야 골절선이 보였다. 골절선 주변에 전혀 출혈이 되지 않는 경화된 뼈가 보인다. ⑨ 골절 유합을 촉진하기 위하여 경화된 골절선을 통과하여 천공하는 사진. ⑩, ⑪ 천공하면서 생리 식염수를 계속 흘려서 열에 의한 골 괴사를 방지하여야 한다. ⑫ 다른 운동선수의 수술 후 방사선상으로 경골 외측에 금속판을 부착하였다.

REFERENCES

1. **Aitken AP, Poulson D** | Dislocations of the tarsometatarsal joint. J Bone Joint Surg, 45-A:246-260, 1963.
2. **Arni D, Lambert V, Delmi M, Bianchi S** | Insufficiency fracture of the calcaneum: Sonographic findings. J Clin Ultrasound, 37(7):424-7, 2009.
3. **Arntz CT, Hansen ST Jr** | Dislocations and fracture dislocations of the tarsometatarsal joints. Orthop Clin North Am, 18:105, 1987.
4. **Blundell CM, Nicholson P, Blackney MW** | percutaneous screw fixation for fracture of sesamoid bones of the hallux. J Bone joint Surg, 84-B:1138-1141, 2002.
5. **Boon AJ, Smith J, Zobitz ME, Amrami KM** | Snowboarder' s talus fracture: Mechanism of injury. Am J Sports Med, 29:333-338, 2001.
6. **Buch BD, Myerson MS, Miller SD** | Primary subtalar arthrodesis for the treatment of comminuted calcaneal fractures. Foot Ankle Int, 17:61-70, 1996.
7. **Buckley R, Tough S, McCormack R, et al.** | Operative compared with nonoperative treatment of displaced intraarticular calcaneal fractures: A prospective, randomized, controlled multicenter trial. J Bone Joint Surg, 84-A:1733-1744, 2002.
8. **Canale ST, Kelly FB Jr** | Fractures of the neck of the talus. J Bone Joint Surg, 60-A:143-156, 1978.
9. **Crosby LA and Fitzgibbons T** | Computerized tomography scanning of acute intra-articular fractures of the calcaneus. J Bone Joint Surg, 72-A:852-858, 1990.
10. **Dameron TB Jr** | Fractures and anatomical variations of the proximal portion of the fifth metatarsal. J Bone Joint Surg, 57-A:788-792, 1975.
11. **Degan TJ, Morrey BF, Braun DP** | Surgical excision for anterior-process fractures of the calcaneus. J Bone Joint Surg, 64-A:519-524, 1982.
12. **Della Rocca GJ, Nork SE, Barei DP, Taitsman LA, Benirschke SK** | Fractures of the sustentaculum tali: injury characteristics and surgical technique for reduction. Foot Ankle Int, 30(11):1037-41, 2009.
13. **Dennis MD, Tullos HS** | Blair tibiotalar arthrodesis for injuries to the talus. J Bone Joint Surg, 62-A:103-107, 1980.
14. **Ebraheim NA, Biyani A, Padanilam T, Paley K** | A Pitfall of coronal computed tomographic imaging in evaluation of calcaneal fractures. Foot Ankle Int, 17:503-505, 1996.
15. **Ebraheim NA Mekhail AO, Salpietro BJ, Mermer MJ, Jackson WT** | Talar neck fractures: Anatomic considerations for posterior screw application. Foot Ankle Int, 17:541-547, 1996.
16. **Eisele SA, Sammarco GJ** | Fatigue fractures of the foot and ankle in the athlete. J Bone Joint Surg, 75-A:290-298, 1993.
17. **Essex-Lopresti P** | The mechanism, reduction technique, and results in fractures of the os calcis. Clin Orthop, 290:3-16, 1993.
18. **Fleuriau Chateau PB, Brokaw DS, Jelen BA, Scheid DK, Weber TG** | Plate fixation of talar neck fracture: preliminary review of a new technique in twenty-three patients. Orthop Trauma, 16:213-219, 2002.

19. **Funk JR, Srinivasan SC, Crandall JR** | Snowboarder's talus fracture experimentally produced by eversion and dorsiflexation. Am J Sports Med, 31:921–928, 2003.
20. **Gaskill T, Schweitzer K, Nunley J** | Comparison of surgical outcomes of intra–articular calcaneal fractures by age. J Bone Joint Surg Am, 92(18):2884–9, 2010.
21. **Giuffrida AY, Lin SS, Abidi N, Berberian W, Berkman A, Behrens FF** | Pseudo os trigonum sign: missed posteromedial talar facet fracture. Foot Ankle Int, 24:642–649, 2003.
22. **Gurkan V, Dursun M, Orhun H, Sari F, Bulbul M, Aydogan M** | Long–term results of conservative treatment of Sanders type 4 fractures of the calcaneum: a series of 64 cases. J Bone Joint Surg Br, 93(7):975–9, 2011.
23. **Hardcastle PH, Reschauer R, Kutscha–Lissberg E, Schoffman W** | Injuries to the tarsometatarsal Joint. J Bone Joint Surg, 64–B:349–356, 1982.
24. **Heier KA, Infante AF, Walling AK, Sanders RW** | Open fractures of the calcaneus: soft–tissue injury determines outcome. J Bone Joint Surg, 85–A:2276–2282, 2003.
25. **Henning JA, Jones CB, Sietsema DL, Bohay DR, Anderson JG** | Open reduction internal fixation versus primary arthrodesis for lisfranc injuries: a prospective randomized study. Foot Ankle Int, 30(10):913–22, 2009.
26. **Hetsroni I, Nyska M, Ben–Sira D, Mann G, Segal O, Maoz G, Ayalon M** | Analysis of foot structure in athletes sustaining proximal fifth metatarsal stress fracture. Foot Ankle Int, 31(3):203–11, 2010.
27. **Inge GAL, Ferguson AB** | Surgery of the sesamoid bones of the great toe: an anatomical and clinical study with a report of 41 cases. Arch Surg, 27:466, 1933.
28. **Iwamoto J, Takeda T** | Stress fracture in athletes: review of 196 cases. J Orthop Sci, 8:273–278, 2003.
29. **Jahss MH** | The sesamoids of the hallux, Clin Orthop, 157:88, 1981.
30. **Kitaoka HB, Patzer GL** | Arthrodesis for the treatment of arthrosis of the ankle and osteonecrosis of the talus. J Bone Joint Surg, 80–A:370–379, 1998.
31. **Korpelainen R, Orava S, Karpakka J, Siira P, Hulkko A** | Risk factors for recurrent stress fractures in athletes. Am J sports Med, 29:304–310, 2001.
32. **Larson CM, Almekinders LC, Taft TN, Garrett WE** | Intramedullary screw fixation of Jones fractures. Analysis of failure. Am J Sports Med, 30:55–60, 2002.
33. **Lee KT, Park YU, Young KW, Kim JS, Kim JB** | The Plantar Gap: Another Prognostic Factor for Fifth Metatarsal Stress Fracture. Am J Sports Med, 2011.
34. **Lee KT, Park YU, Young KW, Kim JS, Kim JB** | Surgical results of 5th metatarsal stress fracture using modified tension band wiring. Knee Surg Sports Traumatol Arthrosc, 19(5):853–7, 2011.
35. **Letournel E** | Open treatment of acute calcaneal fractures. Clin Orthop, 290:60–67, 1993.
36. **Macey LR, Benirschke SK, Sangeorzan BJ, Hansen ST** | Acute calcaneal fractures: Treatment options and results. J Am Acad Orthop Surg, 2:36–43, 1994.
37. **McCormick JJ, Bray CC, Davis WH, Cohen BE, Jones CP 3rd, Anderson RB** | Clinical

and computed tomography evaluation of surgical outcomes in tarsal navicular stress fractures. Am J Sports Med, 39(8):1741–8, 2011.

38. **Moshirfar A, Campbell JT, Moolloy S, Jasper LE, Belkoff SM** | Fifth metatasal tuberosity fracture fixation: a biomechanical study. Foot Ankle Int, 24:630–633, 2003.
39. **Murawski CD, Kennedy JG** | Percutaneous internal fixation of proximal fifth metatarsal jones fractures (Zones II and III) with Charlotte Carolina screw and bone marrow aspirate concentrate: an outcome study in athletes. Am J Sports Med, 39(6):1295–301, 2011.
40. **Mulier T, Reynders P, Dereymacker G, Broos P** | Severe Lisfranc injuries: Primary arthrodesis or ORIF? Foot Ankle Int, 23:902–905, 2002.
41. **Myerson M** | Experimental decompression of the fascial compartments of the foot – The basis for fasciotomy in acute compartment syndromes. Foot Ankle, 8:308–314, 1988.
42. **Nunley JA, Vertullo CJ** | Classification, investigation and management of midfoot sprains: Lisfranc injuries in athlete. Am J Sports Med, 30:871–878, 2002.
43. **Myerson M** | The diagnosis and treatment of injuries to the Lisfranc joint complex. Orthop Clin North Am, 20:655–664, 1989.
44. **O'Malley MJ, Hamilton WG, Munyak J, DeFranco MJ** | Stress fractures at the base of the second metatarsal in ballet dancers, Foot Ankle, 17:89, 1996.
45. **O'Loughlin P, Sofka CM, Kennedy JG** | Fracture of the medial tubercle of the posterior process of the talus: magnetic resonance imaging appearance with clinical follow–up. HSS J, 5(2):161–4, 2009
46. **Palmer I** | The mechanism and treatment of fractures of the calcaneus. Open reduction with the use of cancellous grafts. J Bone Joint Surg, 30–A:2, 1948.
47. **Panchbhavi VK, Andersen CR, Vallurupalli S, Yang J** | A minimally disruptive model and three–dimensional evaluation of Lisfranc joint diastasis. J Bone Joint Surg Am, 90(12):2707–13, 2008.
48. **Peicha G, Labovitz J, Seibert FJ, Grechenig W, Weiglein A, preidler KW, Quehenberger F** | The anatomy of the joint as a risk factor for Lisfranc dislocation and fracture–dislocation. An anatomical and radiological case control study. J Bone Joint Surg, 84–B:981–985, 2002.
49. **Pickle A, Benaroch TE, Guy P, Harvey EJ** | Clinical outcome of pediatric calcaneal fractures treated with open reduction and internal fixation. J pediatr Orthop, 24:178–180, 2004.
50. **Potter MQ, Nunley JA** | Long–term functional outcomes after operative treatment for intra–articular fractures of the calcaneus. J Bone Joint Surg Am, 91(8):1854–60, 2009.
51. **Radnay CS, Clare MP, Sanders RW** | Subtalar fusion after displaced intra–articular calcaneal fractures: does initial operative treatment matter? J Bone Joint Surg Am, 91(3):541–6, 2009.
52. **Rammelt S, Amlang M, Barthel S, Gavlik JM, Zwipp H** | Percutaneous treatment of less severe intraarticular calcaneal fractures. Clin Orthop Relat Res, 468(4):983–90, 2010.
53. **Rammelt S, Schneiders W, Schikore H, Holch M, Heineck J, Zwipp H** | Primary open

reduction and fixation compared with delayed corrective arthrodesis in the treatment of tarsometatarsal (Lisfranc) fracture dislocation. J Bone Joint Surg Br, 90(11):1499–506, 2008.

54. **Sanders R, Gregory P** | Operative treatment of intra-articular fractures of the calcaneus. Orthop Clin North Am, 26:203–214, 1995.

55. **Saxena A, Krisdakumtorn T** | Proximal fourth metatarsal injuries in athletes: similarity to proximal fifth metatarsal injury. Foot Ankle Int, 22:603–608, 2001.

56. **Schepers T, Kieboom B, van Diggele P, Patka P, Van Lieshout EM** | Pedobarographic analysis and quality of life after Lisfranc fracture dislocation. Foot Ankle Int, 31(10):857–64, 2010.

57. **Sopov V, Liberson A, Groshar D** | Bone scintigraphic findings of os trigonum: A prospective study of 100 soldiers on active duty. Foot Ankle Int, 21:822–824, 2000.

58. **Stephens HM, Sanders R** | Calcaneal malunions: Results of a prognostic computed tomography classification system. Foot Ankle Int, 17:395–401, 1996.

59. **Thompson KR, Friesen CM** | Treatment of comminuted fractures of the calcaneus by primary triple arthrodesis. J Bone Joint Surg, 41–A:1423–1436, 1959.

60. **Thordarson DB, Hurvitz G** | PLA screw fixation of Lisfranc injuries. Foot Ankle Int, 23:1003–1007, 2002.

61. **Thordarson DB, Krieger LE** | Operative vs. nonoperative treatment of intra–articular fractures of the calcaneus: A prospective randomized trial. Foot Ankle Int, 17:2–9, 1996.

62. **Thordarson DB, Triffon MJ, Terk MR** | Magnetic resonance imaging to detect avascular necrosis after open reduction and internal fixation of talar neck fractures. Foot Ankle Int, 17:742–747, 1996.

63. **Tomesen T, Biert J, Frlke JP** | Treatment of displaced intra–articular calcaneal fractures with closed reduction and percutaneous screw fixation. J Bone Joint Surg Am, 93(10):920–8, 2011.

64. **Torg JS, Balduini FC, Zelko RR, et al.** | Fractures of the base of the fifth metatarsal distal to the tuberosity: classification and guidelines for non–surgical and surgical management. J Bone Joint Surg, 66–A:209–214, 1984.

65. **Trevino SG, Kodros S** | Controversies in tarsometatarsal injuries. Orthop Clin North Am, 26:229–239, 1995.

66. **Vallier HA, Nork SE, Benirschke SK, Sangeorzan BJ** | Surgical treatment of talar body fractures. J Bone Joint Surg, 85–A:1716–1724, 2003.

67. **Vertullo CJ, Easley ME, Nunley JA** | The transverse dorsal approach to the Lisfranc joint. Foot Ankle Int, 23:420–426, 2002.

68. **Weber M, Locher S** | Reconstruction of the cuboid in compression fractures: Short to midterm results in 12 patients. Foot Ankle Int, 23:1008–1013, 2002.

69. **Zwipp H, Tscherne H, Thermann H, Weber T** | Osteosynthesis of displaced intraarticular fractures of the calcaneus. Clin Orthop, 290:76–86, 1993.

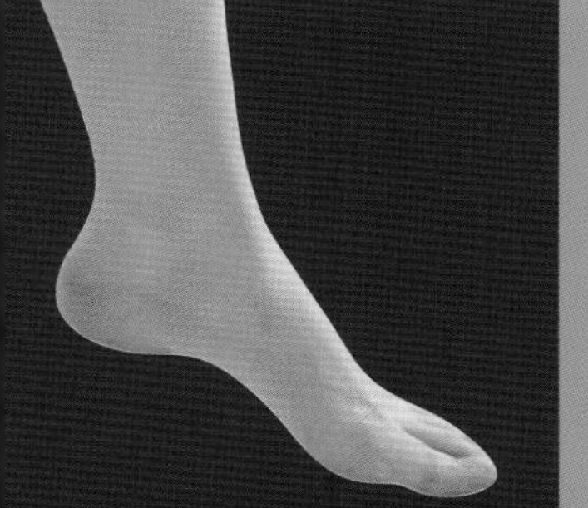

19. 기타 질환

가. 발톱 질환

나. Checkrein 변형

다. 부주상골

라. 비골하 부골

마. 경골하 부골

바. 뮐러 와이스 병

흔히 접하는 질환들이지만 별도의 장을 만들기에는 적절하지 않은 질환들을 기타 질환으로 모았다. 이 장에 기술한 질환들은 다른 질환들과 연관되어 있으므로 해당 연관 질환 편에서도 일부 언급하였으며, 각각의 질환에 대한 치료도 역시 연관 질환의 치료와 동반하여야 한다.

Checkrein 변형은 구획 증후군과 연관된 경우가 많고, 통증성 부주상골은 편평족과 연관된 경우가 많으며, 비골하 부골은 외측 불안정증과 경골하 부골은 내측 불안정증 또는 뒤꿈치 외반과 연관되어 있다.

이 장에서 각각의 질환에 대하여 정리한 것을 읽고, 부족한 부분은 해당 연관 질환에 대하여 기술한 장을 참고하여야 한다.

가. 발톱 질환(Disorders of Nails)

(1) 내향성 발톱(Ingrown Toenail)

발톱이 발톱 주름(nail fold)을 파고 들어가면서 염증이 생기는 질환이다 그림 19-1 . 흔히 발톱이 살을 파고 들어간다고 표현하지만 사실은 발톱이 자라면서 발톱 주름 부분의 살과 마찰되어 염증 반응이 생겨서 부종이 발생하며 새로 증식한 육아 조직이 발톱을 덮는다는 표현이 더 정확하다. 그러므로 발톱과 살 사이에 일정 기간 동안 자극을 피하고 발톱이 자라도록 하는 발톱 부목(nail splinting)을 사용하는 방법으로 좋은 결과를 얻을 수 있다.[16]

특히 당뇨병이 있거나 인공 관절을 한 환자는 염증이 심해지기 전에 수술적 치료를 하는 것이 좋다. 수술 전에 오랫동안 감염되어 있는 경우에는 방사선 촬영을 하여 골수염이나 골막

그림 19-1

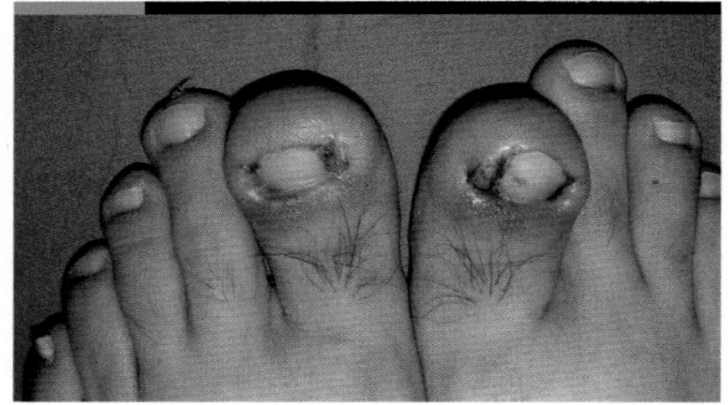

내향성 모조증에 의하여 양측 제1 족지의 발톱 주위에 감염이 심한 환자의 사진.

그림 19-2 배아 기질(germinal matrix)

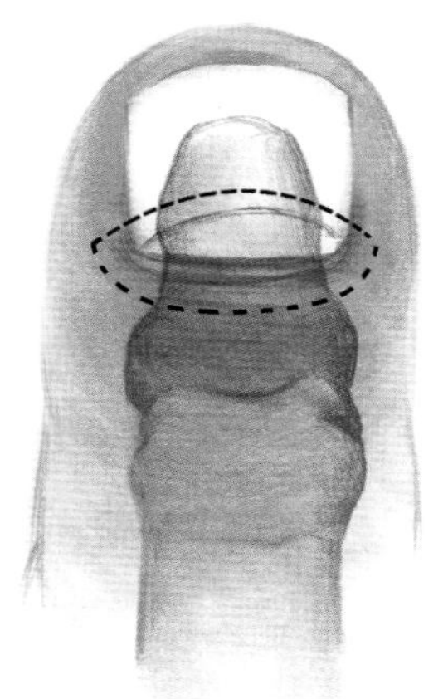

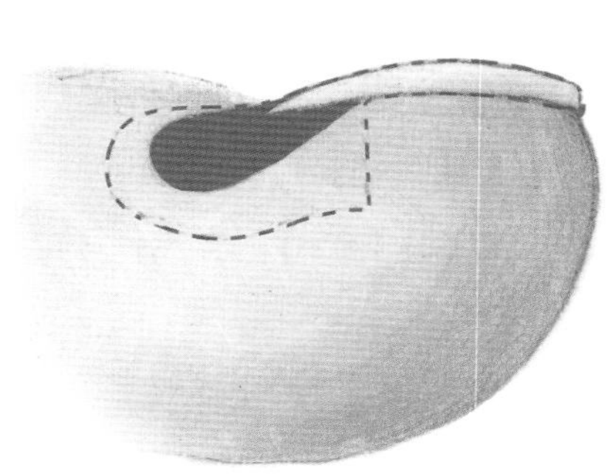

배아 기질은 발톱 반달의 바로 원위부에서 발톱 반달의 5~8mm 근위부까지 있다.

의 염증 소견이 있는지를 검사한다. 조갑하 외골증(subungual exostosis)이나 내연골종(enchondroma) 등이 발톱의 변형이나 감염을 일으키는 원인인 경우도 있다. 수술 전에 발톱 주위를 깨끗이 잘 씻어서 수술 후 창상 감염이 되지 않도록 한다.

가) 해부학

발톱은 뿌리(root), 몸체(body), 발톱 주름(nail fold), 발톱 위 피부(eponychium), 큐티클(cuticle), 발톱 받침(nail bed) 등으로 구분한다. 우리가 흔히 발톱이라고 하는 부분이 몸체이고, 몸체가 근위부의 살 밑으로 들어가 있는 부분이 뿌리이다. 발톱 양쪽 가장자리의 불룩한 부분을 발톱 주름이라고 한다. 발톱의 뿌리 부분을 덮고 있는 피부를 발톱 위 피부(eponychium)라 하고, 발톱 위 피부의 원위단의 얇고 딱딱한 부분을 큐티클이라고 한다. 발톱 받침은 발톱이 놓여 있는 바닥 부분이다. 성장이 일어나는 부분을 배아 기질(germinal matrix) 또는 기질(matrix)이라고 하며, 성인의 배아 기질은 발톱 반달(lunula)의 바로 원위부에서 반달의 5~8mm 근위부까지 있다 그림 19-2 .

나) 비수술적 치료

질환의 진행 정도를 다음과 같이 구분한다.

① 1기(염증기) : 경도의 발적과 부종 및 압통이 있다.

그림 19-3 발톱 부목

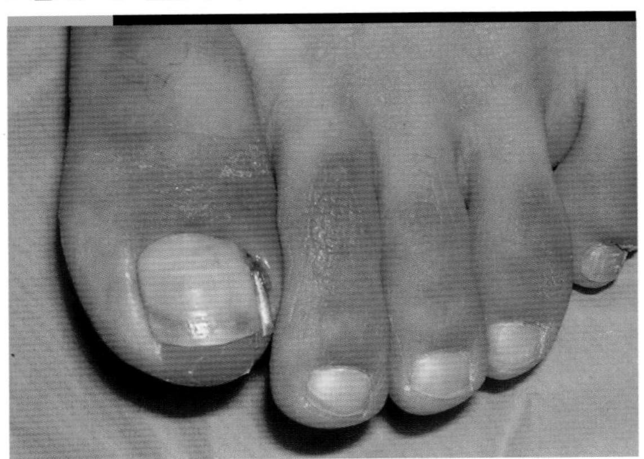

제1 족지 발톱의 외측에 염증이 발생하여 발톱 부목을 삽입한 사진.

② 2기(농양기) : 1기가 진행하여 발톱 주름이 부어올라서 발톱 위로 올라오고 배농이 된다.

③ 3기(육아 조직기) : 육아 조직이 증식하여 발톱 위로 자란 시기이다. 이 위에 상피 세포가 덮이면 배농이 되지 않는다.

1기에는 발톱 주름의 안쪽에 파묻혀 있는 발톱의 가장자리를 들어 올린 후에 발톱 아래로 면, 모직 섬유 또는 아크릴 메쉬를 삽입한다. 볼이 넓은 신발을 신어서 자극을 피하고 활동을 줄여 국소 염증이 치유되도록 한다. 2기 이후에는 수술적인 치료가 필요한 경우가 많다. 그러나 시기에 관계없이 발톱이 발톱 주름과 마주쳐서 증세를 일으키는 곳에 정맥 주사시 사용하는 비닐 줄을 길이 방향으로 반으로 가른 후에 발톱의 가장자리에 삽입하여 3일~2주간 두면 발톱이 정상적으로 자라난다 그림 19-3 .[16)]

다) 수술적 치료

① 발톱 제거술

드물지만 발톱 주위에 광범위한 감염이 있을 때에 발톱만 제거하기도 한다. 이 방법은 조기에 감염을 치료할 수 있다는 장점은 있으나 발톱이 나오면서 다시 증세를 일으킬 가능성이 높다. 발톱과 발톱 위 피부 사이로 기구를 넣어서 박리한다. 발톱 바닥으로부터도 발톱을 박리한다. 발톱만을 깨끗이 박리하여 제거하여야 발톱의 배아 기질 손상을 방지할 수 있다. 수술 후 발톱이 완전히 자라나는 데 4~6개월이 걸린다. 그 사이에 발톱 받침과 발톱 받침 원위부의 피부가 배부로 융기하여 변형될 수 있다.

② 부분 발톱 절제 및 배아 기질 절제술 그림 19-4

발톱이 발톱 주름 속으로 파고 들어가는 부분만 제거하고, 다시 자라 나오지 않도록 하기 위한 수술 방법이다. 이와 같은 수술 방법 중 레이저를 이용하여 기질을 파괴하는 방법도[17] 있다.

㉠ 수술 술기

국소 마취나 족관절 차단 마취를 한다. 발가락의 뿌리 부분에 고무 밴드인 Penrose drain을 감아서 지혈대로 사용한다. 고무 밴드를 두세 번 감은 후 모기 지혈 겸자로 잡아 놓는다.

발톱의 끝에서부터 절제하려고 하는 발톱 부위의 바닥 쪽으로 굽은 모기 지혈 겸자(curved mosquito)를 넣어서 발톱을 발톱 받침으로부터 들어 올린 후 원하는 만큼 부분 절제한다. 발톱 위 피부에 종방향 절개를 한 후에 절개선을 따라 발톱 기질까지 박리하고, 피부를 견인하면 기질이 노출된다.

발톱 위 피부(eponychium)의 하면(undersurface)에도 발톱을 형성하는 기질이 있는데 이 부분도 같이 절제하여야 한다. 발톱 반달의 바로 원위부까지 기질이 있으므로 그 부분까지 절제하여야 한다. 발톱을 만드는 기질은 흰색이고 발톱 받침은 분홍색이나 붉은색이므로 경계부를 육안으로 확인할 수도 있다. 기질을 완전히 절제하였는지 의심스러운 경우에는 작은 큐렛으로 뼈에 붙어 있는 연부 조직을 모두 긁어낸다.

이와 같이 모두 절제한 후에는 상당히 큰 공간이 생기고 출혈이 많다. 전기 소작을 하고 필요하면 gelfoam을 삽입한 후 남아 있는 발톱과 발톱 주름을 봉합한다.

㉡ 수술 후 처치

출혈이 많아서 겉으로 배어 나오는 경우도 있다. 이 경우에는 그 위에 탄력 붕대를 좁게 잘라서 덧감거나 드레싱을 전부 제거하고 다시 감는데 하루 정도 지나면 출혈이 멎는다. 10일~2주 사이에 봉합사를 제거한다.

㉢ 합병증

그림 19-4

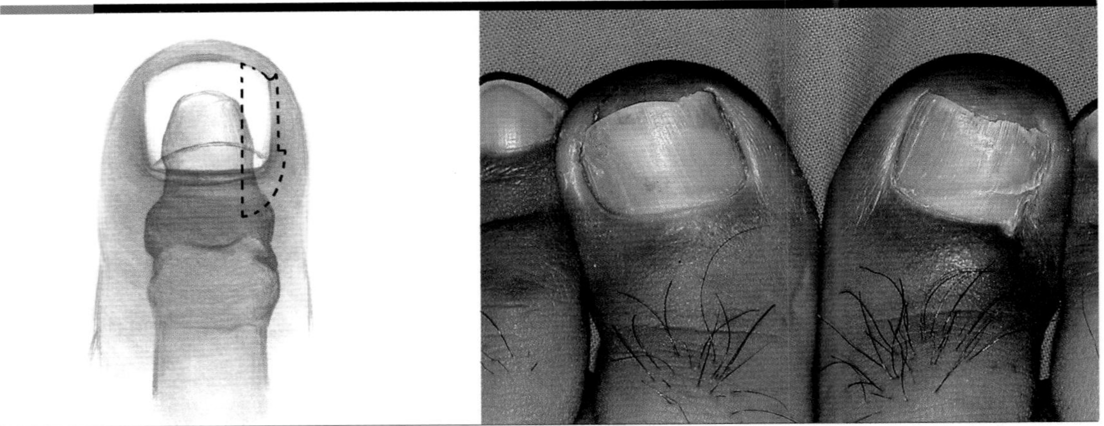

우측 발톱의 외측에 대하여 부분 발톱 절제 및 배아 기질 절제를 한 후 발톱이 재생된 모양이다.

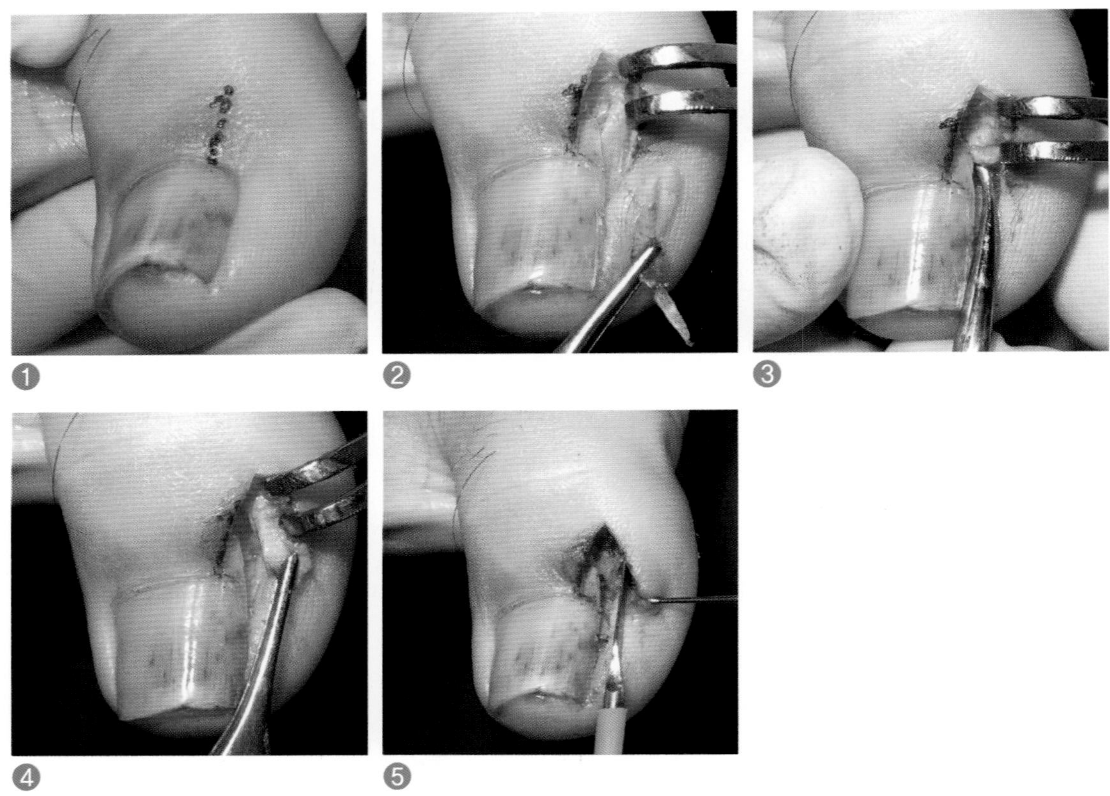

발톱의 배아 기질 절제술. ① 발톱을 부분 절제하기 위해 발톱 위 피부를 절개한다. ② 발톱 뿌리를 노출한다. ③, ④ 배아 기질이 있을 것으로 판단되는 부분을 절제한다. ⑤ 주변을 전기 소작하여 혹시나 남아 있을지 모르는 배아 세포를 파괴한다.

가장 흔한 문제는 제거한 부분의 발톱이 다시 자라는 것이다. 다른 문제는 발톱 받침에 발톱같은 조직이 생기는 것인데 곰팡이 감염에서 절제한 경우에 많이 발생한다. 이런 경우에는 항곰팡이 제제를 사용하면 된다.

③ 발톱 주름 제거 또는 축소술

발톱 주름을 제거하거나 부어오른 발톱 주름에서 4~5mm 떨어진 부분의 피부와 피하 조직을 절제한 후 봉합하여 발톱 주름이 작아지도록 축소하는 수술 방법이다. 발톱이 심하게 안으로 말려서 기질 절제를 하면 발톱의 일부 또는 전부가 나지 않아서 외관상 보기 흉한 경우에 선택적으로 사용할 수 있다.

④ 페놀 기질 절제술(phenol matrixectomy)

페놀을 이용한 기질 절제는 여러 가지 장점이 있는데 이 방법은 우선 수술에 따르는 합병증과 위험을 피할 수 있고 특별한 기구가 필요하지 않으며, 외래에서도 할 수 있다는 장점이 있다고 한다. 그러나 저자는 이 방법으로 치료한 경험이 없다.

면봉을 얇게 하여 90% 페놀 용액에 적셔서 기질이 있는 부위에 대고 30초 동안 있기를 2회 반복한다. 이때 면봉을 페놀 용액에 너무 많이 적셔서 용액이 뚝뚝 떨어질 정도가 되면 정상 조직을 괴사시키므로 주의한다.

다른 면봉을 페놀과 마찬가지로 이소프로필 알코올 용액에 담갔다가 페놀을 바른 부위에 대고 30초간 유지한다. 이소프로필 알코올이 페놀을 중화한다. 노출된 면을 Neosporin 크림을 바르고 붕대로 감는다. 또는 한 번에 3분간 대고 있다가 씻고 이소프로필 알코올로 중화한다.

⑤ 형상 기억 합금을 이용한 방법[15)]

실온에서는 굽은 형태이어서 발톱에 맞추어 장치할 수 있으며 체온에서는 평평하게 펴지는 형상 기억 합금을 이용하는 것이다. 형상 기억 합금으로 만든 금속 띠를 2~3주간 발톱에 장치하여 두면 발톱이 평평하게 펴져서 피부와 발톱 사이의 염증이 없어지고 발톱의 형태도 정상화된다.

값이 비싸고 장치할 때 발톱에 약간의 통증이 있으나 형태를 교정하는 방법이므로 시도해 볼 만한 장치이다.

그림 19-5 발톱이 심하게 말려 들어간 환자의 배아 기질(germinal matrix)을 전체적으로 제거하는 사진

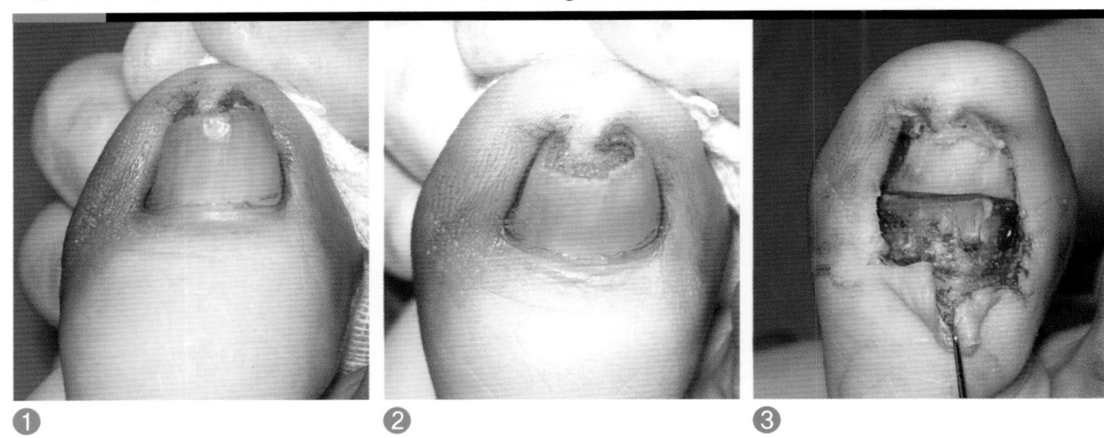

①, ② 발톱이 심하게 말려 있어서 양측에서 부분적인 배아 기질 절제를 하면 남는 부분이 별로 없다. ③ 발톱을 절제한 후 배아 기질이 있는 부분을 모두 절제하였다.

⑥ 발톱을 전혀 나지 않도록 하는 방법 그림 19-5

발톱이 전혀 없으면 외관상 보기 싫지만 기능적으로는 별 문제가 없으므로 고령이고, 발톱이 많이 말려 들어간 환자의 경우 발톱을 전혀 나지 않도록 하는 것도 좋은 치료 방법이다.

(2) 조갑하 외골증(Subungual Exostosis)

이 질환은 발톱의 질환은 아니지만 발톱 부위의 통증과 변형을 초래한다. 청소년기에는 이것을 원위지골의 무경성 골연골종(sessile osteochondroma)이라 한다. 족부 방사선상 중 사면상(oblique view)에서 잘 보이는 경우가 많다. 발톱을 부분 또는 전부 제거한 후에 병변 주변의 정상 뼈를 약간 포함하여 절제한다.

절제 후에 남아 있는 부분이 있을 것 같으면 burr로 조금 더 갈아 낼 수 있다. 배아 기질이 손상된 경우에는 영구적인 발톱 변형이 발생할 수 있다.

(3) 사구 종(Glomus Tumor)

통증이 있으며 정상적인 capsular-neural glomus apparatus의 증식이다. 발톱 밑에 통증이 아주 심한 종양이며 종양의 색깔이 비쳐서 발톱이 약간 푸른색을 띤다. 발톱을 필요한 만큼 절제한 후에 정상적으로 보이는 기질을 포함하여 종양을 절제한다. 뚜렷한 원인 없이 발톱에 심한 압통이 있다면 이 종양을 의심해야 한다.

나. Checkrein 변형

발목을 완전히 족저 굴곡한 상태에서는 발가락이 완전히 신전되지만, 발목을 배굴할수록 발가락의 굴곡 변형이 발생하는 것을 checkrein 변형이라고 한다. 대부분은 제1 족지의 변형이 가장 심하고 제2, 제3 족지에도 상당히 심한 변형이 있으며, 제4, 제5 족지에도 변형이 있는 경우는 드물다. 주로 경골 골절 후에 발생한다.[14)]

종골 골절 후에 발생한 checkrein 변형에서는 발목 위치에 따라 이와 같은 변화가 나타나지 않으나 발의 중간 부분을 족저 굴곡하고, 중족 족지 관절을 굴곡하면 발가락의 굴곡 변형이 완화된다 그림 19-6 .

치료 방법은 골절 부위보다 원위부에서 건을 연장하거나 절단하는 것이다. 저자는 대개 발의 중앙 부위의 족저부 내측에 절개를 하고 수술한다.

발바닥의 제2층(second layer)에 도달하는 방법에는 무지 외전근의 상연(superior border)을 따라 절개하고 무지 외전근을 바닥 쪽으로 젖히고 도달하는 방법과 무지 외전근의 하연을 따라 절개하고 무지 외전근을 상방으로 젖히고 도달하는 방법이 있는데 저자는 무지 외전근의 바닥 쪽으로 도달하는 경우가 많다.

무지 외전근과 족저 근막 사이를 벌리면 그곳이 발바닥의 제2층이며 지방 조직 내에 내측 족저 신경이 있으므로 수술칼이나 가위를 사용하지 않고 모기 지혈 겸자를 이용하여 벌려 들

그림 19-6 종골 골절 후에 발생한 checkrein 변형

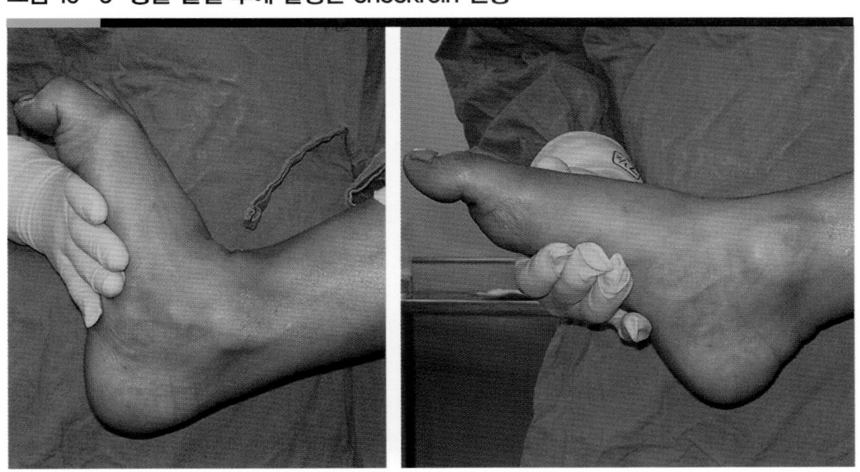

발목의 위치에 관계없이 중족부에서 전족부가 족배 굴곡 또는 족저 굴곡됨에 따라서 중족 족지 관절의 변형이 생기거나 사라진다.

그림 19-7

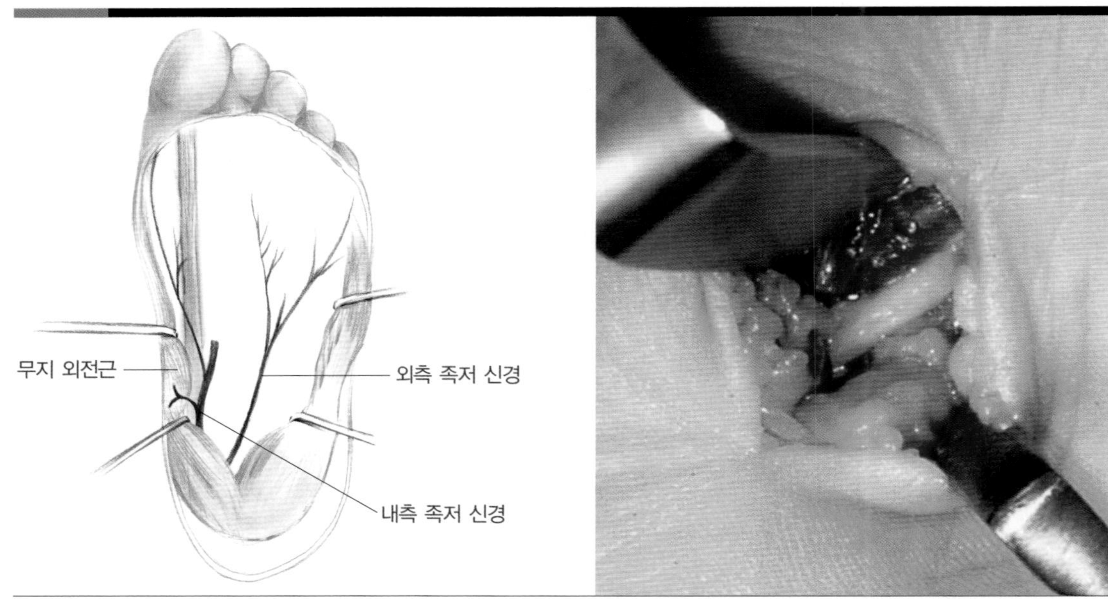

무지 외전근의 바닥 쪽에 종절개를 하고 무지 외전근의 바닥 쪽으로 빠져 나오는 내측 족저 신경을 노출하였다.

어가야 한다. 이 신경을 반드시 확인해야 하는 것은 아니지만 도달시 무지 외전근의 바닥에서 빠져 나오는 신경이 노출되는 경우가 많다 그림 19-7 .

이 신경을 외측으로 젖히고 무지 외전근을 내측으로 들어 올리면 근막들이 있고 그 속에 족지 굴곡건들이 있다. 장무지 굴곡근건만 유착이나 단축되어 있더라도 장무지 굴곡근건에서 장족지 굴곡근건으로 가는 연결건에 의하여 특히 제2, 제3 족지의 checkrein 변형이 발생하므로[7] 먼저 장무지 굴곡근건에서 장족지 굴곡근건으로 가는 연결건을 찾아서 절단해 보면 장족지 굴곡근건도 연장이나 절단을 해야 할 필요성이 있는가를 알 수 있다 그림 19-8 .

연결건을 절단한 후에 제2, 제3 족지의 변형이 해소되면 장무지 굴곡근건만 수술하면 된다. 저자는 장무지 굴곡근건을 절단하는데 연장하는 경우에는 발목이 중립위에서 족지가 완전히 배굴 가능하도록 충분히 길어진 위치로 봉합해야 한다.

족지의 굴곡 변형은 족부의 구획 증후군의 후유증으로 내재근이 단축되어서 발생하는 경우가 있는데 이 경우에는 장무지 굴곡근건이나 장족지 굴곡근건을 수술하여도 변형이 교정되지 않으며 족지에서 내재근을 절단하여야 하는데, 족지 굴곡근건들을 모두 절단하면 발가락이 들리게 되어서 신발을 신을 때 불편할 수가 있으므로 미리 환자와 상의하여야 한다.

그림 19-8

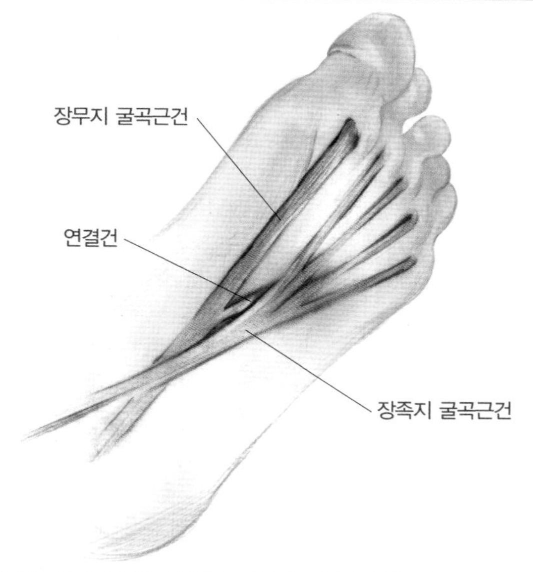

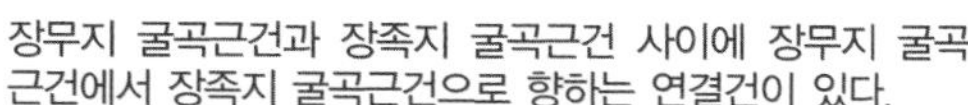

장무지 굴곡근건과 장족지 굴곡근건 사이에 장무지 굴곡근건에서 장족지 굴곡근건으로 향하는 연결건이 있다.

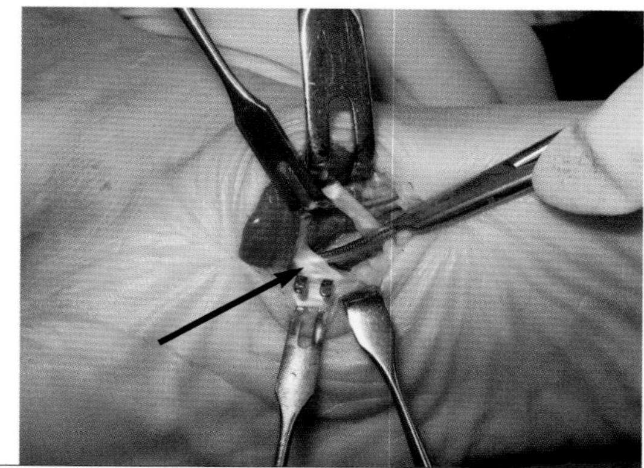

수술장에서 장무지 굴곡근건과 연결건을 노출한 모양.

족무지의 신전 구축 그림 19-9

족무지 신전 구축은 checkrein 변형과 정반대되는 변형이다. Reverse checkrein이라고 칭할 만하지만 문헌상에는 checkrein 변형이라는 용어도 거의 사용하지 않으며 reverse checkrein이라는 용어는 사용한 곳이 없어서 이와 같이 명명하지 않았다.

족관절을 족저 굴곡하면 족무지가 신전되고 족관절을 중립위로 하면 족무지의 신전 변형이 없어진다. 수술 소견상 장무지 신전근의 허혈성 구축이 원인이며, 하퇴부 전방 구획 내의 전경골근과 장족지 신전근도 허혈성 변화를 일으키지만 제1 족지의 변형이 뚜렷하고 기능 제한의 원인이므로 족무지의 신전 구축이라는 제목을 붙였다.

보행시 족관절이 족저 굴곡되면 제1 족지가 신전되면서 신발과 마주쳐서 증상을 일으킬 수 있다. 달리기 등에 제한이 많다.

치료 방법은 장무지 신전근건을 늘려 주는 방법과 장무지 신전근건을 일부 절제하고 원위부를 장족지 신전근건에 이전하여 족무지의 신전이 가능하도록 하는 방법이 있다. 두 가지 방법 모두 환자가 만족할 만한 결과를 나타내지만 저자의 경험으로는 장무지 신전근건을 절제하고 이전하는 방법이 좋다.

그림 19-9 장무지 신전근의 허혈성 구축을 절제하고 장족지 신전근에 이전한 예

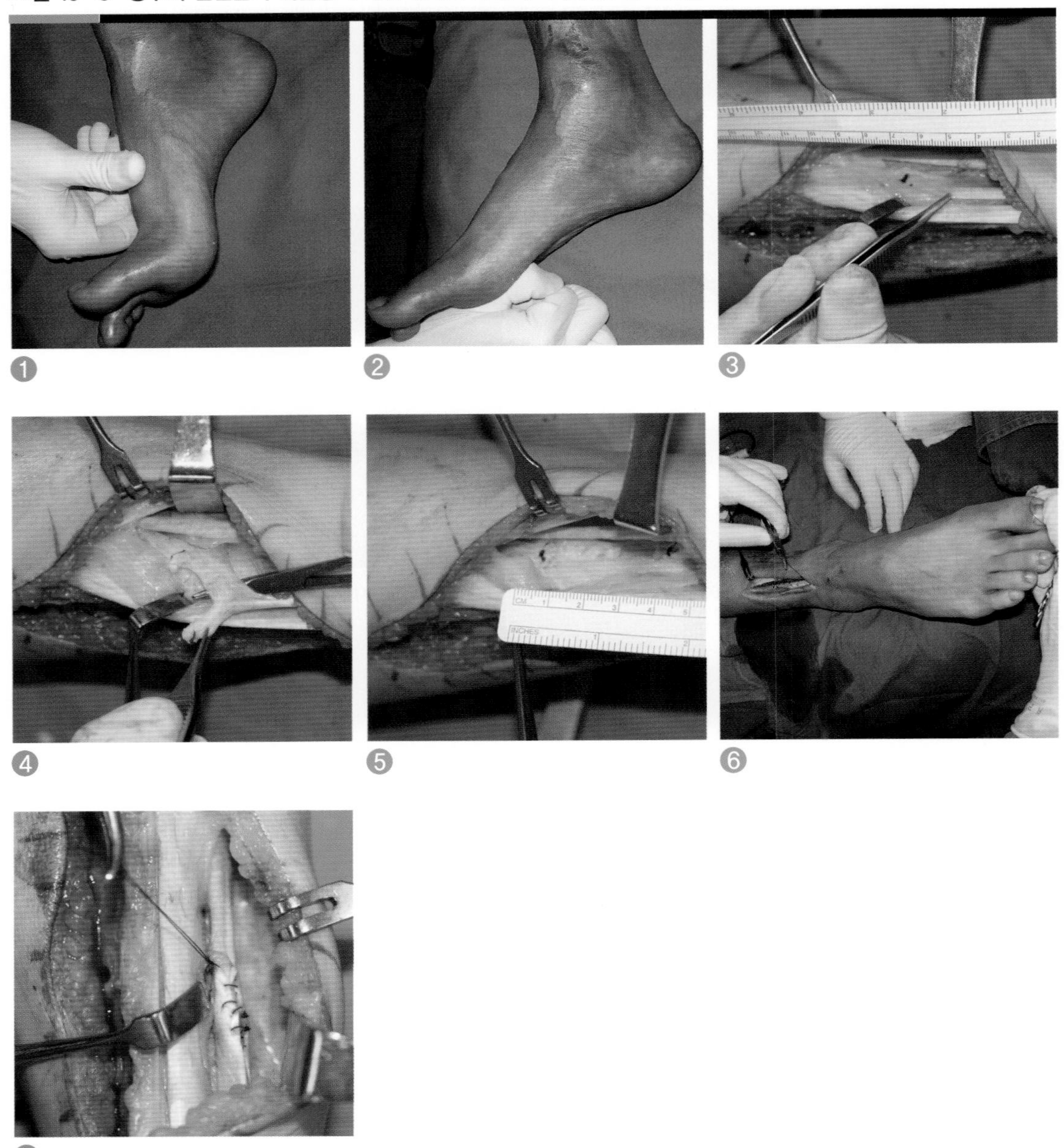

① 발목을 족저 굴곡하면 제1 족지가 신전된다. ② 발목을 중립위로 하면 제1 족지 신전 구축이 없어진다. ③ 수술 소견상 하퇴부 전방 구획의 허혈성 변화를 알 수 있으며 발목에서 7cm 근위부에서 장무지 신전근건을 절단한다. ④, ⑤ 장무지 신전근건의 원위부를 4cm 절제한다. ⑥, ⑦ 발목을 35° 족저 굴곡한 상태에서 제1 족지가 완전히 굴곡될 수 있는 위치에서 장무지 신전근건을 장족지 신전근건에 fish mouth 방법으로 봉합하였다.

다. 부주상골(Accessory Navicular, Os Tibiale Externum)

(1) 해부학 및 병태 생리

부주상골이란 해부학적 명칭으로 병명은 아니지만 부주상골이 있는 부위에 통증이 있는 질환도 부주상골 또는 통증성 부주상골이라고 한다. 정상의 10~14%에서 부주상골이 있으며,[10] 부주상골이 있어도 증세가 없는 경우가 많다.

부주상골을 세 가지 형으로 구분하여[22] 후방 경골근건의 내부에 소골이 있는 형을 제1형이라 하는데, 이 소골은 건 내에 있으며 주상골과 연골 결합(synchondrosis)이 없으므로 증세를 일으키는 경우가 드물다. 제2형은 부주상골과 주상골 사이에 연골 결합이 있는 형인데 뼈에 비하여 연결 부위가 연약하여 부주상골과 주상골이 연결되어 있는 형에 비하여 손상당할 가능성이 크다. 제3형은 부주상골과 주상골이 유합되어 연결 부위가 없으며 내측으로 뿔 모양으로 돌출되어 있어서 cornuate형이라고 한다 그림 19-10. 드물게 신발과 마주쳐서 증세를 일으킨다. 또한 흔히 부주상골과 편평족을 연관시켜 생각하지만, 부주상골이 있더라도 발의 아치가 정상인 경우도 많으므로 부주상골이 편평족의 원인이라고 할 수는 없다. 부주상골이 증세를 일으키는 것은 발의 과사용 증후군(overuse syndrome)이거나[10] 외상에 의한 부주상골과 주상골 사이의 견열 손상,[5] 또는 후방 경골근건의 주상골 부착 부위의 부분 파열 등이 원인으로 알려져 있다.

그림 19-10 부주상골의 분류를 도식화한 그림

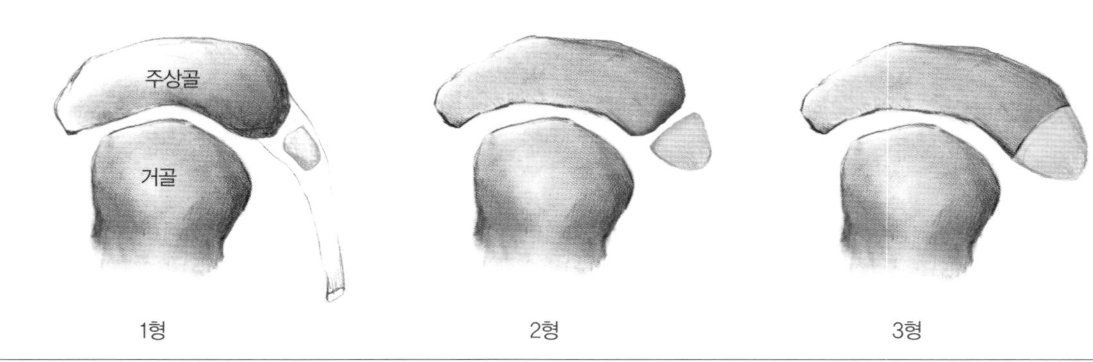

그림 19-11 부주상골과 주상골 사이에 뚜렷한 틈새가 보이는 예

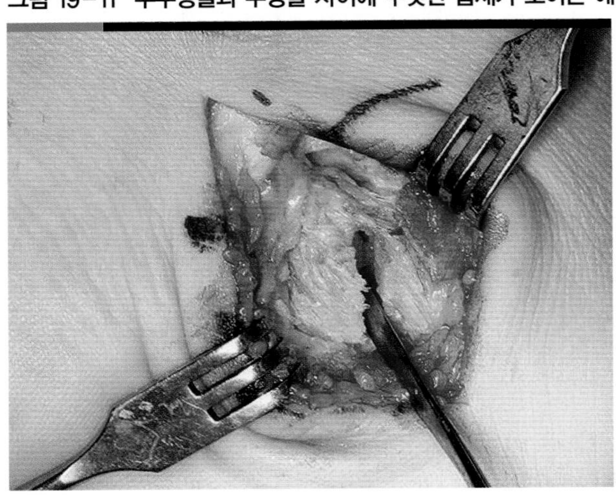

Chen 등은[4] 부주상골 부위의 증세가 외상성으로 부주상골이 견열되어 발생하는 것이며 초음파 검사를 하여 그 상태를 알아볼 수 있다고 하였다. 또한 이러한 견열 골절을 방치하면 후방 경골근건의 기능 장애를 일으킬 수 있다고 하였다.

견열 손상이 발생한다는 것은 발이 외전되면서 부주상골이 주상골로부터 견열된다는 의미인데 저자가 경험한 바로는 대부분이 발목 염좌의 기전과 같은 내번 손상 후에 증세가 발생하였으므로 손상 기전이 견열이 아니고 부주상골과 족관절 내과의 충돌이 원인이라고 판단한다. 드물게 발이 외전되어 견열 손상이 발생하기도 하고, 돌출된 부위가 신발과 마주쳐서 증세를 일으키기도 한다. 오래 걷거나 과격한 운동 후에 증세가 있고 일상생활에는 별 문제가 없는 경우가 대부분이다.

수술 소견상 모든 예에서 부주상골과 주상골 사이에서 움직임이 있고 그림 19-11, 연골 결합 부위의 조직 검사 결과 골절 치유시에 나타나는 소견이 있으므로, 외상이 부주상골 증세의 원인이라는 것을 알 수 있다. 증세가 오래되면 부주상골에 부착하는 후방 경골근건의 퇴행성 변화가 발생한다. MRI로 이런 변화를 조기에 발견할 수 있다.[24]

(2) 치료

부주상골에 증세가 있다고 하여 모두 수술을 하여야 하는 것은 아니다. 수술을 하지 않아도 괜찮은 예가 훨씬 많다. 증세가 일상생활 및 운동에 지속적으로 장애가 될 때 수술적 치료

를 한다. 대부분은 운동을 많이 하거나 오래 걸을 때 증세가 나타나고 좀 지나면 괜찮아지기 때문에 수술적인 치료의 대상이 아닌데 저자는 증세가 오래되었고, 환자의 일상 활동이나 운동에 뚜렷한 장애가 있다는 병력이 있으며, 건측의 무릎을 굽혀 다리를 들고서, 환측의 뒤꿈치를 들게 하여(single limb heel rise) 정상적으로 들어 올리지 못할 경우에 수술한다. 수술 후에 후방 경골근건의 부착부 통증이 오래 지속될 수 있으며, 과격한 운동 후에도 경미한 통증은 지속될 수도 있기 때문에 가벼운 증세만 있는 환자를 수술하면 수술 전보다 별로 호전되지 않아서 환자의 불만을 초래할 수 있다.

저자는 편평족이 동반된 환자에게서 통증성 부주상골에 대한 수술을 한 후에 후방 경골근건을 주상골에 재부착한 부위에 퇴행성 변화가 발생하여 재부착한 예들을 상당수 경험하여, 편평족이 동반된 경우에는 부주상골을 수술하면서 편평족을 교정하기 위한 수술을 하여야 할 경우가 많다는 점을 강조한다.

가) 비수술적 치료

발이 외번되면 후방 경골근건이 부주상골을 당기므로 연골 결합부에 통증이 발생한다. 후방 경골근건 부전에 대한 치료와 마찬가지로 과도하게 외번되지 않도록 하는 것이 치료의 원칙이다.

석고 고정, 보조기, 교정 안창 요법 등이 있다. 특히 소아는 석고 고정을 하면 활동도 제한되고 증세도 호전되므로 안전하고도 경제적인 치료 방법이다. 처음 손상당했을 때 골절 치료와 마찬가지로 6주 정도 석고 고정을 하면 손상된 연골 결합부의 치유가 일어나서 재발성 통증이 발생하지 않을 수 있다.

재발성 손상인 경우에는 석고 고정을 하더라도 이미 연골 결합 부위가 불유합되어 있는 상태이므로 완치될 가능성은 적으나 증세 완화를 위하여 고정할 수 있다.

나) 수술적 치료

소아의 경우 수술 후에 종아치가 좋아지는 것은 발이 자라면서 저절로 그렇게 되는 것으로 생각된다. 수술 방법은 제1형 부주상골이 증세의 원인인 경우는 드물지만 만약 제1형 부주상골이 증세의 원인이라면 후방 경골근건 내에서 소골을 절제하기만 하면 된다. 이때는 후방 경골근건 부착부의 중앙을 가르고 들어가서 작은 뼈만 절제하므로 후방 경골근건 부착부가

그림 19-12 제2형의 부주상골의 수술 전 및 수술 후 방사선상

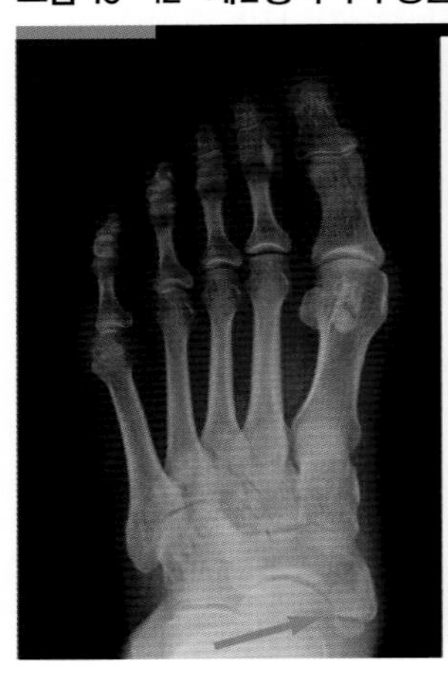

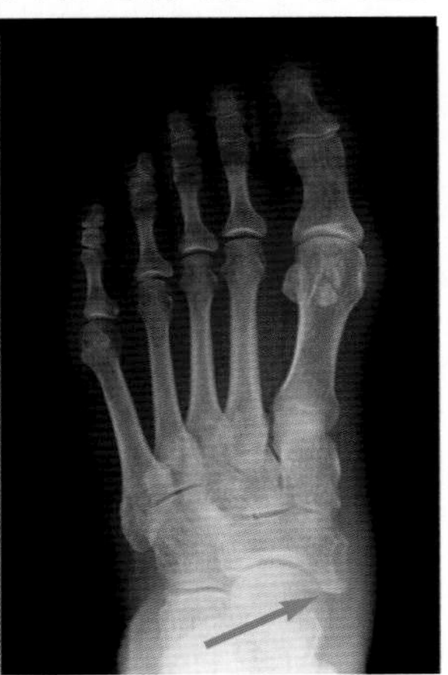

대부분 정상적으로 남게 되어 조기에 운동이 가능하다.

가장 흔한 제2형 부주상골에서는 부주상골을 절제한 후 후방 경골근건을 주상골에 부착하는 방법이 가장 널리 사용되는데 이 과정에서 후방 경골근건을 족저 외측으로 이전시키는 술식을 Kidner 수술이라고 한다.

이와 같이 후방 경골근건의 부착부를 좀 더 족저 외측으로 하는 것은 아치를 형성하는 데 유리하다고 하지만 후방 경골근건의 부착 부위가 정상과 다르기 때문에 편평족이 되고, 증세를 유발한다는 주장은 그 근거가 희박하다.[19,23]

주상골의 원인이 되는 부주상골만 절제하고 후방 경골근건을 주상골에 재부착하지 않아도 결과가 좋았다는 보고도 있으나,[4] 저자는 통증성 부주상골을 절제한 후에 후방 경골근건을 주상골에 재부착하였으나 후방 경골근건이 분리되어 족관절 근위부로 당겨 올라간 예들을 경험하여, 부주상골을 절제한 후에는 부주상골에 부착되어 있던 후방 경골근건을 주상골에 견고하게 고정하여야 한다고 생각한다.

과거에는 뼈를 절제하더라도 반흔에 의하여 상당히 돌출되어 보일 수가 있으므로 부주상골을 절제한 후에 더 외측으로 주상골을 좀 더 절제한 후에 그 절제면에 후방 경골근건을 부착키는 방법을 사용하기도 하였으나 그림 19-12, 현재는 부주상골을 절제한 후에 주상골을 추가로 절제하지 않는다.

후방 경골근건은 주상골뿐만 아니라 족부의 여러 뼈에 부착되어 있다고 알려져 있으나, 부주상골이 있는 사람 중 일부에서는 후방 경골근건의 대부분이 부주상골에 부착되어 있다.

그림 19-13

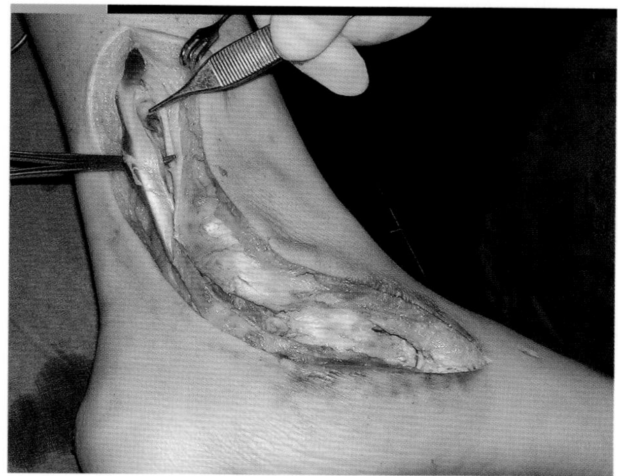

부주상골을 절제한 후에 후방 경골근건을 주상골에 부착시켰으나 후방 경골근건이 분리되어서 족관절 상방으로 당겨 올라간 예. 모기 지혈 겸자로 들어 올린 장족지 굴곡근건의 전방에 Adson forcep으로 잡고 있는 후방 경골근건의 파열단이 보인다.

이런 경우 부주상골을 절제한 후에 주상골 부착 부위에서 일부 남아 있던 후방 경골근건이 분리되면 족관절보다 근위부로 당겨 올라가서 큰 문제를 일으킬 수 있다. 후방 경골근건은 운동범위(excursion)가 2~3cm에 불과하다. 부주상골을 절제하면 후방 경골근건을 상당히 전진하여 주상골에 부착하여야 하는데, 주상골 일부를 더 절제하면 더 많이 전진하여야 하므로 후방 경골근건의 주상골 부착부에 벌리는 힘이 과도하게 작용하여 후방 경골근건이 치유되는데 나쁜 인자로 작용하므로 부주상골을 절제한 후에 주상골을 추가적으로 절제하지 않는 것이 좋다.

부주상골을 절제하지 않고, 부주상골과 주상골 사이의 연골 결합부를 제거한 후 주상골에 나사못을 이용하여 견고한 고정을 하는 수술 방법도 있다.[5,21] 수술이 좀 더 복잡하고 내측이 수술 후에도 돌출되어 있다는 문제점이 있다.

또한 부주상골이 작으므로 견고한 내고정이 어렵고 접촉면이 좁아서 불유합이 발생할 가능성이 있으며, 내고정 후에 부주상골과 주상골이 유합되었는지 알기 어려우므로 저자는 부주상골을 고정하지 않고 절제하는 경우가 많지만 부주상골이 큰 경우에는 고정한다.

통증성 부주상골의 재수술 그림 19-13 그림 19-14 그림 19-15

그림 19-14

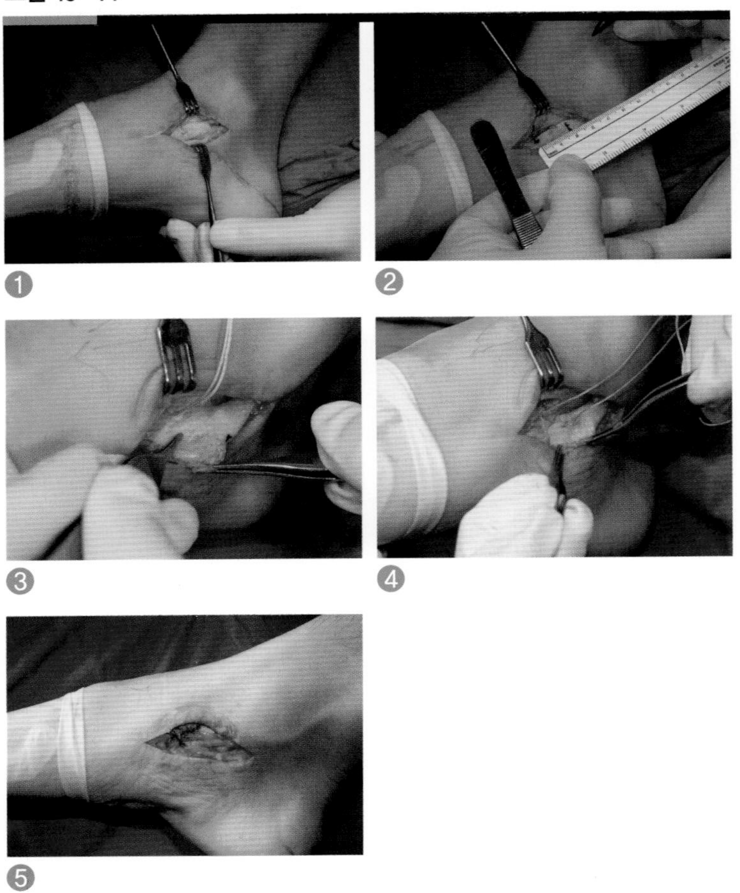

부주상골을 절제하고 후방 경골근건을 재부착하는 수술을 한 후 후방 경골근건 재부착 부위의 통증 때문에 퇴행성 변화가 있는 부분을 절제하고 후방 경골근건을 재부착하고 내측 전위종골 절골술을 추가한 예. ① 후방 경골근건 부착부를 노출하였다. ② 부착부에서 2cm 정도 퇴행성 변화가 있었다. ③ 후방 경골근건의 퇴행성 변화를 보여 준다. ④ 퇴행성 변화가 심한 원위부 1cm를 절제한 후의 사진인데 주상골에는 후방 경골근건을 부착하기 위하여 앵커를 삽입하였다. ⑤ 후방 경골근건을 부착한 후의 사진.

부주상골을 주상골에 유합시키려다 불유합이 발생하여 재수술을 할 경우가 있는데, 부주상골을 절제하고 후방 경골근건을 주상골에 부착하면 된다.

심한 편평족과 동반되어서 전족부가 외전되고 후족부가 외반되면 후방 경골근건을 주상골에 재부착한 부위에 강한 장력이 가해지므로 치유가 지연되고, 후방 경골근건 부착부에 퇴행성 변화가 발생한다.

처음 수술할 때에도 심한 편평족이 있다면 편평족을 교정하기 위하여 종골 내측 전위 절골술이나 외측주 연장술을 한다. 재수술을 하는 경우에는 대부분 부착부에서 후방 경골근건

그림 19-15

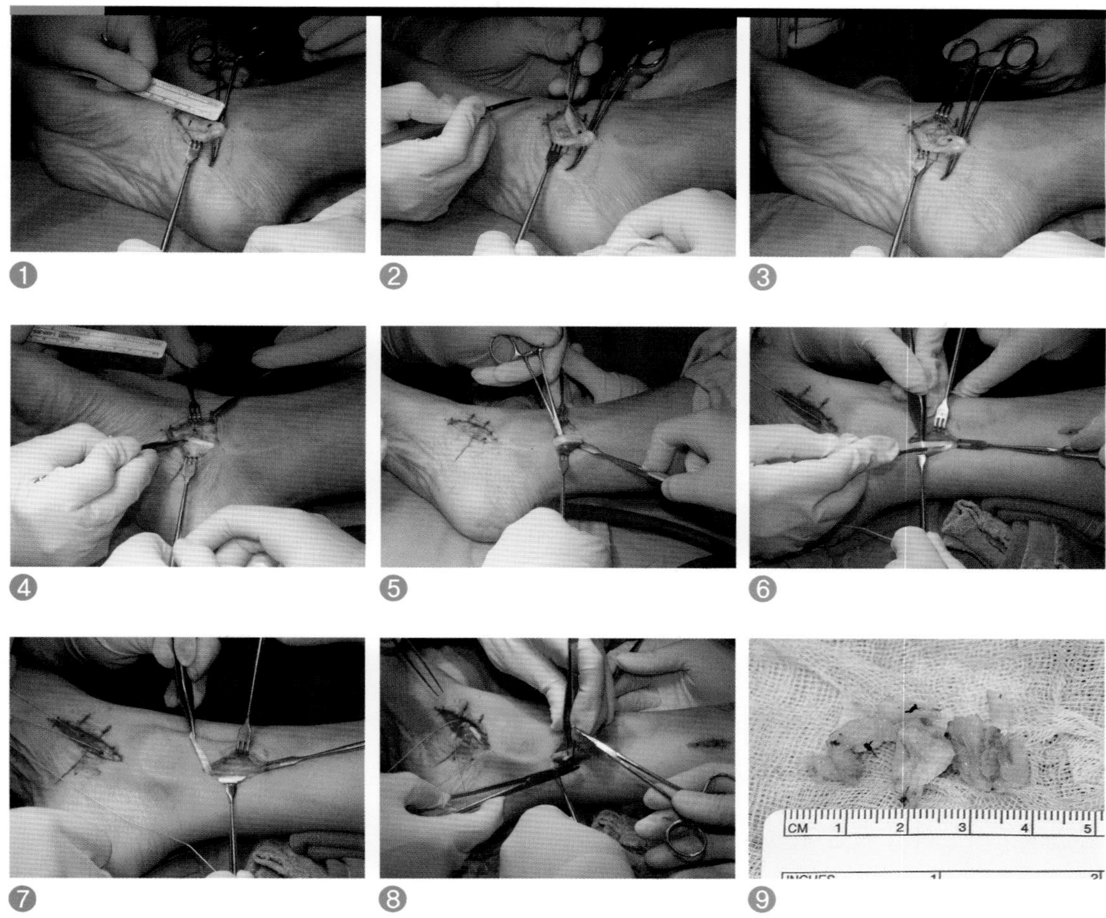

부주상골을 절제하고 후방 경골근건을 주상골에 부착하였으나 지속되는 통증으로 다시 수술한 예. ① 후방 경골근건 부착부에서 2cm 정도의 퇴행성 변화가 있다. ②, ③ 퇴행성 변화가 있는 부분을 절제하였다. ④ 후방 경골근건을 다시 주상골에 부착하였으나 상당히 팽팽하여 부착부에 지나친 장력이 가해졌다. 족관절 내과 후방에 팽팽하여 들어 올려진 후방 경골근건이 보인다. ⑤ 발목보다 근위부에서 후방 경골근을 노출하였다. ⑥, ⑦ 후방 경골근건을 반으로 갈라서 Z 모양으로 연장하는 모양. ⑧ 연장한 상태로 봉합하였다. ⑨ 후방 경골근건에서 절제한 퇴행성 변화가 있는 조직들.

의 퇴행성 변화가 있는데 후방 경골근건의 운동 범위가 작으므로 조금만 절제하고 재부착하더라도 후방 경골근건과 주상골 사이에 상당히 큰 장력이 가해질 수 있다. 후방 경골근건이 분리될 염려가 있을 정도로 지나친 장력이 가해지면 족관절 근위부에서 후방 경골근건을 연장하여야 한다. 이때 봉합 부위가 내과 후방을 통과하지 않을 만큼 충분히 근위부에서 연장하는 것이 좋다.

라. 비골하 부골(Os Subfibulare)

비골하 부골이란 비골 원위단에 있는 소골이다 그림 19-16 .[20] 다른 부골과 달리 외상성 견열 골절인 경우가 많다.[1,2]

외상에 의한 급성 견열 골절이더라도 방사선상에서는 둘레가 부드럽게 보이므로 오래된 골절편과 감별이 되지 않는 경우가 흔하므로 골절편의 모양으로 급성 골절인지, 오래된 골절편인지 또는 진정한 의미의 부골인지를 감별하기 어렵다. 양측성인지 아닌지도 진정한 의미의 비골하 부골과 골절을 감별하는 데 별 도움이 안 된다.

부골이라는 용어에 부합하는 것도 있고 골절편인 경우도 있지만 두 가지를 방사선상으로 구별할 수 없으므로 모두 비골하 부골이라는 용어를 사용하고 있다.

소아의 경우 인대 손상시에 연골편이 견열되면 방사선상 정상으로 보이나 성장하면서 연골이 골화되어 비골하 부골이 나타날 수 있다.[3,9]

대부분 비골 원위단의 약간 전방에 있으며 전후면상보다는 격자상(mortise view)에서 위치를 잘 알 수 있다. 단순 방사선상에서 잘 보이지 않는 경우도 있으므로 특별한 방사선 촬영 방법을[12] 사용하기도 한다.

수술 소견상 대부분 전방 거비 인대가 부착되어 있으며, 골편이 큰 경우에는 종비 인대도 부착되어 있다. 비골하 부골이 있더라도 증세가 없는 경우가 대부분이고 다른 원인으로 방사선 촬영시 우연히 발견되는 경우가 많다. 그러므로 비골하 부골이 있으면 반드시 제거해야 하

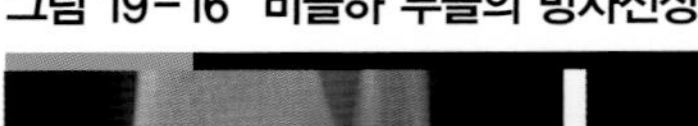

그림 19-16 비골하 부골의 방사선상

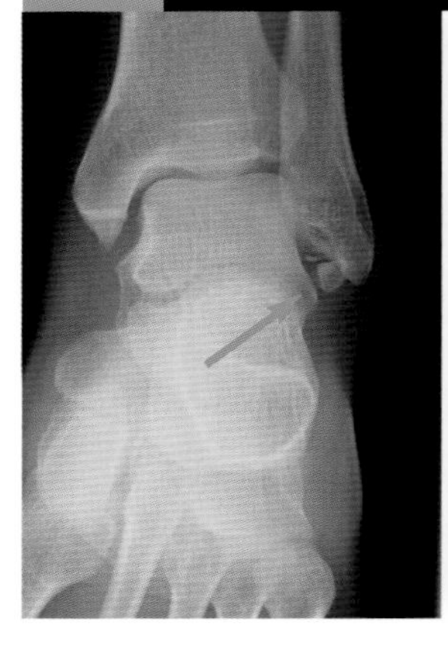

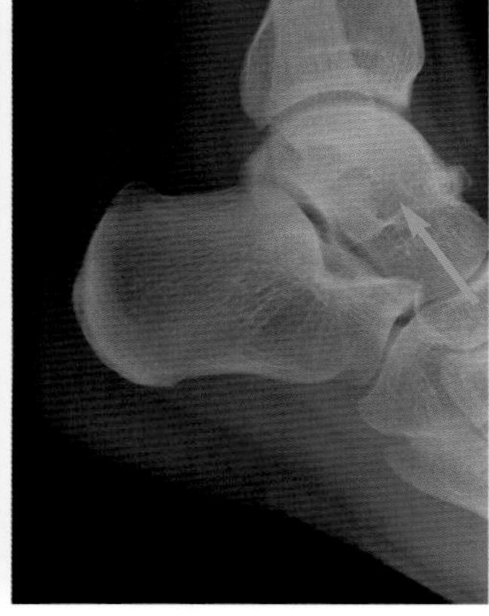

는 것은 아니다.

증세는 대부분 족관절 불안정성에 의한 증세이지만 크기가 상당히 큰 경우에는 골절편이 거골 관절면의 연골 손상을 일으킬 수 있고 통증의 원인인 경우가 있다.

치료

비골하 부골을 고정한 보고가 있으나[13] 고정 후에 유합되었는가를 방사선상으로 확인하기 어렵고, 불유합되면 증세를 일으킬 가능성이 있으며 절제 후 별다른 합병증이 없으므로 대부분은 절제하는 것이 좋다. 그러나 골절편이 큰 경우는 내고정을 하기도 한다. 절제시에 뼈에서 인대를 벗겨 내듯이 하여 인대의 길이를 최대한 보존하는 것이 좋다. 뼈가 크면 비골하 부골 절제 후에 인대를 비골단에 부착하여도 인대와 비골단 사이에 약간의 틈새가 있을 수 있으며, 이때는 외과의 골막을 약 8~10mm 폭으로 벗겨서 그 위에 봉합한다.

골편만을 절제하여도 괜찮다는 보고가[11,13] 있으나 전방 거비 인대에 커다란 결손이 생기는 것이므로 관절 불안정성의 원인일 가능성이 있어서 저자는 절제 후 인대 재건을 한다.

드물지만 전방 거비 인대의 중간에 골편이 있는 경우도 있는데 이 경우에도 골편을 절제 후 골막을 이용하여 보강한다.

마. 경골하 부골(Os subtibiale)

진정한 의미의 경골하 부골은 아주 드물며, 비골하 부골과 마찬가지로 외상성으로 발생하는 경우가 대부분이며[6] 통증이 있을 때만 절제 후 삼각 인대를 내과에 봉합한다. 경골하 부골과 후방 경골근건이 마주쳐서 후방 경골근건이 마멸되어 파열되기도 하며, 통증의 원인인 경우도 있다. 부착하면 다른 작은 뼈들과 마찬가지로 뼈가 유합될 면적이 좁고, 견고한 고정이 어려우며, 수술 후에 유합되어 가는지를 판단하기 어렵다.

후족부가 외반되어 있으면 경골하 부골과 경골 사이에 계속적으로 벌리는 힘이 가해지므로 증상이 발현되기 쉽다. 후족부 선열상에서 외반된 경우에는 교정 안창에 내측 받침대(medial post)를 하여 증상을 완화시킬 수도 있으며, 종골 내측 전위 절골술이나 외측주 연장술 등이 필요한 경우도 있다.

바. 뮐러 와이스 병(Muller−Weiss) 그림 19−17

주상골의 외측 부분이 좁으며 별도의 골편이 있는 경우도 있다. 원인이 확실하지 않지만 성장기에 있었던 주상골 외측부의 무혈성 괴사가 원인이라는 설이 있다.[8,18] 주상골이 거골에 대하여 내전되고 족저부로 전위되어 있다. 거주상 관절의 퇴행성 변화에 의한 통증이 발생하는데, 주상골의 내전이나 족저 방향 전위를 교정하지 않고 전위된 모양대로 고정하기를 권한다. 단순 방사선상에는 거주상 관절의 퇴행성 관절염만 보이더라도 CT를 하면 거골하 관절에도 퇴행성 관절염이 있는 경우가 많으므로 반드시 CT가 필요하다. 거주상 관절을 정복하면 전족부가 지나치게 외측을 향하는 변형이 발생한다. 주상골이 거골에 대하여 내측으로 전위되어 있고, 주상골의 외측부가 얇으므로 고정하기 어렵다. 변형이 심한 경우에는 주상골에서 거골을 향하여 나사못 한 개를 삽입하고 거골 경부의 배부에서 주상골을 향하여 바닥 쪽으로 나사못 한 개를 추가 고정하면 견고한 고정을 할 수 있다.

그림 19−17

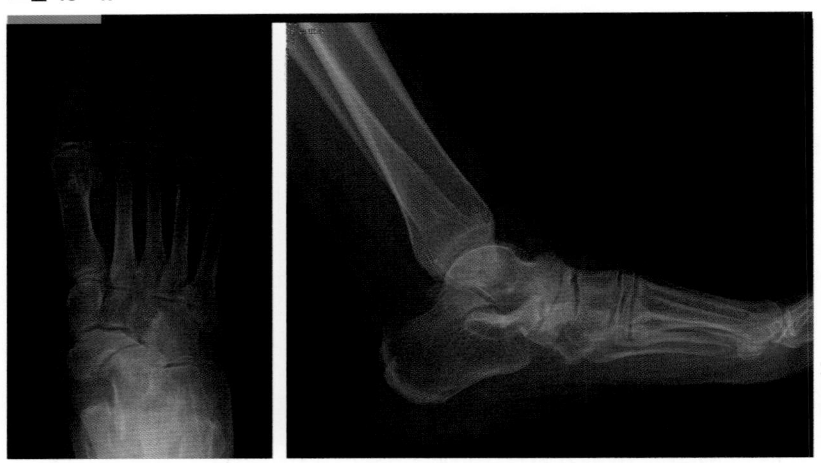

뮐러 와이스 병의 방사선상. 주상골이 내측으로 전위되고 외측이 소실되어 얇아지며, 골편이 있는 경우도 있다.

REFERENCES

1. **Berg EE** | The Symptomatic os subfibulare. Avulsion fracture of the fibula associated with recurrent instability of the ankle. J Bone Joint Surg, 73-A:1251-1254, 1991.
2. **Brostrom L** | Sprained ankles. I. Anatomic lesions in recent sprains. Acta Chir Scandinavica, 128:483-495, 1964.
3. **Busconi BD and Pappas AM** | Chronic, painful ankle instability in skeletally immature athletes. Ununited osteochondral fractures of the distal fibula. Am J of Sports Med, 24:647-651, 1996.
4. **Chen YJ, Hsu RWW, Liang SC** | Degeneration of the accessory navicular synchondrosis presenting as rupture of the posterior tibial tendon. J Bone Joint Surg, 79-A:1791-1798, 1997.
5. **Chung JW, Chu IT** | Outcome of fusion of a painful accessory navicular to the primary navicular. Foot Ankle Int 30(2):106-9, 2009.
6. **Coral A** | The radiology of skeletal elements in the subtibial region: incidence and significance. Skeletal Radiol, 16(4):298-303, 1987.
7. **Feeney MS, Williams RL and Stephens MM** | Selective lengthening of the proximal flexor tendon in the management of acquired claw toes. J Bone Joint Surg, 83-B:335-338, 2001.
8. **Fernndez de Retana P, Maceira E, Fernndez-Valencia JA, Suso S** | Arthrodesis of the talonavicular-cuneiform joints in Mller-Weiss disease. Foot Ankle Clin, 9(1):65-72, 2004.
9. **Griffiths JD and Menelaus MB** | Symptomatic ossicles of the lateral malleolus in children. J Bone Joint Surg, 69-B:317-319, 1987.
10. **Grogan DP, Gasser SI and Ogden JA** | The painful accessory navicular: A clinical and histopathological study. Foot Ankle, 10:164-169, 1989.
11. **Han SH, Choi WJ, Kim S, Kim SJ, Lee JW** | Ossicles associated with chronic pain around the malleoli of the ankle. J Bone Joint Surg Br, 90(8):1049-54, 2008.
12. **Haraguchi N, Kato F and Hayashi H** | New radiographic projections for avulsion fractures of the lateral malleolus. J Bone Joint Surg, 80-B:684-688, 1998.
13. **Hasegawa A, Kimura M, Tomizawa S and Shirakura K** | Separated ossicles of the lateral malleolus. Clin Orthop, 330:157-165, 1996.
14. **Karlstrom G, Lonnerholm and Olerud S** | Cavus deformity of the foot after fracture of the tibial shaft. J Bone Joint Surg, 57-A:893-900, 1975.
15. **Kim JY, Park JS** | Treatment of symptomatic incurved toenail with a new device. Foot Ankle Int., 30(11):1083-7, 2009.
16. **Kim YJ, Ko JH, Choi KC, Lee CG and Lim KJ** | Nail-splinting technique for ingrown nails: the therapeutic effects and the proper removal time of the splint. Dermatol Surg, 29:745-748, 2003.
17. **Lin YC and Su HY** | A surgical approach to ingrown nail: partial matricectomy using CO2 laser. Dermatol Surg, 28:578-580, 2002.
18. **Maceira E, Rochera R** | Mller-Weiss disease: clinical and biomechanical features. Foot Ankle Clin, 9(1):105-25, 2004.
19. **Macnicol MF, Voutsinas S** | Surgical treatment of the symptomatic accessory navicular.

J Bone Joint Surg, 66-B:218–226, 1984.

20. **Ogden JA and Lee J** | Accessory ossification patterns and injuries of the malleoli. J Pediat Orthop, 10:306–316, 1990.
21. **Scott AT, Sabesan VJ, Saluta JR, Wilson MA, Easley ME** | Fusion versus excision of the symptomatic Type II accessory navicular: a prospective study. Foot Ankle Int., 30(1):10–5, 2009.
22. **Sella EJ, Lawson JP, Ogden JA** | The accessory navicular synchondrosis. Clin Orthop, 209:280–285, 1986.
23. **Sullivan JA, Miller WA** | The relationship of the accessory navicular to the development of the flat foot. Clin Orthop, 144:233–237, 1979.
24. **Wong MW, Griffith JF** | Magnetic resonance imaging in adolescent painful flexible flatfoot. Foot Ankle Int, 30(4):303–8, 2009.

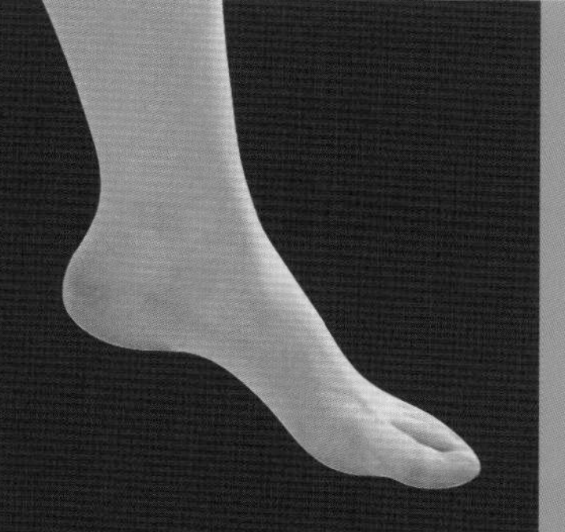

20. 족부 절단
Amputations about Foot

가. 총론

일반적으로 족부 절단은 가능하다면 원위부에서 절단하는 것이 좋다. 그러나 경직성 마비가 있는 경우, 관절 구축이 심한 경우, 보행이 불가능한 환자 등의 경우에는 반드시 가장 원위부를 절단하는 것만이 최선책은 아니다.[12] 수술 후 합병증, 환자가 잘 걸어 다닐 수 있을 때까지의 기간, 환자의 활동 정도 및 전신적 질병의 진행 정도도 감안하여야 한다.[11] 예를 들면, 보행이 불가능한 환자는 단순히 창상 치유가 될 수 있는 부위에서 절단하는 것이 아니라, 합병증의 가능성이 적고, 앉아 있을 때의 균형을 좋게 하고, 환자가 이동하기에 편리하고 간호에 좋은 부위를 선택하여 절단한다.

걷지 못하는 환자에게서 슬관절의 구축이 심하다면 하퇴부 절단보다는 슬관절 이단술이 더 좋다. 첨내반족이 심하고 제5 중족골두 부위에 궤양이 있는 환자를 족관절 및 족부의 변형을 치료하지 않은 채 제5열만 절단하면 궤양이 곧 재발하므로 이러한 경우에는 변형을 교정하거나, 하퇴부에서 절단하는 것이 더 좋다.

에너지 소모의 관점에서 볼 때 원위부에서 절단할수록 에너지가 덜 소모되기 때문에 유리하지만, 경중족 절단(transmetatarsal amputation) 후에는 Syme 절단보다 더 많은 에너지가 소모된다고 한다. 또한 경중족 절단 이후에는 특별한 의족을 하지 않으므로 전족부가 짧아서 아킬레스건이 작용하는 레버암이 짧으므로 추진(push-off)하는 힘이 약하다. 그러나 Syme 절단 후에는 의족에 의하여 경중족 절단보다 좀 더 정상적인 추진이 가능하게 된다. 이러한 이유 때문에 고령이고 활동이 많지 않은 사람은 경중족 절단이 좋은 방법이라고 할 수 있으나, 젊고 활동적인 사람은 경중족 절단보다는 Syme 절단을 하여 에너지도 적게 소모되고, 좀 더 정상적인 걸음걸이를 할 수 있도록 하는 것이 좋다. 그러나 대부분의 의사들은 경중족 절단으로 치료가 가능하다면 Syme 절단보다는 경중족 절단을 선호한다.

족지 한 개를 절단하여서는 보행에 별 문제가 없다. 그러나 제1 족지를 절단하면 정상적인 보통 걸음걸이에는 별 영향이 없으나, 빨리 걷거나 달릴 때는 추진(push-off) 장애가 있으므로 파행이 나타난다.[9]

또한 제2 족지를 절단하면 제1 족지와 제3 족지 사이에 벌어진 공간으로 제1 족지가 기울어지므로 심한 족무지 외반이 발생할 수 있다. 그 외 나머지 족지는 절단하더라도 별 영향이 없다.

족지 다섯 개를 모두 절단하면 보통 신발을 신고 걷는 데에는 거의 문제가 되지 않으나, 빨리 걸을 때나 쪼그려 앉거나 발끝으로 서는 데 문제가 있다. 특별한 보조기나 의족은 필요하지 않으며 발가락이 있을 공간을 채워 주기만 하면 된다.

경중족 절단은 절단 부위가 근위부로 올라갈수록 장애가 많이 발생하지만 의족이 필요하지는 않다. 중족골보다 근위부를 절단한 후에는 발바닥 면적이 좁아지며 추진력이 상실되기 때문에 보행 장애가 심하다.

나. 족부 부분 절단의 원인

과거에는 외상 때문에 족부를 부분 절단하는 경우가 대부분이었으며, 당뇨병의 합병증에 의한 발 질환에 대하여는 하퇴부나 대퇴부 절단을 하는 경우가 많았다. 그러나 현재는 혈관 외과 수술 및 절단 술기의 발전 등으로 당뇨발에 대해서도 부분 절단의 성공률이 높으며 당뇨발이 부분 절단의 가장 흔한 원인이다. 그 외의 원인으로는 말초 혈관 질환, 열손상(동상·화상), 종양 등이 있다.[1)]

다. 족부 부분 절단의 장점[1)]

1) 정상적인 고유 수용 감각이 남아 있어서 절단단의 체중 부하 기능이 보존되고, 2) 자기 몸의 형상에 대한 관념이 적게 손상받으며, 3) 신발을 신으면 절단 부위가 노출되지 않는다. 4) 대개는 보행 기능이 하퇴부 절단에 비하여 좋은 편이다.

라. 절단할 위치의 결정

악성 종양, 괴사된 조직, 회복 불가능한 손상 부위보다 근위부에서, 조직의 산소 공급 정도를 고려하여 절단 위치를 결정한다.

마. 일반적인 수술 기법

1) 발바닥과 절단단에는 부분층 식피술을 하면 안 되므로 피부 이식을 하지 않고 덮을 수 있는 부위에서 절단하여야 한다.[6] 발등 쪽은 부분층 식피술을 해도 된다.

2) 항상 횡방향으로 절단하여야 하는 것은 아니므로 한 개의 족지나 열만 침범된 경우에는 열 절단을 고려하여야 한다.

3) 전족부의 감염이 심할 경우에는 부분 절단을 할지 Syme 절단을 할지를 잘 생각해야 한다. 전족부의 감염에 대하여 중족부에서의 부분 절단이 실패하여 중족부보다 근위부로 감염되면 Syme 절단도 할 수 없게 되므로, 처음부터 Syme 절단을 한 것보다 결과가 나쁘기 때문이다.

4) 감염되거나 괴사된 조직을 철저히 절제하는 것이 가장 중요한 과정이다. 변연 절제 후에 남은 피판이 전형적인 피판과는 다른 모양이 되더라도 살 수 있는 조직을 살려 봉합하는 데 사용하여야 한다.

5) 이러한 변연 절제를 할 때 혈액 순환이 좋지 않은 건, 관절낭, 족장판(plantar plate), 관절 연골 등을 동시에 절제한다.

6) 1차 봉합을 할 것인지를 결정하여야 한다. 감염된 조직이 전혀 남아 있지 않고 깨끗하게 보이는 경우는 1차적으로 봉합할 수 있다. 2차적인 봉합을 하려고 하거나, 봉합하지 않고 개방한 채로 두고서 창상이 치유되도록 할 경우에는 반드시 관절 연골을 제거하여야 한다.

바. 족지 절단 및 이단술

제1 족지의 경우 근위지골을 남겨 두는 것이 중족 족지 관절에서 이단술을 시행한 경우보다 훨씬 균형 잡기도 좋고 보행이 자연스럽다. 중족 족지 관절에서 이단술을 할 때, 근위지골에 부착되어 있는 단무지 굴곡근을 절단하면 종자골이 근위부로 전위되며 제1 중족골두의 바닥에 있는 골 능선(crista)이 돌출된다. 또한 근위부로 전위된 내측 종자골이 중족골두의 근위부에서 돌출 부위를 형성하는 경우도 있다. 그러므로 종자골을 모두 절제하고 중족골두 바닥의 능선을 절제하여야 한다.[3]

그림 20-1

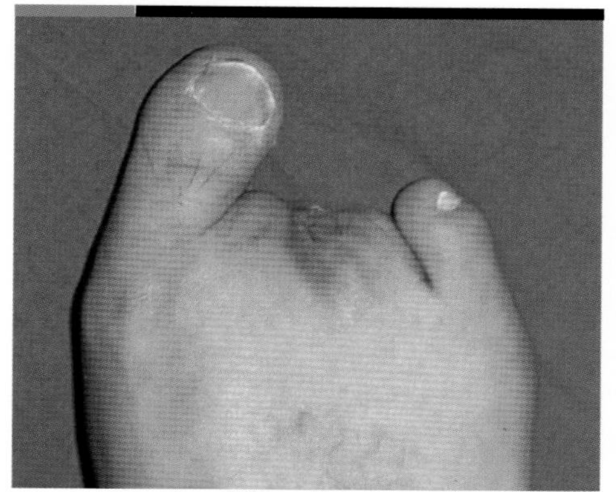

제2 족지 절단 후 제1 족지의 외반 변형이 발생한 사진.

그림 20-2

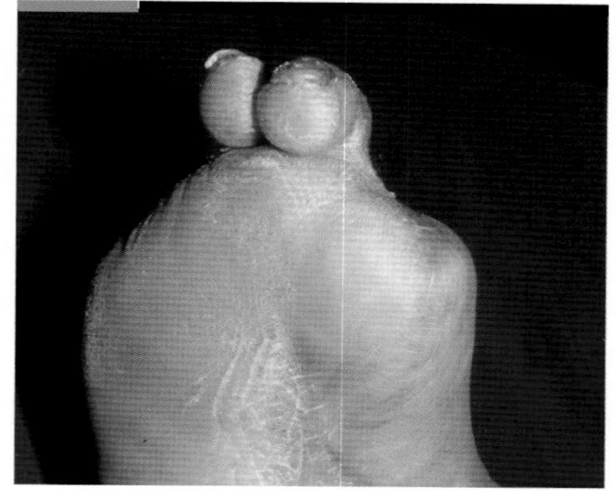

가운데에 한두 족지를 남기면 손상받기 쉽다.

창상 부위가 감염이 없고 깨끗하게 보이더라도 중족골두의 관절 연골은 제거하는 것이 좋다. 만약 봉합 부위가 벌어지면 연골이 노출되어 창상이 치유되지 않는 원인이 될 수 있기 때문이다.

제2 족지를 중족 족지 관절에서 이단하면 무지 외반증이 발생할 가능성이 있는데, 이러한 현상을 방지하기 위해서는 제2 족지뿐만 아니라 제2 중족골을 동시에 절제하는 방법이 있다 그림 20-1 . 제2 중족골을 절제하면 제1 중족골과 제3 중족골이 가까워지고 기능적 및 외관상으로도 좋은 발이 된다. 제3 또는 제4 족지 한 개만 절단하면 주변 족지가 기울어지면서 그 공간을 메워 외관상 보기가 괜찮다. 제5 족지를 절단하면 제5 중족골두의 외측이 돌출될 수 있으므로 제5 중족골두의 외측을 절제하여 너무 돌출되지 않도록 하는 것이 좋다. 양옆의 족지를 절제하고 가운데의 한두 개 족지만 남겨 놓으면 남아 있는 족지가 손상받을 가능성이 높아지므로 좋지 않다 그림 20-2 .

사. 열 절단(Ray Amputation)

열 절단이란 족지와 그 열의 중족골을 절단하는 것이다. 보행시 앞으로 전진하기 위해서는 내측열이 정상적으로 유지되는 것이 중요하다.

제1 중족골을 상당 부분 절단하면 서 있거나 보행할 때 장애가 발생하므로, 특히 제1 중족

그림 20-3

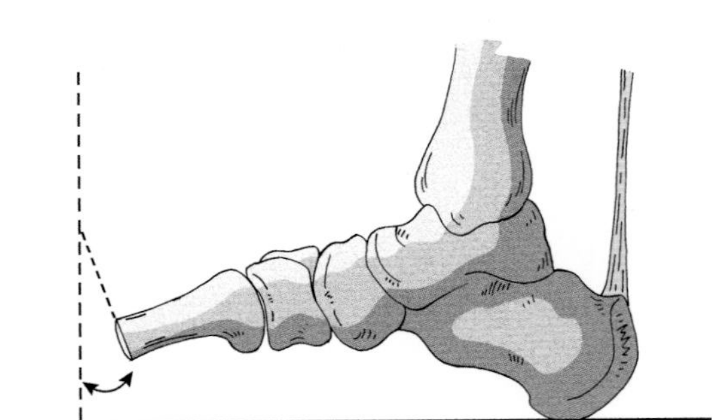

중족골 절단시 절단단을 비스듬히 절단한다.

그림 20-4

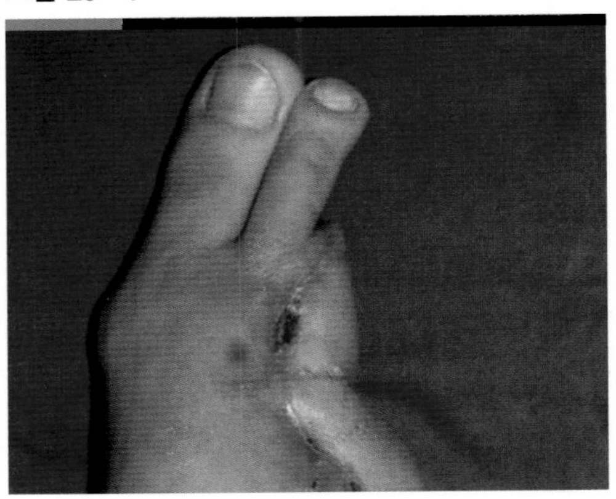

3~5열을 절단한 모양.

골은 길이를 최대한 길게 하는 것이 좋은데, 대부분의 화농성 관절염이나 골수염은 제1 중족골 두 아래에 궤양을 일으키므로 제1 중족골의 길이를 충분히 남긴 상태에서 절단할 수 있다.[2] 중족골에서 절단할 때 절단단의 바닥 부분을 비스듬히 절제하여, 족저부에 압력이 집중되는 부위가 없도록 하여야 한다 그림 20-3 .

제5 중족골은 절단면이 하방, 외측을 향하도록 비스듬히 절단하여야 하며 근위 1/3~1/4을 절단하지 않고 남겨서 단비골건의 부착부가 손상되지 않도록 한다. 외측 중족골을 여러 개 절단하여야 할 경우에는 제1열 쪽의 중족골을 좀 더 길게 남겨서 절단단들이 외측으로 가면서 점차 짧아지도록 절단하여야 한다. 제1열만 남아 있더라도 발의 넘어가는 기능(roll over function)이 유지되며 발의 전체적인 길이도 유지되므로, 제1열 하나만 남기는 방법도 사용되고 있다 그림 20-4 .

제1열 이외의 나머지 작은 열 중에 한 열을 절단하는 것은 기능이나 외관상으로 큰 문제가 없다. 그러나 중간의 두 개 이상의 열을 절단하는 것은 기능뿐만 아니라 외관상으로도 흉하므로 처음부터 모든 외측열을 절단하는 것이 바람직하다.[2]

열 절단시에 발바닥의 궤양은 표면에서 뼈까지 모든 조직을 절제한 후 봉합이 가능하면 봉합을 하고, 봉합이 어려우면 개방한 채로 두어서 저절로 치유되도록 한다. 때로는 궤양으로 인한 감염에 의해 제1 중족 족지 관절만 파괴되고 제1 족지는 괴사되지 않는 경우도 있는데 이러한 경우에는 관절 부분만 절제한 후 족지는 남겨 놓을 수도 있는데, 이 경우에는 종자골 및 관절 연골을 모두 제거한 후에 감염된 해면골도 일부 제거한다.

아. 경중족 절단(Transmetatarsal Amputation)

1) 제1 중족골을 대부분 절단하여야 하는 경우, 2) 두 개 이상의 내측열을 절단하여야 하는 경우, 3) 두 개 이상의 중앙열을 절단하여야 하는 경우 등에는 경중족 절단을 고려해야 한다. 우선 제1 중족골의 길이를 최대한 남기고 절단한 후에 그 길이에 맞추어 나머지 중족골들을 절단하는 것이 좋다.

이때 정상적으로 신발이 접혀지는 각도(toe-break of the shoe)가 발의 종축과 직각인 선에 대하여 약 15° 이므로 발의 종축에 대하여 이 각도를 이루도록 비스듬하게 외측으로 갈수록 짧게 절단한다.[4] 중족골의 절단단은 절단단의 족저부가 바닥과 평평하게 닿도록 경사지게 절단한다.

수술 후에 작은 족지 중 하나의 열을 절단한 경우에는 발에 맞춘 삽입물을 착용하면 되고, 제1 족지가 절단된 경우나 외측의 여러 열을 절단한 경우에는 연장 허리쇠(extended shank)와 둥근 바닥(rocker bottom)을 하여야 보행이 순조롭다. 경중족 절단을 한 후에는 절단단에 궤양이 발생하지 않도록 주의하여야 하며 발가락 부분의 빈 공간에 filler를 넣어 채워 주어야 한다. 외관을 크게 신경 쓰지 않는 환자라면 절단된 짧은 발에 맞는 짧은 신발을 맞추어 신는 방법도 있다 그림 20-5 .

당뇨발에 대하여 경중족 절단을 할 때 Hb A1c가 8 이상이면 창상 치유가 되지 않을 확률이 높다.

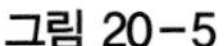

그림 20-5

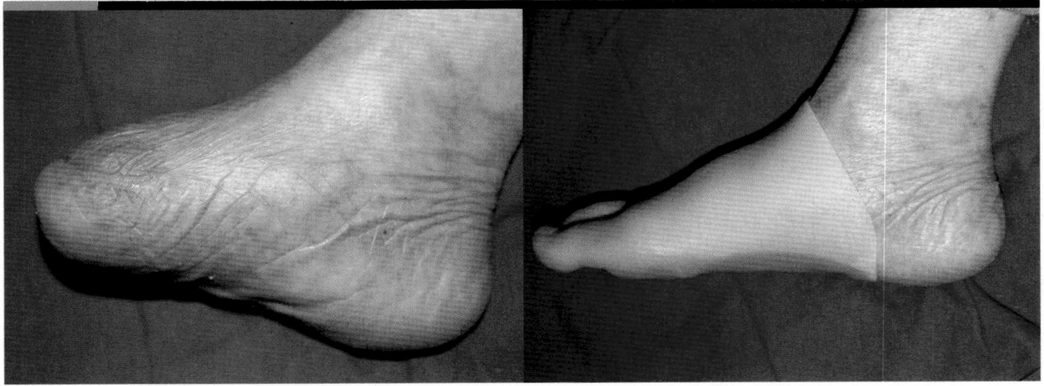

경중족 절단 후의 모양과 미용 의족을 착용한 모양.

자. 족근 중족 관절 이단술(Lisfranc Disarticulation)

족근 중족 관절 이단술 후에는 전족부의 긴 지렛대가 없어지며 족지신전건의 기능이 없어진다. 상대적으로 하퇴 삼두근이 강해지는 효과가 있으며, 전방 경골근건의 부착부 일부가 손상받아서 첨족 변형이 발생한다. 또한 내외측 근력이 균형을 이루어야 내반이나 외반 변형이 발생하지 않으며, 가능한 한 비골건 및 전방 경골근건의 부착 부위를 보존하는 것이 중요하다.[4)]

수술시에 전방 경골근건 및 장비골건이 내측 설상골에 부착하는 부위를 보존하고, 제1 중족골 기저부에 부착하는 부위에서 이 두 가지 건을 잘 박리하여 남아 있는 근위 부착부 주위에 봉합하는 것이 좋다.

제2 중족골의 기저부는 횡아치의 중심돌(keystone)의 역할을 하므로 횡아치를 유지하기 위하여 남겨 놓아야 한다. 제1, 제3, 제4 중족골은 이단하고 제5 중족골의 기저부는 단비골건이 부착되는 부위를 남기도록 한다.

첨족 변형을 방지하기 위한 다른 조치로는 경피적 아킬레스건 연장술을 하고 수술 후에 중립위나 약간 배굴된 위치로 드레싱을 하는 방법이 있다. 또는 3~4주간 배굴된 상태에서 석고를 하는 방법도 있다.

차. 중족근 관절 이단술(Chopart Disarticulation)

중족근 관절 이단술은 거주상 관절과 종입방 관절에서 절단하는 방법이다. 모든 배굴 기능이 없어지는데, 전방 경골근건을 거골의 전외측에 이전하여 기능을 보존하는 방법이 있다. 중족근 관절 이단술 후에는 아킬레스건을 경피적으로 연장하더라도 첨족이 발생하므로 아킬레스건을 2~3cm 절제하는 것이 좋다.

아킬레스건의 건초는 절제하지 않고 남겨 두어 아킬레스건이 새로운 위치에서 조속히 재생되도록 하여야 한다. 약간 배굴된 위치에서 6주간 고정하여 첨족 변형을 방지하고 이전한 전방 경골근건이 치유되도록 하여야 한다.

카. 후족부 및 족관절의 절단

Syme 절단술은 절단단에서 체중 부하가 가능하며, 절단단과 지면 사이에 의족의 족관절 부분을 부착할 수 있는 공간이 있다는 것이 장점이다.[5] Syme 절단이라는 용어 대신에 Syme 족관절 이단술이라는 용어를 사용하기도 한다.[8,10] 절단 부위는 족관절의 천장을 지나는 선이다. 뒤꿈치 바닥의 두꺼운 피부가 체중 부하를 하게 된다. 이 절단은 잘 된 경우에는 하지 절단 중 가장 기능이 좋은 부위이지만, 뒤꿈치 패드가 후방으로 이동하거나, 개의 귀(dog ear)를 너무 많이 절제하여 피부가 괴사하면 근위부를 더 절단하여야 하므로 주의하여야 한다. 이 절단의 가장 큰 문제점은 외관상으로 흉하다는 점이다.

원위단은 원위 경골이 넓어진 부위이며 두꺼운 발바닥 피부가 있으므로 여기에 의족을 하면 자연히 너무 크고 뭉툭하여 외관상 문제가 있다. 그러므로 여성의 경우에는 이 부위의 절단을 잘 하지 않는 편이다.

Syme 절단 후에 착용하는 의족은 플라스틱 소켓의 내측에 뗐다 붙였다 할 수 있게 한 창문을 내어, 두꺼운 절단단이 의족의 좁은 입구 부분을 통과하여 신을 수 있도록 되어 있다. 그리고 solid ankle cushioned heel(SACH)을 부착한다. 절단단을 덜 뭉툭하게 하기 위하여 족관절보다 1.3cm 근위부에서 경골과 비골을 절단하기도 하는데, 이 경우 절단단의 폭이 경골 간부보다 조금 넓으므로 내측에 창을 내지 않더라도 의족을 신고 벗을 수가 있으며 훨씬 덜 두껍게 된다. 과거에는 허혈이 있는 경우에는 창상 치유에 문제가 많아서 잘 사용하지 않았다. 최근에는 수술 전에 혈류를 측정하여 절단 상처의 치유가 가능한가를 상당히 정확하게 판단할 수 있어서 Syme 절단술의 성공률이 많이 높아졌다.[8]

족관절-상박 지수(ankle brachial index)가 0.5 이상이고 내과와 외과 부위에서 측정한 피부 산소 압력이 20~30mmHg 이상의 혈류가 있는 경우에 좋은 결과를 얻을 수 있으며, 또한 혈중 알부민이 3.0g/dL인 경우에 좋은 결과를 얻을 수 있는데 임파구 숫자는 별 의미가 없다고 한다.[8] Wagner는 감염이나 괴사된 족부에서 두 번에 나누어 절단하여 성공적인 결과를 얻을 수 있다고 하였지만 Pinzur 등은 한 번에 절단하여도 결과에 큰 차이가 없다고 하였다.[7]

Boyd 절단술을 하면 Syme 절단술과 마찬가지로 절단단으로 체중 부하 기능이 좋으며, Syme 절단술 후에 발생할 수 있는 뒤꿈치 패드의 후방 전위의 가능성이 없다는 장점이 있다. Boyd 절단술은 거골을 절제하고 종골을 전방으로 전위시킨 후에 경골과 종골을 유합시키는 것이다. 이 절단 방법은 이러한 유합 과정이 필요하므로 좀 더 복잡하고 절단단이 뭉툭한 것이 단점이다.

Pirogoff 절단술은 경골과 종골의 일부를 유합하는 것으로 종골을 수직으로 절단하여 전반부는 절제하고 나머지 후반부를 앞으로 90° 회전시켜 절단면이 경골과 닿게 하는 것이다. 이것은 Boyd 절단술에 비하여 장점이 없으며 수술만 좀 더 복잡하다. 그러나 Syme 절단술에 비하여 하지 단축이 평균 2.8cm에 불과하여 발 보조기만 신고도 외출이 가능하며 허혈성 병변이 아닌 경우라면 좋은 결과를 얻을 수 있다는 보고도 있다.[13]

Syme 절단 기법

긴 후방 뒤꿈치 피판(posterior heel flap) 한 개를 사용한다. 외과의 원위단부터 절개를 시작하여 족관절 부위의 전면을 지나서 내과의 원위단으로부터 한 손가락 폭 정도 원위부로 절개를 한다. 그러나 뒤꿈치 바닥에 궤양이 있어서 후방 뒤꿈치 피판을 이용할 수 없는 경우에는 전방 피판을 길게 하여 발등 쪽의 피부를 바닥에 덮어서 봉합하여도 좋은 결과를 얻을 수 있다는 보고도 있다.[10] 또한 절개선의 양측 시작 부분을 내과와 외과의 원위단이 아니라 그보다 약간 근위부에 꼭짓점이 오도록 하면 큰 개의 귀 (dog ear)가 생기지 않는다.

모든 구조물을 뼈까지 깊이 절단한다. 발을 최대한 족저 굴곡시킨 상태에서 족관절의 전방 관절낭을 절개하고 관절 안으로 내과와 거골 사이로 칼날을 넣어서 삼각 인대를 절단한다. 이 부위에서는 후방 경골 동맥을 절단하지 않도록 주의한다. 같은 방법으로 외측에서 인대를 절단한다. bone hook을 거골의 뒤쪽으로 넣어서 좀 더 족저 굴곡되게 한 상태에서 족관절의 후방 관절낭을 절개한다. 좀 더 해부해 가면 아킬레스건이 노출되는데 종골에 부착하는 부위를 절단한다. 이때 후방의 피부가 손상되지 않도록 주의하여야 한다. 골막 거상기(periosteal elevator)를 이용하여 종골의 외측 및 내측면으로부터 연부 조직을 박리하고 좀 더 족저 굴곡되게 한다. 좀 더 골막하 박리를 하면 종골의 하면에 도달하고 족저부 피판의 원위단까지 도달하게 된다. 이어서 발을 절제하고 경골 및 양측과 부위에서 연부 조직을 박리하여 올린 후에 관절면에서 0.6cm 근위부에서 골막에 절개를 한다. 이 부위에서 뼈를 절단하면 중앙부는 족관절의 천장 부위를 지나게 된다. 절단면은 서 있는 상태에서 지면과 평행하도록 하는 것이 좋다. 절단단의 가장자리의 날카로운 부분을 부드럽게 다듬는다. 외측 및 내측 족저 신경을 박리하여 절단단보다 근위부에서 절단한다. 건들은 원위부로 당긴 후 절단하여 모두 절단단보다 근위부로 당겨 올라가게 한다. 후방 경골 동맥과 정맥을 박리하여 족저부 피판의 원위단의 바로 위에서 결찰한다. 전방 경골 동맥도 앞에서 결찰한다. 족저부 피판으로부터 족저부 근육과 근막 등의 연부 조직의 일부를 변연 절제하는데 피하 지방과 피하 지방 내의 격막(septum)을 다치지 않도록 하여 충격 흡수 기능을 잃지 않도록 한다.

지방 패드의 후방 전위를 방지하기 위하여 여러 가지 방법이 고안되었는데 족저부 피판을 반창고나 테이핑을 하여 하퇴부의 앞쪽에 붙여 놓는 방법, 족저부 피판을 경골에 K-강선으로 고정하는 방법, 종골의 일부가 족저부 피판에 남아 있도록 하여 경골과 뼈로 유합되도록 하는 방법, 아킬레스건을 고정하는 방법[11] 등 여러 가지가 있다. 피부를 봉합하면 양쪽에 큰 개의 귀(dog ear) 모양의 피부가 남는데, 이것을 절제하면 안 된다. 이 부분은 족저부 피판의 혈액 공급에 중요한 역할을 하며 나중에 붕대로 드레싱하다 보면 저절로 사라진다.

수술 후 5~7일에 피부에 이상이 없으면 전접촉 단하지 보행 석고를 하여 영구적인 의족을 착용할 수 있을 때까지 사용한다.

REFERENCES

1. **Bowker JH** | Partial foot amputations and disarticulations. Foot Ankle Clinics, 2:153–170, 1997.
2. **Bowker JH** | Medical and surgical considerations in the care of patients with insensitive dysvascular feet. J Prosthet Orthot:4:23, 1991.
3. **Brodsky JW** | Amputations of the foot. In: Coughlin MJ, Mann RA, Saltzman CL eds. Surgery of foot and ankle. 8th ed. St. Lois, Mosby: 1369–1397, 2007.
4. **Dirscle DR, Tornetta III P and Sim SH** | Amputation and prosthetics. In: Koval KJ ed. Orthopaedic Knowledge Update. 7th ed. Rosemont, 127–137, 2002.
5. **Laughlin RT, Chambers RB** | Syme amputation in patients with severe diabetes mellitus. Foot Ankle Int, 14:65–70, 1993.
6. **Millstein SG, McCowan SA, Hunter GA** | Traumatic partial foot amputations in adults. J Bone Joint Surg, 70B:251–254, 1988.
7. **Pinzur MS, Smith D, Osterman H** | Syme ankle disarticulation in peripheral vascular disease and diabetic foot infection: The one–stage versus two–stage procedure. Foot Ankle Int, 16:125–127, 1995.
8. **Pinzur MS, Gottschalk F, Pinto MA and Smith DG** | Controversies in lower extremity amputation. Instr Course Lect, 57: 663–672, 2008.
9. **Richardson DR** | Amputation of the foot. In: Canale ST and Beaty JH eds. Campbell's operative orthopaedics. 11th ed. Philadelphin, Mosby Elsevier; 579–598, 2008.
10. **Robinson KP** | Disarticulation at the ankle using an anterior flap. A preliminary report. J Bone Joint Surg, 81–B:617–620, 1999.
11. **Smith DG, Sangeorzan BJ, Hansen ST, Burgess EM** | Achilles tendon tenodesis to prevent heel pad migration in the Syme's amputation. Foot Ankle Int, 15:14–17, 1994.
12. **Smith TG** | Principles of partial foot amputations in the diabetic. AAOS ICL, 48:321–329, 1999.
13. **Taniguchi A, Tanaka Y, Kadono K, Inada Y and Takakura Y** | Pirogoff ankle disarticulation as an option for ankle disarticulation. Clin Orthop, 414:322–328, 2003.

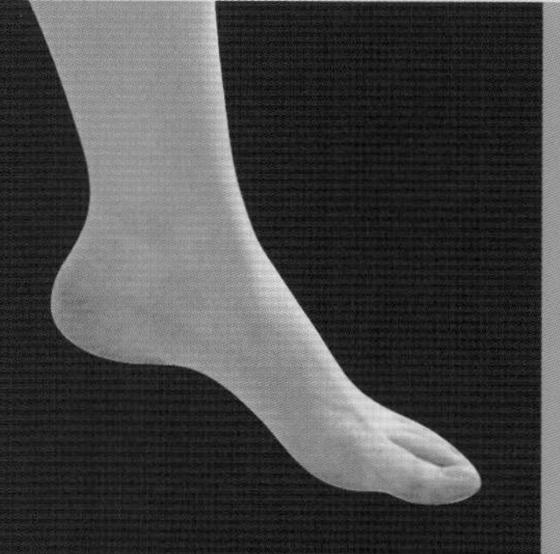

21. 선천성 변형
congenital malformations

가. 다지증과 합지증
나. 단중족증
다. 거대 족지
라. 선천성 만곡 족지

발에는 여러 가지 선천적 변형이 있으며 앞에 언급한 여러 질환들 중에서 선천적인 기원을 가진 것들도 많다. 그러나 이 장에서는 선천적 질환 중에서 비교적 흔하면서도, 앞의 장들에 포함하기 어려운 질환들을 기술하였다.

대부분 소아 병원에서만 치료하는 선천성 만곡족(clubfoot), 수직 거골 등은 제외하였고, 일반적으로 가장 흔히 접하는 질환인 다지증, 합지증, 단중족증, 거대 족지, 선천성 만곡 족지 (curly toe) 등에 대하여 기술하였다. 합지증은 다지증에 포함하여 기술하였다. 거대 족지는 치료가 가장 복잡하지만 빈도가 낮으며, 선천성 만곡 족지는 빈도가 높지만 임상적으로 치료가 필요한 증상을 일으키는 빈도는 낮다.

가. 다지증과 합지증(Polydactyly and syndactyly)

다지증은 정상보다 발가락 숫자가 더 많은 변형이고 합지증은 발가락이 붙어 있는 변형이다. 정상적인 관절과 뼈가 있는 형태도 있고, 연부 조직만 추가로 달려 있는 경우도 있다. 해당 중족골의 변형도 발생할 수 있다. 다지증만 있는 경우도 있으나 다른 증후군의 일부분으로 나타나기도 하고, 손의 변형 또는 합지증이나 굽은 발가락(clinodactyly) 등과 동시에 발생하기도 한다.[5]

다지증과 합지증을 별개로 기술한 곳도 있으나 다지증 중의 일부에서 합지증이 발생하므로 한 가지 질환으로 기술하기도 한다.[3] 여기에서는 합지증을 다지증에 포함하여 기술하였다.[4] 다지증은 신발과 마주쳐서 증상을 일으키는 점 이외에는 특별한 기능 장애가 없는 경우가 대부분이다.

(1) 빈도

백인보다 흑인에서 빈도가 높다. 약 80%에서 양측성인데, 양측성 중 약 2/3에서는 양측에 동일한 변형이 있고, 나머지 1/3에서는 양측에 다른 변형이 나타난다. 손의 다지증과는 달리 약 80%에서 제5 족지의 다지증이 발생하며, 그 나머지가 제1 족지 등의 다지증이다. 대부분은 다른 증후군과 관계없이 발생하고, 상염색체 우성 유전이며 다양한 표현성(expressivity)을 보인다.

그림 21-1

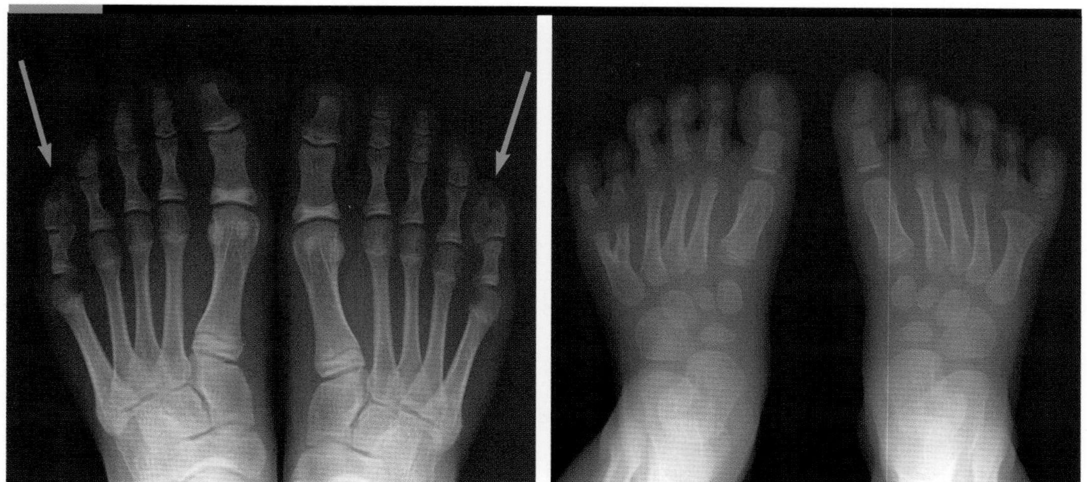

다양한 형태의 다지증들. 좌측 사진처럼 원위부에 발생한 다지증(화살표)은 합지증과 동반될 확률이 높다.

(2) 분류

손에서와 마찬가지로, 발생한 족지에 따라서 후축성 변형(제5 족지), 전축성 변형(제1 족지), 중앙부 변형(제2, 제3, 제4 족지) 등으로 구분하는 방법이 널리 사용된다. 그러나 이런 분류 방법은 치료 방법을 결정하는 데는 의미가 없다.

이 등은[1] 발생 부위에 따라서 부유(floating)형, 중위지골형, 근위지골형, 제5 중족골형, 제4 중족골형으로 나누고, 그중에서 근위지골형을 다시 내외측에 따라서 근위지골 내측형, 근위지골 외측형, 근위지골 골두형으로 나누었다 그림 21-1 .

부유형은 줄기 모양으로 발가락이 달려 있는 것인데, 정상 뼈와 관절이 없고, 중족 족지 관절 부위에서 발생하고, 절제가 쉽다.

중위지골형은 합지증이 동반되는 경우가 대부분이다. 근위지골형 중에서 근위지골 골두형은 중위지골형과 비슷하다. 그러나 근위지골 골두에서 연골종처럼 기원하며 중위지골형과 마찬가지로 모두 합지증이 동반된다.

근위지골 내측형은 과소 성장한 족지 모양을 보인다. 근위지골 외측형에서는 잉여지와 정상 발가락 사이에 합지증이 없고 거의 비슷한 크기와 형태를 보인다. 중족 족지 관절을 서로 나누어 가지고 있으며 제5 중족골형과 비슷한데 중족골의 변형은 없다.

제5 중족골형은 외측에 있는 것이 잉여지이고 정상적인 제5 족지와 완전히 갈라져 있다. 잉여 중족골이 제5 중족골로부터 기시한다. 다지증에서 잉여지가 더 원위부에서 기시할수록 정상지와 잉여지 사이의 골성 유합의 정도가 더 심하기 때문에, 합지증과 성장 장애가 일어날 가능성도 높다.

(3) 치료

다지증에 대한 수술 시기는 논란이 있다. 조기 수술의 장점은 연부 조직 치유와 뼈의 재성형의 가능성이 더 높다는 것이다. 그러나 마취의 위험성을 피하고, 뼈와 연부 조직을 좀 더 잘 구분하기 위하여 적어도 생후 1년까지는 수술을 연기하여야 한다.

가장 중요한 수술 원칙은 정상지를 두고 잉여지를 제거하여야 한다는 것이다. 그러나 생후 1년이 되더라도 제5 족지의 중위지골 및 원위지골과, 잉여지의 일차 골화중심이 잘 나타나지 않는 경우가 많다.

방사선상에서 뼈가 보이지 않으므로, 잉여지가 어디에서 생겼는지를 정확히 알 수 없으며, 어떤 것이 잉여지인지를 구별하기도 어렵다. 점점 뼈가 성장하면서 잉여지와 정상지를 구별하기 쉽기 때문에, 절제 수술 시기를 늦추려고 하는 의사도 있으나, 보호자들이 조기에 변형 교정을 원하고, 또 수술 후 재형성(remodeling)과 다지증으로 인한 정신적인 문제를 피하기 위해서도 수술을 계속 지연시키기 곤란하므로 생후 2~4세에 수술을 시행하는 것이 좋다. 특히 제1 족지의 다지증과 부유형 다지증은 조기에 수술하는데, 제1족지에 다지증이 있으면 신발을 신기기 어렵고, 부유형 다지증은 쉽게 잉여지를 절제할 수 있기 때문이다.

다지증에 중족골이 휘어 있거나 단축된 변형이 동반된 경우에는 1~3세에 잉여지를 절제하고, 좀 더 성장한 후에 잔여 골변형에 대한 교정 수술을 하는 방법으로 두 번 수술할 수도 있다.

성인은 다지증을 완전히 교정하기 어렵다. 환자가 가장 불편해 하는 점에 따라서 재건술보다는 증상을 완화하는 치료가 필요하다. 성인이 되면 뼈가 재형성될 가능성이 낮으므로 잉여지를 절제한 후에 정상지의 휘어진 변형이 저절로 교정되기 어렵고, 제4~제5 족지 사이 간격이 넓어진 채로 유지되어 제5 족지와 신발이 마주쳐 증상을 일으키기 쉽고, 외형상으로도 보기 흉하므로 어느 것이 잉여지이든지 외측의 족지를 절제하는 것이 좋다.

수술할 때는 연골 부분까지 완전히 절제하여야 재발하지 않는다. 중위지골형, 근위지골 골두형, 근위지골 내측형, 제4 중족골형은 내측이 잉여지이므로 내측을 절제하고, 근위지골 외측형, 부유형 및 제5 중족골형에서는 외측 잉여지를 제거한다.

그림 21-2

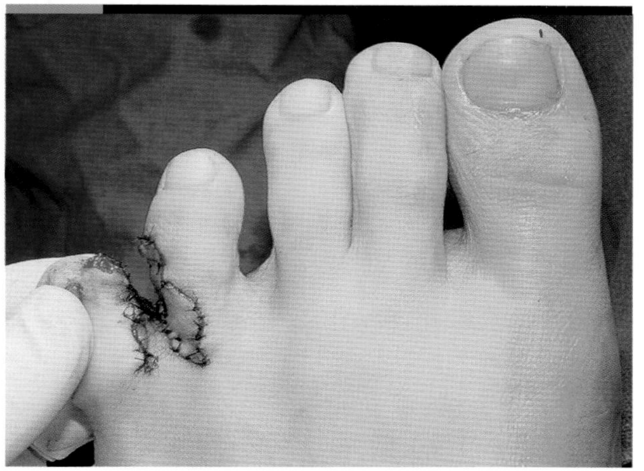

배부 피판으로 제4~제5 족지 사이의 물갈퀴를 만들고, 제4 족지의 외측에는 전층 피부 이식을 하였다.

잉여지를 제거한 후에 연부 조직이 충분하면 피부 이식을 하지 않고 봉합해도 된다. 그러나 피부가 모자라는데 과도하게 당겨서 봉합하면 피부 괴사나 족지의 굴곡 변형, 회전 변형 등을 일으킨다. 잉여지가 원위부에서 발생한 것일수록 합지증의 정도가 더 심하며, 원래 있어야 할 족지 공간의 1/2 이상 합지증이 있는 경우에는 전층 피부 이식이 필요하다.

잉여지가 원위부에서 기시하여 전층 피부 이식이 필요한 예의 수술 과정을 요약하면 그림 21-2, 1) 잉여지 절제, 2) 배부 피판을 이용하여 족지 사이 물갈퀴 만들기, 3) 족저부 피판을 이용하여 제5 족지의 내측 일차 봉합, 4) 제4 족지의 외측벽에 전층 피부 이식의 순서이다.

관절이 불안정한 경우에 심부 횡형 중족골 간 인대 또는 측부 인대를 재건해야 한다는 저자도 있으나, 3~4세 미만의 소아는 재건하기 어렵다. 피하 조직이나 피부를 봉합할 때 가능한 한 바른 위치에서 봉합하면, 관절이 안정적으로 제 위치에 유지되기 때문에 강선 고정이 필요한 경우는 드물다.

제1 족지의 다지증을 치료하기는 어려운데, 무엇보다도 족무지 내전근을 재부착해야 외측 잉여지를 제거한 후에 무지 내반이 발생하는 것을 예방할 수 있다. 선천적인 족무지 내반이 동반될 수도 있으며 치료가 어렵다.

중간열의 다지증이 발생하는 경우는 아주 드문데, 그중에서는 제2 족지에서 발생하는 경우가 흔하며, 배부에 라켓 모양의 절개를 하고 절제한다. 중앙열에서 한 개 이상의 잉여지를 절제한 경우에는 나머지 정상 족지 사이에 넓은 공간이 생기는데 이 경우에는 횡형 중족골 간 인대를 봉합하여 재건한다.

(4) 합병증

제5 족지의 내측 잉여지를 제거한 후에 제5 족지의 외전 변형이 발생하지만 신발에 의하여 지속적으로 내전하는 힘이 가해지므로 점차적으로 외전 변형이 교정된다. 피부 괴사가 발생할 수도 있으나 대부분은 피부의 표면만 괴사되므로 별도의 피부 이식을 하지 않고 저절로 치유되는 경우가 많다. 제5 중족골형에서 잉여지를 절제하여도 제5 중족골의 내측 각형성 변형이 남아 있을 수 있으나 외형상 뚜렷한 변형이 아니면 교정할 필요가 없다. 무지 내반 변형은 외측 잉여지를 절제한 후에 발생하기 쉽다.

나. 단중족증(Brachymetatarsia)

단중족증은 다른 선천성 기형과는 달리 청소년기 이후에 치료하게 되므로 여기에 자세히 기술한다. 단중족증은 증세의 원인이 되기도 하지만 심각한 외관상의 문제를 초래한다. 서양에서는 실내에서도 신발을 신으므로 발가락을 노출시킬 기회가 적으나 동양에서는 실내에서 신발을 신지 않으므로 외관상 문제가 되는 경우가 더 많다. 여성과 남성의 발생비는 약 25 : 1이고 발생 빈도는 인구 2,000~5,000명당 약 1명이라고 한다.[9)]

가장 흔한 것은 제4 중족골 단축이며 다음으로는 제1 중족골 단축이 흔하다.

(1) 원인

선천적인 원인과 후천적인 원인으로 구분한다. 선천적인 경우에는 양측성으로 발생하는 경우가 흔하며, 후천적인 변형은 외상성인 경우가 가장 흔하다. 선천적인 경우에는 다양한 증후군에서 발생할 수 있으며 진찰시에 전신을 잘 검사하면 알 수 있다.

(2) 증세

중족골이 짧으면 시상면에서는 짧은 발가락이 다른 발가락보다 발등 쪽으로 들린

그림 21-3

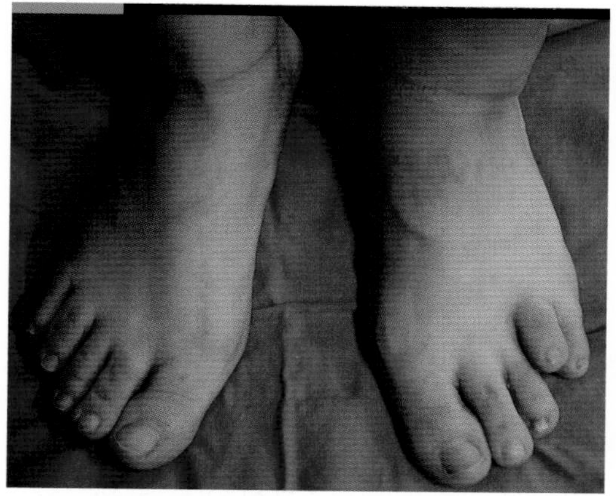

한쪽에만 단중족증이 있는 환자의 사진. 발가락의 길이가 짧으며 발등 쪽으로 들려 있기 때문에 외관상 문제가 되며 들린 발가락이 신발과 마주쳐 증세를 일으키는 경우도 많다.

그림 21-4

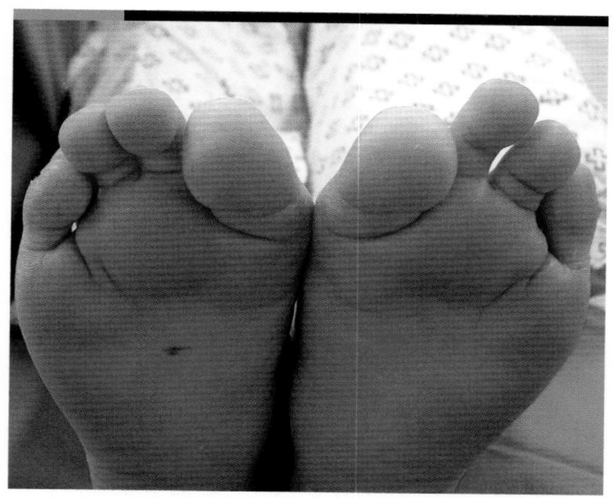

제4 족지 근위부에 깊은 피부 주름이 생기고, 제2~제3 중족골두 아래에 굳은살이 발생한 환자의 사진.

다 그림 21-3 . 발가락이 들려 있어도 아무 증세가 없는 경우도 있으나 신발과 들려 있는 발가락이 마주쳐 증세를 일으킨다. 제3 중족골두와 제4 중족골두 사이에 피부가 깊이 함몰되고 장시간 보행시 이 부분이 갈라져서 증세를 일으킨다 그림 21-4 . 제2, 제3 중족골두와 제5 중족골두 아래에 굳은살이 있고 오래 걸으면 그 부분이 화끈거리는 등의 증세가 있다.

(3) 치료

대부분은 제4 또는 제1 중족골이 짧고 다른 중족골들은 정상이므로 짧은 중족골을 연장한다. 그러나 한두 개의 중족골이 짧고 한두 개의 중족골이 긴 경우도 있다. 외관상으로 발가락의 길이를 맞추어 보기 좋게 하는 것이 중요한데 항상 짧은 중족골을 긴 중족골에 맞추어 늘려 주어야 하는 것은 아니며 정상 발가락의 근위지골을 짧게 하고 짧은 발가락의 중족골을 연장하는 것도 좋은 방법이다.[7] 긴 중족골은 단축하고 그 뼈를 이용하여 짧은 중족골을 연장하기도 한다. 단중족증에서 중족골만 짧은 경우도 있으나 중족골과 족지골이 짧은 경우도 흔하다. 특히 근위지골에서만 10mm 이상 차이가 날 수 있다.

기능상으로는 중족골을 연장하거나 단축한 후에 족저부 압력 분포에 이상이 발생할 가능성이 있으므로 길이뿐만 아니라 각형성이나 연장 방향, 단축한 후에 고정할 때 중족골이 시상면에서 각형성되지 않았는지 등을 면밀히 고려해야 한다. 대부분 족부 전후면 방사선상에서 제4 중족골이 제3 중족골 쪽을 향해 있으며 시상면에서는 바닥으로 굽어 있을 가능성도 있으므로 연장할 때 정확한 방향 설정이 어려울 수 있다. 이 경우 일단 연장한 후에 방향 교정을 하기 위한 재절골술이 필요할 수도 있다는 것을 미리 환자에게 설명하는 것이 좋다. 짧은 제1 중족골은 제1 중족 설상 관절에서 정상보다 더 족저 굴곡되어 있어서 짧지만 정상적인 체중 부하가 가능한 경우가 많다. 다른 중족골은 중족골의 종축을 따라 연장하면 되지만 제1 중족골을 중족골의 축을 따라 연장하면 제1 중족골두가 바닥 쪽으로 돌출되어, 제1 중족 족지 관절 아래에 통증을 유발하므로 가능한 한 발의 바닥면과 평행하게 연장하여야 한다. 발의 전후면 방사선상에서 중족골이 10mm 짧고 근위지골이 10mm 짧은 경우에 정상 발가락의 근위지골을 10mm 단축할 수 있다면 짧은 중족골은 10mm만 연장하면 되므로 과다 연장에 따른 여러 가지 합병증의 가능성이 감소한다.

발가락 한 개가 짧은 경우는 중족골과 근위지골이 모두 짧더라도 나머지 정상인 발가락 네 개를 모두 단축하는 수술은 하지 않고 짧은 중족골을 늘린다. 중족골과 근위지골을 동시에 늘릴 수 없으므로 중족골 연장시에 근위지골이 짧은 것만큼 추가적으로 늘려야 외관상 만족스럽지만 중족골의 과도 연장에 따른 여러 가지 합병증이 발생하므로, 외관상 약간 부족하더라도 중족골의 과도한 연장은 피하는 것이 더 좋다.

중족골 연장의 방법은 일단계 연장술(one stage lengthening)과[1,2,3] 신연골 형성술(distraction osteogenesis)로[4,5,10,11] 점진적으로 연장하는 방법이 있는데 각각의 장점과 단점이 있다 그림 21-5 .

일단계 연장술은 한 번의 수술만 하면 다른 조작 없이 유합될 때까지 기다리면 되므로 간편하고, 환자가 의사의 지시에 잘 따를 수 있는가 하는 점을 고려하지 않아도 되며, 환자의 불편이 적은 편이다. 그러나 한 번에 늘릴 수 있는 길이가 제한되어 있으므로 길이 차이가 심한 경우에는 일단계 연장술로 만족한 길이를 얻기 어렵다. 이식골이 흡수되면 단축될 수도 있고 연장에 의한 족지의 혈류 장애 그림 21-6 , 이식골의 불유합 등의 합병증이 발생할 수 있다.

자가골 이식을 할 경우 장골능(iliac crest)에 별도의 절개를 하여야 하므로 여성은 외관상으로 문제가 될 수 있다. 신연골 형성술은 원하는 길이만큼 연장할 수 있고 갑자기 연장하면서 발생할 수 있는 신경, 혈관의 손상을 방지할 수 있다. 골이식을 위하여 별도의 절개를 하지 않아도 된다. 외고정 기구를 오래 장착하고 있어야 하며, 이에 따라 감염 발생 가능성과 지속적으로 외고정 기구를 조작해야 한다는 불편함이 있다.

일단계 연장술은 약 10~12주, 신연골 형성술은 약 13~14주의 치료 기간이 필요하며 신연

그림 21-5

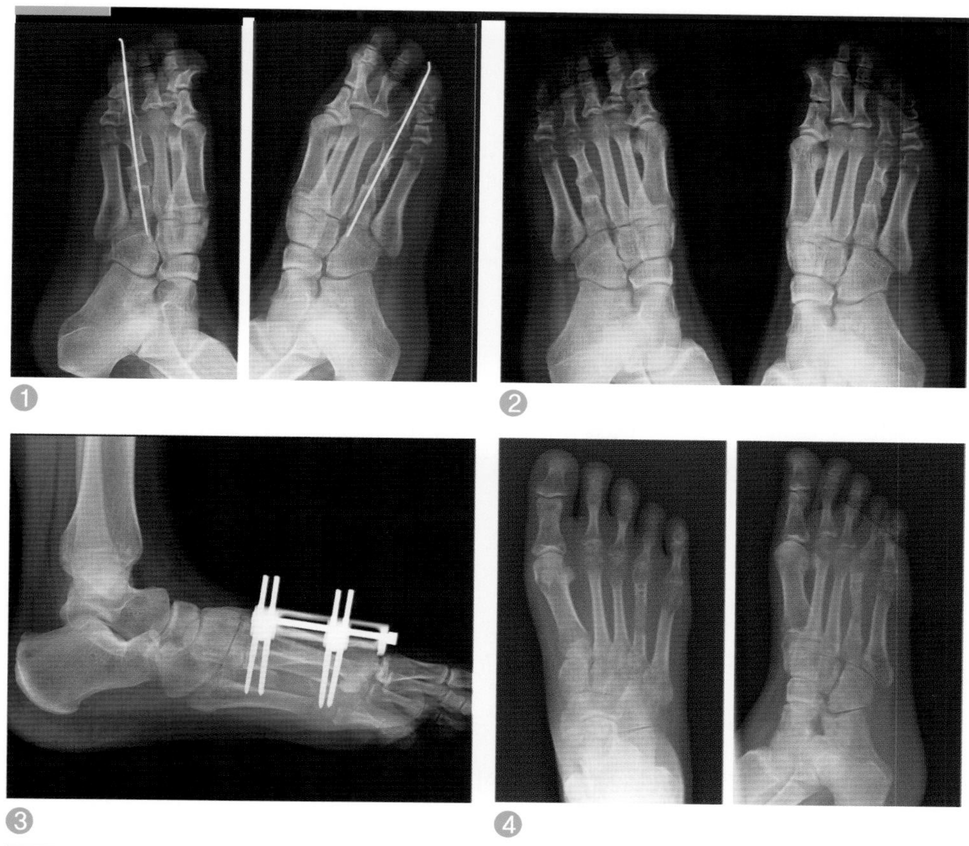

일단계 연장술과(①, ②) 신연골 형성술의(③, ④) 수술 후 방사선상.

그림 21-6

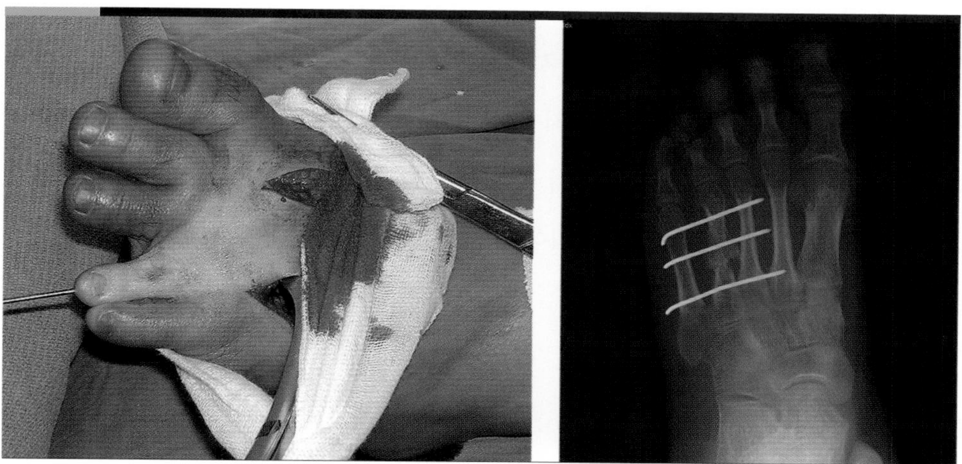

일단계 연장 후에 지혈대를 풀고 혈류를 확인하는데 제4 족지의 허혈이 있었던 예. 종방향의 강선을 제거하고 횡방향으로 고정하면 혈류가 회복되는 경우도 있다.

그림 21-7

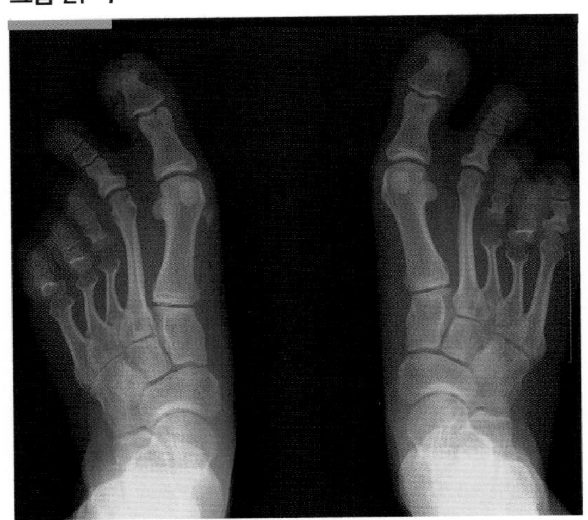

중족골이 너무 얇고 짧으면 연장하기 어려운 경우도 있다.

골 형성술은 골이식을 위한 별도의 절개를 하지 않고, 일단계 연장술에 비하여 좀 더 길게 연장할 수 있으므로 저자는 신연골 형성술을 선호한다.

중족골과 근위지골이 모두 짧은 경우에, 중족골이 10mm 짧고 근위지골이 10mm 짧다면 중족골에서 20mm를 연장해야 하는데, 외관상 발가락 끝선의 배열은 정상적이고 만족스럽지만, 짧았던 중족골이 주변 중족골과의 관계에서 10mm만큼 길어지는 것이므로 관절 운동이 제한되고 그 중족골두 아래에 굳은살과 통증이 발생할 가능성이 있다. 외관상으로 만족스럽게 되면 환자가 통증이 있더라도 만족하는 편이기는 하지만 통증과 기능 저하의 가능성을 수술 전에 환자에게 미리 설명하는 것이 좋다.

중족골을 연장하고 완전히 치유된 후에 족지의 근위지골을 연장하는 것도 중족골의 과다 연장을 피하면서 길이를 회복할 수 있는 한 가지 방법이다.

단중족증 중에서 중족골의 길이가 짧으면서 너무 뼈가 얇고 휘어져 있으며, 근위지골도 심하게 짧은 경우에는 연장술을 하여도 원하는 길이에 도달하기 어려우므로 연장술을 하지 않는 것이 좋다 그림 21-7.

(4) 수술 방법

가) 일단계 연장술(One Stage Lengthening)

연장할 중족골 위에 4cm 정도 종절개를 한다. 근처를 지나가는 천비골 신경의 분지들을

그림 21-8

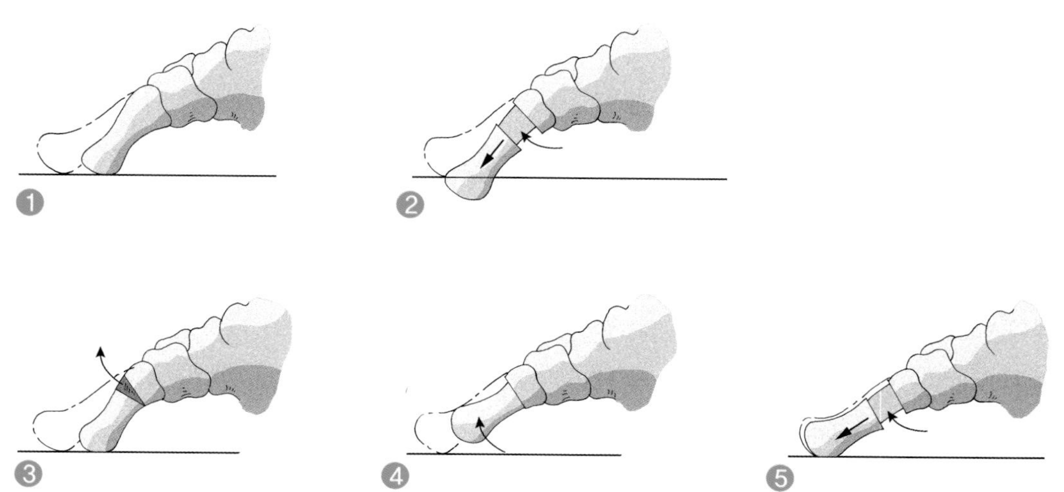

제1 중족골을 원래 방향대로 연장하면 제1 중족골두가 바닥 쪽으로 연장되고 제1 중족 족지 관절의 족저 굴곡 제한에 의한 신전 변형이 발생한다(①, ②). 일단계 연장술시에는 배부에서 쐐기를 절제한 후에 연장한다(③, ④, ⑤).

주의하여 중족골을 노출시키고 중족골의 종축에 직각으로 절골한다. 연장할 중족골이 휘어 있는 경우에는 쐐기를 절제하여 바르게 되도록 한 상태에서 연장한다. 이때 절골면이 비스듬하면 연장할 때 원위 골편이 발등 쪽 또는 발바닥 쪽으로 연장되므로 직각으로 절골해야 한다. 그러나 제1 중족골의 경우에는 배부 쐐기를 절제하고 중족골두를 바닥으로부터 들어 올린 후에 절골면을 벌려야 중족골두가 바닥을 향해서 연장되는 것을 방지할 수 있다 그림 21-8 .

절골 부위는 중간보다 약간 근위부 쪽이 좋다. 왜냐하면 중족골 경부로 갈수록 원위 골편이 짧아서 불안정하므로 핀 삽입 및 연장시에 원위 골편이 전위될 가능성이 높기 때문이다. 중족골과 입방골(제4 중족골인 경우), 또는 제1 중족골과 내측 설상골 사이에서는 운동이 별로 일어나지 않으므로 근위 골편은 짧더라도 안정적으로 조작할 수 있다.

원위 골편의 절골면으로부터 발가락 끝을 향하여 지름 1.6mm의 K-강선을 삽입하고 발가락 끝으로 나오면 그곳에서부터 핀의 한쪽 끝이 절골면보다 원위부 골수강 내로 들어갈 때까지 핀을 빼낸다. 절골 부위에 lamina spreader를 삽입하고 절골면을 벌린다. 처음에 최대로 벌린 상태로 조금 기다리면 연부 조직이 늘어나서, 다시 조금 더 벌릴 수 있다. 점차적으로 조금씩 더 벌려서 만족스러운 길이보다 조금 더 연장하여야 lamina spreader를 빼고 이식골을 삽입할 공간이 생긴다. 이 공간의 길이를 측정하여 이식골의 길이를 예측한다. 대개 2cm

정도 벌릴 수 있지만 2cm를 연장하면 중족 족지 관절의 운동이 심하게 제한되는 경우가 많고 1.5cm 정도 연장하면 운동 제한이 심하지 않은 편이다. 벌어진 공간에 거즈를 넣고서 탄력 붕대로 감은 후 지혈대를 푼다. 연부 조직이 충분히 늘어나도록 30~50분 정도 기다리는데 그 사이에 장골능으로부터 이식골을 채취한다.

지혈대를 풀면 처음에는 늘어난 발가락의 혈액 순환이 잘 안 되어 창백하지만 점차 정상으로 회복된다. 이식골을 다듬어서 절골면 사이에 삽입한다. 연장 길이가 길수록 이 과정이 어려워진다. 이식골이 중족골의 방향에 맞게 잘 삽입되어야 하지만 이 과정에서 각형성이 되기도 하며 삽입하기가 어려운 경우도 있다. 이식골 삽입 후에 발가락 끝으로부터 핀을 전진하여 근위 골편 내로 들어가도록 한다. 중족 입방골 간(제1 중족골인 경우에는 중족 설상) 관절을 지나서 삽입하는 것이 견고한 고정에 좋다. 이식골이 일부 파손되거나 약간 불만스러운 위치로 삽입되면 완전히 유합되기 전에 고정력이 약해져서 불유합이나 골흡수에 의한 재단축 가능성이 있는데 이 경우에는 근위 골편과 원위 골편에 각각 횡방향으로 핀을 삽입하여 추가적인 고정이 가능하다.

수술 후에는 단하지 석고 부목을 한다. 중족골의 방향을 따라 핀을 삽입하므로 핀이 삽입된 상태에서는 발가락 끝이 바닥을 향하여 고정된 상태에 있다. 이 때문에 부목이나 석고 고정시에 발가락의 족저면이 부목이나 석고에 눌리지 않도록 주의하여야 한다. 또한 핀이 있는 상태에서는 평평하게 바닥을 디디기 불편하다.

환자가 의사의 지시를 잘 따르고 활동이 많지 않은 경우에는 조기에 부목을 제거할 수도 있다. 일반적으로 6~8주간 고정하면 유합이 진행되며 수술 후 10주 전후에 자유로운 체중 부하를 허용한다. 수술 후 3개월쯤에 강선을 제거한다.

나) 신연골 형성술(Distraction Osteogenesis)

① 제4 중족골의 신연골 형성술

제4 중족골의 원위 1/2의 발등 부분에 중족골을 따라서 약 2cm 종절개한다. 중족골 간부에서 골막을 박리한다. 중족골두와 골간부 사이의 중족골 경부에 1.4mm 강선으로 천공한 후에 외고정 장치에 사용하는 반핀(half pin)을 삽입한다. 나머지 핀을 박기 위하여 가장 원위부의 반핀에 천공 가이드를 장치하고, 가이드를 중족골과 평행하게 위치한 후에 다른 핀들을 삽입한다. 경부는 간부에 비하여 뼈가 약하므로 1.4mm K-강선으로 천공한 후에 반핀을 삽입하고 나머지 부위는 1.6mm K-강선으로 천공한 후에 반핀을 삽입한다. 영상 증폭 장치로 반핀들이 만족스러운 위치에 삽입되었는가를 확인하고 두 번째와 세 번째 반핀 사이를 1.4mm K-강선으로 천공하여 절골할 준비를 한다. 외고정 기구를 장치하고 절골한다. 절골이 완전히 되었는가를 확인한 후에 봉합한다. 수술 후 10~14일 경과 후에 신연을 시작한다. 0.7mm/day의 속도로 신연하는데 하루에 4회에 나누어 신연한다.[8] 의사에 따라서는 하루에 2, 3회에 걸쳐서 0.5mm를 늘이기도 한다. 신연 도중에 통증이 심해지면 며칠 간 신연을 중지하거나 신연 속도를 늦추도록 한다. 외고정 기구를 착용한 상태에서는 가능한 한도 내에서 체중 부하를 허용한다.

② 제1 중족골의 신연골 형성술

제1 중족골의 경우는 종축 방향으로 연장하면 제1 중족골두가 바닥 쪽으로 돌출되므로 절골을 발바닥 면에 수직인 방향으로 하고 발바닥 면과 수평인 방향으로 연장되도록 하여야 한다.

중족골 내측에 중족골두로부터 근위부로 약 3cm 종절개하고 제1 중족골의 내측에 핀을 삽입하여 연장하는데 이때 원위부의 핀은 중족골의 중앙보다 발등 쪽으로 삽입하고 근위부의 핀은 바닥 쪽으로 삽입하여 바닥면과 평행한 방향으로 연장되도록 주의하여야 한다. 중족골 단축증이 있는 중족골은 상당히 짧으므로 그곳에 네 개의 핀을 삽입하고 나면 절골할 부위는 상당히 좁은 부분이다. 절골이 잘못되어 핀 쪽으로 절골되면 핀과 뼈의 고정력이 약화되며 다른 곳에 삽입할 부위도 없으므로 주의하여야 한다.

골막과 피부를 봉합하고 일측형(monoplane)의 외고정 장치를 부착한다. 뼈와 외고정 장치와의 간격이 짧을수록 고정력이 좋기는 하지만 수술 후 부종이나 핀드레싱 등을 하기 위하여 약간의 간격이 있어야 하며 간격이 너무 짧으면 외고정 장치의 끝이 발가락에 눌리게 되어 통증을 일으키기도 한다. 외고정 장치의 늘어나는 부분이 발목 쪽을 향하면 발목 운동이 제한되므로 발끝 쪽을 향하도록 장치한다. 수술 후 10~14일이 경과한 후 하루 3~4회에 걸쳐서 0.5~0.75mm/day의 속도로 신연한다. 수술 후 바로 부분 체중 부하 보행이 가능하지만 보행을 잘 하지 못하는 경우가 많다. 외관상으로 주변 발가락과 잘 조화되는 정도까지 늘어나면 연장을 중지하고 생성된 가골이 튼튼해질 때까지 기다리는데 외고정 장치를 착용하고 있는 기간은 13~14주 정도이다.

그림 21-9

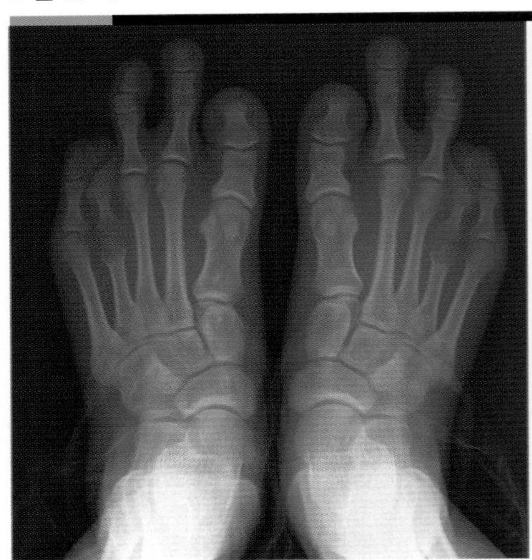
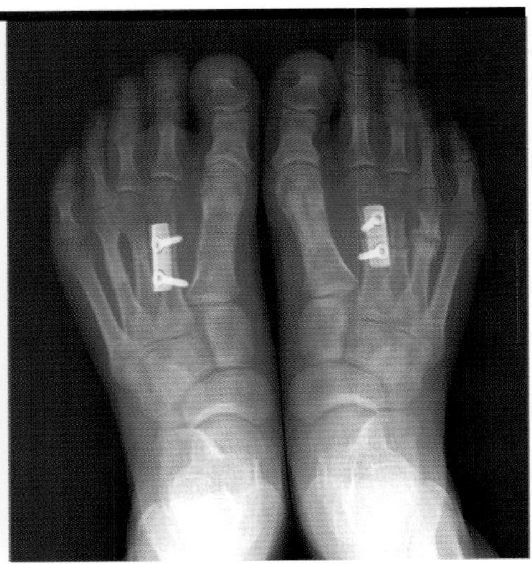

③ 긴 중족골 단축과 짧은 중족골 연장 그림 21-9 6,7)

다발성 단중족증은 제1, 제4 중족골이 짧고, 제2, 제3 중족골이 긴 경우가 가장 많다. 짧은 중족골을 점차적으로 신연골 형성술을 하여 연장하기도 하는데, 특히 제1 중족골은 많이 연장하면 제1 중족지 관절의 강직 때문에 발 기능에 심각한 장애를 일으키므로, 저자는 제2, 제3 중족골을 단축하여 제1 중족골은 늘리지 않거나 늘리더라도 연장 거리를 최소화하려고 한다. 제4 중족골은 신연골 형성술로 연장할 수도 있고, 일단계 연장술을 하기도 하는데 일단계 연장술을 할 때는 제2, 제3 중족골을 단축하면서 절제한 뼈를 이식골로 이용할 수 있다. 그러나 이 뼈는 피질골이어서 유합이 늦고 각형성이나 불유합 등의 합병증을 일으키는 원인이 되므로 장골이식을 추가하거나 탈회 골기질(demineraized bone matrix) 등을 추가하여 골유합을 이루도록 한다.

제3 중족골을 따라서 발등에 종절개를 하고 중족골들을 노출한다. 제2 중족골을 가장 많이 단축하는데 보통 7~10mm를 단축한다. 10mm 이상 단축하면 발가락을 움직이는 힘줄들이 늘어져서 발가락이 덜렁거리고 능동적인 운동이 잘 되지 않는 문제가 발생한다. 제2, 제3 중족골을 모두 K-강선으로 고정하면, 제4 중족골을 신연하면서 절골 부위가 벌어지는 경향이 있으므로 제2 중족골은 금속판을 사용하고, 제3 중족골은 강선으로 골수강 내 고정을 한다. 금속판을 고정하기 위해서는 나사못을 삽입해야 하는데 단축할 만큼 절제한 후에 나사못을 삽입하려면 원위 골편이 덜렁거리기 때문에 나사못을 삽입하기 위하여 천공을 하기 어려

그림 21-10

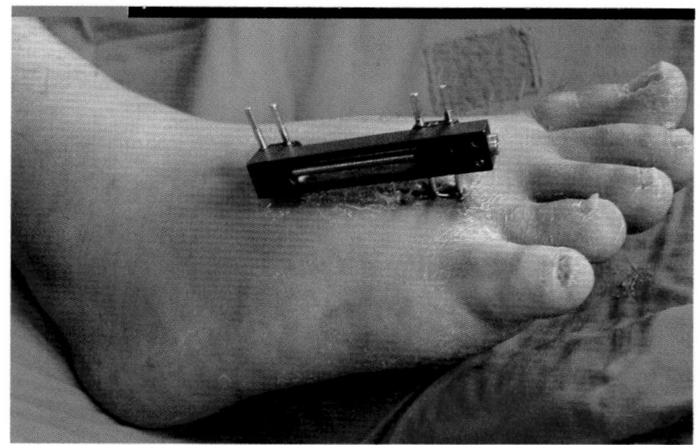

외고정 장치로 고정 후 핀 감염이 발생한 예.

우므로 완전히 절골하기 전에 금속판을 삽입할 나사의 위치에 천공을 해 놓는 것이 수술하기 편하다.

(5) 합병증

핀 감염 그림 21-10, 조기 골유합(premature consolidation), 관절 강직, 부정 유합, 지연 유합, 불유합, 중족골 통증, 피로 골절 등의 다양한 합병증이 있다. 가장 흔한 것이 관절 강직인데 많이 연장할수록 통증과 강직의 정도가 심하다. 핀 감염을 방지하기 위하여 핀 주위를 소독한다. 그러나 소독보다는 거즈로 핀 주위를 둘러싸고 단단하게 동여매면 핀과 피부 사이의 운동이 감소하여 감염이 잘 발생하지 않는다.

다. 거대 족지(Macrodactyly) 그림 21-11

거대지는 흔하지 않은 선천성 기형이며, 발의 연부 조직과 뼈의 과다 성장으로 발생하는 질환이다. 손에서 발생하는 거대지와 다른 점은 신경은 침범되지 않는 경우가 많다는 것이다.

치료의 목적은 보통 신발을 신을 수 있을 정도로 크기를 줄이는 것이다. 성장판 정지(epiphysiodesis) 또는 연부 조직 부피 감축(debulking)과 족지의 부분 절제 등의 치료 방법이 제시되어 있다. 그러나 이렇게만 하면 길이를 짧게 할 수는 있으나 발의 폭과 높이 등은 별 변화가 없어서 신발 착용에 문제가 남는다. 발을 좁히기 위하여는 열 절제가 필요하다.

그림 21-11

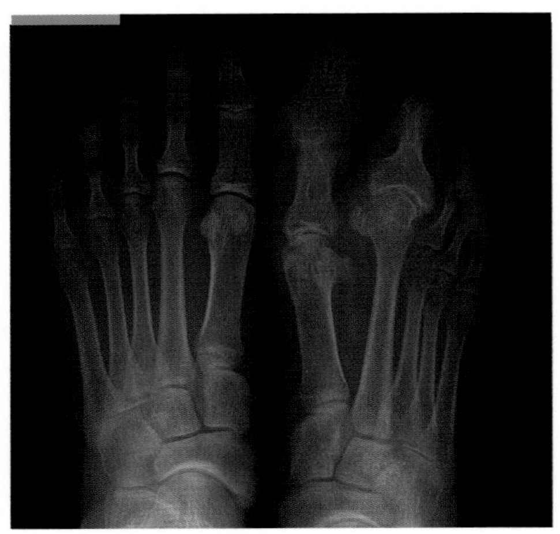

1열에 거대지가 있을 때는 1열의 기능적 중요성 때문에 1열을 절제할 수 없다는 것이 문제점이다. 기존의 보고에 의하면 연부 조직을 감소시키는 수술 방법으로는 만족스러운 결과를 얻을 수 없기 때문에 결국 절단을 하는 경우가 많다. 부피 감축은 골 성장이 완료되었고 뼈의 변형이 적은 환자에게 할 수 있는 수술이다. 중족골은 정상인 경우도 많다는 보고도 있고, 50% 이상에서 중족골이 과다 성장되어 있다.

Chang 등[1]은 제1 중족골과 제5 중족골이 이루는 각도를 중족골 벌어짐 각도(metatarsal spread angle)라고 하고 정상측보다 10° 이상 중족골 벌어짐 각도가 증가되어 있을 때는 열 절제를 하는 것이 좋다고 하였다. 중족골 벌어짐 각도가 10° 미만인 경우에는 반복적인 골간부 단축과 연부 조직 부피 감축이 효과적일 수도 있다. 1열의 거대지에서 나이가 어린 경우에는 골간부에서 단축술을 하는데 성장하면서 다시 단축술을 해야 할 가능성이 있다는 것을 미리 알려 주어야 한다. 성장판 고정술을 하게 되면 중족골이 과다하게 단축될 가능성이 있다. 만약 중족골 성장판 고정술을 한다면 정상 길이만큼 성장한 후에 고정하는 것이 안전하다.

치료 시기

경미한 경우에는 신발 신기 전에는 잘 모르고 별로 불편한 걸 모른 채로 지내기도 한다. 심한 경우에는 최소 생후 6개월이 될 때까지는 경과를 보면서 성장의 정도와 형태를 판단한 후에 수술 방법을 결정한다. 더 늦어지면 족근 중족 관절이 성숙되어 가기 때문에 열절제에 의하여 발 크기를 맞추기가 더 어려워진다.

라. 선천성 만곡 족지(Curly toe) 그림 21-12

족지가 굽은 변형인데 대부분 원위지절이 외회전되어 있고, 내측의 족지 아래로 내려가 있는 모양이다. 상당히 흔한 변형이며 대부분은 별다른 증상 없이 지낼 수 있다.

증상은 발가락의 말단 외측부가 바닥에 닿아서 티눈이 생기거나, 내측의 족지와 맞닿아서 통증이 발생한다.

치료는 장족지 굴곡근건을 절단하거나 장족지 굴곡근건 절단과 근위지절의 절제 관절 성형술을 하여 발가락이 바르게 되도록 한다.

그림 21-12

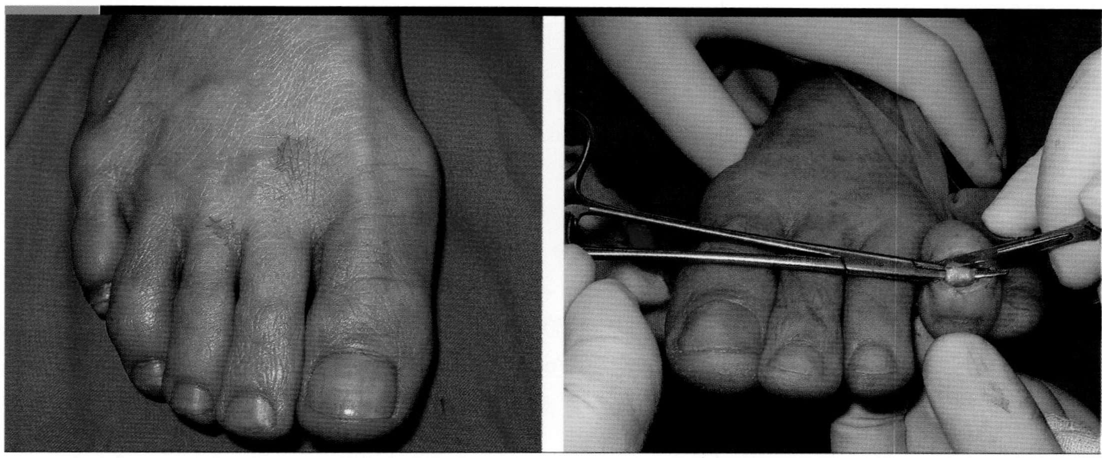

제4 족지의 선천성 만곡 족지에 대하여 절제 관절 성형술을 하면서 장족지 굴곡근건을 절단하였다.

REFERENCES

다지증

1. **Lee HS, Park SS, Youm YS, et al** | Classification of postaxial polydactyly of the foot. Foot Ankle Int, 27-5:356-62, 2006.
2. **Morley SE, Smith PJ** | Polydactyly of the feet in children:suggestions for surgical management. Br J Plast Surg, 54:34-8, 2001.
3. **Nogami H** | Polydactyly and polysyndactyly of the fifth toe. Clin Orthop, 204:261-5, 1986.
4. **Uda H, Sugawara Y, Niu A, et al** | Treatment of lateral ray polydactyly of the foot: focusing on the selection of the toe to be excised. Plast Reconstr Surg, 109:1581-91, 2002.
5. **Watanabe H, Fujita S, Oka I** | Polydactyly of the foot: an analysis of 265 cases and a morphological classification. Plast Reconstr Surg, 89:856-77, 1992.

단중족증

1. **Baek GH, Chung MS** | The treatment of congenital brachymetatarsia by one-stage lengthening. J Bone Joint Surg Br, 80:1040-4, 1998.
2. **Choi IH, Chung MS, Baek GH, Cho TJ, Chung CY** | Metatarsal lengthening in congenital brachymetatarsia: one-stage lengthening versus lengthening by callotasis. J Pediatr Orthop, 19:660-4, 1999.
3. **Giannini S, Faldini C, Pagkrati S, Miscione MT, Luciani D** | One-stage metatarsal lengthening by allograft interposition: a novel approach for congenital brachymetatarsia. Clin Orthop Relat Res,468:1933-42, 2010.
4. **Hurst JM, Nunley JA, 2nd** | Distraction osteogenesis for the shortened metatarsal after hallux valgus surgery. Foot Ankle Int, 28:194-8, 2007.
5. **Kim HT, Lee SH, Yoo CI, Kang JH, Suh JT** | The management of brachymetatarsia. J Bone Joint Surg Br, 85:683-90, 2003.
6. **Kim JS, Baek GH, Chung MS, Yoon PW** | Multiple congenital brachymetatarsia. A one-stage combined shortening and lengthening procedure without iliac bone graft. J Bone Joint Surg Br, 86:1013-5, 2004.
7. **Lee WC, Suh JS, Moon JS, Kim JY** | Treatment of brachymetatarsia of the first and fourth ray in adults. Foot Ankle Int, 30:981-5, 2009.
8. **Lee WC, Yoo JH, Moon JS** | Lengthening of fourth brachymetatarsia by three different surgical techniques. J Bone Joint Surg Br, 91:1472-7, 2009.
9. **Masada K, Fujita S, Fuji T, Ohno H** | Complications following metatarsal lengthening by callus distraction for brachymetatarsia. J Pediatr Orthop, 19:394-7, 1999.
10. **Shim JS, Park SJ** | Treatment of brachymetatarsia by distraction osteogenesis. J Pediatr Orthop, 26:250-4, 2006.
11. **Song HR, Oh CW, Kyung HS, et al.** | Fourth brachymetatarsia treated with distraction osteogenesis. Foot Ankle Int, 24:706-11, 2003.

거대 족지

1. **Chang CH, Kumar SJ, Riddle EC et al.** | Macrodactyly of the Foot. J Bone Joint Surg Am, 84:1189-1194, 2002.

찾아보기

찾아보기

A

B

C

D

E

F

G

H

U

V

W

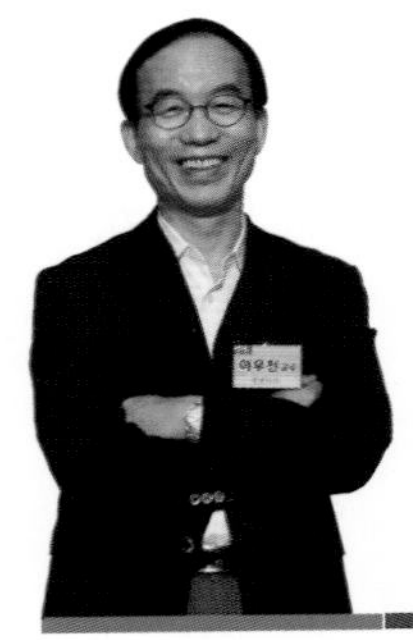

지은이 **이우천**

현재 인제대학교 의과대학 정형외과학 교수
인제대학교 서울백병원 서울족부센터 소장

서울대학교 의과대학 졸업(1979) 및 동 대학원 정형외과학 의학박사
서울대학교 병원 정형외과 인턴 및 레지던트
대한 족부족관절학회 회장(2007~2009)

저서
〈족부 외과학〉, 군자출판사, 2001
〈족부 족관절학〉, 교학사, 2004
〈편안한 발 예쁜 발〉, 교학사, 2006

수상
대한 족부족관절학회 최우수논문상 2006년
대한 족부족관절학회 학술상 대상 2011년
대한 정형외과학회 Sicot 93 학술상 본상 2011년

홈페이지
www.seoulfoot.com
www.seoulfootankle.com
블로그
http://blog.naver.com/lwchun